国家出版基金项目
NATIONAL PUBLICATION FOUNDATION

“十二五”国家重点图书

泌尿外科病例精粹

Urology Case Review

国家出版基金项目
NATIONAL PUBLICATION FOUNDATION

“十二五”国家重点图书

泌尿外科病例精粹

Urology Case Review

主　　审　郭应禄　周利群

主　　编　李学松　王　刚　张　骞

主编助理　郝　瀚

北京大学医学出版社

MINIAO WAIKE BINGLI JINGCUI

图书在版编目（CIP）数据

泌尿外科病例精粹 / 李学松，王刚，张骞主编.
—北京：北京大学医学出版社，2017.2
国家出版基金项目
ISBN 978-7-5659-1415-7

Ⅰ.①泌… Ⅱ.①李… ②王… ③张… Ⅲ.①泌尿外科学—病案 Ⅳ.①R69

中国版本图书馆CIP数据核字(2016)第150667号

泌尿外科病例精粹

主　　编：李学松　王　刚　张　骞
出版发行：北京大学医学出版社
地　　址：（100191）北京市海淀区学院路38号　北京大学医学部院内
电　　话：发行部 010-82802230；图书邮购 010-82802495
网　　址：http://www.pumpress.com.cn
E-mail：booksale@bjmu.edu.cn
印　　刷：北京强华印刷厂
经　　销：新华书店
策划编辑：白　玲　暴海燕　张其鹏　罗德刚
责任编辑：张其鹏　**责任校对**：金彤文　**责任印制**：李　啸
开　　本：889 mm × 1194 mm　1/16　**印张**：32　**字数**：954千字
版　　次：2017年2月第1版　2017年2月第1次印刷
书　　号：ISBN 978-7-5659-1415-7
定　　价：269.00元

扫描二维码观看手术视频

为让读者更好地了解病例相关手术过程，部分病例配置了手术视频，读者可以根据以下操作流程进行访问：

第一步：扫描右侧二维码关注北京大学医学出版社微信公众号。

北京大学医学出版社微信公众号二维码

第二步：利用公众号提供的“扫一扫”功能，扫描右侧激活码，激活随书视频服务。

随书视频服务激活二维码

第三步：在激活“随书视频服务”后，利用公众号提供的“扫一扫”功能，扫描正文中对应二维码（如：正文第 7 页，视频 1-3-1）收看手术视频。

主编简介

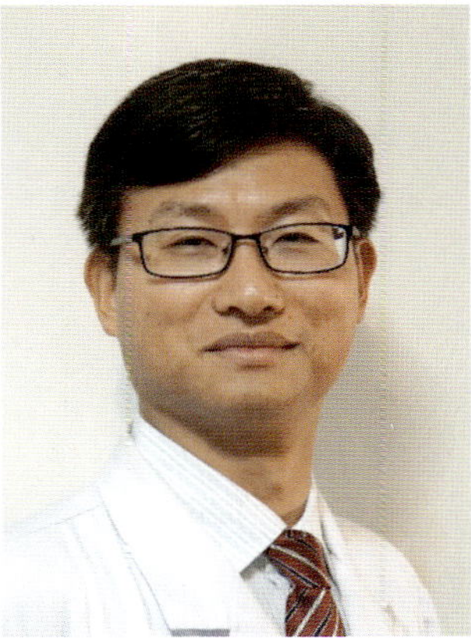

李学松，北京大学第一医院泌尿外科主任医师，副教授，硕士生导师。美国旧金山大学医学院（UCSF）和南加州大学医学院(USC)访问学者。中华医学会泌尿外科学分会青年委员、中国医师协会泌尿外科医师分会委员兼副总干事，北京医学会泌尿外科学分会青年委员会副主任委员、中国医学促进会泌尿生殖委员会委员、泌尿外科疾病国际共识（ICUD）咨询委员会成员、北京市自然科学基金评审专家、美国泌尿学会（AUA）国际会员，2014年度及2015年度中国医师百强榜膀胱癌专业上榜专家、2015年度第一届郭应禄泌尿外科青年医师奖获得者。担任《泌尿男科时讯》编辑部主任，《泌尿外科杂志（电子版）》副主编，《现代泌尿外科杂志》、*Translational Andrology and Urology* 编委。目前在中英文杂志发表了一百余篇论文，作为第一或通讯作者发表SCI论文40余篇。主编、参编或编译泌尿外科专业书籍12部，主译3部。目前专业方向为泌尿系肿瘤和输尿管疾病的开放及内镜治疗。承担基础及临床研究基金三项，累计科研经费50余万元。目前作为导师及副导师指导临床及科研型研究生20余名。

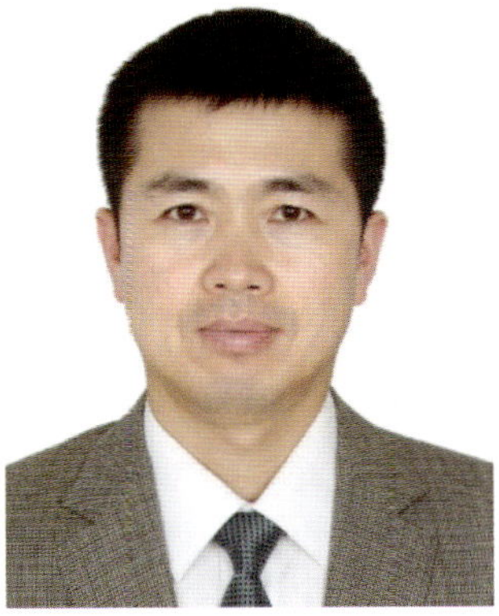

王刚，北京大学第一医院泌尿外科主任医师，副教授，硕士生导师。2004—2005年在香港大学合作研究。第一届中国医师协会中西医结合医师分会泌尿外科学专家委员会副主任委员，第五届中西医结合学会泌尿外科专业委员会常务委员，中华医学会泌尿外科学分会（CUA）《尿石症指南》专家，CUA《良性前列腺增生指南》专家，CUA国际交流委员会委员，《中华泌尿外科杂志》通讯编委，《现代泌尿生殖肿瘤杂志》特约编委，中国结石联盟华北尿石病防治基地委员，北京医学会激光医学分会第八届委员会外科学组委员。发表论文20余篇，参编专业书籍10部，主编、副主编专著各1部。专业特长：泌尿系统结石、上尿路梗阻性疾病、良性前列腺增生、泌尿系统疾病影像学诊断等。全面掌握各种开放及腔镜手术，精通输尿管镜、各种软镜和经皮肾镜技术。

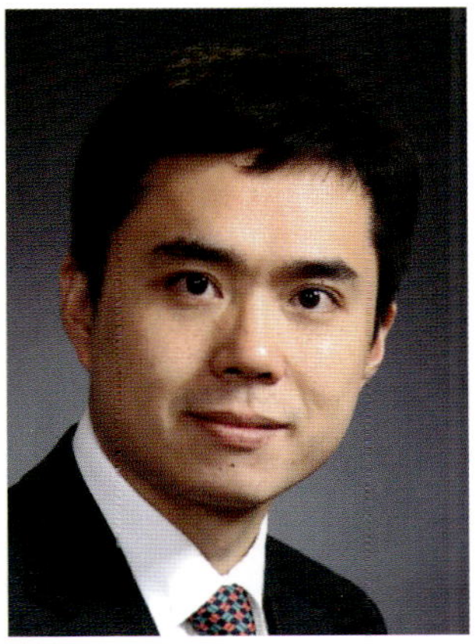

张骞，北京大学第一医院泌尿外科主任医师，副教授，硕士生导师，现任北京大学泌尿外科研究所副所长。兼任：中国医师协会泌尿外科分会青年委员会副主任委员，中国泌尿男科医学技术与装备创新联盟秘书长，中国医学促进会内镜分会常务委员，中华医学会泌尿外科学分会微创学组委员，国家卫计委泌尿外科内镜诊疗技术专家组委员，卫计委全国医师定期考核泌尿外科专家委员会委员，中国医师协会住院医师规范化培训泌尿外科专业委员会委员，郭应禄泌尿外科发展基金会理事。获2012首届北京“西城百名英才”称号，2013年度全国“大医精神”代表，2014年度第八届中国健康年度总评榜全国“最受欢迎在线名医”，2015年首届“首都十大杰出青年医生”，2016年首届华夏微创奖二等奖，2016年郭应禄泌尿外科青年医师奖，2016年度健康中国十大风尚人物。在国内外泌尿专业权威杂志上发表论文40余篇，其中SCI论文20余篇，现为*Translational Andrology and Urology* 编委，《中华泌尿外科杂志》通讯编委、《现代泌尿外科杂志》及其电子版编委；承担国家自然科学基金及北京市自然科学基金多项，经费近300万元。

专业特长：腹腔镜微创手术（包括腹腔镜前列腺癌根治术，高难度腹腔镜肾部分切除术，腹腔镜肾癌瘤栓切除术，膀胱癌根治术等），已有上千例腔镜手术经验，在腹腔镜领域多项创新达到国际先进水平，受邀在国内百余家三甲医院帮助开展手术，多次应邀在国际会议上大会发言或手术演示。

编委名单

（按姓氏汉语拼音排序）

蔡　林　北京大学第一医院
陈立军　中国人民解放军307医院
陈晓鹏　第四军医大学第二附属医院
崔　亮　民航总医院
方　冬　北京大学第一医院
郭　刚　中国人民解放军总医院
郭剑明　复旦大学附属中山医院
郝　瀚　北京大学第一医院
何　睿　北京大学第一医院
胡骁轶　复旦大学附属中山医院
黄　晨　中国人民解放军307医院
靖万林　民航总医院
李　琦　郑州大学第一附属医院
李维仁　北京航天总医院
李学松　北京大学第一医院
麦海星　中国人民解放军307医院
孟一森　北京大学第一医院
牛国晨　北京大学第一医院
彭　靖　北京大学第一医院
谌　诚　北京大学第一医院
宋卫东　北京大学第一医院
唐　琦　北京大学第一医院
唐　渊　北京大学第一医院
王　冰　密云县医院
王　刚　北京大学第一医院
王　宇　北京大学第一医院
王振兴　山西医科大学第二医院
吴　翔　福建省立医院
武睿毅　复旦大学附属中山医院
徐　奔　北京大学第一医院
杨恺惟　北京大学第一医院
杨昆霖　北京大学第一医院
杨　敏　北京大学第一医院
杨　洋　北京大学第一医院
姚　林　北京大学第一医院
余宵腾　北京大学第一医院
张崔建　北京大学第一医院
张　雷　北京大学第一医院
张　楠　北京大学第一医院
张　骞　北京大学第一医院
张　旭　中国人民解放军总医院
张　争　北京大学第一医院
张中元　北京大学第一医院
郑　卫　北京大学第一医院
朱宏建　中国武警总医院

医学绘图　马新颖

特别感谢对本书的编写付出努力的在读及已经毕业的研究生：

赵广智　肖　飞　纪永鹏　刘　茁　刘　沛　任　达　钟文龙　苏晓鸿　罗程　朱雨泽　张喆楠

序

不断提高自身的医疗水平，更好地为人民健康服务是每个医疗工作者都为之不懈努力的目标。一个优秀的泌尿外科医生需要掌握广博的专业知识、娴熟的操作技能和丰富的临床经验，因此要努力在这三个方面下工夫。有鉴于此，北京大学医学出版社依托国家出版基金，组织了以北京大学第一医院泌尿外科为主的一批国内年富力强、临床经验丰富及手术操作熟练的中青年专家，总结了大量的临床常见、复杂和疑难少见的病例，特别推出了《泌尿外科病例精粹》这本专著。希望此书不仅可以为那些刚刚进入临床的医学生和住院医师提供帮助，还能为有一定经验的临床医生迅速提高临床技能有所助益。

与以往的病例精粹不同，本书中的病例不仅以翔实的文字对诊治过程进行了描述，还配有大量的影像图片和病理图片，部分病例还配有专业绘制的手术图谱，一部分做了手术的病例还配有清晰的手术视频，并应用现代的多媒体技术，使读者可以在电脑和手机上非常方便地观看。这也为今后出版此类专业书籍提供了参考标准。我们衷心希望这本具有时代精神的《泌尿外科病例精粹》对泌尿外科临床医生加强专业知识、提高操作技能和增进临床经验有所帮助。

由于成书仓促、作者水平有限，本书难免存在不足和差错，病例的分析可能存在片面性，甚至错误，恳请同道不吝赐教，予以指出，以利改正。

最后，感谢国家出版基金和北京大学医学出版社从各方面给予的全力支持，感谢为本书的撰写付出辛勤努力的各位同道，是大家的齐心协力，才使得这本书能够顺利出版。

郭应禄　周利群

2016 年 12 月

前　言

自北京大学第一医院泌尿外科暨北京大学泌尿外科研究所（北大泌尿所）成立之日起，老一辈医学家们代代相传、备受推崇的不仅是高超的手术技艺，还有严谨的治学之风。从吴阶平等前辈们开始，北大泌尿所就建立了严格的查房巡诊制度，除了每天、每周的例行病房查房外，在每周二下午，泌尿外科会联合泌尿病理科、医学影像科等科室的专家共同进行多学科的联合查房，讨论病房及门诊的疑难病例，包括诊断思路、治疗策略、术后评估及患者的治疗随访结果等，从而荟萃了大量的常见病、少见病及疑难病症的诊治经验。这些来自全国各地的病例，诊疗资料完整、诊治过程详尽，极具临床参考价值，十分珍贵。本书以这些病例为主，同时我们又邀请全国的部分兄弟单位为我们提供了部分典型和疑难病例，从而使得此书内容更加丰富完整。

本书内容共分为 9 个部分，编者们精心挑选了 161 例病例，涵盖了泌尿系先天性疾病、感染性疾病、泌尿生殖系肿瘤、泌尿系结石、尿路重建、肾移植及男科学疾病等多方面内容。而且每一个病例都包括了症状、查体、辅助检查、诊断、治疗经过、术后病理及随访结果等内容，并辅以相关的最新国际国内文献总结荟萃，加以文字解释，并配以精美的影像图片、清晰的手术视频及病理图片进行阐述。为使本书更具表现力，加深读者印象，部分病例我们邀请专业的医学插画师绘制了手术图谱。

编者希望通过本书为泌尿外科医生在诊断及治疗常见、复杂及少见病时提供参考。由于时间和篇幅所限，本书难以阐述所有泌尿外科疾病，内容也难免出现疏漏和不完善的地方，殷切期望广大读者多提宝贵意见，以便于再版时修正。

该书的编写得到我科（所）所有医生的大力支持，他们毫无保留地提供了珍贵的病例资料和手术图片及手术视频，并在完成大量临床工作同时，利用休息时间查阅国内外相关文献资料，完善编写内容；非常感谢影像科专家及泌尿病理专家为本书提供了精美的影像图片和病理图片；感谢医学插画师马新颖女士为本书绘制专业的图谱，为本书增色很多。同时还感谢国内的兄弟单位为我们提供的病例。感谢所有对本书编写付出努力的北大泌尿所在读或已经毕业的研究生，他们的工作是本书得以顺利出版的基石。本书的顺利出版得到了北京大学医学出版社的大力支持。由衷感谢国家出版基金的支持和所有为本书编写和出版给予帮助支持的同道。

编者

2016 年 12 月

目　录

注：△该病例有手术视频

第一部分

先天性疾病

1-1　重复肾合并上肾积水

一、临床资料

【病史】

男性患者，24岁，主因“间断左腰腹部胀痛1个月”入院。患者1个月前无明显诱因出现左腰腹部胀痛，可忍受，可自行缓解，间断发作，不伴下腹部及会阴部放射痛，无肉眼血尿，无发热，无恶心、呕吐，遂于外院行腹部CT发现左肾囊性占位性病变。28天前于我院行腹部CT见左肾巨大囊性低密度病变，左侧下半肾肾盂输尿管梗阻伴积水可能性大，为进一步治疗收入院。

【体格检查】

一般检查及心、肺、腹部查体未见异常。右肾区无异常隆起，双肾区无叩击痛，双输尿管体表走行区无压痛，膀胱区无隆起，耻骨上膀胱未触及，外生殖器无异常，直肠指诊：前列腺体积如常，质韧，中央沟可触及，未扪及明确硬结、肿物。直肠内未触及明确肿物，指套退出未见染血。

【辅助检查】

（1）泌尿系超声：左肾中下极可见一20cm×12cm×12cm巨大液性区，壁薄，向肾外凸出，将肾挤压向左上方，肾中上盏可见一直径0.8cm强回声，左肾囊肿，左肾强回声（考虑：小结石可能性大）；

（2）泌尿系CT（图1-1-1）：左肾区可见12.7cm×15.6cm×18.2cm（左右径×前后径×上下径）水样密度囊肿，囊壁完整，囊内见一分隔，增强扫描囊壁及分隔有强化，囊内容物无强化。病变将正常左肾实质推挤向左前上方。余左肾实质血流灌注好，未见异常密度灶。右肾略小，血流灌注好。右侧见双肾盂、双输尿管，输尿管在进入小盆腔后汇合成一支，右侧输尿管远端膀胱开口位置略低。印象：左肾巨大囊性低密度病变，考虑重复肾

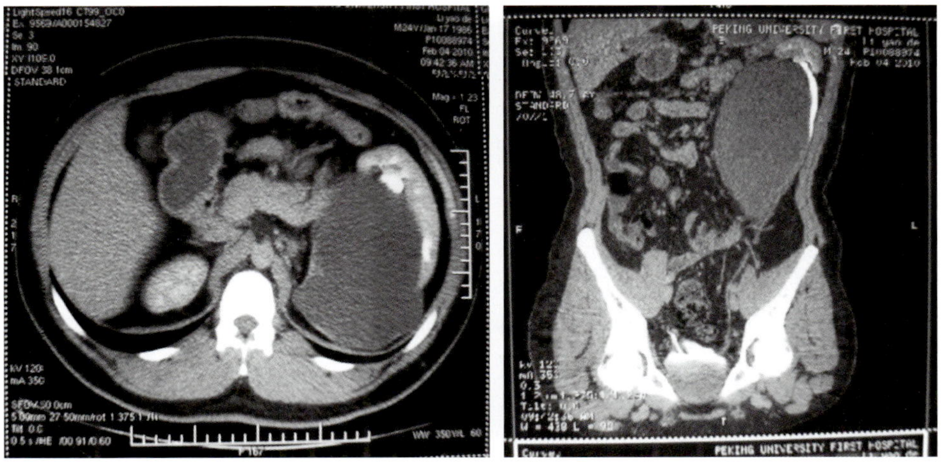

图1-1-1　泌尿系CT

畸形。左侧下半肾肾盂输尿管连接部梗阻，伴肾盂积水可能性大。右肾双肾盂、双输尿管。

（3）利尿肾动态显像：右肾图 a、b、c 段均正常，左肾图 a 段稍低，b 段上升斜率偏低，c 段下降缓慢，注射呋塞米后曲线下降明显加快。肾小球滤过率（glomerular filtration rate，GFR）左肾：19ml/min，右肾：34ml/min。右肾血流灌注和功能正常，右侧上尿路引流通畅。左肾血流灌注差，功能受损；左侧上尿路引流不畅，考虑为以非机械性梗阻为主；左肾中下部占位性病变，结合 CT 结果符合囊肿表现。

【初步诊断】

（1）左肾囊肿？左肾积水？

（2）右肾双肾盂双输尿管畸形。

二、病例讨论

【鉴别诊断】

结合患者症状、体征及辅助检查，考虑患者左侧为重复肾畸形。

【治疗方案】

结合患者病情，决定全身麻醉（全麻）下行腹膜后镜左侧重复肾切除术。右侧重复肾，但没有积水，且无症状，故右侧重复肾暂不处理，继续观察。

三、手术及术后恢复情况

患者右侧卧位，常规消毒铺单，IUPU 法（注：IUPU 为北京大学泌尿外科研究所英文缩写，此法为其首创，故名 IUPU 法。依其手术方式，也称为镜身扩张法）分别置入 3 个 10mm 套管，以腹腔镜身扩张建立腹膜后腔。置入 0° 腹腔镜，分别引入分离钳及电钩，锐性分离扩大腹膜后间隙，切开肾周脂肪囊，游离显露肾，见左肾区巨大囊性占位性病变，切开囊壁，放出清亮淡黄色囊液 1800ml。沿囊壁游离，于左肾下极观察见双肾盂双输尿管，考虑为左肾重复肾畸形、左上肾巨大积水。遂于上下肾交界、距下肾 1.5cm 处以超声刀切除积水肾，电凝处理上肾创面及残留黏膜面。仔细止血，扩大腋后线小切口长约 3cm，将标本置于标本袋中取出。冲洗术野，创面及残留黏膜面喷涂止血胶，腋前线切口留置 F20 引流管。

患者术后恢复良好，术后第 3 日拔出引流，第 6 日出院。

四、最终诊断

左肾重复肾畸形，左上肾积水。

五、专家点评

重复肾畸形是泌尿系统较为常见的畸形，重复肾及输尿管切除是治疗肾复畸形的有效方法。常规开放手术创伤大、恢复慢。随着腹腔镜器械和技术的发展和成熟，腹腔镜重复肾切除技术得到了越来越多的应用。

重复肾畸形在临床上较为常见，一般分为完全性重复肾和不完全性重复肾，前者绝大多数符合 Weigert-Meyer 定律，其具体表现为输尿管开口异位、膀胱输尿管反流并发症的存在等。大多数异位的输尿管来自重复肾输尿管畸形，且多见于女性。重复肾上组肾多因膀胱输尿管反流或输尿管开口异位出现积水、无功能[1]。

经腹腔和腹膜后腔途径均可完成，但经腹腔途径由于显露更充分，对重复下段输尿管残端可有效处理，具有一定优势。腹膜后入路是我国泌尿外科医师较为熟悉路径，且直达肾，腹腔脏器扰动较少，因此多数医师喜欢选择该入路进行腹腔镜手术[2-3]。

半肾切除时最重要的步骤是对重复肾血管系统的解剖，对于重复及正常肾均应充分游离，由于重复肾畸形患者多伴有血管变异，应充分了解其血供特点，再阻断血管，防止由于漏扎异位肾血管造成的出血和损伤正常肾血管造成的肾单位损失。如果发现上组肾与正常肾界限不清，应尽量找寻该段正常肾的供应血管，对其进行阻断，或直接阻断正常肾的肾蒂，按肾部分切除方法进行切除和缝合。另外，术后尿漏和尿性囊肿是腹腔镜重复肾部分切除术后常见并发症，可能与重复肾残留缘渗液有关。如果术中确实无法完全切除部分重复肾组织，应对其残留的尿路上皮进行充分切除，同时对创面进行缝合。由于部分患者重复肾与正常肾关系紧密，切除重复肾过程中可能导致下半肾集合系统破损，应加层缝合集合系统创面，确保其与局部的连续性，防止尿漏或渗出物增加形成尿性囊肿或尿外渗。

参考文献

1. 彭世波, 曾甫清, 汪良, 等. 重复肾双输尿管畸形的手术治疗. 临床泌尿外科杂志, 2007, 22: 8-10.
2. Li EZ, Ma X, Zhang J, et a1. Retropefitoneal laparoseopic upper-pole nephroureterectomy for duplex kidney anomalies in adult patients. Urology, 2100, 77: 1122-1125.
3. Caluwe, Chertin DB, Purl P.Long-term outcome of the retained ureteral stump after lower pole heminephrectomy in duplex kidneys. Eur Urol, 2002, 42: 63-66.

1-2 完全重复肾畸形上半肾输尿管结石

一、临床资料

【病史】

男性患者，57 岁，主因“右腰痛 2 年，加重 2 个月”入院。患者 2 年前无明显诱因出现右侧腰部隐痛，间断发作，无恶心呕吐、无尿频尿急尿痛，无发热及肉眼血尿，近 2 月右侧腰痛加重，就诊于外院行泌尿系 B 超示：右肾积水，右肾囊肿，右输尿管结石。遂就诊于我院行泌尿系增强 CT 检查：右侧肾盂输尿管重复畸形，上半肾肾盂输尿管扩张积水，输尿管下段结石。患者为行进一步诊治收入我院。患者自发疾以来，精神睡眠良好，大便正常，小便同前所述，体重无明显改变。既往无特殊病史。

【体格检查】

体温 36.4℃，心率 84 次 / 分，呼吸 18 次 / 分，血压 131/89mmHg；心、肺查体未见明显异常，腹软，无压痛、肌紧张，未触及包块，未见肠型；肠鸣音 4 次 / 分钟。泌尿外科查体：双肾区叩击痛阴性，输尿管走行区无压痛。

【辅助检查】

（1）实验室检查：血常规及血生化未见异常；尿常规红细胞 5 ~ 8/HPF，尿培养阴性；

（2）胸片、心电图均未见异常。

（3）泌尿系统 B 超：右侧重复肾，上肾重度扩张积水。

（4）肾 - 输尿管 - 膀胱 X 光平片（简称 KUB）：右输尿管末端结石可能（图 1-2-1）。

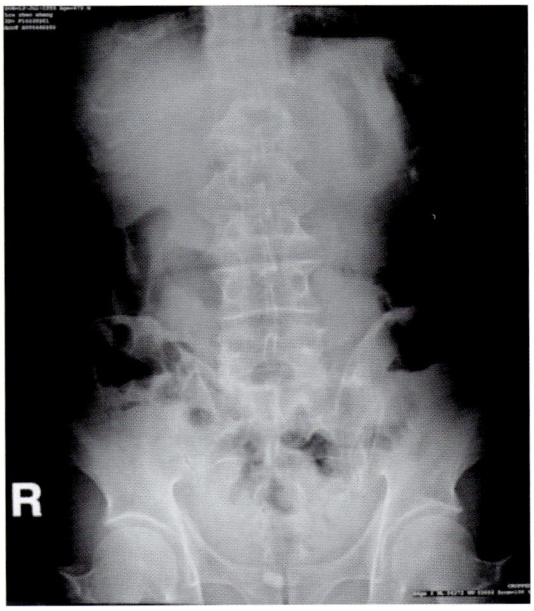

图 1-2-1 KUB：右输尿管末端结石可能

（5）泌尿系统 CT：右肾外形不规则，右肾内上方可见巨大囊状低密度，约 8.5cm × 8.2cm × 7.9cm，壁厚，下方可见延续的输尿管至膀胱，管壁厚，管腔狭窄，输尿管下段可见圆形高密度影，输尿管远端似开口于前列腺。下半肾盂输尿管未见明显扩张积水。考虑右侧肾盂输尿管重复畸形，上半肾肾盂输尿管扩张积水，输尿管下段结石，输尿管远端开口异位（图 1-2-2）。

【初步诊断】

右侧重复肾畸形，上肾扩张积水，右侧上肾输尿管下段结石。

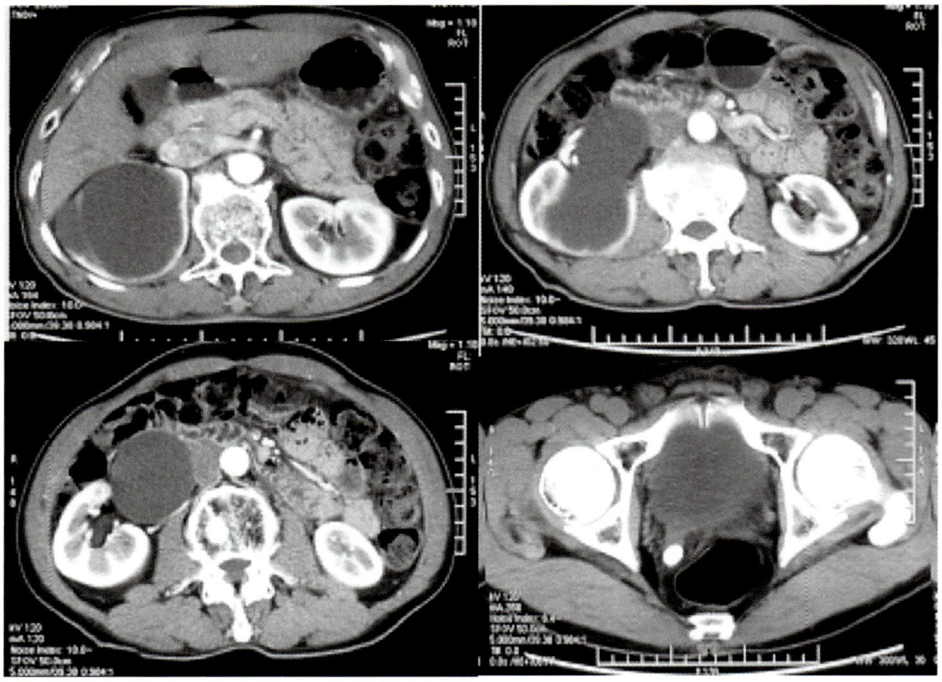

图 1-2-2 泌尿系统 CT
考虑右侧肾盂输尿管重复畸形，上半肾肾盂输尿管扩张积水，输尿管下段结石，输尿管远端开口异位

二、病例讨论

【鉴别诊断】

患者主因“右腰痛 2 年，加重 2 个月”入院。曾就诊于外院诊断为“肾囊肿、肾积水”，通过泌尿系增强 CT 检查明确诊断为：右侧肾盂输尿管重复畸形，上半肾肾盂输尿管扩张积水。重复肾肾积水与肾囊肿有时候较难鉴别。重复肾长期梗阻所致肾积水重，肾皮质菲薄，类似囊肿。但增强 CT 检查下重复肾积水外形多不规则，“囊壁”可呈不规则强化，部分囊壁较厚，强化明显。必要时可行逆行造影进一步明确诊断。

【治疗方案】

该患者右侧重复肾畸形，右侧上半肾积水，输尿管扩张，上半肾输尿管末端结石。考虑上半肾积水为结石梗阻所致。因患者重复肾上半肾重度积水无功能、输尿管末端结石，可采取重复肾上半肾切除术，但需同时切除上半肾输尿管全长以处理末端结石，手术创伤较大。亦可采用输尿管镜下碎石，解除梗阻，创伤较小。

三、手术及术后恢复情况

经尿道置入 F8/9.8 输尿管镜，见膀胱黏膜光滑，双侧输尿管口可见，未见输尿管异位开口。观察右侧正常位置输尿管，黏膜光滑，未见结石。于前列腺尿道精阜近端偏右侧可见输尿管异位开口，导丝引导下插入输尿管镜，可见扩张输尿管及黑色球形结石，结石质地坚硬，激光联合气压弹道击碎结石后取出，探查至该输尿管上段，见管腔扩张，黏膜光滑（图 1-2-3）。于右侧正常输尿管内留置 F7-28 DJ 管（图 1-2-4），右侧异位肾输尿管内留置 F4 输尿管导管。患者术后第 2 天拔除导管后顺利出院。

四、最后诊断

右侧重复肾畸形，上半肾扩张积水，右侧上半肾输尿管下段结石。

五、专家点评

重复肾是较常见的肾、输尿管先天畸形，发病率约 150：1，多发生在单侧。重复肾的肾多数融合

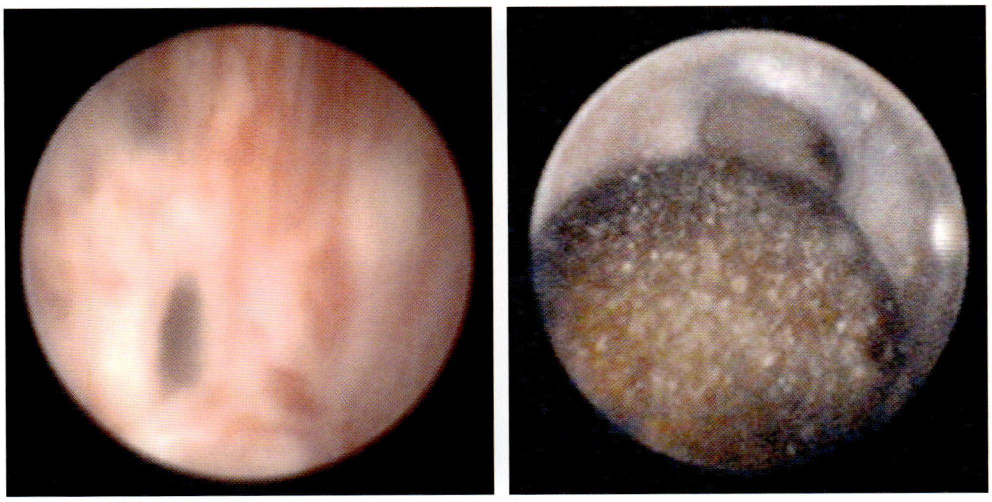

图 1-2-3 输尿管镜下所见

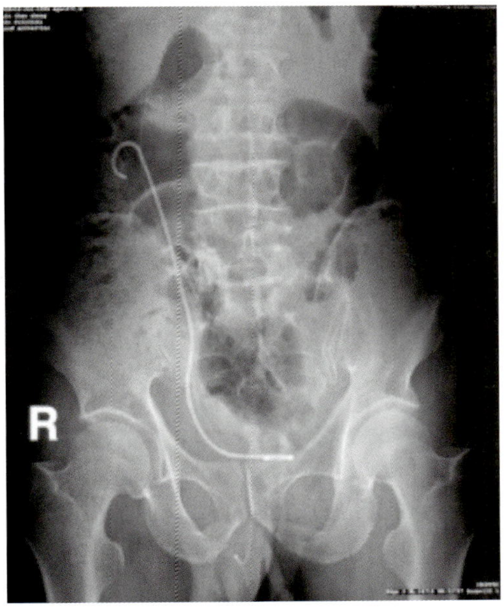

图 1-2-4 术后 KUB 所见

为一体，但有各自的肾盂、输尿管和血管。重复输尿管可为完全型，亦可为不完全型。不完全重复肾畸形的输尿管可分为以下三种情况：输尿管末端在肾下方某处融合成一条，开口于膀胱，为 Y 字形；重复输尿管仅融合于膀胱上方，为 V 字形重复畸形；近端为单输尿管，远端为两个输尿管开口为倒 Y 字形重复畸形。重复肾畸形下半肾输尿管多开口于膀胱内，上半肾输尿管开口多位于下半肾的输尿管口内下方，可开口于膀胱颈或后尿道。亦可异位开口于尿道、前庭或阴道[1-2]。

在人胚胎第六周时，中肾管末端通入泄殖腔处，向背侧突出一小的盲管，称为输尿管芽。输尿管芽迅速成长，其顶端为原始的生肾组织所包围，状如蚕豆。输尿管芽发育成肾盂，分支形成肾盏、再分支形成小盏、集合管。如分支过早，则形成重复的输尿管畸形。分支的高低及多少，可决定形成完全或不完全，双重或多支输尿管畸形。重复输尿管常伴发重复肾。重复肾多数结合成为一体，有一共同被膜，表面有一浅沟，但肾盂输尿管及血管都各自分开。重复肾完全分开者，甚为少见。

重复肾一般无明显症状，多为合并其他疾病而偶然发现，常见合并患侧肾积水。重复肾系统的肾积水常发生于上半肾，多由下段输尿管囊肿或输尿管开口异位所致；下半肾积水多由于膀胱输尿管反流所致，亦有少部分患者下半肾积水继发于肾盂输尿管连接部梗阻[3]。

重复肾畸形依靠影像学诊断。B 超诊断重复肾及重复输尿管畸形具有价廉、方便、重复性好且可反复进行等优点。但输尿管是后腹膜区脏器，其内有丰富脂肪组织及含气肠管，B 超诊断符合率较低，因此不能为手术提供准确指导，应用受限，并且无积水扩张的重复肾及重复输尿管容易被漏诊，常只显示扩张的尿路而忽略正常的尿路，有时误诊为单纯肾输尿管积水或囊肿，积水型重复肾盏畸形。静脉肾盂造影（intravenous pyelography，IVP）可直观地显示重复肾及重复输尿管走行的全貌，可得到尿路全程影像，但多数重复肾有发育不全或上半肾积水，肾功能不全而不能显影或显影不佳，从而导致漏诊、误诊。增强 CT 检查的组织分辨力高，不受肠道气体和骨骼的干扰，能够清晰显示正常肾输尿管及因功能差而显影淡且积水的重复肾输尿管，还可以多方位多角度旋转观察，能明确病变与毗邻组织器官的关系 [4]。肾积水难以明确诊断时，可行膀胱镜检查观察输尿管开口位置、有无输尿管开口异位，同时加做患侧逆行造影进一步明确。

重复肾畸形患侧尿路引流欠佳，易伴发结石。本例患者的手术难点在于寻找重复肾的输尿管开口异位和经异位输尿管置入导丝。完全性重复肾输尿管的开口一般符合 Meyer-Weigert 定律，即上位肾的输尿管开口位于内侧及下方，而下位肾的输尿管位于头侧及外侧。而对于不完全性重复肾输尿管畸形者，可在输尿管镜下进行探查，见双输尿管融合处再分别进行输尿管镜检查。

重复肾输尿管畸形临床并不多见，由于其解剖方面异常，易并发感染及反流，并发结石，治疗上以处理结石解除梗阻为主，其治疗上既往经验多以开放手术治疗为主，随着微创技术的进步，通过经皮肾镜碎石取石术和输尿管镜碎石术等腔内方法治疗重复肾输尿管的泌尿系结石方法，创伤小，患者容易恢复，是一种有效的方法 [5]。

参考文献

1. 黄澄如, 张凤翔, 谢会文, 等. 泌尿生殖系先天畸形//吴阶平.吴阶平泌尿外科学. 济南: 山东科学技术出版社, 2004: 493-528.
2. Weber S. Novel genetic aspects of congenital anomalies of kidney and urinary tract. Curr Opin Pediatr, 2012, 24(2): 212-218.
3. 孟一森,虞巍,吴士良,等. 重复肾合并肾盂输尿管连接部梗阻的诊治特点分析. 中华泌尿外科杂志. 2011, 3(32): 192-195.
4. Stacul F, Rossi A, Cova Ma. CT urography : the end of IVU? Radiol Med, 2008, 113(5): 658-669.
5. 房杰群, 江洪涛, 杨江根, 等.经皮肾镜手术治疗重复肾输尿管畸形合并肾结石. 广东医学, 2010, 4(31): 1016-1017.

1-3 右重复肾畸形合并下肾结石

一、临床资料

【病史】

男性患者，55 岁。主因“右侧腰背部胀痛 5 月余”来诊。患者 5 个月前无明显诱因出现右侧腰背部持续性胀痛，无尿频、尿急、尿痛；无发热、血尿。就诊于外院，行腹部超声检查提示：右肾集合系统内可见直径约 2.0cm 强回声光团，考虑右肾结石。患者为进一步诊治来我院，行 KUB+IVP 检查提示：右肾结石，遂入院治疗。既往冠心病行冠状动脉支架置入术及糖尿病病史。

【体格检查】

体温 36.6℃，心率 78 次 / 分，呼吸 16 次 / 分，血压 117/72mmHg；心、肺查体未见明显异常，腹软，无压痛、肌紧张，未触及包块，未见肠型；肠鸣音 4 次 / 分钟。泌尿外科查体：双肾区无隆起、无包块，双肾区无叩击痛。双输尿管走行区无压痛，耻骨上无隆起。

【辅助检查】

（1）实验室检查：血常规及血生化检查未见异常；尿白细胞 110 ~ 120/HPF，红细胞 25 ~ 35/HPF，尿培养阴性。

（2）胸片、心电图均未见异常。

（3）泌尿系统 B 超：右肾盂内可探及一强回声，长 2.4cm，厚 1.6cm，后方伴声影，肾盂、肾盏及输尿管未见扩张积水。肾实质厚度 1.7cm。左肾位置、大小、形态、内部结构及血流未见异常。膀胱未见异常。前列腺 29ml。印象：右肾结石，前列腺增生。

（4）KUB+IVP：KUB：骨骼系统未见明显异常，双肾、腰大肌模糊显影。L1 右侧 3.5cm 可见不规则高密度影，直径约 2cm。IVP：双侧肾盂肾盏显影，右侧为双肾盂畸形，集合系统未见明显扩张积水。右侧肾盂内可见充盈缺损，位置与 KUB 中 L1 椎体旁高密度影重合。双侧输尿管间断显影无扩张。印象：右肾结石、右重复肾畸形。(图 1-3-1)

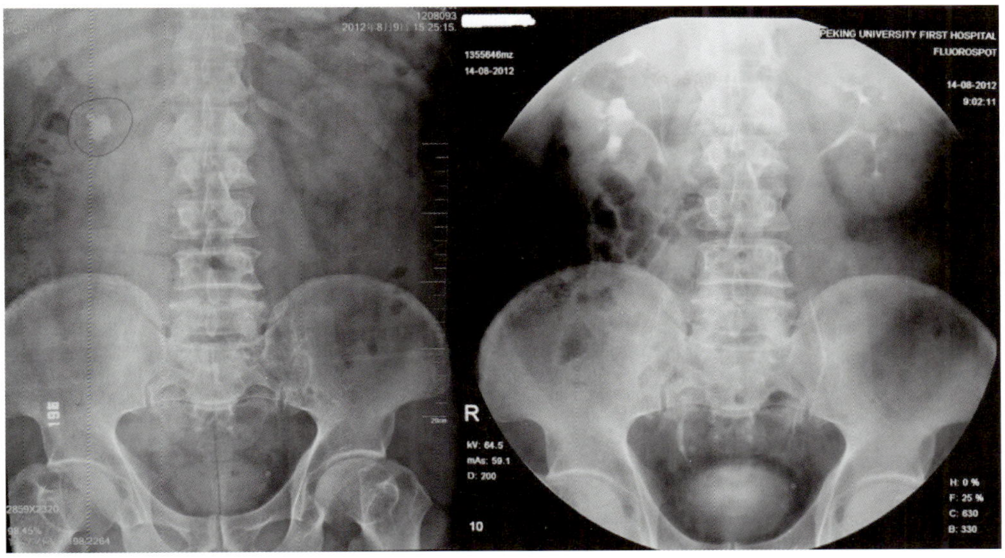

图 1-3-1 KUB+IVP：右肾结石、右重复肾畸形

【初步诊断】

右肾结石，右重复肾畸形，冠心病，糖尿病。

二、病例讨论

【鉴别诊断】

患者因“右侧腰背部胀痛 5 月余”来诊。KUB+IVP：L1 椎体右侧 3.5cm 可见不规则高密度影，直径约 2cm。注射造影剂后，双侧肾盂肾盏显影，右侧为双肾盂畸形，右侧肾盂内可见充盈缺损，位置与 KUB 中 L1 椎体旁高密度影重合。患者右肾结石诊断明确，该病例的特殊之处为同时合并右侧重复肾畸形，且合并疾病较多，诊断上比较容易，难点主要在于治疗方式和策略上。

【治疗方案】

对于直径 2cm 以上肾结石的处理，经皮肾镜取石术（percutaneous nephrolithotomy，PCNL）为经典的治疗方式。对于无肾积水的患者，穿刺可直接以结石为目标，从而降低重复肾畸形所带来的治疗难度，但术前留置输尿管导管仍无法保证能够顺利放入下肾，所以在操作过程中可能会导致结石进入输尿管而引起梗阻；此外，许多重复肾患者同时存在血管的变异，可能会增加穿刺出血的风险。对于该例患者，虽然年龄较轻，但冠心病及糖尿病控制不理想，可能无法耐受 PCNL 长时间的俯卧位操作。考虑患者结石负荷不大，采用软输尿管镜碎石可以直视下在输尿管汇合处选择性进入下肾，避免了盲目插管的不确定性，同时患者手术过程中可以采用较为舒适的截石位，耐受性较好。综上，本例患者决定采用软输尿管镜碎石术。

三、手术及术后恢复情况

患者全麻后取截石位，常规消毒铺单。经尿道置入 F8/9.8 输尿管镜，膀胱内未见结石，向右输尿管内置入导丝，而后在导丝引导下进镜，探查至右输尿管上段未见结石，撤除输尿管镜，而后在导丝引导下以输尿管扩张鞘逐级扩张右输尿管至 F14。置入 F8 纤维输尿管镜，上行顺利，可见右下肾输尿管开口较细，呈膜样狭窄，直径约 3mm，适当扩张后通过镜体。上行至下肾肾盂，可见黄褐色桑葚样结石，直径约 2cm。经操作通道置入 200μm 光纤，钬激光功率 10W 将结石击碎为 2mm 左右碎屑，以取石网篮将较大块结石取出 10 余块。观察结石粉碎充分，下肾肾盂内留置导丝，撤除输尿管扩张鞘（图 1-3-2），导丝引导下留置 F7 26cm DJ 管，上端进入下盏。尿道留置尿管，术毕。手术过程顺利，患者安返病房。患者尿色稍红，恢复顺利，术后第 1 天拔除尿管出院。输尿管内留置留 DJ 管（图 1-3-3），1 个月后拔除。术后 3 个月复查 KUB 提示结石完全排出，无残石。手术过程详见视频 1-3-1。

V1-3-1

视频 1-3-1

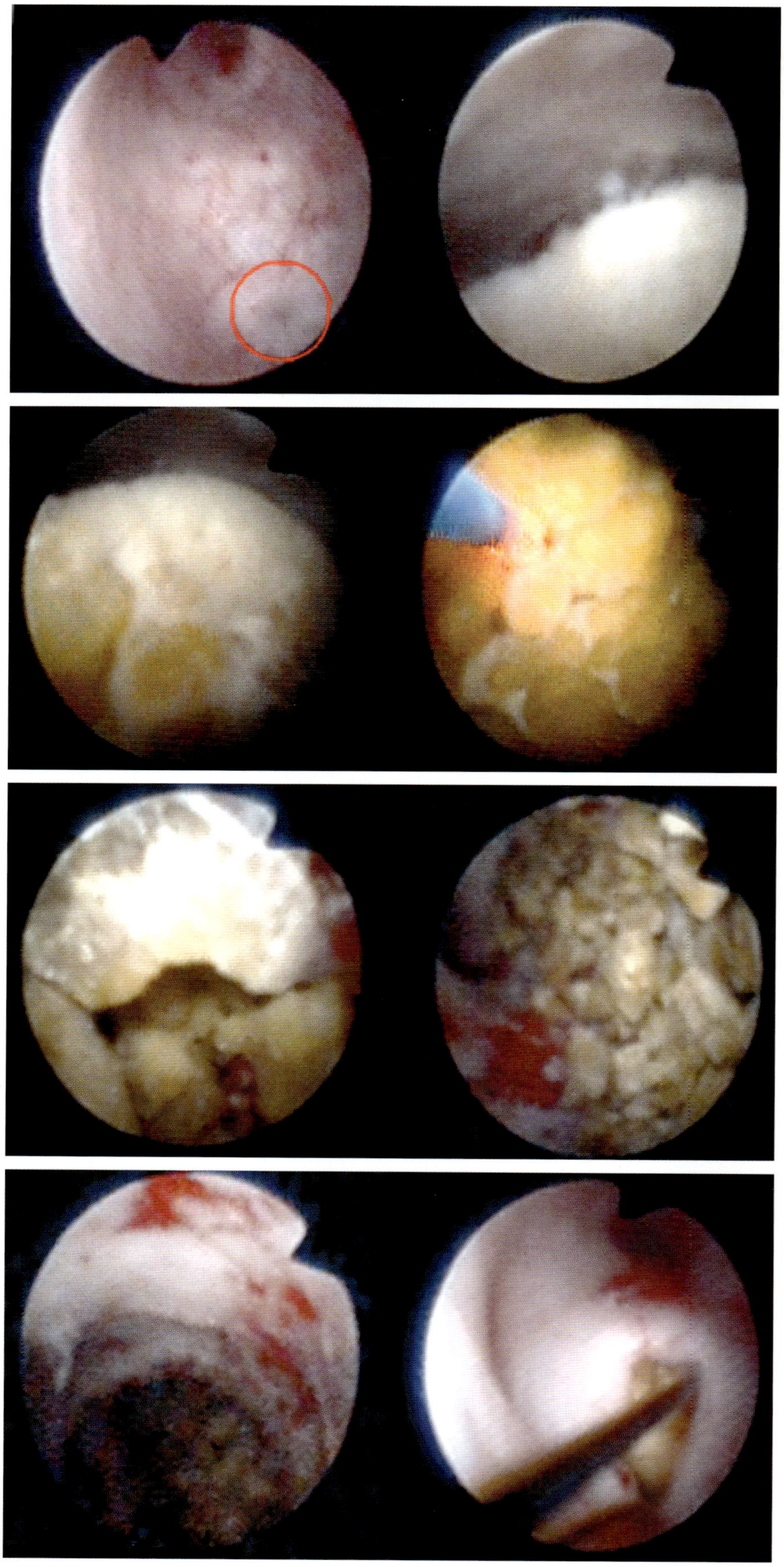

图 1-3-2　术中所见

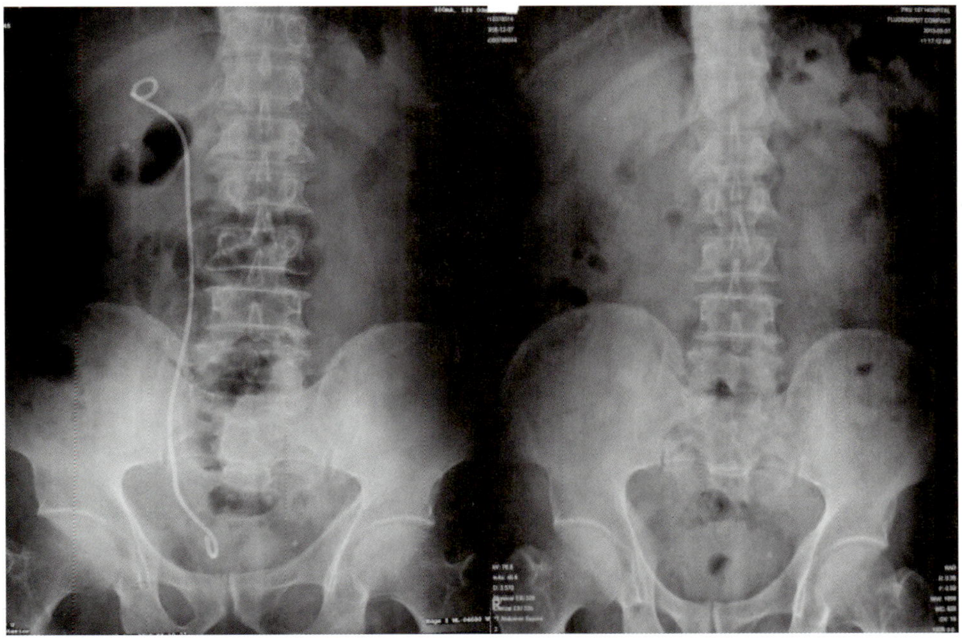

图 1-3-3 术后复查 KUB，左图示术后留置 DJ 管，右图为术后 3 月，无残余结石

四、最终诊断

右肾结石、右重复肾畸形、冠心病、糖尿病。

五、专家点评

重复肾畸形是泌尿系统一种较为常见的先天性发育异常，其人群发病率约 0.7%。大多数重复肾畸形无明显临床症状，部分患者因结石、感染、积水而被发现。大多数的重复肾畸形可在术前影像学检查时发现，如泌尿系增强 CT，KUB+IVP。结石的形成可能与上尿路引流不畅，尿流缓慢及肾积水相关。在无输尿管梗阻的情况下，直径小于 2cm 的结石可以考虑体外冲击波碎石治疗，这方面国内外报道较多，对于较大结石，在体外冲击波碎石术（extracorporeal shock wave lithotripsy，ESWL）治疗前建议放置输尿管支架管[1-2]。而对于直径超过 2cm 的重复肾结石，大多数采用微通道或标准通道的 PCNL 治疗，但术前逆行插管过程较为复杂，多需要输尿管镜找到重复输尿管汇合处后直视下分别插入 2 根管[3-5]。文献报道中，重复肾 PCNL 都取得了很高的结石取净率，并不比正常肾 PCNL 低[3-5]。随着技术进步，也有软输尿管镜与 PCNL 联合治疗重复肾结石的报道[6]。结石的治疗越来越趋于微创化可以说是大势所趋，但病例的选择是关键，也就是治疗要实现个体化。

对于该例患者有其特殊性，虽然年龄较轻，但并发症较重，无法耐受 PCNL 长时间的俯卧位操作；对于结石负荷不大的患者，软输尿管镜碎石取石术也是结石治疗的发展趋势；既然重复肾患者 PCNL 放置输尿管导管时需直视下置入，那何不直接以软镜进入肾下盏碎石取石来减少创伤。正是基于上述原因，本例患者采用了软输尿管镜碎石取石术。

参考文献

1. Al-Tawheed AR, Al-Awadi KA, Kehinde EO, et al. Treatment of calculi in kidneys with congenital anomalies: an assessment of the efficacy of lithotripsy. Urol Res, 2006, 34: 291-298.
2. Bhatia V and Biyani CS. Calculus disease in duplex system--role of extracorporeal shockwave lithotripsy. Urol Int, 1993, 50(3): 164-169.
3. 房杰群，江洪涛，杨江根，等. 经皮肾镜手术治疗重复肾输尿管畸形合并肾结石. 广东医学，2010，31(8): 1016-1017.
4. 徐林峰，兰厚金，朱伟东. 微创经皮肾镜钬激光碎石术治疗重复肾肾结石11例. 现代医学，2012，40(2): 229-230.
5. 李逊，徐桂彬，何朝辉，等. 微创经皮肾取石术治疗重复肾并发上尿路结石. 临床泌尿外科杂志，2006，21(8): 566-567.
6. Torricelli FC, Monga M. Urolithiasis in horseshoe kidney with duplex collecting system. Urology, 2013, 82: 20-21.

1-4 多 囊 肾

一、临床资料

【病史】

男性患者，45 岁，主因“体检发现双侧多囊肾 10 年”入院。患者 10 年前查体行 B 超检查发现双侧多囊肾，自觉无任何不适，未行进一步诊治，9 个月前患者就诊于我院，行泌尿系 CT：双侧多囊肾，囊肿明显增大，为求进一步治疗入院。

【体格检查】

生命体征平稳，心、肺、腹部查体无特殊，专科查体：无特殊。

【辅助检查】

（1）泌尿系 B 超：双肾体积增大，实质内弥漫分布多个大小不等液性区，左侧最大体积约 11.7cm × 7.1cm × 7.1cm，右侧最大体积约 5.6cm × 4.1cm × 4.1cm，壁薄，后方回声增强。检查结论：多囊肾。

（2）泌尿系增强 CT（图 1-4-1）：双肾体积增大，形态异常，呈分叶状，双肾实质变薄，内见数个大小不等囊性低密度及结节状高密度，较大者位于左肾上极，直径约 8.5cm，呈囊性，未见强化。肝右叶实质内可见囊性低密度，未见强化。印象：①符合双侧多囊肾表现；②肝内小囊肿。

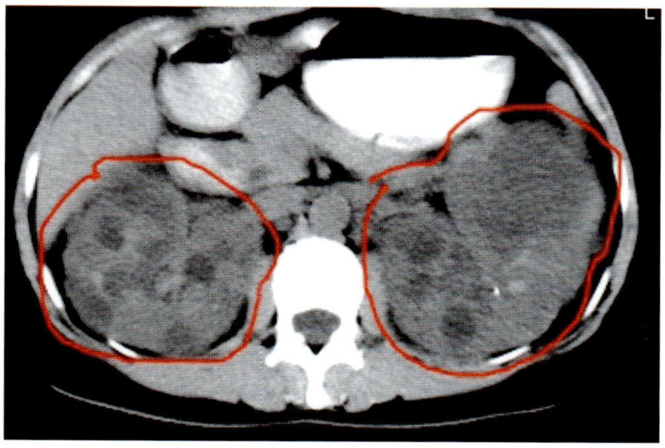

图 1-4-1 泌尿系增强 CT

【初步诊断】

多囊肾。

二、病例讨论

【鉴别诊断】

（1）双肾积水：可出现双侧肋腹部包块并有肾功能受损的表现，但肾盂静脉造影及超声检查将显示这些表现有多囊肾有很明显的不同。

（2）双肾肿瘤：本病罕见，但在尿路造影片中可与多囊肾非常相像。但多囊肾中一侧肾较小或尿路造影未显示扭曲变形时，要与一侧肾肿瘤鉴别就有困难。但肿瘤常只局限于肾的一部分，而多囊肾之囊肿则布满整个肾。单侧肾肿瘤其总肾功能可以是正常的，而多囊肾其总肾功能则往往已受损。CT、超声检查可用来鉴别这两种疾病

（3）单纯性肾囊肿：通常为单侧单发，总肾功能正常，尿路造影可显示为单一病损，而多囊肾则是双侧且多发的病损。

【治疗方案】

患者发现双侧多囊肾 10 年，最近 CT 提示：左肾囊肿增大，体积约 11.7cm × 7.1cm × 7.1cm。但考虑患者目前无临床症状，肾功能也正常，可继续规律观察。

三、最终诊断

多囊肾、高血压病。

四、专家点评

本病病因尚不明确，大多在成人以后出现症状，或者偶然间体检发现，但实际在胎儿期即开始形成。多囊肾患者的肾小球囊内上皮细胞异常增殖是多囊

肾的显著特征之一，本病患者幼时肾大小形态正常，随年龄增大囊肿数目及大小逐渐地增多和增大，多数病例到 40 ~ 50 岁时肾体积增长到相当程度才出现症状。主要表现为两侧肾肿大、肾区疼痛、血尿及高血压[1]。

成人型多囊肾的诊断需要 CT、B 超等检查。B 超提示双肾布满大小不等低回声暗区。CT 显示双肾增大，外形呈分叶状，有多数充满液体的薄壁囊肿。成人多囊肾患者常伴有其他脏器的囊性病变，如多囊肝、胰腺或脾的囊肿等。

本病治疗：对于无症状的患者，可规律随诊观察。对于近期增大对肾实质有压迫的囊肿，可行囊肿去顶减压术。对于进入终末期肾衰竭时，应立即予以透析治疗[2]。

参考文献

1. John C, Pope IV. Renal Dysgenesis and Cystic Disease of the Kidney//Wein AJ, Kavoussi LR. Campbell-Walsh urology. 10 ed. Philadelphia: Elsevier Inc, 2012: 3161-3196.
2. 农飞文. 腹膜后镜腹腔去顶减压术治疗多囊肾的护理. 吉林医学, 2013, 2: 386-388.

1–5　肾盂输尿管连接部梗阻

一、临床资料

【病史】

男性患者，23 岁，主因“体检发现左肾重度积水 1 个月”入院。患者 1 个月前因右下腹胀痛于外院体检 B 超发现左肾重度积水，不伴血尿、尿频、尿急、尿痛，后进一步外院行计算机断层摄影尿路造影（CT urography，CTU）提示：左肾盂输尿管连接部梗阻。既往体健。为进一步诊治收入院。

【体格检查】

左肾区轻度叩击痛，右肾区无叩击痛，双输尿管走行区无压痛；心、肺、腹部查体均未见异常。

【辅助检查】

（1）泌尿系 B 超：左肾重度扩张积水，肾实质受压变薄，厚度 1.0cm，肾盂输尿管连接部呈弧形改变，向下未探及输尿管；右肾呈轻度充盈状态，未达到积水程度，肾实质厚度 1.8cm；膀胱、前列腺未见明显异常。

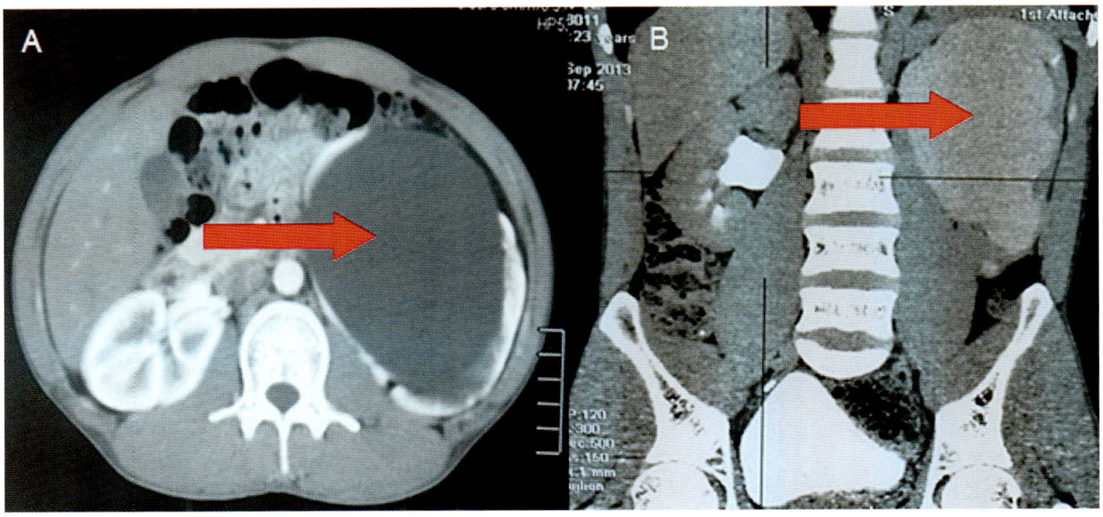

图 1-5-1　泌尿系 CT（术前）

红色箭头处示左肾重度肾积水。（A）横断面示左肾重度扩张积水，肾实质较右侧明显变薄；（B）冠状位重建可见左肾扩张积水明显

（2）泌尿系 CT（图 1-5-1）：左肾盂输尿管连接部梗阻伴左肾重度积水。

（3）利尿肾动态显像：左肾大，血流灌注减低，功能受损，左肾积水，考虑重度机械性梗阻；右肾血流灌注和功能均正常，右侧上尿路引流未见明显不畅；左侧 GFR 30ml/min，右侧 GFR 94ml/min。

【初步诊断】

左肾盂输尿管连接部梗阻，左肾积水。

二、病例讨论

【鉴别诊断】

患者左肾肾盂扩张积水，需要鉴别输尿管排泄不畅相关的疾病，输尿管内、外及输尿管本身，比如输尿管外受异位血管或肿物压迫，输尿管自身炎性狭窄，输尿管内结石梗阻等；但该患者因 B 超检查及 CT 检查未见肾盂输尿管连接段存在结石或外部肿物受压征象，可见肾盂输尿管连接部输尿管狭窄，基本除外结石及肿物压迫的可能，加之利尿肾动态提示"重度机械性梗阻"，考虑左侧肾盂输尿管连接部梗阻的诊断明确。

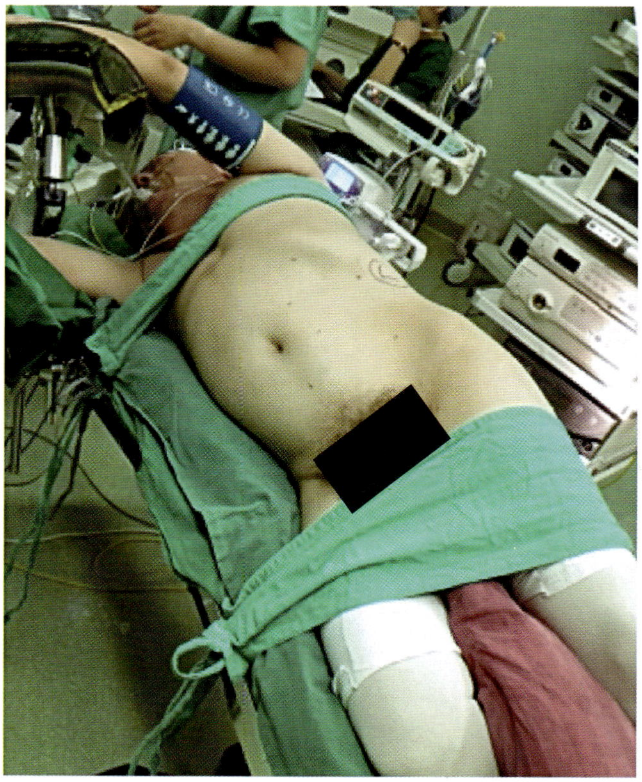

图 1-5-2　患者体位（手术体位示意图非本例患者图片）

【治疗方案】

患者青年男性，利尿肾动态示左侧肾功能 30ml/min（>10ml/min），左肾功能仍存一部分，解除梗阻后有望好转。对于患者治疗方式的选择，是选择微创腔内技术，还是开放手术或者腹腔镜手术。考虑微创腔内技术成功率较开放及腹腔镜手术低，且未来再狭窄需再次手术的风险较高，结合患者及家属意愿，该患者最终选择腹腔镜左侧肾盂输尿管成形术。腹腔镜术式成功率较高，且创伤小、术后恢复快，对于年轻患者，还具有术后切口美观的优势。

三、手术及术后恢复情况

患者右侧 45° 斜卧位（图 1-5-2），常规消毒、铺单，取左侧锁骨中线肋缘下 0.5cm 小切口，切开腹壁各层，置入气腹针，注气压力至 14mmHg。脐下 3cm 左侧腹直肌旁 1cm 小切口，穿刺 12mm 套管，引入腹腔镜。镜下分别于脐上 3cm 左侧腹直肌旁、左侧反麦氏点取 1.0cm 和 0.5cm 小切口，另置入 2 个套管。左侧锁骨中线肋缘下置入 1 个 0.5cm 套管，套管布局见图（图 1-5-3）。

小心分离降结肠肠管粘连。在肾下极水平游离结肠，并从结肠旁沟向上游离至脾结肠韧带处，将结肠翻至内侧。在肾下极水平游离显露输尿管及肾盂。见肾盂明显扩张，肾皮质变薄，肾盂输尿管连接部高位附着于肾盂，可见梗阻段。充分游离肾盂，在肾盂下角缝牵引线。斜行平行剪开肾盂及狭窄处下方输尿管，纵向剪开输尿管约 1.5cm，保留连接部上角及输尿管部分连续。以 4-0 微荞线连续缝合吻

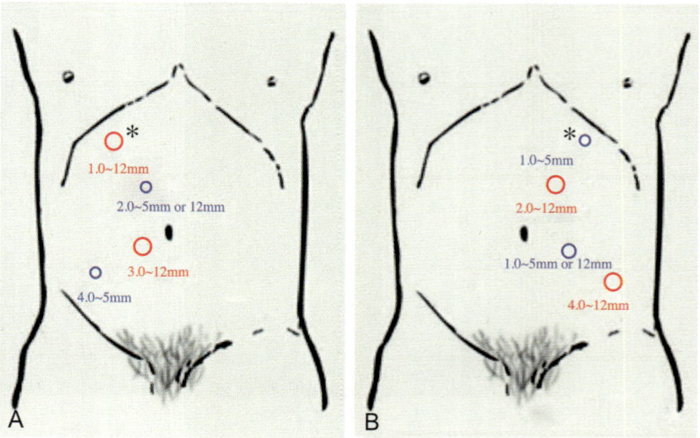

图 1-5-3　套管布局
A 右侧手术；B 左侧手术

合口后壁。向远端输尿管置入 F7 26cm DJ 管，近端置入肾盂，再以 4-0 微荞线连续缝合吻合口前壁数针，最后剪除肾盂输尿管连接部。仔细查看吻合口呈漏斗状，无漏尿。查看切除的标本可见狭窄明显，放入标本袋送病理。冲洗伤口，充分止血，吻合口附近留置 F20 腹腔引流管 1 根，清点纱布器械无误后缝合小切口，术毕。详细手术步骤参见图 1-5-4，其中北大泌尿所在国际上首次创新性的提出腹腔镜肾盂成形吻合的部位分区理念，对这些不同部位的保护可能会影响手术的效果。图中的红色区域为肾盂成形手术中输尿管和肾盂瓣的关键吻合区域，手术中要尽量避免用分离钳夹持其黏膜部位。黄色和绿色区域是最终剪除部位，助手可以夹持对抗牵引，以利于显露和缝合。

肾盂输尿管连接部梗阻合并肾结石病例可以先进行取石或者碎石手术，再进行肾盂成形手术，详细手术步骤见图 1-5-5。

详细手术步骤见手术视频 1-5-1，合并肾盏结石患者可以同时联合纤维膀胱镜或纤维输尿管镜进行取石手术，详见视频 1-5-2。

视频 1-5-1

视频 1-5-2

患者术后恢复良好，无并发症发生。患者术后 6 小时饮水，术后第 1 天进流食，下地活动自如，术后第 3 天拔除伤口引流管，术后第

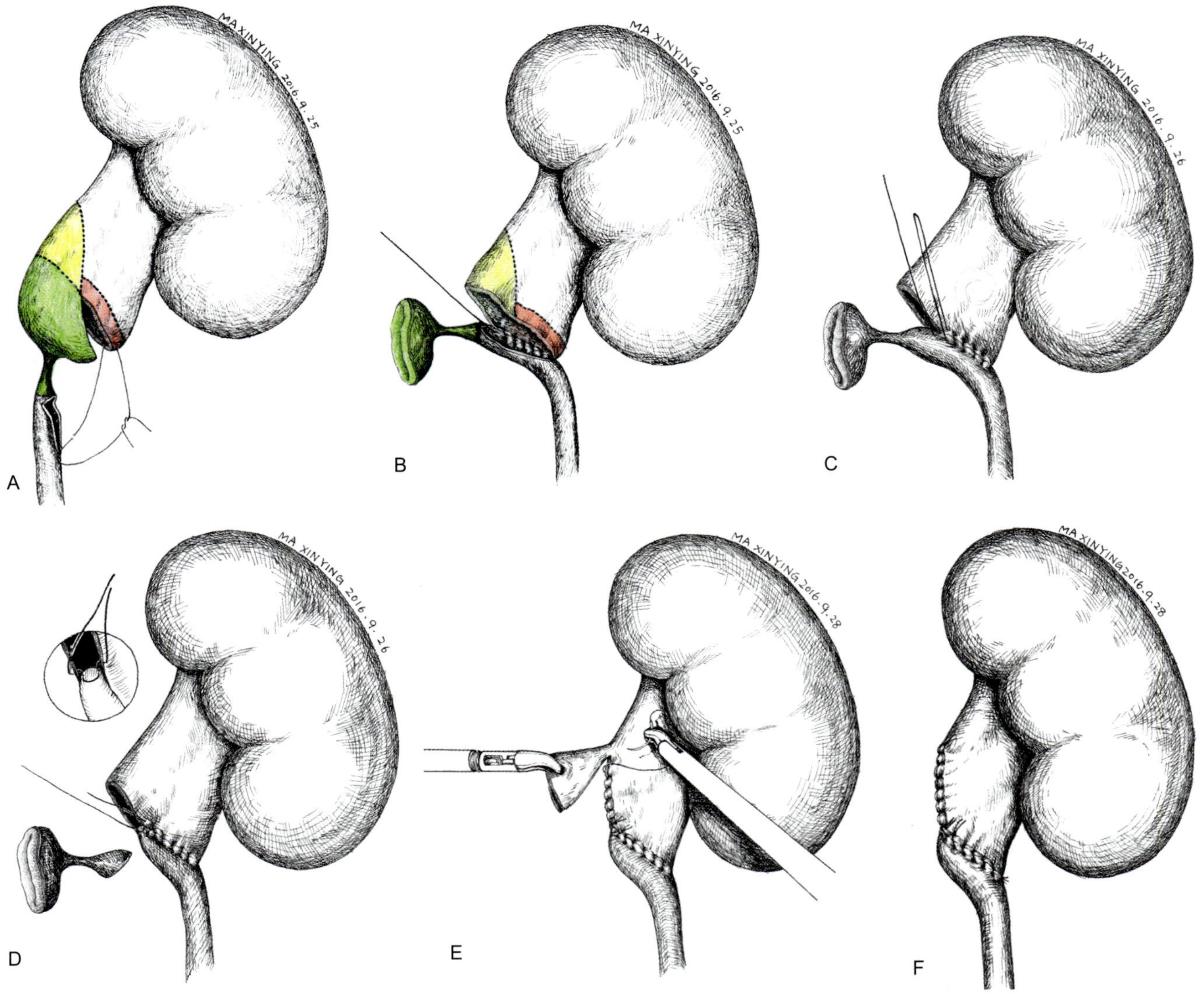

图 1-5-4　手术步骤模式图

A. 裁剪范围，下极缝合第一针作为方向固定线，确定裁剪区域和缝合区域；B. 缝合第一针后完全离断肾盂，再连续缝合吻合后壁；C. 置入 DJ 管后连续缝合吻合前壁；D. 环形缝合肾盂输尿管吻合三角；E. 边裁剪边缝合；F. 吻合完毕

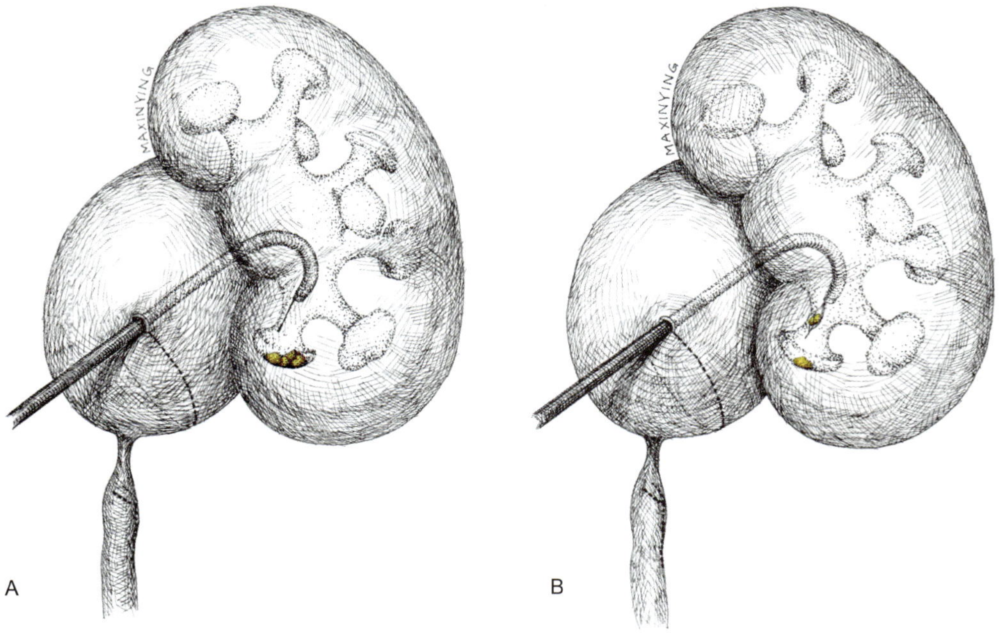

图 1-5-5 详细手术步骤

A 纤维软镜观察；B 取石篮取石

4 天出院，术后第 7 天返院拔除尿管，术后第 2 个月返院随访并拔除置入的 DJ 管，行泌尿系 CT 示左肾盂明显缩小、左肾实质较前增厚（图 1-5-6），利尿肾动态示肾功能较前好转。

四、最终诊断

左侧肾盂输尿管连接部梗阻。

五、专家点评

肾盂输尿管连接部梗阻（ureteropelvic junction obstruction，UPJO），是肾盂与输尿管连接部分发生梗阻的疾病统称，常分为原发性和继发性两种。前者多为先天发病，后者则因结石、医源性损伤、炎性狭窄或外部压迫所致。广义的肾盂输尿管连接部梗阻包括原发性和继发性，狭义上又专指原发性一

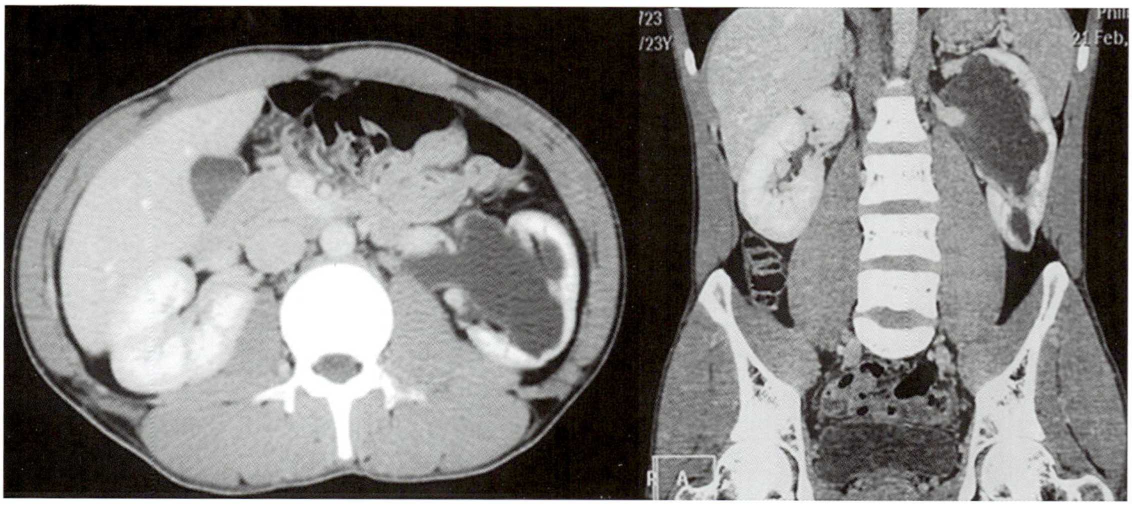

图 1-5-6 泌尿系 CT（术后）

左肾积水较术前明显好转（对比图 1-5-1）。（A）横断面示左肾积水减轻，肾实质较前增厚；（B）冠状位重建可见左肾积水减轻。

种，即先天性肾盂输尿管连接部梗阻。

本病例即为先天性肾盂输尿管连接部梗阻，该病的详细病因不清，多认为与梗阻节段肌细胞及周围胶原纤维过度分布、肌细胞发育不全[1]、肌细胞排列结构紊乱等致输尿管梗阻段蠕动缺如或障碍有关，同时，肾盂输尿管连接部附近的异位血管压迫也是造成梗阻的原因之一。起病年龄从胎儿、新生儿到成年均可发病，先天性肾盂输尿管连接部梗阻是产前肾盂积水最常见的病理原因，胎儿发病率为1：1500～1：750。

本病临床表现各异，多以腰背部疼痛不适就诊，随着影像学技术的发展、推广及普及，也有一部分患者在无症状的情况下体检发现肾积水而最终被发现；还有部分患者因梗阻积水致反复的泌尿系感染、腹部包块、血尿等而被发现。

泌尿系B超、利尿肾动态、泌尿系增强CT、泌尿系核磁共振（MRU）是诊断本病的主要影像学手段。传统常用的静脉肾盂造影现今逐渐不再使用。泌尿系B超因实用、快捷、经济的优点，其便于基层医院普及，利于本病所致肾积水的体检筛查。超声检查常能发现因梗阻所致的肾积水，但无法区别积水是否由梗阻所致，因而需进一步行利尿肾动态检查，锝-Tc99m-MAG3利尿肾动态检查既可以评估患者肾功能，同时还可以判断梗阻与否，利尿肾动态是术前及术后评估患者肾功能的有效手段[2]。随着CT及磁共振技术的发展，泌尿系增强CT[3]及泌尿系核磁共振成像（MRU）亦逐渐成为诊断肾盂输尿管狭窄的常用有效手段，二者可以清晰地显示泌尿系的解剖信息，增强CT还可反映患者肾功能信息。对于存在异位血管的患者，Mitterberger等[4]的研究指出，增强对比彩色多普勒超声成像（CDI）和MRU一样，发现异位血管的准确率为100%，而增强CT则为93%，因而推荐CDI作为检查肾盂输尿管连接部梗阻是否合并异位血管的首选影像手段，但目前国内该技术开展仍很少。

对于UPJO患者，干预的指征是：梗阻相关的症状，总肾或分肾功能的渐进损害，反复的结石及泌尿系感染，以及本病相关的高血压。干预治疗的目标是缓解症状、保护肾功能。由于本病部分患者为成年发现，若无明显症状及肾功能受损表现，推荐首选积极的随访观察，当出现干预指征时再行手术治疗。

目前干预治疗的方式有很多，经典的手术方式为开放肾盂输尿管成形术，随着腹腔镜器械及手术技术的不断发展和成熟，腹腔镜肾盂成形术已逐渐取代开放肾盂成形术成为治疗UPJO的首选方式。国内外数据资料显示，腹腔镜肾盂成形术的成功率大于90%，等同甚至超过开放手术[5-6]。腹腔镜手术的同时还可以应用纤维软镜对合并的肾结石进行取石手术。近期，我们统计北京大学第一医院单一术者的经腹腹腔镜肾盂成形术，成功率也超过96%。手术机器人的出现，又为UPJO的治疗增添了一种选择，且成功率也很高[7]。当然，随着外科领域对微创概念逐渐重视，腔内微创技术也通过不断探索并在治疗UPJO上取得了一定疗效，腔内手术治疗UPJO的成功率较开放及腹腔镜手术要低10%～30%[8-9]，且腔内治疗后UPJO复发需再次手术治疗的风险均高于开放及腹腔镜术式，尽管如此，腔内治疗在微创、快捷、术后恢复快、住院时间短上的优势仍使其不失为治疗选择的一种。

参考文献

1. Hosgor M, Karaca I, Ulukus C, et al. Structural changes of smooth muscle in congenital ureteropelvic junction obstruction. J Pediatr Surg, 2005, 40(10): 1632-1636.
2. Koff SA, Thrall JH, Keyes J. Diuretic radionuclide urography: a non-invasive method for evaluating nephroureteral dilatation. J Urol, 2002, 167(2 Pt 2): 1044-1047.
3. 邹蟠, 龙开林, 刘晟. 64排螺旋CT在肾盂输尿管连接部梗阻诊断中的价值. 医学临床研究, 2011, 28(1): 132-134.
4. Mitterberger M, Pinggera GM, Neururer R, et al. Comparison of contrast-enhanced color Doppler imaging (CDI), computed tomography (CT), and magnetic resonance imaging (MRI) for the detection of crossing vessels in patients with ureteropelvic junction obstruction (UPJO). Eur Urol, 2008, 53(6): 1254-1260.
5. Clayman RV. Comparison of open versus laparoscopic pyeloplasty techniques in treatment of uretero-pelvic junction obstruction. J Urol, 2005, 173(6): 2023.
6. Klingler HC, Remzi M, Janetschek G, et al. Comparison of open versus laparoscopic pyeloplasty techniques in treatment of uretero-pelvic junction obstruction. Eur Urol, 2003, 44(3): 340-345.
7. Shah KK, Louie M, Thaly RK, et al. Robot assisted laparoscopic pyeloplasty: a review of the current status. Int J Med Robot, 2007, 3: 35-40.
8. Kim EH, Tanagho YS, Traxel EJ, et al. Endopyelotomy for pediatric ureteropelvic junction obstruction: a review of our 25-year experience. J Urol, 2012, 188(4 Suppl): 1628-1633.
9. Rassweiler JJ, Subotic S, Feist-Schwenk M, et al. Minimally invasive treatment of ureteropelvic junction obstruction: long-term experience with an algorithm for laser endopyelotomy and laparoscopic retroperitoneal pyeloplasty. J Urol, 2007, 177(3): 1000-1005.

1-6 孤立肾合并肾盂输尿管连接部梗阻

一、临床资料

【病史】

男性患者，42岁，主因“发现左肾积水9年余，左肾造瘘术后24天”入院。患者9年前无明显诱因出现左侧腹部间歇性隐痛，可自行缓解，行B超检查提示左肾多发结石，左肾积水，左输尿管下段结石，行体外冲击波碎石术（extracorporeal shock wave lithotripsy，ESWL）共4次，无结石排出，后未再发作。5个月后查静脉肾盂造影，提示左肾结石，左肾积水，右肾不显影，建议手术治疗。患者随后行利尿肾动态提示左肾代偿性增大，血流灌注及功能正常，右肾缺如，左上尿路轻度不完全性机械性梗阻，伴肾盂积水，左GFR 97ml/min。诊断为“左肾盂输尿管连接部梗阻、左肾积水，左侧孤立肾，左肾结石”。后多次复查肾动态均提示相似结果，复查肌酐正常，尿酸高，为440～500μmol/L左右。后患者未再有腰腹疼痛或其他不适。25天前无明显诱因出现左侧腹部持续性疼痛，伴发热，体温最高达38.5℃，无尿。查CT提示左肾积水，左肾结石。之后于我院查肌酐352μmol/L，尿素13.7μmol/L，24天前急诊行左肾穿刺造瘘术，并予以抗感染治疗，术后症状缓解，肌酐及尿素逐渐恢复正常。术后查CT提示左肾造瘘术后改变，左侧肾盂输尿管连接部梗阻（ureteropelvic junction obstruction，UPJO），左肾重度积水，左肾多发结石，左肾盂壁、输尿管上段管壁炎性改变，右肾发育不良。复查肾动态提示左肾血流灌注及功能正常，左上尿路引流不畅，为不完全机械性梗阻，未见有功能的右肾，左肾GFR 60ml/min。造瘘后无排尿，夹闭造瘘管后亦无自主排尿，并有左腰酸胀，肾造瘘每日尿量约4000ml。体重无明显改变。为求进一步治疗入院。

【体格检查】

心、肺、腹部查体未见异常。左侧腰肋部见一引流管自皮肤引出，引流管固定通畅，引出淡黄色澄清尿液，双肾区无隆起，无叩击痛，双输尿管走行区无压痛，膀胱未充盈，耻骨上区无压痛。外生殖器发育正常，阴囊内容物未触及异常，直肠指诊前列腺不大，质韧，中央沟存在，未扪及结节，无压痛。

【辅助检查】

（1）静脉肾盂造影（intravenous pyelography，IVP）（9年前）（图1-6-1）：左肾积水、左肾结石，右肾不显影，考虑左侧UPJO；

（2）利尿肾动态（9年前）：左肾代偿性增大，血流灌注及功能正常，右肾缺如，左上尿路轻度不完全性机械性梗阻，伴肾盂积水，左GFR 97ml/min。

（3）利尿肾动态（入院前复查）：左肾血流灌注及功能正常，左上尿路引流不畅，为不完全机械性梗阻，未见有功能的右肾，左肾GFR 60ml/min。

（4）腹部增强CT（入院前）（图1-6-2）：左肾造瘘术后改变，左UPJO致左肾重度积水，左肾多发结石，左肾盂壁、输尿管上段管壁炎性改变，右肾发育不良，右肾小囊肿并微小结石。

【初步诊断】

（1）左UPJO，左肾积水，左肾结石，左肾穿刺造瘘术后。

（2）右肾发育不良、无功能。

二、病例讨论

【鉴别诊断】

结合患者症状、体征及辅助检查，患者左UPJO，左肾积水，左肾结石，左肾穿刺造瘘术后，右肾萎缩无功能诊断基本明确。

【治疗方案】

结合患者病情，决定全麻下行左肾盂输尿管连接部成形术，电子膀胱镜监视下取石术。

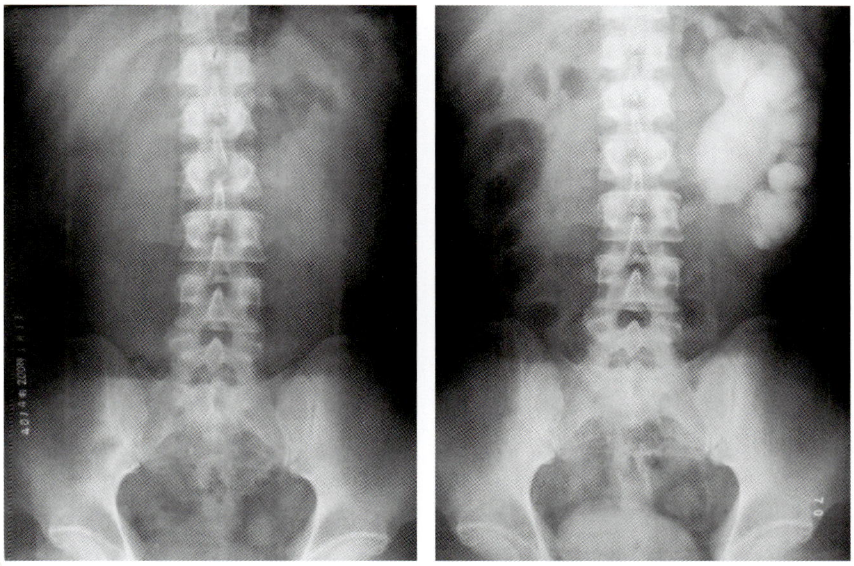

图 1-6-1 IVP（9 年前）

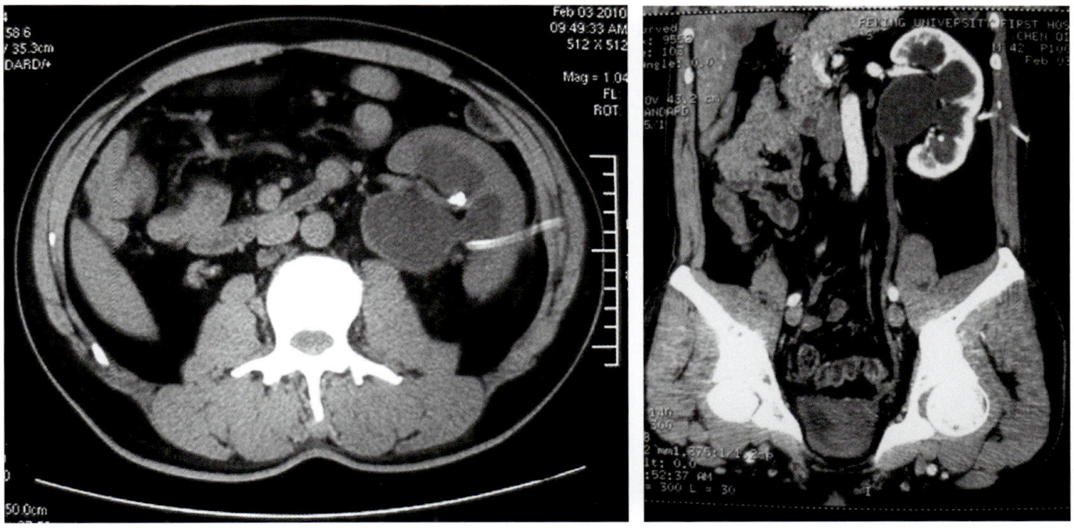

图 1-6-2 腹部增强 CT（入院前）

三、手术及术后恢复情况

患者取右侧卧位，移除左肾造瘘，常规消毒铺巾，左第 12 肋下切口，逐层切开皮肤、皮下、背阔肌、腹外斜肌、腹内斜肌和腹横肌，护皮。

左肾下极背侧近腰大肌处打开 Gerota 筋膜，分离肾周脂肪与腰大肌间间隙，找到左输尿管，沿输尿管向上，充分游离左肾盂，可见左输尿管相对高位连妾于肾盂，输尿管上段及肾盂内未扪及明确肿物，松解肾盂及异位动脉周围粘连，于肾盂外侧菱形缝 4 针作为牵引，沿 4 针的连线菱形剪开肾盂，向下探查，未见明确肿物，肾盂输尿管连接部可见狭窄。在狭窄远端横断输尿管，切除狭窄段送病理。取电子膀胱镜，从肾盂切口处进镜，探查肾盂及各肾盏，在下盏内可见多发大小不等结石，膀胱镜操作孔道内插入套石网篮，在膀胱镜监视下取出可见所有结石。

4-0 可吸收线将裁剪后的肾盂缝合呈漏斗状，下端留有一开口用于与输尿管吻合。在输尿管残端纵行切开约 1.0cm，用 4-0 可吸收线将肾盂瓣下角与输尿管劈开处下角全层缝合 1 针，打结，同法处理肾盂瓣上角与输尿管断端切开处的对角。F7 ~ 30 DJ 管插入输尿管，上端位于肾盂内，下端位于膀胱内，以4-0可吸收线间断缝合，吻合肾盂、输尿管，依次处理后壁、前壁。观察无明显漏尿，留置F20伤口引流管，间断缝合关闭Gerota筋膜，清点器械纱布无误，逐层缝合，关闭切口，术毕。手术过程参见视频1-6-1（非本例患者手术过程视频，仅供参考）。

视频 1-6-1

患者术后安返病房，患者术后出现发热，体温最高40℃，予抗感染、补液等治疗，患者体温恢复至正常，术后患者生化基本正常，第6天拔除伤口引流管及尿管，术后第12天出院。

四、最终诊断

病理诊断：左肾盂输尿管连接部黏膜固有层水肿、出血，伴炎细胞浸润，肌层局部结构紊乱。

五、专家点评

UPJO是一种常见的先天性疾病，多发生于年轻人，从病理生理学角度分析，UPJO的原因可分为机械性因素和动力性因素两大类。

机械性因素又可分为管腔内狭窄和管腔外压迫两个方面，其中管腔内狭窄是UPJO最常见的原因，其中包括肾盂输尿管连接部处肌层发育缺陷，输尿管瓣膜等。管外压迫包括迷走血管或因感染结石引起的纤维组织粘连，致使肾盂输尿管连接部扭曲，肾盂输尿管高位悬吊等。

动力性梗阻表现为肾盂输尿管连接部无明显的腔内狭窄及腔外压迫因素，逆行造影输尿管导管能顺利通过，但却有明显的肾盂积水，刘屹立等认为梗阻原因多为该部位发育异常引起，起搏细胞电活动不能连续传递，导致尿动力学的梗阻改变[1]。

离断性肾盂成形术是目前治疗肾盂输尿管连接部梗阻的主要方法。李庆文等报导42例UPJO患者，结果显示重建性治疗的有效率达90.9%，而非重建性治疗的有效率仅43.8%[2]。手术包括切除连接部狭窄段及扩张的部分肾盂，重建漏斗形肾盂，肾盂成形后与输尿管相吻合，恢复蠕动排泄功能。

离断性肾盂成形术，手术效果关键在于：①术中应尽量多的切除狭窄段远近两侧，以吻合无张力为原则，金讯波等认为肾盂输尿管连接部梗阻的病理改变不仅仅存在于肾盂输尿管交界部，还可向其近远两侧延伸，若切除不彻底，术后难以形成正常的肌源性传导[3]；②输尿管与肾盂的吻合应在无张力下呈“网拍样”端-端吻合，以获得足够大的吻合面，防止术后吻合口狭窄；③剪裁时输尿管端的斜面及纵向剖开侧正对肾盂内侧，这样才能使肾盂蠕动波的前沿直接抵达输尿管，相反方向吻合会因为蠕动波的冲击使吻合口扭曲而造成引流不畅。④新形成的管腔要达到正常管径，输尿管开口于肾盂最低部位，且应呈漏斗型。⑤防止盂管部手术区周围过多渗出液淤积，炎症反应过大，尽量减轻输尿管周围的纤维组织增殖，继之而来的广泛粘连而引起排空功能不良。

在本病例中，患者右肾无功能，左侧UPJO诊断明确，积水严重，并伴有结石，应尽快行手术治疗，并一期取出结石。

术后再狭窄是该术的主要并发症，Dorothea等认为再狭窄患者吻合口均有致密的纤维组织增生，吻合口漏尿是纤维组织增生的主要原因[4]。术中置入DJ管能有效地减少吻合口漏尿，有利于吻合口的愈合。孙克俭等认为DJ管内引流效果优于外引流支架管，选择合适的DJ管对手术成功有重要意义，DJ管的主要作用在于支架和引流而不是扩张，因此在引流通畅的情况下，尽量选择管径较小的DJ管，以保证吻合口在无张力的情况下吻合[5]。术后给予保留导尿管5～7日，以保持膀胱内低压状态，避免由于置入DJ管使输尿管壁段抗逆流机制失控，引起的尿液反流，减少漏尿的发生。术后使用抗生素，预防或治疗感染。

参考文献

1. 刘屹山，李方义，王佚，等. 成人肾盂输尿管连接部梗阻的手术治疗. 中华泌尿外科杂志，2003, 24(8): 534-536.
2. 李庆文，胡永泉. 肾盂输尿管连接处梗阻的手术治疗.临床泌尿外科杂志，2002, 17(1): 9-10.
3. 金讯波，程继义，蒋绍博，等. 离断倒转肾盂瓣肾盂输尿管成形术治疗长段UPJ狭窄. 中华泌尿外科杂志，2001, 22(10): 607.
4. Dorthea R, Howard MS, John WD, et al. The operative manage-ment of recurrent ureteropelvic junction obstruction. J Urol, 1997, 158:1257-1259.
5. 孙克俭，王振显，陈康宁，等. 肾盂成形术后内引流与外引流的疗效比较. 中华泌尿外科杂志，2004, 25(1): 24-26.

1-7 马蹄肾合并肾盂输尿管连接部梗阻

一、临床资料

【病史】

女性患者，25 岁，主因“体检发现马蹄肾、双侧肾盂输尿管连接部梗阻 8 个月”入院。患者 8 个月前因右侧腰痛就诊，行泌尿系 B 超发现右肾积水，考虑结石，于外院行碎石治疗，疼痛缓解，积水无明显变化，行泌尿系增强 CT 示：马蹄肾，双肾积水。行肾图检查示：左肾血流灌注及功能正常，左侧上尿路引流不畅，考虑不全机械性梗阻，右侧血流灌注及功能正常，右侧上尿路引流不畅，考虑为重度机械性梗阻。予患者留置右侧输尿管 DJ 管，后不慎脱出。现为求进一步治疗入院。

【体格检查】

心、肺、腹部查体未见异常。双肾区无隆起，双肾下极未触及，双肾区未触及包块，双肾区无叩击痛，双侧输尿管走行区域无压痛，耻骨上膀胱区未见充盈及压痛。余无特殊。

【辅助检查】

（1）泌尿系 B 超：左肾轻度扩张积水，无回声宽度 3cm，肾内结构清晰，肾内血流未见异常；右肾重度扩张积水，无回声宽度 5.47cm，肾实质变薄，最厚部位 0.8cm，肾内血流信号减弱。

（2）泌尿系增强 CT（图 1-7-1）：双肾旋转，双侧肾门指向前外侧，双肾下极于腰 3 椎体水平腹主动脉前方相连，呈马蹄形，双肾灌注良好，未见异常密度灶，双肾盂扩张积水，右侧为著。双侧肾盂输尿管连接部梗阻，双侧输尿管未见明显扩张，腔内未见占位性病变及结石。余无特殊。考虑双侧肾盂输尿管连接部梗阻，双肾积水，马蹄肾。

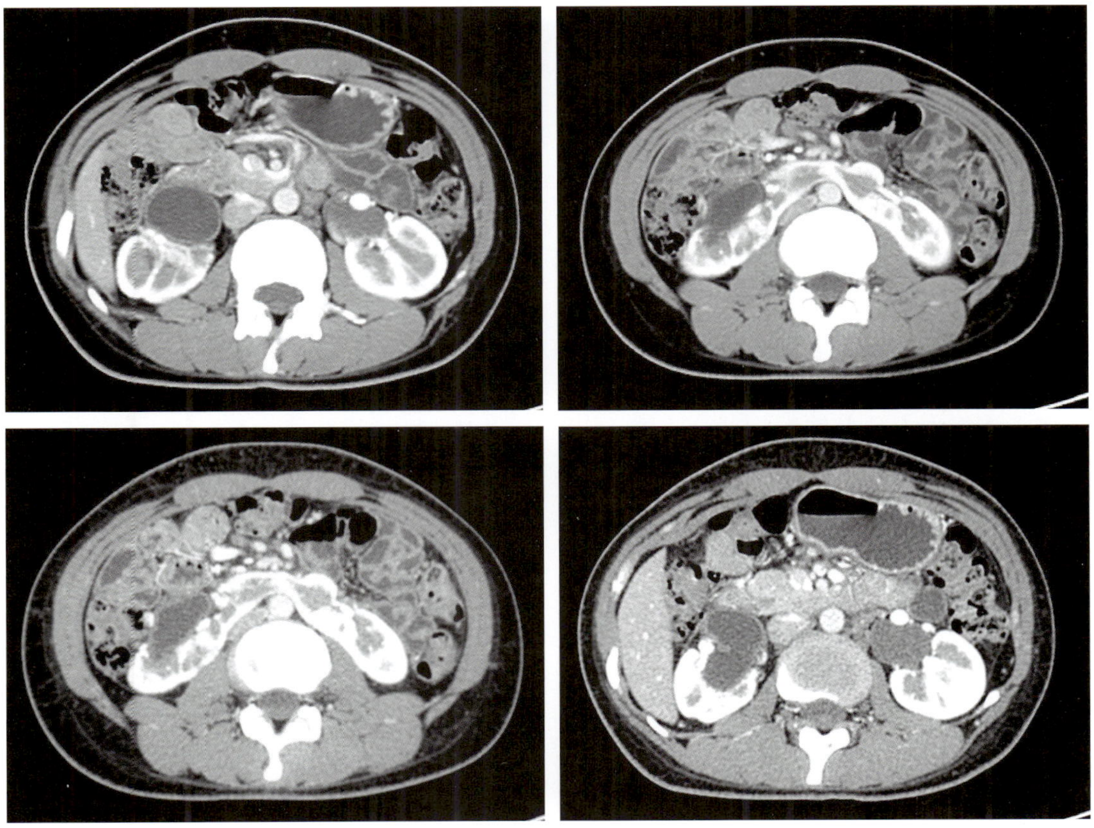

图 1-7-1 泌尿系增强 CT

【初步诊断】

（1）双侧肾盂输尿管连接部梗阻。

（2）马蹄肾。

二、病例讨论

【鉴别诊断】

结合患者症状、体征及辅助检查，患者双侧肾盂输尿管连接部梗阻（ureteropelvic junction obstruction，UPJO），双肾积水，马蹄肾诊断基本明确。

【治疗方案】

结合患者病情，决定全麻下行经腹腹腔镜右侧肾盂输尿管连接部成形术。

三、手术及术后恢复情况

患者左45°斜卧位，常规消毒铺巾。右侧锁骨中线肋缘下1.0cm小切口，切开腹壁各层，置入气腹针，注气压力至14。脐下3cm右侧腹直肌旁1cm小切口，穿刺12mm套管，引入腹腔镜。监视下分别于脐上3cm右侧腹直肌旁、麦氏点取1.0cm及0.5cm小切口，另置入两个套管。右侧锁骨中线肋缘下置入1个1.0cm套管。小心分离升结肠旁侧腹膜，在肾下极水平游离结肠，并从结肠旁沟向上游离至肝结肠韧带处，将结肠翻至内侧，在肾下极水平游离显露输尿管及肾盂。见肾盂明显扩张，肾盂输尿管连接部高位附着于肾盂，有纤维条索压迫输尿管，肾旋转不良。马蹄肾峡部较宽，约4cm。充分游离肾盂，在肾盏下角缝牵引线。斜行平行剪开肾盂及UPJO下方输尿管，纵向剪开输尿管约1.5cm，保留肾盂输尿管连接部上角及输尿管部分连续。以3-0 Vincryl线连续缝合吻合口后壁。向远端输尿管置入26cm F6 DJ管，将其近端置入肾盂。以4-0 Vincryl线连续缝合吻合口前壁，最后剪除肾盂输尿管连接部。观察吻合口呈漏斗状，无漏尿。冲洗伤口，仔细止血，置入F20腹膜后引流管。

四、最终诊断

双侧肾盂输尿管连接部梗阻，双肾积水，马蹄肾。

五、专家点评

肾盂输尿管连接部梗阻是泌尿系梗阻常见原因之一，对于UPJO的治疗，离断式肾盂输尿管连接部成形术（Anderson Hynes术）仍是治疗的金标准[1-2]，治疗成功率在90%以上[3]。自1993年Schuessler首次报道通过腹腔镜行肾盂输尿管成形术以来[4]，目前腹腔镜下肾盂输尿管成形术已经成为UPJO治疗的有效手段之一[5-6]。

总结起来，有如下几点需在术中加以注意：首先是在术中要求充分显露肾盂输尿管连接部，并适当游离上段输尿管，对于肾内型肾盂者因显露相对困难，需要尤其加以注意。手术过程并不需要完全游离肾，这样可能会造成过多的术中出血，并可能影响手术视野。其次是对于术中遇到的异位血管需要仔细处理，以免误扎、损伤重要血管。对于上段输尿管不宜过分游离，以免影响吻合口血运。同时吻合口张力不宜过大。腹腔镜肾盂成形术需要在镜下将UPJO段游离、切断、修剪扩张的肾盂和作输尿管的吻合，操作难度较大，要求手术者具有相当的腹腔镜手术技巧。并且治疗效果受到腹腔镜学习曲线的影响。在本术式开展初期，手术时间较开放手术时间长。但随着该手术在临床中的逐渐开展，技术的逐渐熟练，由于腹腔镜手术不必切开及缝合较大的切口，目前有报道腹腔镜肾盂成形术的时间已经接近甚至短于开放手术。

参考文献

1. O'Reilly PH, Brooman PJ, Mak S, et al. The long-term results of Anderson-Hynes pyeloplasty. BJU Int, 2001, 87(4): 287-289.
2. Brooks JD, Kavoussi LR, Preminger GM, et al. Comparison of open and endourologic approaches to the obstructed ureteropelvic junction. Urology, 1995, 46(6):791-795.
3. Tan BJ,Smith AD.Ureteropelvic junction obstruction repair: Whell.how. what? Curr Opin Urol, 2004, 14: 55-59.
4. Schuessler WW, Grune MT, Tecuanhuey LV, et al. Laparoscopic dismembered pyeloplasty. J Urol, 1993, 150: 1795-1799.
5. Turk IA, Davis JW, Winkelmann B, et al.Laparoscopic dismemebered pyeloplast-the method of choice in the presence of an enlarged renal pelvis and crossing vessels. Eur Urol, 2002, 42(3): 268-275.
6. Inagaki T, Rha KH, Ong AM, et a1.Laparoscopic pyeloplasty: current status. BJU Int, 2005, 95(suppl 2): 102-105.

1-8 双侧肾盂输尿管连接部梗阻——经腹腹腔镜经肠系膜入路肾盂输尿管成形术

一、临床资料

【病史】

男性患者，20 岁，主因“左侧腹痛 1 年，加重 3 个月”入院。患者 1 年前无明显诱因出现腹部绞痛，持续约 1 天，伴恶心、呕吐 1 次，外院考虑“胃肠炎”予输液对症处理后好转。3 个月前再次出现类似症状，于外院就诊，行彩色多普勒超声（彩超）及 CT 检查，考虑为双侧输尿管先天性狭窄伴左肾结石。现为求进一步诊治入我院。

【体格检查】

双侧腰部对称，无红肿及隆起，左侧肾区轻微叩痛，右侧肾区无叩痛，双侧输尿管走行区无压痛及反跳痛，膀胱区未见隆起，无压痛，心、肺、腹部查体未见明显异常。

【辅助检查】

（1）泌尿系 CT 平扫：双侧先天性肾盂输尿管连接部梗阻，伴左侧肾盂肾盏结石。

（2）泌尿系 B 超：双肾积水，左肾结石，双侧输尿管先天性狭窄不除外。

（3）利尿肾动态：左侧上尿路引流不畅，考虑近似完全机械性梗阻。右侧上尿路引流不畅，考虑为不全机械性梗阻。

【初步诊断】

（1）双侧肾盂输尿管连接部梗阻；

（2）双肾积水；

（3）左肾结石。

二、病历讨论

【鉴别诊断】

（1）输尿管肿瘤：可导致输尿管梗阻并引起上尿路积水，主要表现为间断无痛肉眼血尿。患者青年男性，无血尿，CT 检查未见输尿管占位表现，考虑输尿管肿瘤可能性不大，可待术后病理结果回报除外。

（2）输尿管结石：肾盂输尿管连接部结石可引起肾积水，患者多有肾绞痛、血尿等病史，但患者影像学检查未见输尿管结石，暂不考虑该诊断。

（3）输尿管结核：输尿管壁可因结核病变而导致狭窄，该病继发于肾结核，可有乏力、盗汗等全身中毒症状及膀胱刺激症状，患者无类似表现，影像学检查不符合输尿管结核表现，暂不考虑该诊断。

【治疗方案】

患者考虑左侧上尿路梗阻，手术指征明确。患者可选择治疗方式包括微创腔内手术，开放手术或者腹腔镜手术。微创腔内手术成功率较开放手术及腹腔镜手术低，且未来再狭窄需再次手术的风险较高，而开放手术创伤较大，术后恢复慢。结合患者及家属意愿以及术者丰富的腹腔镜手术经验，最终决定行腹腔镜经肠系膜左侧肾盂输尿管连接部梗阻成形术。

三、手术及术后恢复情况

麻醉满意后，患者取右 45° 斜卧位。取左侧锁骨中线肋缘下 0.5cm 小切口，切开腹壁各层，置入气腹针，注气压力至 14mmHg。脐下 3cm 左侧腹直肌旁 1cm 小切口，穿刺 12mm 套管，引入腹腔镜。监视下分别于脐上 3cm 左侧腹直肌旁、左侧反麦氏点取 1.0cm 和 0.5cm 小切口，另置入 2 个套管。左侧锁骨中线肋缘下置入 1 个 0.5cm 套管。小心分离降结肠肠管粘连。于降结肠系膜无血管区，切开结肠系膜，在肾下极水平游离显露输尿管及肾盂。见肾盂扩张，肾盂输尿管连接部高位附着于肾盂，并梗阻。游离肾盂及输尿管上段，注意保留血供。斜行平行剪开肾盂及肾盂输尿管连接部下方输尿管，纵向剪开输尿管约 1.5cm，保留肾盂输尿管连接部上角及输尿管部分连续。以生理盐水冲洗肾盂，冲出细小结石颗粒 3 枚并取出，以 4-0 vincryl 线连续缝合吻合口后壁。向远端输尿管置入 F7 28cm DJ 管。将其近端置入肾盂。以 4-0 vincryl 线连续缝合吻合口前壁数针，最后剪除肾盂输尿管连接部。修剪扩张肾盂，并以 3-0 可吸收薇乔线连续缝合。观察吻合口呈漏斗状，无漏尿。3-0 可吸收自封线连续缝合关闭降结肠系膜切口。冲洗伤口，仔细止血，于吻合口附近留置 F20 腹腔引流管 1 根（图 1-8-1）。清点纱布器械无误后缝合小切口。术毕，安返病房。具体手术过程参见视频 1-8-1。

V1-8-1

视频 1-8-1

患者术后恢复良好，未发生并发症。术后 6 小时饮水，术后第 1 天进流食，复查 KUB 示 DJ 管位置良好。术后第 4 天拔除引流管及尿管出院。

四、最终诊断

（1）双侧肾盂输尿管连接部梗阻；

（2）双肾积水；

（3）左肾结石。

五、专家点评

肾盂输尿管连接部梗阻（ureteropelvic junction obstruction，UPJO）的病因可分为先天性和获得性两种，后者多因结石、医源性损伤、炎性狭窄或外部压迫所致。狭义上的 UPJO 专指先天性肾盂输尿管连接部梗阻，其中以男性患者居多，左侧发病较右侧多见[1]，有报道双侧受累的概率为 10%～40%[2]。

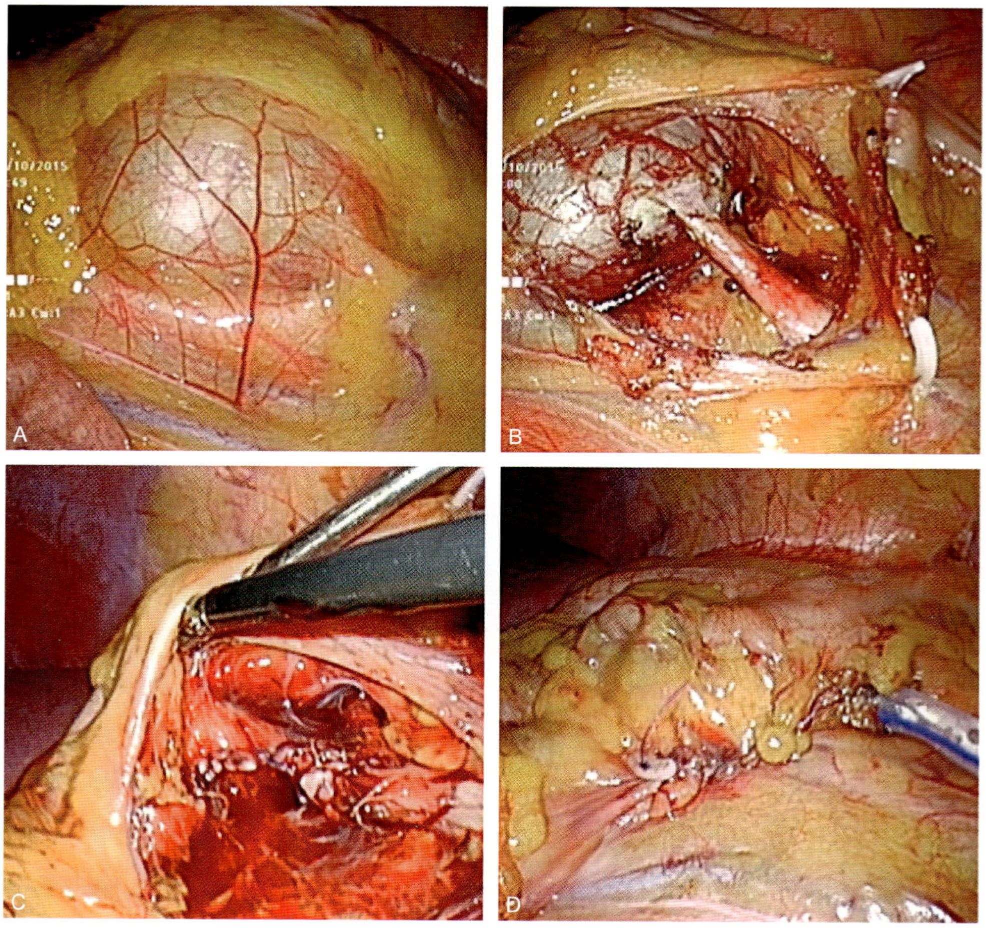

图 1-8-1　术中所见

（A）扩张肾盂；（B）扩张肾盂（切开结肠系膜）；（C）成形吻合后；（D）缝合结肠系膜，留置引流管。

UPJO 的诊断需依靠病史询问及相关影像学检查，泌尿系 B 超、利尿肾动态、泌尿系增强 CT、泌尿系核磁共振（MRU）是诊断本病的主要影像学手段。国内推荐超声及肾图检查，尚可选择其他影像学方法。治疗的目的包括缓解症状，最大限度保留肾功能，以及防止出现结石或感染[5]。我国指南中列举的手术指征包括：①分侧肾功能受损（GFR<40%）；②在非手术治疗随访中发现患侧肾功能下降超过 10% 或 B 超下肾盂前后径（APD）增大；③Ⅲ度、Ⅳ度肾积水；④合并患侧腰痛、高血压、继发结石形成或是反复尿路感染等[6]。

UPJO 手术治疗方法较多，包括开放肾盂成形术（open pyeloplasty，OP）、腔内肾盂切开术、腹腔镜肾盂成形术（laparoscopic pyeloplasty，LP）、机器人辅助下腹腔镜肾盂成形术（robot-assisted laparoscopic pyeloplasty，RP）等[7]。手术方式的选择尚无定论，开放肾盂离断成形术曾被认为是治疗 UPJO 的“金标准”，而微创手术治疗的例数正逐渐增多[8]。腔内手术治疗 UPJO 的成功率相对开放手术及腹腔镜手术较低，且腔内治疗后 UPJO 复发需再次手术治疗的风险均高于开放及腹腔镜术式。研究表明，无论对于儿童还是成年患者，腹腔镜肾盂成形手术是一种安全、有效的治疗方法，其成功率（>90%）和并发症发生率与开放手术相似；同时，腹腔镜手术可明显缩短成年患者的平均住院日，术后恢复更快[9]。腹腔镜肾盂成形术手术入路可分为经腹腔和经腹膜后两种，经腹腔入路操作空间大，但暴露肾盂较为费时，对腹腔干扰大，有可能损伤腹腔脏器，术后发生尿瘘处理较困难；经腹膜后入路可快速显露肾盂，无肠梗阻等并发症发生，但操作空间较小，解剖标志不易辨认[6]。

一般经腹腹腔镜入路均是沿结肠沟外侧纵行切开后腹膜，将结肠向内侧游离牵拉，以显露位于腹膜后腔的肾。在处理左侧 UPJO 过程中，我们结合既往经验[10]，采用经腹腹腔镜经肠系膜入路肾盂输尿管成形术，直接于小肠系膜根部患侧近肾蒂处纵向切开肠系膜及后腹膜，这样可使操作简单，手术野更为集中，避免了结肠脾区游离，直接显露肾盂输尿管狭窄处，可大大缩短手术时间。但手术过程中仍需注意仔细分离肠系膜血管，避免损伤血管及肠管。最终患者手术顺利，术后恢复良好，未发生并发症，手术效果满意。相对于传统经腹腹腔镜入路，经肠系膜可节省手术时间，减少住院时间，但其对术者腹腔镜技术要求较高，在减少并发症上没有明显优势[11]。

综上，UPJO 病例并不少见，如确诊后具有手术指征，需及时手术治疗。对于左侧 UPJO 的处理，经腹腹腔镜经肠系膜入路肾盂输尿管连接部成形术是可行和有效的，但其对术者腹腔镜技术要求较高。

参考文献

1. Liang CC, Cheng PJ, Lin CJ, et al. Outcome of prenatally diagnosed fetal hydronephrosis. J Reprod Med, 2002, 47(1):27-32.
2. Koff SA, Mutabagani KH. Anomalies of the kidney//Gillenwater JY, Grayhack JT, Howards SS, et al. Adult and Pediatric Urology, 4th ed. Philadelphia: Lippincott Williams and Wilkins, 2002: 2129.
3. Alison M. Rasper MD, Joel M et al. Ureteropelvic Junction Obstruction//Christopher P. Coppola, Alfred P, et al. Pediatric Surgery. New York: Springer International Publishing, 2014: 259-261.
4. Tripathi P, Wang Y, Casey AM, et al. Absence of canonical Smad signaling in ureteral and bladder mesenchyme causes ureteropelvic junction obstruction. Am Soc Nephrol, 2012, 23(4):618-628.
5. Mantu Gupta, Doh Yoon Cha. Ureteropelvic Junction Obstruction//Manoj M. Ureteroscopy. New York: Humana Press, 2013: 41-53.
6. 那彦群, 叶章群, 孙颖浩, 等. 中国泌尿外科疾病诊断治疗指南: 2014版. 北京: 人民卫生出版社, 2014. 374-380.
7. Gallo F, Schenone M, Giberti C. Ureteropelvic junction obstruction: which is the best treatment today. Laparoendosc Adv Surg Tech A. 2009, 19(5):657-662.
8. Khan F, Ahmed K, Lee N,et al. Management of ureteropelvic junction obstruction in adults. Nat Rev Urol. 2014, 11(11): 629-638.
9. Ekin RG, Celik O, Ilbey YO. An up-to-date overview of minimally invasive treatment methods in ureteropelvic junction obstruction. Cent European J Urol, 2015, 68(2):245-251.
10. 周利群, 张仲一, 李学松, 等. 经腹腹腔镜经肠系膜入路复发性肾盂输尿管连接部狭窄再成型术的可行性分析(附5例报告). 北京大学学报(医学版), 2011, 43(4):540-543.
11. Romero FR, Wagner AA, Trapp C, et al. Transmesenteric laparoscopic pyeloplasty. J Urol, 2006, 176(6 Pt 1): 2526-2529.

1-9 输尿管膨出合并盆腔异位肾

一、临床资料

【病史】

患者 5 年前出现左下腹不适，就诊于外院，B 超及 CT 发现左侧异位肾，左肾轻度积水。患者未规律复查诊治。1 周前再次出现左下腹隐痛，外院 B 超示左侧盆腔异位肾，左肾积水。为求进一步诊治入院。

【体格检查】

左下腹无压痛反跳痛，未触及包块，肾区无叩击痛，直肠指诊未见异常。

【辅助检查】

（1）泌尿系 B 超示：左肾位于下腹部，肾盂囊状扩张积水，输尿管全长扩张，实质厚度小于 0.5cm。

（2）CT 检查（图 1-9-1）：左侧异位肾，L5～S2 水平，盆腔内，左肾盂开口于腹侧。左肾及输尿管全长扩张积水，输尿管末端囊状突入腔内。

（3）利尿肾动态显像：左侧 GFR 3ml/min/1.73m^2，右侧肾 GFR 50ml/min/1.73m^2。

【初步诊断】

（1）左侧输尿管膨出；

（2）左侧盆腔异位肾，旋转不良；

（3）左侧肾输尿管积水。

二、病历讨论

【治疗方案】

由于患者有左下腹痛的症状，B 超及 CT 示左肾输尿管积水，需要进一步手术治疗。利尿肾动态受盆腔异位肾的影响，所测 GFR 值偏低，左肾可能尚存功能。因此，拟行膀胱镜下输尿管膨出切开术。

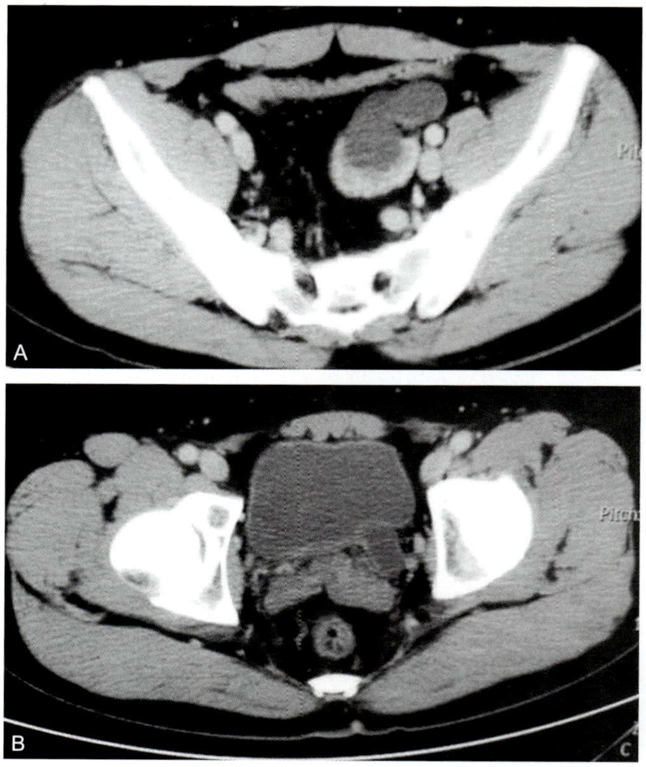

图 1-9-1 患者 CT 所示

A. 左侧盆腔异位肾，左肾积水，旋转不良，肾盂开口位于腹侧；B. 输尿管末端囊状突入膀胱腔内

三、手术及术后恢复情况

麻醉满意后，取截石位，常规碘附消毒铺单，稀释碘附液清洁尿道，接好各导线导管、光源、监视器，输出功率电切 130W，电凝 70W。

经尿道置入 Olympus F24 12cm 电切镜，观察，膀胱左后壁 2.5cm 球状隆起，距离左输尿管口约 1.5cm。右侧输尿管口呈裂隙状，喷尿清，其余各壁未见异常。针状电极切开隆起囊状肿物，显露输尿管黏膜，电凝止血，检查术区无渗血，清除膀胱内组织。留置 F20 三腔气囊导尿管，水囊注水 15ml，接生理盐水持续冲洗，尿管引流通畅，色清，清点器械、敷料无误，结束手术。

手术过程顺利，出血不多，麻醉满意。术中血压平稳，术后安返病房。术后予以酒石酸托特罗定片预防膀胱痉挛，留置尿管 3 天后拔除。顺利出院。术中所见如图 1-9-2 所示。

四、最终诊断

输尿管膨出合并盆腔异位肾。

五、专家点评

输尿管囊肿（ureterocele）的病因存在争议，可能是输尿管肌层发育异常或是 Chwalle 膜不完全溶解导致[1]。囊肿的外层为膀胱黏膜，内层为输尿管黏膜，两者之间为很薄的输尿管肌层。输尿管囊肿根据累及范围，又可分为①膀胱内型：膨出完全局限于膀胱内；②异位型：输尿管任何一部分到达压迫膀胱颈或尿道。输尿管囊肿的发病率 1/5000 ~ 1/4000[2]，男女发病率为 1 ∶ 4[1]。输尿管膨出常合并完全性重复肾盂输尿管，且输尿管膨出多来自于上肾。输尿管膨出会引起尿路梗阻、输尿管反流、尿失禁、肾功能受损[3]。

该病例中，患者最初仅有左下腹隐痛，当地 B 超仅发现左侧盆腔异位肾、左肾轻度积水，且患者未规律复查，导致输尿管膨出未及时诊断明确。B 超诊断输尿管囊肿需观察到输尿管末端囊性改变，间歇性扩张或收缩，有文献指出：B 超诊断输尿管膨出的特异性可高达 100%，但其敏感性较低，仅 40.4%[4]。联合 IVP 和 CT 的特征性表现，可提高诊断敏感性，需临床医生提高警惕。利尿肾动态对 GFR 进行估测时，需要检查者根据患者的身高体型估测肾的位置，然后测量放射性活度。而本例患者为盆腔异位肾，检查者可能未能准确估计肾位置，导致发射性活度偏低，故测量 GFR 可能偏低[5]。

输尿管膨出的治疗原则是保护肾功能，解除梗阻，较少并发症。传统的治疗方式为输尿管再植，能有效解除梗阻，但术后发生反流的概率较高。目前，手术方式更倾向于膀胱镜膨出穿刺或切开术。因为该手术方式既能有效解除梗阻，还保留膨出的顶盖部分，类似于单向阀门，起到抗反流的作用。有文献报道：行膀胱镜膨出穿刺的患者，92% ~ 94% 可完全解除梗阻，术前有膀胱输尿管反流的患者

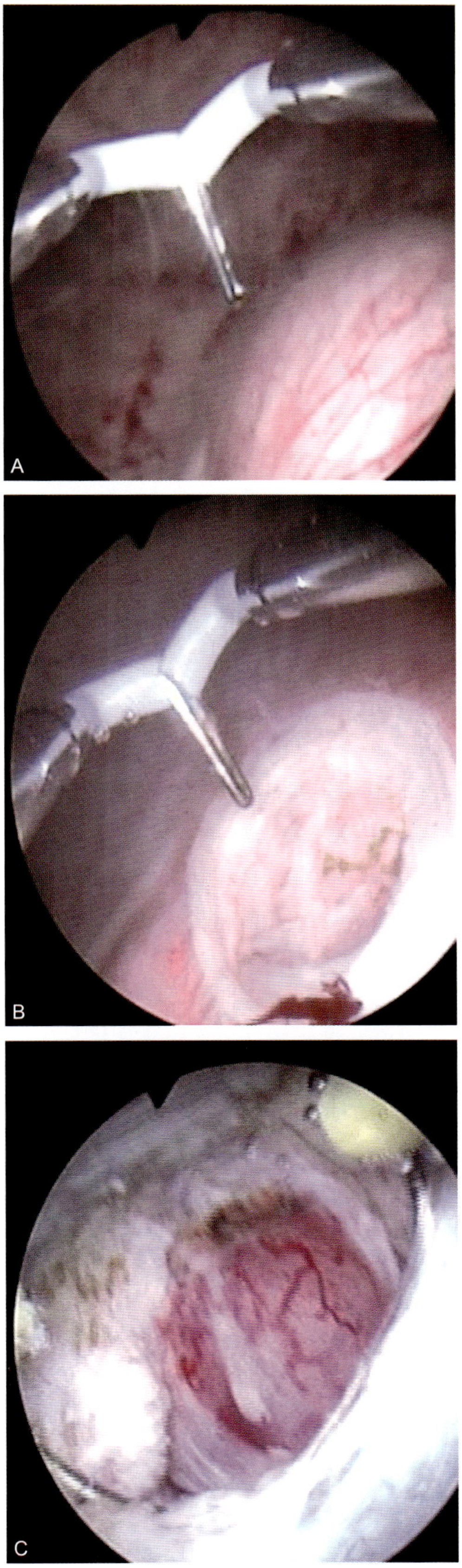

图 1-9-2 术中所见

A. 膨出位置；B. 切开；C. 切开至输尿管黏膜

40% ~ 59% 术后症状缓解，10% ~ 17.6% 患者术后出现新发的膀胱输尿管反流[6-7]。

综上，输尿管膨出合并盆腔异位肾临床上较罕见，单纯依靠B超容易漏诊，需结合IVP、CT做出正确诊断。利尿肾动态对异位肾的GFR测量准确性有待进一步研究。近年来，膀胱镜下输尿管膨出切开术因其简单微创，能有效解除梗阻，减少反流概率，得到更广泛应用。

参考文献

1. Alan JW, Louis RK, Andrew CN, et al. Campbell-Walsh Urology, 9th edition. Singapore : Elsevier, 2007, 1146-1158.
2. Merlini E, Chiesa P.Obstructive ureterocele-an ongoing challenge. World J Urol, 2004,22(2):107-114.
3. 吴阶平. 吴阶平泌尿外科学. 济南: 山东科学技术出版社, 2009: 725-726.
4. 郭文川, 刘屹立, 佟咸利. 输尿管囊肿诊断及治疗 (附52例报告). 临床泌尿外科杂志, 1999, 9: 102-105.
5. 杜晓英, 李林法, 何强, 等. 99mTc-DTPA肾动态显像检测肾小球滤过率的临床应用评价. 中华肾病杂志, 2006, 22(5): 69-71.
6. Godinho AB, Nunes C, Janeiro M, et al. Ureterocele: antenatal diagnosis and management. Fetal Diagn Ther, 2013, 34(3): 188-191.
7. Chertin B, Fridmans A, Hadas-Halpren I, et al. Endoscopic puncture of ureterocele as a minimally invasive and effective long-term procedure in children. Eur Urol, 2001, 39(3):332-336.

1-10 重复肾、输尿管开口异位——经腹腹腔镜输尿管再植术

一、临床资料

【病史】

女性患者，18岁，主因“持续性漏尿10余年，加重2年”入院。患者10余年前由家属发现持续性会阴漏尿，可正常排尿，未予诊治。2年来症状加重，并反复泌尿系感染及右腰酸痛，于我院门诊就诊，膀胱镜示：输尿管开口异位于尿道括约肌远端，泌尿系MRI示右侧重复肾、输尿管，右肾盂输尿管扩张积水。为求进一步诊治，拟以“右重复肾、输尿管，右输尿管开口异位”收治入院。

【体格检查】

心、肺、腹部查体未见异常。外阴外形正常，有少许尿液尿道漏出，会阴部皮肤片状红色皮疹。

【辅助检查】

（1）实验室检查：血尿常规、生化、凝血功能等未见异常。

（2）胸片、心电图正常。

（3）泌尿系B超：右肾肾盂、输尿管扩张，肾皮质轻度受压。左肾及左肾盂输尿管未及明显异常。两侧肾血流灌注良好。

（4）泌尿系MRI：右侧重复肾、输尿管，右肾盂输尿管扩张积水。

【初步诊断】

（1）右肾重复肾输尿管，右输尿管开口异位；

（2）右肾积水。

二、病历讨论

【鉴别诊断】

患者青年女性，正常排尿伴持续性尿道漏尿就诊，结合膀胱镜及泌尿系MRI考虑“右肾重复肾、输尿管，右输尿管开口异位，右肾积水”诊断成立，症状趋于加重并存在并发症，手术指征明确。

【治疗方案】

腹腔镜输尿管再植术。

三、手术及术后恢复情况

麻醉满意后，患者头低位，左侧抬高。取脐下1cm小切口，切开皮肤直达腹腔，置入气腹针，充气压力至14mmHg。置入12mm套管针，引入腹腔镜。分别于双侧腹壁略低于脐水平各相距约5cm、双侧髂前上棘内侧4cm取4个小切口，呈弧形分布。引入分离钳及超声刀。打开右侧盆腔腹膜，将升结肠牵至

内侧，游离显露右侧下段输尿管。用 Hem-o-lok 夹闭输尿管远端，将膨大的输尿管自远端切除。观察近端输尿管有尿液流出后，将输尿管从较近的套管拉出，于体外制作输尿管乳头，插入 DJ 管，将制作好的输尿管乳头送回腹腔，在患侧膀胱后外侧壁开口，将输尿管远端与膀胱开口缝合。放入引流管，术毕。手术过程顺利。手术详细详见视频 1-10-1。

V1-10-1

视频 1-10-1

患者术后恢复良好，无并发症发生。术后 6 小时饮水，术后第 1 天进流食，术后第 3 天拔除盆腔引流管、尿管出院。术后 3 个月随访，泌尿系 CT 结果显示肾积水减轻，排尿正常，未见局部复发。

四、最终诊断

（1）右肾重复肾输尿管，右输尿管开口异位。

（2）右肾积水。

五. 专家点评

正常情况下，输尿管开口于膀胱三角区。凡是开口于膀胱三角区以外的位置，据可称为输尿管开口异位。异位输尿管常与完全性肾、输尿管重复畸形有关[1]。在输尿管开口异位的病例中，80% 伴有重复集合系统。女性 80% 有重复肾、输尿管，而男性的异位输尿管大多引流一个系统。研究表明，重复肾、输尿管畸形在遗传学上是不完全外显的染色体显性遗传基因决定。临床较为罕见，小儿尸检报告发病率为 1/4000 ~ 1/2000[2]。临床上女性输尿管开口异位多见，为男性的 2 ~ 12 倍。双侧输尿管开口异位发生率 5% ~ 17%。男性开口于后尿道最为常见，女性开口于尿道、前庭和阴道最为常见。

输尿管开口异位主要表现为正常排尿伴持续性漏尿和反复尿路感染。女性多见，若开口位于尿道外括约肌远端，表现以漏尿症状为主；开口于尿道括约肌近端，以尿路感染症状为主[3]。女性的输尿管开口异位诊断大多可以通过体检诊断。直接检视外阴可见持续的尿液滴出或潮湿。在排除神经性膀胱功能障碍和尿道括约肌缺陷后，可能提示输尿管开口异位。B 超检查能够识别梗阻引起的肾积水，从而诊断输尿管开口异位，若肾积水由重复的上肾引起，且膀胱正常，则诊断较容易。排泄性尿路造影可明确输尿管开口异位，CT 和 MRI 能够发现较小的重复肾，有助于诊断。异位开口逆行造影可以显示近端情况，必要时行膀胱尿道镜检查，明确异位开口的位置、数目及侧别，对避免漏诊、误诊尤其重要。

输尿管开口异位的手术治疗决定于患肾的功能，其治疗原则为最大限度保护患肾功能。若患肾或半肾发育不良、功能差，应行切除术。肾或半肾功能好者，应行输尿管膀胱再植术或上下半肾输尿管端 - 侧吻合，如输尿管扩张严重，可先行输尿管裁减或折叠后再植，同时行抗反流处理[4]。大多数输尿管开口异位引流的肾功能极差，因而推荐做上肾切除术，但对单一系统的输尿管开口异位，应挽救肾功能，许多重建手术能减轻上尿路扩张，改善肾功能。

本例患者采取膀胱输尿管再植术，可最大程度的保留肾单位，创伤小，不处理重复肾，避免了切断下位肾血供的危险，从而避免了患侧肾切除的风险。异位输尿管应尽量接近漏口处结扎，以减少输尿管残端并发症。在膀胱再植抗反流设计过程中，我们根据既往经验[5]，采用将输尿管拉出体外的方法，外翻输尿管，套叠缝合断端，进行乳头塑形，此法方便快捷、耗时短。整个体外过程仅需 10 ~ 15 分钟，较腔内时间显著缩短。最终，患者手术过程顺利，术后症状消失，随访过程未见膀胱输尿管反流，手术疗效好。

参考文献

1. Cezarino BN, Lopes RI, Oliveira LM, et al. Diagnostic work-up and laparoscopic correction of an ectopic ureter. J Pediatr Urol, 2015, 11(5): 285-286.
2. Fichtenbaum E J, Shah A D, Mahdy A. Ectopic ureter as an unusual cause of urinary incontinence in a middle-aged woman. Int Urogynecol J, 2016: 1-2.
3. 郑伏甫, Yuping Dai, 王飞, 等. 输尿管异位开口的诊断与治疗 (附32例报告). 现代泌尿外科杂志, 2008, 13(4):282-284.
4. 白安, 胜宋, 江虹, 等. 输尿管开口异位的诊断和治疗. 临床泌尿外科杂志, 2002, 7(9): 471.
5. He R, Yu W, Li X, et al., Laparoscopic ureteral reimplantation with extracorporeal tailoring and direct nipple ureteroneocystostomy for adult obstructed megaureter: a novel technique. Urology, 2013, 82(5): 1171-1174.

1-11 膀胱外翻

一、临床资料

【病史】

患儿5年前出生后发现其下腹部腹壁缺如，膀胱外翻于下腹部，可见尿液流出，阴茎呈上裂状。患者一般状况可，为行手术治疗收入院。

【体格检查】

心、肺查体无明显异常。下腹部腹壁缺如，直径约4cm，可见膀胱外翻于体外，可见双侧输尿管开口及尿液排出。阴茎呈上裂畸形。示意图见图1-11-1。

【辅助检查】

（1）骨盆正位片：耻骨联合间隙增大，间隙宽度与骶骨宽度相当。双侧髋臼指数增大，髋臼颈倾斜度增加。双侧股骨头外移。提示：耻骨联合间隙分离，符合膀胱外翻改变。双侧髋关节发育不良，双髋关节半脱位。

（2）泌尿系增强CT：双肾形态未见异常，灌注良好，实质内未见异常密度灶。双侧肾盂肾盏未见扩张积水，延迟期双侧输尿管全程可见轻-中度扩张，右侧为著，末端汇入膀胱内。膀胱位于正常耻骨联合处，延迟期其内可见对比剂充盈，膀胱腔较小，壁增厚。耻骨联合间隙增大，间隙宽度与髂骨间距相当。提示：膀胱外翻，伴双侧输尿管扩张，膀胱炎症？

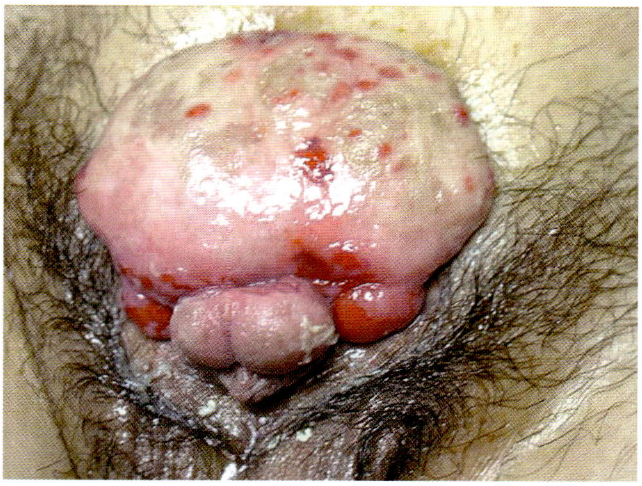

图 1-11-1 膀胱外翻（示意图，非本例患者图片）

【初步诊断】

膀胱外翻，尿道上裂，双侧髋关节半脱位。

二、病例讨论

【治疗方案】

患儿先行双侧骨盆截骨术。6天后行膀胱外翻还纳、膀胱颈成形、尿道上裂成形及耻骨联合复位术。

三、手术及术后恢复情况

双侧骨盆截骨术：全麻后患儿取俯卧位，消毒铺巾。先行左侧手术，取骶髂关节外侧纵行切口，约3cm，逐层分离至髂骨翼。切开骨膜，显露髂骨翼骨板，用截骨刀凿断髂骨翼内、外板，保留髂骨翼前方骨膜。仔细止血后，逐层关闭切口。以相同方法完成右侧手术。出血量约10ml。患者双侧伤口愈合良好。

初次手术后6天，二期手术行膀胱还纳、膀胱颈成形、尿道上裂成形及耻骨联合复位术。全麻后，患儿取仰卧位，臀部垫高。消毒铺巾。经双侧输尿管开口放置8F输尿管支架管引流尿液。取环膀胱切口并向上延长约5cm。逐层开腹，分离膀胱后方腹膜达反折处，松解周围组织，直至膀胱可环包成囊状。解剖双侧阴茎海绵体至海绵体脚，同时暴露分离的耻骨联合两端骨质。于膀胱两侧壁开口，引出输尿管支架管，检查支架管置入深度约15cm。膀胱内放置尿管并将球囊适当充水。5-0 PDS缝线连续缝合膀胱壁，并间断加固缝合一层，检查确保无外漏。修整膀胱颈部及阴茎尿道板，于前列腺开口前方横断尿道板，松解海绵体瘢痕，以两侧皮瓣扦插修补尿道板缺损，延长阴茎约2cm。间断缝合膀胱颈及尿道、包皮，行膀胱颈及尿道成形，检查阴茎血运良好。以5号钢丝贯穿耻骨联合两端，拉合耻骨联合。检查膀胱颈及尿道无明显受压。将两侧输尿管支架管经两侧皮肤另行切口引出。冲洗腹腔，充分止血后逐层关腹。手术过程顺利，术中出血约50ml，输血200ml。术后患者恢复良好。

四、最终诊断

膀胱外翻，尿道上裂，双侧髋关节半脱位。

五、专家点评

膀胱外翻是一种较为少见的泌尿生殖系统先天性畸形，其临床表现复杂，除泌尿系统畸形以外，还可伴有骨盆髂翼外旋畸形及耻骨联合分离。胚胎时期由于泄殖腔膜向尾侧移位失败，阻碍间充质移行和下腹壁的正常发育，从而表现为膀胱外翻、尿道上裂等一系列异常。

手术治疗的目的包括：①修补膀胱壁缺损；②矫治尿失禁，使患儿能够控制排尿；③保护肾功能；④修复男性阴茎，使尽可能获得接近正常的外观和功能。

国外文献推荐于新生儿出生后72小时内进行手术修补。因为此时新生儿骨盆韧带松弛无张力，较容易闭合腹壁，而无需截骨[1]。超过这个时间段的患儿，腹壁缺损闭合难度较大，通常需要截骨矫形。骨盆截骨矫形的方法包括双侧骨盆后外侧垂直截骨、骨盆斜行截骨、双侧骨盆前外侧水平截骨等方法。既往多采用双侧骨盆后外侧截骨方法。但此法可能因骨盆不对称及出现骨盆垂直方向上的移位，从而出现下肢不等长情况。近年来多推荐采用骨盆前外侧截骨，由于截骨沿水平方向，可避免出现截骨面垂直方向的移位。并且因为截骨面为干骺端，截骨接触面大，很少出现骨不连接、延迟愈合等并发症。另外，由于手术采取仰卧位，避免了术中体位变动，可一期完成截骨及膀胱外翻修补手术[2-5]。与此同时，需要注意的是，年龄超过2岁的患儿，因骶髂韧带弹性差，仅采用骨盆前外侧截骨并不能充分矫正髂翼的外旋畸形，当进行耻骨对合紧缩时会造成腹股沟韧带紧张，从而压迫股神经导致术后股神经麻痹。

总之，骨盆截骨是膀胱外翻关闭腹壁整形修复术成功的关键。虽然截骨与控制排尿情况无明显相关性，但骨盆截骨可以有效减小腹壁张力，大大降低伤口裂开、感染等发生率，从而为膀胱外翻的治疗提供良好的辅助作用。

参考文献

1. Grady RW, Mitchell ME. Complete primary repair of exstrophy. J Urol, 1999, 162:1415.
2. Aadalen RJ, O'Phelan EH, Chisholm TC, et al. Exstrophy of the bladder: long-term results of bilateral posterior iliac osteotomies and two-stage anatomic repair. Clin Orthop, 1980, 151:193-200.
3. 倪晓燕, 裴新红, 马瑞雪. 髂骨前后侧联合截骨支架固定在小儿膀胱外翻骨盆畸形矫正中的应用. 临床小儿外科杂志, 2013, 12(1):36-38.
4. 徐卯升, 刘国华, 陈方, 薛皓亮, 谢华, 耿红全. 双侧前外侧骨盆截骨治疗小儿膀胱外翻. 中华泌尿外科杂志, 2002, 23(11): 650.
5. 徐卯升, 刘国华, 耿红全, 徐国锋, 谢华, 陈方. 双侧前外侧骨盆截骨治疗小儿膀胱外翻. 中华小儿外科杂志, 2010, 31(4): 262-264.

1-12 隐　　睾

一、临床资料

【病史】

男性患者，51岁，主因“发现右侧隐睾51年”来诊。患者出生后即发现右侧隐睾，伴右侧阴囊空虚，不伴阴囊坠胀感等不适。既往高血压2年，最高150/90mmHg，平时口服拜新同（硝苯地平控释片）每日1片，血压控制尚可。2型糖尿病2年，口服拜糖平（阿卡波糖片）每日3次，每次1片，血糖控制尚可。哮喘病史51年，平素未予系统治疗。否认其他既往病史。

【体格检查】

体温 36.5℃，心率 75 次 / 分，呼吸 16 次 / 分，血压 150/100mmHg；心、肺、腹部查体未发现异常。泌尿外科专科查体：阴茎发育正常，右侧阴囊空虚，未触及睾丸附睾，左侧睾丸正常，右侧腹股沟区未触及包块。

【辅助检查】

（1）入院查血、尿常规及肝肾、凝血功能均未发现异常。

（2）肿瘤标记物检查：甲胎蛋白（a-fetoprotein，AFP）、人绒毛膜促性腺激素（human chorionic gonadotropin，HCG）、前列腺特异抗原（prostate specific antigen，PSA）均无明显异常。

（3）泌尿系 B 超：右侧阴囊空虚，腹股沟区未探及睾丸及附睾回声；左侧睾丸体积 9.4ml，回声均匀，周围探及少量液性暗区，左侧附睾探及强回声，大小约 0.3cm × 0.3cm；双侧精索静脉扩张（Valsalva 试验阳性）。

（4）胸部 X 线片：左肺陈旧病变，双下肺肺大疱可能。

（5）泌尿系增强 MRI：右侧隐睾，约骶 3 椎体水平右侧盆腔可见睾丸结构，未见明显异常信号，双侧腹股沟区及髂血管旁多发小淋巴结（图 1-12-1）。

【初步诊断】

右侧隐睾、高血压病 1 级、2 型糖尿病、哮喘。

二、病例讨论

【鉴别诊断】

（1）右侧隐睾：患者出生后即发现右侧隐睾，伴右侧阴囊空虚，结合泌尿系 B 超：右侧阴囊空虚，腹股沟区未探及睾丸及附睾回声。泌尿系增强 MRI：右侧隐睾，约骶 3 椎体水平右侧盆腔可见睾丸结构，未见明显异常信号，双侧腹股沟区及髂血管旁多发小淋巴结。结合入院查体结果，患者右侧隐睾诊断明确。

（2）隐睾易合并睾丸癌变、患侧疝气、睾丸扭转等疾病，患者自患病以来无明显症状，不伴阴囊坠胀感等不适，影像学检查结果不提示合并相关疾病。入院查肿瘤标记物均无明显异常。结合患者查体结果考虑合并癌变、疝气、睾丸扭转可能性不大，可待术中探查及病理结果明确诊断。

【治疗方案】

腹腔镜下右侧隐睾切除术。

三、手术及术后恢复情况

麻醉满意后患者平卧位，常规消毒铺巾，脐下小切口，建立气腹，脐下及两侧下腹部置入 2 个套管针。右侧内环口处探查，可见右侧睾丸位于右侧内环口附近，用 Hem-o-lok 依次钳夹输精管、精索血管、睾丸引带之后切断，将睾丸完全游离之后，置入标本袋内取出。依次缝合各小切口，术毕（图

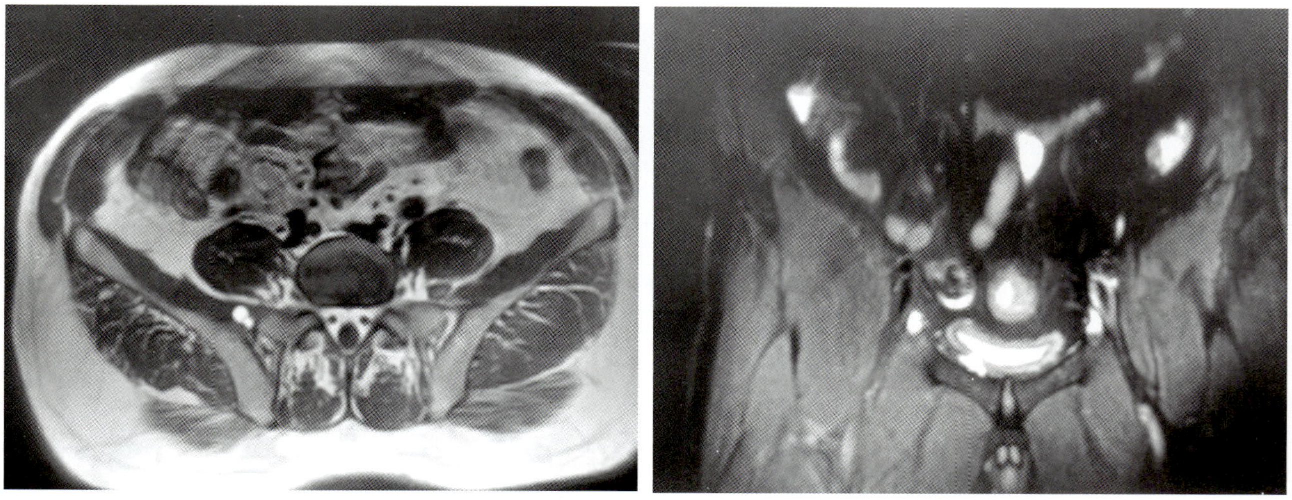

图 1-12-1　患者泌尿系增强 MRI 所见

1-12-2)。术后 12 小时患者平稳出院。

四、最终诊断

术后病理结果回报：右侧睾丸曲细精管生精细胞发育不全或消失。基底膜增厚伴透明变性，局部可见 Pick 腺瘤（图 1-12-3)。睾丸大小 2.8cm × 2.2cm × 1.2cm。符合隐睾改变。

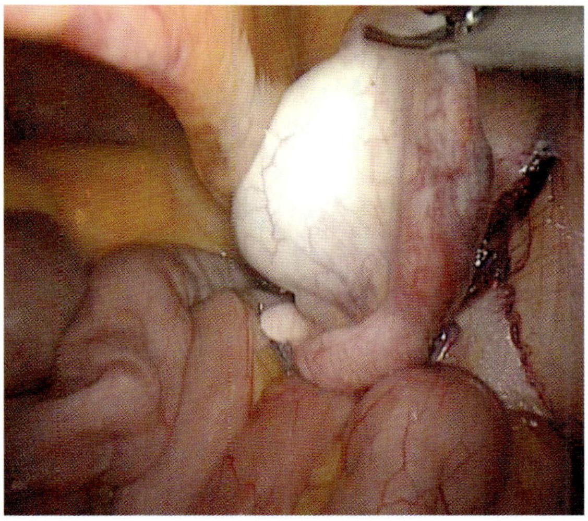

图 1-12-2　术中所见

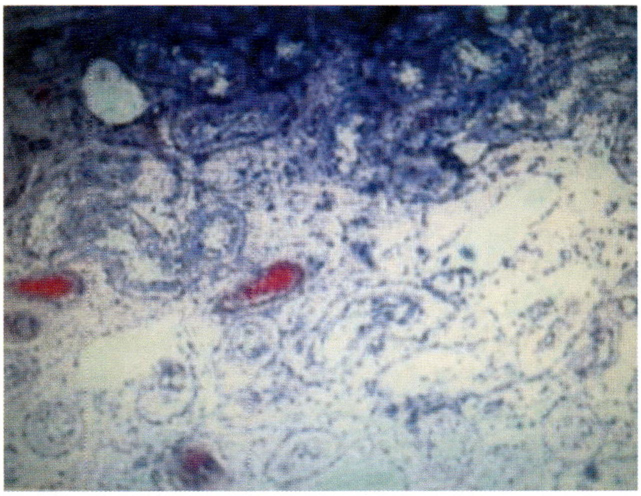

图 1-12-3　术后标本病理镜下所见

五、专家点评

隐睾的发生是多因素的，未下降的睾丸可以停留在腹腔与阴囊位置以外的任何部位，更为少见的是，睾丸并未沿正常下降通道移动而是移行于阴囊外的异常位置。隐睾症（ cryptorchidism ）也可以称之为睾丸未降（ undescended testis)，两个名词都指“异位睾丸”，但隐睾症从字面上说是“隐蔽的睾丸”，因为大多数的阴囊外睾丸在出生时都可以被触及，故睾丸未降可能是更恰当的术语。为了完全地弄清楚这一先天异常的多样性，必须承认隐睾症并非是单一发病机制下的单一病程，而是一组由多种病因造成的被人们所熟识的临床异常的总和。有证据表明隐睾症患者表现出广泛的基因表型异常。睾丸位置异常、单侧或双侧下降不良、附睾结构异常、睾丸内部结构异常、睾丸激素异常和相关的其他先天性异常（如尿道下裂）等都是隐睾症的常见变异。临床的争论也是基于睾丸分类（如可回缩型、异位型、缺如型以及在儿童后期上升至异常位置）的发生发育与病理生理性起源。

单独出现的隐睾症是最常见的男性新生儿先天异常之一，在足月男性新生儿中的发病率高达 3%。单侧隐睾较双侧隐睾常见，出现在 1.6% ~ 1.9% 的男孩中[1]。

隐睾症的治疗原则：

（ 1 ）未下降睾丸的解剖关系、位置、活力的正确判断。

（ 2 ）判断共患其他相关综合征的可能。

（ 3 ）及时固定睾丸于阴囊内，防止睾丸生育或内分泌功能进一步受损。

（ 4 ）将睾丸永久固定于阴囊内的正常位置，并使其方便触诊、

（ 5 ）治疗不引起睾丸的进一步损害。

睾丸未降的决定性治疗应在出生后 6 ~ 12 个月间完成[2-3]。

隐睾症的腹腔镜处理：

在治疗不可触及隐睾的小儿泌尿外科范畴中，腹腔镜技术在诊断和治疗方面发挥的作用已经得到了极大的公认。与传统的“开放”手术相比，腹腔镜技术的优点在于其可以更精确地分辨不可触及睾丸的解剖位置、活力情况，必要时还可以采用最佳的入路解决外科难题[4]。

尽管大多数的睾丸残留物或结节可能提示缺血及坏死（如纤维化、透明样变、钙化、寒铁 血黄素沉积等）的组织学证据，但达 13% 的病例存在有活力的睾丸成分，约 10% 的睾丸残留物具有存留的小管结构，5.6% 具有干细胞成分。应当被去除[5]。

参考文献

1. Barthold JS, Gonzalez R. The epidemiology of congenital cryptorchidism, testicular ascent and orchiopexy. J Urol, 2003, 170: 2396-2401.
2. Cisek LJ, Perters CA, Atala A, et al. Current fingdings in diagnostic laparoscopic evaluation of the nonpalpable tesis. J Urol, 1998, 160:1145-1149.
3. Cortes D, Thorup JM, Visfeldt J. Cryptorchidism:Aspects of feitility and neoplansms.A studu including data of 1335 consecutive boys who underwent testicular biopsy simultaneously with surgery for cryptorchidism. Horm Res, 2011, 55: 21-27.
4. Docimo SG. The results of surgcal therapy for cryptorchidism: A literature review and analysis. J Urol, 1995, 154:1148-1152.
5. Hadziselimovic F, Herzog B. The importance of both an early orchidopexy and germ cell maturation for fertility. Lancet 2011, 358: 1156-1157.

感染性疾病

2-1 左肾结核

一、临床资料

【病史】

男性患者，49岁，主因“患左肾结核16年，体检发现左肾积水2个月”入院。患者16年前无明显诱因出现尿频、尿急，无明显尿痛，伴发热，否认血尿，在外院诊断为“左肾、输尿管、膀胱结核”，给予抗结核治疗3年，尿频、尿急症状消失，2个月前体检发现左肾积水，查泌尿系造影：左肾多发小结石。查CT示：左肾体积减小、形态不规则，左肾实质变薄，灌注减低，实质内可见多发不规则钙化及片状低密度灶，左侧肾盂、肾盏可见积水，为求进一步治疗收入院。

【体格检查】

入院心、肺、腹部查体未见异常。专科查体：未见异常。

【辅助检查】

（1）泌尿系B超：左肾重度囊状扩张积水，肾实质厚度小于0.5cm，肾内未见明显血流信号，肾内结构紊乱不清。印象：左肾重度扩张积水、左肾无功能、右肾代偿性增大、良性前列腺增生（benign prostatic hyperplasia，BPH）。

（2）腹部增强CT（图2-1-1）：左肾体积缩小、形态不规则，左肾实质变薄、灌注减低，实质内可见多发不规则钙化及片状低密度灶，左侧肾盂、肾盏可见积水，分泌期左侧肾盂、肾盏及输尿管内未见明确对比剂进入。印象：左肾所见符合肾结核改变，伴左肾积水。

【初步诊断】

左肾结核、左肾积水。

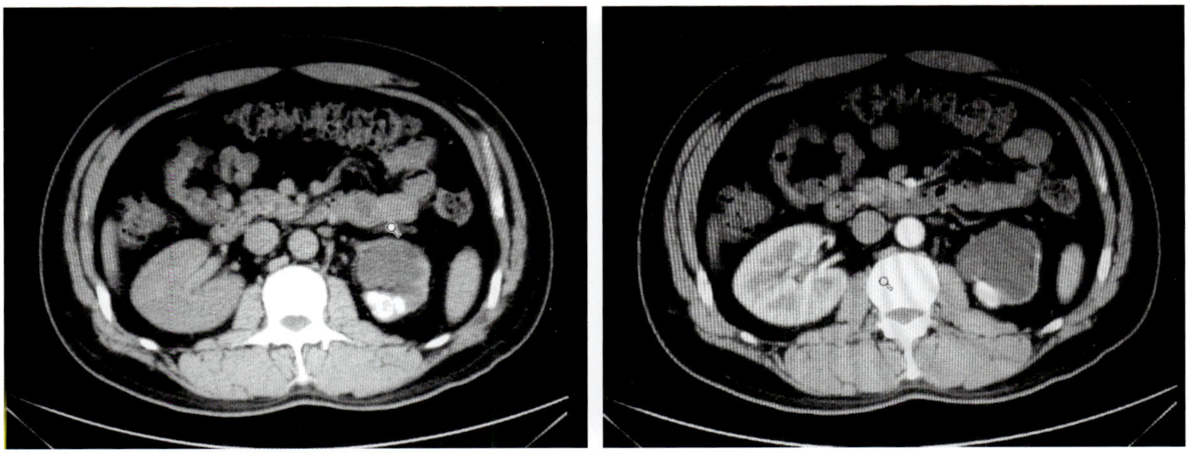

图2-1-1 腹部增强CT

二、病例讨论

【鉴别诊断】

（1）多囊肾：往往有家族史，常伴发肝、胰、脾等脏器的多囊性病变，肾功能呈慢性进行性减退；尿路造影示双侧肾增大、肾盂变形，肾盏伸长、移位或缺如；超声检查示双肾增大，实质内弥漫分布的多个液性暗区。

（2）左输尿管结石致左肾积水：可有患侧腰痛，结石以上部位因梗阻而扩张积水。但结石者多有阵发性绞痛史，在平片上有不透光影像，逆行造影梗阻部位呈杯口状，阴性结石在梗阻部位有负影，双重对比造影可显示阴性结石。

【治疗方案】

患者既往左肾结核 16 年，此次体检发现左肾重度积水，左肾功能严重受损。患者治疗态度积极，术者决定行腹腔镜下左肾切除术。

三、手术及术后恢复情况

麻醉满意后，患者右侧卧位，常规消毒、铺巾，取左侧第 12 肋下腋后线切口，气囊法扩张腹膜后间隙建立腹膜后腔，手指引导穿刺腋中线和腋前线 10mm 套管针，腋后线切口置入 10mm 套管针，缝合切口防止漏气，置入 0° 腹腔镜，用分离钳及超声刀锐性分离，于背侧切开肾周筋膜，扩大腹膜后间隙，于脂肪囊外分别游离肾背侧，找到肾动脉及肾静脉，游离后分别上 3 枚 Hem-o-lok 并剪断，近端保留两枚 Hem-o-lok，游离肾上极、腹侧及下极，将标本装入 130mm 取物袋内。将腋后线和腋中线小切口连通，将切除标本取出，直视下冲洗手术视野，无出血，可吸收线缝合各层肌肉和皮下组织，做皮内缝合。

术后患者恢复情况好，无并发症发生。术后 6 小时饮水，术后第 1 天排气后流食，术后第 2 天拔除尿管，第 3 天出院。术后 3 个月随访，一直未有泌尿生殖结核相关症状出现（未复查 CT）。

四、最终诊断

病理报告：（左）肾结核。以干酪样坏死性病变为主，伴空洞形成。肾萎缩，纤维化。输尿管断端未见结核病变（图 2-1-2）。

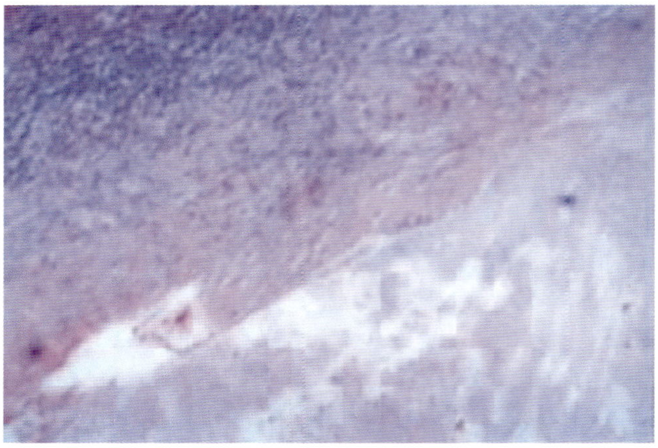

图 2-1-2　病理标本镜下所见

五、专家点评

在结核病中，泌尿生殖系结核虽不常见，但是比较重要。1999 年，纽约市 1.2% 的结核病患者的原发病灶位于泌尿生殖道。美国全国的泌尿生殖系结核发病情况和纽约市基本类似。在美国所有的肺外结核中，泌尿生殖系结核所占的比例 1977 年为 17.9%，1986 年为 11.9%，2003 年为 5%，泌尿生殖系结核大部分是由原发病灶的结核菌经血行抵达肾而引起的。而且在泌尿生殖系结核中，肾通常是首先被感染的器官，而泌尿系其他部位的结核则是由肾结核直接播散形成的[1]。

肾结核是由血行传播而发生的。结核菌抵达肾后，多停留在肾小球周围的血管内，随后出现干酪性肉芽肿，后者由 Langhans 巨细胞及其周围的淋巴细胞和成纤维细胞组成。结核的愈合过程会出现组织纤维化和钙盐沉积，从而出现典型的钙化灶。有些病例会发生肾乳头坏死、肾盏颈部狭窄或肾盂输尿管连接部梗阻。也有可能出现患肾的广泛钙化，导致肾实质的破坏并最终发展成为“肾自截”。

如果患者出现没有明确原因的泌尿系统症状，并且症状长期持续存在，泌尿科医生就要考虑到结核的可能。患者通常主诉无痛性尿频，但尿急不常见。尿液的特点是无菌性脓尿。通常患者的症状是间断性的，仅 10% 患者有肉眼血尿。但是，多达

50% 患者只有镜下血尿。

泌尿系结核的影像学诊断方法：①泌尿系平片是重要的检查，因为它可以显示肾和泌尿生殖道的钙化；②传统上诊断和评估泌尿生殖道的金标准是静脉尿路造影（intravenous urography，IVU），但在许多医疗机构该项检查已被 CT 取代了，IVU 可以显示肾的病灶，可以发现肾盏变形、肾盏纤维化、肾盏闭塞等；③目前 CT 已经应用越来越广泛，有些研究表明，在一些结核病灶的诊断和发现上，CT 的效果和 IVU 是一样的，但 CT 扫描还可以发现泌尿生殖道外的肺外结核病变，如肾上腺、前列腺及精囊坏死或干酪样变；④超声检查：超声检查应用价值有限，但可以用来监测化疗期间肾大小的变化，为判断是否需要进一步干预治疗提供有价值的参考[2]。

肾结核的治疗：规范合理的抗结核药物治疗是必需的，抗结核治疗的原则是多种药物联合治疗，这样可以缩短治疗周期和防止耐药菌产生[3]。手术治疗是作为抗结核治疗的辅助手段，手术治疗前药物治疗应 4～6 周。可进行肾部分切或者肾全切，一般选用开放手术方式，而技术娴熟的医生可以选择进行腹腔镜手术。

参考文献

1. 郭应禄, 周利群, 译. 坎贝尔-沃尔什泌尿外科学(第9版). 北京: 北京大学医学出版社, 2009: 459-462.
2. Engin G, Acunas G, Tunaci M. Imaging of extrapulmonary tuberculosis. Radiographics, 2000, 20:471.
3. Drugs for tuberculosis. Treat Guidel Med Lett. 2004, 2(28):83-88.

2-2 黄色肉芽肿

一、临床资料

【病史】

男性患者，73 岁，主因“发热 5 月余，发现左肾占位性病变 1 月余”入院。患者 5 个月前无明显诱因间断出现发热，午后及夜晚多见，低热为主，不超过 38℃，伴有食欲减退，乏力。不伴有咳嗽、咳痰，不伴有腹泻、腹胀，不伴尿频、尿急、血尿。口服药物及输液治疗（具体不详），效果不佳。患者近 1 个月病情加重，偶有发热超过 39℃，就诊于外院，行腹部 B 超检查：左肾低回声团块，予以输液治疗 1 周后未见好转，1 个月前就诊于外院行腹部增强 CT：左肾占位性病变，伴肾门周边淋巴结增大，考虑恶性淋巴瘤不除外，建议肾肿物穿刺。10 天前就诊于我院，行左肾肿物穿刺活检，病理回报：（左肾肿物穿刺 6 针）肾组织中可见较多炎细胞浸润，伴纤维组织增生，局部伴坏死，可见多核巨细胞。考虑为左肾黄色肉芽肿。患者自穿刺以来，仍有发热，现为求进一步治疗收入我院。

【体格检查】

入院体温稍高，37.5℃，心、肺、腹部查体无特殊。专科查体：左肾区饱满，可触及 1 个较硬肿物，无叩痛、压痛，余正常。

【辅助检查】

(1) 血常规：白细胞 10.60×10^9/L，血红蛋白 97g/L，中性粒细胞百分比 (NE%)73.4%。

（2）泌尿系 B 超：左肾探及体积 10.4cm × 8.3cm × 6.6cm 低回声肿物，侵犯肾盂，考虑淋巴瘤不除外。

（3）腹部增强 CT（图 2-2-1）：左肾后部可见等密度及稍高密度软组织影，最大径 9cm，增强后强化低于肾组织，左肾盏后部局部形态规则，左肾门周边脂肪间隙可见多发轻度增大淋巴结。右肾、双侧输尿管、膀胱未见异常。

（4）PET-CT：左肾实质后部密度轻度增高，葡萄糖代谢明显增高，考虑为恶性病变可能性大（淋巴瘤？），左肾门小淋巴结，葡萄糖代谢未见明显增高。

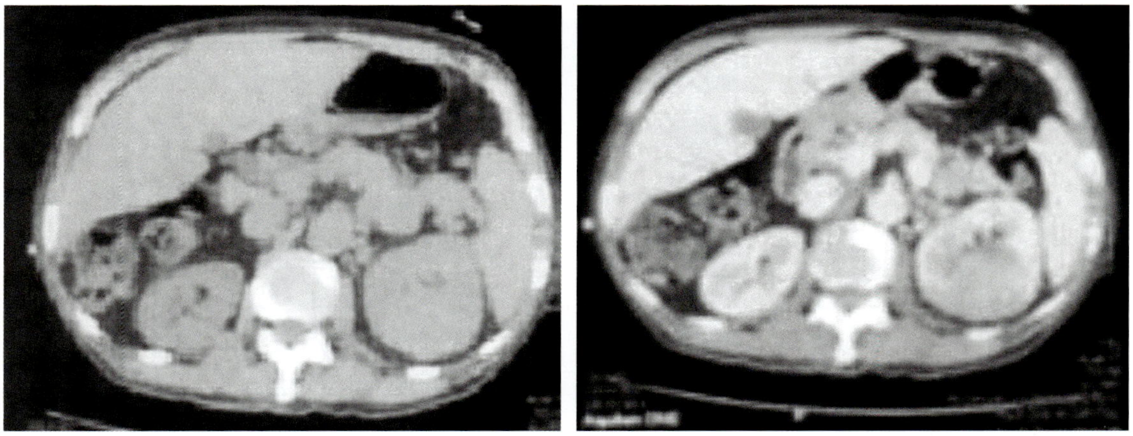

图 2-2-1 腹部增强 CT

【初步诊断】

左肾肿瘤，黄色肉芽肿？

二、病例讨论

【鉴别诊断】

（1）肾癌：患者老年男性，慢性病程，临床表现为发热伴左肾肿物，需考虑肾癌的可能性，但患者无间断全程肉眼血尿、腰疼等症状，考虑其可能性小。

（2）淋巴瘤：患者临床表现为间断低热，偶有高热，B 超、CT 及本院 PET-CT 发现左肾占位性病变，考虑淋巴瘤可能性大。故不能除外。

【治疗方案】

患者肾肿物穿刺病理结果回报：黄色肉芽肿，考虑患者长期抗感染治疗无效，间断发热，患者治疗态度积极，故术者决定行开放左肾切除术。

三、手术及术后恢复情况

入手术室麻醉满意后，患者平卧位，碘伏消毒，铺巾。左上腹肋下斜切口，逐层切开进入腹腔，护皮后撑开切口，于结肠外侧切开后腹膜，将结肠向中线牵引，脂肪囊外游离左肾前面，左肾周粘连严重。游离、结扎、切断输尿管，输尿管未见明显增粗扩张。分别游离结扎切断肾动静脉，切断后 7 号线结扎、缝扎各一次，4 号线再结扎 1 次，充分游离肾，保留肾上腺，取出标本，充分止血，检查无明显出血，创面填充可吸收止血纱。留置腹膜后肾窝引流管。逐层关闭切口。

手术顺利，术毕患者安返病房。切除标本送病理，术后患者恢复情况好，未再发热，术后未发生并发症，术后 6 小时饮水，术后第 1 天排气后进半流食，术后第 4 天拔除引流管，术后第 6 天出院。

四、最终诊断

病理报告：（左）肾肉芽肿性炎，伴慢性化脓性炎。可见多核巨细胞及大量泡沫细胞（图 2-2-2）。不除外黄色肉芽肿性肾盂肾炎。

五、专家点评

黄色肉芽肿性肾盂肾炎是一种罕见、严重的慢性肾感染，其特征是导致弥漫性的肾损害。大部分

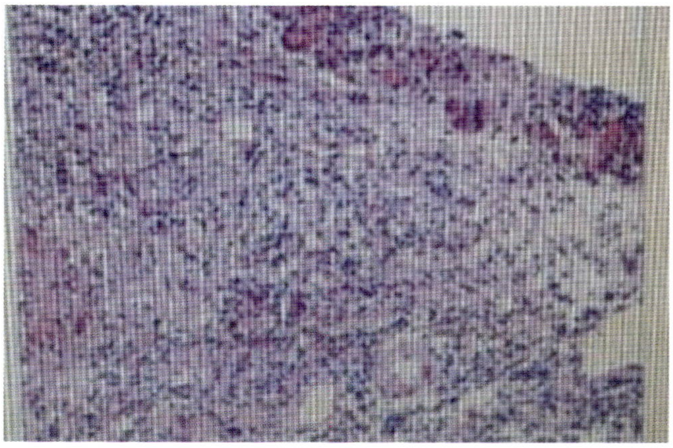

图 2-2-2 病理标本镜下所见

病例是单侧，并且肾丧失功能、肿大，这与继发于尿石症和尿路梗阻有关。黄色肉芽肿肾盂肾炎的特点是充满脂质的泡沫状巨噬细胞的积聚。它开始于肾盂和肾盏，随后扩张到肾实质和邻近的组织并产生破坏，在显微镜下，冰冻切片的黄色肉芽肿性肾盂肾炎的表现会与肾透明细胞癌相混淆，而导致行根治性肾切除术[1]。

尿路感染患者出现单侧增大的无功能或功能很差的肾，伴有结石或与恶性肿瘤难以鉴别的肿物就应该怀疑黄色肉芽肿性肾盂肾炎。大部分患者出现腰疼（69%）、发热和寒战（69%）、持续的细菌尿（46%），还可出现一些不明确症状，如乏力不适。体格检查发现62%患者有腰部包块，35%先前患有结石。黄色肉芽肿性肾盂肾炎可以发生于任何年龄，最常见于50～70岁年龄段。女性较男性多见，两侧肾受累几乎均等[2]。

影像学检查：50%～80%的患者可以出现典型的3种影像学改变，表现为单侧肾增大，该肾无功能或有少许功能，并且在肾盂内有一较大结石。CT是评估黄色肉芽肿性肾盂肾炎患者最有帮助的影像学技术，CT对于显示肾的受累范围很有帮助，而且可以提示邻近器官或腹壁是否被黄色肉芽肿性肾盂肾炎所破坏。没有结石的局灶性黄色肉芽肿肾盂肾炎的诊断比较困难。与肾盂扩张明显相关的黄色肉芽肿性肾盂肾炎不能跟肾盂积脓区分开来。当黄色肉芽肿性肾盂肾炎发生在缩小肾时，影像学检查没有特异性及诊断性[3]。

治疗黄色肉芽肿肾盂肾炎主要障碍就是误诊。在过去，诊断是手术后才明确的。今天应用CT技术，黄色肉芽肿性肾盂肾炎的诊断将近90%是在手术前明确的。手术前为了稳定病情，抗生素治疗是必需的，有时长期抗生素治疗可以清除感染和恢复肾功能。如果局灶黄色肉芽肿性肾盂肾炎在手术前或术中诊断，就应该进行肾部分切除术。

参考文献

1. 郭应禄, 周利群, 译. 坎贝尔-沃尔什泌尿外科学(第9版). 北京: 北京大学医学出版社,2009: 287-290.
2. Stamey T. Pathogenesis and Treatment of Urinary Tract Infections. Baltimore: Williams&Wikins,1980.
3. Li L. Xanthogranulomatous Pyelonephritis. Arch Pathol Lab Med, 2011, 3: 672-674.

2-3 气肿型肾盂肾炎

一、临床资料

【病史】

男性患者，60岁，主因“发热伴意识障碍、尿量减少1月余”入院。1个月前患者出现发热伴短暂意识丧失，排尿减少，300ml/d，外院就诊，体温39℃，白细胞 45×10^9/L，NE% 96.2%，红细胞沉降率（血沉）72mm/h，血肌酐401μmol/L，予以对症治疗后体温正常，但血象仍高，血小板减少，意识状态较差，为行进一步治疗入院。既往：2型糖尿病10余年，血糖控制不佳。

【体格检查】

体温正常，生命体征基本平稳，嗜睡状态，心、肺、腹部及泌尿外科专科查体未见明显异常。

【辅助检查】

具体结果见表2-3-1和表2-3-2。

腹部超声：双肾偏大、双肾积水伴肾盂内细点样低回声影。

泌尿系CT平扫：双侧肾盂肾炎，右侧不除外

表 2-3-1 辅助检查结果（一）

	白细胞 $\times 10^9$/L	血小板 $\times 10^9$/L	肌酐μmol/L	血钾mmol/L	尿量ml
入院第1天	5.1	18	488	5.05	2500
入院第4天	5.4	34	522	4.72	3800

表 2-3-2 辅助检查结果（二）

	尿白细胞	尿红细胞	尿蛋白	尿糖	尿酮体
入院第1天	+++	++	++	+++	−
入院第3天	+++			+	−

气肿；腹盆腔积液；双侧胸腔积液（图 2-3-1）。

尿找真菌、结核杆菌：阴性。

血培养：未见细菌。

【初步诊断】

右侧气肿型肾盂肾炎，二级；2 型糖尿病。

二、病例讨论

【治疗方案】

患者入院后表现为贫血、血象高、肾功能损害、血小板减少，考虑感染因素所致，检查提示泌尿系统感染，未见呼吸道、消化道明确感染，尿找真菌、结核杆菌，血培养均阴性。CT 提示：气肿型肾盂肾炎。患者肌酐持续上升，考虑需外科干预。

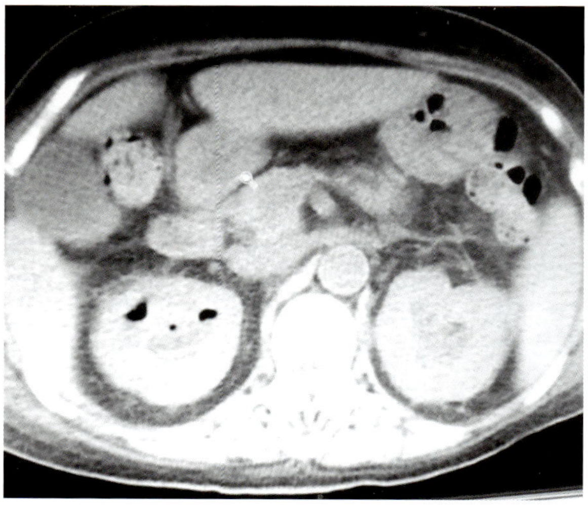

图 2-3-1 泌尿系 CT 平扫

右肾内可见多发气体密度灶，较大直径约 1cm

三、治疗及恢复情况

在膀胱镜下行双侧 DJ 管置入，拍片示 DJ 管位置正常（图 2-3-2），并予美罗培南联合左氧氟沙星抗感染治疗。

治疗后症状好转，尿量增加，血肌酐逐渐下降（表 2-3-3）。

四、最终诊断

右侧气肿型肾盂肾炎。

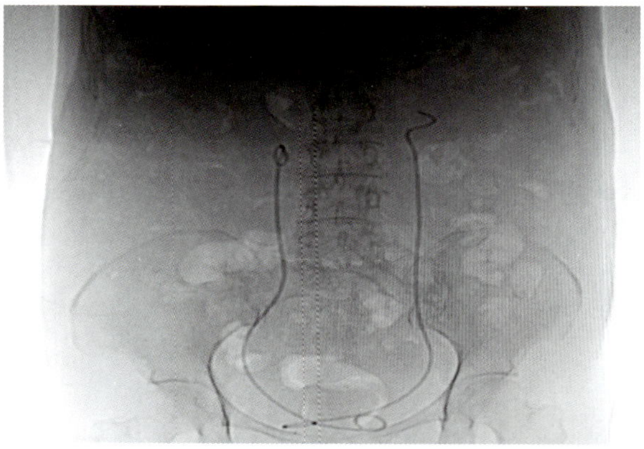

图 2-3-2 在膀胱镜下行双侧 DJ 管置入，拍片示 DJ 管位置正常

表 2-3-3 术后实验室检查结果

	白细胞 × 10^9/L	血小板 × 10^9/L	肌酐 μmol/L	血钾 mmol/L	尿量 ml
术后第2天	6	46	491	4.37	4350
术后第3天	5.9	44	453	4.22	4350
术后第4天	6	56	425	4.16	4600
术后第5天	6.8	74	387	3.87	4400
术后第7天	6.5	78	353	3.79	4250

五、专家点评

气肿型肾盂肾炎是肾实质及其周围组织的一种坏死性感染，它引起气体在肾集合系统、肾实质及肾周组织的集聚。四个因素在发病过程中起重要作用：①产气的细菌；②组织内高葡萄糖浓度；③组织灌注受损；④免疫应答缺陷[2]。大肠埃希菌是最常见的致病菌，占69%，肺炎克雷柏杆菌占第2位，29%。患者的平均年龄为60岁，女性多见，男女比例1∶6～1∶5，它绝大多数发生在合并糖尿病的患者，少数偶发的非糖尿病患者则合并有泌尿系的梗阻[3]。气肿型肾盂肾炎是一种致死性的疾病，值得大家广泛的重视。

气肿型肾盂肾炎的临床表现不特异，主要为感染的全身中毒表现，包括发热、呼吸困难、意识障碍等，其他表现还包括肾功能损害及感染严重时引起的多脏器功能衰竭，休克（表2-3-4）。

表 2-3-4　气肿型肾盂肾炎临床表现情况

临床表现	发生率
发热	38（79）
腰、肋、腹部疼痛	34（71）
恶心，呕吐	8（17）
呼吸困难	6（13）
急性肾功能损害	17（35）
意识丧失	9（19）
休克	14（29）

在实验室检查方面，主要提示泌尿系的感染，包括血尿，脓尿，血象的异常，由于多数患者合并有糖尿病，有可能见到血糖及糖化血红蛋白的异常，若出现重要脏器功能的损害，也可以见到相应的生化指标的异常，例如肝功能异常：ALT、AST的升高，肾功能异常：血肌酐及尿素氮的升高，严重的患者会出现血小板的降低，这也是与预后相关的因素（表2-3-5）[1]。

表 2-3-5　气肿型肾盂肾炎实验室检查情况

实验室检查	发生率
糖化血红蛋白A1c>8%	21（72）
白细胞计数>12×10^9/L	32（67）
血小板计数<120×10^9/L	22（46）
脓尿	38（79）
尿红细胞>100/HPF	6（13）
严重蛋白尿>3g/L	10（21）

B超及CT（尤其是CT）对气肿型肾盂肾炎的确诊起重要作用，CT还能提供分型依据，并且随着泌尿系B超及CT的广泛应用，越来越多的病例被确诊。根据CT影像上的表现不同，气肿型肾盂肾炎分为四级（图2-3-3），一级：气体仅仅集聚在肾集合系统内（也叫气肿型肾盂肾炎）；二级：肾实质内有气体，而肾外不受累；三级A：气体或脓肿累及肾周间隙；三级B：气体或脓肿累及肾旁间隙；四级：双侧气肿型肾盂肾炎或孤立肾合并气肿型肾盂肾炎。

气肿型肾盂肾炎的治疗首先包括潜在病因的去除，包括解除泌尿系梗阻，控制血糖水平，提高身体免疫力[1]。关于感染的治疗包括：抗生素治疗，经皮肾穿刺引流，肾切除。经皮肾穿刺引流是目前较为认可的有效的治疗方法。几乎所有的一级患者可以经去除病因及抗生素治疗后病情好转；绝大多数的二级患者可以通过经皮肾穿刺引流联合抗生素治疗后好转；61%的三级患者通过经皮肾穿刺引流联合抗生素治疗好转，39%的患者病灶持续存在或发生疾病进展，少数需行肾切除治疗；四级患者预后较差，双侧气肿型肾盂肾炎患者可行双侧经皮肾穿刺引流。

患者的年龄、性别、感染灶的部位、血糖水平等都与死亡率及预后不相关，而血小板减少、急性肾功能损害、意识丧失、休克被证明是与死亡率及预后相关的因素，因此在病程中应格外注意相关指标的变化，并予以处理[4]。

由于气肿型肾盂肾炎的临床表现不特异性，致死率较高，因此当临床遇到糖尿病患者出现泌尿系感染合并肾功能损害时，应警惕本病的可能，即使行B超及CT检查，积极内科控制对症治疗，必要时行外科干预治疗。目前少有报道行DJ管置入引流解除梗阻，多数为经皮肾穿刺引流，希望本病例的治疗成功，为大家提供一个新思路。

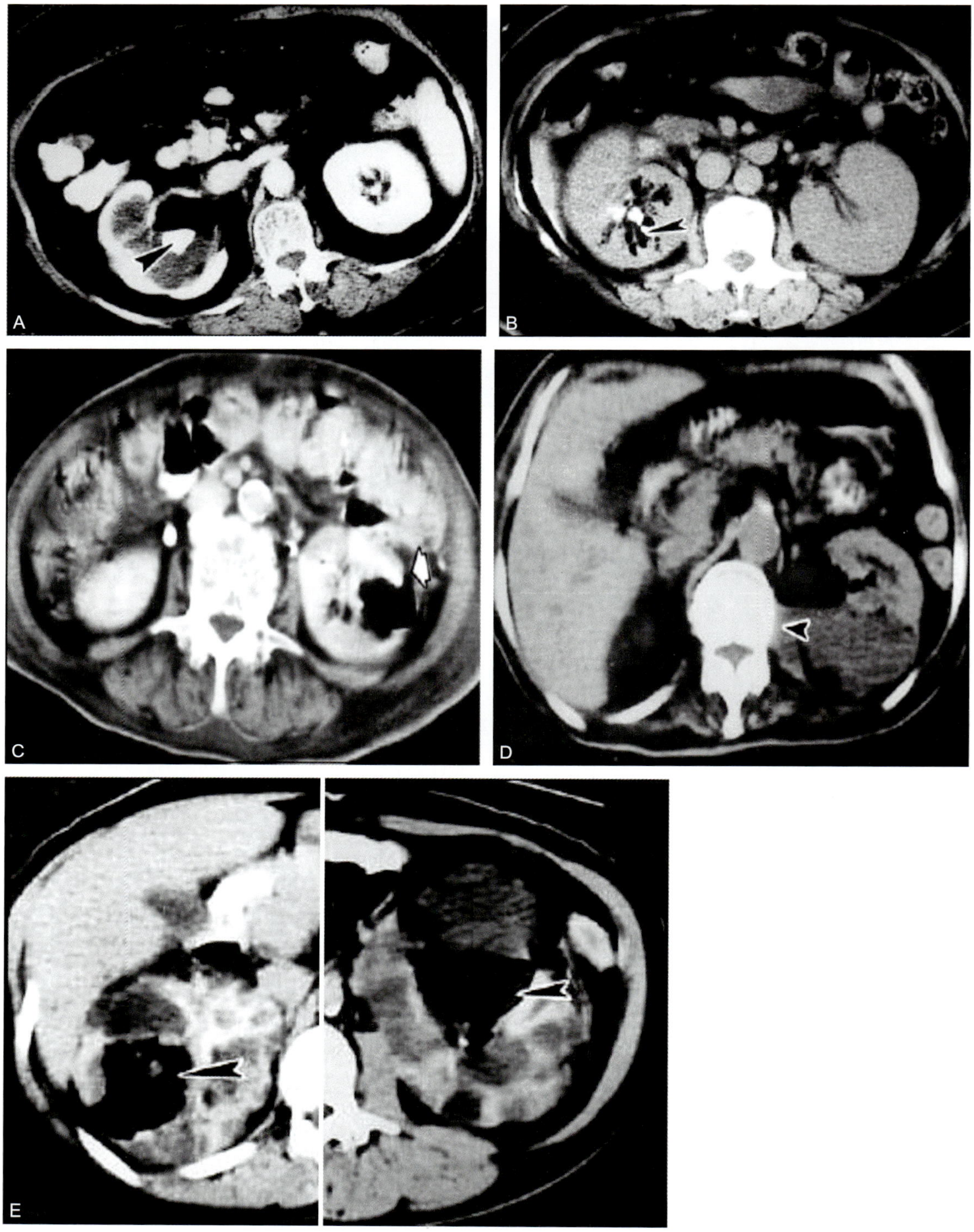

图 2-3-3 气肿型肾盂肾炎分级

A. 一级：气体集聚在右侧肾盂，可见扩张的肾盂（箭头）；B. 二级：右侧肾实质内可见多发气体灶（箭头）；C. 三级 A：气体累及肾周间隙（箭头）；D. 三级 B：气体累及肾旁间隙（箭头）；E. 四级：双侧气肿型肾盂肾炎（箭头）

参考文献

1. Huang JJ, Tseng CC. Emphysematous Pyelonephritis, Clinicoradiological, Classification, Management, Prognosis, and Pathogenesis. Arch Intern Med, 2000, 160(6): 797-805.
2. Yang WH, Shen NC.Gas-forming infection of the urinary tract:an investigation of fermentation as a mechanism. J Urol, 1990, 143: 960-964.
3. Gold RP, McClennan BL. Acute infection of the renal parenchyma.//Pollack HM.Clinical Urography.Philadelphia: WB Saunders Co. 1990: 799-821.
4. Chen KW,Huang JJ,Wu MH, et al.Gas in hepatic veins:a rare and critical presentation of emphysematous pyelonephritis.J Urol, 1994, 151:125-126.

2-4 肾 脓 肿

一、临床资料

【病史】

男性患者，59 岁，主因“右腰痛伴寒战发热 2 个月”入院。患者 2 个月前无明显诱因出现右腰痛，为持续性胀痛，伴寒战发热，就诊于外院，给予抗感染治疗，效果不佳。1 个月前就诊于我院，行 B 超检查：考虑右肾被膜下液性区（脓肿？），进一步行增强 CT：考虑右肾脓肿可能性大，给予抗感染治疗，3 天前复查增强 CT：病变范围扩大，考虑抗感染治疗效果不佳，为求进一步治疗入院。

【体格检查】

入院体温稍高，体温 37.5℃，心、肺、腹部查体无特殊。专科查体：右肾区叩痛阳性，左肾区无叩痛，余无特殊。

【辅助检查】

（1）血常规：白细胞 20.17×10^9/L，血红蛋白 108g/L，NE% 91.2%。

（2）B 超：右肾大小约 10.0cm×4.1cm，实质厚 1.4cm，集合系统局部分离，宽约 0.9cm，右肾下后方可见一个范围约 6.3cm×2.9cm 的不规则无回声区，与肾分界不清。印象：右肾下后方液性暗区（肾周脓肿？建议进一步检查）。

（3）腹部增强 CT：右肾下极见环绕一不规则低密度病变，范围约 5.7cm×4.8cm×4.9cm（左右 × 前后 × 上下），其内密度不均，低密度区约 24Hu，未见强化，内部见多发分隔，分隔可见轻度强化，病变大部分突出于肾实质表面，位于并局限于脂肪囊内，周围边界不清，见多发絮状及索条状高密度灶。印象：右肾下极多房状不均匀低密度，考虑肾脓肿可能性大，建议抗感染治疗后复查。

（4）泌尿系增强 CT：右肾下极见不规则低密度肿块，范围约 10.0cm×9.3cm×9.9cm（左右 × 前后 × 上下），周边可见囊壁，内部多发分隔，其内低密度区 CT 值约为 15Hu，增强扫描期囊壁及分隔可见轻度强化，低密度区未见强化。病变大部分突出于肾实质表面，位于并局限于肾脂肪囊内，周边边界不清，见多发絮状及索条状高密度灶。印象：右肾下极多房状囊实性占位性病变，对比之前腹部 CT 病变范围扩大。

【初步诊断】

右肾脓肿。

二、病例讨论

【鉴别诊断】

（1）肾盂肾炎：可表现腰痛及血尿症状，但多见于女性，尿液检查可发现蛋白、脓细胞及其管型，由于该患者 B 超和增强 CT 均提示右肾下极肾脓肿可能，故考虑该诊断可能性不大。

（2）输尿管结石：可有腰疼，结石以上部位梗阻可有发热。但结石患者腰疼多为阵发绞痛，CT 检查有助诊断，本例患者目前不支持该诊断。

【治疗方案】

由于患者抗感染治疗效果不佳，考虑患者目前药物治疗无效，完善相关检查后，行腹腔镜右肾脓肿切开引流术，术前继续应用抗生素抗感染治疗。

三、手术及术后恢复情况

麻醉满意后，患者左侧卧位，常规消毒，铺无菌单，常规 IUPU 法分别置入 2 个 F12 及 1 个 5mm 套管针，置入 0° 腹腔镜，分别引入分离钳及电钩，锐性分离扩大腹膜后间隙，超声刀切开肾周筋膜及脂肪囊，可见右肾下极隆起，与腰大肌粘连，超声刀切开脓肿，吸除黄绿色黏稠脓液，将脓肿壁完全切开，脓肿分隔切开，充分引流，切除部分脓肿壁，从切口取出，留病理。碘伏水充分冲洗创面，仔细观察无明显出血，腋中线小切口留置 F24 引流管，观察各套管切口无出血，退出套管，缝合各切口，术毕。

术中顺利，术毕安返病房，切除的脓肿壁送病理。术后患者恢复良好，术后 6 小时饮水，术后第 1 天排气后进流食，术后第 9 天体温恢复正常，血象正常。术后 14 天拔除伤口引流管，术后 20 天患者出院。出院 3 月后随访患者未再发热，复查 CT：右肾未见脓肿（低密度肿块）。

四、最终诊断

病理报告：（肾脓肿壁）纤维脂肪组织中可见大量炎细胞浸润，伴脓肿形成（图 2-4-1）。

五、专家点评

肾脓肿或痈是化脓性物质积聚局限于肾实质形成的。抗生素时代来临之前，80% 的肾脓肿是由葡萄球菌血行播散引起[1]。目前，大部分成人肾脓肿由革兰氏阴性菌引起。革兰氏阴性菌血行播散至肾可以引起肾脓肿，但这不是革兰氏阴性菌肾脓肿形成的主要途径，因前驱感染或结石形成的肾小管阻塞从而导致的上行性感染是革兰氏阴性菌脓肿形成的主要途径[2]。

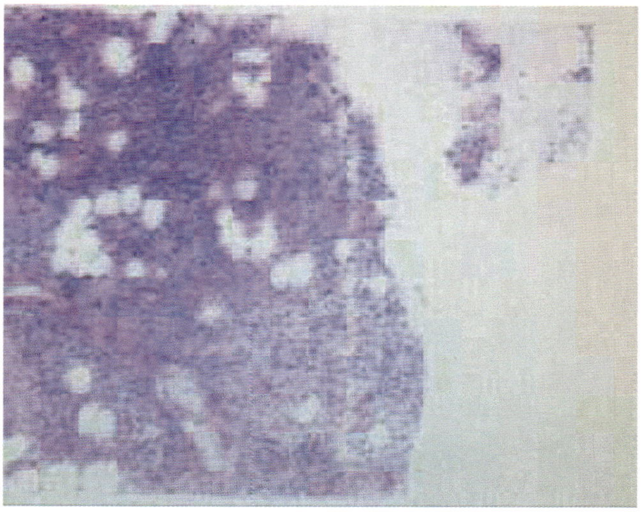

图 2-4-1　术后病理标本镜下所见

患者可以表现为发热、寒战、腹痛或腰疼，有时可有体重减轻和不适。全面的病史采集可以发现在出现泌尿道感染症状前 1～8 周时就可有革兰氏阳性菌的感染。感染的起源可以是身体的任何部位[3]。

患者血白细胞显著增多。血培养通常阳性；尿路成像的结果取决于感染的性质和持续的时间。区分早期肾脓肿和急性肾盂肾炎时比较困难，因为早期肾脓肿大部分较小。慢性肾脓肿通常表现为肾占位性病变，超声是诊断肾脓肿最快速也最廉价的方法，可表现为肾盏边界不清或变形甚至截断。在声波图上可以看见无回声或低回声的占位性病变伴声影增强。CT 应该是肾脓肿首选的诊断性检查，脓肿在 CT 对比剂增强前后都特征性地表现为边界清楚的病变区。早期，CT 显示肾增大和局部圆形信号减低区，感染出现后几天脓肿周围形成厚纤维壁，可以看见由坏死碎片引起的无回声或低密度光团。慢性脓肿 CT 表现为邻近组织封闭、Gerota 筋膜增厚、圆形或椭圆形的低信号光团和密度稍微增高的周围炎症壁，当使用对比剂增强扫描时形成指环征，指环征是由脓肿壁的血管增强后形成的。

肾脓肿的治疗：经典的肾脓肿治疗方法是经皮肾穿刺或手术切开引流，但如果在病程的早期就开始静脉使用抗生素，就有可能避免外科的处理。必要时在 CT 或超声的引导下穿刺针吸以区分脓肿与多血管的肿瘤。针吸出来后可以进行培养及根据培养结果使用恰当的抗生素。经验性使用抗生素的选择取决于感染来源的推测。怀疑是血行性播散，病原菌常见的是青霉素耐药的葡萄球菌，因此选择含耐青霉素酶的青霉素类抗生素。由于尿路畸形引起的肾脓肿大部分为革兰氏阴性菌所致，应该使用三代头孢[3-4]。

参考文献

1. Lee BE, Seol HY, Kim TK, et al. Recent clinical overview of renal and perirenal abscesses in 56 consecutive cases. Korean

J Intern Med, 2008, 23(3): 140-148.
2. Rives RK, Harty JI, Amin M. Renal abscess: emerging concepts of diagnosis and treatment. J Urol, 1980, 124(4): 446-447.
3. Shimizu M, Katayama K, Kato E, et al. Evolution of acute focal bacterial nephritis into a renal abscess. Pediatr Nephrol, 2005, 20(1): 93-95.
4. Lee SH, Jung HJ, Sang YM, et al. Renal abscesses measuring 5 cm or less: outcome of medical treatment without therapeutic drainage. Yonsei Med J, 2010, 51(4): 569-573.

2-5 盆腔包虫病导致肾积水

一、临床资料

【病史】

男性患者，藏族，42 岁，主因“腹痛伴肉眼血尿 15 天”入院。患者同时合并有排尿困难和尿痛，自诉曾有“粉皮”样异物从尿液中排出。患者既往 9 年前曾有腹腔包虫病病史，在外院行手术治疗。为进一步诊治，患者收入泌尿外科病房。

【体格检查】

腹部可见陈旧手术瘢痕。行直肠指诊在前列腺区可触及一质软肿物。

【辅助检查】

（1）血常规：白细胞 6.76×10^9/L，嗜酸细胞计数 0.73×10^9/L，嗜酸细胞比例 10.81%。

（2）B 超检查提示右肾积水，膀胱内混合性回声，盆腔内囊性占位性病变。

（3）行泌尿系增强 CT 提示：膀胱直肠间隙右侧可见分隔样低密度影（图 2-5-1），右侧肾盂输尿管扩张积水（图 2-5-2）。综合考虑：盆腔内包虫病改变。右肾积水，右侧输尿管扩张。

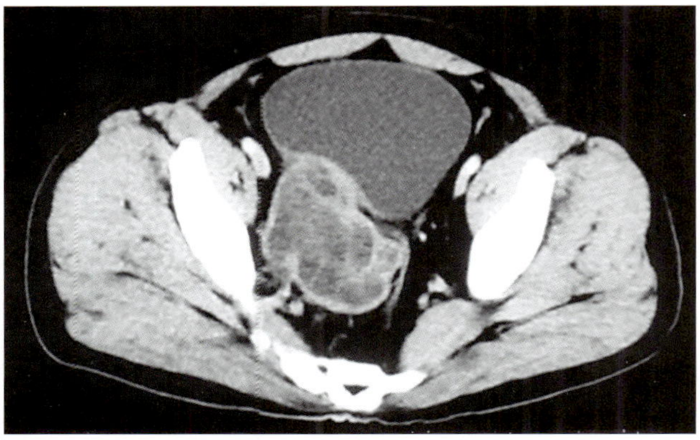

图 2-5-1 膀胱直肠间隙右侧可见分隔样低密度影

【初步诊断】

盆腔包虫感染，侵犯膀胱及右侧输尿管，右肾积水。

二、病例讨论

【鉴别诊断】

（1）盆腔包虫感染：患者来自包虫病疫区，有疫区疫水接触史。且既往有腹腔包虫感染史。腹腔包虫可以经腹腔直接侵犯盆腔，并造成周围器官受累。结合患者影像学所见及既往病史，做出这一诊断。

（2）盆腔肿瘤：患者 CT 所见，盆腔囊实性占位性病变，需要排除肿瘤之可能。可待术中探查确诊。

【治疗方案】

经讨论后决定行手术治疗。

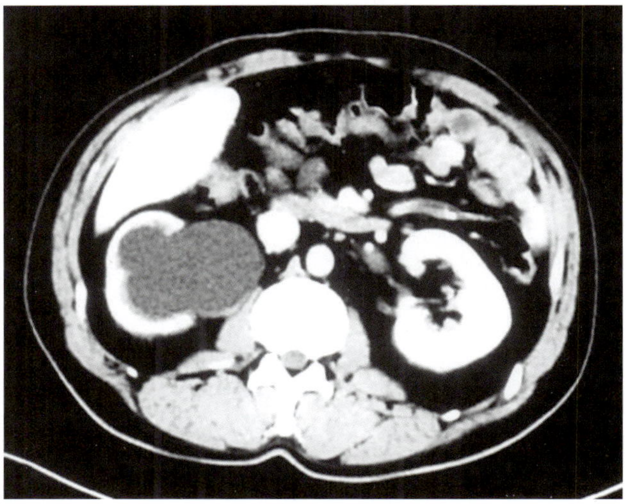

图 2-5-2 右侧肾盂输尿管扩张积水

三、手术及术后恢复情况

术前留置 F18 导尿管。取右下腹斜切口，逐层切开入腹，充分游离右侧输尿管下段可见输尿管扩张增粗，右侧输尿管壁内段靠近肿块无法分离；术中进一步分离膀胱，将膀胱右侧壁及顶部游离，顶部腹膜充分分离，使膀胱后壁及右侧壁充分暴露；进一步探查可见膀胱右侧后壁可见一约 8cm × 5cm 的囊性肿块，壁厚，并与直肠、精囊等组织粘连固定。保护切口，于囊壁中央切开囊壁可见大量包虫囊液及囊壁，充分吸取干净，反复擦洗，高渗盐水囊腔内固定 15 分钟。进一步探查囊内未见残余囊腔。行膀胱亚甲蓝试验可见囊腔内大量蓝染，确定包虫伴膀胱破溃，瘘管形成，遂于膀胱前壁正中切开膀胱，可见右侧输尿管上方 3cm 处与囊腔相通，膀胱内存在部分子囊，清除干净，同时双侧输尿管开口清晰，行右侧输尿管 DJ 管置入顺利。随后分离瘘口膀胱黏膜，4-0 可吸收线行黏膜缝合，2-0 可吸收线全层缝合，瘘口修补满意，2-0 可吸收线缝合膀胱前壁，留置 F18 蘑菇头造瘘管。囊腔位置留置伤口引流一根。术后急查血常规：白细胞 10.77×10^9/L，嗜酸细胞计数降至 0.02×10^9/L，嗜酸细胞比例 0.20%。术后 12 日拔除膀胱造瘘管。术后 18 日拔除尿管。尿管拔除前行膀胱造影检查，确认无漏尿再予以拔除（图 2-5-3）。拔除尿管两日后拔除盆腔引流管。右侧 DJ 管于术后 3 个月拔除。患者于术前两周开始服用阿苯达唑（10mg/(kg · d)），术后继续服用阿苯达唑 9 个月。

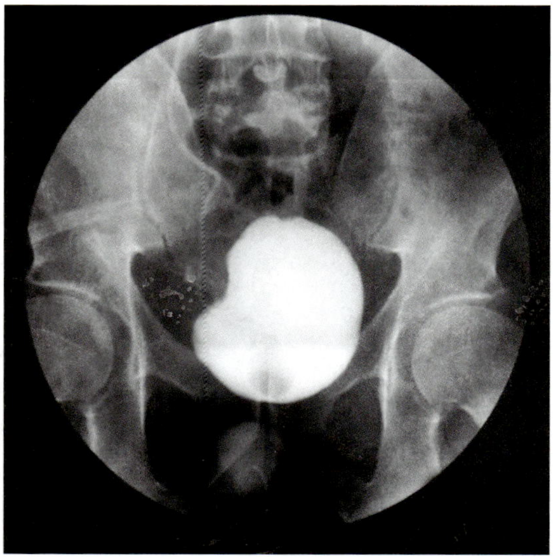

图 2-5-3　拔除尿管前行膀胱造影，确认无造影剂外渗

四、最后诊断

术后行病理学检查，证实为细粒棘球蚴感染。

五、专家点评

包虫病，又称棘球蚴病，是人类感染细粒棘球蚴后导致的寄生虫病。包虫病在中国藏族生活地区有较高的流行率，是威胁我国藏族居民健康的重大问题[1]。包虫病最常见的受累器官是肝，肝包虫病占全部包虫病病例的 75%；其次是肺包虫病，占全部包虫病例的 15%[2]。泌尿系统包虫病相对罕见，仅占全部包虫病病例的 2% ~ 4%[3]。在泌尿系统包虫病内，肾是最常见的受累器官[3-4]，包虫病累积膀胱、前列腺、精囊也偶有报道[5-7]。

西藏地区包虫病高流行与当地的饮食生活习惯有关。畜牧业在西藏农村地区是重要的支柱产业。犬类是细粒棘球蚴的终宿主。许多食草动物如牛、羊是细粒棘球蚴的中间宿主，而人类是细粒棘球蚴的偶然宿主。食入被感染犬类粪便污染的食物是导致包虫病的重要原因[8]。在西藏地区，藏族居民有生食牦牛肉的饮食习惯，可能是导致这一疾病高流行的原因所在。

本病例中的患者来自包虫病高流行区。病史中有血尿表现，同时曾有“粉皮”样异物从尿液中排出。血尿并非本病的特异性症状，但如果有来自疫区的患者主诉尿液中“粉皮”样异物，则高度怀疑本病，这可能是由于包囊浸透膀胱壁所导致。在包虫病的诊断过程当中，增强 CT 有较高的诊断价值。然而，在本病例当中，增强 CT 下并未观察到造影剂外渗。在这种情况下，如果怀疑包虫膀胱破溃，建议术前行膀胱镜检查。

本例患者既往曾有腹腔包虫病病史。包虫病的扩散途径包括血行扩散和淋巴途径扩散，也可以直接侵犯周围器官。腹腔包虫病可以直接播散至盆腔，并进一步侵犯邻近器官。通过本病例发现，包虫感染在生物学特点上具有较强的侵袭性，可侵犯多个邻近器官。

如果患者存在多器官受累，一般建议手术。在本病例中，患者右侧输尿管受累，进而导致右肾积水和右侧肾功能受损。因此急需切除病灶并引流患肾。手术中需要小心，如果病灶破裂造成囊内容物播散，有可能引起致命的过敏反应，因此术中操作需要小心谨慎，并且不建议行穿刺治疗[7]。有文献报道，手术前后服用抗寄生虫药阿苯达唑可以减少术中播散和术后复发的风险[9-10].

包虫病在生物学特点上具有较强的侵袭性，病变严重造成器官功能损害者，建议手术治疗。

参考文献

1. Li T, Ito A, Pengcuo R, et al. Post-treatment follow-up study of abdominal cystic echinococcosis in tibetan communities of northwest Sichuan Province, China. PLoS Negl Trop Dis, 2011, 5: e1364.
2. Pedrosa I, Saiz A, Arrazola J, et al. Hydatid disease: radiologic and pathologic features and complications. Radiographics, 2000, 20: 795-817.
3. Kilciler M, Bedir S, Erdemir F, et al. Isolated unilocular renal hydatid cyst: a rare diagnostic difficulty with simple cyst. Urol Int, 2006, 77: 371-374.
4. Gogus C, Safak M, Baltaci S, et al. Isolated renal hydatidosis: experience with 20 cases. J Urol, 2003, 169: 186-189.
5. Safioleas M, Stamatakos M, Zervas A, et al. Hydatid disease of the seminal vesicle: A rare presentation of hydatid cyst. Int Urol Nephrol, 2006, 38:287-289.
6. Angulo JC, Escribano J, Diego A, et al. Isolated retrovesical and extrarenal retroperitoneal hydatidosis: clinical study of 10 cases and literature review. J Urol, 1998, 159: 76-82.
7. Izol V1, Eken A, Aridogan IA, et al. Acute urinary retention due to cystic echinococcosis: A case report. Can Urol Assoc J, 2012, 6(5): 192-194.
8. Mou H, Hong Z. Clinical and demographic characteristics of patients with urinary tract hydatid disease. PLoS ONE, 2012, 7(11): e47667.
9. Brunetti E, Garcia HH, Junghanss T. Cystic echinococcosis: chronic, complex, and still neglected. PLoS Negl Trop Dis, 2011, 5: e1146.
10. Junghanss T, da Silva AM, Horton J, et al. Clinical management of cystic echinococcosis: state of the art, problems, and perspectives. Am J Trop Med Hyg, 2008, 79: 301-311.

2-6 睾丸附睾结核

一、临床资料

【病史】

男性患者，45 岁，主因“发现左侧阴囊内肿物 1 月余”来诊。患者 1 个月前无明显诱因出现左侧阴囊肿大，可触及明显肿大的包块，伴午后低热，不伴尿频、尿急、尿痛及肉眼血尿，无畏寒、盗汗，无腹部及会阴部不适，就诊于外院，考虑附睾炎，予抗感染治疗，疼痛减轻，阴囊内包块无明显变化。否认其他既往病史。

【体格检查】

体温 37.5℃，心率 88 次 / 分，呼吸 18 次 / 分，血压 120/80mmHg。心、肺、腹部查体未发现异常。左侧睾丸及附睾肿大，质硬，边界不清，皮肤无红肿，无明显触痛。右侧睾丸及附睾无肿大，双侧精索表面光滑，无增粗，阴茎无肿大，尿道外口无红肿及分泌物。直肠指诊：前列腺大小正常，质韧，表明光滑无结节，中央沟存在，指套退出无血染。

【辅助检查】

（1）入院查血常规及肝肾、凝血功能均未发现异常。尿常规：白细胞 5 ~ 100/HPF。尿找抗酸杆菌 3 次：未见抗酸杆菌。

（2）泌尿系 B 超：双肾、输尿管、膀胱未发现异常。

（3）生殖系 B 超：左侧附睾增大，回声不均匀，可见丰富彩色血流信号；左侧睾丸回声不均匀，可见斑片状低回声，丰富彩色血流信号；左侧睾丸鞘膜腔见无回声区；右侧睾丸及附睾未见明显异常。

（4）MRI：左侧睾丸增大，T2 信号降低，增强后轻度强化，信号欠均匀；左侧附睾增大呈结节状，呈等 T1、稍短 T2 影，与部分阴囊壁分界欠清，增强后呈边缘、分隔样强化周边见环状长 T1、长 T2 信号。考虑左侧睾丸附睾感染，结核不除外。

【初步诊断】

左阴囊包块，结核？

二、病例讨论

【鉴别诊断】

（1）睾丸炎：患者中年男性，亚急性病程，左侧睾丸附睾肿大，应考虑睾丸炎可能，但予抗感染治疗无明显好转，且患者体温为午后低热，MRI 提示附睾呈结节状，故考虑结核可能性大。

（2）睾丸肿瘤：患者突发睾丸肿大，应考虑睾丸肿瘤可能，但结合 B 超及 MRI，考虑该诊断可能性不大，可行肿瘤标志物检查及术后病理除外。

【治疗方案】

予利福平、异烟肼、吡嗪酰胺、乙胺丁醇抗结核治疗 1 个月，再行左侧阴囊探查、睾丸附睾切除术，术后继续予抗结核治疗半年。

三、手术及术后恢复情况

术中见左侧附睾头、附睾尾均有肿块，约 2cm 大小，左侧睾丸增大，与睾丸鞘膜部分粘连，切开睾丸、附睾内为干酪样物。完整切除左侧睾丸及附睾，手术顺利。

四、最后诊断

术后病理诊断左侧睾丸、附睾干酪样结核。

五、专家点评

睾丸结核多为附睾结核的直接蔓延，文献报道附睾结核占生殖系统结核的 48.5%，可经尿道感染生殖系统，也可血行感染。前列腺结核常经尿路或血行途径感染，主要以血行感染为主，可以累及精囊腺、附睾。附睾睾丸结核早期时多无明显症状或偶有睾丸、附睾不适感，因此，早期易被患者忽视而漏诊，直到睾丸附睾出现肿胀硬结形成或疼痛不适、阴囊肿胀后开始引起患者注意而就诊。早期前列腺结核常无特异性临床症状或与前列腺炎、尿道炎症状相似，容易漏诊。前列腺结核与附睾结核关系密切，直肠指诊尤为重要[1-2]。

彩色血流多普勒超声在诊断附睾睾丸结核中有较高的特异性，可作为附睾睾丸结核的首选检查方法。由于附睾结核病理改变的多样性，决定了其超声图像回声的不均匀性，其可表现为实性、囊实、混合性或强回声钙化灶，但多表现为低回声结节，其特点为形态不规则、边界不清楚、内部回声不均匀。当病变侵犯睾丸时，高频超声可显示睾丸内不规则低回声结节[3]。MRI 具有良好的软组织分辨力及多平面成像能力，可更准确 地对病变进行定位分析，图像特点根据结核发展不同而表现不同。附睾结核渗出增殖期，结节常由肉芽或纤维化组 织构成，与正常睾丸实质相比在 T1 呈稍高信号、T2 呈低信号，增强扫描结核结节明显均匀强化；病灶周围可见渗出，部分可累及睾丸及阴囊壁，与周围组织粘连明显，邻近的输精管可以增粗变硬，呈串珠状；睾丸内病灶与附睾结核灶相似，T1 呈等或稍高信号，T2 呈低信号，增强扫描明显强化；附睾结核干酪坏死期结节呈囊实性，实性部分 T1 呈等或稍高信号，T2 呈低信号，囊性部分呈长 T1、长 T2 信号，增强扫描不均匀强化或环形强化，囊性部分是由结核中央干酪样坏死所致；当附睾结核如果由前列腺结核蔓延而至，则在 MRI 扫描范围内可见前列腺内的结核灶，在正常高信号的外周带见到不均匀散在的低信号结节，增强扫描明显强化，典型病变还可见到周围有放射状低信号的条纹，称“西瓜皮征”。精囊腺受累可以见到精囊腺管扩张，囊壁增厚，囊内容物呈低信号，增强扫描囊壁强化[4-6]。

附睾结核需与非特异性附睾炎、附睾腺瘤、附睾精子肉芽肿等疾病相鉴别。非特异性附睾炎多有睾丸附睾疼痛及局部红肿热痛，病程一般较短，抗感染治疗有效，炎性结节的出现与消失都早于 B 超检查所见。对于急性或亚急性附睾炎、睾丸炎的患者，如常规抗感染效果不佳时应考虑结核可能[7-8]。诊断结核后，应足量联合用药抗结核治疗，根据具体情况决定是否需要手术治疗[9]。

总结：在诊断男性生殖系统结核时，需结合详细病史及相关检查，但最终确诊需穿刺活检或组织病理检查。充分认识附睾睾丸结核影像表现及临床表现，完善相关临床实验室检查，预防性使用抗结核药物，可减少该病的漏诊和误诊。

参考文献

1. 张元芳. 现代泌尿外科学和男科学. 上海:复旦大学出版社, 2003: 325.
2. 吴阶平. 吴阶平泌尿外科学. 济南:山东科学技术出版社, 2009: 360 -363.
3. 张亚雄,王哲,赵秋红. 附睾睾丸结核 20 例二维及高频彩色多普勒声像图分析. 慢性病学杂志,2010,12(12):1721.
4. 何海青, 陈邦文, 杨爱春, 等. 前列腺结核MRI诊断的临床价值. 医学影像学杂志, 2012, 22(7): 1186-1189.
5. Engin G,Acunas B,Acunas G, et al. Imanging of extrapulmonary tuberculosis. Radiographics, 2000, 20(2): 471-488.
6. Gueye SM,Ba M,SyUa c,et al. EpidiayIrIal manifestations of urogenital tuberculosis Prog Urol, 1998, 8(2):240-243.
7. 吴俐健, 王笑歌. 睾丸结核12例临床分析. 临床肺科杂志, 2010, 15(12): 1802-1803.
8. 陈彦凡, 陈少贤. 附睾结核15例临床分析. 中国现代医学杂志, 2002, 12(1): 94.
9. Skulil V, Varsa J, Obsltuik M. Six month chemotherapy for genital tuberculosis. Eur Urol, 1985, 11(3): 170-176.

第三部分

肿瘤性疾病

肾上腺肿瘤

3-1　原发性醛固酮增多症

一、临床资料

【病史】

女性患者，58 岁，主因“血压升高 20 年，体检发现右肾上腺肿物 20 天”入院。患者 20 年前无明显诱因出现血压增高，血压最高达 160/90mmHg，曾先后口服降压药控制血压，血压控制在 130/90mmHg，偶有手麻症状。1 个月前，患者无明显诱因出现血压增高，最高 240/120mmHg。20 天前于外院就诊，增强 CT 示右肾上腺腺瘤，左侧肾上腺小腺瘤可能。肾素活性 0.2μg · L^{-1}/h，醛固酮 0.22ng/ml，血管紧张素Ⅱ 99.46ng/ml，钾 3.46mmol/L。

【体格检查】

体温 36.7℃，心率 76 次 / 分，呼吸 17 次 / 分，血压 140/65mmHg。双肾区无隆起、双肾下极未触及，双肾区未触及包块。双肾区无叩痛。双侧输尿管走行区域无压痛，耻骨上膀胱区未见充盈及压痛。

【辅助检查】

（1）肾素活性 0.2μg · L^{-1}/h，醛固酮 0.22ng/ml，血管紧张素Ⅱ 99.46ng/ml，钾 3.46mmol/L。

（2）泌尿系增强 CT（图 3-1-1）：右肾上腺腺瘤，左侧肾上腺小腺瘤可能。

【初步诊断】

右肾上腺腺瘤，原发性醛固酮增多症。

二、病例讨论

【鉴别诊断】

（1）嗜铬细胞瘤：一般表现为阵发性高血压、心悸、头痛、胸闷、大汗等不适，也可表现为持续性血压升高，常伴有头晕、视物模糊、心悸等不适。

（2）肾上腺恶性肿瘤：一般影像学上可见单侧较大肿物，与周围组织分界不清，肿物内可见出血、坏死及囊变，患者多有色素沉着、恶病质等表现。

【治疗方案】

由于患者症状明显，治疗态度积极，术者具有

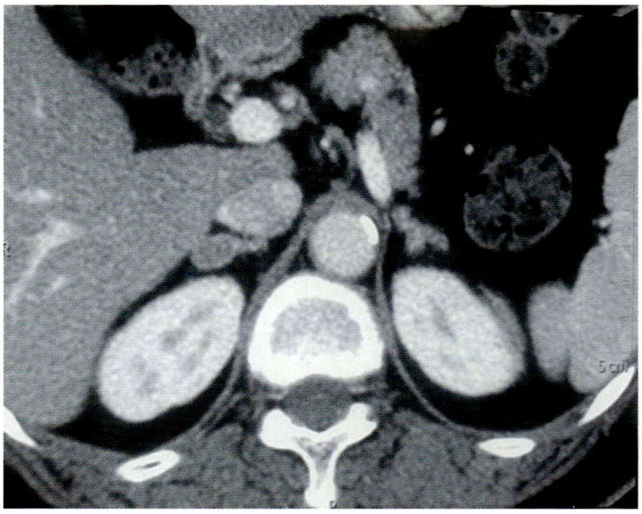

图 3-1-1　CT 示右肾上腺腺瘤，左侧肾上腺小腺瘤可能

丰富的腹腔镜手术经验，决定行腹腔镜右肾上腺部分切除术。

三、手术及术后恢复情况

入手术室麻醉满意后，患者左侧卧位，常规消毒铺单。取右第 12 肋下切口，常规气囊法扩张腹膜后间隙建立腹膜后腔。第 12 肋下、第 11 肋下及髂前上棘上方分别置入 12mm、10mm 和 5mm 套管各一枚。置入 30° 腹腔镜，分别引入分离钳及超声刀，锐性分离扩大腹膜后间隙。切开肾周筋膜，在肾脂肪囊外游离肾，直达膈肌脚。于肾上极内侧探及肾上腺腺瘤，呈球形，直径约 1cm，表面光滑。充分游离腺瘤，较粗血管以 Hem-o-lok 钳夹后切断。与肾上腺连接部以超声刀切断，完整切除瘤体。充分止血，无明显活动性出血，将瘤体置入标本袋，自腋后线小切口取出。缝合并黏合各切口，清点器械敷料无误，术毕。手术过程顺利。用时约 26 分钟，出血 10ml。术中所见参见图 3-1-2，手术过程参见视频 3-1-1（非本例患者手术过程视频，仅供参考）。

V3-1-1

视频 3-1-1

患者术后恢复良好，无并发症发生。术后 6 小时进食，术后 2 天出院。

四、最终诊断

病理诊断：肾上腺皮质结节性增生，最大结节大小约 1.5cm × 1.5cm × 1cm。

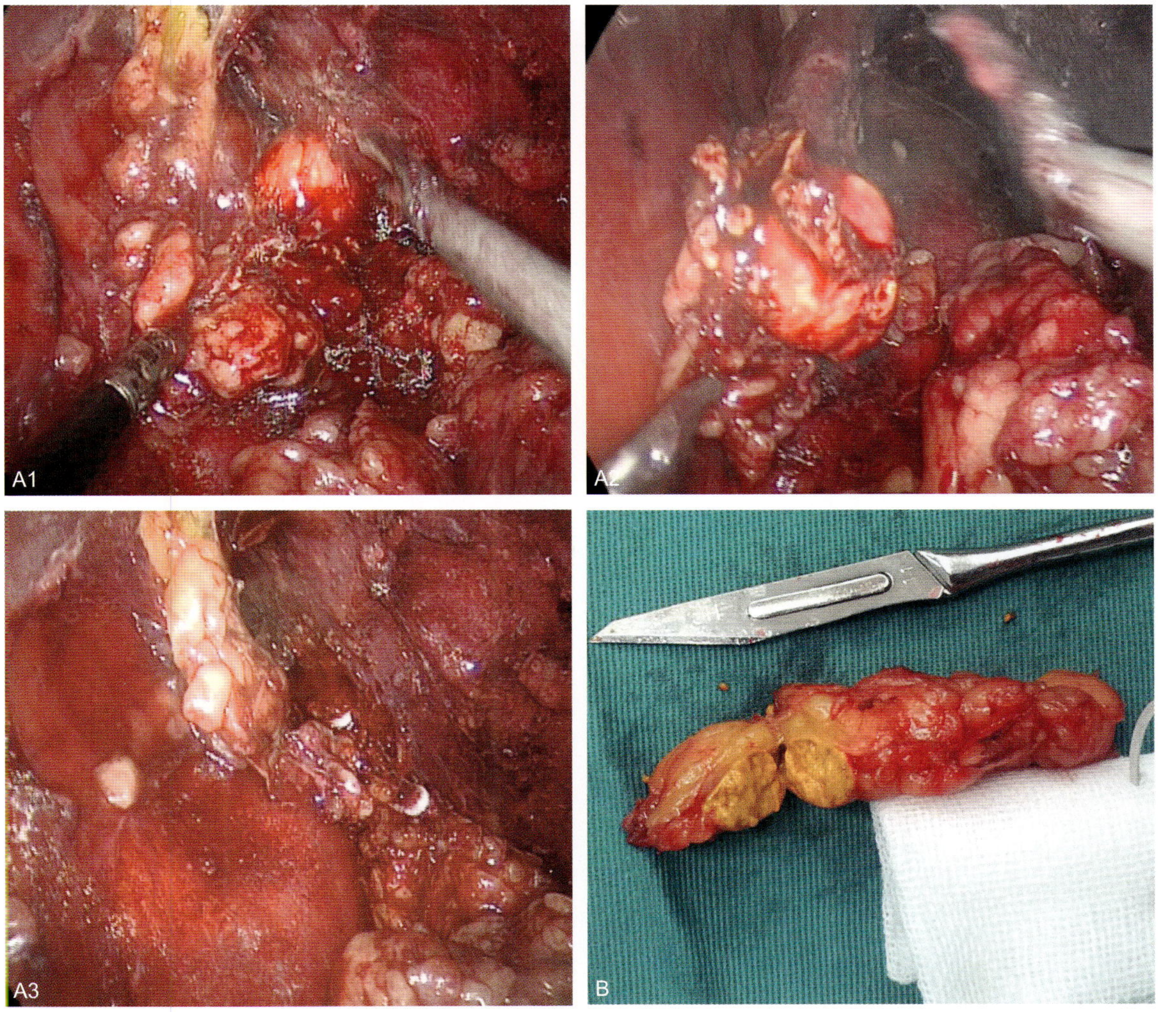

图 3-1-2　术中所见

A1. 显露肿瘤；A2. 切除；A3. 创面；B. 瘤体呈球形，直径约 1cm，光滑，剖面呈金黄色，实性

五、专家点评

原发性醛固酮增多症是由于肾上腺皮质病变致醛固酮分泌增多所致，临床表现为高血压、高醛固酮、低肾素、低血钾、碱中毒等。大约有 95% 的原发性醛固酮增多症是由于特发性双侧肾上腺皮质增生（60%）及有功能的肾上腺皮质腺瘤引起（35%）[1]。其余引起原发性醛固酮增多症的原因有单侧肾上腺增生、肾上腺癌、异位产生醛固酮的肿瘤、家族性高醛固酮血症等。

高血压是原发性醛固酮增多症的最主要表现，血压多呈中等或严重升高。尽管低血钾一直都被作为是原发性醛固酮增多症的经典表现之一，但实际上，在首诊的原发性醛固酮增多症患者中，有 63%～91% 的患者血钾在正常范围[2]。与低血钾相比，血浆醛固酮肾素比（aldosterone/plasma renin activity ratio，ARR）升高则更为常见。Mulatero 等人在一项回顾性研究中发现，使用 ARR 作为筛查指标可以使高血压患者中原发性醛固酮增多症的检出率增加 5～15 倍，而在这些患者中，只有 9%～37% 的患者存在低钾血症[2]。

对于肾上腺结节的影像学检查，上腹薄层 CT（2～3mm）是首选[3]。CT 可检出有功能肾上腺皮质腺瘤、无功能的肾上腺皮质腺瘤以及肾上腺皮质增生[4]。MRI 与 CT 比较，其敏感度更高，但特异度低，且更易受运动伪影的影响[3]。CT 和 MRI 对于有功能肾上腺皮质腺瘤检出的敏感度变化较大，分别为 40%～100% 和 70%～100%，对于直径 <1cm 的有功能肾上腺皮质腺瘤，CT 和 MRI 的检出率更低，只有 25% 左右[4]。另外 CT 和 MRI 对偶发性肾上腺肿物的检出率约有 2%[4]。CT 和 MRI 可以通过脂肪含量对肿物的良恶性进行鉴别。一般来说，脂肪含量高的肿物性质更倾向于良性，而脂肪含量低的肿物其性质更倾向于恶性[5]。

对于原发性醛固酮增多症的患者，其治疗目标是控制血压以及抑制过量醛固酮产生的促炎和促纤维化作用，从而降低患者的死亡率。对于单侧有功能肾上腺皮质腺瘤或单侧肾上腺皮质增生，应行患侧肾上腺切除术，手术方式以腹腔镜肾上腺切除术为佳[3]。与开放手术相比，腹腔镜肾上腺切除术术后并发症更少，并且术后住院时间更短。腹腔镜肾上腺切除术术后并发症概率为 5%～7%，术后死亡率 <1%，因此，腹腔镜肾上腺切除术可作为标准术式[3, 6]。多数患者术后血压得以控制，醛固酮及血钾水平可以恢复正常，由此带来的益处远远超过手术所带来的风险。

术后几乎所有患者的低血钾症状都可以得到缓解，56%～77% 的患者血压可以降至 160/55mmHg 以下，且抗高血压药物的使用也得以减少[7]。另外，Sukor 等对 22 名接受腹腔镜肾上腺切除术的患者进行了 9 个月的随访，发现术后 3 个月后，患者的生活质量就可以得到明显改善[8]。

参考文献

1. Wein AJ, Kavoussi LR. Campbell-Walsh urology. 10 ed. Philadelphia: Elsevier Inc, 2012.
2. Mulatero P, Stowasser M, Loh KC, et al. Increased diagnosis of primary aldosteronism, including surgically correctable forms, in centers from five continents. J Clin Endocrinol Metab, 2004, 89(3): 1045-1050.
3. Mulatero P, Monticone S, Veglio F. Diagnosis and treatment of primary aldosteronism. Rev Endocr Metab Disord, 2011, 12(1):3-9.
4. Stowasser M, Gordon RD, Rutherford JC, et al. Diagnosis and management of primary aldosteronism. J Renin Angiotensin Aldosterone Syst, 2001, 2(3): 156-169.
5. Patel SM, Lingam RK, Beaconsfield TI, et al. Role of radiology in the management of primary aldosteronism. Radiographics, 2007, 27(4): 1145-1157.
6. Walz MK, Gwosdz R, Levin SL, et al. Retroperitoneosco picadrenalectomy in Conn's syndrome caused by adrenal adenomas or nodular hyperplasia. World J Surg, 2008, 32(5): 847-853.
7. Meyer A, Brabant G, Behrend M. Long-term follow-up after adrenalectomy for primary aldosteronism. World J Surg, 2005, 29(2): 155-159.
8. Sukor N, Kogovsek C, Gordon RD, et al. Improved quality of life, blood pressure, and biochemical status following laparoscopic adrenalectomy for unilateral primary aldosteronism.J Clin Endocrinol Metab, 2010, 95(3): 1360-1364.

3-2 非 ACTH 依赖性库欣综合征

一、临床资料

【病史】

女性患者，54 岁，主因“血压升高 20 年，发现左肾上腺肿物 20 天”入院。患者 20 年前于分娩后发现血压升高，具体数值不详，无明显症状，未予重视，5 年前出现夜间入睡时突发全身乏力、四肢发抖，于外院测血压 190/130mmHg，予输液降压治疗，后口服降压药，血压控制不佳。1 年前无明显诱因出现潮热、心慌、乏力、手脚发抖，测血压 160/100mmHg，休息后自行好转。20 天前患者于外院行 24 小时动态血压监测示平均血压 150/112mmHg，头颅 CT 平扫未见异常，肾上腺 CT 平扫示：左肾上腺异常圆形低密度影，考虑左肾上腺瘤。为求进一步治疗入院。

【体格检查】

全身皮肤未见紫纹，心率 70 次 / 分，心律不齐，双肾、输尿管及肾上腺体检未见异常。

【辅助检查】

（1）头颅 CT：头颅 CT 平扫未见明确病变。

（2）腹部 CT 增强扫描：左侧肾上腺低密度结节，直径约 2.7cm，边界清楚，密度较均匀，增强后呈轻度强化，腺瘤可能性大。左肾囊肿（图 3-2-1）。

（3）血清激素测定：结果见表 3-2-1。

表 3-2-1 血清激素测定结果

皮质醇	数值（μg/dl）	ACTH	数值（pg/ml）
8AM	8.8	8AM	2.91
4PM	10.93	4PM	5.05
0AM	4.88	0AM	<1.00

（4）过夜地塞米松抑制试验：皮质醇 8AM：2.89 μg/dl。

（5）小地塞米松抑制试验：皮质醇 8AM：3.62 μg/dl。

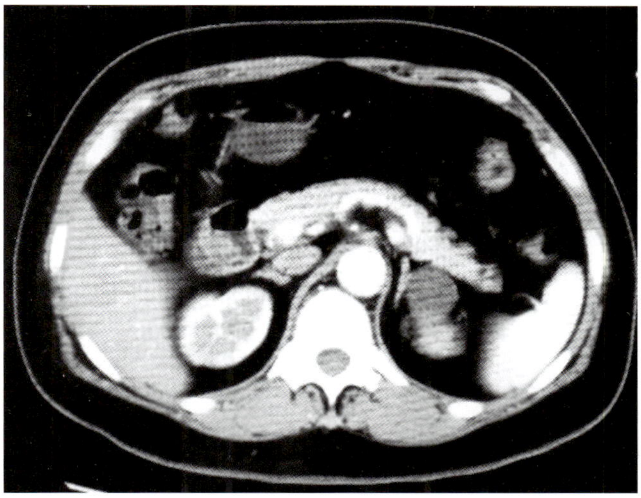

图 3-2-1 腹部 CT 增强扫描

（6）去甲肾上腺素（norepinephrine，NE）：4.108 pmol/ml；肾上腺素（epinephrine，E）：0.404 pmol/ml；多巴胺（dopamine，DA）：0.144 pmol/ml。

（7）卧立位肾素 - 血管紧张素 - 醛固酮系统（renin-angiotensin-aldosterone system，RAAS）测试：结果见表 3-2-2。

表 3-2-2 卧立位 RAAS 测试结果

	卧位	立位
肾素活性（$\mu g \cdot L^{-1}/h$）	0.82	1.12
血管紧张素Ⅱ（pg/ml）	36.88	47.76
醛固酮（pg/ml）	157.0	172.91

【初步诊断】

肾上腺肿瘤，库欣综合征。

二、病例讨论

【鉴别诊断】

（1）原发性醛固酮增多症：患者无肌无力、肌肉麻痹、烦渴多尿等症状，入院查血钾正常，立位 RAAS 测试示：肾素活性 $1.12\mu g \cdot L^{-1}/h$、血管紧张素

Ⅱ 47.76 pg/ml、醛固酮 172.91pg/ml。考虑原发性醛固酮增多症可能性不大。需待术后病理确诊。

（2）嗜铬细胞瘤：患者无头痛、心悸、大汗淋漓、憋闷等嗜铬细胞瘤典型症状，入院查血儿茶酚胺值均正常，考虑嗜铬细胞瘤可能性不大。需待术后病理确诊。

【治疗方案】

患者有手术意愿，考虑肾上腺肿瘤导致皮质醇节律紊乱，准备行手术治疗，由于肾上腺位置较高，且术者有丰富的腹腔镜经验，决定行腹腔镜肾上腺切除术。做好术前准备，严格控制血压在120/80mmHg 以下。

三、手术及术后恢复情况

入手术室麻醉满意后患者右侧卧位，常规消毒铺单。沿左第 12 肋下做 3cm 斜切口，常规气囊法扩张腹膜后间隙建立腹膜后腔。第 12 肋下、第 11 肋下及髂嵴上方分别置入 10mm、10mm 和 5mm 套管。置入 30° 腹腔镜，分别引入分离钳及超声刀，充分游离肾中、上极腹侧和背侧，在肾上腺与肾上极之间无血管间隙游离腺瘤。见腺瘤呈球形，直径约 4cm，遇血管用 Hem-o-lok 分别夹闭后切断，完整切除腺瘤（图 3-2-2），另见约 1cm 肾上腺片状增厚，切除，保留其余正常肾上腺组织，用标本袋将腺瘤从切口取出，充分止血，创面填充可吸收止血纱，留置 F20 引流管，关闭切口。手术顺利，术中出血 20ml。标本送病检。

患者术中静滴氢化可的松 100mg am，术后当日静脉滴注氢化可的松 100mg 16：00pm；第 1 天静滴氢化可的松 200mg；术后第 3、4、5 天连续静滴氢化可的松 100mg。患者恢复良好，术后第 6 天出院。

四、最终诊断

病理诊断：（左肾上腺）：肾上腺皮质腺瘤，大小 3.2cm × 3.0cm × 2.5cm。另见肾上腺组织，可见肾上腺皮质结节性增生。

五、专家点评

皮质醇增多症又称库欣综合征（Cushing syndrome），Harvey Cushing 于 1912 年首先报道此病，是由多种原因使肾上腺皮质分泌过多糖皮质类固醇激素所致。其中，不依赖促肾上腺皮质激素（adrenocorticotropic hormone，ACTH）的为原发性皮质醇增多症，包括肾上腺皮质腺瘤、肾上腺皮质癌、双侧肾上腺小结节性增生等[1]。

解剖学研究表明 40 岁以上的成年人中发现有肾上腺皮质肿瘤的占 10%，其中，多数患者为隐匿性的皮质醇增多症，1/3 的患者表现为库欣综合征[1]。最多见的临床表现为体重增加，其他常见症状有多血质面貌、满月脸、水牛背、高血压、闭经、痤疮、继发性糖尿病和骨质疏松等。

皮质醇增多症的诊断性检查主要基于下丘脑 -

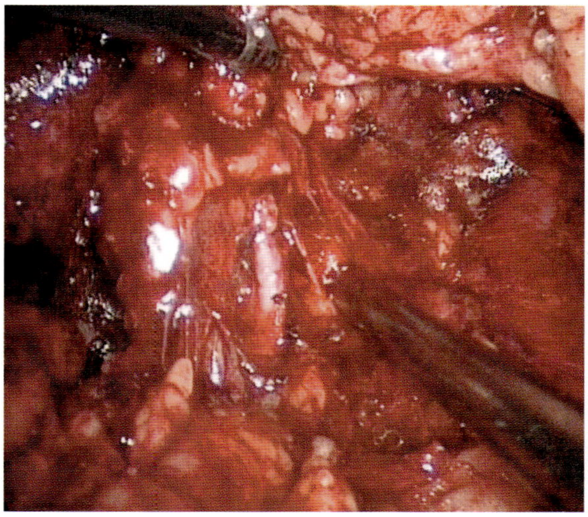
肾上腺静脉

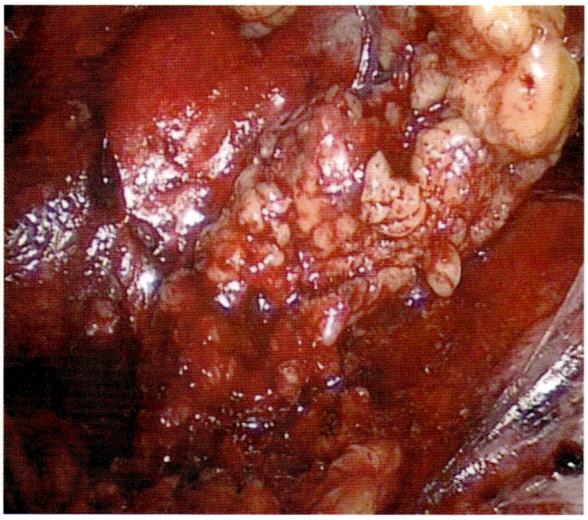
肾上腺腺瘤

图 3-2-2 术中所见

垂体 - 肾上腺轴的调节异常进行。常用的筛查性检查是 24 小时尿游离皮质醇（urinary free cortisol，UFC）定量，若测量值大于 70μg/d，则可进一步行小剂量地塞米松抑制试验及大剂量地塞米松抑制试验，若不能被抑制，则可基本诊断皮质醇增多症，若上午 8 点 ACTH 的测量值低于正常，则可以考虑原发性皮质醇增多症[2]。除了上述的定性诊断外，还需进行定位诊断，影像学方法包括肾上腺的计算机断层扫描（CT）及核磁共振成像（MRI）。CT 增强扫描可清晰地显示肾上腺的轮廓、肿瘤位置以及与周围血管的关系，因此较 MRI 更具有诊断意义。如果 ACTH 的测量值在正常范围内，注意进行垂体的影像学检查以排除垂体的相关疾病[3]。此例患者主要表现为药物难以控制的高血压，行腹部 CT 检查提示肾上腺肿瘤，入院后查小剂量地塞米松抑制试验结果为不能被抑制，因此诊断为肾上腺肿瘤所致的皮质醇增多症。

原发性皮质醇增多症主要依靠手术治疗切除病灶，对于有高血压症状的患者，可予口服多沙唑嗪片降压治疗，严格控制血压在 120/80mmHg 以下。目前的手术方式主要是腹腔镜肾上腺切除术，腹腔镜手术具有术野清晰、出血少、术后恢复快等优势[4-6]，由于肾上腺血管丰富，因此手术过程中注意仔细结扎血管，防止术后结扎处出血。由于长期受肿瘤分泌的激素影响，垂体的促激素受到抑制，当肿瘤经过手术治疗切除后，垂体促激素仍低于正常水平，此时肾上腺激素过低容易诱发肾上腺危象，为了防止这种状况，术中、术后可以静脉输注适量的氢化可的松，以后仍需长期口服激素以补充体内不足的激素量。

总之，原发性皮质醇增多症为肾上腺疾病引起体内糖皮质激素过多所致，确立诊断包括定性诊断及定位诊断两方面，行增强 CT 检查可明确肾上腺病灶。目前的主要治疗方法为腹腔镜肾上腺切除术，术后注意补充肾上腺皮质激素，因此需要密切注意患者围术期的激素水平及临床表现，谨防发生肾上腺危象。

参考文献

1. Porterfield JR, Thompson GB, Young WF, et al. Surgery for Cushing's syndrome: an historical review and recent ten-year experience.World J Surg, 2008, 32(5):659-677.
2. Dichek HL, Nieman LK, Oldfield EH, et al. A comparison of the standard high dose dexamethasone suppression test and the overnight 8-mg dexamethasone suppression test for the differential diagnosis of adrenocorticotropin-dependent Cushing's syndrome. J Clin Endocrinol Metab, 1994, 78(2): 418-422.
3. Pugliese R, Boniardi M, Sansonna F, et al. Outcomes of laparoscopic adrenalectomy. Clinical experience with 68 patients. Surg Oncol, 2008, 17(1): 49-57.
4. Hasan R, Harold KL, Matthews BD, et al. Outcomes for laparoscopic bilateral adrenalectomy. J Laparoendosc Adv Surg Tech A, 2002, 12(4): 233-236.
5. Shichman SJ, Herndon CDA, Sosa RE, et al. Lateral transperitoneal laparoscopic adrenalectomy. World J Urol, 1999, 17(1): 48-53.

3-3 ACTH 依赖性库欣综合征

一、临床资料

【病史】

女性患者，41 岁，主因“阵发性血压增高 2 年，发现左肾上腺肿瘤 1 周”，患者 2 年前发现血压升高，最高达 170/100mmHg，为阵发性升高，伴头痛、大汗，情绪激动时血压波动明显，偶有四肢麻木，无运动障碍。服用“美托洛尔、硝苯地平缓释片”控制血压，效果欠佳。1 周前体检发现左肾上腺肿瘤，大小 1.9cm。为进一步诊治收入我院。

【体格检查】

体温 36.5℃，心率 76 次 / 分，呼吸 12 次 / 分，血压 170/110mmHg。多血质面容，眼球突出，腰部可见紫纹。双侧肾上腺、双肾及输尿管体检无阳性体征。

【辅助检查】

（1）血清激素测定，结果见表 3-3-1。

表 3-3-1 血清激素测定

皮质醇	数值（g/dl）	ACTH	数值（pg/ml）
8AM	6.07	8AM	5.69
4PM	6.65	4PM	<1.00
0AM	5.38	0AM	2.13

（2）过夜地塞米松抑制试验：皮质醇（8AM）：5.75 μg/dl；促肾上腺皮质激素（8AM）：<1.00。

（3）小剂量地塞米松抑制试验：皮质醇（8AM）：6.19 μg/dl；促肾上腺皮质激素（8AM）：<1.00。

（4）大剂量地塞米松抑制试验：皮质醇（8AM）：8.28 μg/dl；促肾上腺皮质激素（8AM）：1.54。

（5）去甲肾上腺素（NE）：1.661 pmol/ml；肾上腺素（E）：0.147 pmol/ml；多巴胺（DA）：0.059 pmol/ml。

（6）卧立位 RAAS，结果见表 3-3-2。

表 3-3-2 卧立位 RAAS

	卧位	立位
肾素活性（$\mu g \cdot L^{-1}/h$）	0.82	1.12
血管紧张素Ⅱ（pg/ml）	36.88	47.76
醛固酮（pg/ml）	157.0	172.91

（7）泌尿系超声：左肾上腺肿瘤，大小 1.9cm。

（8）MRI：垂体右侧异常信号，考虑微腺瘤可能性大。

【初步诊断】

左侧肾上腺肿瘤，继发性库欣综合征。

二、病例讨论

【鉴别诊断】

（1）原发性醛固酮增多症：患者无肌无力、肌肉麻痹、烦渴多尿等症状，入院查血钾正常，立位肾素—血管紧张素—醛固酮系统功能检查（RAAS）示：肾素活性 $1.12\mu g \cdot L^{-1}/h$、血管紧张素Ⅱ 47.76 pg/ml、醛固酮 172.91pg/ml。考虑原发性醛固酮增多症可能性不大。需待术后病理确诊。

（2）嗜铬细胞瘤：患者无头痛、心悸、大汗淋漓、憋闷等嗜铬细胞瘤典型症状，入院查血儿茶酚胺值均正常，考虑嗜铬细胞瘤可能性不大。需待术后病理确诊。

【治疗方案】

患者有手术意愿，考虑肾上腺位置较高，术者有丰富的腹腔镜手术经验，决定行腹腔镜左侧肾上腺切除术，术前严格控制血压在 120/80mmHg 以下。

三、手术及术后恢复情况

麻醉满意后患者右侧卧位，常规消毒铺单。沿左第 12 肋做 2.5cm 斜切口，常规气囊法扩张建立腹膜后腔。第 12 肋下、第 11 肋下及髂嵴上方分别置入 10mm、5mm 和 10mm 套管各一个，置入 30° 腹腔镜，分别引入分离钳及超声刀，锐性、钝性结合扩大腹膜后间隙。切开肾周筋膜及脂肪囊，充分游离肾中、上极腹侧和背侧，之后将肾上腺与肾上极之间无血管间隙游离，显露肿瘤，见肿瘤位于肾上腺上极，大小约 3.0cm。用 Hem-o-lok 夹闭肿瘤供应血管后切断，保留下极部分正常肾上腺组织。完整切除肿瘤。用标本袋将肿瘤从切口取出。充分止血，无明显活动出血，创面覆盖可吸收止血纱布。留置 F20 引流管，关闭切口。术中出血约 3ml，切开标本：黄色实性肿瘤，直径 3.0cm，包膜完整。

术后第 1 天静滴氢化可的松 200mg（AM），100mg（PM）；第 2 天静滴氢化可的松 100mg（AM），50mg（PM）；术后第 3 天改口服泼尼松 12.5mg（AM），7.5mg（PM）。患者恢复良好，术后第 4 天出院，建议患者于神经外科门诊复查明确垂体微腺瘤诊断并制定进一步治疗方案。

四、最终诊断

（左）肾上腺皮质腺瘤，大小 2.2cm × 2.2cm × 1.7cm，部分细胞轻度异型。

五、专家点评

继发性皮质醇增多症是指促肾上腺皮质激素（ACTH）依赖性的皮质醇增多症。其病因包括垂体瘤或下丘脑—垂体功能紊乱、异位 ACTH 样肿瘤以及医源性糖皮质激素增多症，其中最常见的病因是垂体微腺瘤，又称为库欣病[1]。

继发性皮质醇增多症患者的临床症状同原发性患者类似，除此之外，垂体微腺瘤患者还可有头痛、视力下降、月经异常等表现。诊断皮质醇增多症需要明确是否为 ACTH 增高所致肾上腺皮质激素异常升高。检查应包括尿 24 小时尿游离皮质醇定量（UFC）、血 ACTH 检测、小剂量地塞米松抑制试验及大剂量地塞米松抑制试验等检查，大剂量地塞米松抑制试验可用于鉴别库欣病和异位 ACTH 综合征，前者仅表现为对糖皮质激素负反馈的部分抵抗，后者则表现为完全抵抗[2]。此外，有鉴别意义的方法有甲吡酮刺激试验和颞骨岩部静脉窦穿刺等。

对于继发性的皮质醇增多症患者，可以通过阻断类固醇合成的药物治疗来改善症状，如阻断胆固醇向孕烯醇酮转化的氨鲁米特、阻断 11- 去氧皮质醇向皮质酮和酮康唑转化的甲双吡丙酮以及在类固醇生物合成早期和晚期步骤中阻断细胞色素 P450 介导的侧链裂解和羟基化作用的抗真菌药物。其他有部分疗效的药物有酮康唑和皮质醇受体阻滞剂米非司酮[3]。

手术治疗库欣病的主要方式是经蝶窦垂体肿瘤切除术，而严重的库欣病患者可尝试行双侧肾上腺切除术，术后予类固醇替代疗法。1971 年，Hardy[4] 报道了在保留垂体功能前提下经碟垂体显微外科手术切除垂体腺瘤的经验，该项技术逐渐成为治疗库欣病的最有效方式。治愈率高，效果直接、并发症少。术后可能出现皮质醇水平减低、暂时性尿崩症等并发症。

考虑到此例患者肾上腺腺瘤诊断明确，考虑有垂体微腺瘤，最终采用的治疗方式为腹腔镜下肾上腺肿瘤切除术，围术期予皮质醇替代治疗，术后患者于神经外科门诊随访进一步明确垂体微腺瘤诊断，并制定相关的治疗方案。

参考文献

1. Foisy M, Yakiwchuk E, Chiu I, et al. Adrenal suppression and Cushing’s syndrome secondary to an interaction between ritonavir and fluticasone: a review of the literature. Hiv Med, 2008, 9(6): 389-396(8).
2. Costa MH, Lacroix A. Cushing’s syndrome secondary to ACTH-Independent macronodular adrenal hyperplasia. Arq. bras.endocrinol.metab, 2007, 51(8): 1226-1237.
3. Uecker JM, Janzow MT. A Case of Cushing Syndrome Secondary to Ectopic Adrenocorticotropic Hormone Producing Carcinoid of the Duodenum. Am Surg, 2005, 71(71): 445-446(2).
4. Hardy J. Transsphenoidal hypophysectomy. J Neurosurg, 1971, 34(4): 582-594.

3-4 嗜铬细胞瘤——后腹腔镜下肿物切除

一、临床资料

【病史】

男性患者，27 岁，主因“血压升高 2 年，发现右肾上腺肿物 1 个月”入院。患者 2 年前发现血压升高，最高达 180/120mmHg，伴头晕、头胀等症状，自服“卡托普利、美托洛尔、得高宁”等降压药物治疗，降压效果尚可。1 个月前患者感头晕症状加重，服用降压药物效果不佳，在外院行彩超检查示右侧肾上腺实性肿物，遂至我院就诊，泌尿系增强 CT 示右肾上腺肿块，嗜铬细胞瘤可能。血去甲肾上腺素 57.454pmol/ml。

【体格检查】

体温 36.8℃，心率 80 次 / 分，呼吸 18 次 / 分，血压 148/100mmHg。双肾区无隆起、双肾下极未触及，双肾区未触及包块。双肾区无叩痛。双侧输尿管走行区域无压痛，耻骨上膀胱区未见充盈及压痛。

【辅助检查】

（1）血去甲肾上腺素 57.454pmol/ml。

（2）泌尿系 B 超：右侧肾上腺实性肿物。

（3）泌尿系增强 CT（图 3-4-1）：右肾上腺区可见一混杂密度灶，与肾上腺分界欠清，大小约 4.6cm × 4.3cm × 4.2cm，右侧肾上腺显示欠清；病灶平扫CT值约35Hu，增强后周边强化明显，CT值约126Hu，中心低密度未见明显强化，延迟期周边强化部分CT值约86Hu。左侧肾上腺大小、形态未见异常，实质内未见异常密度灶。

CT示右肾上腺区可见一混杂密度灶，与肾上腺分界欠清，大小约4.6cm×4.3cm×4.2cm。

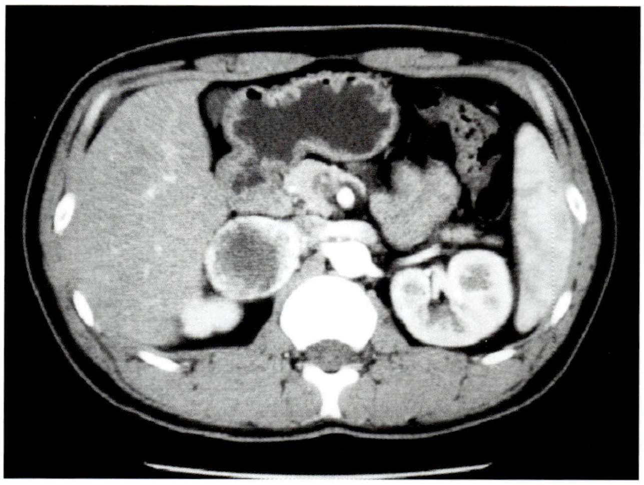

图3-4-1 泌尿系增强CT

【初步诊断】

右肾上腺嗜铬细胞瘤。

二、病例讨论

【鉴别诊断】

（1）原发性醛固酮增多症：此类患者多出现血压升高，低钾血症、高尿钾，肾上腺占位性病变或增生。服用螺内酯后可出现血压降低、血钾升高、尿钾降低。

（2）库欣综合征：患者多有体重增加、向心性肥胖、皮肤紫纹、多血质、皮肤菲薄等表现，伴有血糖、血压升高及脂代谢紊乱，可完善皮质醇、ACTH节律、尿游离皮质醇进一步了解，必要时行地塞米松抑制试验、垂体MRI以明确。

【治疗方案】

患者高血压症状明显，血压波动大，治疗态度积极，术者具有丰富的腹腔镜手术经验，决定行腹腔镜右肾上腺部分切除术。术前2周口服酚苄明20mg，每日两次，服用至术前一晚。术晨予1000ml乳酸林格液静脉点滴。

三、手术及术后恢复情况

入手术室麻醉满意后，患者左侧卧位，常规消毒铺单。脐下小切口，气腹针穿刺入腹，建立气腹。置入12mm套管针，并置入30°腹腔镜。监视下分别于腹直肌右侧缘肋缘下、腹直肌右侧缘肋缘下6cm及剑突下置入2个12mm和一个5mm套管，分别引入超声刀、分离钳及牵引器。挑起肝，于肝与结肠之间可见腹膜后肿物向前突出。切开肿瘤表面的腹膜，紧贴肿瘤游离，将肿瘤及与肿瘤相连的部分肾上腺一并切除，肾上腺断面以Hem-o-lok夹闭止血。将标本装袋，冲洗伤口，创面覆盖止血胶，留置伤口引流管经右侧腹部穿刺口引出。扩大脐下切口，将标本取出。缝各个切口，黏合皮肤，术毕（图3-4-2）。手术过程顺利，用时约72分钟，术中出血极少。分离肿瘤过程中血压有轻微波动，术后按常规入ICU。术中所见参见图3-4-2。

台下看标本：切面实性，外周暗红色鱼肉样，中心白色瘢痕样组织。

患者术后常规入ICU观察24小时，未出现严重并发症，恢复良好，24小时后转回普通病房。术后第1天进流食，术后第2天拔除尿管，术后第3天拔除盆腔引流管，术后第4天出院。

四、最终诊断

病理诊断：肾上腺嗜铬细胞瘤，大小4.5cm×4.2cm×4.0cm，部分肿瘤细胞核有异型，伴部分区域坏死。

五、专家点评

嗜铬细胞瘤（pheochromocytoma，PHEO）是肾上腺髓质以及其他任何肾上腺能系统的嗜铬组织产生过多儿茶酚胺（包括肾上腺素、去甲肾上腺素、多巴胺）的肿瘤。在高血压患者中，有0.5%是由嗜铬细胞瘤引起的；在偶发性肾上腺肿物中，约有5%为嗜铬细胞瘤；所有嗜铬细胞瘤中，有10%～25%是偶然发现的[1]。

嗜铬细胞瘤对患者的影响主要在于致死性心血管事件和肿瘤转移。最近的一组数据显示，在嗜铬细胞瘤患者中，心血管事件的发生率为19.3%[2]。对

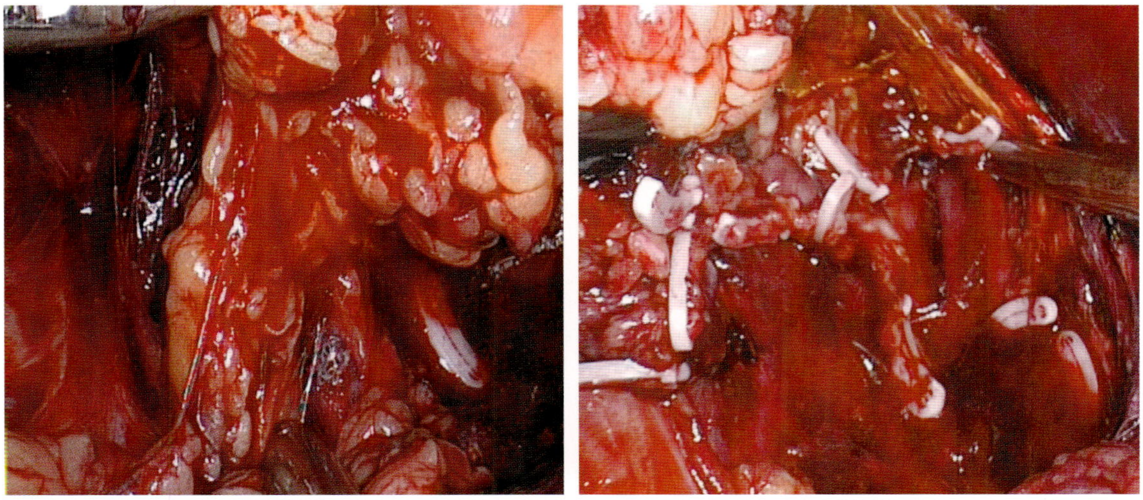

显露肿瘤　　创面

图 3-4-2 术中所见

于未诊断的嗜铬细胞瘤患者，许多药物和诊疗操作都可带来致命的后果。如果术前未诊断出嗜铬细胞瘤而未进行相应的术前准备，手术的死亡率可以达到 50%[3]。有 10%～17% 的嗜铬细胞瘤会发生转移，转移性嗜铬细胞瘤患者的 5 年生存率为 40%～77%，其死亡原因主要为心血管事件[2]。因此及时发现嗜铬细胞瘤对于患者的预后是十分重要的。

嗜铬细胞瘤最常见的临床表现包括高血压（80%～90%），心悸（60%），头痛（50%），出汗（50%），面色苍白（40%）以及精神症状如焦虑和惊恐（35%）[4-5]。阵发性头痛、出汗、心悸同时出现时，对嗜铬细胞瘤的诊断特异度可达 90% 以上[5]。其他几种症状有体重减轻、乏力、震颤、恶心、呼吸困难、头晕、面色潮红、体位性低血压以及高血糖。患者可发生高血压危象、休克或急性心血管事件如心肌梗死。嗜铬细胞瘤的症状有 65% 呈阵发性，通常持续几分钟至 1 小时[4]。有 50%～60% 的患者有持续性的高血压，30% 的患者呈阵发性高血压，还有 10%～20% 的患者血压在正常范围内[5]。

在诊断嗜铬细胞瘤时，对儿茶酚胺类及其代谢产物的检查是十分重要的。这些检查主要包括血尿儿茶酚胺浓度、间甲肾上腺素（metanephrine，MN）、去甲间甲肾上腺素（nor-metanephrine，NMN）和尿香草扁桃酸（vanilmandelic acid，VMA）。其诊断的灵敏度和特异度各有差异（表 3-4-1）[5]。对嗜铬细胞瘤的定位诊断最好在有明确的生化学证据后再进行，腹部及盆腔 CT 平扫及增强扫描是对嗜铬细胞瘤定位的最常用方法。MRI 与 CT 的灵敏度和特异度相近，分别为 90%～100% 和 70%～80%，因此也可作为对嗜铬细胞瘤进行定位诊断的方法[6]。运用 ^{131}I 标记的间碘苄胍（^{131}I-MIBG）进行核素显像有更高的特异性（95%～100%），并且可以进行全身显像，可用于转移性嗜铬细胞瘤的诊断[5]。

表 3-4-1 儿茶酚胺类及其代谢产物对嗜铬细胞瘤诊断的灵敏度和特异度[5]

	灵敏度	特异度
血浆游离MN	99%	89%
血浆儿茶酚胺浓度	84%	81%
尿儿茶酚胺浓度	86%	88%
尿MN及NMN	97%	69%
尿总MN	77%	93%
VMA	64%	95%

嗜铬细胞瘤需进行手术治疗，充分的术前准备对手术的安全进行和患者的预后至关重要。手术方式有开放手术和腹腔镜手术两种。开放手术可能需要行胸腹联合切口，并且其出血量大，患者术后恢复时间长，腹腔镜手术已成为首选方法。传统认为直径大于 6cm 的肿瘤是腹腔镜手术的禁忌证，最近认为腹腔镜不能用于直径大于 10cm 的肿瘤[7]，但近来也有利用腹腔镜切除更大体积肿瘤的报道[8]。与传统开放手术相比，腹腔镜手术可以显著降低术后死亡率、缩短住院时间、减少医疗费用。运用腹

腔镜治疗嗜铬细胞瘤，发生术后并发症的概率小于8%，中转开腹率小于5%[5]。对于双侧嗜铬细胞瘤的患者，为保证肾上腺功能，可行肾上腺部分切除术，但残余肾上腺肿瘤复发率为10%[5]。

嗜铬细胞瘤患者术后复发率为17%，且多见于肾上腺外嗜铬细胞瘤和家族性嗜铬细胞瘤患者[9]。所有患者术后应每年进行随访，持续10年，家族性嗜铬细胞瘤的患者则应终身随访[1]。

参考文献

1. Wein AJ, Kavoussi LR. Campbell-Walsh urology. 10 ed. Philadelphia: Elsevier Inc,2012, 1305-1312.
2. Zelinka T, Petrak O, Turkova H, et al. High incidence of cardiovascular complications in pheochromocytoma. Horm Metab Res, 2012, 44(5):379-384.
3. Prejbisz A, Lenders JW, Eisenhofer G, et al. Mortality associated with phaeochromocytoma. Horm Metab Res, 2013; 45(2):154-158.
4. Jones AG, Evans PH, Vaidya B. Phaeochromocytoma. BMJ, 2012, 344:1042.
5. Lenders JWM, Eisenhofer G, Mannelli M, et al. The Lancet, 2005, 366(9486): 665-675.
6. Ilias I, Pacak K. Current approaches and recommended algorithm for the diagnostic localization of pheochromocytoma. J Clin Endocrinol Metab, 2004, 89(2): 479-491.
7. Bambach CP. Adrenal surgery: an update. ANZ J Surg, 2003, 73(10): 850-852.
8. Chaudhary R, Deshmukh A, Singh K, et al. Laparoscopic resection of a large (11 cm) adrenal phaeochromocytoma. BMJ Case Rep, 2011:2011.
9. Brunt LM, Lairmore TC, Doherty GM, et al. Adrenalectomy for familial pheochromocytoma in the laparoscopic era. Ann Surg, 2002, 235(5): 713-720.

3-5 嗜铬细胞瘤——腹腔镜下经腹经肠系膜嗜铬细胞瘤切除术

一、临床资料

【病史】

患者男性，19岁。主因“体检发现双侧肾上腺肿物1周”入院。患者1周前体检行B超提示双肾上腺肿物，无高血压、心悸、胸闷等不适，偶有头痛、腰痛。行眼底及头颅CT未见明显异常，查内分泌指标示血去甲肾上腺素增高，我院行泌尿系增强CT示：双侧肾上腺肿物，考虑嗜铬细胞瘤可能性大，腹主动脉旁多发淋巴结，肠系膜内多发淋巴结，性质待查。

【体格检查】

一般情况可，生命体征平稳。无水牛背、满月脸。泌尿外科专科查体未见明显异常。

【辅助检查】

（1）眼底检查：未见明显异常。

（2）头颅CT：未见明显异常。

（3）泌尿系增强CT（图3-5-1）：双侧肾上腺区可见类圆形软组织肿块，左侧大小约4.4cm×4.2cm×3.9cm，右侧大小约5.7cm×6.5cm×4.5cm，密度不均匀，边界清晰，双侧肿块可见低密度灶，右侧肿块内可见点状钙化，增强扫描软组织密度区可见不均匀强化，平扫、动脉、静脉及延迟期CT值左侧分别为33Hu、128Hu、117Hu、88Hu，右侧分别为33Hu、141Hu、109Hu、88Hu；右侧肾上腺正常结构未见显示，左侧肾上腺正常结构可见显示，增强后未见异常强化，左侧肾上腺区肿物与左侧肾上腺外侧支分界不清，提示双侧肾上腺占位性病变，考虑嗜铬细胞瘤可能性大，腹主动脉旁多发淋巴结，转移不除外，肠系膜内多发淋巴结，性质待定。

（4）内分泌检查：血管紧张素Ⅰ（立位）3.47ng/ml，血管紧张素Ⅱ（立位）71pg/ml，肾素（立位）18pg/ml，醛固酮（立位）115pg/ml，去甲肾上腺素34.75pmol/ml，肾上腺素0.153pmol/ml，多巴胺0.189pmol/ml，皮质醇12.9ug/dl。

（5）入院查血常规、血生化及尿常规未发现异常。

（6）胸部X线等排除远处转除检查：未见明显异常及远隔转移。

【初步诊断】

双侧肾上腺区肿物，嗜铬细胞瘤可能。

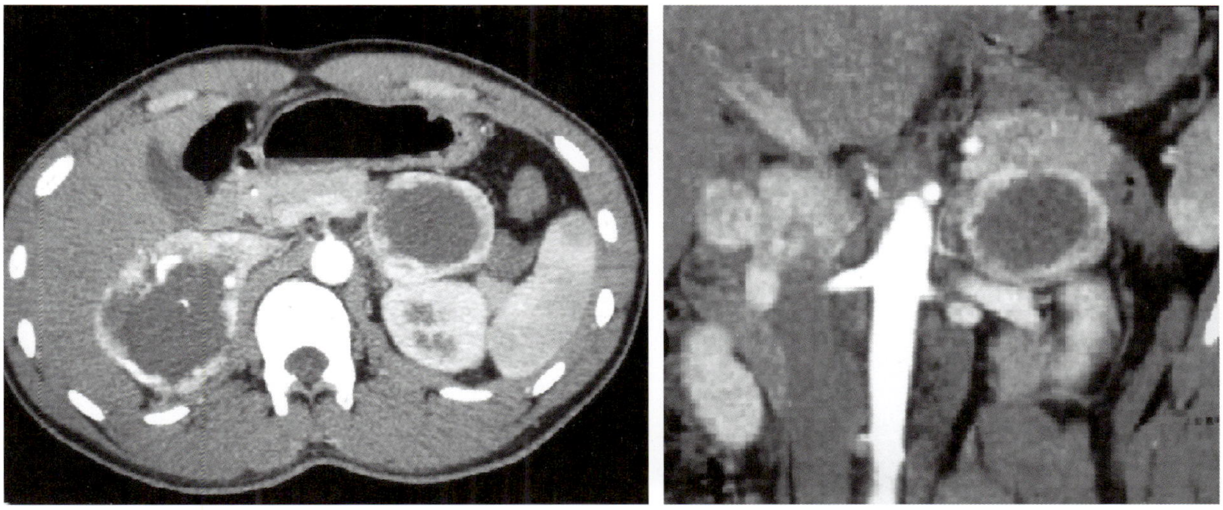

图 3-5-1 泌尿系增强 CT

二、术前讨论

【诊断及鉴别诊断】

双侧肾上腺区肿物，嗜铬细胞瘤可能：患者 B 超发现双侧肾上腺区肿物 1 周，内分泌检查示：去甲肾上腺素升高。行泌尿系增强 CT 示双肾上腺区肿物，嗜铬细胞瘤可能性大。故考虑该诊断明确，无需鉴别。

【治疗方案】

患者双侧肾上腺区肿物，嗜铬细胞瘤诊断明确，手术指征明确，拟全麻下行腹腔镜下经腹入路双侧肾上腺肿瘤切除术备开放手术。术前检查已完善，无明显手术禁忌。

三、手术及术后恢复情况

患者右侧半斜卧位，常规消毒铺巾。取左侧肋缘下小切口，置入气腹针，注气压力至 14mmHg 后置入 12mm 套管，引入 30° 电子腹腔镜，观察腹腔内无出血，监视下于左侧腹直肌外缘脐上 3cm、脐下 3cm、左下腹反麦氏点，分别置入 10mm 套管 3 个，分别引入分离钳及超声刀，分离左上腹粘连处，可见左上腹近腹主动脉处肿物隆起，大小约 5cm。切开肿物表面降结肠系膜，注意避免损伤血管，钝锐结合进行游离，肿瘤血供丰富，与左肾动静脉关系密切，以钛夹及 Hem-o-lok 夹闭肿瘤血管，夹闭离断中央静脉，贴正常肾上腺组织进行游离，保留部分正常肾上腺组织，充分游离肿瘤后移除标本，创面仔细止血并覆盖止血纱布，创面再以大网膜覆盖并固定，标本装入标本袋后扩大反麦氏点套管切口取出。冲洗伤口、创面留置 F20 引流管，清点器械纱布无误。缝合切口，术毕。手术过程详见视频 3-5-1。

V3-5-1

视频 3-5-1

剖开标本：左肾上腺囊实性肿瘤，剖面褐色，中央可见囊性改变，大小约 5cm。

术后病理回报（图 3-5-2）：（左）肾上腺嗜铬细胞瘤，大小 5.5cm × 5cm × 4cm，伴囊性变，部分细胞异型性著，个别血管内可见可疑散在瘤细胞，请临床注意其生物学行为。

术中血压波动明显，故只行左侧肾上腺肿瘤切除术，术后转入 SICU 继续监测血压、输液支持等治疗。术后 1 天生命体征平稳，腹膜后引流 0ml。拔出腹膜后引流管，转入普通病房，术后第 4 天出院。

四、最终诊断

（左侧）肾上腺嗜铬细胞瘤。

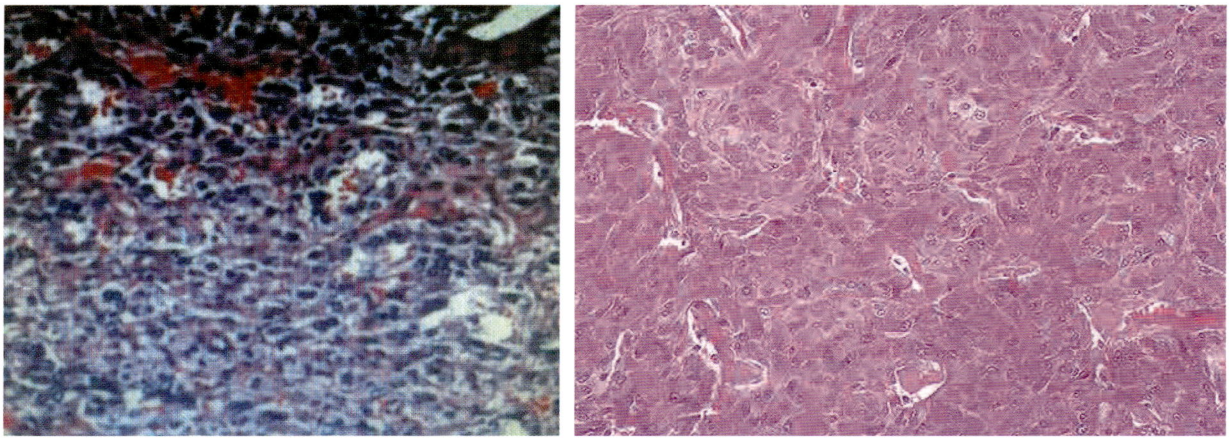

图 3-5-2 术后病理

五、专家点评

【疾病概述】

嗜铬细胞瘤（pheochromocytoma，PHEO）是一种神经内分泌肿瘤，2004 年 WHO 将嗜铬细胞瘤定义为来源于肾上腺髓质的产生儿茶酚胺的嗜铬细胞肿瘤，即肾上腺内副神经节瘤；而将交感神经和副交感神经来源者定义为肾上腺外副神经节瘤。因此嗜铬细胞瘤特指肾上腺嗜铬细胞瘤，而将传统概念的肾上腺外或异位嗜铬细胞瘤统称为副神经节瘤[1]。

嗜铬细胞瘤有 3 个 10% 的特性，即 10% 为恶性、10% 为双侧多发、10% 在肾上腺外（副节细胞瘤）。高血压是嗜铬细胞瘤最常见的临床症状，典型的嗜铬细胞瘤三联征表现为发作性头痛、心悸和多汗[2]。此外，其还可以表现为视物模糊、视神经盘水肿、体重下降、烦渴多尿、血糖升高、精神疾病等[3]。此外，约 30% 的嗜铬细胞瘤有家族遗传背景，其可为 VHL 病（Von Hippel-Lindau disease）、多发内分泌肿瘤Ⅱ型（MEN-Ⅱ）、嗜铬细胞瘤——副神经节瘤综合征（PHEO-PGL）、神经纤维瘤病Ⅰ型（NF-Ⅰ）等疾病的临床表现之一，诊断可通过伴发的甲状腺髓样癌、甲状旁腺功能亢进症、垂体瘤及胰腺肿瘤等疾病得到相关线索。

临床诊断方面，嗜铬细胞瘤的诊断需要通过实验室检验进行定性诊断，并通过影像学检查进行定位诊断。血液和尿液儿茶酚胺及其代谢产物的生化检验是目前定性诊断的主要方法。24 小时尿儿茶酚胺、24 小时尿 3- 甲氧基 -4- 羟基 - 扁桃酸（VMA）以及血和尿的甲氧基肾上腺素（MN）均是常用的生化检验方法。影像学检查包括：超声检查、CT 和 MRI、间碘苄胍（MIBG）显像、生长抑素受体显像、PET 显像等。其中 B 超、CT、MRI 作为解剖影像学检查手段，临床常用。MIBG、奥曲肽显像、PET/PET-CT 功能影响一般不作为初筛检查，但其可确诊定位并利于鉴别诊断，检出多发或转移病灶，检出 CT/MRI 未能定位的副神经节瘤[1]。

【手术方法】

手术切除是嗜铬细胞瘤的基本治疗方法，而术前充分的准备是手术成功的关键。术前可以通过使用 α 肾上腺素能受体阻滞剂、β 肾上腺素能受体阻滞剂、钙离子通道阻滞剂、血管紧张素转化酶抑制剂、儿茶酚胺合成抑制剂等阻断过量儿茶酚胺的作用，维持正常血压、心率，改善心脏和其他脏器的功能。推荐术前药物准备 10～14 天，发作频繁者需 4～6 周。嗜铬细胞瘤手术治疗的基本原则是：完整的肿瘤切除，避免肿瘤破裂、溢出、残留，操作轻柔，彻底止血。

目前，腹腔镜手术切除肾上腺肿瘤已被认为是治疗肾上腺良性肿瘤的金标准[4]。与开放手术相比，特别是对于瘤体小、位置深、暴露困难的肾上腺，腹腔镜手术具有损伤小、出血少、恢复快等优点。然而，嗜铬细胞瘤分泌大量的儿茶酚胺，麻醉和术中操作均可引起患者血压、心率发生剧烈波动，引发心血管意外。目前对于腹腔镜治疗体积较大的嗜铬细胞瘤仍存在一定顾虑，其通常以 6 cm 为分界[5]。嗜铬细胞瘤 >6 cm 是否采用腹腔镜手术，应根据肿瘤的位置、与周围器官组织的关系、是否侵犯周围组织以及术者的经验等因素来确定。

腹腔镜肾上腺嗜铬细胞瘤切除术有经腹入路和后腹腔入路2种，两者各有利弊。经腹腔入路手术视野宽阔，解剖标志清楚，易于寻找肿瘤并能够处理双侧肿瘤，但其对腹腔干扰大，术后肠道功能恢复较慢。后腹腔路径分离肾上腺更为直接，但解剖标志不明显，操作空间小，手术技术难度相对较大。目前，对于嗜铬细胞瘤应行经腹入路或后腹腔入路存在争议。

【经腹腹腔镜经肠系膜入路嗜铬细胞瘤切除术】

本例患者因术前检查示双侧嗜铬细胞瘤，结合术者经验决定行经腹腹腔镜嗜铬细胞瘤切除术。一般经腹腹腔镜入路均是沿结肠沟外侧纵行切开后腹膜，将结肠向内侧游离牵拉，以显露位于腹膜后腔的肾上腺。然而，我们结合我中心既往经验[6]，采取了经腹腹腔镜经肠系膜入路，直接于小肠系膜根部患侧纵向切开肠系膜及后腹膜，显露肾上腺。据我们了解，目前尚无文献报道经腹腹腔镜经肠系膜入路行嗜铬细胞瘤切除术。

关于经腹经肠系膜入路，此前大多应用于肾盂输尿管连接部梗阻病例中。此种入路避免了大范围不必要的游离步骤，直接显露狭窄部，大大缩短手术时间；避免结肠脾曲的游离和脾结肠韧带的切除，从而降低肠损伤和脾损伤的概率；此外，由于对于肠道操作有限，可以缩短肠蠕动恢复的时间[6-8]。对于选择性患者我们采取经腹腹腔镜经肠系膜入路行嗜铬细胞瘤切除术，取得良好疗效。我们认为：①经肠系膜入路可避免不必要的解剖游离，从而减少手术时间，并且对肠道刺激小，降低肠损伤、脾损伤的概率；②经肠系膜入路直接显露肾上腺，避免盲目翻找，挤压肿瘤，同时，其可较快处理肾上腺中央静脉，减少术中血压波动；③经肠系膜入路需注意肠系膜血管的处理以减少出血、肠坏死等并发症的发生。

综上，嗜铬细胞瘤大多可以通过临床表现、实验室检验以及影像学检查明确诊断，但仍需注意遗传性综合征的可能。手术治疗是嗜铬细胞瘤最有效的治疗方法，腹腔镜经腹经肠系膜途径切除嗜铬细胞瘤方法可行且损伤较小，值得进一步研究和推广。

参考文献

1. 李鸣，那彦群. 泌尿生殖系肿瘤外科学. 北京：人民卫生出版社, 2011: 276-280.
2. Stein PP, Black HR. A simplified diagnostic approach to pheochromocytoma. A review of the literature and report of one institution's experience. Medicine (Baltimore), 1991, 70:46.
3. Drénou B, Le Tulzo Y, Caulet-Maugendre S, et al. Pheochromocytoma and secondary erythrocytosis: role of tumour erythropoietin secretion. Nouv Rev Fr Hematol,1995, 37: 197.
4. Smith CD, Weber CJ, Amerson J. aproscopic adrena lectomy：Dew gold standard. World J Surg, 1999, 23(4): 389-396.
5. Shen W, Sturgeonc C, Ark O, at a1. Should pheo—chromocytoma size influence surgical approach?A comparison of 90 malignant and 60 benign pheochromocytomas. Surgery, 2005, 136(6): 1129-1137.
6. 周利群，张仲一，李学松，何志嵩. 经腹腹腔镜经肠系膜入路复发性肾盂输尿管连接部狭窄再成型术的可行性分析(附5例报告). 北京大学学报(医学版), 2011,43:56-58.
7. Romero FR,Wagner AA,Trapp C, et al. Transmesenteric laparoscopic pyeloplasty. J Urol 2006, 176(6 Pt 1): 2526-2529.
8. Monica Z, Alessandro V, Michele B, et al.Transmesenteric Approach for Left Transperitoneal Renal Surgery: Technique and Experience. Surg Laparosc Endosc Percutan Tech, 2012, 22: 176-179.

3-6 巨大嗜铬细胞瘤

一、临床资料

【病史】

男性患者，63岁，主因“间歇性头痛13年，血压增高1年余”入院。患者13年前突发搏动性后枕部剧烈头痛，无心悸、大汗、头晕、恶心、呕吐、肢体运动障碍等不适。持续半小时后自行缓解。此后多次发生头痛，多于体位改变后发生，性质基本同前。4年前发现空腹及餐后血糖升高，外院诊断为糖耐量异常。1 年前测血压明显增高（具体不详），于降压药物治疗，用药 1 个月后患者血压维持正常。半年前出现心悸。1 周前体检发现腹部占位性病变，CT 示右肾上腺区占位性病变，嗜铬细胞瘤可能性大。

【体格检查】

血压 130/80mmHg，心率 80 次 / 分，呼吸 18 次 / 分。双肾区无隆起、双肾下极未触及，双肾区未触及包块。双肾区无叩痛。双侧输尿管走行区域无压痛，耻骨上膀胱区未见充盈及压痛。

【辅助检查】

（1）胸部 CT 平扫：右肾上腺区可见一软组织密度巨大肿块，大小约 8.6cm × 7.4cm（图 3-6-1A）。

（2）肾及肾上腺 MRI 增强：右肾上腺区可见一巨块状等 - 稍长 T1、混杂 T2 信号，DWI 呈高信号，范围约 8.0cm × 8.9cm × 7.0cm，增强后呈明显不均匀强化，临近肝右叶受压，局部边界欠清，右肾受压下移，下腔静脉自右肾静脉起至门静脉水平段、双肾静脉汇入下腔静脉段受压，管腔变扁，右肾动脉位于病灶下方，亦见受压。左肾上腺大小、形态正常，实质内未见明显异常信号及强化（图 3-6-1B）。

【初步诊断】

右肾上腺嗜铬细胞瘤。

二、病例讨论

【鉴别诊断】

（1）原发性醛固酮增多症：此类患者多出现血压升高，低钾血症、高尿钾，肾上腺占位性病变或增生。服用螺内酯后可出现血压降低、血钾升高、尿钾降低。

（2）库欣综合征：患者多有体重增加、向心性肥胖、皮肤紫纹、多血质、皮肤菲薄等表现，伴有血糖、血压升高及脂代谢紊乱，可完善皮质醇、ACTH 节律、尿游离皮质醇检查进一步了解，必要时行地塞米松抑制试验、垂体 MRI 以明确。

【治疗方案】

患者高血压症状明显，血压波动大，治疗态度积极。患者肿瘤较大且，临近肝右叶受压，右肾受压，下腔静脉、双肾静脉、右肾动脉受压，故决定行开腹右肾上腺部分切除术。术前 18 天开始口服多沙唑嗪 4mg，每天 1 次，术前 1 周开始服用美托洛尔 12.5mg，每天 1 次，均服用至术前一晚。患者出现轻度鼻塞及体位性低血压，表明受体阻断有效。术前 1 天予乳酸林格液 1500ml、羟乙基淀粉 130/0.4 氯化钠注射液（万汶）1000ml 静脉点滴，术晨于 5% 葡萄糖氯化钠 1000ml 及万汶 500ml 静脉点滴。

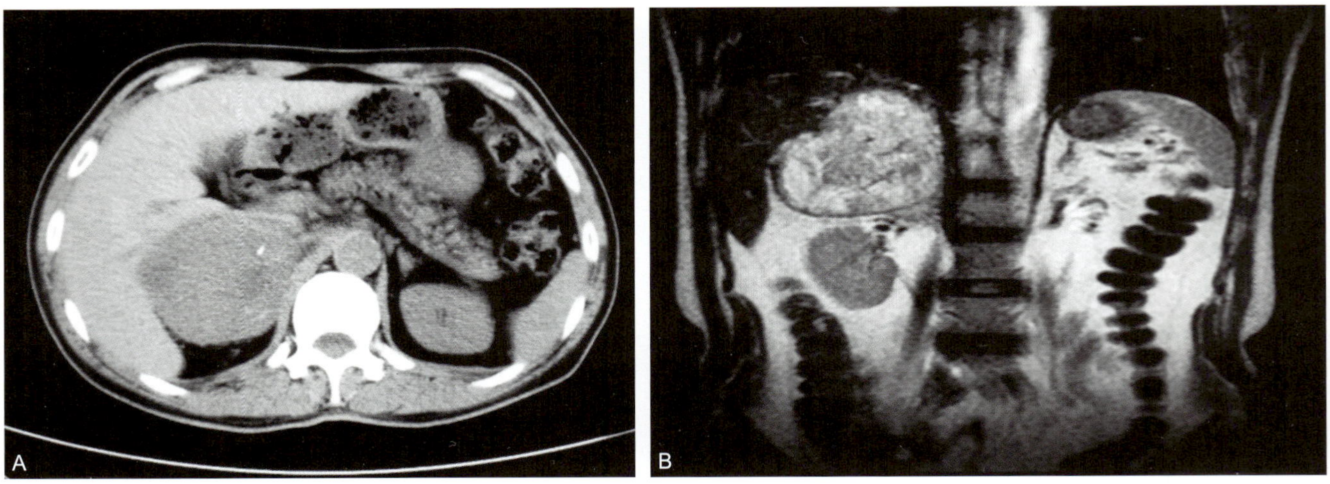

图 3-6-1 术前影像检查所见

A. 右肾上腺区可见一软组织密度巨大肿块，大小约 8.6cm × 7.4cm；B. 右肾上腺区可见一巨块状等 - 稍长 T1、混杂 T2 信号，DWI 呈高信号，范围约 8.0cm × 8.9cm × 7.0cm，增强后呈明显不均匀强化

三、手术及术后恢复情况

麻醉满意后，常规消毒铺巾，右肋缘下切口并向剑突纵行延长呈L形，长约25cm，逐层进腹，探查腹膜腔内无腹水。

游离结肠肝曲及十二指肠，将其翻向内侧，切开右肾上极表面腹膜及肾脂肪囊，显露右肾。游离下腔静脉及右肾静脉。向上游离显露肿瘤，直径约10cm，椭球形，有包膜，周围血管丰富。先紧贴肾被膜游离肿瘤下缘，结扎切断肾动脉供应肿瘤的分支。再游离显露肿瘤内侧与下腔静脉间隙，肿瘤呈结节状突入下腔静脉后方，游离下腔静脉，Hem-o-lck夹闭肿瘤周围血管或淋巴管。游离肿瘤外侧和背侧，超声刀离断小血管。将肿瘤牵向下方，游离肿瘤上极与肝间隙，遇血管予夹闭或结扎后切断。充分游离肿瘤，肿瘤内上方可见残存肾上腺组织，予保留部分正常肾上腺。完全切除肿瘤，冲洗手术野，无活动性出血，肾上腺窝内覆盖止血纱，留置引流管从切口旁引出。将结肠复位。用关腹线连续缝合腹膜和腹直肌后鞘，间断缝合腹直肌前鞘、腹内斜肌和腹外斜肌，缝合浅筋膜，钉合皮肤。术毕，患者术中血压平稳。手术时间240分钟，出血2000ml。术后因患者高龄、病情重入ICU。

台下看标本：右肾上腺肿瘤直径10cm，结节状，切面红色。

患者入ICU观察24小时，未出现严重并发症，恢复良好，24小时后转回普通病房。术后第3天进流食，术后第4天拔除尿管，术后第8天拔除引流管。患者术后第7天出现发热咳痰，行CT肺血管造影术（computed tomographic pulmonary angiography，CTPA）示肺栓塞，下肢静脉彩超未见下肢静脉血栓存在。术后第29天出院。

四、最终诊断

病理诊断：肾上腺嗜铬细胞瘤，大小9.8cm×9.0cm×5.0cm，少数肿瘤细胞异型性明显，肿瘤侵入被膜，未穿透，部分有变性及囊性变。免疫组化：嗜铬粒蛋白A（chromogranin A，CgA）（+++），波形蛋白（vimentin，VIM）（–），角蛋白AE1/AE3（–）。

五、专家点评

嗜铬细胞瘤应行手术治疗，虽然腹腔镜手术已经成为治疗嗜铬细胞瘤的标准术式，但是对于体积大、解剖关系复杂的肿瘤，仍应行开腹手术。若肿瘤侵犯周围组织，开腹手术也可以提供最佳的暴露范围。如果肾上腺肿瘤形成瘤栓并侵犯下腔静脉，开放手术也利于取栓。

无论是开腹手术还是腹腔镜手术，充分的术前准备对于手术安全是十分重要的。嗜铬细胞瘤可分泌大量儿茶酚胺类物质，手术过程中儿茶酚胺类物质的分泌和血压波动非常大，剧烈的变化会引起急性心血管事件。调查显示，如果术前未进行相应的准备，手术的死亡率可以达到50%[1]。而经过充分的术前准备后，手术的安全性大大增加，可以实现手术零死亡率[2-3]。

嗜铬细胞瘤的术前准备包括药物准备和容量准备。药物准备的目的是阻断儿茶酚胺类对外周受体的作用，从达到而控制血压和心率的目的。传统方法是使用α受体阻断剂（如酚苄明、哌唑嗪、多沙唑嗪、乌拉地尔）拮抗儿茶酚胺类对外周受体的作用。酚苄明是最常用的α受体阻断剂，它可以非竞争、不可逆性结合α受体。与其他竞争性受体阻滞剂如多沙唑嗪相比，酚苄明的阻断作用不受术中儿茶酚胺类物质水平变化的影响，可以稳定的控制术中血压。但由于其不可逆结合的特性，酚苄明的阻断作用只有在新的α受体合成后才可以被解除，所以术后患者更易发生低血压。因此有人提出应用多沙唑嗪进行术前准备以减少术后低血压的发生[4]，但多项研究结果均无法证实[2,5]。

由于嗜铬细胞瘤和α受体阻滞剂均可引起心动过速和心率失常，对于这类患者，可以使用β受体阻滞剂。但是由于阻断β受体后血管的舒张功能受到影响，使α受体的升压作用无法得到拮抗，反而会引起血压剧烈升高，因此，必须在充分应用α受体阻滞剂后才可应用β受体阻滞剂。

如果患者血压难以控制，可以加用钙离子通道阻滞剂（calcium channel blocker，CCB）。CCB可以通过舒张血管平滑肌达到降压的目的。对于血压轻度升高的患者，也可单用CCB进行术前准备[6]。

术前准备应于手术前两周开始，对大多数患

者来说，术前药物准备可在院外进行。酚苄明的初始剂量为 10mg，每日两次，随后每 2～3 日增加 10～20mg，直到总剂量达 1mg/kg，持续服药至术前一晚，术晨停药[2, 5]。服用多沙唑嗪者，初始剂量为 1mg 逐渐加量至 16mg，每日 1 次[5]。对于存在心动过速的患者，可于 α 受体阻滞剂应用数日，待 α 受体充分阻滞后服用 β 受体阻滞剂，可用普萘洛尔 40mg，每日 3 次，或阿替洛尔 20～25mg，每日 1 次[5]。如血压控制仍不理想，可加用 CCB，如硝苯地平 30～90mg，每日 1 次[2]。另外，如果患者术中出现血压升高，可以应用酚妥拉明、硝普钠或短效 CCB 如尼卡地平，出现心动过速者可使用艾司洛尔[5]。

理想的血压控制水平应是坐位血压 120～130/80mmHg 或血压低于 160/90mmHg 并持续 24 小时[2, 5]。发生体位性低血压说明 α 受体得到了良好阻滞，但立位血压不宜低于 80/45mmHg。另外，室性早搏每 5 分钟不能大于 1 次；1 周内心电图不能出现 ST 段变化和 T 波倒置[5]。

通过增加水钠摄入可以减少体位性低血压和术后低血压的发生。术前充分扩容可以减少术后因儿茶酚胺类物质水平下降而引起的低血压。在开始药物准备的同时就应开始增加水钠的摄入，同时术前 1～2 天可以开始静脉补液，术前一晚可以给予 1000～2000ml 液体。

嗜铬细胞瘤术后常见不良反应是低血压和低血糖。尤其对于应用酚苄明进行术前准备的患者，由于术后儿茶酚胺类物质水平下降和酚苄明的持续性作用，更易发生低血压。发生低血糖的原因是由于术前大量儿茶酚胺刺激 α2 受体而抑制胰岛素释放，术后儿茶酚胺水平下降导致反跳性高胰岛素血症，并引起低血糖。因此术后患者最好在重症监护室观察 24 小时。对于出现低血压者可通过补液和静脉应用麻黄碱，效果不佳者可使用血管加压素。

参考文献

1. Prejbisz A, Lenders JW, Eisenhofer G, et al. Mortality associated with phaeochromocytoma. Horm Metab Res, 2013, 45(2): 154-158.
2. Bruynzeel H, Feelders RA, Groenland TH, et al. Risk Factors for Hemodynamic Instability during Surgery for Pheochromocytoma. J Clin Endocrinol Metab, 2010, 95(2): 678-685.
3. Walz MK, Alesina PF, Wenger FA, et al. Laparoscopic and retroperitoneoscopic treatment of pheochromocytomas and retroperitoneal paragangliomas: results of 161 tumors in 126 patients. World J Surg, 2006, 30(5): 899-908.
4. Prys-Roberts C. Phaeochromocytoma--recent progress in its management. Br J Anaesth, 2000, 85(1):44-57.
5. Lenders JW, Eisenhofer G, Mannelli M, et al. Phaeochromocytoma. Lancet, 2005, 366(9486): 665-675.
6. Wein AJ, Kavoussi LR. Campbell-Walsh urology, 10 ed. Philadelphia: Elsevier Inc, 2012.

3-7　右肾上腺嗜铬细胞瘤术后复发

一、临床资料

【病史】

女性患者，29 岁，主因“右肾上腺肿物切除术后 17 个月，复发 1 个月”入院。患者 17 个月前因右肾上腺肿物于我院行“腹腔镜下右肾上腺肿瘤切除术”，手术顺利，术后恢复良好，术后病理回报：“右肾上腺嗜铬细胞瘤，大小 6.0cm×5.5cm×4.8cm，中心部分坏死囊性变，部分细胞核有异型”。15 个月前、9 个月前复查 B 超未见复发（报告未见）。1 个月前复查激素：去甲肾上腺素 870ng/L。查腹部增强 CT 示右肾上腺占位性病变，大小 3.0cm×1.9cm，考虑嗜铬细胞瘤，无头晕头胀等不适。遂至我院就诊，考虑右肾上腺嗜铬细胞瘤复发，给予甲磺酸多沙唑嗪缓释片（可多华）每晚 1 片。为行进一步手术治疗入院。

【体格检查】

血压 104/48mmHg，心率 92 次 / 分。双肾区无隆起、双肾下极未触及，双肾区未触及包块。双肾区无叩击痛。双侧输尿管走行区域无压痛，耻骨上膀胱区未见充盈及压痛。正常成年女性外阴，外生殖器无畸形。

【辅助检查】

（1）血去甲肾上腺素 870ng/L。

（2）泌尿系 B 超：右肾上腺区低回声肿物，直径约 3.1cm，界限清晰，回声均匀，未见血流信号。肿物临近下腔静脉外侧壁。左肾上腺区未见异常。

（3）泌尿系增强 CT（图 3-7-1）：右侧肾上腺区下腔静脉旁占位性病变，考虑嗜铬细胞瘤可能性大，左侧肾上腺未见异常。对比第一次术前泌尿系增强 CT（图 3-7-2）。

【初步诊断】

右侧肾上腺占位性病变，右肾上腺肿瘤切除术后。

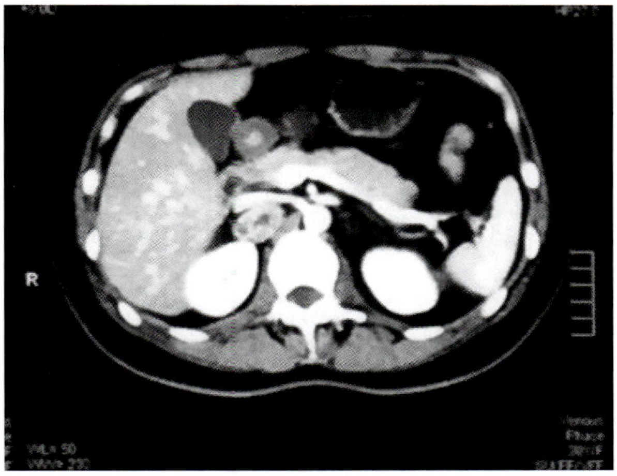

图 3-7-1 第二次术前泌尿系 CT 所见

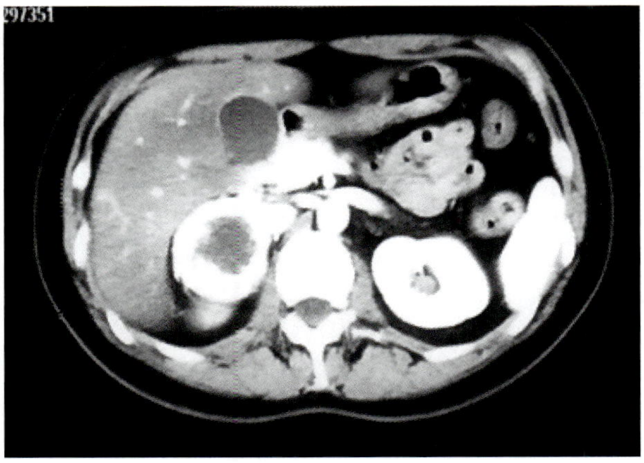

图 3-7-2 第一次术前泌尿系 CT 所见

二、病例讨论

【鉴别诊断】

（1）原发性醛固酮增多症：此类患者常表现为高血压，低血钾，高尿钾，影像学检查提示肾上腺占位性病变或增生。服用螺内酯后可纠正上述临床表现。患者无乏力、四肢麻木等低血钾表现，肾上腺占位性病变体积较大，不符合原发性醛固酮增多症临床特点。

（2）库欣综合征：此类患者常表现为高血压、向心性肥胖、皮肤紫纹、多血质、体重增加等，尿游离皮质醇明显升高。患者无满月脸、水牛背、向心性肥胖、多血质面容等体貌改变，无肌无力表现，暂不支持，必要时行地塞米松抑制试验、垂体 MRI 等加以明确。

【治疗方案】

患者目前血压控制可，予继续口服可多华。结合患者病史、查体及辅助检查结果，右肾上腺肿物诊断明确，嗜铬细胞瘤可能性大，存在手术指征，患者治疗态度积极，术者腹腔镜手术经验丰富，决定完善相关检查，术前扩容，行腹腔镜右肾上腺肿瘤切除术。

三、手术及术后恢复情况

入手术室麻醉满意后，患者左侧卧位，常规消毒，铺无菌单。右第 12 肋下腋后线切开皮肤 3cm，钝性扩张至腹膜外间隙，用球囊 500ml 扩张腹膜后间隙。伸入手指指引分别于肋缘下腋前线和髂嵴上方腋中线穿刺 10mm 套管针，放置辅助套管一枚。置入 30° 腹腔镜。分别引入分离钳和超声刀，沿肾表面游离肾上极腹侧和背侧间隙，于肾门处肾动脉背侧可见一直径约 3cm 质硬肿瘤，触之血压有波动。肿瘤周围血供丰富，腹侧紧贴下腔静脉壁，肾门位置粘连严重。仔细分离肿瘤，周围血管以 Hem-o-lok 夹闭后剪刀剪断。逐渐分离并切除肿瘤。用标本袋从切口取出，冲洗创面，无活动性出血，创面填塞止血材料。髂嵴穿刺点留置 F18 引流管，减压后观察各套管穿刺点无出血，缝合切口，术毕。手术顺利，用时约 47 分钟，术中少量出血（图 3-7-3、图 3-7-4）。手术过程详见视频 3-7-1 分离肿瘤过程中血压稍波动，术毕按常规入 ICU。切除肿瘤送病理。

V3-7-1

视频 3-7-1

患者术后常规入 ICU 观察，未有明显血压波动，腹膜后引流管共引出血性液体 5ml，无并发症，

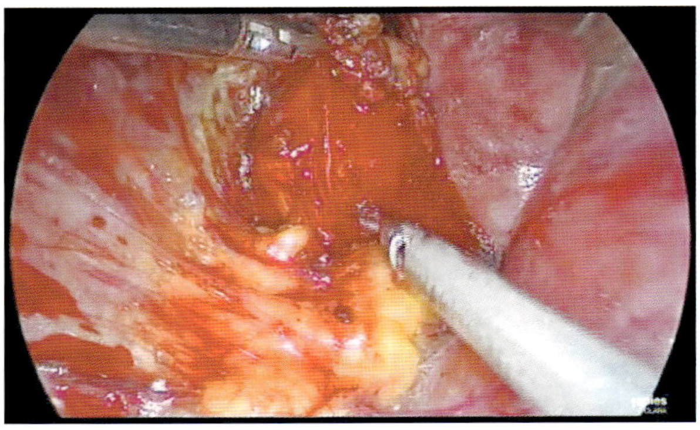

图 3-7-3　术中见肿瘤于肾门处

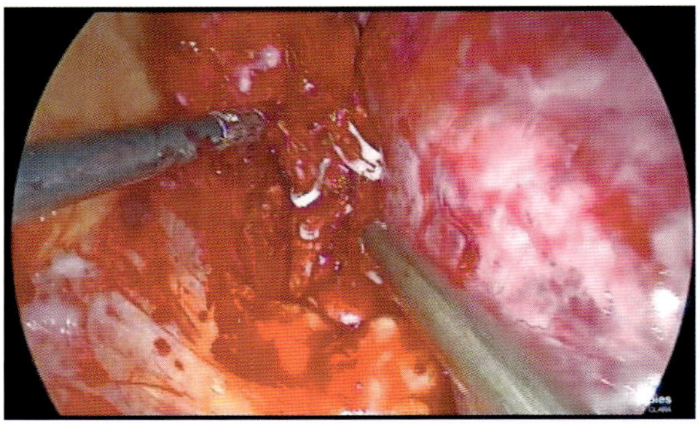

图 3-7-4　术中仔细分离并夹闭肿瘤周围血管

恢复良好，于第 2 天转回普通病房。术后第 1 天普通膳食（普食），术后第 2 天拔尿管，术后第 3 天拔除腹膜后引流管，术后第 4 天出院。

四、最终诊断

病理诊断（图 3-7-5）：（右肾上腺）嗜铬细胞瘤，大小 3.5cm × 3cm × 2cm，与前次手术切片相比，细胞异型性显著，并可见坏死及脉管浸润，不除外恶性嗜铬细胞瘤可能，请临床密切注意其生物学行为。

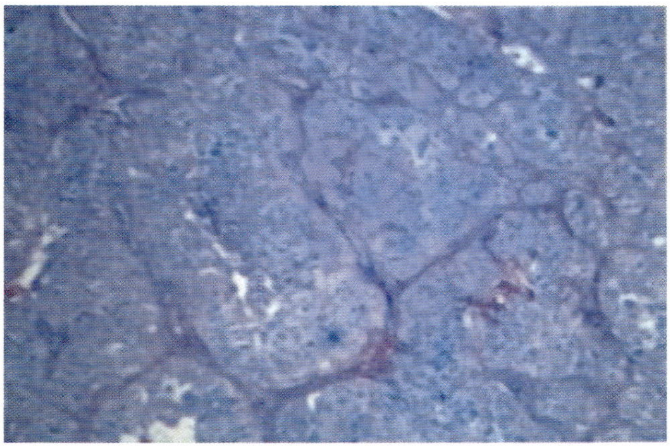

图 3-7-5　第二次术后病理镜下表现

免疫组化：CgA（+），AE1/AE3（-），Vim（+），S-100（+），CD34（+），D2-40（-）。

对比第一次术后病理镜下表现（图 3-7-6）。

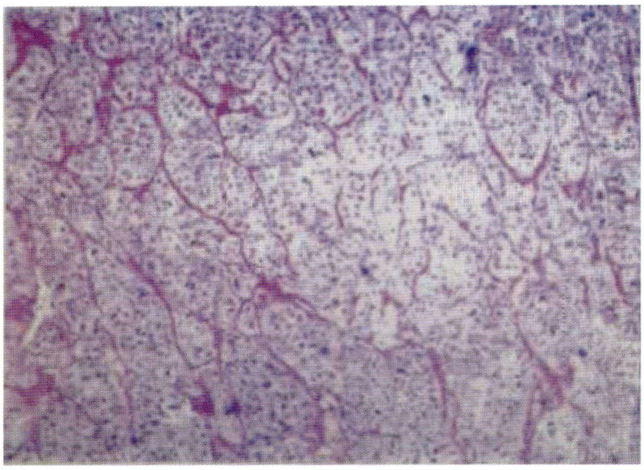

图 3-7-6　第一次术后病理镜下表现

五、专家点评

嗜铬细胞瘤患者，行切除术后，标本病理上难以区分良恶性，相对地，泌尿系 CT、MR 可以为确诊恶性嗜铬细胞瘤提供重要的参考依据。嗜铬细胞瘤手术切除术后复发，提示嗜铬细胞瘤恶性可能，但不能确诊。大约 10% 的肾上腺嗜铬细胞瘤可能发生转移，大约 10% 的肾上腺嗜铬细胞瘤会于局部复发[1]。有专家认为，对于直径大于 5cm，内部结构不均匀的复发性嗜铬细胞瘤，应果断行根治性肿瘤切除术[2]。

有研究表明，可以根据一些指标来判断嗜铬细胞瘤的良恶性[3]，例如，术前 24 小时尿多巴胺水平明显增高，提示恶性嗜铬细胞瘤。3- 甲氧基 -4- 羟基苦杏仁酸在良性与恶性嗜铬细胞瘤患者中都升高，但恶性嗜铬细胞瘤患者此项数值升高更加明显。术前评估肿瘤的大小对判断良恶性也有一定的意义，通常，恶性嗜铬细胞瘤其体积都要远大于良性，超过 80g 的肾上腺肿瘤通常是恶性嗜铬细胞瘤。此外，恶性嗜铬细胞瘤更容易导致持续的高血压，亦可导致术后高血压，在肿瘤瘤体内，多巴胺浓度也远超过良性肿瘤。

嗜铬细胞瘤复发，尤其是肾上腺外嗜铬细胞瘤复发恶性可能性极大，但恶性嗜铬细胞瘤必须要有影像学或病理证实肿瘤浸润或扩散到无副神经节的组织中才能确诊[4]。

相较于良性嗜铬细胞瘤94%的十年生存率，患恶性嗜铬细胞瘤的患者的预期寿命很低，多在10年内死亡。恶性嗜铬细胞瘤患者的生存时间，与患者性别、年龄、初发或复发无关，与肿瘤功能、受侵范围、转移部位及复发时间有关[5]。时间上，复发时间在2年以上者其预后较好。值得一提的是，有研究表明，家族性双侧嗜铬细胞瘤患者恶性嗜铬细胞瘤的发生率并不会有所改变。

在临床工作中，对于不能确诊为恶性嗜铬细胞瘤的患者，如果有诸如以上所列的指标和肿瘤生物学行为提示恶性可能，需在后续的随访过程中缩短随访间隔，定期监测，以在较早期确诊。

参考文献

1. Pacak K, Del Rivero J. Pheochromocytoma. Endotext [Internet]. South Dartmouth (MA): MDText.com, Inc, 2000-2013, 10.
2. 李汉忠,王惠君,臧美孚,等.恶性嗜铬细胞瘤(附12例报告).中华泌尿外科杂志, 2001, 22(12): 720-721.
3. John H, Ziegler WH, Hauri D, et al. Pheochromocytomas: can malignant potential be predicted? Urology, 1999, 53(4): 679-683.
4. 刘定益，杨践，张翀宇，等. 肾上腺恶性肿瘤(附50例报告).中华泌尿外科杂志, 2003, 24(9): 594-596.
5. 赵欣, 徐维锋, 李汉忠. 恶性嗜铬细胞瘤/恶性副神经节瘤预后相关因素分析. 中华泌尿外科杂志, 2012, 33(11):847-850.

3-8 无功能性肾上腺皮质腺瘤

一、临床资料

【病史】

女性患者，70岁，主因“体检发现左侧肾上腺占位性病变3个月”入院。患者3个月前体检腹部B超发现左侧肾上腺占位性病变，MRI提示左侧肾上腺区域占位性病变，考虑腺瘤可能。左肾小囊肿。大小约3.1cm×1.7cm。否认腹胀、腹痛，否认发作性心悸、肌无力、否认乏力、体重改变、满月脸、毛发增多、肢端水肿等，否认出汗、脸红等。为求进一步治疗入院。既往高血压病史40年，2型糖尿病7年。

【体格检查】

血压：150/80mmHg（右上肢），140/78mmHg（左上肢），130/80mmHg（立位右上肢）。余生命体征平稳，心、肺查体未见明显异常，腹部未及明显包块。专科查体未见明显异常。

【辅助检查】

（1）血钾4.05mmol/L。

（2）羟基苦杏仁酸定性，尿3-甲氧基4-羟基苦杏仁酸定性：阴性。

（3）去甲肾上腺素（NE）3.937ng/ml，肾上腺素（E）0.617ng/ml，多巴胺（DA）0.091ng/ml。

（4）皮质醇8AM：18.24μg/dl，4PM：6.04μg/dl，0AM：3.12μg/dl。

（5）促肾上腺皮质醇激素8AM：24.39pg/ml，4PM：3.97 pg/ml，0AM：3.13 pg/ml。

（6）尿游离皮质醇24小时尿量2300ml，尿游离皮质醇：431.02μg/24h。

（7）泌尿系MRI：左侧肾上腺区域可见一个椭圆形等T1、短T2信号结节，结节边界清晰，大小约3.1cm×1.7cm，考虑腺瘤可能（图3-8-1）。

【初步诊断】

左侧肾上腺占位性病变。

二、病例讨论

【鉴别诊断】

（1）原发性醛固酮增多症：患者肾上腺占位瘤体较大，原发性醛固酮可能性不大。血钾正常，立位RAAS：立位ARR 17.15未见异常。故不支持此诊断。

（2）库欣综合征：患者无特征性体貌特征，但对于恶性者病变进展快，初期可无体貌改变，皮质醇+ACTH节律检查未见明显异常。小剂量地塞米

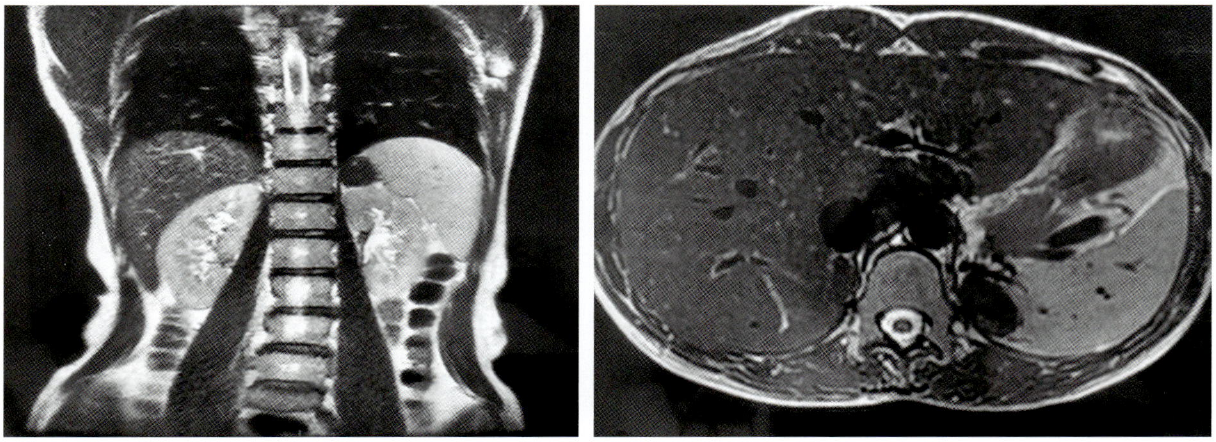

图 3-8-1 泌尿系 MRI

松试验被抑制，除外此诊断。

（3）嗜铬细胞瘤：患者无发作性心悸、出汗、脸红等“三联征”表现。完善血儿茶酚胺及尿 VMA 检查未见明显异常。NE 升高小于上限 3 倍，无明确临床意义。但不除外寂静型嗜铬细胞瘤，予甲磺酸多沙唑嗪控释片（可多华）每晚 4mg 降压治疗，未见明显体位性低血压。暂不考虑此诊断。

【治疗方案】

腹膜后镜左肾上腺肿物切除术。

三、手术及术后恢复情况

患者右侧卧位，常规消毒，铺无菌单。左第 12 肋下腋后线切开皮肤 3cm，钝性扩张至腹膜外间隙，常规气囊扩张法建立腹膜后腔。第 12 肋下、第 11 肋下及髂嵴上方分别置入 10mm、10mm 和 5mm 套管，置入 30° 腹腔镜。左手分离钳，右手超声刀，锐性、钝性结合扩大腹膜后间隙。切开肾周筋膜及脂肪囊，充分游离肾中、上极腹侧和背侧，在肾上腺与肾上极之间无血管间隙游离肿瘤。见肿瘤呈球形，直径约 3cm，遇血管用 Hem-o-lok 分别夹闭后切断，完整切除肿瘤。用标本袋从切口取出，冲洗创面，无活动性出血，缝合切口，术毕。术中顺利，术毕患者安返病房，切除肿物送病理。剖开标本，见肿瘤剖面呈豆腐渣样，组织糟脆（图 3-8-2）。

手术顺利，术后安返病房，适当补液，对症支持治疗。术后第 1 天拔出尿管及引流管，术后第 2

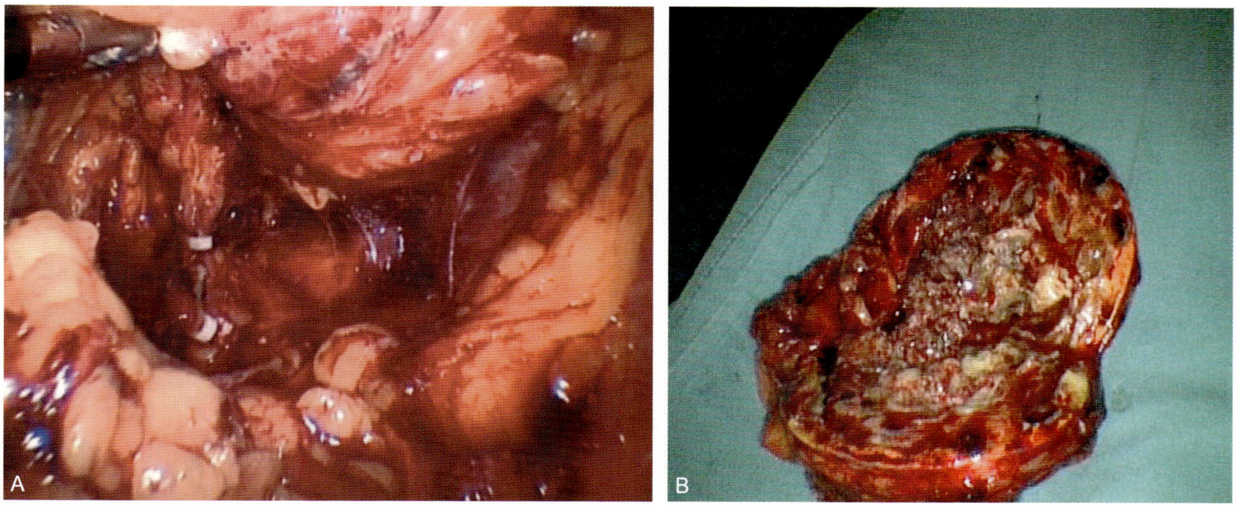

图 3-8-2 术中所见及标本

A. 术中所见：用 Hem-o-lok 夹闭后切断肿瘤血管；B. 剖开标本：肿瘤剖面呈豆腐渣样，组织糟脆天出院。

四、最终诊断

病理诊断：左肾上腺皮质腺瘤，伴出血、坏死。肿瘤大小：3.5cm×2.7cm×2.6cm。可见局灶性脂肪瘤样化生及纤维化、窦内血栓机化、钙化等退行性改变。免疫组化：CgA（－），神经特异性烯醇化酶（neuron-specific enolase，NSE）（－），突触素（synaptophysin，Syn）（－），CD34（血管＋），抑制素（inhibin）（＋）。

五、专家点评

肾上腺无功能皮质腺瘤多为腹部超声和 CT 扫描发现的肾上腺肿物。研究发现，患者瘤体较小者有 5%～25% 在长短不一的时间段内发生瘤体增大至少 1cm，恶性风险率为 1/1000，多至 20% 的患者发展为激素分泌功能亢进，尤其当肿瘤 >3cm 时[1]。

在上腹部 CT 研究中肾上腺肿物意外检出率为 0.6%～1.3%。此外，良性的、临床无症状的肾上腺腺瘤尸检发现率从 30 岁以下的 1% 到 70 岁以上的 7% 不等[1]。所有实性肾上腺肿物患者应接受生化检测。如果检测发现有生化异常通常是将病变切除。推荐进行生化检测的包括：尿或血浆间甲肾上腺素测定以排除嗜铬细胞瘤[1]；1mg 地塞米松抑制试验以排除库欣综合征；对高血压患者，加测血清钾浓度和血浆肾素醛固酮比率。

自 1990 年以来，随着亚临床激素分泌异常的证实，推荐检查项目也得到扩充。由于＞6cm 的肾上腺非功能性实性病变多可能为恶性，这些病变应行手术切除。CT 扫描可能低估肾上腺病变大小，因此建议对 CT 或 MRI 显示的肾上腺病变＞5cm 的患者施行探查。而对 CT、MRI 或囊肿穿刺（常非必要）明确证实为囊肿的病变，也可进一步观察。其他手段包括对 50 岁以下、病变较小（3cm）的患者予以切除病变，以及按 4cm 标准进行病变切除[2]。＜4cm 的病变罕有恶性者，故考虑可每 6～12 个月进行 CT 重复观察而暂不采取外科手段[1]。

然而对 <4cm 的病变处置策略仍有争议。Glazer 和同事建议对 3～4cm 的病变行肾上腺切除术，尤其对年轻患者。Copeland 对 3～4cm 病变处理标准提出挑战，建议对所有 <6cm 的非功能性病变只做观察。

现在已经可以在超声和 CT 引导下用细针行肾上腺活检，患者耐受性好，并发症极少。虽然这种方法漏诊率高达 28%，但在诊断穿刺物中鉴别当前肾上腺病变的精确率超过 95%。另外，使用聚合酶链反应发现一些校正基因杂合性缺失，已经被建议用来区分肾上腺癌和腺瘤。

另一个有用的诊断方法是 MRI，T2 像高信号强度比提示病变不是良性腺瘤。就 MRI 信号特征是否具有令人信服的鉴别良恶性肿物的能力仍存争议。许多肾上腺癌之外的病变可以产生高强度信号，包括神经源性肿瘤、转移到肾上腺的肿瘤和多种肾上腺病变出血[3]。

参考文献

1. Grumbach MM, Biller BM, Braunstein GD. Management of the clinically inapparent adrenal mass ("incidentaloma"). Ann Intern Med, 2003, 138(5): 424-429.
2. Barzon L, Boscaro M. Diagnosis and management of adrenal incidentalomas. J Urol, 2000, 163(2): 398-407.
3. Lubat E, Weinreb JC. Magnetic resonance imaging of the kidneys and adrenals. Top Magn Reson Imaging, 1990, 2(3): 17-36.

3-9 肾上腺皮质癌

一、临床资料

【病史】

女性患者，38 岁，主因“发现皮肤紫纹及颜面部饱满半年，间断头晕、头痛 1 个月”入院。患者半年前无明显诱因逐渐出现腹部、双下肢及乳房部紫纹，最宽处可达 1cm，颜面部饱满如满月，未诊治。1 个月前开始间断出现头晕、头痛，伴晨起时眼睑水肿，乏力明显，易出汗，不伴下肢及其他部位水肿，无少尿、尿中泡沫增多，无恶心、呕吐、腹痛、腹泻，无心悸、手抖，外院查血压升高，约165/75mmHg，血钾低，为2.5～3.0mmol/L。B超示右肾上腺区占位性病变。1年内体重增加约5kg。为求进一步治疗入院。

【体格检查】

多血质貌，向心性肥胖，全身皮肤较白，满月脸，水牛背，腹部、大腿内侧、乳房可见多处紫纹。浅表淋巴结未触及，余查体未见异常。

【辅助检查】

1．实验室检查

（1）血钾：2.55mmol/L。

（2）血儿茶酚胺：肾上腺素140pg/ml，去甲肾上腺素746.7pg/ml，多巴胺83.3pg/ml。

（3）尿儿茶酚胺：肾上腺素14.2μg/24h，去甲肾上腺素105.9μg/24h，多巴胺69.4μg/24h。

（4）血肾素血管紧张素：卧位肾素活性0.61μg·L^{-1}/h、卧位血管紧张素20pg/ml、卧位醛固酮153.6pg/ml，立位肾素活性0.87μg·L^{-1}/h、立位血管紧张素<20pg/ml，立位醛固酮149.4pg/ml。

（5）血皮质醇：27.8ng/ml（8AM），31.1ng/ml（4PM），28.0ng/ml（12PM）。ACTH：15.2pg/ml（8AM），16.8 pg/ml（4PM），15.8 pg/ml（12PM）

2．泌尿系B超

右肾上腺区可见直径3.32cm不均匀低回声团块，边界欠清，彩色多普勒超声（color doppler flow imaging，CDFI）检查于其内可探及少量静脉血流。左肾上腺区未见占位性病变。检查结论：右肾上腺区实性占位性病变。

3．泌尿系增强CT

右肾上腺可见一大小约4.1cm×3.9cm不规则软组织肿物，边界清楚。肿物平扫CT值最低约-80Hu，增强后实性成分明显强化，动脉期肿物内可见斑片状明显强化区，CT值68Hu，门脉期CT值92Hu，延时96Hu，病灶与右侧肾上腺关系密切（图3-9-1）。CT诊断：右肾上腺肿物，考虑皮质腺癌？肾上腺髓质脂肪瘤？

4．垂体MRI

垂体MRI平扫未见明显异常。

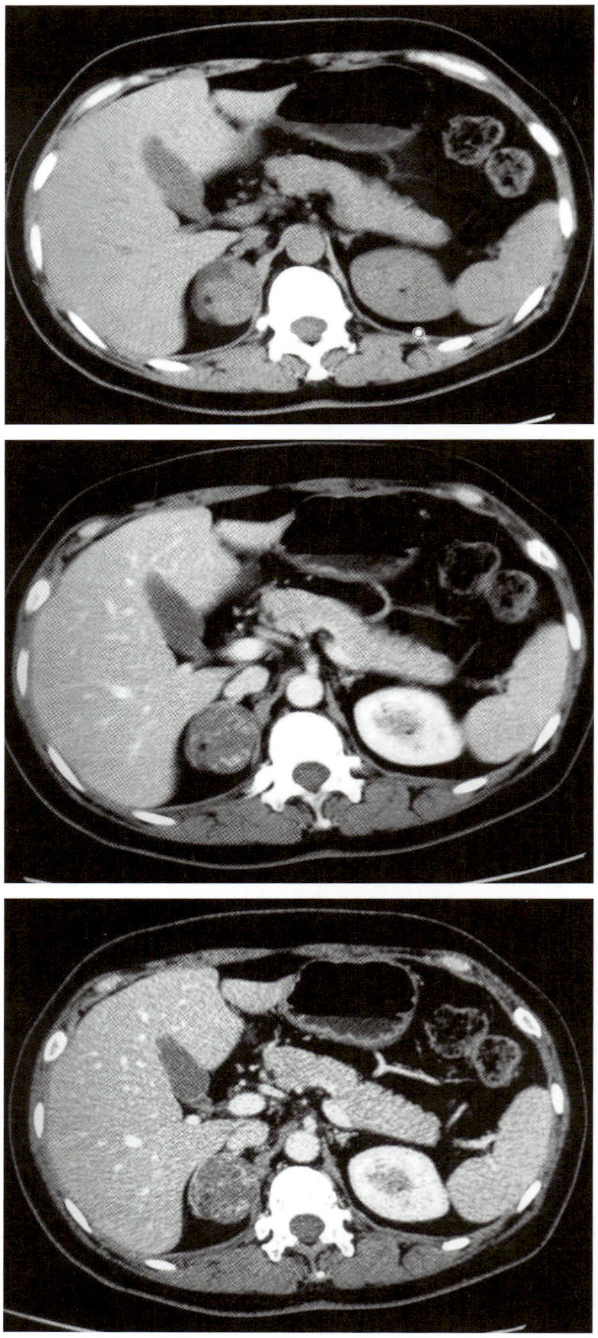

图3-9-1　泌尿系增强CT

【初步诊断】

库欣综合征，右侧肾上腺占位性病变性质待查。

二、病例讨论

【鉴别诊断】

（1）库欣综合征：患者为青年女性，向心性肥胖体型，满月脸、水牛背、发迹低，血压增高，临床表现典型。

1）定性诊断：行ACTH、皮质醇节律提示ACTH、皮质醇节律紊乱。24小时尿17-OHCS，过夜地塞米松抑制试验，小剂量地塞米松抑制试验不被抑制。定性诊断明确。

2）定位诊断：①ACTH非依赖性：患者皮质醇升高，ACTH不高，CT发现右侧肾上腺占位性病变，考虑肾上腺皮质癌可能性大。②ACTH依赖性：包括垂体ACTH分泌过多与异源ACTH过多，应表现为双侧肾上腺皮质增生，可能性较小。另外，嗜铬细胞瘤可分泌ACTH，但患者无阵发性高血压发作，应用b受体阻滞剂反应好，不支持此诊断。

（2）原发性醛固酮增多症：该患者血压高、低血钾，行立卧位RASS检查未见明显血醛固酮增多。不支持此诊断。

【治疗方案】

手术治疗是肾上腺皮质癌唯一有效的治疗方法[1]。本例为孤立有功能肿瘤，需要切除到正常组织，肾上腺皮质癌能在首次手术中完整切除者效果良好。本例患者未见周围器官侵犯及远处转移，未使用术后辅助化疗等。

三、手术及术后恢复情况

麻醉满意后，患者平卧位，右侧垫高，常规消毒铺巾。取右肋缘下斜切口约20cm，切开皮肤及各层肌肉进入腹腔，保护切口，自动牵开器牵开。切开升结肠旁沟腹膜，游离结肠肝曲，将升结肠向左牵开，显露肿瘤。探查肿瘤位于右侧腹膜后内侧紧贴下腔静脉壁，上缘伸至肝右叶下方，下缘靠近右肾上级，表面有多数曲张血管。首先将肿瘤外侧游离，肿瘤与肝右叶。右肾上极及下腔静脉无明显粘连，仔细分离，避免损伤，游离肿瘤上缘，向内侧小心分离下腔静脉，遇肿瘤血管逐一结扎，切断，肿瘤未侵犯下腔静脉壁，向下方游离肿瘤下缘，将肿瘤完整切除，仔细止血，生理盐水冲洗创面，创面喷止血胶，恢复肠管正常位置，留置右侧腹腔多孔引流管一根，清点器械纱布无误，逐层关闭切口，术毕。手术过程顺利，术后进入外科监护室，切除标本送病理。出血量：800ml，输血量：0ml。手术时间：3小时54分钟。病理标本肉眼所见：右侧腹膜后实性肿瘤，大小约4.1cm×3.9cm。表面完整（图3-9-2）。

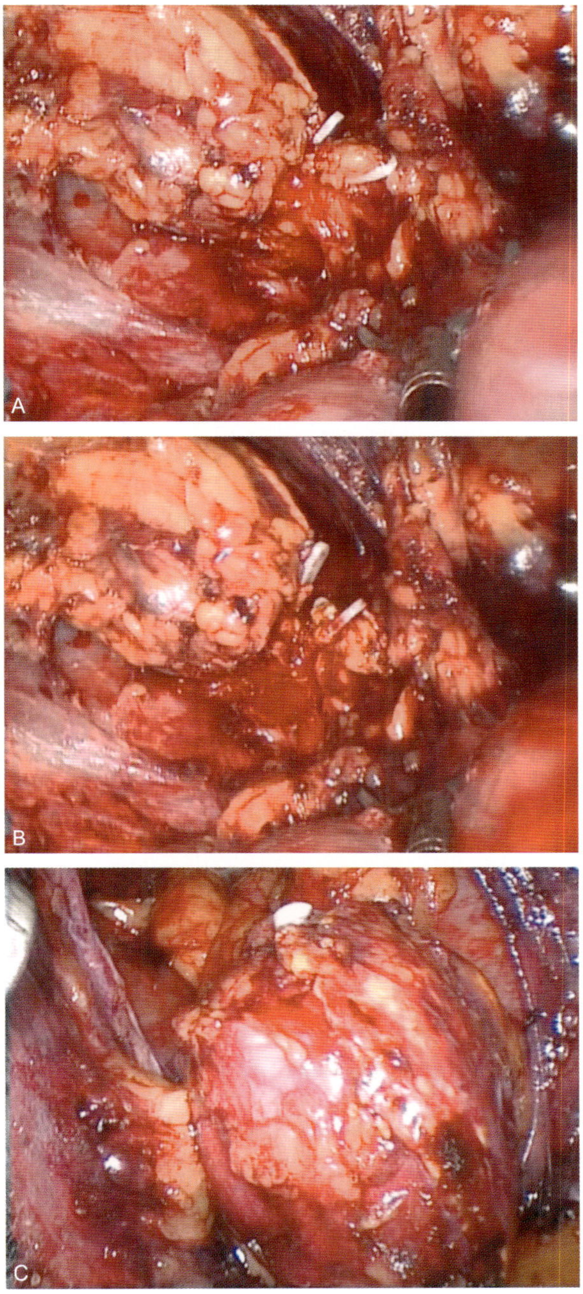

图3-9-2 术中所见

A.将肿瘤血管逐一结扎；B.肿瘤血管剪断；C.将肿瘤完整切除

四、最终诊断

肾上腺皮质腺癌，可见包膜侵犯，血管侵犯，细胞异型，核分裂象增多伴有坏死。肿瘤大小：5.2 cm×4.0cm。免疫组化：VIM（+++），AE1/AE3

（－），CgA（－），Syn（－）。

五、专家点评

肾上腺皮质癌是一种罕见的疾病。病变可以发生在肾上腺皮质中的任何一层，从而引起相应的临床综合征。从实验室检查看，也可引起相应的类固醇增高，如雄激素、雌激素、糖皮质激素或盐皮质激素的升高[2]。肾上腺皮质癌的发病率低，约为2/1 000 000。女性的发病率是男性的2倍。可发生在任何年龄组，最常发生于10岁以下儿童和50～70岁的老年人[3]。

肾上腺皮质癌有功能性和非功能性之分，但以功能性者多见，占50%～90%，其中50%伴有库欣综合征及男性化，30%为男性化，12%为女性化，4%为原发性醛固酮增多症及其他疾病[4]。本例患者即为中年女性，有典型库欣综合征表现，但未见明显男性化表现。

皮质癌生长迅速，可直接播散，易侵及肾上腺静脉、下腔静脉及淋巴管，故转移至局部及主动脉旁淋巴结常见，远距离血路播散可至肺及其他脏器，骨转移不常见[2-4]。

肾上腺癌是皮质类固醇增多的病因之一。这种类型的功能性肿瘤以单纯类型发病最常见，或伴发男性化。在一项比较由腺瘤和癌引起的库欣综合征的研究中发现男性化而无皮质醇过剩表现者提示癌可能。其他临床表现无助于诊断，而多毛症更常见于癌患者。皮肤菲薄、紫纹、毛发稀疏和暂时脱落更常见于腺瘤患者。从代谢观点上看，癌患者常见17-酮类固醇增高，通常与糖皮质激素产生过多有关。预后差。睾酮分泌型肾上腺皮质肿瘤男性化是库欣综合征继发于肾上腺癌的标志[4]。

除了睾酮分泌型肿瘤，肾上腺皮质癌均高度恶性，存在局部和血行播散，5年存活率约35%。转移的最常见部位是肺、肝和淋巴结。这些肿瘤常直接扩散到相邻组织，尤其是肾，也可能累及下腔静脉或脾静脉。

治疗采用原发肿瘤手术切除[5]。尽量将整个病变切除，必要时将邻近器官（如肾、脾）和局部淋巴结一并切除，去除所有下腔静脉瘤栓[6]。一篇综述报道，与已有的报道中本病总生存率（16%～37%）相比，接受完全切除的患者5年存活率（38%～62%）较高。功能性肾上腺肿瘤切除后，作为肿瘤是否复发的标志，患者可随访测定相应激素水平。

尽管如今使用解剖和生化方法对肾上腺癌的确诊精确率很高，但仍有约40%的患者出现转移性疾病。许多患者本来有局限可切除的病变，最终却死于局部复发或远处转移[7]。放射治疗疗效不显著，仅能减轻症状[8]。另外，虽然没有进行大规模的系统研究，但传统化疗对此病无效。所有报道中，最成功的病例是使用抗肾上腺素药物（米托坦o，p'-DDD）或米托坦的研究[9]。

参考文献

1. Gonzalez RJ, Shapiro S, Sarlis N, et al. Laparoscopic resection of adrenal cortical carcinoma: a cautionary note. Surgery, 2005, 138(6): 1078-1086.
2. Bertagna C, Orth DN. Clinical and laboratory findings and results of therapy in 58 patients with adrenocortical tumors admitted to a single medical center (1951 to 1978). Am J Med,1981,71(5): 855-875.
3. van Ditzhuijsen CI, van de Weijer R, Haak HR, et al. Adrenocortical carcinoma. Neth J Med, 2007, 65(2): 55-60.
4. Didolkar MS, Bescher RA, Elias EG, et al. Natural history of adrenal cortical carcinoma: a clinicopathologic study of 42 patients. Cancer, 1981,47(9): 2153-2161.
5. Phan At. Adrenal cortical carcinoma--review of current knowledge and treatment practices. Hematol Oncol Clin North Am, 2007, 21(3): 489-507.
6. Ekici S, Ciancio G. Surgical management of large adrenal masses with or without thrombus extending into the inferior vena cava. J Urol, 2004,172(6 Pt 1):2340-2343.
7. Paton BL, Novitsky YW, Zerey M, et al. Outcomes of adrenal cortical carcinoma in the United States. Surgery, 2006, 140(6): 914-919.
8. Markoe AM, Serber W, Micaily B, et al. Radiation therapy for adjunctive treatment of adrenal cortical carcinoma. Am J Clin Oncol, 1991, 14(2): 170-174.
9. Grubbs EG, Callender GG, Xing Y, et al. Recurrence of adrenal cortical carcinoma following resection: surgery alone can achieve results equal to surgery plus mitotane. Ann Surg Oncol, 2010, 17(1): 263-270.

3-10 肾上腺皮质大结节增生症——腹腔镜下肾上腺次全切除联合带蒂肾上腺皮下移位术

一、临床资料

【病史】

患者男性，46岁，主因“血压升高10年，血糖升高7年，体貌改变4年，再发半年”收住我院。患者10年前体检发现血压升高，最高达180/120mmHg，无头晕、头痛等不适，7年前无明显诱因体重下降，1月内下降10Kg，当地医院就诊诊断为“2型糖尿病”，规律胰岛素注射治疗。4年前患者出现面部变圆，腹部颈部脂肪变多，血糖、血压控制困难，就诊外院CT提示双侧肾上腺增生，患者行腹腔镜左侧肾上腺切除术，术后病理示肾上腺腺瘤样增生，术后患者血糖、血压控制明显改善，近半年患者再次出现体貌改变及血糖、血压波动，患者此次为行右侧肾上腺手术收入我院。既往冠状动脉硬化性心脏病PCI术后2年，慢性乙型肝炎病史2年，长期大量吸烟饮酒史，非ACTH依赖性库欣综合征家族史。

【体格检查】

体温36.5℃，心率66次/分，呼吸16次/分，血压169/86mmHg。库欣面容，满月脸，向心性肥胖，悬垂腹，锁骨上窝脂肪垫，四肢相对细小，双下肢皮肤可见散在淤斑，泌尿外科专科查体未发现异常。

【辅助检查】

（1）术前查血、尿常规、生化、凝血功能未发现异常，血肌酐、尿素氮、电解质水平均在正常范围内。

（2）血管紧张素Ⅰ（立位）：2.8ng/ml，血管紧张素Ⅱ（立位）38pg/ml，醛固酮（立位）86ng/ml，去甲肾上腺素4.238pmol/ml，肾上腺素0.229pmol/ml，多巴胺0.118pmol/ml，皮质醇11.1μg/dl。

（3）血ACTH节律示ACTH受抑制，血皮质醇节律示皮质醇节律消失。

（4）腹部增强CT：左侧肾上腺切除术后改变，右侧肾上腺结节样增生，符合非ACTH依赖库欣综合征。

【初步诊断】

非ACTH依赖性库欣综合征，双侧肾上腺皮质大结节增生症，左侧肾上腺切除术后，继发性高血压，继发性糖尿病，骨质疏松，冠状动脉硬化性心脏病，PCI术后慢性乙型肝炎活动期。

二、术前讨论

【鉴别诊断】

（1）ACTH依赖性库欣综合征：可解释患者高血压、糖尿病、库欣面容、骨质疏松，但不能解释切除肾上腺后出现血压、血糖改善及体貌恢复，可完善大剂量地塞米松抑制试验予以鉴别。

（2）假性库欣综合征：由于长期应激状态导致下丘脑刺激垂体分泌过多ACTH，导致双侧肾上腺增生和皮质醇分泌增多，不能解释切除肾上腺后出现血压、血糖改善及体貌恢复，暂不考虑该诊断。

（3）外源性库欣综合征：患者无长期使用糖皮质激素病史，不考虑该诊断。

【治疗方案】

考虑患者为非ACTH依赖性库欣综合征，双侧肾上腺皮质大结节增生症，左侧肾上腺切除术后。现患者血压、血糖较难控制，容貌变化持续进展，患者手术治疗意愿强烈，综合考虑选择后腹腔镜下右肾上腺次全切除+带蒂肾上腺皮下移植术，术前充分控制血压、血糖。

三、手术及术后恢复情况

全麻后患者左侧卧位，腰部垫起，常规消毒铺巾。常规气囊扩张法建立腹膜后腔，分别置入2个

12mm 及 2 个 5mm 套管，置入 30° 腹腔镜，分别引入分离钳及超声刀，锐性分离扩大腹膜后腔隙，切开 Gerota 筋膜，沿其内侧后腹壁向肾上极游离，直达膈肌角，于肾上极内侧探及肿瘤，肿瘤呈多发结节状，与周围组织稍粘连，充分游离肾上腺，保留上极及背侧血管蒂，将肿瘤与肾上极及下腔静脉游离。肿瘤上缘远离下腔静脉处可见少量肉眼接近正常肾上腺组织，约 3cm × 1cm，片状。将其保留，保留肾上腺结节上极供应血管蒂。将其从背侧切口提出至腹壁肌层及皮下，并缝合固定于肌层，切除腹壁内部分肿瘤结节及皮肤外肿瘤结节，将带蒂肾上腺组织埋藏于肌肉间，仔细止血，创面覆盖止血纱布，腋中线切口留置 F20 引流管，退出套管针，缝合切口，术毕。瘤体呈球形，直径 4.0cm，剖面黄褐色，实性，送病理。

手术顺利，手术时间 96min，出血 10ml。手术具体过程参见视频 3-10-1。患者术后安返病房，术后体温正常，引流量无异常，无发热、血压波动等并发症，术后 4 天拔除引流，术后 5 天顺利出院。

视频 3-10-1

患者术后激素替代治疗，血糖血压控制可，逐渐减量，1 年后停用激素，无 nelson 综合征发生。随访 26 个月，腹部 CT 示移植肾上腺存活，库欣综合征表现症状消失。

四、最后诊断

术后病理结果回报（图 3-10-1）：（右）肾上腺皮质腺瘤样增生，大小 6.5 cm × 6.0 cm × 1.3cm，部分细胞异型性显著。病理符合非 ACTH 依赖性库欣综合征。

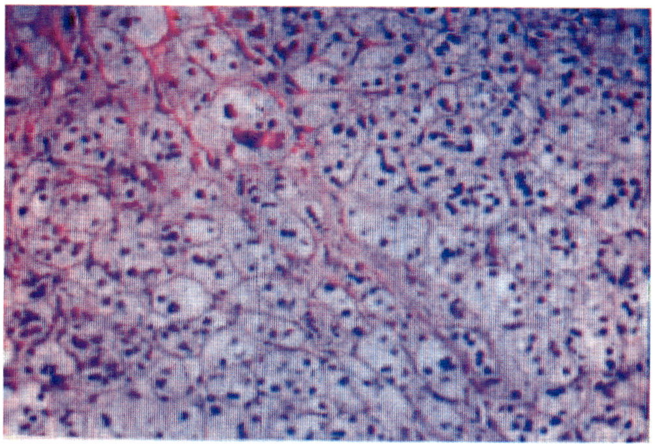

图 3-10-1 术后病理标本光镜下所见

五、专家点评

【疾病概述】

促肾上腺皮质激素非依赖性大结节样肾上腺增生（adrenocorticotmpin-independent macronodular adrenal hyperplasia，AIMIH）是库欣综合征（Cushing syndrome，CS）的一种独立的罕见病因，其在 CS中所占比例不足 1%上。AIMAH最早由 Kirscher等 1964年报告 [1]，该病患者发病年龄为 50~ 60岁，其发病男女比例相近多数患者临床表现并不典型 [2]。既往文献显示，高血压、糖代谢异常在 AIMAH患者中最为常见，实验室检查可见部分患者 ACTH水平完全一致，皮质醇水平升高，节律消失 [3]。影像学方面，AIMAH多具有明显的双侧肾上腺多发大结节改变，CT 或 MRI 显示双侧肾上腺失去正常形态，呈多发结节或分叶团块样软组织密度肿块，结节大小不一 [4]。此例患者亦表现为高血压、糖尿病，化验室检查示血 ACTH 节律受抑制，血皮质醇节律消失，其腹部 CT 表现为右侧肾上腺多发结节状增生，在临床特点上符合既往文献报道规律。

【手术范围】

AIMAH 首选手术治疗，其常规术式为双侧肾上腺切除术，术后需联合糖皮质激素药物替代治疗，此法可使 AIMAH 得到根治。然而，Imai 等 [5] 报道了 122 例患者行双侧肾上腺全切除术，疗效显著，但术后皮质醇高分泌状态骤然去除，该组患者多发生肾上腺功能低下甚至肾上腺皮质功能危象。部分国内学者主张 AIMAH 行双侧肾上腺次全切除或双侧肾上腺切除 + 肾上腺组织种植，既切除了双侧病变，使疾病得到根治，又可使种植的肾上腺保持正常的内分泌功能 [6]。1991 年，姜海洋等人首次提出带蒂肾上腺背部移位术治疗库欣综合征，保留肾上腺上极带蒂血管，将肾上腺通过肋间拉至皮下并使其固定于皮下组织 [7]。近年来亦有报道称 AIMAH 宜切除病变显著的一侧肾上腺，从病理上先确诊，以后在适当时间根据其临床和生化改变再决定是否切除另一侧 [8]。由此可见，AIMAH 究竟行肾上腺全切或者部分切除，双侧肾上腺同时干预或者先切除其中病变严重的一侧，目前仍存在争论。

【手术方式】

1992 年 Gagner[9] 等首次报道腹腔镜肾上腺切除手术，随着腹腔镜技术的成熟与普及，腹腔镜下肾上腺切除术已被认为是直径 <6cm 肾上腺肿瘤的标准术式 [10]。腹腔镜手术治疗肾上腺疾病途经包括经后腹腔和腹腔两种手术经路。经后腹腔入路，对腹腔干扰小，不易造成腹腔脏器损伤，术后胃肠功能恢复快，本中心常规采用后腹腔入路行肾上腺手术。对于此例患者，患者先行左侧肾上腺切除术，术后患者库欣综合征症状得到暂时控制，但 2 年后患者再次出现相关症状，患者此次为行右侧肾上腺手术入院。我们结合自身临床实践经验，为保留孤立肾上腺部分功能，我们选择联合应用后腹腔镜下肾上腺次全切除术和带蒂肾上腺背部移位术。据我们了解，尽管开放肾上腺次全切除术和带蒂肾上腺背部移位术目前开展较多，目前文献尚无腹腔镜下肾上腺次全切除术联合带蒂肾上腺背部移位术相关报道。

【手术经验】

术前围术期严格管理，充分控制血压、血糖，此例患者手术顺利，术中失血少，术后住院时间短。术后短期随访患者症状消失，未见明显并发症，手术效果好。

结合我中心既往手术经验，我们认为联合应用腹腔镜下肾上腺次全切除术和带蒂肾上腺背部移位术：①充分的术前准备是手术成功的重要环节，在术前应严格控制血压及血糖；②肾上腺血管丰富，质地脆，库欣综合征患者尤其血管易脆，易出血，游离时尽可能保留其表面少量脂肪结缔组织，用无损伤钳牵拉，术中操作须轻巧。③分离肾上腺周围脂肪组织时使用超声刀可缩短手术时间，保持术野清晰。④借助腹腔镜的放大作用，行肾上腺次全切除时，可选择保留相对正常的肾上腺组织。

总体来说，联合应用腹腔镜下肾上腺次全切除术和带蒂肾上腺背部移位术治疗双侧肾上腺皮质大结节增生症手术出血少，效果满意，但仍需更多样本以进一步观察。

参考文献

1. Kirscher MA, Powell RD Jr, Lipsett MB. CUSHING'S SYNDROME: nodular cortical hyperplasia of adrenal glands with clinical and pathological features suggesting adrenocortical tumor. J Clin Endocrinol Metab, 1964, 24: 947-955.
2. Lacroix A. ACTH-independent macronodular adrenal hyperplasia. Best Pract Res Clin Endocrinol Metab, 2009, 23(2): 245-259.
3. 张倩, 窦京涛, 谷伟军, 等. 非ACTH依赖性双侧肾上腺大结节增生患者的临床特点分析. 中华内分泌代谢杂志, 2011, 27(11): 892-896.
4. Doppman J L, Chrousos G P, Papanicolaou D A, et al. Adrenocorticotropin-independent macronodular adrenal hyperplasia: an uncommon cause of primary adrenal hypercortisolism. Radiology, 2000, 216(3): 797-802.
5. Imai T, Funahashi H, Tanaka Y, et al. Adrenalectomy for treatment of Cushing syndrome: results in 122 patients and long-term follow-up studies. World J Surg,1996, 20(7): 781-786, 786-787.
6. 张学斌, 李汉忠. 肾上腺大结节增生的外科治疗. 中华泌尿外科杂志, 2007, 28(2): 80-83.
7. 姜海洋, 白悦心. 带蒂肾上腺背部皮下移位术治疗柯兴氏病: 附六例报告. 中华泌尿外科杂志, 1991(6): 423-425
8. 徐云泽, 祝宇, 张翀宇, 等. ACTH非依赖性双侧肾上腺皮质增生所致库欣综合征的外科治疗. 现代泌尿外科杂志, 2012, 17(6): 545-549.
9. Gagner M, Lacroix A, Bolté E Laparoscopic adrenalectomy in Cushing's syndrome and pheochromocytoma N Engl J Med, 1992, 327(14): 1033.
10. Popov Z, Jankulovski N, Stankov O, et al. Laparoscopic Adrenalectomy: First Single-Center Experience in the Balkans. Pril (Makedon Akad Nauk Umet Odd Med Nauki), 2015, 36(3): 27-33.

3-11 原发双侧肾上腺皮质大结节增生症

一、临床资料

【病史】

女性患者，55 岁，主因“发现血压升高 2 年”入院。2 年前无诱因出现血压升高，最高达 160/100mmHg，口服拜新同、科素亚等药物控制，可控制在 130 ~ 140/80 ~ 90mmHg。无突发性血压升高，不伴心悸、头痛、视物模糊。泌尿系增强 CT 示：双侧肾上腺外肢圆形结节影，左侧直径 2 cm，

CT 值为 19 Hu，右侧直径 0.6 cm，CT 值为 10 Hu，增强强化不明显。既往史无特殊。

【体格检查】

体温 36.5℃，心率 97 次 / 分，呼吸 20 次 / 分，血压 140/93 mmHg，心、肺、腹部未见明显异常，未见满月脸、水牛背、锁骨上窝脂肪垫。泌尿外科专科查体无特殊表现。

【辅助检查】

（1）入院查血常规及肝肾、凝血功能均未发现异常。

（2）皮质醇：22 μg/dl (8AM)、18.6 μg/dl (4PM)、19.2 μg/dl (12PM)。

（3）血 ACTH：10 pg/ml。

（4）4 小时、24 小时尿游离皮质醇结果提示升高。

（5）小剂量地塞米松抑制试验、大剂量地塞米松抑制试验均不受抑制。

（6）尿 VMA（–），血清儿茶酚胺（肾上腺素、去甲肾上腺素、多巴胺）测量正常范围。

（7）头颅 MR 平扫：垂体区未见占位性病变。

（8）泌尿系增强 CT：双侧肾上腺外肢圆形结节影，左侧直径 2 cm，CT 值 19 Hu，右侧直径 0.6 cm，CT 值 10 Hu，强化不明显。

【初步诊断】

双侧肾上腺结节性增生。

二、术前讨论

【鉴别诊断】

（1）嗜铬细胞瘤：因肿物挤压或刺激会释放儿茶酚胺进入血液，会引起发作性血压升高，多伴有头痛、心悸等不适，尿检测常提示尿 VMA 升高，血清儿茶酚胺提示升高，影像学可见一侧或双侧肾上腺肿物，增强 CT 上多表现为肿物不均匀强化。患者不明原因血压突然升高，合并肾上腺占位性病变，需考虑到此病可能，但本例患者无发作性血压升高，且皮质醇分泌节律丧失，血 ACTH 水平受抑制，尿 VMA（–），血清儿茶酚胺未见升高，肾上腺占位性病变增强强化不明显，考虑此诊断可能性不大。

（2）垂体瘤：本病因垂体肿瘤可分泌大量 ACTH 进而促进肾上腺皮质增生，表现为肾上腺皮质功能亢进，皮质醇分泌增加、节律丧失，血清 ACTH 水平增高，影像学通常可见垂体占位性病变，但本例患者血清 ACTH 水平受抑制，垂体 MRI 检查未见占位性病变，考虑此诊断可能性不大。

【治疗方案】

术前充分药物控制好血压，血压稳定后择期行腹膜后镜下左侧肾上腺全切术，右侧肾上腺增生病变根据患者术后内分泌功能情况制订治疗方案。

三、手术及术后恢复情况

全身麻醉后摆右侧卧位，常规消毒、铺单，常规 IUPU 法建立腹膜后腔，分别置入 2 个 12 mm 套管和 1 个 5 mm 套管，引入分离钳和超声刀，清理腹膜外脂肪，切开肾周筋膜，在肾脂肪囊外游离肾，置入 1 个 5mm 套管，置入另一把分离钳辅助，继续向上游离肾脂肪囊直达膈肌角，由背侧切开肾脂肪囊达肾表面，显露肾上腺，由腹侧至背侧游离肾上腺，见肾上腺明显增大，呈结节样改变。显露肾上腺中央静脉，予 Hem-o-lok 钳夹后切断，游离肾上腺上极，显露肾上腺动脉，予 Hem-o-lok 钳夹后切断，切除全部肾上腺组织，充分止血，无菌生理盐水反复冲洗 2～3 次，确认无明显活动性出血，由腋后线套管置入标本袋，将肾上腺放入标本袋后取出，置入左侧腹膜后引流管，逐层关闭伤口，手术结束（视频 3-11-1）。

V3-11-1

视频 3-11-1

四、最终诊断

术后病理：（左侧）肾上腺结节样增生（图 3-11-1）。

五、专家点评

库欣综合征是皮质醇激素过多导致的一类代谢性疾病，通常表现为一系列综合征表现。目前已分为 ACTH 依赖性和 ACTH 非依赖性两类，其中 ACTH 非依赖性库欣综合征占 15%～20%[1]，多为具备分泌皮质醇激素功能的肾上腺腺瘤或肾上腺腺癌。仅不到 2% 的库欣综合征病因是原发双侧肾上

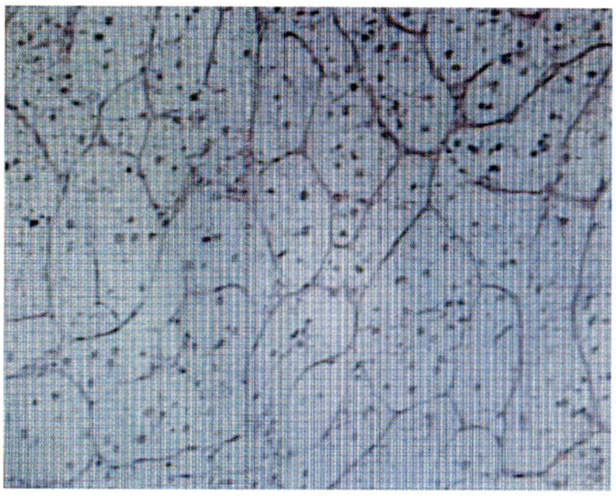

图 3-11-1 肾上腺结节样增生

腺增生，包括大结节样增生或小结节样增生[2]。原发双侧肾上腺皮质大结节增生症(primary bilateral macronodular adrenal hyperplasia，BMAH) 又称ACTH非依赖性肾上腺大结节增生，多表现为亚临床库欣综合征。BMAH 的肾上腺细胞因 G 蛋白偶联受体的过表达，而受到多种激素的调控而分泌皮质醇激素，如血清素、促胰多肽、血管加压素、儿茶酚胺、促性腺激素、人绒毛膜促性腺激素[3]。

BMAH 表现为库欣综合征比例小于 1%，多表现为亚临床库欣综合征[4]，大部分患者在体检时被发现，但是对该部分患者详细采集病史仍可发现部分患者既往具有轻度库欣综合征表现。BMAH 高发年龄为 50 ~ 60 岁[5]，儿童时期发病尤其 2 岁以内发病的患者需考虑 McCune-Albright 综合征可能，同样表现为双侧大结节增生，其增生结节含功能性 G 蛋白 α 亚基突变，其余肾上腺出现萎缩。BMAH 多认为无明显性别差异，但近期文献显示其发病率男女为 1∶3 ~ 1∶2[6]。

辅助检查上，BMAH 患者尿游离皮质醇水平明显增加，血浆皮质醇水平丧失正常节律，血浆 ACTH 水平明显下降，小剂量地塞米松抑制试验和大剂量地塞米松抑制试验均不能抑制血皮质醇水平。腹部 CT 或腹部 MRI 提示双侧肾上腺显著增生，可见单一或多个较大结节，但是单发结节难以与肾上腺腺瘤区分。BMAH 病理特点为：结节直径多大于 1 cm 甚至 5 cm 以上，每侧腺体可同时或先后出现多发结节，每侧腺体直径可达 10 ~ 12 cm，重量可达 200g。结节间质成分可表现为增生或者萎缩。显微镜下可见较大清亮细胞聚集形成的束网状结构和小细胞分离形成的岛状结构[2, 7]。

腹腔镜肾上腺切除术是目前治疗 BMAH 的主要方式，腹腔镜手术与传统开放手术相比，具有暴露清晰、恢复更快的优势，成为主流术式。但是，双侧肾上腺全切手术术后需要长期口服激素替代治疗，并且术后具有肾上腺危象的风险。近年来，单侧肾上腺全切除手术治疗 BMAH 逐渐得到人们的关注[6]，对于轻度库欣综合征的患者，单侧肾上腺全切除可以达到缓解症状的效果[8]。然而，有观点认为，BMAH 具有双侧发病倾向，单侧切除术后可能出现库欣综合征复发而需要再次手术[3]。由此可见，BMAH 究竟双侧肾上腺同时干预或者先切除一侧，目前仍存在争论。

本例患者行左侧肾上腺切除术，先切除病变较大的一侧肾上腺，从病理上先确诊，以后在适当时间根据其临床和生化改变再决定是否切除另一侧。患者术后恢复可，症状消失，无库欣综合征相关症状及体征复发，术后随访 B 超显示对侧肾上腺无明显增大。因此我们也认为，切除病变较严重一侧肾上腺可以选择性地成为双侧肾上腺切除治疗 BMAH 的替代方法。当然，此结论有待更多的样本量及更长时间的随访来验证。

参考文献

1. Newell-Price J, Bertagna X, Grossman AB, Nieman LK. Cushing's syndrome. Lancet 2006, 362:1605–1617.
2. Lacroix A. ACTH-independent macronodular adrenal hyperplasia. Best Pract Res Clin End Met, 2009, 23:245–259.
3. Lacroix A. Heredity and cortisol regulation in bilateral macronodular adrenal hyperplasia. *N Engl J Med*, 2013, 369: 2147-2149.
4. Stratakis CA. Cushing syndrome caused by adrenocortical tumors and hyperplasias (corticotrophin-independent Cushing syndrome). Endocr Dev, 2008, 13: 117-132.
5. Swain JM, Grant CS, Schlinkert RT, et al. Corticotropin-independent macronodular adrenal hyperplasia: a clinicopathologic correlation. Arch Surg, 1998, 133:541–545, discussion 545-546.
6. De Venanzi A, Alencar GA, Bourdeau I, et al. Primary bilateral macronodular adrenal hyperplasia. Curr Opin Endocrinol Diabetes Obes, 2014, 21(3): 177-184.
7. Sasano H, Suzuki T, Nagura H. ACTH-independent macronodular adrenocortical hyperplasia: immunohistochemical and in situ hybridization studies of steroidogenic enzymes. Mod Pathol, 1994, 7: 215-219.
8. Kobayashi T, Miwa T, Kan K, et al. Usefulness and limitations of unilateral adrenalectomy for ACTH-independent macronodular adrenal hyperplasia in a patient with poor glycemic control. Int Med, 2012, 51:1709-1713.

3-12　肾上腺囊肿

一、临床资料

【病史】

男性患者，43 岁，主因“体检发现右肾上腺囊肿 14 年”入院。患者 14 年前体检 B 超发现右肾上腺囊性肿物，直径约 1.5cm，不伴高血压、低血钾、心悸、头痛、大汗等不适。进一步泌尿系增强 CT 提示右肾上腺囊肿，后定期观察、未予诊治。2 年前复查 B 超提示肿物直径增大至 5.1cm，1 个月前泌尿系 CT 提示：右肾上腺一个直径 5.6cm × 6.0cm × 5.5cm 的囊性低密度灶，边界清，壁薄，增强扫描未见强化。既往 8 年前血压开始增高，最高 170/90mmHg，每日口服厄贝沙坦 1 片可降至正常。为进一步诊治而入院。

【体格检查】

心、肺、腹部查体均未见明显异常。双肾区无叩击痛、未触及包块，前列腺指诊未见肿大及结节。

【辅助检查】

（1）B 超：右肾上腺区可探及一直径 6.8cm 大小低回声肿物，壁薄，后方回声增强，与肝及肾有清晰界限。

（2）泌尿系增强 CT（图 3-12-1）：右肾上腺外肢可见一囊性低密度灶，直径 5.6cm × 6.0cm × 5.5cm（左右、前后、上下），壁薄，边界清，CT 值为 10Hu，增强扫描未见强化，左侧肾上腺未见异常，初步印象考虑右侧肾上腺囊肿可能性大。

【初步诊断】

右肾上腺囊肿。

二、病例讨论

【鉴别诊断】

较小的肾上腺囊肿依据影像学很容易诊断，但囊肿巨大，B 超及 CT 等影像学均无法辨别囊肿边

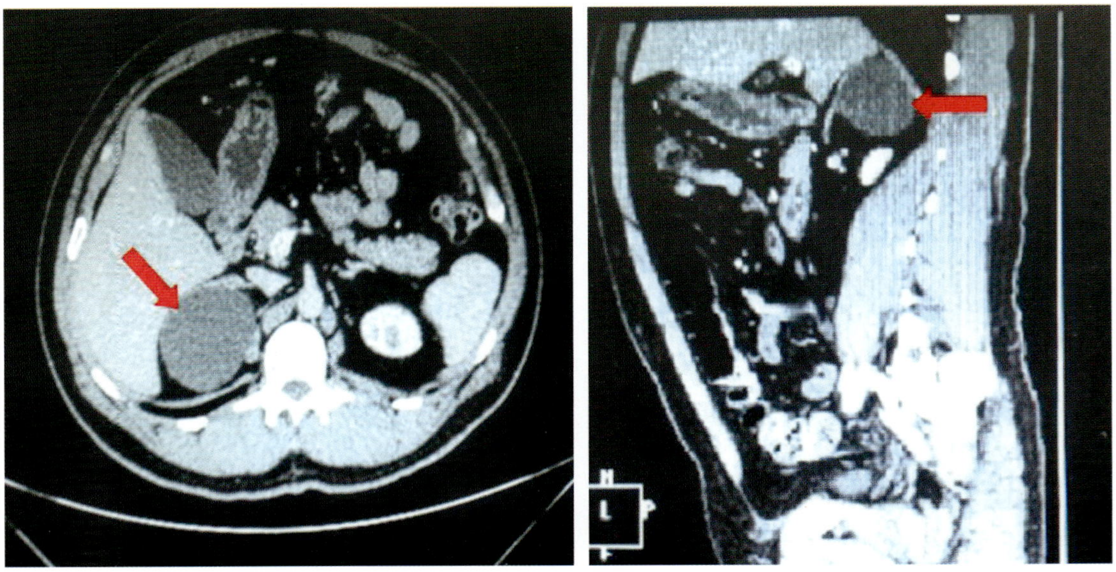

图 3-12-1　泌尿系增强 CT

A. 平扫 CT，箭头处示一直径 5.6cm × 6.0cm × 5.5cm（左右、前后、上下）囊性肿物，壁薄，边界清，增强未见强化；B. 矢状位重建，箭头处示肿物位于肾上腺外肢

界时，需与周围脏器（肝囊肿、胰腺囊肿、肾囊肿）来源的囊肿相鉴别，本例患者因为很明确囊肿来源于肾上腺，所以基本术前已明确诊断。患者目前有高血压，需警惕肾上腺腺瘤及嗜铬细胞瘤的可能，但二者以实性占位多见，考虑可能性很小。术后病理可最终明确诊断。

【治疗方案】

由于近两年来患者右肾上腺囊肿逐渐增大，直径大于4cm，囊肿位于肾上腺外肢，加之患者有手术意愿，遂决定行微创的后腹腔镜右肾上腺囊肿切除术。

三、手术及术后恢复情况

患者左侧卧位，常规消毒、铺单，建立后腹腔镜操作空间，用超声刀切开肾周筋膜及脂肪囊，游离肾上极腹侧及背侧间隙，于肾上极内侧可见右肾上腺区一个直径约6cm囊肿（图3-12-2），结扎切除肾上腺周围血管，将囊肿完整切除，用标本袋从切口取出，冲洗创面，无活动性出血，创面填塞止血纱布，髂嵴穿刺点留置F20引流管，减压后观察各套管穿刺点无出血后缝合切口，术毕，切除囊壁送病理。

术后患者恢复良好，无并发症发生，术后第1天即拔出尿管及伤口引流管，进流食，下地活动自如，术后第3天患者出院。嘱患者出院后定期随访，行影像学检查。

四、最终诊断

病理诊断（图3-12-3）：右肾上腺标本，肾上腺囊肿，被覆单层扁平或钉突状上皮细胞，大小约4.5cm × 4.0cm × 3.0cm。囊壁局部可见吞噬含铁血黄素的巨噬细胞聚集。

五、专家点评

肾上腺囊肿是肾上腺囊性变所致，大部分为良性病变，少部分囊肿有恶变倾向。人群发病率为1%～5%[1]，各年龄段均会发病，胎儿期发病已有

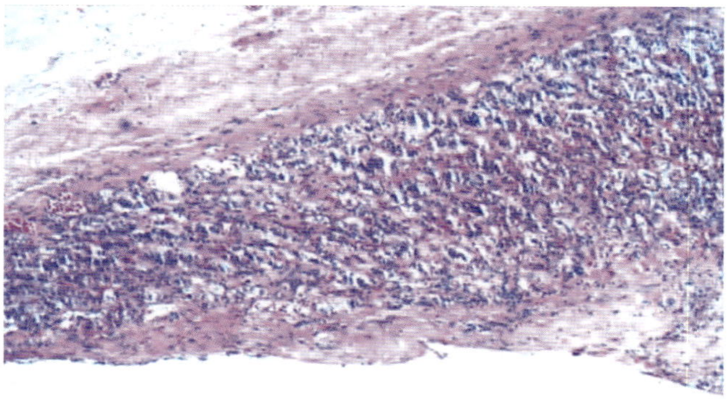

图 3-12-3 病理标本镜下所见

囊壁可见大量被覆单层扁平及钉突状上皮细胞，囊壁局部可见吞噬含铁血黄素的巨噬细胞聚集。

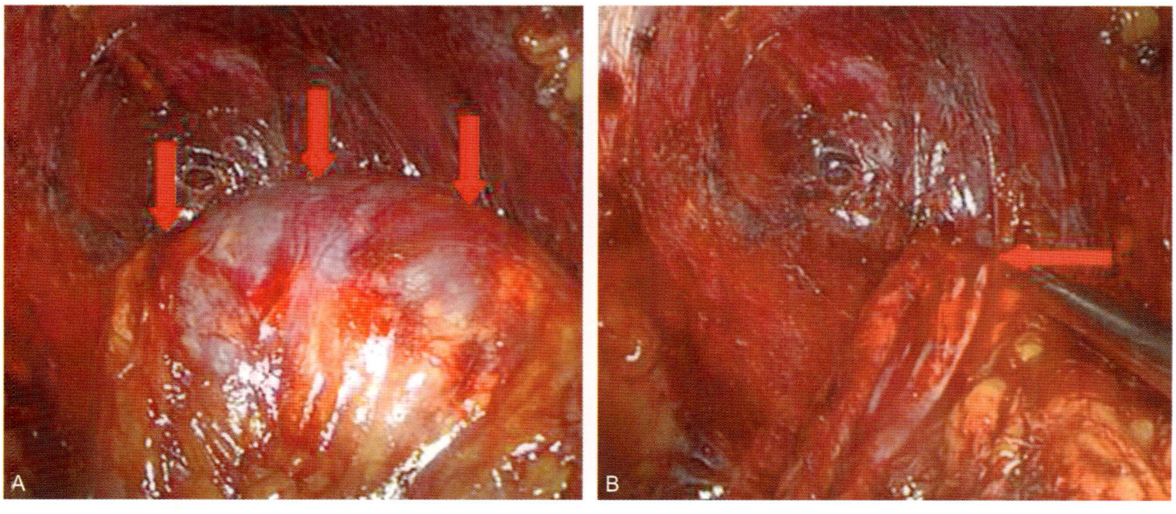

图 3-12-2 术中所见

A. 右肾上腺直径约6cm囊肿；B. 切除囊肿壁

报道[2]；通常以单侧病变多见，双侧病变发生率为8%～10%[3]；男女比例为（2～3）：1[4]。囊肿直径最小可以几毫米，最大者可超过20cm。30～60岁为发病高峰年龄段[5]。疾病发生的机制尚不清，但与多囊肾[6]、贝克威思-威德曼综合征（Beckwith-Wiedemann syndrome）[7]、克-瑞-维综合征（Klippel-Trenaunay-Weber syndrome）[8]有关。

大部分肾上腺囊肿都是体检偶然发现，少数患者因囊肿巨大而产生压迫等症状。因而绝大部分肾上腺囊肿多依赖影像学发现，泌尿系B超多提示肾上腺囊性低回声占位性病变；泌尿系CT检查典型表现为：囊性占位性病变，薄壁，边界清晰，增强不见强化[9]。CT诊断敏感性为57%～80%[1]。当囊腔CT值大于30Hu时，多提示合并囊内出血、囊内碎片或者钙化。而MRI检查多表现为：囊内T1像低信号、T2像高信号表现[10]。

尽管大部分肾上腺囊肿为良性病变，但肾上腺囊性恶性肿瘤及囊性嗜铬细胞瘤都已有报道，据统计，7%的肾上腺囊肿为恶性肿瘤所形成的假性囊肿[5]。单纯的影像学检查无法明确肾上腺囊肿的良恶性，临床上多与肾上腺恶性肿瘤合并囊内出血或囊性变相混淆。与良性肾上腺囊肿相比，肾上腺恶性囊肿的直径较大（>7cm）、囊壁较厚，依此可作为两者鉴别点之一。另外，内分泌相关的例行检查亦应进行以除外内分泌相关的疾病。

因而，囊肿穿刺抽液及术后病理检查常作为明确囊肿恶变的两种手段。其中，囊肿穿刺抽液检查兼具诊治作用，但穿刺之前必须除外嗜铬细胞瘤，穿刺抽出的囊内液体需进行革兰氏染色及细胞学检查，另外，如果是左侧囊肿，还需进行三酰甘油、皮质醇以及淀粉酶的检查以除外胰腺囊肿等。抽液后需向囊腔内注入对比剂行X线检查以评价囊壁的纹理情况。

肾上腺囊肿的治疗原则一般依据囊肿的功能状态、是否怀疑恶变以及是否合并囊肿相关症状来决定[5]。对于壁薄、囊内为均匀水密度表现、无症状的肾上腺小囊肿可建议定期随访观察；对于体积较大、形状不规则、壁厚及有症状的肾上腺囊肿患者，建议积极的手术治疗，术后病理是鉴别囊肿良恶性的金标准。对于怀疑囊肿恶变的患者，单纯的囊壁切除是不推荐的，建议肿物完整切除。现今，泌尿外科腹腔镜技术已趋于成熟，加之腹腔镜手术较开放手术具有损伤小、恢复快、成功率高等优势，目前已成为治疗肾上腺囊肿的主要手术方式，本例患者所行术式即为腹腔镜下的囊肿切除术[1]。

该疾病的预后依据术后病理的组织学类型决定。良性囊肿术后定期监测囊肿复发迹象，恶性囊肿则需更积极的随访和复查。本例患者因术后病理未提示恶变，嘱患者出院后定期医院复查B超及泌尿系CT即可。

参考文献

1. Castillo OA, Litvak JP, Kerkebe M, et al. Laparoscopic management of symptomatic and large adrenal cysts. J Urol, 2005,173(3):915-917.
2. Maa HC, Weng WC, Tsai HN. Prenatal diagnosis of an adrenal cyst: a case report. Kaohsiung J Med Sci, 2003, 19(5): 238-241.
3. Rozenblit A, Morehouse HT, Amis EJ. Cystic adrenal lesions: CT features. Radiology, 1996, 201(2):541-548.
4. El-Hefnawy AS, El Garba M, Osman Y, et al., Surgical management of adrenal cysts: single-institution experience. BJU Int, 2009, 104(6): 847-850.
5. Neri LM, Nance FC. Management of adrenal cysts. Am Surg, 1999, 65(2): 151-163.
6. Bastide C, Boyer L, Djellouli N, et al. Bilateral adrenal cysts and hepatorenal polycystic disease. Presse Med, 1997, 26(15): 711-712.
7. Ciftci AO, Salman AB, Tanyel FC, et al. Bilateral multiple adrenal pseudocysts associated with incomplete Beckwith-Wiedemann Syndrome. J Pediatr Surg, 1997, 32(9): 1388-1390.

3-13 肾上腺髓质脂肪瘤

一、临床资料

【病史】

女性患者，36 岁，主因“体检发现右侧肾上腺肿物 1 周”来诊。患者 1 周前体检时 B 超发现右侧肾上腺肿物，不伴阵发性血压增高、头晕、头痛、肌肉无力等表现。为求进一步治疗入院。既往高血压病史。

【体格检查】

生命体征平稳，心、肺、腹部查体未见明显异常，专科查体未见明显异常。

【辅助检查】

（1）泌尿系 B 超：右肾上腺区探及一个直径 11.8cm × 10.5cm × 8.9cm 大小中等偏高回声肿物，界限清楚，回声均匀。肿物挤压右肾，右肾向外下方移位。提示：右肾上腺高回声肿物（髓质脂肪瘤？）

（2）肾上腺 CT 平扫 + 增强（图 3-13-1）：右侧肾上腺区低密度灶，考虑髓质脂肪瘤可能性大。边界清晰，大小 7.7cm × 8.4cm × 7.7cm，边界清晰，其内可见脂肪密度及絮状软组织密度灶。左肾上腺未见异常。腹膜后未见肿大淋巴结。提示：右侧肾上腺肿块，考虑髓质脂肪瘤可能性大。

【初步诊断】

右侧肾上腺髓质脂肪瘤。

二、病例讨论

【鉴别诊断】

（1）肾上腺囊肿：B 超多表现为圆形或者类圆形无回声低回声区，囊壁薄而光滑。CT 为单房、多房囊性肿块，均一低密度区。CT 值接近于水，增强后无强化。与此患者不符。

（2）肾上腺髓质增生：血儿茶酚胺增多，尿儿茶酚胺及代谢产物增多。CT 检查可显示肾上腺体积

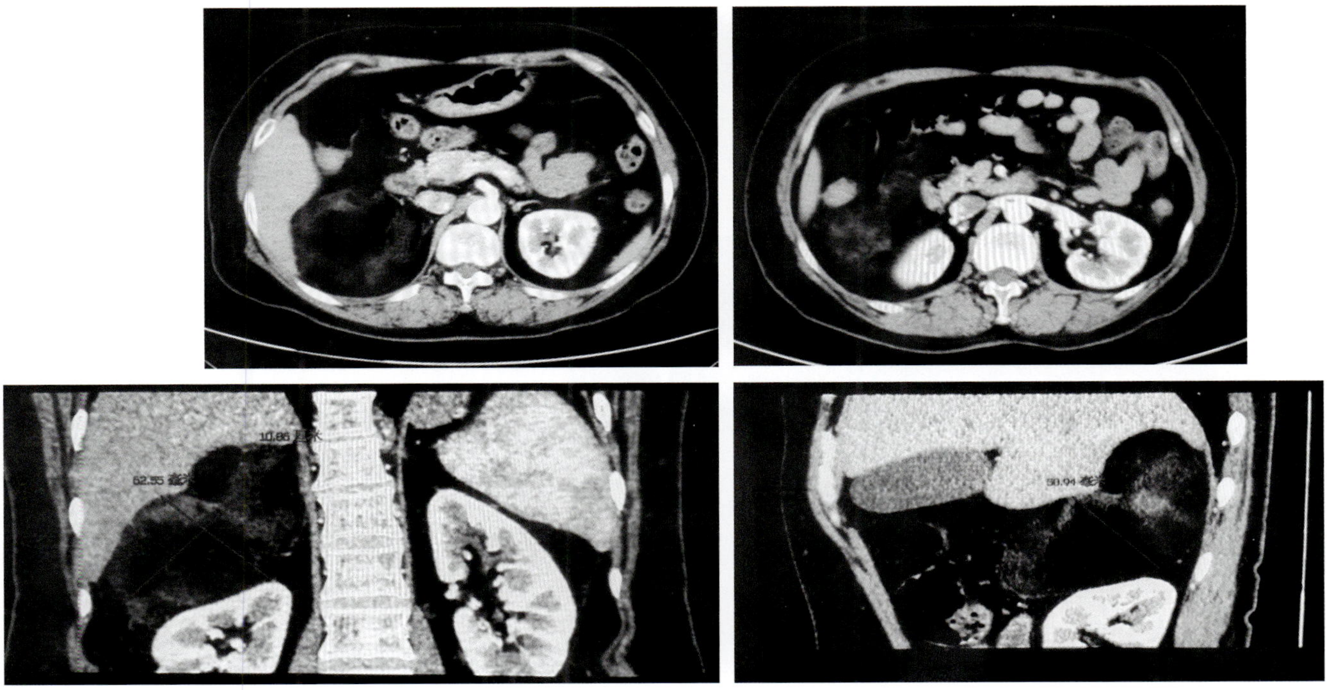

图 3-13-1 肾上腺 CT 平扫 + 增强

增大但并无肿瘤影像。与此患者不符。

【治疗方案】

全麻下行腹膜后镜左肾上腺肿物切除术。

三、手术及术后恢复情况

患者左侧卧位，常规消毒，铺无菌单。右第12肋下腋后线切开皮肤3cm，钝性扩张至腹膜外间隙，常规气囊扩张法建立腹膜后腔。在手指引导下分别于肋缘下腋前线和髂嵴上方腋中线腋后线穿刺10mm套管，置入30°腹腔镜。左手分离钳，右手超声刀，切开肾周筋膜及脂肪囊，游离肾上腺腹侧和背侧间隙，于肾上极区可见一个大小约7cm肿物，结扎切断肿物周围血管，将肿物完整切除。用标本袋从切口取出，冲洗创面，无活动性出血，创面喷止血胶，髂嵴穿刺点留置F20引流管，减压后观察各套管穿刺点无出血，缝合切口，术毕。术中顺利，术毕患者安返病房，切除肿物送病理（图3-13-2）。

患者术后恢复良好，无并发症发生。术后6小时饮水，术后第1天进流食，术后第3天拔除引流管、尿管出院。

四、最终诊断

病理诊断：右肾上腺髓细胞脂肪瘤。送检组织破碎，总体积为：14cm × 9.0cm × 5.0cm。

五、专家点评

肾上腺髓质脂肪瘤是一种发生于肾上腺的无功能良性肿瘤。这些病变一般 <5cm、单侧发病、无症状、良性，内含造血和脂肪细胞[1]。该病凭CT扫描和MRI的特征性表现就能明确诊断而无需全面代谢检测或外科探查，因此检出率越来越高。但较大的病变因为可能与肾上腺癌坏死相混淆而不易诊断。

该病变原因未知，可能是骨髓和脂肪组织沉积的表现之一。患者大多肥胖，男性相对多见。疼痛

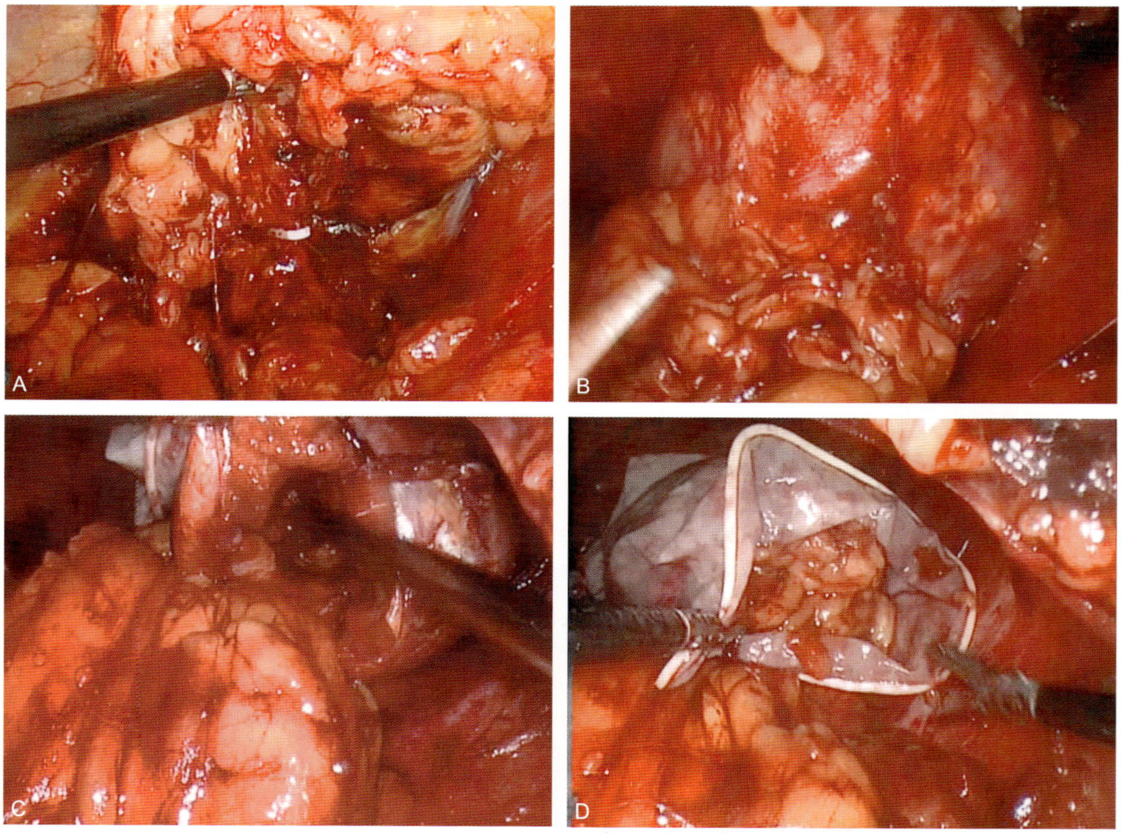

图3-13-2　术中所见

A. 结扎切断肿物周围血管；B. 肿物完整切除；C. 吸引器吸引肿瘤陈旧出血；D. 用标本袋将肿物从切口取出

是最常见症状。病变极少钙化或具激素分泌活性。但术前应测定激素水平，因此病可同时伴发功能性皮质腺瘤和髓质脂肪瘤[2]。

一般认为，内分泌检查缺乏特异性指标，对本病确诊帮助不大。有诊断价值的辅助方法有B超、CT、MRI等[3-4]。B超检查可见肾上腺区域发现均质的实质性暗区，在声像图上表现为强回声反射。担当肿瘤内有大量骨髓组织、出血及钙化时，则表现为不均质的实性暗区，此时难与其他肿瘤相鉴别[3]。CT扫面可以显示一个与脂肪等值或者略高于脂肪密度的肿块，CT值在-120～-20Hu之间，部分区域呈团块状、条索状或分隔状的软组织密度，CT值为20～30Hu。增强扫面无明显强化现象。肿瘤的边界清晰锐利，无浸润现象。CT检查可以检出较小的肿瘤，准确性高达87%～92%[4]。肿块内散在的小钙化灶是本病的另一特点。在MRI上T1加权像时可观察到下列表现：①与邻近组织的脂肪组织等密度的均一性肿块；②密度不均一，由脂肪密度区和肾皮质密度区构成；③密度低于肝，但不同于脂肪的结节。T2加权像，表现为较脂肪密度稍低的肿块，或与肝密度等密度或稍低密度的肿块。

目前得到认可的治疗原则是：①对于偶发的无临床症状的小肿块，可以暂时观察，以后定期复查；②对于已有临床症状或肿瘤较大，应行手术切除肿瘤。有研究认为巨大肿瘤如不切除，可发生自发性破裂出血，引起严重后果，应尽早切除。③手术治疗仅限于肿瘤的单纯切除，无需行根治性切除和淋巴结清扫，更无需切除临近的肾[5]。

参考文献

1. Patel VG, Babalola OA, Fortson JK, et al. Adrenal myelolipoma: report of a case and review of the literature. Am Surg, 2006, 72:649-654.
2. Jung SI, Kim SO, Kang TW, et al. Bilateral adrenal myelolipoma associated with hyperaldosteronism: report of a case and review of the literature. Urology, 2007, 70: 1223.e11-13.
3. Vick CW, Zeman RK, Mannes E, et al. Adrenal myelolipoma: CT and ultrasound findings. Urol Radiol, 1984, 6(1):7-13.
4. Yokota T, Takahashi T, Fujita Y, et al. Adrenal myelolipoma discovered incidentally on abdominal CT and MR imaging. Gastroenterol Jpn, 1989, 24(2):195-197.
5. Bovo G, Picozzi SC, Vigano P, et al. Giant adrenal myelolipoma: report of a case and review of the literature. Minerva Urol Nefrol, 2007, 59:455-458.

3-14 肾上腺节细胞神经瘤

一、临床资料

【病史】

男性患者，26岁，主因“体检发现右侧肾上腺区肿物1个月”入院。1个月前于外院体检时发现右侧肾上腺区肿物，CT提示右侧肾上腺区肿物，大小约8cm×5cm×4cm，考虑神经源性肿瘤可能性大。无症状、体征，血清肾上腺功能检查正常。现为进一步治疗，以“右腹膜后肿物”为诊断收入住院。

【体格检查】

一般检查及心、肺、腹部查体未见异常。右肾区无异常隆起，双肾区无叩击痛，双输尿管体表走行区无压痛，膀胱区无隆起，耻骨上膀胱未触及，外生殖器无异常，直肠指诊：前列腺体积如常，质韧，中央沟可触及，未扪及明确硬结、肿物。直肠内未触及明确肿物，指套退出未见染血。

【辅助检查】

（1）入院查血常规：血、尿常规及肝肾、凝血功能未发现异常。

（2）胸部X线等排除远处转除检查：未见明显异常及远隔转移。

（3）腹部CT扫描（图3-14-1）：腹膜后右侧腰大肌前方可见一类圆形等密度占位性病变，边界清楚，大小约8cm×5cm×4cm，强化扫描不均匀强化，与下腔静脉及右肾静脉关系密切，考虑神经源性肿瘤可能。

【初步诊断】

肾上腺节细胞神经瘤可能性大。

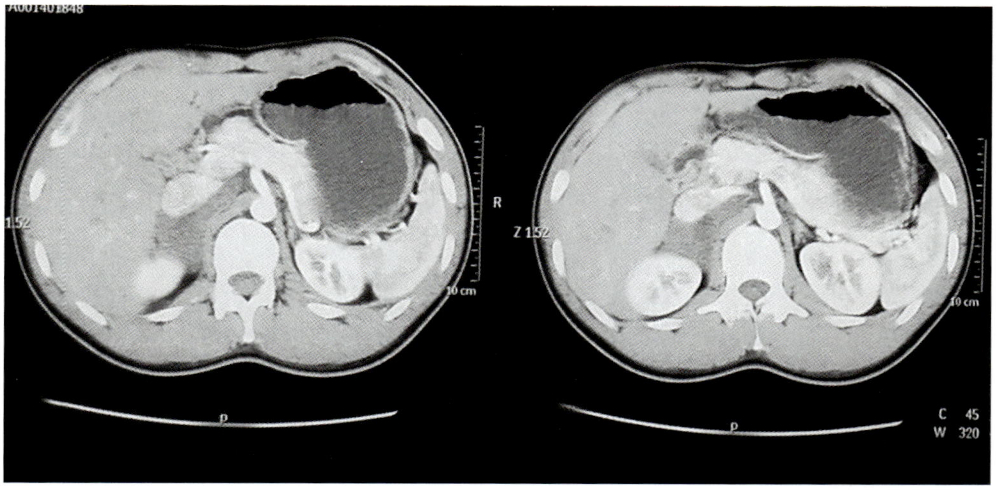

图 3-14-1 腹部 CT 扫描

二、病例讨论

【鉴别诊断】

右腹膜后肿物：患者 26 岁男性，体检发现右侧肾上腺区占位性病变，腹部 CT 扫描提示腹膜后右侧腰大肌前方可见一类圆形等密度占位性病变，边界清楚，大小约 8cm×5cm×4cm，强化扫描不均匀强化；目前考虑节细胞神经瘤可能性大，但仍需与肾上腺来源肿瘤如嗜铬细胞瘤相鉴别，可监测血压、完善内分泌相关检查。

【治疗方案】

患者右腹膜后肿物诊断明确，手术指征明确，拟行经腰腹腔镜腹膜后肿物切除术。

三、手术及术后恢复情况

患者左侧卧位，腰部垫起，常规消毒铺巾。气囊扩张法建立腹膜后腔，分别置入 1 个 10mm、2 个 5mm 套管，置入 30° 腹腔镜。分别引入分离钳及超声刀，打开侧椎筋膜，肾被膜表面完整游离右肾，充分暴露肾蒂血管及下腔静脉，见右侧肾上腺区肿物包绕肾蒂血管生长，仔细沿肾蒂血管表面及下腔静脉右侧游离肿物，保护好血管，完整游离右侧肾上腺区肿瘤，与肾上腺连接部以超声刀及 Hem-o-lok 切断，肿瘤最深处达肠系膜上动脉右侧，完整切除瘤体及部分肾上腺。置入标本袋，取出标本，术毕（图 3-14-2）。手术过程详见视频 3-14-1。

V3-14-1
视频 3-14-1

术后予补液及营养支持治疗，6 小时后可予进流食，术后恢复良好。术后第 2 天拔除肾周引流管，术后第 5 天出院。

四、最终诊断

术后病理结果回报：（右）肾上腺节细胞神经瘤，大小 7cm×5cm×3cm，中间可见嗜铬细胞形成的结节。免疫组化：节细胞神经瘤 S-100（++），嗜铬细胞结节：ChA（+++），Ki67 约 5%，inhibin（–）。

五、专家点评

节细胞神经瘤是一种良性交感神经源性肿瘤，多发于后腹膜、后纵隔，原发于肾上腺髓质者少见。多数肾上腺节细胞神经瘤为偶然发现、没有内分泌功能，少数患者因高血压、肿瘤压迫等症状就诊[1]。虽然腹腔镜手术已成为切除肾上腺肿瘤的金标准[2]，但专门针对腹腔镜手术治疗节细胞神经瘤的研究尚少[3]。

由于肾上腺节细胞神经瘤生长缓慢、多无症状，因此大部分肿瘤发现时体积偏大，平均长径大于 6cm[1-2]。传统观点认为腹腔镜仅适用于切除直径小于 6cm 的肿瘤[4]。肾上腺节细胞神经瘤不仅体积偏大，而且其中一些呈嵌入式生长或包绕肾蒂血管，这无疑对腹腔镜技术提出挑战，所以多数报道仍采用开放手术切除[1, 3]。手术的难点也在于如何将肿瘤与肾蒂血管安全地分离，避免损伤肾蒂。根据文献报道其他类型肾上腺肿瘤的经验，如发现肿瘤与血管关系密切，则宜选择经腹入路的腹腔

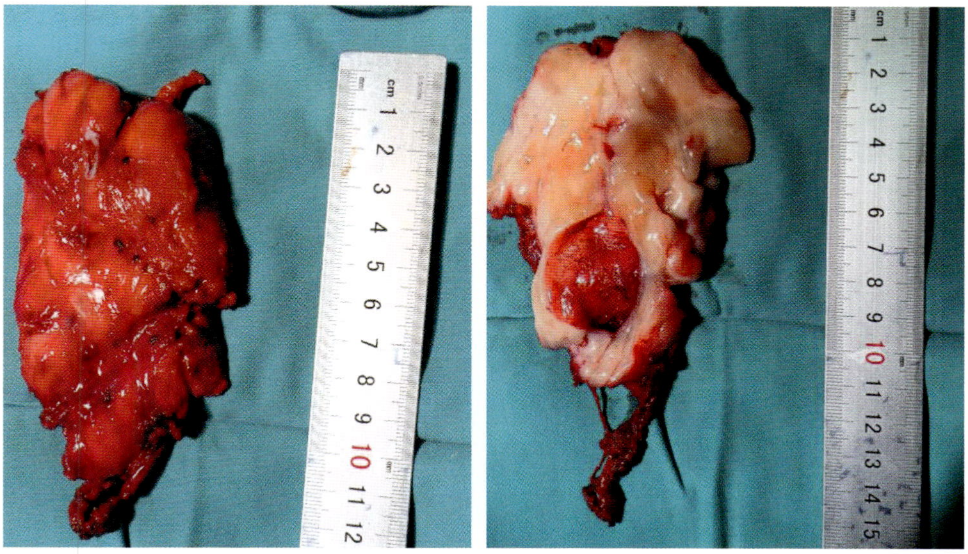

图 3-14-2 手术标本

镜[5]。根据北京大学第一医院泌尿外科的经验，如术前 CT 显示肿瘤包饶或嵌入肾蒂血管间，无论选择腹膜后入路还是经腹入路，术中应先游离肾蒂血管加以保护，这样可避免游离肿瘤时损伤肾蒂血管。对于腹腔镜入路的选择，除了取决于术者的习惯、肿瘤是否包饶肾蒂，还与肿瘤大小密切相关。腹膜后入路虽然可以减少对肠道的干扰，但操作空间有限，相比之下，经腹腔入路可以提供更大的空间，有助于显露，可能更适于切除体积较大的肾上腺肿瘤。

总之，多数肾上腺节细胞神经瘤体积比较大，如能选择适当的手术入路并注意保护肾蒂血管，腹腔镜仍是一种安全、有效的手术方式。

参考文献

1. 董杰昌, 肖云翔, 蒋宁等, 肾上腺节细胞神经瘤的临床病理学分析。中华泌尿外科杂志, 2006, 27: 520-522.
2. 张旭, 叶章群, 陈忠, 等。腹腔镜和后腹腔镜肾上腺手术与开放肾上腺手术的疗效比较。中华泌尿外科杂志, 2002, 23: 332-334.
3. Yang Q, Xu B, Wang J, et al. Adrenal ganglioneunomas: A 10-year experience in a Chinses population. Surgery, 2010, 147: 854-859.
4. Bhat HS, Nair TB, Sukumar S, et al. Laparoscopic adrenalectomy is feasible for large adrenal masses >6cm。Asian J Surg, 2007, 30: 52-56.
5. Shi BB, Li HZ, Chen C, et al. Differential diagnosis and laparoscopic treatment of adrenal pheochromocytoma and ganglioneuroma. Chin Med J, 2009, 122: 1790-1793.

3–15 肾盂癌肾上腺转移

一、临床资料

【病史】

男性患者，52 岁，主因“右肾盂癌行根治术 1 年后发现右肾上腺肿瘤 20 天”入院。患者 1 年前因腰痛发现双侧肾盂肿瘤，于外院行右肾输尿管全长及膀胱袖状切除术，病理分级 2 ~ 3 级，分期 T1N0M0，左侧肾盂切开肿瘤电灼术，未做病理检查。术后恢复顺利，术后接受 8 次膀胱灌注化疗，具体不详。20 天前出现右侧腰痛，查 CT 发现右侧肾上腺区肿块怀疑为肿瘤转移。无高血压、多汗、无骨痛、膀胱刺激症状。为求进一步治疗入院。既往 16 年前结肠癌行结肠癌根治术，术后恢复好，定期复查无特殊。

【体格检查】

生命体征平稳。右侧肾区叩痛。全身浅表淋巴结未触及肿大。

【辅助检查】

（1）胸片：双肺未见转移。

（2）泌尿系B超：左肾上腺区未见异常。右肾上腺区（右肾区）探及一直径4.5cm大小不规则低回声肿物，界限清晰，回声均匀，未见血流信号。与肝、下腔静脉有清晰界限。下腔静脉旁未见明显肿大淋巴结。检查结论：右肾上腺区（右肾区）低回声占位性病变。

（3）泌尿系增强CT：右肾缺如。左肾灌注功能良好。肾盂肾盏及输尿管未见扩张，内未见充盈征。肾门水平肾实质内可见一个直径1cm囊状低密度灶，边界清无强化。右侧肾上腺区、下腔静脉旁见一个约4.0cm×3.5cm软组织占位性病变，增强呈不规则不均匀强化，该肿块与膈肌脚关系密切，下腔静脉受压向前。膀胱未见异常。

【初步诊断】

右肾上腺占位性病变，转移癌可能性大。

二、病例讨论

【鉴别诊断】

（1）肾上腺腺瘤：功能性肾上腺腺瘤常伴有相应的激素增加和缺乏的症状，如原发性醛固酮增多症，雄性激素和雌性激素紊乱的临床表现，转移瘤多为无功能。必要时可在CT引导下细针穿刺活检确定。

（2）肾上腺囊肿：肾上腺囊肿的CT检查特征是边缘锐利、光滑、低密度，CT值与水相似，无强化。肾上腺转移瘤则为实质性肿块，增强后常有强化改变。

【治疗方案】

由于患者治疗态度积极，考虑右肾盂癌术后，右肾上腺占位性病变，转移癌可能性大。决定行右肾上腺区肿瘤切除术。

三、手术及术后恢复情况

麻醉满意后，常规消毒铺巾。右侧肋缘下切口，过中线。逐层切开腹壁各层，打开腹膜后护皮，撑开切口。右侧肾上腺区可触及质硬包块，下腔静脉位于肿物前内侧。打开肿物表面的腹膜，小心游离肿物的前外侧，上面及下面。肿物前内侧与下腔静脉粘连紧密，钝性加锐性分离下腔静脉，有少量肿瘤组织因粘连紧密无法与下腔静脉分离。游离肿物后方，将肿瘤取出。部分阻断下腔静脉，切除怀疑受肿瘤侵犯的下腔静脉壁约1.0cm×0.6 cm大小，4-0血管吻合线连续缝合下腔静脉。松开心耳钳，吻合无渗血，可见正常肾上腺组织残留，下腔静脉缩窄不明显。创面喷洒止血胶，留置腹腔引流管，逐层缝合切口。手术过程中出血少，心率血压平稳，术后安返病房。术中无输血，手术所需时间3小时43分钟。

病理标本肉眼所见：表面不光滑，直径5cm，切面黄白色，实性，质硬。切除的下腔静脉壁增厚，内膜尚光滑。

患者术后恢复良好，无并发症发生。术后6小时饮水，术后第2天进流食，术后第3天拔除盆腔引流管、尿管出院。

四、最终诊断

病理诊断：转移性肾盂癌。（肾上腺肿瘤）纤维结缔组织中可见大片低分化癌浸润，符合浸润性移行细胞癌G3（高级别尿路上皮癌），伴鳞状化生，肿瘤大小：5.5cm×4.0cm×3.5cm。另送下腔静脉壁在平滑肌内可见转移癌。

五、专家点评

肾上腺转移瘤多为静止的，即无功能肿瘤，极少数能产生激素。在引起肾上腺恶性疾病中，一般认为，肺癌和乳腺癌的转移发生率最高[1]。肺癌引起肾上腺转移的发生率为28.7%～35.6%，晚期乳腺癌为12.8%～53.9%。黑色素瘤也极易引起肾上腺转移，但是由于该病发生率低，所以总的发病数较少。发生率为30%～52%。结肠癌发生率为3%～13%，肾细胞癌为18%～24%，淋巴癌为4%[2]。肾上腺转移瘤可以发生在单侧，也可以发生在双侧。肾细胞癌常发生至同侧扩散至肾上腺[3]。淋巴瘤常侵及腹膜后，约半数患者引起双侧肾上腺转移。肾上腺转移瘤既可以发生在肾上腺皮质，也可以在髓质。Thomas 等人观察到髓质转移多于皮质，比例为 10：1。

对于肾上腺转移瘤的诊断，应询问其他部位原发肿瘤的病史，有无肾上腺功能不足或障碍，双侧肾上腺的影像学检查，必要时行细针穿刺活检。

确诊后治疗主要以治疗原发病为主，常采用全身化疗，转移灶如为单侧，常不影响肾上腺功能，故无需局部处理，也有主张单个孤立的转移瘤行手术切除[4]。如转移双侧，常引起肾上腺功能不足，常表现为阿迪森综合征，应及时处理。补充糖皮质激素和盐皮质激素。

参考文献

1. Pfannschmidt J, Schlolaut B, Muley T, et al. Adrenalectomy for solitary adrenal metastases from non-small cell lung cancer. Lung Cancer, 2005, 49(2): 203–207.
2. Sancho JJ, Triponez F, Montet X, et al. Surgical management of adrenal metastases. Langenbecks Arch Surg , 2012, 397(2):179-194.
3. Siemer S, Lehmann J, Kamradt J, et al.Adrenal metastases in 1,635 patients with renal cell carcinoma: outcome and indication for adrenalectomy. J Urol, 2004, 171(6):2155-2159.
4. Feliciotti F, Paganini AM, Guerrieri M, et al. Laparoscopic anterior adrenalectomy for the treatment of adrenal metastases. Surg Laparosc Endosc Percutan Tech , 2003, 13(5):328-333.

3–16 肾上腺畸胎瘤

一、临床资料

【病史】

女性患者，30 岁，主因“体检发现左侧肾上腺肿物 2 个月”入院。患者 2 个月前行体检发现左侧肾上腺肿物，无高血压、头晕、腰困。乏力等症状，无血钾降低。行肾 CT 检查提示：左侧肾上腺区见不规则异常密度影，大小约 9.0cm×5.5cm，密度不均匀，可见致密高密度影、液性密度影、脂肪密度影及多发絮状密度增高影。

【体格检查】

一般情况可，生命体征平稳。泌尿外科专科查体未见明显异常。

【辅助检查】

（1）入院查血常规：血红蛋白浓度 91g/L，尿常规及肝肾、凝血功能未发现异常。

（2）胸部 X 线等排除远处转除检查：未见明显异常及远隔转移。

（3）泌尿系 B 超：左肾上腺区探及一个体积约 6.3cm×6.0cm×5.1cm 大小的低回声肿物，界限清晰，回声均匀。肿物临近腹主动脉、脾静脉及左肾静脉，左肾静脉受玉，左肾静脉及下腔静脉内未见明显瘤栓。提示：左肾上腺区肿物。

（4）肾上腺增强 CT：肾上腺 CT 平扫示：左侧肾上腺区见不规则异常密度影，大小约 9.0cm×5.5cm，密度不均匀，可见致密高密度影、液性密度影、脂肪密度影及多发絮状密度增高影。考虑：左侧肾上腺区占位性病变，畸胎瘤？增强扫描示：左侧肾上腺区病变可见分隔，病变局部似有轻度强化，余液性密度部分、脂肪密度部分于增强扫描全程未见明显强化。病变内见多发斑片状钙化密度影，并见多发絮状密度增高影。左侧肾上腺形态消失并受推压向左侧移位，病变似与左侧肾上腺内侧支关系密切。诊断意见：左侧肾上腺区占位性病变，首先考虑畸胎瘤可能。我院影像科会诊意见：左肾上腺区可见一个混杂密度占位性病变，其内密度不均，可见脂肪及强化，考虑畸胎瘤可能性大。左肾动脉位于其后部，左肾静脉向前下方推压，左肾上极略受压（图 3-16-1）。

【初步诊断】

左侧肾上腺肿物，畸胎瘤？

二、病例讨论

【鉴别诊断】

左侧肾上腺肿物：患者体检发现左侧肾上腺肿物 2 个月。行肾 CT 检查提示：左侧肾上腺区见不规则异常密度影，大小约 9.0cm×5.5cm，密度不均匀，

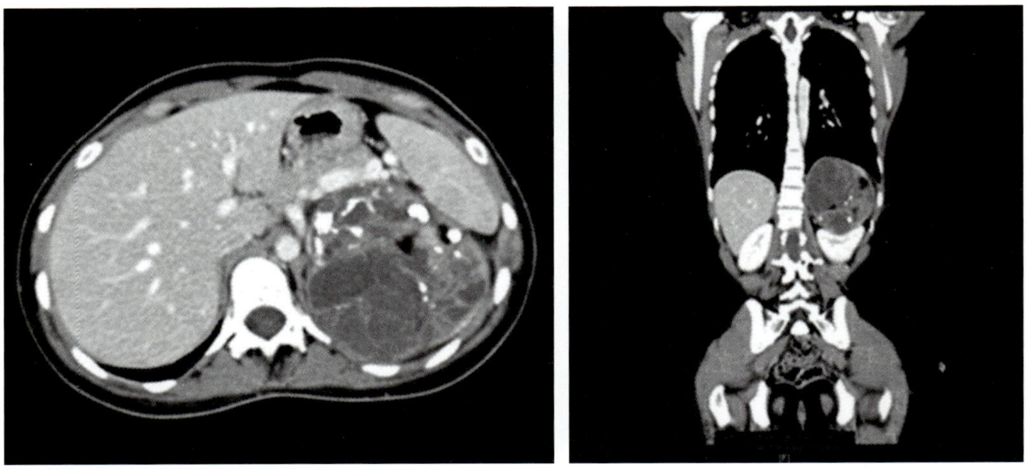

图 3-16-1　术前 CT：左肾上腺区混杂密度占位性病变，考虑畸胎瘤

可见致密高密度影、液性密度影、脂肪密度影及多发絮状密度增高影。泌尿系 B 超示左肾上腺区肿物。根据病史、影像学检查，左肾上腺肿物诊断明确。需与以下疾病相鉴别：①嗜铬细胞瘤：常有高血压、头晕、大汗等症状，CT 发现肾上腺占位性病变。该患者无上述症状，且增强 CT 示畸胎瘤可能性大；②原发性醛固酮增多症：常有高血压、低血钾等症状，CT 发现肾上腺占位性病变。该患者无上述症状，且增强 CT 示畸胎瘤可能性大。

【治疗方案】

患者左肾上腺肿物诊断明确，肿瘤巨大，手术指征明确，拟行经腹腹腔镜左肾上腺肿瘤切除术。术前检查已完善，无明显手术禁忌。

三、手术及术后恢复情况

患者右侧半斜卧位，常规消毒铺巾。取左侧肋缘下小切口，置入气腹针，注气压力至 14mmHg 后置入 12mm 套管，引入 30° 电子腹腔镜。观察腹腔内无出血，监视下于左侧腹直肌外缘脐上 3cm、脐下 3cm、左下腹反麦氏点。分别置入 10mm 套管 3 个。分别引入分离钳及超声刀。观察见左肾上腺区隆起。分离左上腹粘连处，切开降结肠旁侧腹膜，向内侧牵拉结肠。显露肿瘤，肿瘤直径约 8cm，位于左肾门、腹主动脉、脾门及胰尾之间。小心分离。将其与正常肾上腺相连处用 Hem-o-lok 夹闭，周围组织用超声刀游离。完整切除肿瘤。标本装入标本袋后取出。冲洗伤口，创面覆盖可吸收止血纱布，喷洒止血胶。留置 F20 引流管，清点器械纱布无误。缝合切口，术毕。术中出血约 5ml。手术过程详见视频 3-16-1。

视频 3-16-1

标本：肾上腺区 7cm × 5cm 肿瘤，内容物含有毛发、胶冻样及豆渣样成分，部分质地硬如牙齿。

术后予补液及营养支持治疗，6 小时后可予进流食，术后恢复良好。术后第 2 天拔除肾周引流管，术后第 3 天出院。

四、最后诊断

术后病理结果回报（图 3-16-2）：（左）肾上腺肿物，大小 7.0cm × 5.0cm × 3.5cm，呈囊性，囊壁部分被覆柱状上皮，部分上皮脱落，可见异物巨细胞反应，囊内容物可见毛发，考虑为成熟性囊性畸胎瘤。周围可见结节状肾上腺组织，细胞有异型。免疫组化：AE1/AE3（ – ），CK8/18（ +++ ），Vim（ ++ ），S-100（ + ），CD10（ – ）。

最终诊断：左侧肾上腺畸胎瘤。

五、专家点评

畸胎瘤是一种常常累及生殖腺的生殖细胞肿瘤，性腺以外的畸胎瘤少见。文献报道示生殖腺外的畸胎瘤大约占所有畸胎瘤的 15%[1]，而肾上腺畸胎瘤则更为罕见。对既往 10 年英文文献荟萃分析发现，共有 12 例患者诊断肾上腺畸胎瘤，占肾上腺肿物

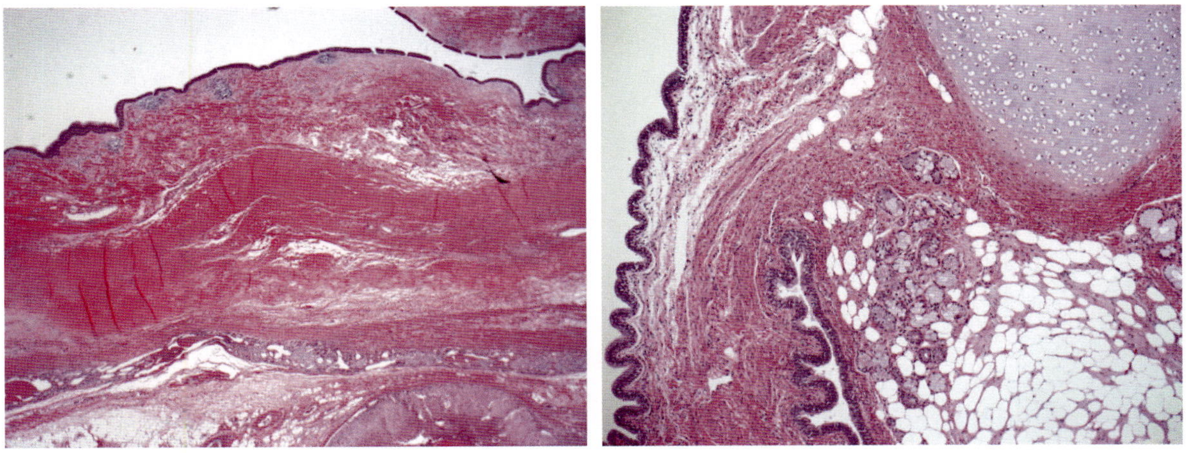

图 3-16-2 术后石蜡病理，HE 染色

0.13%，其多见于青年女性，右侧高发，90% 为良性成熟畸胎瘤[2]。肾上腺畸胎瘤一般无功能，瘤体呈隐匿性生长，早期常无症状及体征，通常体检发现时肿瘤已较大。随着肿瘤的生长，可因肿瘤坏死或压迫周围脏器、血管等出现腹胀、腹痛、腰痛甚至肠梗阻的表现[3]。本例患者为年轻女性，无特殊临床表现，体检发现时肿物最大径已达 9cm。患者术后病理提示成熟型畸胎瘤，由已分化成熟的组织构成，有外周包膜，内含毛发，与既往报道肾上腺畸胎瘤临床特点相符。

肾上腺畸胎瘤实验室检查多为阴性，主要通过影像学进行临床诊断，其诊断的关键在于肿瘤定位和显示肿块内不同的组织成分。B 超、立位腹平片、CT 及 MRI 能较客观地反映肿瘤的位置、形状、毗邻关系。B 超表现为不均质强光团及含有多种成分的囊实性肿块，回声不均，彩色多普勒超声示乏血供。大约 62% 的患者可以在立位腹平片中看到囊壁上的钙化灶[4]。CT 扫描成熟畸胎瘤表现为钙化和脂肪，钙化多表现为斑点、斑块状或弧形，可见脂液平面、毛发和脂液混合体。如果在影像学中发现钙化灶，则提示有 12.5% 的可能性是一个恶性的畸胎瘤[5]。MRI 有助于显示肿瘤血管内部特征和位置，提高软组织分辨率，明确肿瘤包膜与周围脂肪分界线，在判断畸胎瘤与重要血管关系及浸润方面更具优势[6-7]。

由于肾上腺畸胎瘤常常在被诊断时已经出现压迫周围组织器官而出现相应症状，且肾上腺成熟性畸胎瘤亦可发生恶变[8]，因此诊断后应限期手术切除肿物。术前评估如肿瘤能够完整切除，不建议行穿刺活检。手术常规采取开放手术或腹腔镜手术，腹腔镜手术较开放手术损伤小，恢复快，患者易耐受。目前，一般认为对于肿瘤直径在 6cm 以内或周围粘连不紧密的肿瘤可行腹腔镜肾上腺肿物切除术，对于直径大于 6cm 或粘连紧密可行开放肾上腺肿物切除术。但由于畸胎瘤多为囊性，直径 8cm 左右的肾上腺畸胎瘤亦可在腹腔镜下完整切除[9]。本例患者术前评估肿瘤最大径为 9cm，基于充分术前评估及术者丰富的腹腔镜手术经验，我们采用经腹腹腔镜将肿瘤完整切除。肾上腺畸胎瘤对放疗及化疗均不敏感，完整切除的良性畸胎瘤术后不必行化疗。但对于术后残存瘤组织、不能手术切除、有潜在恶性者以及不成熟畸胎瘤应行联合化疗[10]。目前，既往文献有应用两个疗程博来霉素、依托泊苷和顺铂（BEP 方案）化疗治疗的报道。

综上，肾上腺畸胎瘤是一种临床上极为罕见的病例。大多无典型的临床表现和异常的检验学结果，影像学有助于本病的诊断，而确诊则需依靠病理学进行诊断。治疗主要通过腹腔镜或开放的方式手术完整切除肿瘤，对于术后残存瘤组织、不能手术切除、有潜在恶性者以及不成熟畸胎瘤应行联合化疗。

参考文献

1. Bedri S, Erfanian K, Schwaitzberg S, et al. Mature cystic teratoma involving adrenal gland. Endocr Pathol, 2002, 13(1): 59-64.
2. Li S, Li H, Ji Z, et al. Primary adrenal teratoma: Clinical characteristics and retroperitoneal laparoscopic resection in five adults. Oncol Lett, 2015, 10(5): 2865-2870.

3. Chen J C, Khiyami A, Mchenry C R. Retroperitoneal cystic teratoma masquerading as an incidentally discovered adrenal mass. Endocr Pract, 2011, 17(5):e130-e134.
4. Li H, Zhao T, Wei Q, et al. Laparoscopic resection of a huge mature cystic teratoma of the right adrenal gland through retroperitoneal approach: a case report and literature review. World J Surg Oncol, 2015, 13:318.
5. 谈宜傲, 周林玉, 董晓程, 等. 肾上腺成熟性畸胎瘤二例报告. 临床误诊误治, 2015(6): 28-30.
6. Scott A L, Abbassi-Ghadi N, Archer C M, et al. Neuroendocrine carcinoma arising within a retroperitoneal mature teratoma. Ann R Coll Surg Engl, 2010, 92(6):W5-W8.
7. Asano T, Kawakami S, Okuno T, et al. Malignant transformation in a mature testicular teratoma left untreated for more than 50 years since childhood. Scand J Urol Nephrol, 2003, 37(2): 177-178.
8. Castillo O A, Vitagliano G, Villeta M, et al. Laparoscopic resection of adrenal teratoma. JSLS, 2006, 10(4): 522-524.
9. 王亮, 张峰, 汤坤龙, 等. 肾上腺畸胎瘤五例临床分析. 中华全科医师杂志, 2014, 13(11): 902-904.
10. Leandros E, Alexakis N, Konstadoulakis M, et al. Postchemotherapy resection of a primary mature malignant retroperitoneal teratoma in an adult: report of a case. Surg Today, 2005, 35(11): 965-967.

3-17 肾上腺血肿

一、临床资料

【病史】

男性患者，57 岁，主因“突发右侧腰腹部疼痛 1 个月”入院。患者 1 个月前无明显诱因突发右侧腰腹部剧烈胀痛，不伴放射痛，不伴尿频、尿急、尿痛、血尿、畏寒、发热等。外院查 CT 示右侧肾上腺区肿物伴出血，抗感染及止痛药对症治疗，稍有缓解。为求进一步治疗入院。既往高血压病史。

【体格检查】

生命体征平稳，全腹软无压痛、反跳痛、肌紧张，肝脾肾未触及肿大，未见移动性浊音，余查体未见异常。

【辅助检查】

（1）血肾素、血管紧张素、醛固酮：卧位肾素活性 0.8μg · L^{-1}/h、卧位血管紧张素 50.7pg/ml、卧位醛固酮 27.4pg/ml，立位肾素活性>6μg · L^{-1}/h、立位血管紧张素 96.7pg/ml、立位醛固酮 39.1pg/ml。NE 1.34pmol/ml、E 0.35pmol/ml。

（2）泌尿系 B 超（图 3-17-1）：于右腹膜后探及一个 8.5cm × 7.7cm 囊实性占位性病变，壁厚约 1.2cm，囊面不光滑。中心透声差，可见絮状物回声。肿物与肾、下腔静脉关系密切，但界限清楚。诊断：右腹膜后囊实性占位性病变，中心出血，液化坏死。

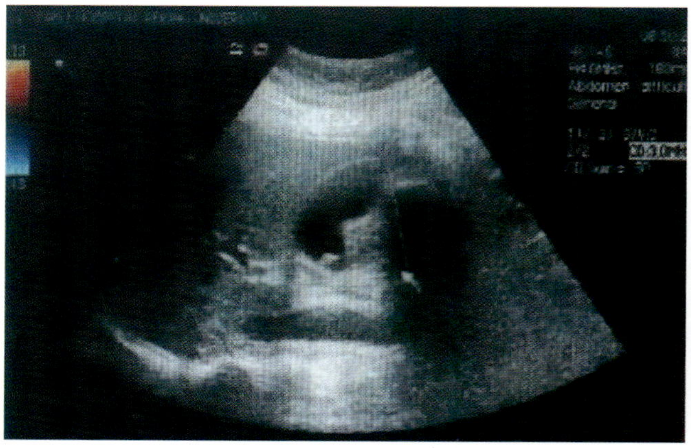

图 3-17-1 泌尿系 B 超所见
右肾上腺可探及无回声区域，大小约 8 × 5cm

（3）腹部增强 CT：右侧肾上腺区可见一个椭圆形、薄壁囊性肿物，大小约 6cm × 8cm，囊内容物中心部密度略高，平扫 CT 值为 53Hu，增强可见壁轻度强化而内容物未见强化。肝右叶及右肾受压推挤移位。与 1 个月前 CT 片对比病变周围右肾间隙液性密度影大部分吸收。右肾动脉期灌注较对侧差。CT 诊断：右侧肾上腺区血肿可能性大。

【初步诊断】

右侧肾上腺区血肿可能性大。

二、病例讨论

【鉴别诊断】

肾上腺血肿与肾上腺肿瘤的鉴别要点：①外伤史；②症状、体征：失血性休克、伤侧腰腹部胀痛、肿块；③实验室检查：红细胞压积进行性下降，血生化血尿素氮、肌酐增多等；④ B 超示回声强度与脾相同，血肿中央可见强回声光团为新鲜血肿的特点。CT 可以发现直径 1cm 的小血肿。

【治疗方案】

右侧肾上腺区血肿清除手术。

三、手术及术后恢复情况

患者全身麻醉，平卧，患侧垫高，留置尿管，常规消毒铺巾，取右侧肋缘下切口，长约 20cm，全层切开皮肤、腹部前筋膜、腹外斜肌及腱膜、腹内斜肌及腱膜，横断腹直肌，提起腹直肌后鞘，切开腹膜，护皮、自动拉钩牵开伤口，以纱垫将肠管垫向左下。剪开左侧结肠外侧腹膜，后腹膜质韧后，与其下肿物粘连紧密，先游离肿物与肾间隙，再游离肿物外侧缘及上缘，最后游离肿物与下腔静脉之间。游离肿物时，肿物壁少许破裂，内有陈旧性血性液体约 200ml，将肿物及肾上腺完整切除，冲洗止血，放置腹腔引流管。术毕。术后安返病房。

四、最终诊断

病理诊断：（右侧）肾上腺血肿（陈旧性）。大小约 8.0cm × 5.0cm × 1.4cm（图 3-17-2）。

五、专家点评

外伤性肾上腺血肿的最常见原因多为车祸撞击或坠落伤造成。概率为 1% ~ 3%，右侧多于左侧[1]。对于胸腰部外伤史的患者，特别是合并有高血压、疼痛、血尿等症状的患者，应该提高警惕。由于肾上腺位于肝、肾或肝、脾等器官之间，位置较深，体积小，被周围脂肪包绕，前、后、内、外又有良好的保护，一般情况下不易损伤。肾上腺的血液供应极为丰富，在肾上腺静脉内有高浓度的肾上腺素，应激状态下，肾上腺的血液量可成倍增加，大大超过肾上腺自身供氧的要求，如遇外力作用则很容易出血。

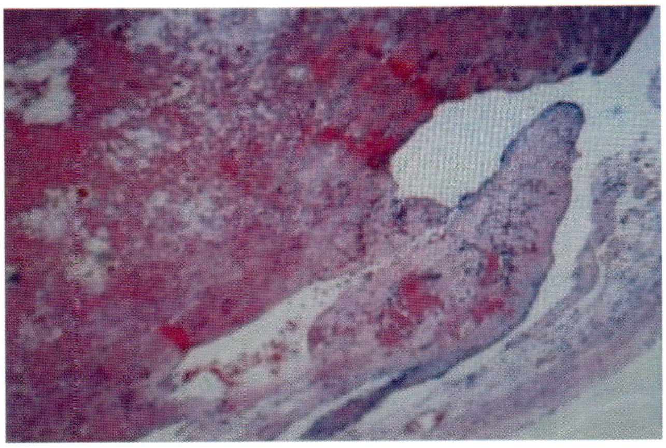

图 3-17-2 术后病理标本光镜下所见

该病的临床表现各异，常见的有持续性上腹部疼痛、发热、呕吐、意识失常等。可合并周围脏器损伤如肝、脾、肾挫裂伤、肋骨骨折等，故常被其他疾病症状所掩盖[2]。

影像学检查须与临床密切结合。影像学检查有助于与无功能性肾上腺皮质腺瘤、嗜铬细胞瘤、肾上腺皮质癌或转移瘤等疾病鉴别。①超声检查：在出血早期，表现为无回声或低回声圆形或类圆形肿块，当形成血凝块后则表现为强回声团块，以后随着血肿发生液化则又表现为无回声囊性肿块[1]。② CT 检查：急性期 CT 的特征性表现是肾上腺区圆形或卵圆形高密度肿物（CT 值 >50 Hu），不强化或血肿周边轻度环形强化。多数血肿局限于肾上腺，边界清楚，但亦可呈条索状进入肾上腺周围脂肪，边界不清，膈肌脚增粗，随着血肿的时期不同，其内部密度亦有变化；急性期和亚急性期为高密度，慢性期血凝块逐渐液化吸收，则表现为低密度甚至囊性变、囊壁钙化[3]。③ MRI：显示肾上腺血肿较 B 超和 CT 敏感。急性、亚急性期 T1WI 为高信号，T2WI 信号明显不均匀增强，超过肾和脂肪；慢性期 TlWI 为低信号，T2WI 高信号。

对有外伤性肾上腺血肿可能的患者，临床上一般采取观察治疗，主要处理是纠正或治疗诱发原因及伴发疾病等。若血肿较大，局部压迫症状严重者可在纠正诱发因素后在 B 超或 CT 引导下穿刺抽取血肿内液体减压。但由于对本病认识不足，容易误诊为肾上腺肿瘤，从而实施手术治疗。手术宜行血肿清除加部分肾上腺切除，尽可能保留正常的肾上腺组织，以避免各种并发症的发生[4]。

参考文献

1. Vella A, Nippoldt TB. Adrenal Hemorrhage: A 25-Year Experience at the Mayo Clinic. Mayo Clin Proc, 2001, 76(2):161-68.

2. Clark OH, Hall AD. Schambelan M.Clinical manifestations of adrenal hemorrhage. Am J Surg, 1974, 128: 219.
3. Sivit CJ, Ingram JD, Taylor GA, et al. Posttraumatic adrenal hemorrhage in children: CT findings in 34 patients. AJR Am J Roentgenol, 1992, 158(6): 1299-1302.
4. Rammelt S, Mucha D, Amlang M, et al. Bilateral adrenal hemorrhage in blunt abdominal trauma. J Trauma , 2000, 48(2): 332-335.

3-18 肾上腺淋巴瘤

一、临床资料

【病史】

男性患者，60 岁，主因“体检发现双侧肾上腺肿物 2 个月”入院。患者 2 个月前无明显诱因出现腰腹部不适，于外地医院查 CT 示双肺转移瘤不除外，双侧肾上腺肿块影，转移瘤可能性大。PET-CT 示双侧肾上腺增大，代谢异常增高。双肺多发结节影。左侧肾上腺穿刺活检示淋巴瘤。既往双侧输精管结扎术史 30 年。

【体格检查】

生命体征平稳、心、肺、腹部查体未见明显异常。双肾区无隆起及叩痛，双肾区未闻及血管杂音。余正常。

【辅助检查】

（1）泌尿系 B 超：双侧肾上腺肿物。左肾上腺区可见 1.7cm×1.4cm×1.4cm 大小低回声肿物。右侧肾上腺区探及约 4.9cm×2.9cm×2.9cm 大小分叶状低回声肿物，回声均匀。

（2）双侧颈部、锁骨上、腋下、腹股沟淋巴结：未探及异常肿大淋巴结。彩超未探及异常血流。

（3）腹部 B 超：肝内可见占位性病变，需结合 CT。

（4）胸部增强 CT：双肺下叶结节灶，淋巴瘤浸润可能性大，转移瘤待除外。肝右叶低密度灶，淋巴瘤肝浸润可能性大。双侧肾上腺肿物（图 3-18-1）。

（5）晨起 6 点血皮质醇 7.1μg/dl，促肾上腺皮质激素 364pg/ml，晚 12 点血皮质醇 5.8μg/dl，促肾上腺皮质激素 104pg/ml。

【初步诊断】

双侧肾上腺区肿物。

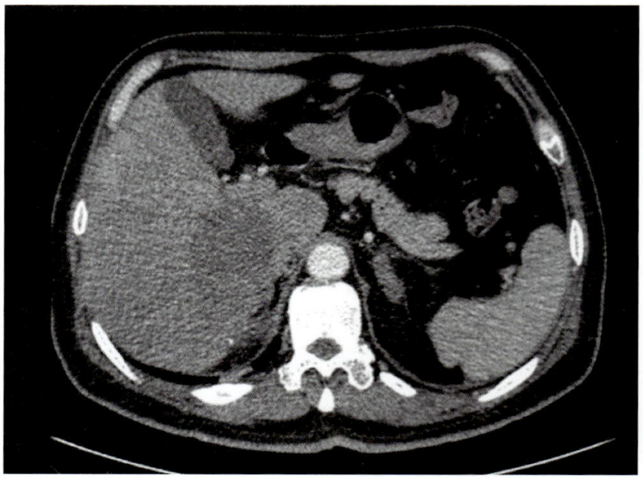

图 3-18-1 CT 示双侧肾上腺肿物

二、病例讨论

【鉴别诊断】

（1）嗜铬细胞瘤：患者无血压增高，大汗、心悸等表现，化验结果不支持该诊断，考虑该病可能性小。可完善检查，手术活检后可鉴别。

（2）库欣综合征：患者无满月脸、向心性肥胖、多血质等表现，考虑此病可能性小，待手术病理回报后可与之鉴别。

【治疗方案】

结合患者病史及影像学资料，考虑双侧肾上腺区肿物，为进一步明确诊断，行腹腔镜右肾上腺肿物活检术。

三、手术及术后恢复情况

患者左侧卧位，腰部垫起，常规消毒铺巾。IUPU 法分别置入 1 个 10mm、1 个 12mm 及 1 个

5mm 套管针，置入 0° 腹腔镜，以腹腔镜身扩张后建立腹膜后腔。分别引入分离钳及剪刀。锐性分离扩大腹膜后间隙，沿后腹壁向肾上极游离，直达膈肌脚。于肾上腺上方可探及肿物，肿瘤形态不规则，直径约 3cm，与周围组织广泛粘连。游离肿瘤困难。随将肿瘤横断，将下半部分肿瘤置入标本袋，将瘤体放入袋内后略扩大腋前线切口后取出。仔细止血，创面喷涂生物蛋白胶，腋前线切口留置 F20 引流管，观察各套管针切口无出血，退出套管针，清点器械、辅料无误，缝合各切口，蓝色组织黏合剂黏合皮肤，术毕。术中顺利，无明显出血，术中血压无明显波动。

手术切除标本：瘤体表面光滑，剖面鱼肉样，实性，送病理。

四、最终诊断

病理诊断：(右肾上腺）非霍奇金淋巴瘤。肿瘤大小：2.0cm × 1.2cm × 0.6cm，结合免疫组化：白细胞共同抗原(leukocyte common antigen，LCA）(++)，CD20(+++)，CD79a(+++)，CD3(部分+)，CD45RO（部分+)、AE1/AE3（–)、VIM（+++)、Syn（–)、CgA（+/–)。考虑 B 细胞来源。瘤细胞呈弥漫性生长，浸润周围结缔组织。

术后转入血液科治疗。行骨髓穿刺及活检，示：骨髓活检病理示增生低下，各系造血细胞形态未见明显异常。未见异常淋巴细胞浸润。考虑诊断非霍奇金淋巴瘤，B 细胞淋巴瘤明确，术后 1 周开始使用 R-CHOP 方案 [第 0 天利妥昔单抗注射液(美罗华）700mg，第 1 天环磷酰胺 1.4g，第 1 天长春地辛 4mg，第 1 天吡柔比星 80mg，第 1 ~ 5 天地塞米松 15mg] 化疗。患者住院期间出现寒战、高热，予美罗培南抗感染治疗后症状缓解，体温降至正常。患者美罗华输注过程中出现发热，畏寒、寒战、胸闷等症状，予地塞米松、异丙嗪后症状好转。化疗过程中患者肝酶增高，予保肝药物治疗后好转。患者住院期间出现口腔白膜，考虑真菌感染，予抗真菌治疗后好转。

五、专家点评

淋巴瘤很少累及肾上腺。CT 扫描显示的非霍奇金淋巴瘤累及肾上腺的发生率是 5%。尸检发现率为 25% ~ 35%[1]。原发性肾上腺淋巴瘤(primary adrenal lymphoma，PAL）更加罕见，英文文献报道不到 200 例。原发性肾上腺淋巴瘤好发于老年男性。近 70% 的病例为双侧发病 [1]。主要的临床表现包括局部的疼痛，或者系统症状，例如：发热、体重减轻、肾上腺皮质功能不全。发病机制不明，可能的机制包括免疫功能缺陷(合并肿瘤或既往肿瘤病史，HIV 感染，自身免疫性疾病)，EB 病毒(Epstein-Barr virus）感染，p53 基因和 c-kit 基因突变 [2]。既往认为此类患者缺乏特异性临床表现 CT 和 MRI 检查无特征性表现，术前诊断十分困难，常误诊为肾上腺皮质腺癌，转移瘤或嗜铬细胞瘤等疾病。

文献报道有以下情况者应高度怀疑本病：中老年患者出现肾上腺肿瘤，特别为双侧。既往无恶性肿瘤病史或同期无肺癌者临床上出现肾上腺功能不全表现。CT 扫描肾上腺肿瘤形态不规则，密度均匀或较均匀，少见钙化、出血。增强后肿瘤呈轻度强化。肾上腺肿瘤局部病变广泛侵及肾，尤其伴有脾明显肿大者。但明确诊断需要依靠穿刺或手术病理证实 [3]。

诊断主要依靠影像学引导下穿刺活检，手术病理或尸检。原发性淋巴瘤最常见的病理类型是弥漫大 B 细胞淋巴瘤，占 70% 病例 [4]。PAL 预后较差，化疗初期疗效较好，但后续治疗效果较差。

文献报道原发性肾上腺淋巴瘤的治疗包括单纯采用手术、化疗、手术联合化疗或者放疗等不同方式 [5]。单纯手术者疗效较差，部分患者化疗后可达到完全缓解。我国学者主张，对于以肾上腺肿瘤为首发表现的淋巴瘤，不管原发性还是同时侵及肾上腺和其他脏器者，临床上大多属于中度恶性淋巴瘤。应采用化疗或化疗联合放疗的综合治疗。

参考文献

1. Singh D, Kumar L, Sharma A, et al. Adrenal involvement in non-Hodgkin's lymphoma: four cases and review of literature. Leuk Lymphoma, 2004, 45(4): 789-794.
2. Ohsawa M, Tomita Y, Hashimoto M,et al. Malignant lymphoma of the adrenal gland: its possible correlation with the Epstein-Barr virus.Mod Pathol, 1996, 9(5): 534-543.
3. Rashidi A, Fisher SI. Primary adrenal lymphoma: a systematic review. Ann Hematol, 2013, 92(12): 1583-1593.
4. Paling M R, Br. W. Adrenal involvement in non-Hodgkin lymphoma. Ajr Am J Roentgenol, 1983, 141: 2(2):303-305.
5. Wang J, Sun N C, Renslo R, et al. Clinically silent primary adrenal lymphoma: a case report and review of the literature. Ame J Hematol , 1998, 58(2): 130–136.

3-19 异位嗜铬细胞瘤

一、临床资料

【病史】

女性患者，48岁，主因“发现血压增高、右侧肾上腺占位性病变20天”入院。患者20天前偶测血压200/140mmHg，无头晕、头痛、视物模糊、听力障碍、无颈项板紧、恶心、呕吐，无面色苍白、大汗等不适。就诊于外院查血肾上腺素140pg/ml、去甲肾上腺素746.7pg/ml，血皮质醇无明显增高、节律存在。我院查泌尿系增强CT：右肾上区类圆形肿物影，边界清，大小约3.6cm×3.0cm×3.5cm。右侧肾动脉与右肾上腺区肿物毗邻，受压后上方移位，分界尚清。为求进一步治疗入院。

【体格检查】

生命体征平稳，体型正常，余查体未见异常。

【辅助检查】

（1）血儿茶酚胺：肾上腺素140pg/ml，去甲肾上腺素746.71pg/ml，多巴胺83.31pg/ml。尿儿茶酚胺：肾上腺素14.2μg/24h，去甲肾上腺素105.9μg/24h，多巴按69.4μg/24h。血肾素血管紧张素：卧位肾素活性0.21μg·L^{-1}/h、卧位血管紧张素54.82pg/ml、立位肾素活性0.19μg·L^{-1}/h、立位血管紧张素40.09pg/ml。血皮质醇：98.5ng/ml（8AM），35.2ng/ml（4PM），24.1ng/ml（0AM）。

（2）泌尿系B超：右肾门区探及囊实性占位性病变，以实性为主。双肾动脉未见明显异常。

（3）泌尿系增强CT：右肾上腺区类圆形肿物影，边界清，大小约3.6cm×3.0cm×3.5cm，呈不均匀显著强化，病灶中央可见类圆形低密度未强化影，双侧肾动脉造影剂充盈良好，未见明显狭窄及扩张，右侧肾动脉与右肾上腺区肿物毗邻，受压后向上方移位，边界尚清。

【初步诊断】

右肾上腺占位性病变待查，嗜铬细胞瘤？

二、病例讨论

【鉴别诊断】

（1）皮质醇增多症：患者高血压合并肾上腺占位性病变，需考虑此诊断，但患者无满月脸、水牛背、向心性肥胖等表现，皮质醇节律及水平未见明显异常。待术后病理明确诊断。

（2）原发性醛固酮增多症：患者血电解质未见明显异常，立卧位RAAS未见明显异常。待术后病理明确诊断。

（3）肾性高血压：患者右侧肾上腺占位性病变，压迫右肾动脉移位，不除外高血压为既发肾动脉狭窄可能，完善双肾动脉未见明显异常，故暂不考虑。

三、手术及术后恢复情况

患者右侧卧位，常规消毒，铺无菌单。常规气囊扩张法分别置入2个10mm套管，2个5mm套管。置入30°腹腔镜。分别引入分离钳和电钩。锐性分离扩大腹膜后腔隙。于肾背侧向下分离，见肾蒂附近肿物，直径约为4cm，与周围组织粘连，触之血压增高，游离肿瘤周围粘连，分离肾动脉，结扎切断肿物周围血管，将肿物完整切除（图3-19-1）。用标本袋从切口取出，冲洗创面，无活动性出血，创面喷止血胶，留置F20引流管，减压后观察各套管穿刺点无出血，缝合切口，术毕。术中顺利，术毕患者安返病房，切除肿物送病理。

手术过程顺利，予抗感染补液等治疗。术后因血压不平稳入SICU。1天后转入普通病房，无发热、心悸、大汗、恶心、呕吐，无腹痛、腹胀。2天后拔除尿管、引流管。术后第5天出院。

四、最终诊断

（腹膜后）嗜铬细胞瘤。大小：4.8cm×4.2cm×2.7cm。细胞分化较好，未见坏死。未见明确浸润

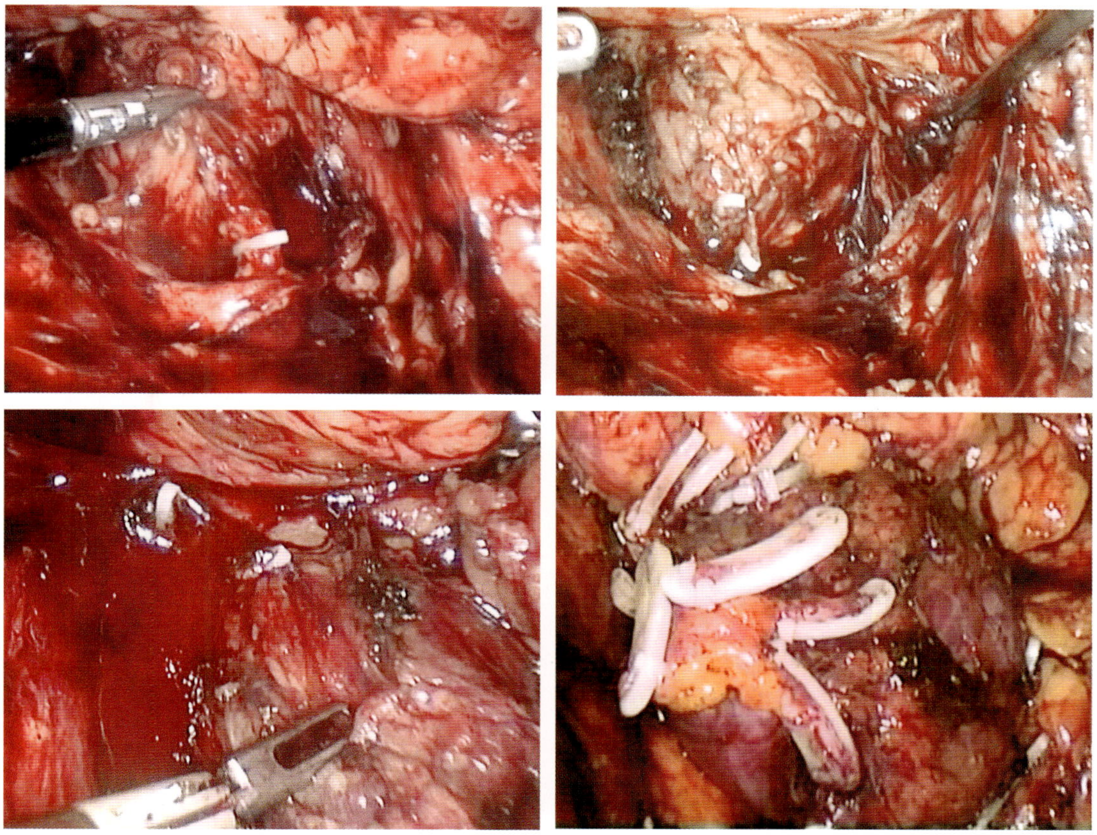

图 3-19-1 术中所见

性生长，包膜完整。肿瘤周围可见多个淋巴结及神经节，并与（肾）动脉毗邻。免疫组化：NSE（+），Syn（+），CgA（+），VIM（+/-），AE1/AE3（-）。

五、专家点评

1980 年 Alezais 首先报道了肾上腺外嗜铬细胞瘤病例，并命名为副神经节瘤。异位嗜铬细胞瘤起源于胚胎期神经嵴组织发育产生的嗜铬细胞。腹腔交感神经节区域的嗜铬细胞演变成肾上腺髓质，其余的嗜铬细胞组织位置多与椎前交感神经丛紧邻。故自颅底至盆腔均有嗜铬组织分布。但部分嗜铬组织退化后仅在主动脉旁和肾门附近较为丰富，所以主动脉、下腔静脉旁和肾门附近的异位嗜铬细胞瘤较为多见[1]。

该病好发年龄为 20～30 岁左右，在性别上该病男女发病无明显差异，但膀胱嗜铬细胞瘤女性略高于男性。相比而言，原发性肾上腺嗜铬细胞瘤好发年龄为 40～50 岁，女性发病明显高于男性[2]。

临床表现可以出现阵发性症状发作，高血压，肾上腺或腹中部实质性肿块等。生化诊断包括：尿儿茶酚胺及代谢产物，血儿茶酚胺浓度升高。定位诊断包括：CT、MRI、同位素 ^{131}I-MIBG 等。

对于肾上腺外的嗜铬细胞瘤，手术治疗为首选[3]。肾上腺外嗜铬细胞瘤较原发于肾上腺的嗜铬细胞瘤更易复发和转移。但恶性程度不高，一般可长期生存，如不能手术切除，可选择保守治疗。

长期治疗一般可以选用 α 受体阻滞剂、β 受体阻滞剂，以控制血压和儿茶酚胺症状。放疗和化疗对复发和已发生转移的嗜铬细胞瘤效果欠佳。对于转移性嗜铬细胞瘤目前主要使用 ^{131}I-MIBG 治疗，可以使肿瘤变小，儿茶酚胺分泌减少。

参考文献

1. Sheng C F, Wang R, Liu B Y, et al. Case Report Post-surgical treatment of a patient with ectopic pheochromocytoma. Genet Mol Res, 2015, 14.
2. Wei L, Yang B, Che J P, et al. Diagnosis and treatment of extra-adrenal pheochromocytoma of urinary bladder: case report and literature review. Int J Clin Exp Med, 2013, 6(9):832-839.
3. Whalen RK, Althausen AF, Daniels GH. Extra-adrenal pheochromocytoma. J Urol, 1992, 147(1): 1-10.

3-20 肾上腺 Castleman 病

一、临床资料

【病史】

女性患者，33 岁，主因“体检发现右肾上腺肿物”就诊于我院，平素血压正常，无头晕、头痛、肌肉无力、抽搐、乏力，无腰痛、口渴、心悸、多汗，无满月脸、水牛背、皮肤紫纹等症状。

【体格检查】

生命体征平稳。双肾区无隆起、双肾下极未触及，双肾区未触及包块。双肾区无叩痛。双侧输尿管走行区域无压痛，耻骨上膀胱区未见充盈及压痛。

【辅助检查】

（1）B 超：右肾上腺区探及一个 4cm 大小椭圆形低回声肿物，界限清晰，回声均匀，未见血流信号。

（2）CT：右肾上腺区一椭圆形软组织肿块，与外侧支关系密切，大小约 4.0cm × 2.5cm，肿物密度均匀一致，增强可见强化，嗜铬细胞瘤可能性大，肿物与右肾动脉关系密切。

（3）内分泌检查示 NE 3.582pmol/ml。

【初步诊断】

右肾上腺肿瘤。

二、病例讨论

【诊断】

右肾上腺肿瘤：患者 33 岁青年女性，慢性病程，主因体检发现右肾上腺占位性病变入院，无皮质醇增多、醛固酮增多、血压剧烈波动等相关病史，既往体健。查体未见异常，实验室检查可见 NE 稍高。增强 CT 提示右肾上腺区一个椭圆形软组织肿块，大小约 4.0cm × 2.5cm，可见强化，肿物与右肾动脉关系密切。考虑诊断为右肾上腺区占位性病变待查，腺瘤可能性大，须手术切除后送病理明确肿物性质。

【鉴别诊断】

（1）嗜铬细胞瘤：血 NE 轻度升高，影像学表现为肾上腺区肿物，增强可强化，CT 报告疑诊此病，但患者无阵发性高血压、心悸、大汗等症状，无高血压病史，需进一步完善血或 24 小时尿儿茶酚胺或其代谢产物化验，此诊断较难成立。

（2）原发性醛固酮增多症：临床表现为高血压和低血钾综合征群，肾上腺肿物直径多小于 2cm，较不符合该患者。

（3）肾上腺皮质腺癌：肿瘤体积通常较大，质地不均，易转移，多见内分泌异常症状，基本可除外此诊断。

（4）转移瘤：影像学无特征性，患者常有其他器官恶性肿瘤病史，亦可先于原发灶出现，可能性很低。

（5）其他占位性病变可能：如神经母细胞瘤、陈旧出血、淋巴瘤等，发病率低，需待术后病理明确。

【治疗方案】

患者右肾上腺肿物诊断明确，瘤体不大，无明显并发症，一般状况良好，存在手术适应证，故选择后腹腔镜右肾上腺肿物切除术。因影像学提示有嗜铬细胞瘤可能，血液激素检查可见 NE 轻度升高，术前预防性口服 α 受体阻滞剂 2 周。但患者右肾上腺肿物与右肾动脉关系密切，CT 示肿物下极紧贴肾蒂，局部伸入肾蒂后方，术前已向患者及家属充分交代术中损伤肾动脉甚至切除右肾之可能。

三、手术及术后恢复情况

在口服 α 受体阻滞剂 2 周后，患者于全麻下行后腹腔镜右肾上腺肿物切除术。术中见肿物下极伸入肾蒂后方，包裹、粘连右肾动脉，分离困难，遂与家属商议后行右肾、右肾上腺肿物联合切除术。术后患者恢复良好，术后 7 天出院。

四、最终诊断

组织病理学检查结果：右肾 + 肾上腺切除标本：

肾上腺旁巨大淋巴结增生（Castleman 病），透明血管型，大小 4.2cm × 2.5cm × 2.5cm，周围 7 个小淋巴结部分呈 Castleman 病改变。免疫组化：CD34（++）、LCA（++）、CD3（++）、CD79a（++）、CD68（++），肾局部可见肾小球纤维化。

五、专家点评

Castleman 病（Castleman's disease，CD）属原因未明的反应性淋巴结病之一，病理特征为淋巴滤泡、血管及浆细胞呈不同程度的增生，主要分为透明血管型（占 80%～90%）和浆细胞型（占 10%～20%）。临床上以深部或浅表淋巴结显著肿大为特点，部分病例可伴全身症状和多系统损害。肿大的淋巴结以纵隔部位多见，其次为颈、腋及腹部淋巴结，发生在肾上腺区域的罕见[1]。

Castleman 病最早是由 Rywlin 等为了给一种以淋巴组织增生为特征的淋巴结增生下定义而提出的。1956 年 Castleman 总结 13 例这种患者报道，由此该病被命名为 Castleman 病，英文简称 CD。1972 年，Keller 更加详尽地描述了该病。它的别名是血管滤泡性淋巴结样增生（vascular follicular lymphnode hyperplasia），或巨大淋巴结增生。本病较为少见。

CD 的病因未明。浆细胞型被认为可能和感染及炎症有关，有作者提出免疫调节异常是 CD 的始发因素，部分病例证实伴人类疱疹病毒 8（human herpesvirus type 8，HHV-8）感染。有作者提出免疫调节异常是 CD 的始发因素，临床上部分患者伴自身免疫性血细胞减少、抗核抗体阳性、类风湿因子阳性或抗人球蛋白试验阳性，某些免疫学检测显示部分 CD 患者对抗原反应性消失、T 抑制细胞缺如等。也有作者认为这是一种肿瘤前期病变，因为病变组织的浆细胞免疫组化染色呈单克隆性、个别患者血中出现单株免疫球蛋白、少数多中心型患者可转化为恶性淋巴瘤[2-5]。

发病以女性多见，男女之比为 1∶4。任何年龄均可发病，但单发者常见于年轻人，多发者常年龄偏大。淋巴组织增生可发生在淋巴结存在的任何部位，以胸部的纵隔最多见（60%～70%），其次为颈部（10%～14%），腹部（5%～10%），腋部（2%～4%）等，偶见结外组织，如喉、外阴、心包、颅内、皮下肌肉等，腹膜后肾周的 CD 报道仅 20 余例，发生于肾上腺区的更为少见。临床表现多数无症状，可压迫气管引起反复肺部感染，可有咳嗽、憋气、发热等。偶见慢性贫血[6-7]。有报道肾上腺区 CD 合并口腔溃疡及副肿瘤性天疱疮[8]。

局灶性 CD 术前明确诊断较为困难，主要依靠术后病理，CT 检查在腹膜后 CD 的诊断中有重要意义；多中心型 CD 亦一定程度上依靠病理诊断，临床特点与淋巴结核、淋巴瘤、结缔组织病等难以区别。局灶性 CD 通过手术完整切除可达到治愈的临床效果，预后良好；多中心型（尤其是浆细胞型）则预后不良，激素治疗效果欠佳，常因合并严重感染，或转化为恶性淋巴瘤、浆细胞瘤或 Kaposi 肉瘤，于数月至数年内死亡[9-11]。

参考文献

1. Flendrig JA, Schillings PHM. Benign giant lymphoma: The clinical signs and symptoms. Folia Medica Neerlandica, 1969, 12(3): 119-120.
2. Yoshizaki K, Matsuda T, Nishimoto N, et al. Pathogenic significance of interleukin-6 (IL-6/BSF-2) in Castleman's disease. Blood, 1989, 74(4): 1360-1367.
3. Francis ND, Hollowood K, Gabriel R. Angiofollicular lymph node hyperplasia. J Clin Pathol, 1988, 41(3):353-354.
4. Nishi J, Maruyama I. Increased expression of vascular endothelial growth factor(VEGF) in Castleman' s disease: Proposed pathome-chanism of vascular proliferation in the affected lymph node. Leuk Lymphoma, 2000, 38(3-4): 387-394.
5. Kinney MC, Hummell DS, Villiger PM, et al. Increased interleukin-6 (IL-6) production in a young child with clinical and pathologic features of multicentric Castleman' s disease. J Clin Immunol, 1994, 14(6):283-290.
6. Seniuta P, Cazenave-Mahe JP, Le Treut A, et al. Adrenal myelolipoma and Castleman's pseudotumor: A case of association in a retroperitoneal tumor. J Urol, 1989, 95(8): 511-514.
7. Debatin JF, Spritzer CE, Dunnick NR. Castleman disease of the adrenal gland: MR imaging features. AJR Am J Roentgenol, 1991, 157(4):781-783.
8. Shi BB, Li HZ, Zhao L, et al. Paraneoplastic pemphigus caused by castleman's disease masquerading as an adrenal neoplasm. J Clin Endocrinol Metab, 2009, 94(6):1841-1842.
9. Soulier J, Grollet L, Oksenhendler E, et al. Kaposi's sarcoma associated herpesvirus-like DNA sequences in multicentric Castleman's disease. Blood, 1995, 86(4):1276-1280.
10. Shin DY, Jeon YK, Hong YS, et al. Clinical dissection of multicentric Castleman's disease. Leuk Lymphoma, 2011, 52(8):1517-1522.
11. Waterston A, Bower M. Fifty years of multicentric Castleman's disease. Acta Oncol, 2004, 43(8):698-704.

肾 肿 瘤

3-21 右侧肾门部肾癌——腹腔镜肾部分切除

一、临床资料

【病史】

男性患者，33 岁，主因“体检发现右肾占位性病变 1 个月”入院。患者 1 个月前体检行泌尿系 B 超检查发现右肾占位性病变，行腹部增强 CT 提示右肾占位性病变，考虑肾细胞癌（renal cell carcinoma，RCC）可能性大，为求进一步治疗入院。

【体格检查】

查体未见异常。

【辅助检查】

（1）泌尿系 B 超：右肾占位性病变，右肾实质见一外凸结节，4.3cm × 3.2cm 大小，肾癌可能性大。

（2）泌尿系 CT：右肾后唇部实质内见一不均匀强化结节，直径约 3.0cm × 2.5cm，内有灶状低密度、边缘似有钙化灶。轮廓大致清楚，未见明确脂肪密度，右肾占位性病变，考虑肾细胞癌（T1aN0Mx）可能性大（图 3-21-1）。

（3）MRI：右肾中部肾实质内见一类圆形混杂信号占位性病变，T1WI、T2WI 均为低高混杂信号，反相位病灶信号未见异常减低，T1WI 呈高信号的大部区域在压脂 T1WI 上仍呈高信号，占位性病变大小 3.3cm × 4.0cm × 3.8cm（左右 × 前后 × 上下），边界清楚。周围肾实质未见明显异常信号。肾静脉未见明显异常信号（图 3-21-2）。

【初步诊断】

右肾肿物，右肾癌可能。

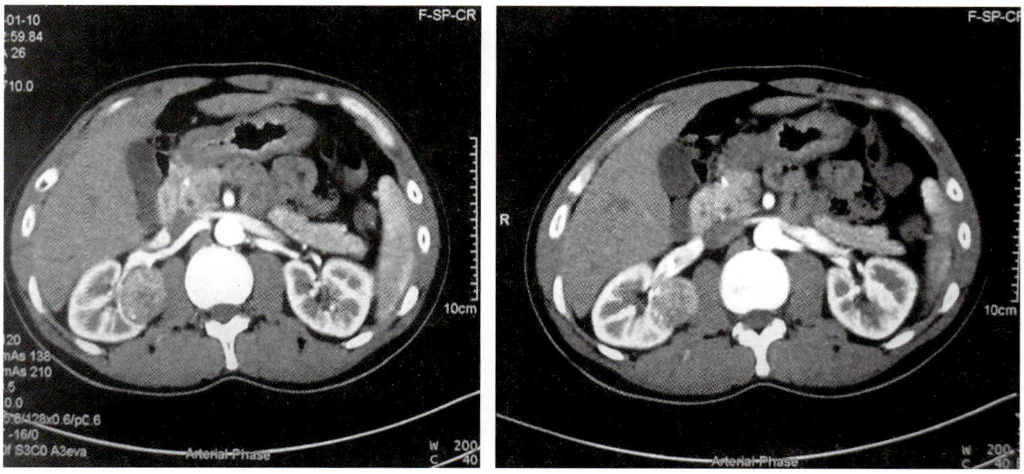

图 3-21-1　泌尿系 CT 所见

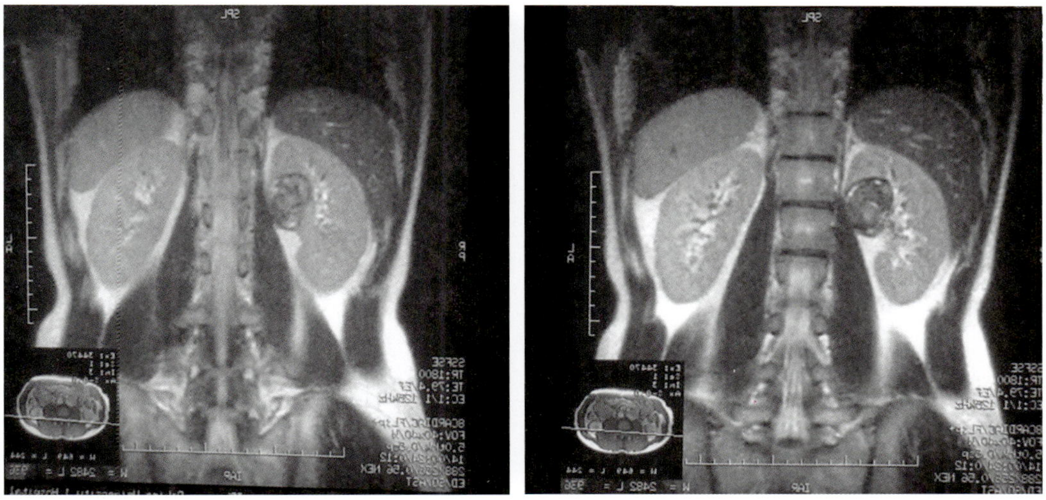

图 3-21-2 MRI 所见

二、病例讨论

【鉴别诊断】

（1）肾癌：早期多无明显症状，晚期可表现为血尿、腰痛、发热，B 超检查可见肾实性占位性病变，CT 平扫可见肿物密度不均匀，增强扫描有明显强化，但低于正常肾皮质，结合患者病史及影像学检查，考虑该诊断可能性大，可行手术后切除肿物送病理，明确诊断。

（2）肾血管平滑肌脂肪瘤：为肾良性肿瘤，瘤体内多含有脂肪成分，B 超检查可见脂肪高回声，CT 扫描为负值，结合患者病史及影像学检查，考虑该诊断可能性较小。

（3）肾盂癌：患者多有血尿症状，肿瘤多为乏血供，增强 CT 扫描可见肾盂内实性占位性病变，肿瘤强化不明显，结合患者病史及影像学检查，考虑该诊断可能性较小。

【治疗方案】

CT 显示肿瘤位于肾后唇，紧临肾动脉及肾静脉。MRI 显示肿瘤位于肾门处。手术难度极大，切除后可供缝合止血的组织极少，缝合止血难度极大，对缝合技术的要求很高。由于患者仅 33 岁，结合患者病情，加之术者具有丰富的腹腔镜手术经验，决定全麻下行后腹腔镜下右肾部分切除术。

三、手术及术后恢复情况

麻醉满意后，患者左侧卧位，常规消毒铺单。常规置入 3 个 12mm 套管，以腹腔镜身扩张建立腹膜后腔。置入 0° 腹腔镜，锐性分离扩大腹膜后间隙。以超声刀切开肾周脂肪囊，游离显露肾背侧、腹侧、外侧缘、上极及肾动、静脉，探查见肿瘤位于肾中上极背侧近肾动脉处，直径约 4cm，凸出于肾表面。引入无创肾蒂阻断钳，单独阻断肾动脉，计时。以剪刀沿肿瘤边缘切除肿瘤，注意保持肿瘤边缘完整。将切除肿瘤置于肾周间隙，以 2-0 Vicryl 线间断 8 字缝合及连续缝合创面数针，扩大腋后线小切口，将肿瘤置入标本袋中取出。冲洗伤口，止血无误，缝合创面处喷止血胶，于腋前线切口留置 F20 引流管，观察各套管切口无出血，退出套管，缝合各切口。手术用时约 100 分钟（图 3-21-3、图 3-21-4）。

肿瘤呈球形，直径约 4cm，切开肿瘤，边缘完整，送病理。

缝合完毕后，松开肾动脉夹，创面无明显渗血，创面喷生物胶后，止血效果满意。同时，肾血运良好，提示缝合未伤及肾内分支血管。

患者术后恢复良好，无并发症发生。术后 6 小时饮水，术后 1 天进食半流食，术后第 2 天下地活动，术后第 3 天拔除伤口引流管，术后 7 天拔除尿

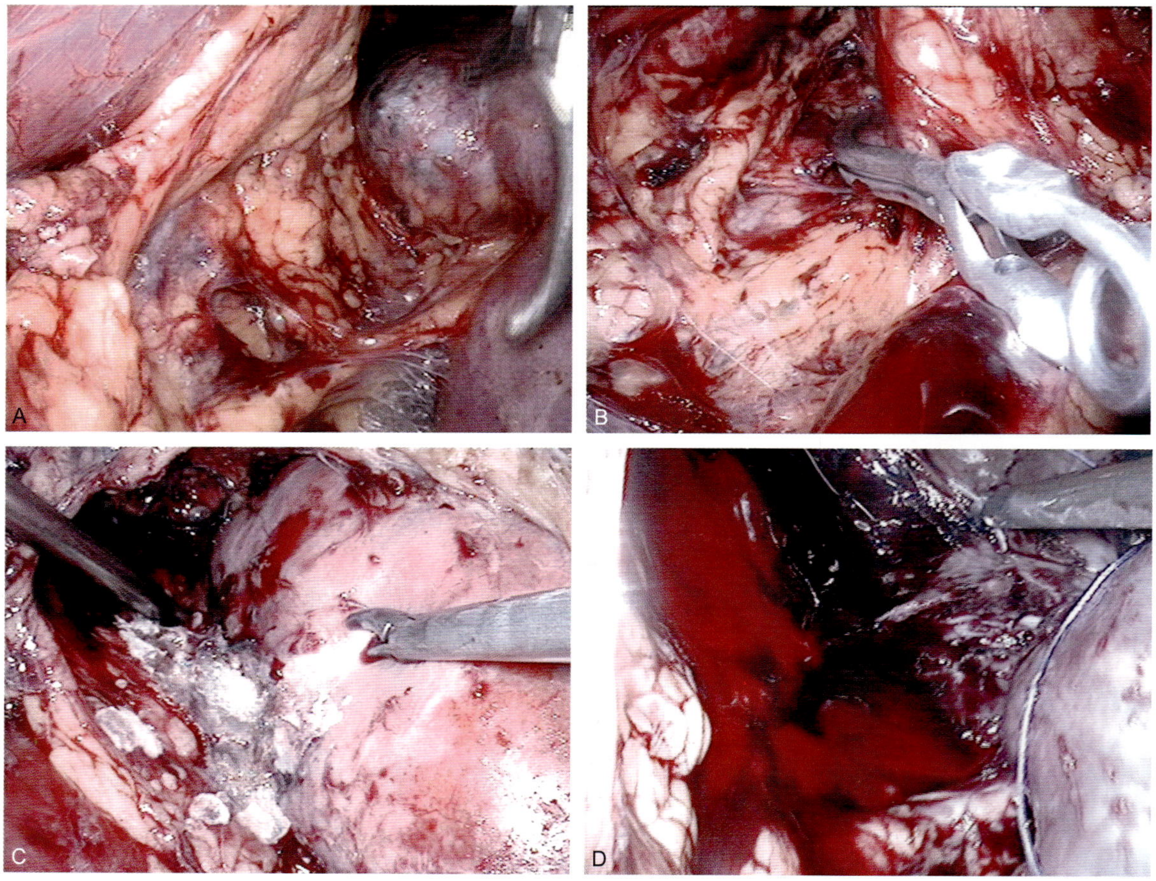

图 3-21-3　术中所见

A. 术中见肿瘤位于肾门处，外凸；B. 游离肾动脉，临时阻断；C. 肾周置入冰屑降温；D. 完整切除肿瘤，缝合肾创面

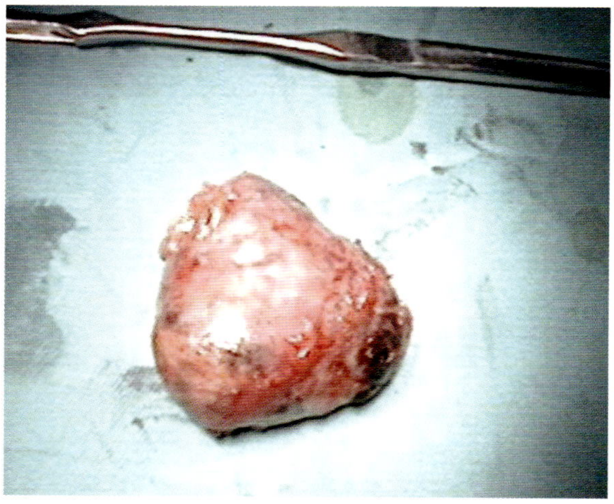

图 3-21-4　肿瘤标本

管后出院。术后随访良好。

四、最终诊断

病理诊断：肾细胞癌（RCC），透明细胞型，伴颗粒细胞，G2，可见陈旧性出血，肿瘤大小 4.2cm × 3.7cm × 3.2cm，pT1b，肾切缘未见肿瘤（图 3-21-5）。

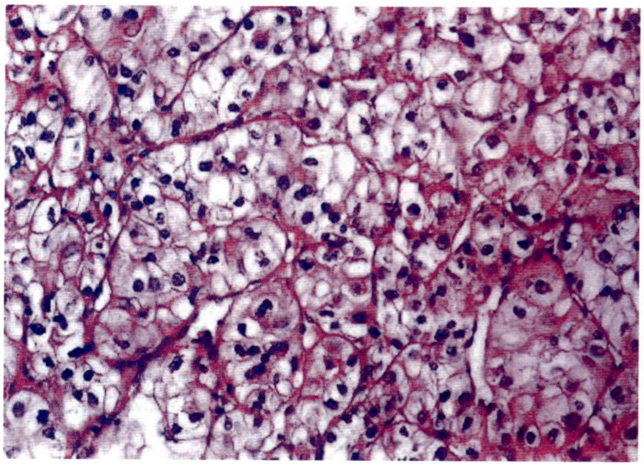

图 3-21-5　病理标本镜下所见

五、专家点评

RCC 占所有恶性肿瘤的 2%，在过去的 65 年间，RCC 的发病率每年增长 2%。外科手术是治疗肾癌的主要手段。最初保留肾单位手术（nephron-sparing surgery，NSS）仅用于行根治性肾切除术将导致功能性无肾、必须透析的患者，包括孤立肾、对侧肾功能不全、双侧多原发 RCC。

很长时间以来，尤其是近 20 年，随着影像学技术的发展和健康查体的普及，小肾癌检出率的提高最为明显，肾肿瘤的平均大小下降了 32%，不同分期的肿瘤构成比例也发生变化，低分期肿瘤在初诊时即被发现，NSS 得以发挥重要作用[1]。

肾部分切除术的目的是保留肾功能，并且不影响肿瘤学的治疗结果。肾单位保留的数量和治疗是肾部分切除术后肾功能最为重要的决定性因素。此外，热缺血时间也是一个与肾功能相关的可改进的重要因素。精确的手术切除，最大限度地保留肾组织，肾实质的良好灌注是肾部分切除手术技术优化的突破口。

现在保留肾单位手术对于 T1a、T1b（最大径≤7cm）和对侧肾功能正常患者的应用日益增多，且治疗效果与根治性肾切除术相似。更多研究表明，保留肾单位手术相比肾癌根治术延长了长期生存时间，降低了心血管疾病发生率[2-3]。

腹腔镜保留肾单位手术（laparoscopic nephron-sparing surgery，LNSS）应用腹腔镜技术治疗肾肿瘤，同样遵循开放手术的基本原则，直视下切除组织，术中评价切缘状态，腹腔镜直视环境和超声技术使得腹腔镜操作者能够识别多病灶肿瘤，决定合适的手术切缘，明确集合系统和肾蒂的方向。同时，内镜用标本袋可安全取出肿瘤标本。

LNSS 应用的首要问题是病例选择，位于外周，边界清晰，术前影像学检查有增强的小于 4cm 的病灶通常适合腹腔镜治疗，临床分期 T1b 期也可选择 NSS（肿瘤最大径 4～7cm）。同时，与术者的经验及技术有极大关系。对于向肾内生长的中心型肿瘤切除范围更大，同时还需妥善缝合、关闭集合系统并充分止血[4]。本例患者 CT 显示肿瘤位于肾后唇，紧临肾动脉及肾静脉，MRI 显示肿瘤位于肾门处，手术难度极大，切除后可供缝合止血的组织极少，缝合止血难度极大，对缝合技术的要求很高。

评价 LNSS 应用研究包括的病例有孤立肾、双侧肾肿瘤、严重肾功能不全、复发或转移者，对侧肾代偿不全，有肾手术史者，肥胖以及并存疾病。易患肾肿瘤的人群，例如 VHL 病患者，结节性硬化病患者，遗传性乳头状肾细胞癌患者，是 LNSS 的最佳适应人群[4]。

NSS 的肾实质切除范围应距肿瘤边缘 0.5～1.0cm，欧洲泌尿外科学会（European Association of Urology，EAU）指南中认为只要能完整切除肿瘤，边缘的厚度不影响肿瘤复发率，不推荐选择肿瘤剜除术治疗散发性肾癌，对肉眼观察切缘有完整正常肾组织包绕的病例，术中不必常规进行切缘组织冷冻病理检查。

NSS 常见的手术并发症主要有出血、尿瘘、肾功能不全等。很多研究表明，与根治性肾切除术（radical nephrectomy，RN）相比，NSS 的并发症稍高。NSS 术中出血的发生率为 1.2%～4.5%，术后出血的发生率为 0～4.5%；NSS 尿瘘的发生率为 1.4%～17.4%；急性肾衰竭的发生率为 0～26%[5]。Van 等随机对比了 268 例 NSS 患者和 273 例 RN 患者的并发症发生情况，发现 NSS 术中严重失血（>1000ml）发生率为 3.1%，RN 为 1.2%[6]。

参考文献

1. Hollingsworth JM, Miller DC, Daignault S, et al. Rising incidence of small renal masses: a need to reassess treatment effect. J Natl Cancer Inst, 2006, 98(18): 1331-1334.
2. MillerDC, Schonlau M, Litwin MS, et al. Renal and cardiovascular morbidity after partial or radical nephrectomy. Cancer, 2008, 112(3): 511-520.
3. Huang WC, Elkin EB, Levey AS, et al. Partial nephrectomy versus radical nephrectomy in patients with small renal tumors--is there a difference in mortality and cardiovascular outcomes? J Urol, 2009, 181(1):55-61.
4. 郭应禄, 周利群, 译. 坎贝尔-沃尔什泌尿外科学(第9版). 北京:北京大学医学出版社, 2009: 1894-1895.
5. Heye S, Maleux G, Van Poppel H, et al. Hemorrhagic complications after nephron-sparing surgery: angiographic diagnosis and management by transcatheter embolization. AJR Am J Roentgenol, 2005, 184(5): 1661-1664.
6. Van Poppel H1, Da Pozzo L, Albrecht W, et al. A prospective randomized EORTC intergroup phase 3 study comparing the complications of elective nephron-sparing surgery and radical nephrectomy for low-stage renal cell carcinoma. Eur Urol, 2007, 51(6):1606-1615.

3-22　腹腔镜肾门肿瘤切除联合环形缝合

一、临床资料

【病史】

男性患者，53 岁，1 个月前体检时 B 超发现右肾占位性病变，无腰痛、血尿、尿痛、尿频、尿急、腹胀、腹痛等症状。泌尿系 CT 提示右肾实性占位性病变，左肾复杂囊肿。门诊以“右肾癌，左肾复杂囊肿”收入院。发病以来饮食、睡眠、精神正常，大小便正常，体重无显著变化。

【体格检查】

体温 36.2℃，心率 80 次 / 分，呼吸 20 次 / 分，血压 118/73mmHg；心、肺查体未见异常；双肾区无隆起及叩击痛，双输尿管走行区无压痛，耻骨上无压痛，未触及肿大的膀胱。外生殖器发育正常，双侧睾丸、附睾未触及肿物，双侧精索静脉无曲张。

【辅助检查】

（1）血常规，生化全项，凝血化验未见异常。尿沉渣镜检：红细胞 1 ~ 3/HPF。

（2）泌尿系 B 超：右肾 5.2cm × 4.5cm 低回声团块，部分突向肾外，肿瘤基底为肾窦脂肪；左肾可见小的无回声区。诊断：右肾肿瘤，左肾囊肿。

（3）腹部增强 CT（图 3-22-1）：右肾后唇实性肿瘤，大小 5.0cm × 4.5cm，动脉期肿瘤强化显著，强化特点为“快进快出”，考虑肾透明细胞癌可能性大。左肾囊性肿物，内部可见分隔，Bosniak Ⅲ级；腹膜后及肾门未见肿大淋巴结。诊断：右肾肿瘤（透明细胞癌可能），左肾复杂囊肿（Bosniak Ⅲ）。

【初步诊断】

右肾癌 T1bN0M0：根据患者 B 超、腹部 CT，首先考虑右肾癌，左肾复杂囊肿，但肿瘤性质需病理

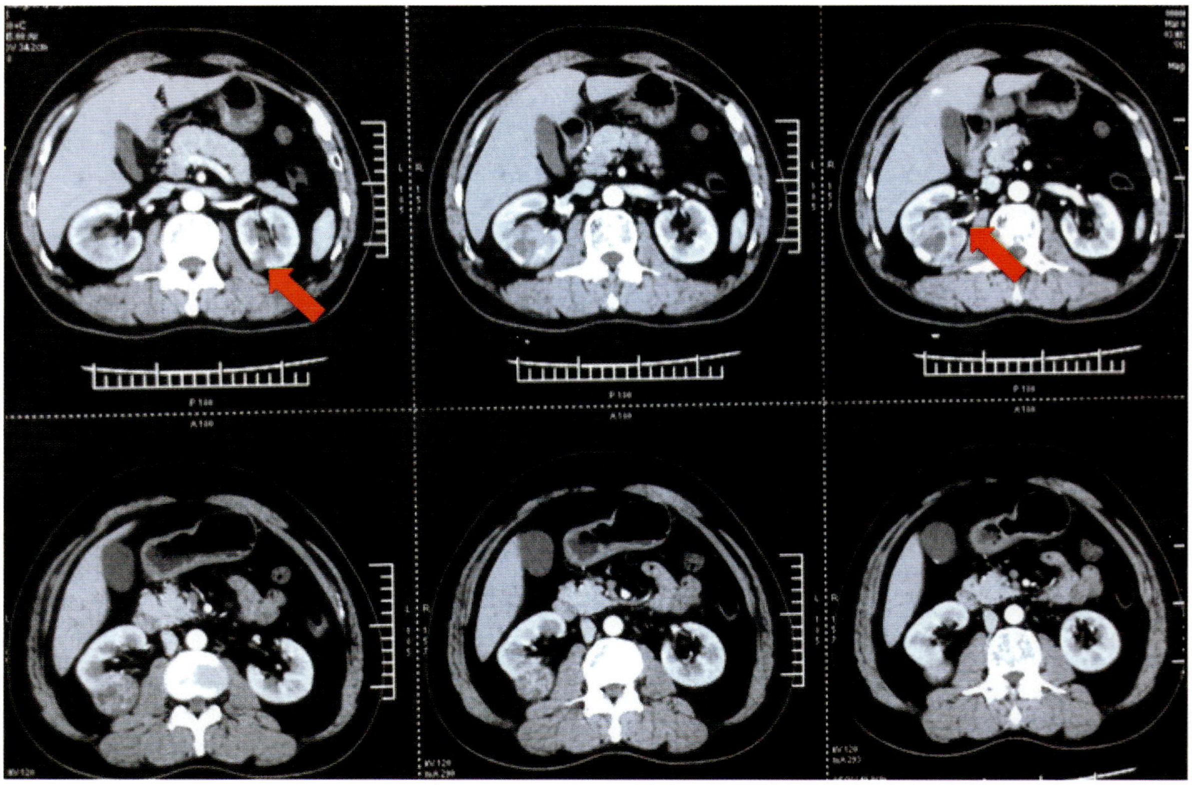

图 3-22-1　增强 CT 示右肾肿瘤，左肾复杂囊肿

证实。

二、病例讨论

【鉴别诊断】

（1）肾错构瘤：影像学表现为肾占位性病变，形态通常不规则，肿瘤内存在 CT 负值为其标志性特征。B 超表现为肾高回声团块。该患者肿瘤内无负值，与肾错构瘤典型表现不一致。

（2）肾盂癌：患者多有无痛性全程肉眼血尿，并发感染可出现尿痛、尿频、尿急，如梗阻积水可有腰痛。B 超、腹部 CT 提示肾盂占位性病变或伴肾积水，与本病不符。

【治疗方案】

患者中年男性，右肾癌可能性大，具有手术指征，无手术禁忌证。因为患者左肾存在 Bosniak Ⅲ级囊肿，所以决定行腹腔镜右肾部分切除术。因肿瘤部位位于肾门后唇，基底深达肾窦脂肪，且肿瘤体积较大，为降低手术难度，决定行腹膜后腔镜肾门肿瘤切除 + 环形缝合。

三、手术及术后恢复情况

患者右侧卧位，常规消毒，铺无菌单。常规气囊扩张法建立腹膜后腔，分别置入 2 个 12mm 和 1 个 5mm 套管。置入 30° 腹腔镜，分别引入分离钳及超声刀，锐性分离扩大腹膜后间隙。切开肾周脂肪囊，探查肿瘤位于肾中部背侧后唇部位，直径约 5cm，突出于肾表面。游离右肾动脉后引入 Bulldog 钳阻断肾动脉，计时。沿肿瘤假包膜将肿瘤完整剜除，肿瘤滋养血管以生物夹夹闭，将切除肿瘤置于肾周间隙。以 3-0 可吸收缝线修补破损集合系统及静脉，而后以 2-0 自锁定缝线环形缝合肾实质切缘（图 3-22-2）。松开阻断

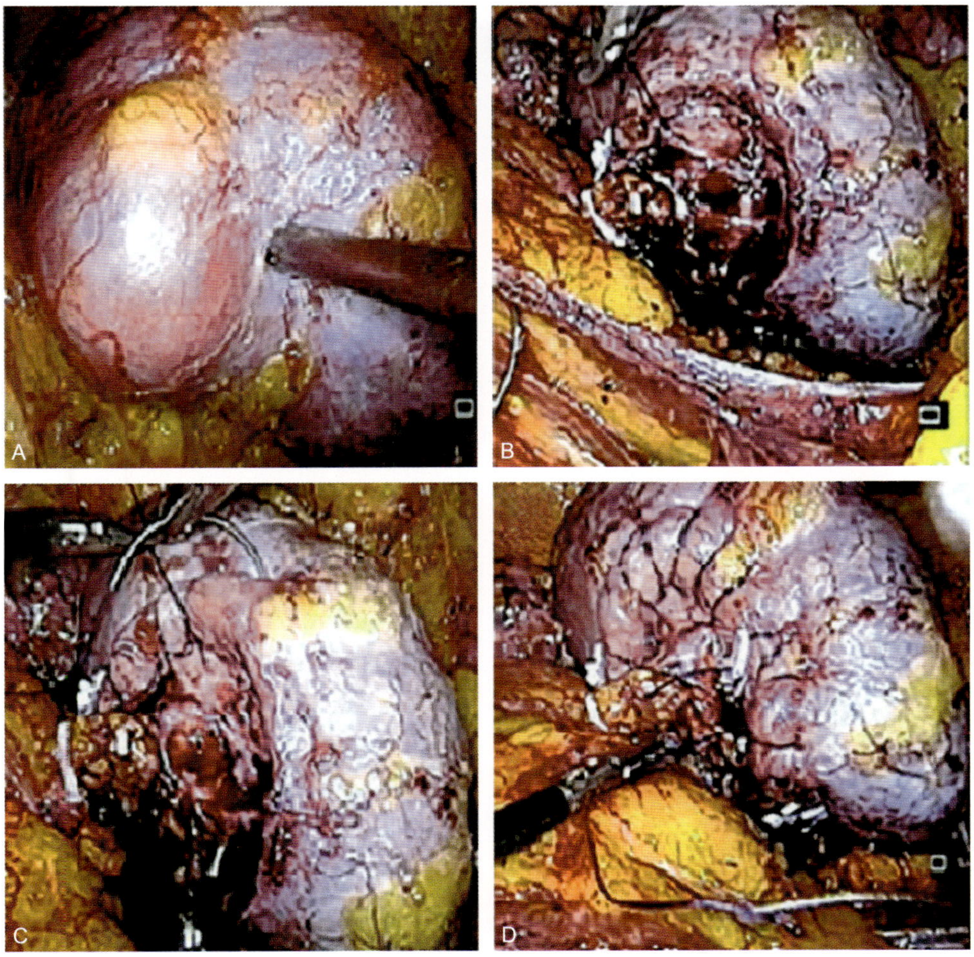

图 3-22-2　环形缝合过程
A. 暴露肿瘤；B. 切除肿瘤；C. 环形缝合；D. 缝合后

钳，观察无明显出血，阻断时间 35 分钟。阻断前给予 20% 甘露醇 120ml 快速静点，阻断期间间断注入冰盐水进行降温，阻断解除后给予呋塞米 10mg 入壶。扩大腋后线小切口，将肿瘤置于标本袋中取出。腋后线切口留置 F20 引流管，观察各套管切口无出血，退出套管，缝合各切口。手术过程顺利，出血 50ml，未输血。手术效果如图 3-22-3 所示。经腹膜后路径手术详细步骤可见视频（视频 3-22-1）。此手术技术还可以经腹腔入路，详见视频（视频 3-22-2）。

视频 3-22-1　　视频 3-22-2

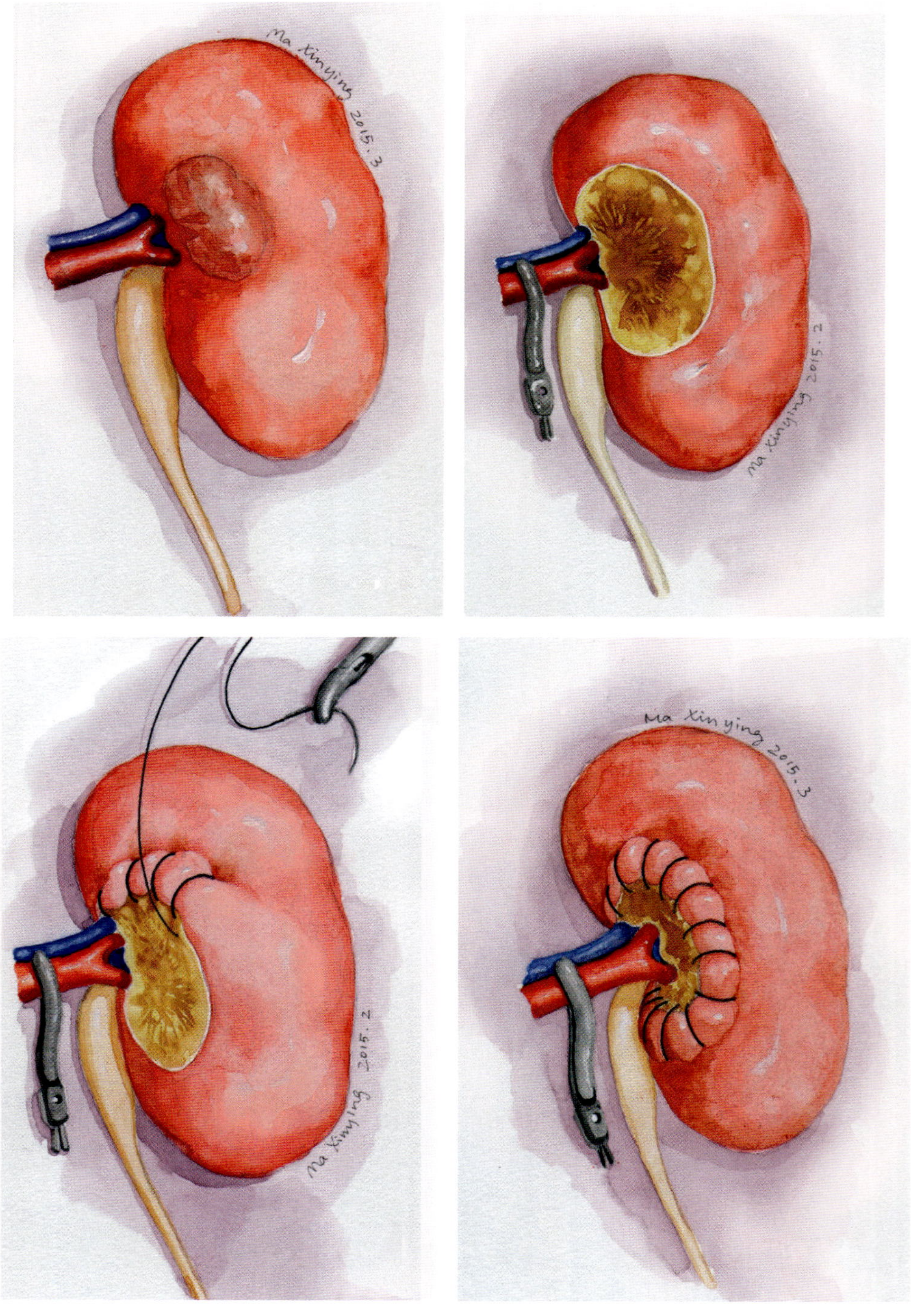

图 3-22-3　手术效果图

患者恢复满意，术后第 3 天拔除伤口引流，第 7 天伤口拆线后出院。

四、最后诊断

术后病理回报（图 3-22-4）：肾细胞癌，透明细胞型，G2，肿瘤大小 5.0cm × 4.3cm × 3.9cm，pT1b，肾切缘未见肿瘤。

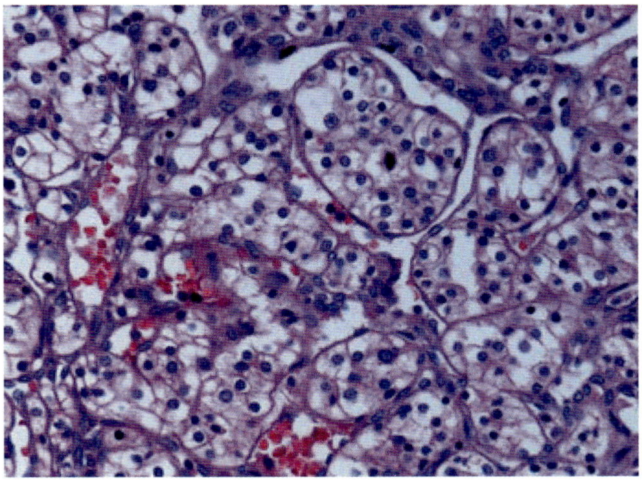

图 3-22-4 病理切片 HE 染色所见

五、专家点评

局限性肾癌的手术方式包括肾根治性切除术（RN）和肾部分切除术（PN）。研究证实，对于局限性肾癌，开放 RN 与开放 PN 的 5 年肿瘤特异性生存率（cancer specific survival，CSS）无显著差异[1-2]。还有一些文献报道，在肿瘤最大径 >4 cm 的肾癌中，RN 与 PN 同样具有相似的 CSS 和无复发生存率（recurrence free survival，RFS）[3-4]。一些研究发现，RN 术后慢性肾病 (chronic kidney disease，CKD) 发生率显著增高，而 CKD 与心血管事件的并发症发生率及死亡率相关[5]。与 RN 相比，PN 可最大限度地保留功能性肾单位，从而降低患者远期 CKD 及其相关心血管事件的发生率[6-7]。在一项关于腹腔镜 PN 与腹腔镜 RN 的对照研究中，二者术后肾小球滤过率下降数值分别为 13 和 24 ml/min，两组中 CKD 水平增高 2 级以上的患者分别占 0 和 12%[8]。而另一项肿瘤最大径 >4cm 的腹腔镜 PN 与腹腔镜 RN 的对照研究也取得了类似的结果[9]。因此，大多数指南推荐对于局限性肾癌，只要技术可行，都应选择 PN。

但是在临床上，特殊的肿瘤部位会增加腹腔镜肾部分切除术的难度。这其中肾门部肿瘤被认为是最有挑战性的部位之一。由于肾门部肿瘤紧邻肾动静脉及集合系统，肾门部实质菲薄，肿瘤切除后传统对合创缘的缝合方式张力高，缝线易撕脱，缝合后容易形成动静脉瘘或血液进入集合系统导致术中、术后出血、血尿、尿瘘等，造成发生术中、术后并发症及转为 RN 的概率增高。据文献报道，PN 术后严重出血的发生率为 3. 1%，尿瘘发生率为 4.4%，二次手术率为 4. 4%[10]。而在肿瘤最大径 > 4 cm 的肿瘤中，PN 术后尿瘘发生率达 10%，术后严重出血需要手术干预的比例为 2.9%，总体并发症发生率达 13%[11]。如果单纯统计肾门部肿瘤的话，术后并发症发生率则会更高。

切缘环形缝合并未增加肾实质缝合的宽度，所以单纯就缝合来讲不会增加肾实质的缺血面积。传统上，肿瘤切除后需要缝合肿瘤基底一层，但肾门部肿瘤切除后，瘤床基本就是肾窦脂肪，其内分布着肾血管，基底的盲目缝合可能会误缝扎大的血管，增加功能性肾单位的丢失。因此对于此病例，我们选择了切缘环形缝合技术。由于切缘环形缝合技术避免了缝合肿瘤基底一层，而只缝扎瘤床上的出血点，因此降低了误缝扎大的血管的风险。该技术不追求将创面完全对合，连续缝合可以保持创缘的无张力，降低了缝合难度。而且在肾实质切缘缝合完毕后，瘤床仍能充分显露，通过逆行向肾盂注射亚甲蓝溶液以及分步解除动静脉阻断，可以发现集合系统和血管的破损，从而可以从容修补，降低了术后并发症发生率。在传统缝合中，如果缝合完毕后出现出血、血尿等问题，只能再次阻断动脉后重新缝合，或切除肾。该技术中分步的动静脉阻断增加了术中情况的可控性，保持了清晰的视野，有利于辨认肿瘤包膜。此外，无张力的缝合可以减轻组织对肾门部动静脉的压迫，可降低术后肾源性高血压及术后患侧肾功能减退的发生率。但对于较小和较浅的肾门部肿瘤，由于缝合难度低，传统缝合仍然是理想的缝合方式。

参考文献

1. Gill IS, Kavoussi LR, Lane BR, et al. Comparison of 1,800 laparoscopic and open partial nephrectomies for single renal tumors. J Urol, 2007, 178: 41-46.
2. Gong EM, Orvieto MA, Zorn KC, et al Comparison of laparoscopic and open partial nephrectomy in clinical T1a renal tumors. J Endourol Soc, 2008, 22: 953-957.
3. Crepel M, Jeldres C, Perrotte P, et al. Nephron-sparing surgery is equally effective to radical nephrectomy for T1BN0M0 renal cell carcinoma: a population-based assessment. Urology, 2010, 75:271-275.
4. Antonelli A, Ficarra V, Bertini R, et al. Elective partial nephrectomy is equivalent to radical nephrectomy in patients with clinical T1 renal cell carcinoma: results of a retrospective, comparative, multi-institutional study. BJU Int, 2012, 109:1013-1018.
5. Butler BP, Novick AC, Miller DP, et al. Management of small unilateral renal cell carcinomas: radical versus nephron-sparing surgery. Urology, 1995, 45:34-40.
6. Tan HJ, Norton EC, Ye Z, et al. Long-term survival following partial vs radical nephrectomy among older patients with early-stage kidney cancer. JAMA, 2012, 307:1629-1635.
7. Thompson RH, Boorjian SA, Lohse CM, et al. Radical nephrectomy for pT1a renal masses may be associated with decreased overall survival compared with partial nephrectomy. J Urol, 2008, 179:468-471.
8. Simmons MN, Weight CJ, Gill IS. Laparoscopic radical versus partial nephrectomy for tumors >4 cm: intermediate-term oncologic and functional outcomes. Urology, 2009, 73:1077-1082.
9. Simmons MN, Chung BI, Gill IS. Perioperative efficacy of laparoscopic partial nephrectomy for tumors larger than 4 cm. Euro Urol, 2009, 55:199-207.
10. Van Poppel H, Da Pozzo L, Albrecht W, et al. A prospective, randomised EORTC intergroup phase 3 study comparing the oncologic outcome of elective nephron-sparing surgery and radical nephrectomy for low-stage renal cell carcinoma. Euro Urol, 2011, 59:543-552.
11. Becker F, Siemer S, Humke U, et al.Elective nephron sparing surgery should become standard treatment for small unilateral renal cell carcinoma: Long-term survival data of 216 patients. Euro Urol, 2006, 49:308-313.

3-23　右肾癌——腹腔镜自然悬吊法下肾部分切除术

一、临床资料

【病史】

女性患者，30岁，主因“体检发现右肾占位性病变2个月”入院。患者2个月前行体检发现右侧肾肿物，无腰痛、贫血、血尿、尿频、尿急、乏力等症状。行泌尿系CT检查提示：右肾中极略高密度灶，大小约2.5 cm×2.0 cm。

【体格检查】

一般体格检查和专科查体未见明显异常。

【辅助检查】

（1）入院查血常规：血红蛋白浓度131g/L，尿常规及肝肾、凝血功能未发现异常。

（2）胸部X线等排除远处转除检查：未见明显异常及远隔转移。

（3）泌尿系B超：右肾中下极探及一个2.0cm大小低回声肿物，向肾外凸出，内部回声不均，可见血流信号。肾静脉及下腔静脉未见瘤栓，肾门旁及腹膜后未见肿大淋巴结，考虑右肾癌T1N0V0Mx.

（4）泌尿系增强CT（图3-23-1）：右肾中极略高密度灶，大小约2.5cm×2.0cm。

【初步诊断】

右肾肿瘤。

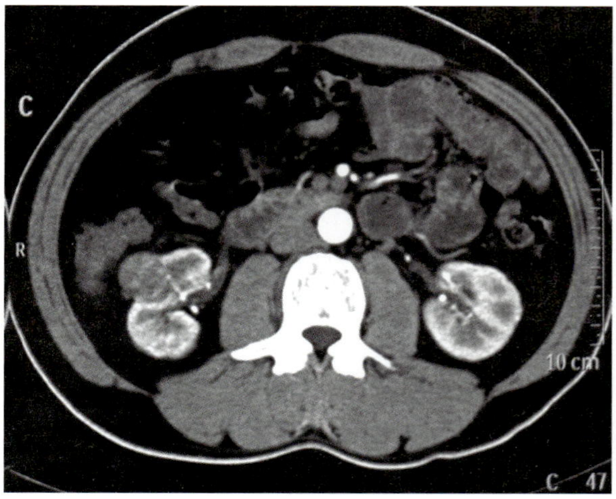

图3-23-1　泌尿系增强CT

二、病例讨论

【鉴别诊断】

右肾肿瘤：患者体检发现右肾肿物，B 超发现右肾低回声，大小 2.0cm。泌尿系 CT 提示右肾中极略高密度灶，考虑占位性病变。病史提供，影像学检查资料符合，右肾肿瘤诊断明确。需注意与下列疾病鉴别：①肾盂癌：患者一般表现为无痛肉眼血尿，泌尿增强 CT 为较低密度软组织灶，强化不明显；②肾血管平滑肌脂肪瘤：患者一般无明显症状，CT 提示肿物密度不均匀，可见脂肪密度影，强化明显。

【治疗方案】

患者右肾肿瘤诊断明确，手术指征明确，拟行后腹腔镜右肾部分切除术。

三、手术及术后恢复情况

患者左侧卧位，常规消毒铺巾。镜身扩张法建立腹膜后腔，置入 30° 腹腔镜，清理腹膜后脂肪，切开侧椎筋膜和肾周筋膜，近肾下极切开肾脂肪囊，游离显露肾背侧、腹侧、上极和下极。见肿瘤位于肾中下部腹侧，直径约 2.5cm，游离肿瘤上下方组织，保留肿瘤顶部用于自然牵引。部分突出于肾表面。游离显露肾动脉，以 Bulldog 阻断并计时。以剪刀距肿瘤边缘约 0.5cm 处切除肿瘤，保留顶部脂肪组织自然牵引效果良好（图 3-23-2）。将肿瘤完整切除悬挂于腹膜，以带倒刺缝线连续缝合基底一层，连续缝合创面。线尾以 Hem-o-lok 钳夹固定。松开阻断钳，阻断时间 15 分钟。降低气腹压力，观察创面无明显渗血，粘贴止血纱布。将肿瘤置入标本袋中，自腋后线切口取出。腋前线切口留置 F20 引流管。缝合各小切口，清点器械敷料无误，术毕。术后剖开肿瘤，直径约 2.0cm，剖面实性，黄色，基底及表面脂肪完整。手术过程见视频 3-23-1。

V3-23-1

视频 3-23-1

术后予补液及营养支持治疗，6 小时后可予进流食，术后恢复良好。术后第 2 天拔除肾周引流管，术后第 4 天出院。

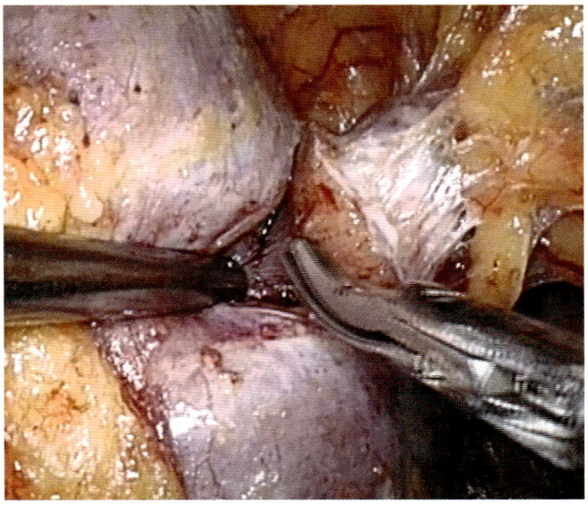

图 3-23-2 肿瘤顶部脂肪组织自然牵拉

四、最终诊断

术后病理结果回报：肾部分切除标本，肾细胞癌，透明细胞型（图 3-23-3），G2，大小 2.2cm × 2cm × 1.7cm，pT1a，肿瘤部分浸润被膜，未穿透。肾切缘未见肿瘤。

五、专家点评

根治性肾切除术是得到公认的可能治愈肾癌的方法[1]，但随着技术及相关研究进展表示可根据肿瘤大小、位置、医生经验、患者情况决定是否行保留肾单位手术（nephron sparing surgery，NSS），且 NSS 的疗效同根治性肾切除术[2]。在行保留肾单位手术时，只要能完整切除肿瘤，边缘的厚度不影响肿瘤复发率[3]。

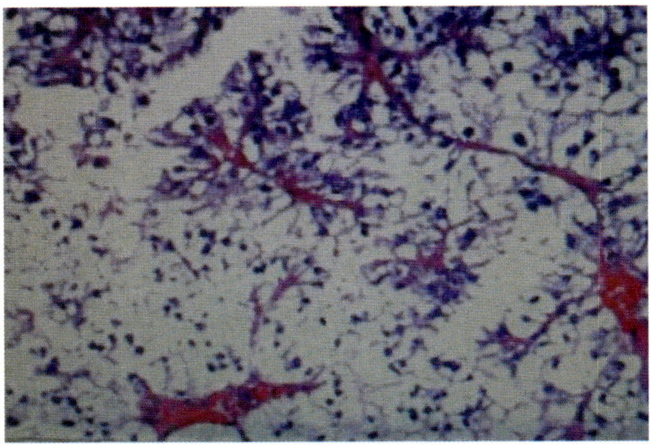

图 3-23-3 病理切片可见肾透明细胞

目前肾癌的治疗方式也不再是单一的开放性手术，还包括如腹腔镜手术、机器人腹腔镜手术、单孔腹腔镜手术及小切口腹腔镜辅助手术等。开放性手术及腹腔镜根治性肾切除术两种手术方式的疗效无明显区别，这两种手术方式均可选择经腰或经腹入路，没有明确证据表明哪种入路更具优势。

本病例采用后腹膜入路、IUPU法建腔的方法行肾部分切除术，后腹腔镜手术具有术中不干扰腹腔脏器、术后并发症少、恢复快等优势，由于后腹腔空间不足，缺少明确的解剖标志，术中维持有效的手术视野空间是手术的关键。我所从1996年开始尝试镜身扩张法建腔，其解剖学依据为患者在侧卧位、腰部顶起的体位下，肾因重力而向头侧下垂，此时肾下极与盆腔上缘间的腹膜后区域无任何脏器组织，仅为疏松的结缔组织，此法利用腹腔镜本身的往复运动产生足够的空间，不增加手术费用且操作简单实用。熟练医生可在5分钟内完成腹膜后腔的建立，很少发生并发症，安全有效，已成为我所后腹腔镜手术建立腹腔后腔的常规方法[4]。

腹腔镜下肾部分切除术被视作高阶泌尿腹腔镜技术，其需要在热缺血时间中尽快完成肿瘤切除、缝合缺损集合系统、确切止血、缝合肾实质等复杂步骤，对术者的腹腔镜技术及经验有较大的挑战[5]。很多符合肾部分切除术手术指征的患者因为术者的经验及技术所限最终行腔镜下肾癌根治术。在完成肿瘤切除过程中，本例患者采用自然悬吊法，首先分离肾周围脂肪组织，但保留肿瘤表面的脂肪组织（图3-23-2），利用这些脂肪组织与腹膜的粘连起到一个自然悬吊的作用，可以起到固定肿瘤效果，在切除肿瘤时保持肿瘤与患侧肾之间的张力，利于手术操作，简化手术操作，节约手术时间；另一方面，肿瘤表面脂肪组织与肿瘤一并切除，减少清除脂肪过程中误切肿瘤可能性，保证了手术过程中完整切除肿瘤的原则。当然，自然悬吊法有其一定局限性，对于暴露肿瘤相对困难的位置，我们需要充分游离患侧肾，调整肿瘤暴露方向，此时自然悬吊法是不适用的。此外，自然悬吊法仅在肿瘤切除这一步可帮助术者简化操作，但对后期止血及肾实质缝合无帮助。Chien等[6]为腹腔镜下肾部分切除术设计了牵引悬吊系统，在牵引下可使肾调整方向，有利于肿瘤切除及肾缝合，简化手术操作。

据我们了解，目前尚无自然悬吊法下行腹腔镜肾部分切除术的报道。对于位置相对易暴露的肾肿瘤，我们对腹腔镜肾部分切除术进行改良，在自然悬吊下可固定肿瘤，在切除肿瘤时保持张力，利于手术操作，并可减少清除脂肪过程中误切肿瘤可能性，保证手术无瘤原则。

参考文献

1. Godley PA, Stinchcombe TE. Renal cell carcinoma. Curr Opin Oncol, 1999, 11(3):213-217.
2. Van Poppel H, Bamelis B, Oyen R, et al. Partial nephrectomy for renal cell carcinoma can achieve long-term tumor control. J Urol, 1998, 160(3 Pt1):674-678.
3. Ljungberg B, Bensalah K, Canfield S, et al. EAU guidelines on renal cell carcinoma: 2014 update. Eur Urol, 2015, 67(5): 913-924.
4. 周利群，张凯，何志嵩，等，后腹腔镜下IUPU法建立腹膜后腔的简单性、安全性及实用性——1114例应用经验.中华泌尿外科杂志，2010, 31(5), 311-314.
5. Kaouk JH, Gill IS. Laparoscopic partial nephrectomy: a new horizon. Curr Opin Urol, 2003, 13(3): 215-219.
6. Chien GW, Orvieto MA, Chuang MS, et al. Use of suspension traction system for renal positioning during laparoscopic partial nephrectomy. J Endourol, 2005, 19(3): 406-409.

3-24 肾细胞癌术后复发

一、临床资料

【病史】

男性患者，55岁，主因“右肾癌肾部分切除术后1年，复查发现右肾占位性病变3天”入院。患者1年前于当地医院检查发现右肾占位性病变，无肉眼血尿，无尿急、尿频、尿痛，无腹部包块，无疼痛不适，当地医院行泌尿系增强CT考虑肾癌，于我院行腹腔镜右肾部分切除术，术后病理：肾细胞癌，透明细胞型，G1，少数细胞G2，伴出血；肿瘤大小：1.6cm×1.5cm×1.4cm，pT1a；手术切缘未见癌。免疫组化：Vim（+），HMB45（–），CD10（+），AE1/AE3（+），CK8/18（+），CA-9

（+）。术后患者于家中休养，无特殊不适。3 天前患者复查泌尿系增强 CT：右肾中上实质异常强化灶，考虑复发可能性大。为行进一步手术治疗入院。

【体格检查】

查体未见异常。

【辅助检查】

（1）泌尿系 B 超：右肾中上极外侧缘肾实质部位探及一低回声肿物，大小约 2.6cm×2.5cm，×2.5cm，向肾外凸出不明显，内部回声低，回声不均匀，未见血流信号。肾静脉及下腔静脉未见明显瘤栓。肾门旁及下腔静脉旁未见明显占位声像图。提示：右肾癌（T1N0V0Mx）；前列腺增生。

（2）泌尿系 CT：右肾中上实质异常强化灶，考虑复发可能性大。

【初步诊断】

右肾肿物，右肾癌肾部分切除术后。

二、病例讨论

【鉴别诊断】

（1）肾癌：肾癌患者早期多无明显症状，晚期可表现为血尿、腰痛、发热，B 超检查可见肾实性占位性病变，CT 平扫可见肿物密度不均匀，增强扫描有明显强化，但低于正常肾皮质。结合患者病史及影像学检查，考虑该诊断可能性大，可行手术切除后送病理检查，明确诊断。

（2）肾血管平滑肌脂肪瘤：为肾良性肿瘤，瘤体内多含有脂肪成分。B 超检查可见脂肪高回声，CT 扫描为负值。结合患者病史和影像学检查，考虑该诊断可能性校，必要时可获取病理，除外该诊断。

（3）肾盂癌：患者多有血尿症状。肿瘤多为乏血供，增强 CT 扫描肿瘤强化不明显，该患者该诊断可能性小，必要时获取病理，除外该诊断。

【治疗方案】

患者泌尿系 CT 提示右肾中上实质占位灶，考虑复发可能性大，存在手术指征，结合患者病情，及术者腹腔镜手术经验丰富，决定完善相关检查，行腹腔镜下右肾根治术。

三、手术及术后恢复情况

患者左侧卧位，常规消毒，铺无菌单。取右侧第 12 肋下切口，常规气囊法扩张腹膜后间隙建立腹膜后腔。分别置入 12mm、10mm、5mm 套管各一个，置入 30° 腹腔镜，分别引入分离钳及超声刀，锐性分离扩大腹膜后间隙，腹膜后间隙粘连严重，另作一切口，加置 5mm 套管一个。切开肾周筋膜，在肾脂肪囊外依次游离肾背侧、上极、腹侧及下极，保留同侧肾上腺。游离肾动静脉，分别以 Hem-o-lok 钳夹 3 次后切断，近端保留 2 夹。于肾下极处游离输尿管上段，Hem-o-lok 钳夹后切断，远端保留 1 夹。充分游离，完整切除肾及其脂肪囊。止血无误，肾蒂及肾上腺处喷涂止血纤维蛋白胶。置入标本袋，斜行扩大腋后线穿刺口，长约 6.0cm，取出肾。留置 F20 引流管，关闭各切口（图 3-24-1）。

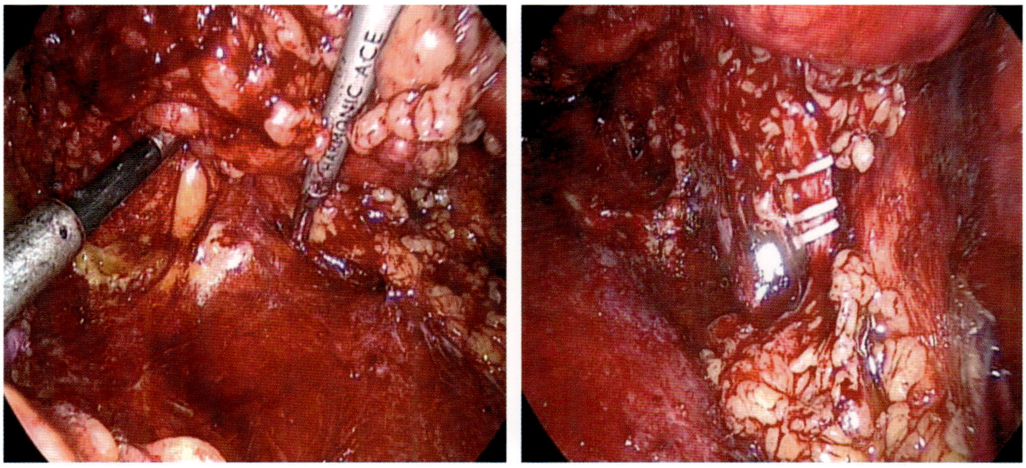

图 3-24-1 术中所见

视频 3-24-1

标本送病理。手术过程详见视频 3-24-1。

患者术后恢复好，无并发症发生。术后第 1 天流食，术后第 2 天拔除导尿管，术后第 3 天拔除肾窝引流管，术后第 4 天出院。

四、最终诊断

病理诊断（图 3-24-2）：肾细胞癌，透明细胞型，G2，大小 2.2cm × 2.0cm × 1.5cm，pT1a，手术断端净。

免疫组化：Vim（+++），AE1/AE3（+），CA-9（+++），CD10（++），PAX-8（－），P504S（－），CK7（－），CD117（－）。

对比第一次术后病例标本镜下所见（图 3-24-3）。

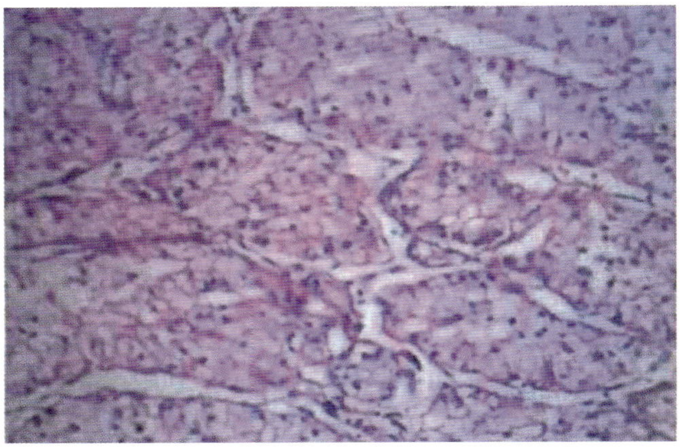

图 3-24-2 第二次术后病理标本镜下所见

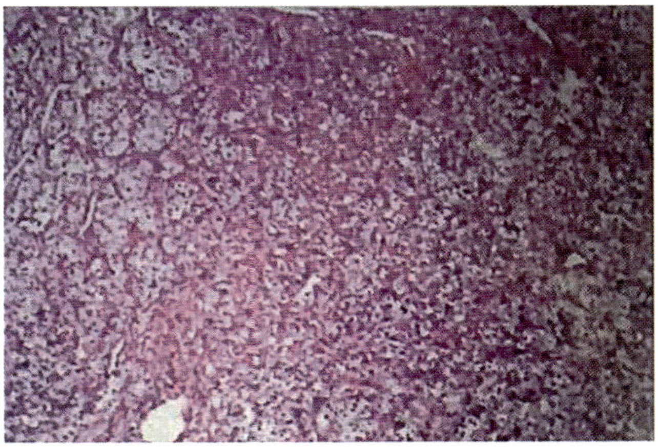

图 3-24-3 第一次术后病理标本镜下所见

五、专家点评

对于 T1 期的肾肿物，在加拿大人群中的研究表明，行肾部分切除术和根治性肾切除术，两种术式的患者，其无进展生存期长度无统计学差异 [1]。因此，从肿瘤切除后复发或转移可能的角度，两种术式没有区别，而手术方案的选择应更多地评估手术并发症、肾功能的保留等因素。

肾部分切除术对于 cT1a 期的肾肿物，是推荐的标准术式。目前研究表明，对于更大的肾肿物（cT1b 和 cT2），肾部分切除术相较于根治性肾切除术对于 cT1b 期的肾肿物是一个切实可行的更优选择，因为肾部分切除术具有较少的手术并发症，更好地保留肾功能从而延长患者术后的生存时间等优势。而对于 T2 期的肾肿物患者，肾部分切除术的施行，需要视具体情况来决定，因为其围术期的并发症可能增加 [2]。

有专家报道，肾透明细胞癌行肾部分切除术后局部复发，而无远处转移时，首选手术切除局部肿瘤侵及的组织、脏器并于术后以靶向治疗，提高无瘤生存时间 [3]。对于上述病例，肾癌局部复发并局限于肾实质内，对比两次术后病理镜下所见，复发肿瘤细胞异型性显著增加，对于肾透明细胞癌复发患者，行肾根治术，可避免第三次同侧肾肿瘤手术风险。

肾部分切除术后的患者少数可能出现肿瘤的局部复发，也可能出现肿瘤的远处转移（局部无肿瘤复发）。行肾部分切除术的患者，应尽可能避免漏诊卫星灶，对肿瘤界线不清的患者行术中快速病理检查 [4]。

有研究表明：早期肿瘤患者行肾部分切除术，肿瘤偶发、病理分级、集合系统侵及、肿瘤分期以及发现到手术治疗的时间是术后复发（无瘤生存）的独立相关因素。其中局部复发的影响因素有肿瘤偶发、病理分级和肿瘤直径。远处转移的影响因素则是病理分级、肿瘤偶发、肿瘤分期和集合系统侵及。年龄分组、适应证选择和病理分级则是肿瘤特异生存率的独立相关因素。[5]

对于肾部分切除术后，手术标本病理提示级别较高的患者，应加强术后的长期随访。综合考虑肾肿瘤的 TNM 分期、确切的临床和组织病理因素，以提高对肿瘤复发率的预测，从而在尽早发现肿瘤复发的同时，减少不必要的检验、检查及患者不必要的担心，提升存活率[6]。在将来，肿瘤的分子标志物也可能用于肾细胞癌的复发监测与预报。

参考文献

1. Forbes CM, Rendon RA, Finelli A, et al. Disease progression and kidney function after partial vs. radical nephrectomy for T1 renal cancer. Urol Oncol. 2016, 13, S1078-1439(16): 30115-30116.
2. Mir MC, Derweesh I, Porpiglia F, et al. Partial Nephrectomy Versus Radical Nephrectomy for Clinical T1b and T2 Renal Tumors: A Systematic Review and Meta-analysis of Comparative Studies. Eur Urol, 2016, S0302-2838(16): 30533-30534.
3. 冯照晗, 王建峰, 张冠,等. 肾癌肾部分切除术后局部复发及下腔静脉瘤栓再手术一例报告并文献复习. 中华泌尿外科杂志, 2014, 35(6): 438-441.
4. 陈东, 郭胜杰, 叶云林, 等. 肾癌肾部分切除术术后复发或转移临床分析. 实用医学杂志, 2015, 31(21):3548-3551.
5. 郑雄. 肾部分切除术治疗早期肾癌临床疗效回顾性研究. 天津: 南开大学出版社, 2011: 1-2.
6. Breda A, Konijeti R, Lam JS. Patterns of recurrence and surveillance strategies for renal cell carcinoma following surgical resection. Expert Rev Anticancer Ther, 2007, 7(6):847-862.

3-25 左肾癌——后腹腔镜肾根治切除

一、临床资料

【病史】

女性患者，25 岁，主因“体检发现左肾占位性病变 3 周”入院，患者 3 周前于外院体检行泌尿系 B 超发现左肾近上极前外侧可见一个低回声反射区，提示左肾占位性病变，行腹部增强 CT 可见左肾上极类圆形不均匀密度肿块，提示左肾上极占位性病变，肾透明细胞癌可能性大。为行进一步诊治入院。

【体格检查】

查体未见明显异常。

【辅助检查】

（1）泌尿系 B 超：左肾中上极腹侧面肾实质部位探及一体积约 5.9cm × 5.6cm × 5.3cm 低回声肿物，压迫肾窦，向肾外凸出，内部回声低且不均匀，可见血流信号。肾静脉轻度受压，肾静脉及下腔静脉未见明显瘤栓。余泌尿系未见明显异常。考虑左肾癌，T1N0V0Mx。

（2）泌尿系增强 CT（图 3-25-1）：

部位：左肾，上极；

形态：类圆形不均匀密度肿块，凸出于肾轮廓外（外凸程度为 50% ~ 60%）；

大小：5.5cm × 5.5cm × 5.5cm（左右 × 前后 × 上下）；

密度：平扫——软组织密度的实性病灶，伴低密度坏死，不伴高密度出血；增强——不均匀强化；

平扫、皮髓质期、实质期、分泌期 CT 值：43Hu、104Hu、93Hu、81Hu；

同侧肾血管：肾动脉 1 支，主肾动脉位于肾静脉后方；

淋巴结：腹膜后可见小的淋巴结，局部未见肿大淋巴结；

骨转移：未见骨转移；

印象：左肾上极占位性病变，考虑肾透明细胞癌可能性大，T1bN0Mx。

【初步诊断】

左肾肿瘤，左肾癌可能性大。

二、病例讨论

【鉴别诊断】

（1）肾癌：早期多无明显症状，晚期可表现为血尿、腰痛、发热，B 超可见肾实性占位性病变，CT 平扫可见肿物密度不均匀，增强扫描后有明显强化，但低于正常肾皮质，结合患者病史及影像学资料，考虑该诊断可能性大，可待术后病理进一步明确。

（2）肾血管平滑肌脂肪瘤：为肾良性肿瘤，瘤

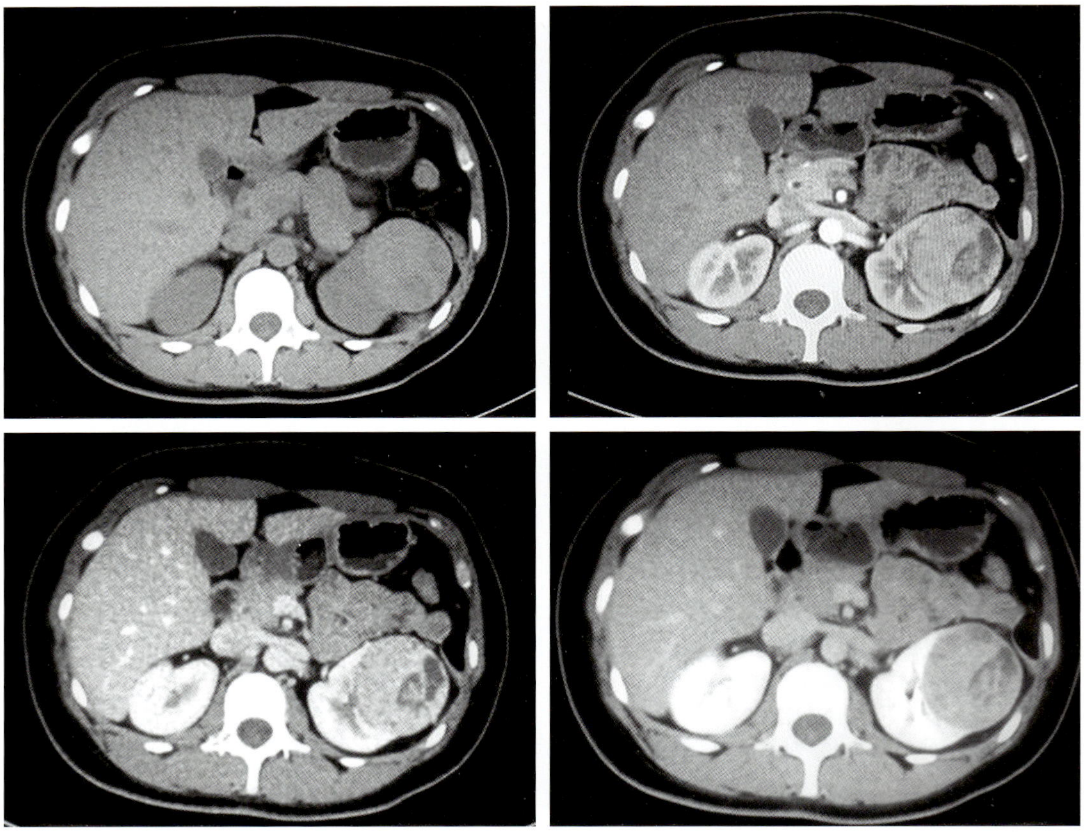

图 3-25-1　泌尿系增强 CT

体内多含有脂肪成分，B 超检查可见脂肪高回声，CT 扫描为负值，结合患者情况及影像学资料，该诊断可能性小。

（3）肾盂癌：患者多有血尿症状，肿瘤多乏血供，增强 CT 扫描肿瘤强化不明显，结合患者病史、症状及辅助检查，考虑该诊断可能性小。

（4）肾囊肿：多无明显临床症状，囊肿内为液性成分，结合患者情况及影像学资料，该诊断可能性小。

【治疗方案】

由于患者治疗态度积极，结合患者病情及术者丰富的腹腔镜手术经验，决定行后腹腔镜左肾根治性切除术。

三、手术及术后恢复情况

麻醉满意后，患者右侧卧位，常规消毒铺巾，行第 12 肋下小切口，常规气囊法建立腹膜后腔，在背侧切开 Gerota 筋膜，于肾脂肪囊外游离肾，在背侧解剖肾蒂血管，肾动、静脉分别以 Hem-o-lok 三重钳夹后切断，近侧保留 2 夹，继续游离肾腹侧、下极，在肾下极找到输尿管后以 Hem-o-lok 结扎切断，游离肾上极，同侧肾上腺予以保留，完整切除后，将肾置入标本袋内，扩大腋后线切口取出，冲洗创面，局部填塞可吸收止血纱布，留置伤口引流管 1 根，逐层缝合伤口，术毕（图 3-25-2）。手术过程可参见视频 3-25-1（非本例患者手术过程视频，仅供参考）。

V3-25-1

视频 3-25-1

患者术后恢复良好，无并发症发生。术后 6 小时饮水，术后第 1 天进流食，术后 2 天进食普食并下地活动，拔除尿管，术后第 3 天拔除引流管出院。术后随访良好。

四、最终诊断

病理诊断：左肾切除标本：肾细胞癌，透明细胞型，伴颗粒细胞，G2，肿瘤大小 6.1cm × 5.7cm ×

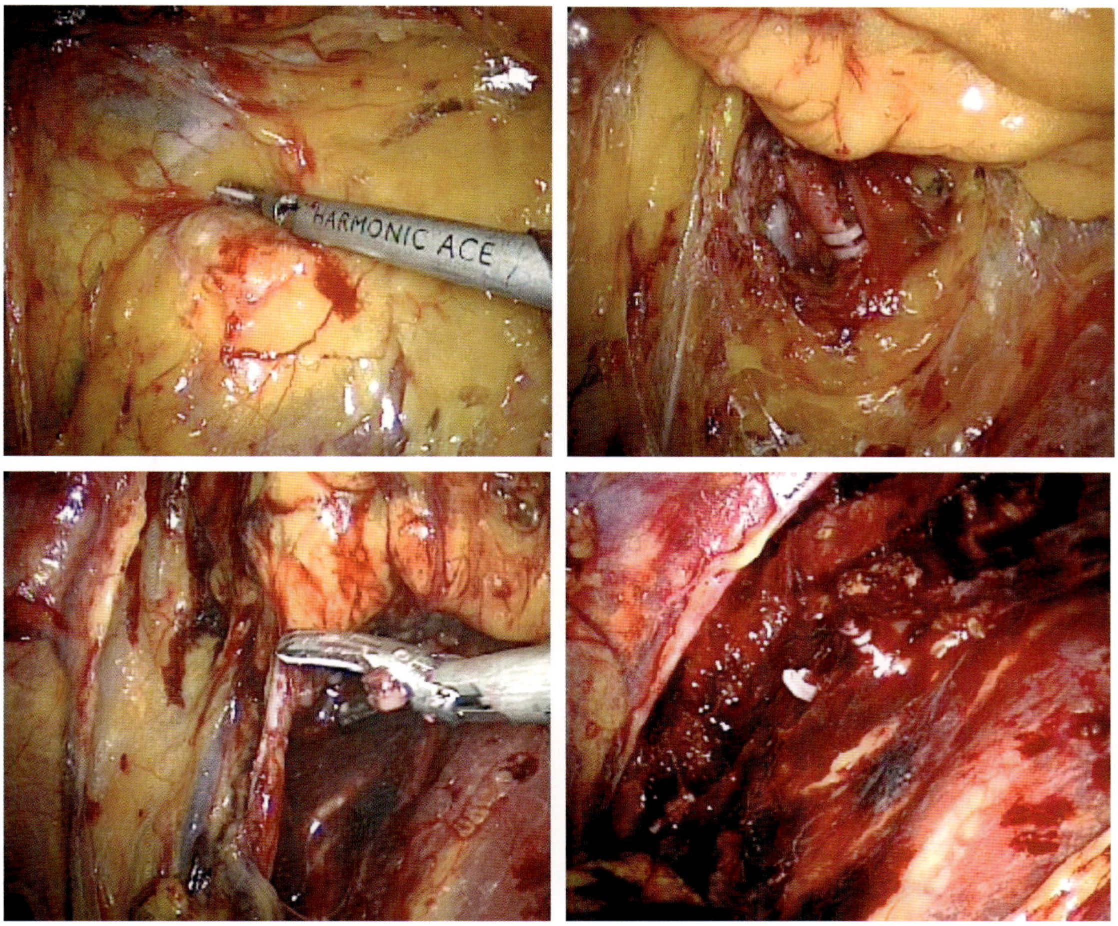

图 3-25-2 术中所见

5.5cm，pT1b，部分囊性变，输尿管及血管断端未见肿瘤（图 3-25-3）。

五、专家点评

肾癌是一种常见的肿瘤，占泌尿系统肿瘤的第2位，仅次于膀胱癌。根治性肾切除术是得到公认的可能治愈肾癌的方法[1]。近年来，腹腔镜技术在泌尿外科领域广泛深入应用。相较于开放手术切口较大、切口疼痛、伤口愈合不良及影响美观等劣势，腹腔镜肾根治术具有视野清晰、损伤小、出血少、解剖层次清晰等优势，已成为一种相对安全、有效、微创的手术方法。

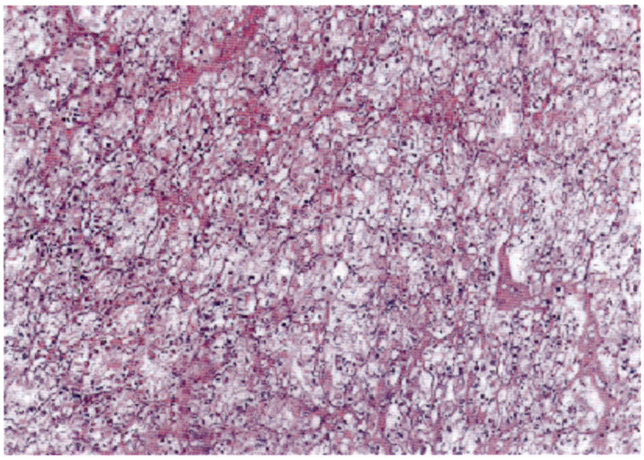

图 3-25-3 标本病理镜下所见

不论拟行开放手术还是腹腔镜手术，术前评估是大致相同的：影像学资料了解肿瘤位置、大小、形态、有无瘤栓，确认患者有无病灶转移；血清钙或碱性磷酸酶升高及有骨痛症状的患者需要进行骨扫描；若伴有肾静脉瘤栓，需行相应检查对静脉进行术前评估。在行根治性肾切除术前，通过血肌酐水平和增强 CT 对对侧肾功能进行评估，对于可疑者，还应行肾功能扫描和 24 小时肌酐清除率，肾功能不全者可考虑肾部分切除。

5 年生存率数据显示，腹腔镜根治性肾切除术与开放性根治性肾切除术治疗肾癌的效果无明显差别[2]，因此腹腔镜根治性肾切除术已成为多数肾恶性肿瘤的标准治疗方法。

腹腔镜手术的路径包括经腹膜腔根治性肾切除术及经腹膜后腔根治性肾切除术（LRPN）。经腹膜腔途径的优势在于手术操作空间大，解剖标志明晰，操作方便等，但有损伤其他腹腔脏器的可能，增加肠道并发症的发生概率。经腹膜后腔入路切除肾需要在一个潜在的间隙中建立操作空间，Clayman 及其同事于 1991 年首先进行了完全经腹膜后途径的肾切除术[3]，Gaur 于 1992 年报道了使用气囊建立腹膜后腔[4]。经腹膜后途径更符合解剖学特点，可以快速到达肾门，避免肿瘤播散避免肠道并发症的发生。

LRPN 的手术适应证与开放手术、经腹膜腔根治性肾切除术相同，另外，一些做过腹部大手术的患者，采用此法可以避开粘连的腹壁。与经腹膜腔入路相比，腹膜后腔入路肾切除术在并发症、止痛药物的使用、住院时间和术后恢复等方面的结果类似。

参考文献

1. Godley PA, Stinchcombe TE. Renal cell carcinoma. Curr Opin Oncol, 1999, 11(2): 213.
2. Permpongkosol S, Chan DY, Link RE, et al. Long-term survival analysis after laparoscopic radical nephrectomy.J Urol, 2005, 174 (4 Pt 1): 1222-1225.
3. Clayman RV, Kavoussi LR, Soper NJ, et al. Laparoscopic nephrectomy:initial case report. J Urol, 1991, 146: 278-282.
4. Gaur DD. Laparoscopic operative retroperitoneoscopy: use of a new device. J Urol, 1992, 148(4): 1137-1139.

3-26 右肾癌合并下腔静脉瘤栓

一、临床资料

【病史】

男性患者，65 岁，主因“全程无痛肉眼血尿 2 周”入院。患者 2 周前出现全程无痛肉眼血尿，为鲜红色，伴右侧腰部不适。外院泌尿系 B 超提示右肾占位性病变。外院泌尿系增强 CT 提示右肾下极占位性病变，病灶侵犯右肾下极肾盏，另可见右肾静脉及下腔静脉瘤栓。为求进一步治疗入院。

【体格检查】

直肠指诊前列腺增大，中央沟消失，质韧，无结节，无触痛，指套无染血。余查体未见异常。

【辅助检查】

（1）泌尿系 B 超：右肾下极探及一个 6.2cm 大小低回声肿物，向肾外凸出，内部回声不均匀，血流信号丰富，下腔静脉内探及低回声，大小 8.2cm × 3.7cm，肾门部可见多发低回声结节，最大 2.2cm。前列腺 5.4cm × 3.4cm × 4.4cm，体积 41.8ml，左肾及其余泌尿系未见明显异常。考虑右肾癌 T3N0V0Mx 合并静脉瘤栓肾门多发淋巴结转移，良性前列腺增生症。

（2）泌尿系 CT（图 3-26-1）：右肾下极腹侧巨大占位性病灶，大小约 7cm × 8cm × 8cm（RL × AP × SI），增强扫描可见明显不均匀强化，病灶侵犯右肾下极肾盏，右肾静脉及下腔静脉内可见瘤栓，下腔静脉瘤栓长约 9cm，上极达门脉主干水平。腹膜后及腹腔内未见明确肿大淋巴结。考虑肾细胞癌，透明细胞型，T3N0Mx?

【初步诊断】

右肾癌，右肾静脉及下腔静脉瘤栓。

二、病例讨论

【鉴别诊断】

肾盂癌：患者多有血尿症状，但肿瘤多乏血供，增强 CT 扫描肿瘤强化不明显，结合患者病史及影像学检查，考虑该诊断可能性不大，必要时可获取病理，除外该诊断。

【治疗方案】

结合患者病情，决定全麻下行腹膜后镜右肾切除，联合开放手术切除下腔静脉瘤栓。

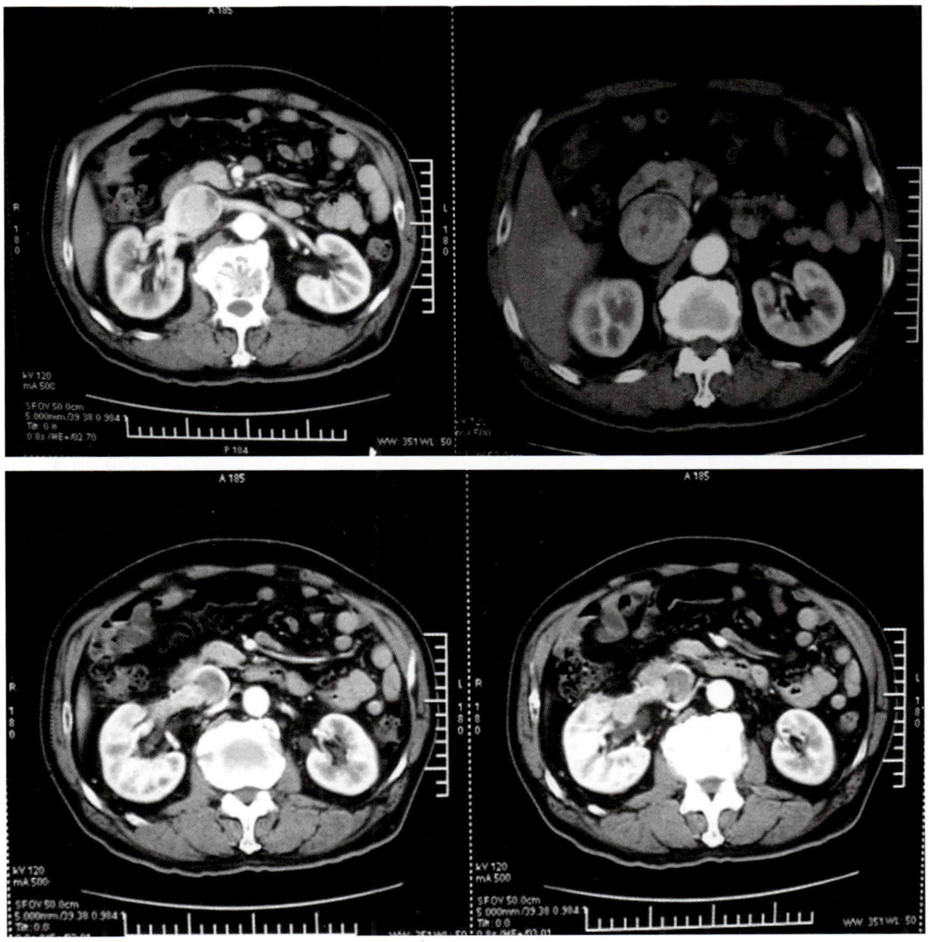

图 3-26-1 泌尿系 CT

三、手术及术后恢复情况

患者左侧卧位，常规消毒铺单。右侧第 12 肋下 3cm 斜切口，常规气囊法扩张腹膜后间隙建立腹膜后腔。第 12 肋下、第 11 肋下及髂嵴上方分别置入 10mm、10mm 和 5mm 套管各一。置入 30° 腹腔镜，分别引入分离钳和超声刀，锐性、钝性分离结合扩大腹膜后间隙，沿肾周筋膜外依次游离肾腹侧、背侧及下极。于肾门处游离肾动脉，将肾动脉以 Hem-o-lok 夹钳夹 3 次后切断，近端保留 2 夹。游离深静脉及下腔静脉背侧。于肾下极处游离输尿管上段，以 Hem-o-lok 夹钳夹后切断。游离肾上极，保留同侧肾上腺。观察各套管切口无出血，逐层关闭各切口。

改平卧位常规消毒铺单，取右侧肋缘下 20cm 切口，逐层切开皮肤至腹腔，从右结肠旁沟切开后腹膜，游离下腔静脉至肝门处瘤栓近心端，游离左肾静脉，分别用 3 根 8F 尿管及 Bulldog 双重阻断左肾静脉，下腔静脉瘤栓远心端及近心端。由右肾静脉汇入处切开下腔静脉，切除瘤栓及右肾静脉汇入处部分下腔静脉壁，完整取出右肾及瘤栓。以 4-0 Prolene 线连续缝合下腔静脉壁，松开左肾静脉阻断，使下腔静脉充盈排气，打结并加固缝合一层，冲洗创面，仔细止血，创面填塞可吸收止血材料。留置右肾窝引流管一根，逐层关闭切口，术毕（图 3-26-2）。

患者术后恢复良好，无并发症发生。术后 6 小时饮水，术后第 1 天进流食，术后 2 天下地活动并进食普食，术后第 3 天拔除尿管，术后第 5 天拔除引流管出院。

四、最终诊断

病理诊断（图 3-26-3）：肾切除标本：肾细胞癌，透明细胞型，G2，肿瘤大小 7.5cm × 6.5cm × 6.0cm，

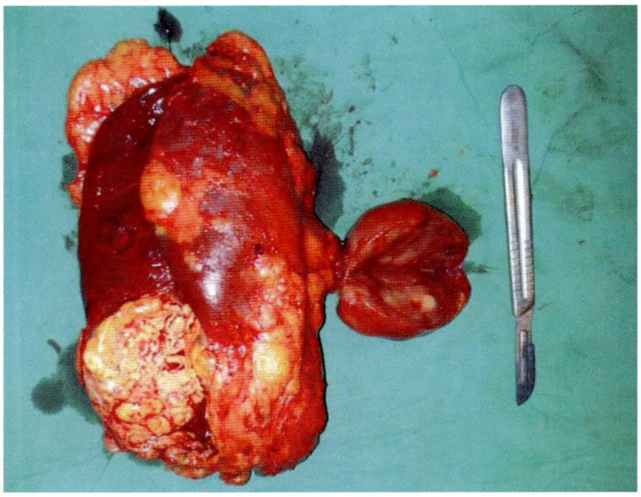

图 3-26-2 肾切除标本

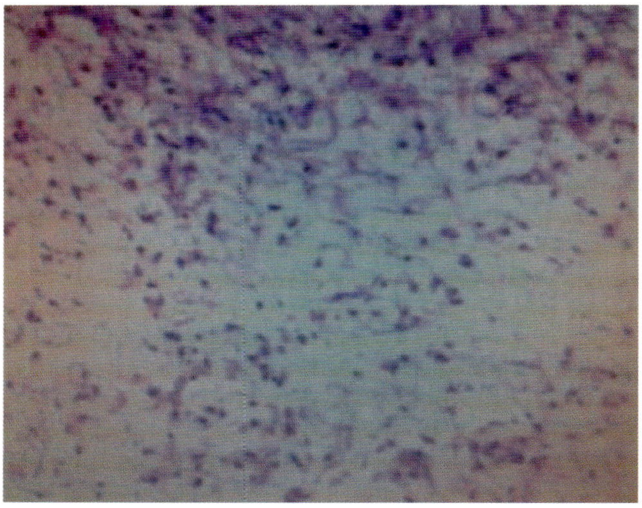

图 3-26-3 标本病理镜下所见

浸润肾窦脂肪，考虑为 pT3b，输尿管断端未见肿瘤。

五、专家点评

据 2011 年《中国肿瘤登记年报》报道，肾癌约占我国全年新发恶性肿瘤的 2.2%，且其发病率呈逐年上升趋势[1]。肾细胞癌具有一个最独有的特征，即容易向深静脉系统的血管腔内扩散，又称为静脉瘤栓。在一些病例中这些瘤栓能够延伸至下腔静脉，并且可以向近心端迁移直至达到右心房。国外文献报道，其发生率占所有肾癌患者的 4%～10%[2]。1913 年 Berg 在世界上首先开展了下腔静脉瘤栓取栓术[3]。既往由于手术难度大，围术期风险极高，多数病例采取保守治疗的方法进行医治。但随着相关技术尤其是体外循环技术的发展，加上泌尿外科与心外科、影像科、普外科、麻醉科等科室的协同合作，极大程度地保障了患者围术期的安全，使得相应的手术即肾癌根治术及静脉瘤栓取出术得以顺利完成，获得较好的远期疗效[4-5]。

肾癌患者如果有下肢水肿、精索静脉曲张、腹壁表浅静脉曲张、蛋白尿、肺栓塞、右心房内占位性病变或患侧肾无功能时，应该怀疑有静脉系统瘤栓可能。

准确了解下腔静脉瘤栓累及的范围和程度对于制定外科手术方案十分关键。常规的螺旋 CT 和腹部超声检查通常可以了解肾静脉和下腔静脉的瘤栓大体情况，但是在显示瘤栓头端延伸范围的可靠性方面还不够满意[6-7]。CT 对于检测肾静脉和下腔静脉瘤栓的敏感度分别为 78% 和 96%[8]。MRI 是一项既能了解瘤栓是否存在，又能够准确评价瘤栓头端在下腔静脉中的延伸范围的非侵袭性检查方法，因此许多医生将 MRI 作为首选的诊断方法。

45%～70% 具有下腔静脉瘤栓的肾细胞癌患者可以通过根治性肾切除术和瘤栓取除术获得治愈效果[9]。通常，患者的肿瘤局限在肾内并且瘤栓在静脉内呈漂浮状态时预后较好，而那些侵犯肾周脂肪、淋巴结受累或直接侵犯下腔静脉壁的患者肿瘤复发的风险很高[3]。

手术方式的选择取决于瘤栓患者下腔静脉的水平以及下腔静脉壁是否受到侵犯。

肾静脉型及肝下型静脉瘤栓，由于瘤栓位置低，多可直接于瘤栓远端阻断肾静脉，按照常规方式行肾癌根治性切除；对于瘤栓远端靠近下腔静脉入口或部分突入下腔静脉的患者，可利用 Satinsky 钳部分钳夹下腔静脉壁，完整切除并取出肾及静脉瘤栓，用 4-0 或 5-0 的 Po1y1ine 线修补下腔静脉壁。

肝静脉水平以下的瘤栓，需在处理肾后充分游离下腔静脉，明确瘤栓上极水平，按照瘤栓下极下腔静脉、对侧肾静脉、瘤栓上极下腔静脉的顺序进行阻断。自肾静脉开口水平，纵向切开下腔静脉，完整取出瘤栓。如果瘤栓侵犯下腔静脉壁，可行静脉壁部分切除。一般认为管壁切除不超过 1/2 时，可直接行下腔静脉修补，如果切除范围超过管腔的一半，需采用移植物修补下腔静脉，常用的移植物包括自体心包或人工血管。

对于Ⅱ级下腔静脉瘤栓，则为充分暴露肝后下腔静脉，需进行肝游离。为此类患者取栓前，应在肝上方试行阻断肝静脉开口近端下腔静脉，密切关注患者血压变化。

Ⅲ级下腔静脉瘤栓则通常联合心外科在体外循环辅助下完成手术。

尽管下腔静脉受累的肾细胞癌使得外科手术彻底切除肿瘤变得更为复杂，但是手术切除对于大多数患者来说是唯一可以施行的治愈方式[10]。45%～70%具有下腔静脉瘤栓的肾细胞癌患者可以通过根治性肾切除术和静脉瘤栓取出术获得治愈效果[11]。

参考文献

1. 赫捷，赵平，陈万青．中国肿瘤登记年报．北京：军事医学科学出版社，2011：76.
2. Hatcher PA, Anderson EE, Paulson DF, et al. Surgical manage- ment and prognosis of renal cell carcinoma invading the vena cava. J Urol, 1991, 145(1): 20-24.
3. Berg AA. Maligment hypernephroma of kidney, its clinical course and diagnosis, with a description of the author's method of radical operative cure. Surg Gynecol Obster, 1913, 17: 463-471.
4. Parra J, Drouin SJ, Hupertan V, et al. Oncological outcomes in patients undergoing radical nephrectomy and vena cava thrombectomy for renal cell carcinoma with venous extension: a single-centre experience. Eur J Surg Oncol, 2011, 37(5): 422-428.
5. Haferkamp A, Bastian PJ, Jakobi H, et al. Renal cell carcinoma with tumor thrombus extension into the vena cava: prospective long-term followup. J Urol, 2007, 177(5): 1703-1708.
6. Goldfarb DA, Novick AC, Lorig R, et al.Magnetic resonance imaging for assessment of vena caval tumor thrombi:a comparative study with venacavography and computerized tomography scanning. J Urol, 1990, 144(5): 1100-1103.
7. Gun HF,Song Y,Na YQ.Value of abdominal ultrasound scan,CT and MRI for diagnosing inferior vena cava tumour thrombus in renal cell carcinoma.Chin Med J(Engl), 2009, 122(19): 2299-2302.
8. Bechtold RE,Zagoria RJ.Imaging approach to staging of renal cell carcinoma.Urol Clin North Am, 1997, 24(3): 507-522.
9. Vaidya A, Ciando G, Soloway M. Surgical techniques for treating a renal neoplasm invading the inferior vena cava. J Urol, 2003, 169(2): 435-444.
10. Glazer AA, Novick AC.Long-term foltowup after surgical treatment for renal cell carcinoma extending into the right atrium. J Urol, 1996, 155(2): 448—450.
11. Vaidya A, Ciando G, Soloway M. Surgical techniques for treating a renal neoplasm invading the inferior vena cava. J Urol, 2003, 169(2): 435-444.

3-27 肾细胞癌合并静脉瘤栓

一、临床资料

【病史】

女性患者，27岁，主因“右侧腰区酸痛1个月”。1个月前患者无明显诱因出现右侧腰区酸痛不适，伴有乏力，食欲减退。无腹痛、腹胀、发热症状，无尿频、尿急、尿痛及肉眼血尿症状。无恶心、呕吐现象。后在外院行B超检查提示右肾实性占位性病变，右肾静脉低回声肿物，肝后段下腔静脉实性病变。患者为求进一步诊治来我院就诊。行MRI提示右肾癌（T3bN0Mx），伴右肾静脉和下腔静脉瘤栓，瘤栓上极位于横隔下方。现为进一步诊治以“右肾肿瘤”入院。发病以来患者进食睡眠可，二便如常，体重无明显变化。

【体格检查】

生命体征平稳。双肾区无异常隆起，双肾下极未及，双肾区无叩击痛；双输尿管走行区无压痛。耻骨上区无叩击痛及压痛，膀胱未充盈，尿道口及外阴未及异常。

【辅助检查】

（1）血尿常规、生化、凝血等化验结果无异常。

（2）B超：右肾窦部位探及一4.8cm×3.5cm×3.9cm中等偏高回声肿物，肿物与肾静脉及下腔静脉瘤栓融为一体，下腔静脉瘤栓长7.8cm，直径4.2cm。左肾、输尿管、膀胱未发现及异常。

（3）腹部增强MRI（图3-27-1）：提示右肾癌

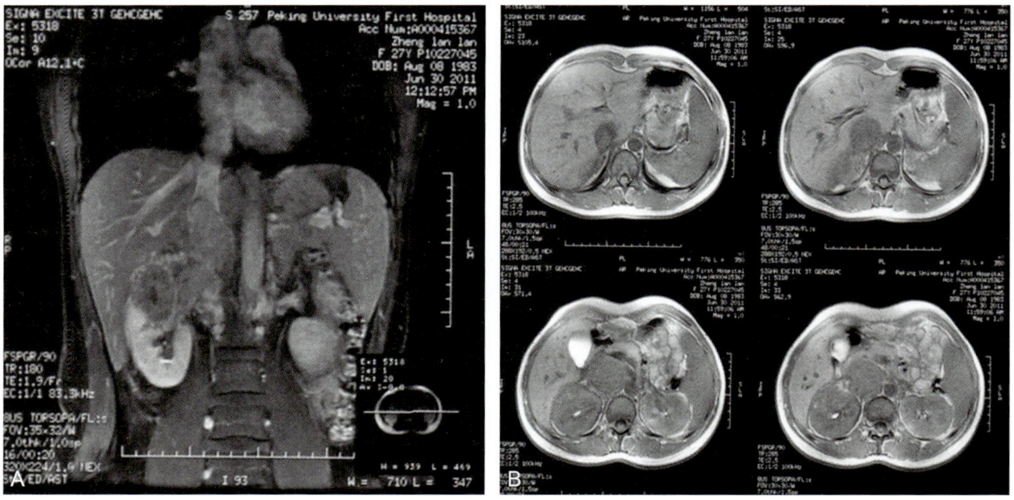

图 3-27-1 腹部增强 MRI
A. MRI 矢状位示右肾上极肿瘤，伴右肾静脉和下腔静脉瘤栓，瘤栓上极位于横隔下方；B. MRI 冠状位示下腔静脉瘤栓

（T3bN0Mx），伴右肾静脉和下腔静脉瘤栓，瘤栓上极位于横隔下方。

【初步诊断】

右肾癌 T3bN0V2Mx，下腔静脉瘤栓。

二、病例讨论

【鉴别诊断】

（1）肾血管平滑肌脂肪瘤：为肾良性肿瘤，瘤体内多含有脂肪成分，B 超检查可见脂肪高回声，CT 扫描为负值，结合患者情况及影像学资料，该诊断可能性小。

（2）肾盂癌：患者多有血尿症状，肿瘤多乏血供，增强 CT 扫描肿瘤强化不明显，结合患者病史、症状及辅助检查，考虑该诊断可能性小。

【治疗方案】

由于患者治疗态度积极，考虑到肿瘤体积较大且伴有肾静脉、下腔静脉瘤栓，经全科讨论后决定行开放手术，完善术前常规准备。

三、手术及术后恢复情况

麻醉满意后，患者平卧位。先行右肾根治术，分离右侧肝韧带探查瘤栓上极位于肝静脉入口下方，位置较高，决定体外循环辅助下取栓。完整取出下腔静脉内大块瘤栓及左肾静脉内部分瘤栓。4-0 Prolene 线连续缝闭下腔静脉切口，右肾静脉入口成形，仔细止血并关胸、关腹。总流转 33 分钟，左肾静脉、门静脉等阻断 16 分钟。

患者术后恢复良好，无并发症发生。术后 6 天进食流质饮食，术后第 7 天拔除腹腔引流管出院。术后定期复查，未见局部复发及其他器官转移。

四、最终诊断

病理诊断（图 3-27-2）：（右）肾集合管癌，G3，小部分区域混有透明细胞及颗粒细胞，伴出血、坏死。肿瘤大小：3.5cm × 2.5cm × 2cm，侵犯肾窦脂肪

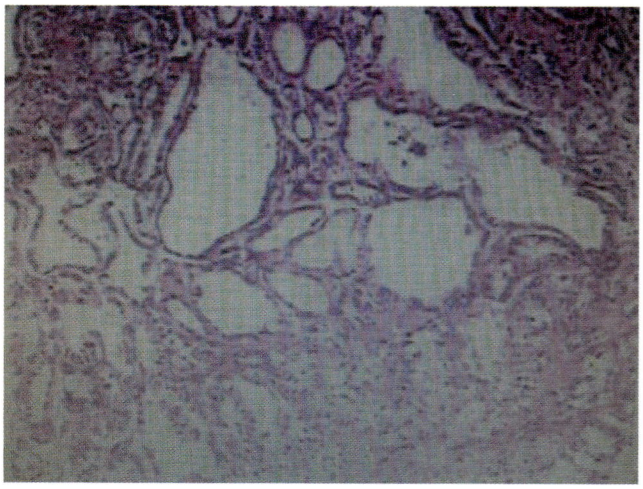

图 3-27-2 病理所见

及肾盂，下腔静脉内可见瘤栓，pT3b。手术断端未见癌。另送“腔静脉瘤栓”：肿瘤组织，性质同上。免疫组化：VIM（+）、AE1/AE3（+）、CK7（+/-）、CD10（-）、CK20（-）、M630（部分+）。

五、专家点评

肾癌容易发生肾静脉、下腔静脉瘤栓，瘤栓甚至可延伸至右心房。肾癌有肾静脉或（和）下腔静脉瘤栓不是根治性肾切除术的禁忌证，但必须术前了解静脉内瘤栓的情况，以便手术切除。肾癌有静脉内瘤栓占 3%～7%[1]，经验表明肾静脉和下腔静脉瘤栓如果没有发现或远处扩散，肾癌根治性肾切除术可同时切除瘤栓，预后良好，手术时切除瘤栓可望半数以上生存 5 年或超过 5 年[2]。

肾癌如侵犯下腔静脉，可有下肢水肿、同侧精索静脉曲张、蛋白尿、右心房内占位性病变、肺栓子。病肾可能无功能。静脉内瘤栓的诊断可用 MRI、经腹彩色多普勒超声，诊断不明确时可选用下腔静脉造影。肾动脉造影可以发现 35%～40% 瘤栓内有动脉进入，可以术前行动脉栓塞术，不仅可以使瘤栓缩小，也可以减少术中出血[3]。

取瘤栓时为了控制出血，可以阻断下腔静脉、门静脉和肠系膜上动脉，血管阻断时间不能超过 20 分钟，所以难以取出复杂的瘤栓。有研究报告 43 例在深低温体外循环下取出包括右心房内瘤栓的成功经验，可达到良好的无瘤远期生存[4]。这种手术切口在双侧肋缘下，如检查手术可能切除，则向上胸骨正中切开。从肾周经腹分离，切断肾动脉及输尿管，仅有肾静脉相连，深低温体外循环心停搏下取出瘤栓，包括已延伸至心房内瘤栓。手术可以安全地进行至少 40 分钟，不会损伤脑部。

参考文献

1. Whitson JM, Reese AC, Meng MV. Population based analysis of survival in patients with renal cell carcinoma and venous tumor thrombus. Urol Oncol, 2013, 31(2): 259-263.
2. Woodruff DY, Van VP, Muehlebach G, et al. The perioperative management of an inferior vena caval tumor thrombus in patients with renal cell carcinoma. Urol Oncol, 2013, 31(5): 517–521.
3. Akatsuka J, Suzuki Y, Hamasaki T, et al. Inferior vena cava tumor thrombus after partial nephrectomy for renal cell carcinoma. Bmc Res Notes, 2014, 7(1): 198.
4. Cho MC, Kim JK, Moon KC, et al. Prognostic factor for Korean patients with renal cell carcinoma and venous tumor thrombus extension: application of the new 2009 TNM staging system. Int Braz J Urol , 2013, 39(3):353-363.

3–28 Von Hippel–Lindau 病

一、临床资料

【病史】

女性患者，39 岁，主因“发现双肾肿瘤 2 年半”就诊于我院。患者 2 年半前因腹部不适行 B 超检查示双肾占位性病变。后进一步行腹部 CT 检查提示：双肾多发低密度结节，呈不均一强化，胰腺多发占位性病变，不均一强化。头颅 CT 示：小脑血管瘤，大小约 0.8cm。眼底及双耳检查未见异常。当时诊断为 Von Hippel-Lindau 病（Von Hippel-Lindau disease，VHLD），给予舒尼替尼治疗。开始靶向治疗半年后复查腹部 CT：与之前对比，右肾上极多发肿块及左肾多发低密度结节体积较前缩小，右肾上极肿块内坏死范围较前增大；胰颈部及胰尾部多发肿块，较前缩小；余基本同前。后继续舒尼替尼治疗，并定期在我院复查随诊。服用舒尼替尼后出现手足脱皮、血压升高，尚可耐受。于半年前停药。1 个月前再次复查 CT，提示病变较前有所进展，遂收入院进一步治疗。家族史：父亲因患 VHLD 行右肾切除术，两妹妹 VHL（Von Hippel-Lindau）基因检查异常。

【体格检查】

体温 36.5℃，心率 75 次 / 分，呼吸 17 次 / 分，血压 110/80mmHg；心、肺、腹部查体未见明显异常。

【辅助检查】

（1）血、尿常规，生化，凝血检查：无特殊异常；

（2）CT示右肾增大，右肾上极见大小分别为7.0cm×6.3cm×7.2cm和4.0cm×3.6cm×5.2cm不均匀软组织团块影，其中心可见片状低密度区，增强扫描呈不均匀明显强化，病灶前、外侧与肾动脉、胰头及十二指肠降部分界欠清；左肾中下部内侧皮质可见多发直径约1.0cm小结节，部分突出于肾实质，增强后明显强化；胰头部轮廓不清，胰颈部肠系膜上静脉外后侧见一大小约1.9cm×1.5cm低密度结节，增强扫描呈环形明显强化，边缘可见钙化；胰头部可见一直径约1cm囊性低密度灶，胰尾部下缘可见一大小2.6cm×3.2cm×3.6cm不均匀软组织块影，边缘尚清，增强后不均匀强化。腹膜后多发小淋巴结。对比之前CT结果：右肾上极多发肿块及左肾多发低密度结节，体积均有所增大；胰颈部及胰尾部多发肿块，较前变化不明显；余变化不明显（图3-28-1）。

【初步诊断】

VHLD，双肾肿瘤，胰腺多发肿瘤，小脑血管瘤，高血压病。

二、病例讨论

【鉴别诊断】

VHLD，双肾肿瘤，胰腺多发肿瘤，小脑血管瘤：VHLD表现为一系列的病变。患者病程中多系统受累，结合病史及辅助检查结果，提示该诊断可能性较大。

【治疗方案】

手术切除肿瘤。

三、手术及术后恢复情况

药物治疗之后疾病仍继续进展，遂决定行手术治疗。手术选择经腹腔入路探查，术中见右肾上极多发肿瘤，较大者7cm×6cm，较小者5cm×4cm，行右肾部分切除。低温阻断肾蒂后，沿肾肿瘤旁正常肾皮质切除肿瘤，缝合创面，共阻断35分钟；探查“胰尾肿瘤”，实为左肾上腺肿物，直径约3.5cm，为囊实性球形肿物，遂切除左肾上腺区肿物，术中血压波动在110/60mmHg～170/100mmHg。患者术后恢复良好，于术后7天出院。

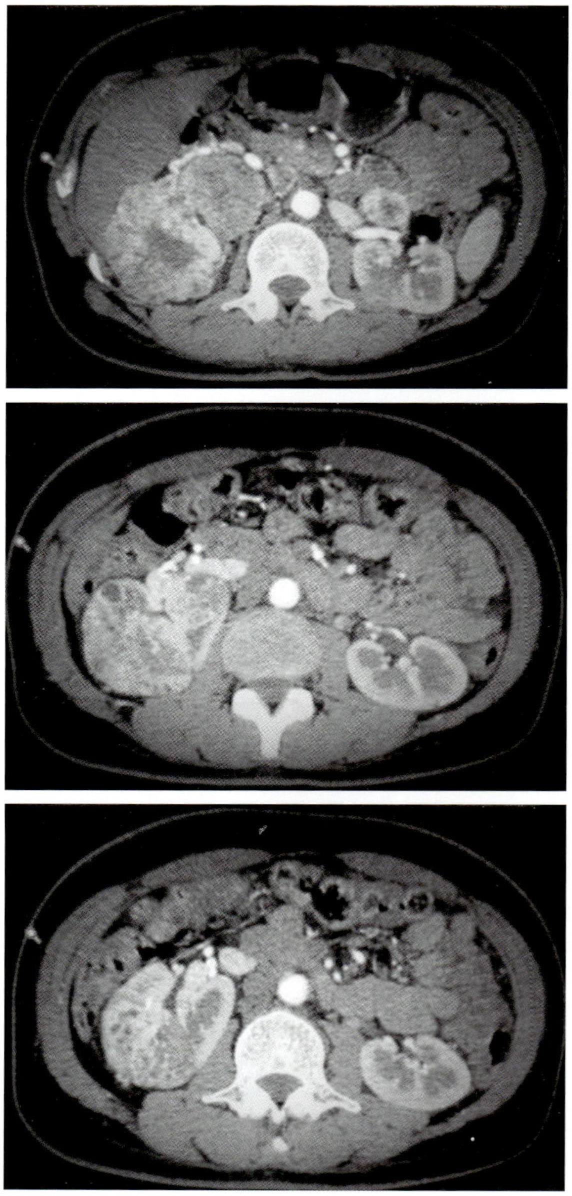

图3-28-1 舒尼替尼治疗2年后腹部增强CT
右肾上极软组织团块影，其中心可见片状低密度区，增强扫描呈不均匀明显强化；左肾中下部内侧皮质可见多发直径约1.0cm小结节，部分突出于肾实质，增强后明显强化；胰尾部下缘可见一大小2.6cm×3.2cm×3.6cm不均匀软组织块影，边缘尚清，增强后不均匀强化

四、最后诊断

术后病理（图3-28-2）：（右肾部分切除标本）肾透明细胞癌，G2，肿瘤直径分别为6.0cm×5.3cm×4.8cm和5.0cm×4.0cm×3.2cm，相互连接紧密，pT2。（左肾上腺区肿瘤切除

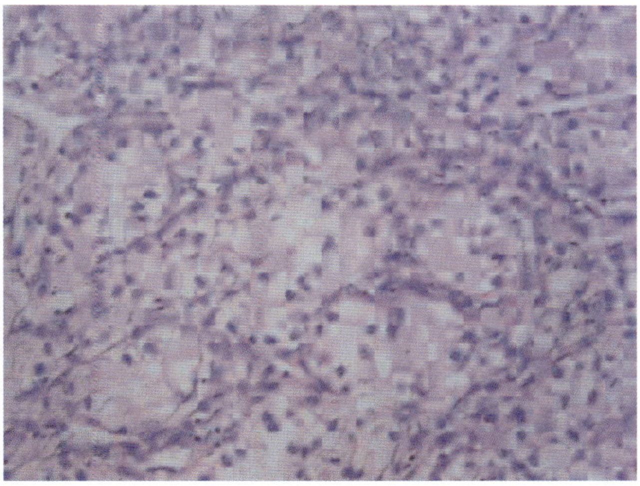

图 3-28-2 （右肾部分切除标本）肾透明细胞癌，G2

标本）肾上腺嗜铬细胞瘤，免疫组化：CgA（+++），NSE（+++），Ki67<3%，肿瘤大小4.0cm×3.0cm×1.5cm，中心囊性变，部分细胞核明显增大，有异型性，局灶可见被膜浸润。

患者为中青年女性，临床表现为双肾多发肿瘤，胰腺多发囊性肿瘤，小脑血管瘤，肾上腺嗜铬细胞瘤，其父患 VHLD，两个妹妹 VHL 基因检查异常。综合考虑，该患者 VHLD（2B 型）诊断明确。

五、专家点评

VHLD 为常染色体显性遗传病[1]，每 36 000 个活婴中就有一个 VHLD 患者[2]。该病是由于患者 3 号染色体短臂上的VHL基因出现了突变（3p25-26）。常见的临床表现有颅内或脊髓血管网状细胞瘤（多发较常见），视网膜血管瘤，肾、胰腺、肝和附睾的囊性肿瘤，肾良性或恶性肿瘤，肾上腺嗜铬细胞瘤，肾上腺外的副神经节细胞瘤，内耳内淋巴囊乳头状肿瘤[1]，亦可有附睾囊肿表现[3]。临床上分为两大类：1 型临床上不伴有嗜铬细胞瘤，由于基因丢失或无义突变造成；2 型又分为 A、B、C 三型，均由基因错义突变引起，临床上伴有嗜铬细胞瘤，其中 A 型肾癌的发生风险较低发生中枢神经系统血管网状细胞瘤的风险较高；B 型发生肾癌以及中枢神经母细胞瘤的概率均较高；C 型可只表现为嗜铬细胞瘤[4]。神经系统肿瘤的随访建议使用 MRI，内脏肿瘤上 CT 和 MRI 在病灶诊断准确性方面没有明显差异，但由于 VHLD 患者多数需从青少年时期开始进行疾病监测，故 MRI 从无放射性这一角度优于 CT[5]。目前常用的随访方式为每年检查眼底、行头颅 MRI 和腹部 CT 或 MRI。

VHLD 最常见的特征是视网膜、中枢神经系统和腹腔脏器的多发肿瘤，44%～72% 的 VHLD 患者发生中枢神经系统血管网状细胞瘤[2, 6]。与散发的患者相比，VHLD 患者血管神经母细胞瘤的发病年龄更小，预后也更差[7]。但散发的和 VHLD 患者所患血管网状细胞瘤在临床症状、影像学检查以及组织学形态上均无明显差异。VHLD 血管网状细胞瘤最常见的发病部位是小脑，也可见于脑干、脊髓、大脑半球、神经根等部位。VHLD 中有视网膜血管瘤表现者，在年轻时即有很高的失明风险。体积较大、患病年龄小和有症状的视网膜血管瘤是预后不良的因素。对于肿瘤随访，由于视网膜血管瘤生长较为缓慢，故建议无相关症状的 VHLD 患者应一年进行一次眼底检查；视网膜血管瘤的发生与年龄无关，故建议终生均需进行检查，对于携带 VHLD 基因者应从学龄前开始[8]。手术是治疗小脑血管母细胞瘤的最佳选择[9]。

VHLD患者中 59%～63%有肾囊肿，24%～45%可伴发肾细胞癌，两种病变常同时存在。肾癌常呈双侧多灶性，多数病理类型为透明细胞癌，进展较缓慢[2]。但肾癌是 VHLD 患者的主要致死原因之一，VHLD 患者中 30%～50% 死于肾癌[10]。对于肾癌的治疗时机，有报道小于 3cm 的肾癌均未发现转移，故建议以 3cm 作为行肾部分切除术的阈值，小于 3cm 者可观察[11]。大于 3cm 肿瘤目前的治疗共识是尽可能行保留肾单位的手术。手术效果方面，对于表现多灶性肾癌且最大肿瘤大于4cm的VHLD患者，其无转移生存及总体生存率与行肾部分切除术的 T_{1b} 期散发者无异[12]。肾部分切除手术后 5 年，手术一侧肾再发肿瘤和需要再次手术的概率分别为 50% 和 25%[13]。

近年来使用的射频消融术可被用于早期治疗小于 3cm 的多发肾肿瘤，但由于射频消融术不能得到病理诊断，故对于一些分级较高的肿瘤可能出现低估，使一些需要严密随访的患者不能够及时得到观察而贻误治疗时机[14]。此外由于该技术只适用于体积较小的肿物，所以也会使一些患者接受次数更多的治疗。治疗效果方面，由于技术所限，治疗效果可能并不满意[15]。

嗜铬细胞瘤见于 10%～20% 的患者，可以是

VHLD 的首发或唯一表现，具有早发（平均发病年龄约为 30 岁）[16]、双侧、恶性率低（约 5%）的特点 [17]。肾上腺嗜铬细胞瘤患者可行单纯肿瘤切除术，术后大多数患者可避免因肾上腺切除引起的长期激素替代治疗，并且肿瘤的复发较少见 [18]。

胰腺的实性肿瘤可在约 12% 的患者中通过影像学发现，较大的胰腺原发肿瘤可能会发生肝转移。影像学检查示肿物达 2 ~ 3cm 时切除可能会防止肝转移的发生。建议小于 1cm 者可每年复查 CT 或 MRI；1 ~ 3cm 应当根据其家系特点进行分析，大于 3cm、有症状或持续增大者则应当切除 [19]。

对于 VHLD 的内脏器官的多脏器多发肿瘤，其治疗原则为在能够达到肿瘤局部控制的前提下，尽可能减少手术次数，并可以一期处理多处肿瘤。由于 VHLD 的肿瘤发病与血管内皮生长因子（vascular endothelial growth factor，VEGF）关系密切 [20]，使得针对 VEGF 的靶向治疗有了理论基础，事实上，对于散发型转移性肾癌已有相应的靶向药物进行治疗且疗效确切，故本着上述对 VHLD 多发内脏器官恶性肿瘤的治疗原则，本例患者选用舒尼替尼进行肿瘤控制，并且在治疗期间复查时可见肿瘤有所缩小，影像学评价治疗有效。但在治疗 2 年后复查再次评价时考虑疾病进展，右肾肿瘤最大径分别为 7.2cm 和 5.2cm，左肾为 1cm，胰腺颈部肿瘤直径 1.9cm，胰尾部（后证实为嗜铬细胞瘤）肿瘤最大径 3.6cm，故考虑患者疾病进展，应当行手术治疗，术中一期处理右肾和胰尾部肿瘤（后证实为嗜铬细胞瘤），即在保证一次手术风险降至最小的前提下尽可能处理更多的肿瘤。

VHLD 为常染色体显性遗传病，最常见的临床表现有血管网状细胞瘤，视网膜血管瘤，肾、胰腺、肝和附睾的囊性肿瘤，肾良性或恶性肿瘤，肾上腺嗜铬细胞瘤等。对于 VHLD 的内脏器官的多脏器多发肿瘤，其治疗原则为在能够达到肿瘤局部控制的前提下，尽可能减少手术次数，并可一期处理多处肿瘤。

参考文献

1. Padhi S, Sarangi R, Challa S, et al. A 10-year retrospective study of hemangioblastomas of the central nervous system with reference to von Hippel–Lindau (VHL) disease. J Clin Neurosci, 2011, 18(7): 939-944.
2. Lonser RR, Glenn G, Walther McC, et al. Von-Hippel-Lindau disease. Lancet, 2003, 361: 2059-2067.
3. Brown JA, Segura JW. A symptomatic testicular cyst in a patient with von Hippel-Lindau disease. Urology, 1996, 48(3): 494-495.
4. Zbar B. Von Hippel-Lindau disease and sporadic renal cell carcinoma. Cancer Surveys, 1995, 25: 219–232.
5. Meister M, Choyke P, Anderson C et al. Radiological evaluation, management, and surveillance of renal masses in Von Hippel-Lindau disease. Clin Radiol, 2009, 64(6): 589-600.
6. Choyke PL, Glenn GM, Walther MM. Von Hippel-Lindau disease: genetic, clinical, and imaging features. Radiology, 1995, 194:629-642.
7. Neumann HP, Eggert HR, Weigel K. Hemangioblastomas of the central nervous system: A 10-year study with special reference to von Hippel-Lindau syndrome. J Neuro surg, 1989, 70: 24-30.
8. Kreusel KM, Bechrakis NE, Krause L, et al. Retinal Angiomatosis in von Hippel–Lindau Disease: A Longitudinal Ophthalmologic Study. Ophthalmology, 2006, 113(8):1418-1424.
9. Violaris K, Siozos T, Skoulios N, et al. A case report of a family with 7 patients of the Von Hippel-Lindau disease. Surg Neurol, 2007, 68(6): 650-654.
10. Malek RS, Omess PJ, Benson RC, et al. Renal cell carcinoma in von Hippel-Lindau syndrome.Am J Med, 1987, 82(2):236-238.
11. Duffey BG, Choyke PL, Glenn G, et al. The relationship between renal tumor size and metastases in patients with von Hippel-Lindau disease. J Urol, 2004, 172(1):63-65.
12. Gupta GN, Peterson J, Thakore KN, et al. Oncological Outcomes of Partial Nephrectomy for Multifocal Renal Cell Carcinoma Greater Than 4 cm. J Urol, 2010, 184(1):59-63.
13. Ploussard G, Droupy S, Ferlicot S, et al. Local Recurrence After Nephron-Sparing Surgery in von Hippel-Lindau Disease. Urology, 2007, 70(3):435-439.
14. Joly D, Méjean A, Corréas JM, et al. Progress in Nephron Sparing Therapy for Renal Cell Carcinoma and von Hippel-Lindau Disease. J Urol, 2011, 185(6):2056-2060.
15. Park BK, Kim CK. Percutaneous radio frequency ablation of renal tumors in patients with von Hippel-Lindau disease: preliminary results. J Urol, 2010, 183(5):1703-1707.
16. Maher ER, Neumann HP, Richard S. von Hippel-Lindau disease: a clinical and scientific review. Eur J Hum Genet, 2011, 19: 617-623.
17. Delman KA, Shapiro SE, Jonasch EW, et al. Abdominal visceral lesions in von Hippel-Lindau disease: incidence and clinical behavior of pancreatic and adrenal lesions at a single center. World J Surg, 2006, 30: 665-669.
18. Benhammou JN, Boris RS, Pacak K, et al. Functional and Oncologic Outcomes of Partial Adrenalectomy for Pheochromocytoma in Patients With von Hippel-Lindau

Syndrome After at Least 5 Years of Followup. J Urol, 2010, 184(5):1855-1859.
19. Libutti SK, Choyke PL, Bartlett DL, et al. Pancreatic neuroendocrine tumors associated with von Hippel Lindau disease: Diagnostic and management recommendations. Surgery, 1998, 124(6):1153-1159.
20. Kaelin WG Jr. Treatment of kidney cancer: insights provided by the VHL tumor-suppressor protein. Cancer, 2009, 115(10 Suppl):2262-2272.

3-29 乳头状肾细胞癌——后腹腔镜下左肾部分切除术

一、临床资料

【病史】

女性患者，37 岁，主因“体检发现左肾中部占位性病变 10 天”入院。患者 10 天前体检 B 超发现左肾占位性病变，不伴血尿、腰痛、腹胀等不适。进一步泌尿系增强 CT 及 MRI 均提示：左肾中部前缘可见一类椭圆形实性占位性病灶。为进一步诊治入院。

【体格检查】

下腹正中因既往剖宫产可见一长度约 10cm 横行手术瘢痕。双肾区无叩击痛，余心、肺、腹部查体均未见异常。

【辅助检查】

（1）泌尿系 B 超：左肾中上极肾实质部位探及约 3.6cm × 2.8cm × 3.1cm 中等偏高回声肿物，肿物大部分位于肾内，压迫肾盂，向肾外突出不明显，内部回声呈中高回声，肿物内可见血流信号，肾静脉及下腔静脉内未见明显瘤栓，考虑左肾中上极中等偏高回声肿物，考虑左肾癌可能性大。

（2）泌尿系增强 CT（图 3-29-1A）：左肾中部前缘可见一类椭圆形实性占位病灶，增强扫描可见轻度不均匀强化，病灶内可见少许不规则无强化区，病灶包膜完整，病灶挤压右肾窦脂肪，病灶略突出于右肾轮廓（10% ~ 20%），左肾静脉及下腔静脉未见明显瘤栓，病灶与左肾静脉分支关系密切，综合考虑左肾癌可能性大。

（3）泌尿系增强 MRI（图 3-29-1B）：左肾中部前唇可见一椭圆形肿物，边界清楚，形态较饱满，约 2.0cm × 2.6cm × 2.2cm，T1 低信号，T2 略高信号，可见假包膜，DWI 明显高信号，增强扫描呈中度程度不均匀强化，腹腔、腹膜后未见明显肿大淋巴结，考虑左肾癌可能性大。

【初步诊断】

左肾中部肿瘤，肾癌可能性大。

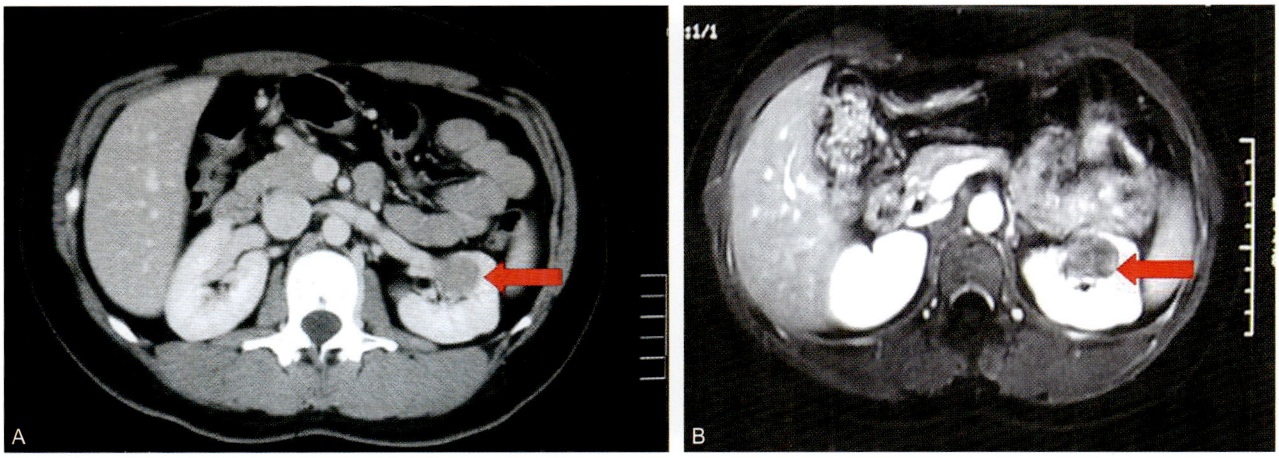

图 3-29-1 泌尿系增强 CT

A. 增强 CT，箭头处示左肾中部前缘可见一类椭圆形实性占位病灶，增强扫描可见轻度不均匀强化；B. 增强 MRI，箭头处示左肾中部前唇可见一椭圆形肿物，直径约 2.0cm × 2.6cm × 2.2cm，DWI 像不规则强化

二、病例讨论

【鉴别诊断】

左肾囊肿：囊性占位在B超多为液性低回声，在CT可见包膜清晰的低密度囊性区、增强扫描不强化。而本例患者B超检查示中等偏高回声，CT及MRI提示一个实性占位性病变，且增强扫描可见不均匀的强化，基本除外肾囊肿的可能，考虑肾细胞癌的可能性大，但进一步何种病理类型需术后病理明确诊断。

【治疗方案】

由于患者肿瘤位于左肾中部腹侧面，大部分肿瘤位于肾内，病灶与左肾静脉分支关系密切，尽管影像学提示肿瘤包膜完整，但行腹腔镜肾部分切除术的风险极高，不管是肿物切除，还是切除肿物后肾创面的吻合都面临很高的技术难度，面临最终需左肾根治性全切除的可能。综合考虑患者肿瘤位置及患者强烈的保肾意愿，决定行后腹腔镜左肾部分切除术、左肾根治术准备。

三、手术及术后恢复情况

患者右侧卧位，常规消毒、铺单，取左侧第12肋下切口，常规气囊法扩张腹膜后间隙建立腹膜后腔。分别置入12mm、10mm、5mm套管各1个，置入30°腹腔镜，分别引入分离钳及超声刀，锐性分离扩大腹膜后间隙。沿肾周筋膜及肾被膜之间无血管间隙依次游离肾周腹侧、上极、背侧及下极。可见肿瘤位于肾中上极腹侧。游离肾动脉，予Bulldog阻断肾动脉，计时。以剪刀距肿瘤边缘0.5cm处切除肿瘤，注意保持肿瘤完整，基底可见肾窦脂肪。将切除肿瘤置入肾周间隙，以1-0自锁定线缝合基底血管及切开的肾盂3针。再以1-0自锁定线连续缝合创面数针，线尾处以生物夹加压钳夹。松开阻断钳，阻断时间20分钟。观察创面无渗血。将肿瘤置入标本袋，扩大腋后线小切口取出标本，仔细止血，降低气腹压力，未见出血，创面喷撒生物止血胶，并粘贴止血纱布。缝合各小切口，术毕。切除标本送病理（图3-29-2）。手术过程参见视频3-29-1。

V3-29-1
视频 3-29-1

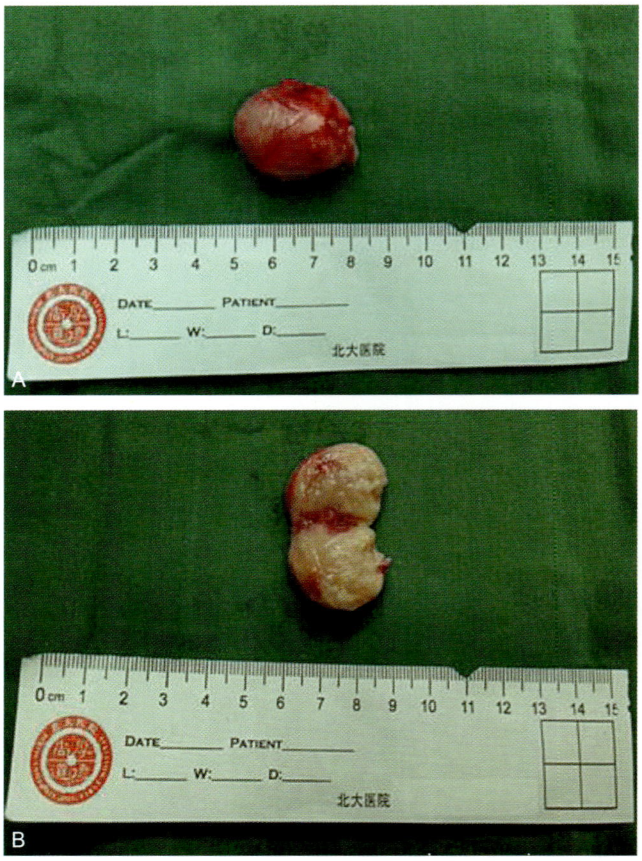

图 3-29-2 术后标本

A. 术后所见：直径约3cm包膜完整的肿物；B. 剖开标本：剖面黄色鱼肉状

患者术后恢复良好，无并发症发生。术后6小时饮水，术后第1天拔出尿管、进流食，患者下地活动自如，术后第3天患者出院。术后3个月随访，泌尿系CT示左侧肾创面愈合可，未见局部复发。

四、最终诊断

病理诊断（图3-29-3）：术后病理（左肾部分切除标本），乳头状肾细胞癌，Ⅱ型G2，。肿瘤细胞部分胞浆空亮，部分嗜酸。肿瘤大小：2.8cm×2.8cm×2.5cm，pT1a。手术切缘未见癌。免疫组化：VIM（+）、AE1/AE3（弱+）、CK7（弱+）、CK8/18（弱+）、TFE-3（-）、S-100（部分弱+）。

五、专家点评

肾乳头状细胞癌，是起源于肾小管上皮细胞的一种恶性肿瘤，为肾细胞癌的一种病理类型。在早

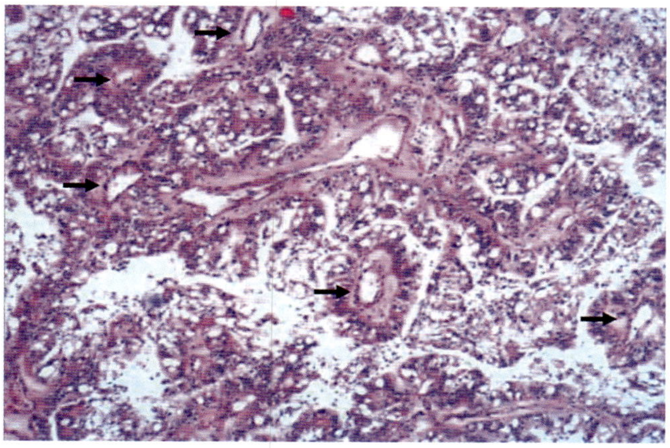

图 3-29-3 箭头处示由嗜酸性细胞和嗜碱性细胞组成的管状和乳头状结构

年的病理分型中，它曾被定义为嗜染色肾细胞癌，但随着人们对它认识的深入，现在已修订为肾乳头状细胞癌。它占肾细胞癌的比例仅次于肾透明细胞癌，为 10%～15%[1]，国内统计数据为约 5.8%[2]。以 60 岁左右的男性多见[3]，但各年龄段均有发病，儿童发病也有报道[4]。终末期肾衰竭患者和获得性肾囊性病患者发病率增高。

研究发现，肾乳头状细胞癌在细胞遗传学及分子生物学表现上有其独特性，染色体 7（+）、17（+）、Y（–）、12（+）、16（+）、20（–）及 14 号染色体杂合性丢失都与肿瘤的发生有关。

疾病早期患者几乎无症状，多为体检偶然发现，少数患者会有血尿、腰腹痛及肾癌相关的一些非特异表现，需注意鉴别。疾病的初步诊断依赖患者临床表现及影像学检查，但最终确诊仍需手术病理明确。

肾乳头状细胞癌在泌尿系 CT 检查时多表现为：包膜完整的实性占位性病变，轻度强化，肿瘤内部偶因囊变、出血、坏死而质地不均[5]。与透明细胞癌的明显强化相对，可作为二者鉴别点之一。这可能与乳头状细胞癌很少发生 VHL 基因突变致使 VEGF 的调节，最终血管形成少、血供低有关。

肾乳头状细胞癌的另一个特征表现是多中心生长。影像学资料显示，约 40% 的患者在肾不止一个乳头状细胞癌的癌灶。当然，本例患者只是一个孤立的 3cm 左右的癌灶，但影像学无法确认是否有潜在生长的微小癌灶，术后应嘱咐患者定期随访复查是必要的。

它的病理表现多是大量嗜酸性细胞及嗜碱性细胞构成的乳头状组织，当乳头状结构的数量大于 50% 时即可做出诊断[6]。病理上又分为两种亚型：Ⅰ型最多见，由缺乏细胞质的嗜碱性细胞组成；Ⅱ型为含丰富细胞质的嗜酸性细胞组成，更具有潜在的侵袭变异性。免疫组化显示，广谱细胞角蛋白（cytokeratin pan，CKpan）、上皮膜抗原（epithelial membrane antigen，EMA）和细胞角蛋白 -7（cytokeratin type 7，CK7）在Ⅰ型乳头状肾癌高表达，而Ⅱ型则以 CD10 高表达为主[7-8]。另，乳头状癌细胞的透明样变往往提示肿瘤进一步恶性倾向[3]。本例患者的病理片符合乳头状细胞癌组织学和细胞学的表现，免疫组化染色提示 VIM（+）、AE1/AE3（弱 +）、CK7（弱 +）、CK8/18（弱 +）、TFE-3（–）、S-100（部分弱 +），为Ⅱ型乳头状细胞癌。

肾乳头状细胞癌的治疗目前仍以手术切除为主，局部进展性肾癌首选患侧肾根治性全切，对于肿瘤直径小（<4cm）、临床分期 T1a 者可选择保留肾单位的肾部分切除术。随着人们对体检意识的提高、影像学的不断发展和腹腔镜技术的日趋成熟，腹腔镜下保留肾单位的肾部分切除术也越来越多。本例患者肿瘤直径小于 4cm，包膜完整，CT 检查未见明显淋巴结肿大，加之患者强烈的保肾意愿，术前遂拟行腹腔镜左肾部分切除术；此次手术虽由腔镜技术经验丰富的术者实施，但患者肿瘤位于肾中部腹侧面，且与左肾静脉分支关系密切，腹腔镜下切除肿物及缝合创面的难度极大，加之术中存在误伤左肾静脉分支可能，致使大出血而改行左肾全切的风险极高，此次手术对术者挑战较大。但在术者细致准确的腔镜操作下最终手术顺利施行，并完整切除肿物、严密缝合创面，保留了患肾，患者也得以尽快康复出院。

关于肾乳头状细胞癌的预后，目前尚有争论。与同期或同级别的透明细胞癌相比，尽管淋巴结侵犯更为多见，但其预后总体较佳[9]，5 年生存率为 87.4%（透明细胞癌为 68.9%）。关于肾乳头状细胞癌的生物治疗虽有研究，但疗效缺乏临床验证，还需进一步探索；放、化疗效果欠佳，只作为晚期肿瘤无手术机会时的可选治疗。

参考文献

1. Steffens S, Janssen M, Roos FC, et al. Incidence and long-

term prognosis of papillary compared to clear cell renal cell carcinoma--a multicentre study. Eur J Cancer, 2012, 48(15): 2347-2352.
2. 李鸣, 何志嵩, 高江平, 等. 多中心肾癌临床特征分析. 中华泌尿外科杂志, 2010, 31(2): 77-80.
3. Klatte T1, Said JW, Seligson DB, et al. Pathological, immunohistochemical and cytogenetic features of papillary renal cell carcinoma with clear cell features. J Urol, 2011, 185(1): 30-35.
4. Schultz TD1, Sergi C, Grundy P, et al. Papillary renal cell carcinoma: report of a rare entity in childhood with review of the clinical management. J Pediatr Surg, 2011, 46(6): 31-34.
5. Amin, M.B., et al., Prognostic impact of histologic subtyping of adult renal epithelial neoplasms: an experience of 405 cases. Am J Surg Pathol, 2002. 26(3): 281-291.
6. Renshaw AA, Corless CL. Corless, Papillary renal cell carcinoma. Histology and immunohistochemistry. Am J Surg Pathol, 1995, 19(7): 842-849.
7. Yu W, Zhang W, Jiang Y, et al. Clinicopathological, genetic, ultrastructural characterizations and prognostic factors of papillary renal cell carcinoma: new diagnostic and prognostic information. Acta Histochem, 2013, 115(5): 452-459.
8. Delahunt B, Eble JN. Eble, Papillary renal cell carcinoma: a clinicopathologic and immunohistochemical study of 105 tumors. Mod Pathol, 1997, 10(6): 537-544.
9. Cheville JC1, Lohse CM, Zincke H, et al. Comparisons of outcome and prognostic features among histologic subtypes of renal cell carcinoma. Am J Surg Pathol, 2003, 27(5): 612-624.

3-30 肾集合管癌

一、临床资料

【病史】

女性患者，34 岁，主因“发现双侧肾盂输尿管连接部梗阻 10 年余，间断性肉眼血尿 3 年余”入院。患者 10 年前因“左腰部疼痛”行泌尿系 B 超提示双侧肾盂输尿管连接部梗阻（ureteropelvic junction obstruction，UPJO），未行处理。3 年前无明显诱因出现肉眼血尿一次，为鲜红色全程血尿，伴腰部疼痛。行抗感染治疗症状缓解，近期血尿多次出现，行 CT 检查提示右肾上极占位性病变。为求进一步治疗入院。

【体格检查】

双肾区无隆起、无压痛，右肾区叩痛，余查体未见异常。

【辅助检查】

（1）泌尿系 B 超：左肾体积增大，呈重度囊状扩张积水，无回声宽度 13.4cm，肾实质厚度小于 0.5cm，左肾未见血流信号；右肾盂内探及 7.8cm × 4.0 × 4.0cm 低回声实性占位性病变，血流丰富，肿物似有包膜，外形欠规则，肾盂中度扩张积水，无回声宽度 4.4cm，肾门及腹膜后未见异常占位性病变，肾静脉及下腔静脉未见瘤栓。余泌尿系未见异常。考虑：双肾积水（左肾巨大积水），右肾盂内低回声实性占位性病变（右肾盂癌？），左肾无功能，双侧 UPJO 可能。

（2）肾动态显像：双肾积水，血流灌注减低；左肾功能受损（GFR 20ml/min），右肾功能正常（GFR 56ml/min）。

（3）泌尿系增强 CT（图 3-30-1）：双肾体积增大，左肾为著，左肾下极至膀胱上方，双侧肾实质显著变薄，左肾为著。双侧肾盏显著扩张，右肾中上极肾盏内可见 7.3cm × 4.5cm × 3.9cm 不规则病灶，并同肾实质相连。平扫 27Hu，增强后显著不均匀强化，CT 值 127Hu，分泌期右肾中极前唇肾盏内可见小于 1cm 类似病灶，右侧肾内造影剂充盈，左肾盏内仅见少量造影剂充盈。结论：右肾盏内多发占位性病变，考虑为移行细胞癌；双侧肾盏显著扩张，考虑为先天发育所致。

（4）膀胱镜检：膀胱三角区黏膜光滑，无充血，双侧输尿管开口裂隙样，喷尿清，膀胱各壁黏膜光滑，血管纹理清晰，膀胱颈及尿道黏膜未见异常。

【初步诊断】

右肾肿瘤；双侧 UPJO。

二、病例讨论

【鉴别诊断】

（1）肾癌：早期多无明显症状，晚期可表现为血

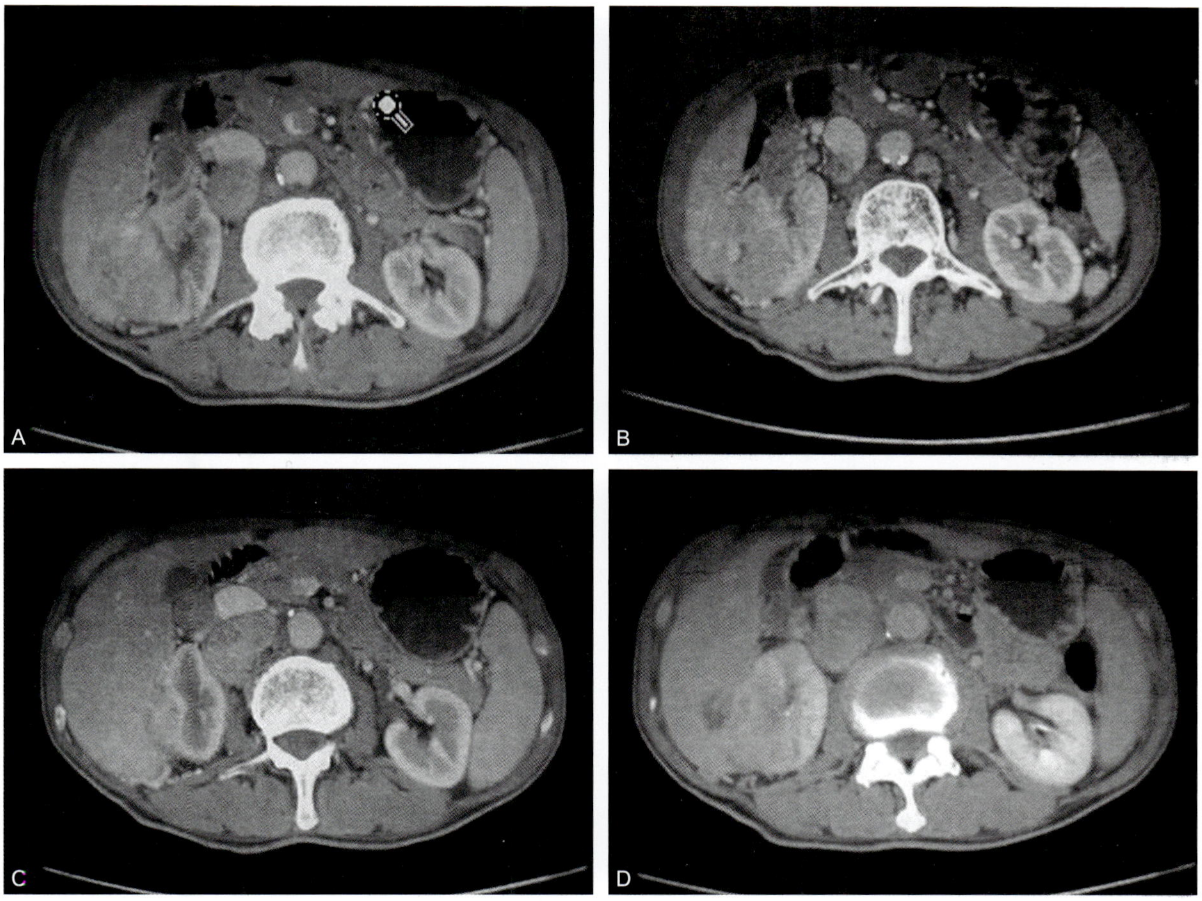

图 3-30-1 泌尿系增强 CT

尿、腰痛、发热，B 超可见肾实性占位性病变，CT 平扫可见肿物密度不均匀，增强扫描后有明显强化，但低于正常肾皮质，结合患者病史及影像学资料，考虑该诊断可能性大，可待术后病理进一步明确。

（2）肾盂癌：患者多有血尿症状，肿瘤多乏血供，增强 CT 扫描肿瘤强化不明显，结合患者病史、症状及辅助检查，暂无法排除该诊断。

（3）肾血管平滑肌脂肪瘤：为肾良性肿瘤，瘤体内多含有脂肪成分，B 超检查可见脂肪高回声，CT 扫描为负值，结合患者情况及影像学资料，该诊断可能性小。

【治疗方案】

根据患者病情及相关辅助检查，考虑患者双侧先天性 UPJO 可能性大，患者左肾 GFR 56ml/min，右肾 GFR 20ml/min，不除外肾盂癌可能，亦不除外肾肿瘤可能，拟行右肾输尿管全长切除术，但考虑患者左肾可能有类似病灶，不能完全除外，故在术中根据实际情况决定，若左肾盂未见肿瘤，则行右肾输尿管全长切除术，并行左侧狭窄段切除，若左肾盂内可见肿瘤，则行双侧部分切除术。

三、手术及术后恢复情况

麻醉满意后，平卧位，常规消毒铺巾，取腹正中切口，由剑突至脐下 9cm，逐层切开进腹，探查肝未见异常，右侧肠管粘连，将粘连带松解。于降结肠旁沟切开后腹膜，将降结肠及结肠脾曲游离，湿纱垫包裹肠管后拉向右侧。分离出左肾，皮质明显变薄，游离肾盂及输尿管上段约 4cm，肾盂扩张明显，斜行剪开肾盂，于连接部远端剪断输尿管，取出原 F5 DJ 管，纵行剪开输尿管约 1.5cm，置入 F7 26cm DJ 管，3-0 Vicryl 线吻合肾盂及输尿管，肾盂输尿管连接部组织送冰冻回报为炎性狭窄。

切开升结肠旁沟腹膜，掀起结肠肝区，将结肠及十二指肠向内侧推开，打开肾周筋膜，在肾周脂肪囊外游离右肾，可及肾上极质硬肿物，部分突出于肾表面，分离中见右肾盂扩张，肾盂输尿管连接部梗阻，将上极处与肾上腺间的组织分束切断，结扎，显露肾蒂。肾门处见一直径约0.5cm淋巴结，切除留病理。肾蒂近端上2个肾蒂钳，远端上1个Long Kelly钳，于Long Kelly钳近端切断，右肾置入标本袋中，10号线结扎，8字缝扎右肾蒂，再以7号线结扎，继续向远端游离输尿管至膀胱壁内段，切除输尿管末端膨大处，取出标本，膀胱壁和黏膜用2-0可吸收线缝合。

冲洗术野无活动出血，双侧腹膜后分别留置引流管。关闭双侧后腹膜，恢复肠管正常位置，减张缝合切口，术毕。患者入SICU。术中出血400ml，输血400ml。

患者于SICU观察一夜后转入普通病房。予患者抗感染、补液、肠外营养等治疗，患者恢复情况可，术后第6天拔出左侧引流，术后第12天拔出尿管，术后第15天拔出右侧引流后出院。

四、最终诊断

病理诊断：肾+输尿管切除标本，肾集合管癌（图3-30-2），G3，大小6.0cm×4.5cm×4.0cm，pT1，肾盂高度扩张呈囊状，肾皮质萎缩，肾盂输尿管连接部梗阻，输尿管断端未见肿瘤。免疫：EMA（+++），VIM（+++），AE1/AE3（+++），CK7（－），CD10（－）。

五、专家点评

肾集合管癌，又称为Bellini管癌，属于肾癌的一种独立类型，起源于肾集合管上皮，发生率仅占肾恶性肿瘤的1%，至今国内外报道仅百余例[1]。

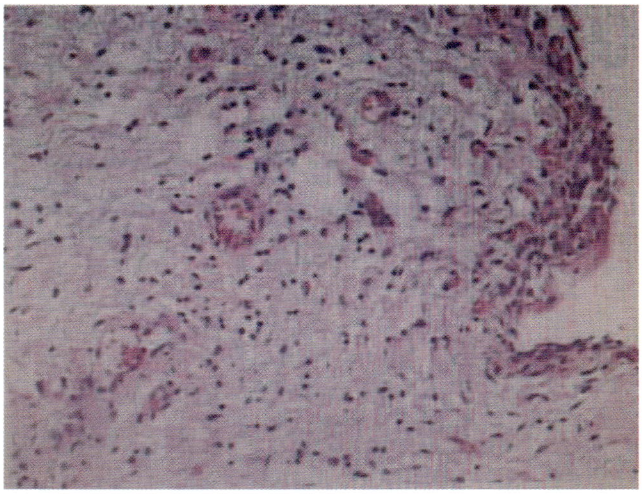

图3-30-2 病理标本镜下所见

病理学主要特征为肾髓质灰白色实性肿物，界限不清呈浸润性生长，质地韧。镜下显示肿瘤细胞排列成不规则腺管状或腺管乳头状，部分肿瘤细胞呈靴钉样突入腔内；肿瘤细胞以肾间质为支架沿集合管扩散生长。肿瘤间质内纤维结缔组织增生显著，伴大量淋巴浆细胞浸润。肿瘤周围集合管腺上皮可见不同程度的异型增生[2]。

肾集合管癌平均发病年龄55岁，男女比为2∶1。该病起病隐匿，临床症状无特征性，通常表现为血尿、腰腹痛。肾集合管癌恶性程度高，40%患者发现时已有转移，其中淋巴结转移最为常见，其他依次为肺、肾上腺和肝转移，预后极差[3,4]。

目前，肾集合管癌影像学报道多见于CT检查，肾集合管癌CT平扫主要表现为肾髓质区形态不规则低密度肿块，肿块较小时位于肾髓质，较大时位于肾中央区，形态极不规则，境界不清，无包膜。50%的病例可见囊变[2]。另外，文献报道25%的病例可见肿瘤内钙化[4]。根据肿瘤浸润部位不同，将其分为单纯髓质型、皮质-髓质型及皮质-髓质-肾盂型3种。肾集合管癌为少血供肿瘤，动态螺旋CT增强扫描瘤体呈轻、中度进行性延迟强化，此强化特点具有一定的特征性。另外，早期局部淋巴结转移和远处的血性转移也是诊断肾集合管癌的重要间接征象。在磁共振成像T2加权像上，肿瘤表现为具有特征性的低信号，其病理学基础为肿瘤间质内纤维成分丰富。

肾集合管癌应与肾乳头状癌鉴别[5]，因为两者均为乳头状腺癌，但预后差异很大。乳头状癌来源于近端肾小管上皮细胞，属低度恶性肿瘤。大体表现为位于肾皮质的小型球形肿瘤，直径3～5cm，有纤维性包膜。切面易见出血、坏死、钙化。镜下见癌细胞呈立方或柱状，细胞核染色质细腻，有时呈泡状，核仁明显，胞质嗜碱性，可混有透明的癌细胞，细胞形态较一致，异型性不明显，癌细胞排列成乳头状，乳头中央常见泡沫样细胞形成。免疫表型低分子量细胞角蛋白（cytokeratin，CK）、波形蛋白（vimentin，VIM）阳性。电镜见癌细胞有较多的线粒体，表面有微绒毛，细胞间呈复合性连接，并可见基膜样的结构。此外，肾集合管癌还应与肾颗粒细胞癌和肾髓质癌相鉴别。诊断肾集合管癌应注意：①恶性度很高，发生局部侵袭和远处转移早，与肾腺癌不同。②常见的肾细胞癌的骨转移多为溶骨性转移；而本病常见骨转移，为成骨性转移。因此当肾癌伴此种骨转移时应考虑为肾集合管癌。③眼观见瘤体主要位于肾髓质，镜下呈脉管乳头状结构，肿瘤间质呈纤维组织增生性反应，邻近的集合管有异型改变时，应进一步做免疫组化检查。④肾集合管癌与其他普通亚型肾细胞癌相比，预后更差，所以早期治疗是延长患者存活期的最佳方法。

参考文献

1. Chao D, Zisman A, Pantuck AJ,et al.Collecting duct renal cell carcinoma: clinical study of a rare tumor. J Urol, 2002, 167(1): 71-74.
2. Karakiewicz PI, Trinh QD, Rioux-Leclercq N, et al.Collecting duct renal cell carcinoma: a matched analysis of 41 cases.Eur Urol, 2007, 52(4): 1140-1146.
3. Tokuda N, Naito S, Matsuzaki O, et al. Collecting duct (Bellini duct) renal cell carcinoma: a nationwide survey in Japan.J Urol, 2006, 176(4): 465-465.
4. Orsola A, Trias I, Raventós C X, et al. Renal collecting (Bellini) duct carcinoma displays similar characteristics to upper tract urothelial cell carcinoma.Urology, 2005, 65(1):49-54.
5. Gong Y, Sun X, Haines GK, et al.Renal cell carcinoma, chromophobe type, with collecting duct carcinoma and sarcomatoid components.Arch Pathol Lab Med, 2003, 127(1): e38-40.

3-31 肾结石合并鳞状细胞癌

一、临床资料

【病史】

男性患者，42 岁。主因“间断右腰胀痛、发现右肾结石 4 个月”来诊。4 个月前开始间断右腰胀痛，偶觉低热（未测体温），无尿路刺激症状、无肉眼血尿。B 超发现右肾盂铸型结石。既往无尿路结石病史，无尿路结石家族史，饮食无特殊习惯。

【体格检查】

体温 37.5℃，心率 75 次 / 分，呼吸 17 次 / 分，血压 110/80mmHg；心、肺查体未见明显异常；右肾区叩击痛，右输尿管走行区上段深压痛，无肌紧张。其余未见异常。

【辅助检查】

（1）实验室检查：血白细胞 10.7×10^9/L，血红蛋白 107g/L；尿白细胞 30～40/HPF，红细胞 0～2/HPF，尿培养阴性；肝肾功能、血钙、磷、尿酸正常；甲状旁腺激素正常；胸片（图 3-31-1）、ECG 正常。

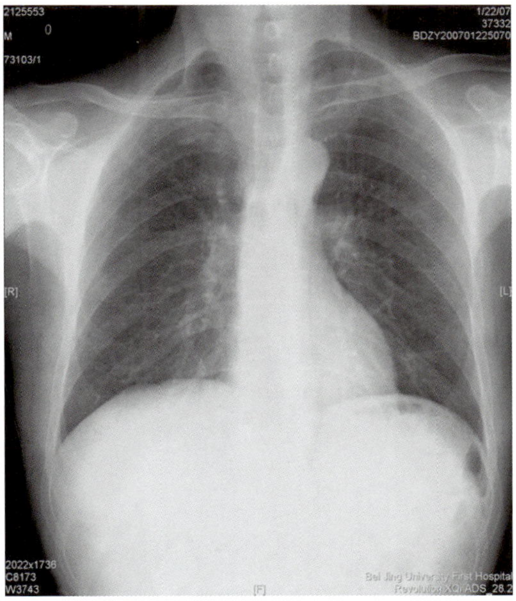

图 3-31-1 胸部平片

（2）泌尿系统 B 超：左肾长 10.8cm，厚 1.5cm，大小结构未见异常；右肾长 12.4cm，厚 1.7cm，体积轻度增大，肾盂轻度分离，肾盂内强光带 6.2cm，伴声影。

（3）KUB：右肾区 6cm×2cm 致密影；IVU：左肾盂肾盏输尿管上段显影良好，右肾盏扩张，肾盂部位为致密影，输尿管上段显影（图 3-31-2）。

（4）腹部 CT 平扫（图 3-31-3）：右肾体积较左

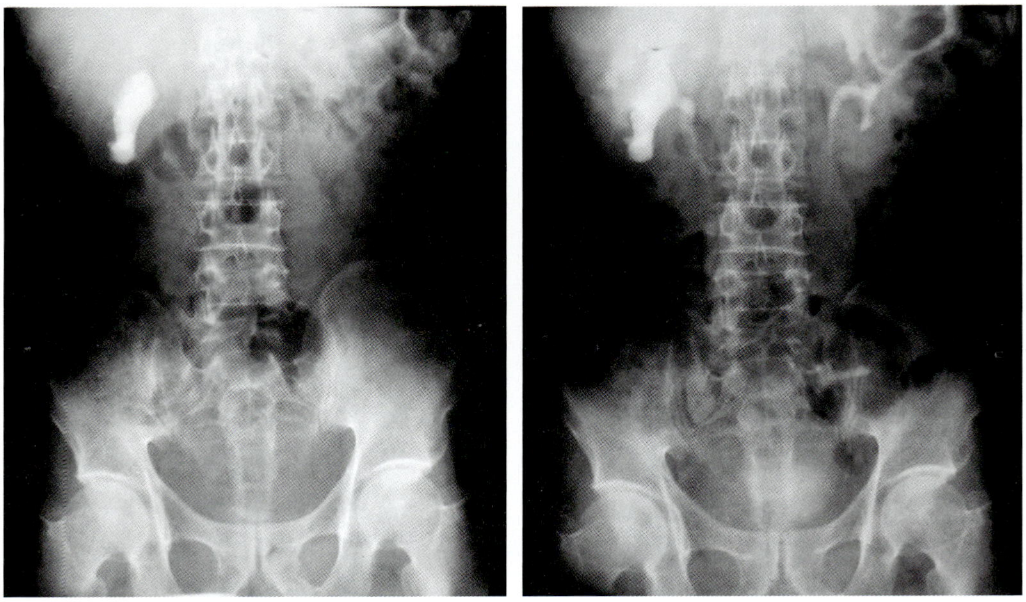

图 3-31-2 KUB

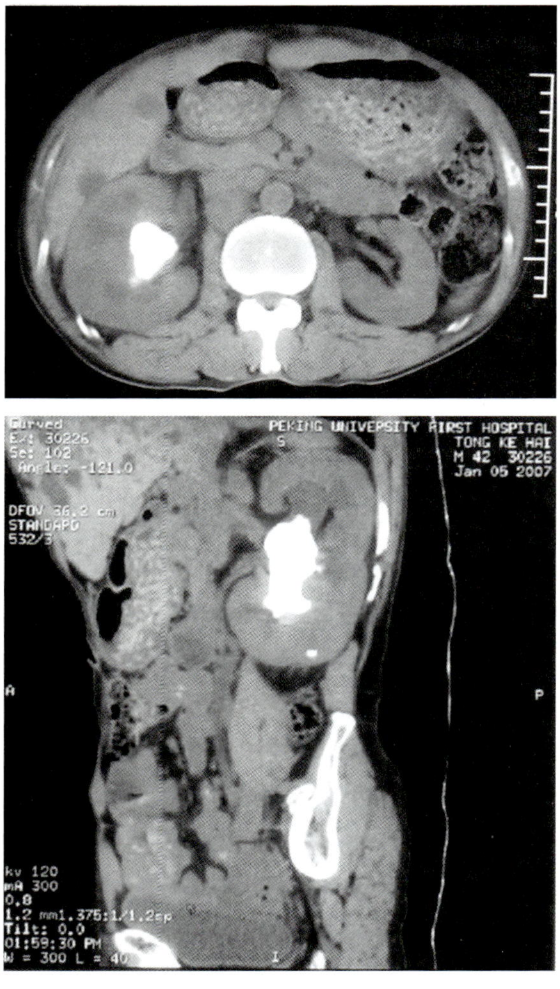

图 3-31-3 腹部 CT 平扫

侧增大，右肾铸型结石，大小 6cm × 2.5cm，腹主动脉旁可见直径 1cm 左右淋巴结，多发肝囊肿。

【初步诊断】

右肾铸型结石合并尿路感染、轻度贫血、多发肝囊肿。

二、病历讨论

【鉴别诊断】

（1）右肾铸型结石：根据 B 超、KUB、IVP 及 CT 等影像学检查，诊断明确。

（2）右肾积脓：患者低热、血白细胞轻度升高、尿白细胞增多，考虑存在结石合并感染可能。CT 显示右肾体积轻度增大、腹膜后可见多枚 1cm 淋巴结，估计与结石所致梗阻、肾积水合并感染有关。

【治疗方案】

术前积极抗感染治疗，感染控制后行右侧 I 期 PCNL。

三、手术及术后恢复情况

给予二代头孢菌素 3 天后，患者体温维持在

37.5℃以下。在脊椎麻醉（腰麻）- 硬脊膜外联合阻滞麻醉下行右Ⅰ期 PCNL 术，穿刺取石顺利，术后体温 38℃，予二代头孢菌素 2 天后降至 37.5℃以下。复查 KUB 少量残余结石（图 3-31-4）。1 周后行Ⅱ期 PCNL 术，复查 KUB 结石基本取净（图 3-31-5）。结石成分：草酸钙、磷酸氢镁、碳酸磷灰石。未留 DJ 管，2 天拔除肾造瘘，体温 37.5℃以下，术后 3 天出院。

患者在院外仍右腰胀痛，午后体温 38℃～38.7℃，伴尿频、尿急、尿痛，无寒战、头痛、咳痰等。外院给予三代头孢以及对症治疗无效，再次入院。体格检查：体温 38.2℃，血压 100/60mmHg。一般情况较差，心、肺查体未见异常。右肾区叩痛，右中下腹压痛，无肌紧张。实验室检查：血白细胞 13.9×10^9/L，中性粒 83.5%。血红蛋白 94g/L。尿白细胞 40～50/HPF，红细胞 3～6/HPF。生化正常。血沉 55mm/h（正常 0～15），C 反应蛋白 129mg/L（正常：小于 8）。尿培养阴性。胸片：双肺纹理增多（图 3-31-6）。B 超：右肾盏内可见少量强回声光点，最大直径 0.3cm，肾盂肾盏及输尿管不扩张。未发现肾周积液或局部肾脓肿。

给予留置右侧输尿管 DJ 管，配合抗菌、解热镇痛对症治疗无效。CT（图 3-31-7）：与前片相比，右肾碎石及引流管置入术后；右肾增大，结构显示不清，肾盂内多发点状小结石。

患者发热特点为每日午后高热 38℃～38.7℃，血白细胞在 12×10^9/L～14×10^9/L。查房考虑发热原因可能为耐药菌感染或黄色肉芽肿性肾盂肾炎，也不能排除肾结核。经抗感染科会诊，考虑可能存在耐药菌感染，应积极寻找病原菌。多次血培养及尿培养：未见细菌生长（包括需氧菌、厌氧菌，增菌后亦阴性）。多次尿涂片：未见真菌及抗酸杆菌。降钙素原（procalcitonin，PCT）检测为阴性。先后给予头孢替安、头孢曲松、莫西沙星、美罗培南等抗生素治疗，腰痛、发热无缓解。

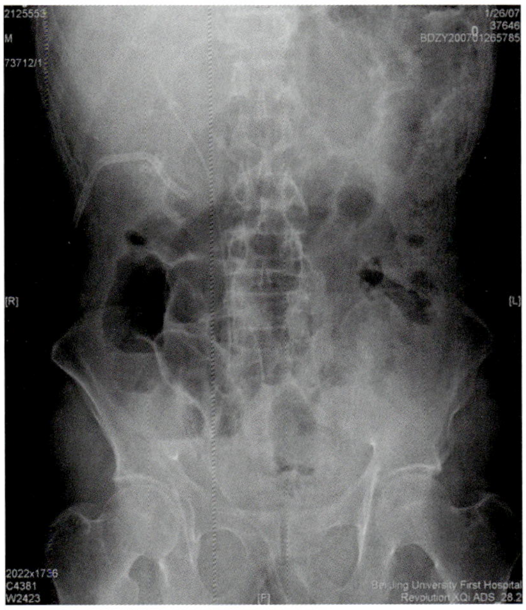

图 3-31-4 复查 KUB 少量残余结石

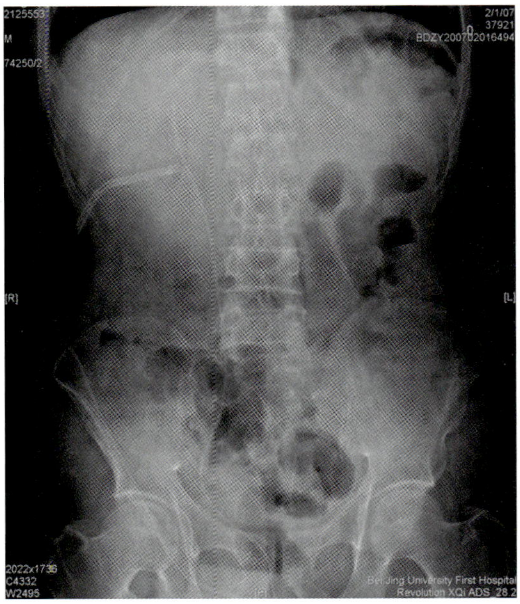

图 3-31-5 复查 KUB 结石基本取净

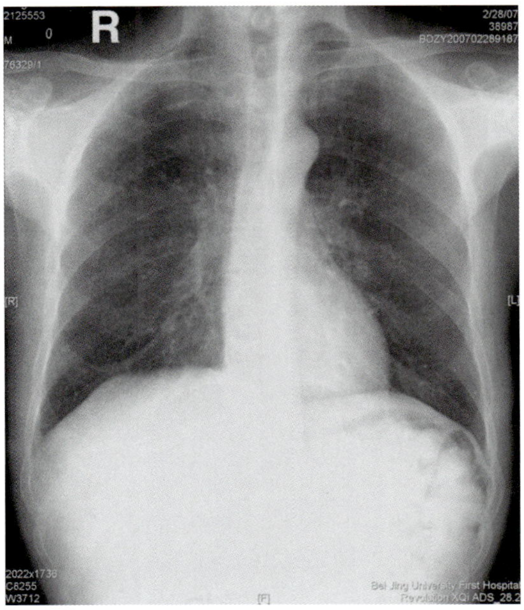

图 3-31-6 胸片：双肺纹理增多

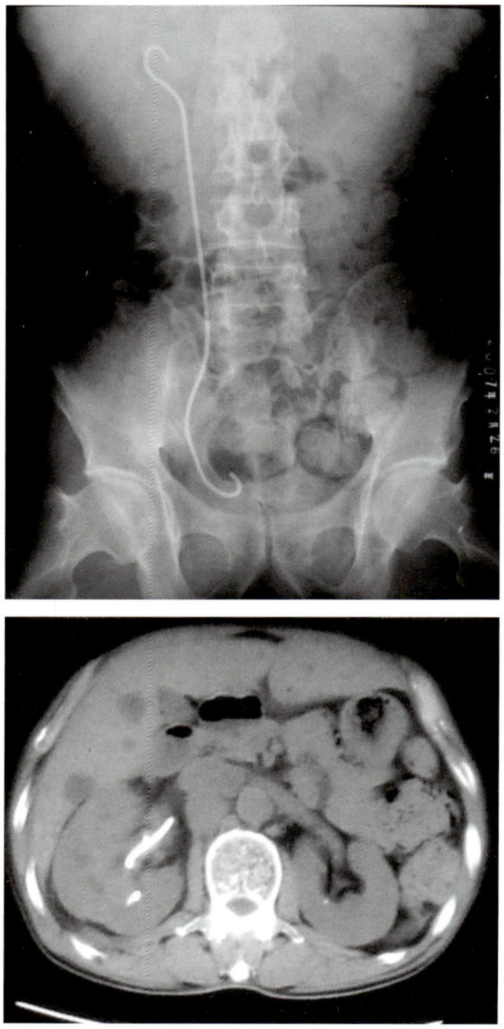

图 3-31-7 留置右侧输尿管 DJ 管

复查 CT（图 3-31-8）：右肾体积增大，下极结构紊乱，肾盏多发小结石，腹膜后淋巴结较前明显肿大。经全科查房讨论，考虑右肾感染、黄色肉芽肿可能性大，不除外肾肿瘤。为控制病情，可于全麻下行右肾切除术。

术中发现右肾周脂肪组织较少，水肿粘连明显，未见肾周脓肿。下腔静脉周围有肿大淋巴结（图 3-31-9A），范围约 10cm×4cm，粘连严重，不能清除，穿刺出“干酪样”组织送培养。切除的肾（图 3-31-9B、图 3-31-9C）体积增大，质硬，切面下半肾灰白色，肾结构紊乱，冰冻病理考虑右肾恶性肿瘤可能性大。

术后体温正常 5 天，后又出现发热，午后达 37.8℃ ~38.5℃，持续 1~5 小时不等，不伴咳嗽、腹泻、尿频、尿急、尿痛等，术后第 10 天出现右侧腹痛。胸片（图 3-31-10）发现双肺多发大小不等结节影，分布广泛，双肺门增大。考虑多发双肺及肺门转移灶。于肾切除后 1 个月死于呼吸衰竭和恶病质。

四、最后诊断

病理结果：肿瘤大小 10cm×7cm×7cm，肾实质内大片低分化癌浸润，考虑为低分化鳞癌或高级别尿路上皮癌（G3）（图 3-31-11）。输尿管断端未见肿瘤。免疫组化：CK7（+/-），VIM（-）。

五、专家点评

肾鳞状细胞癌是少见肾肿瘤，约占肾肿瘤的 1%[1-5]。大宗病例报告不多见。2003年印度 Raghavendran报道了 10年间肾结石合并肾盂肿瘤 18例，其中 15例为肾盂鳞状细胞癌 [6]。发生与肾盂结石的长期刺激和慢性炎症有关。无特异性临床表现，

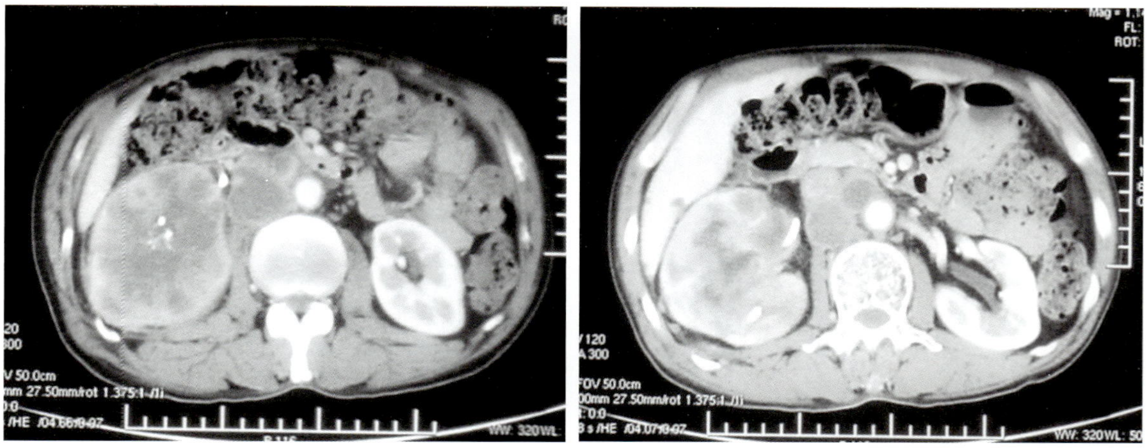

图 3-31-8 CT 复查结果

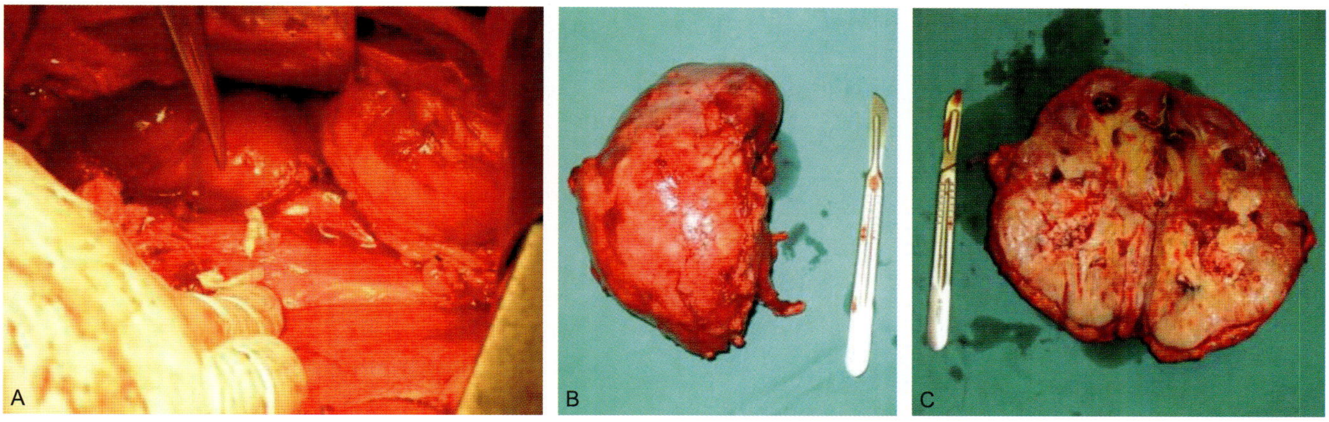

图 3-31-9 术中所见

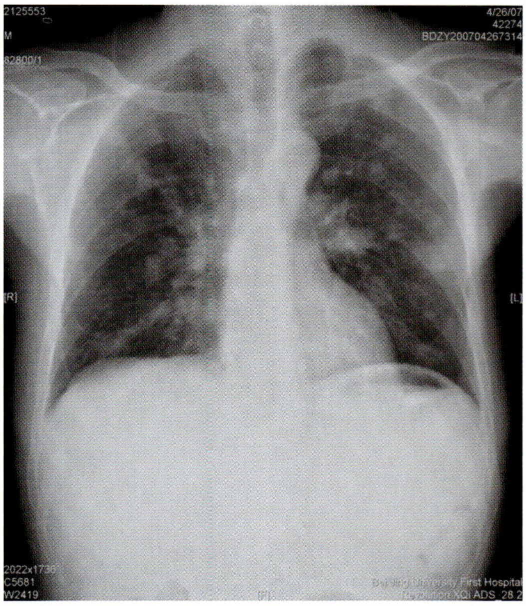

图 3-31-10 胸片见双肺多发大小不等结节影分布广泛，双肺门增大

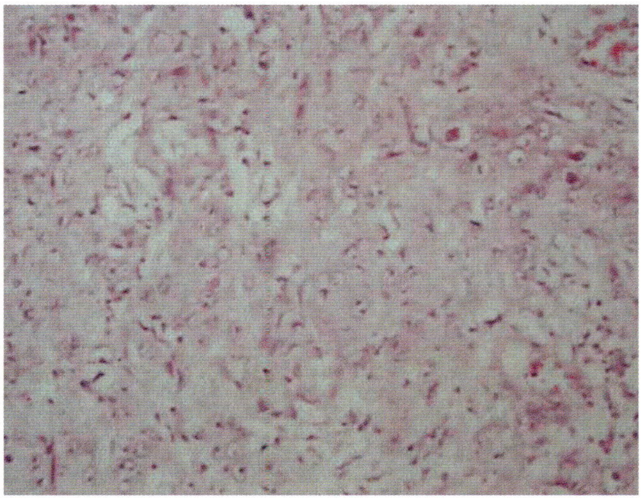

图 3-31-11 病理标本镜下所见

可以表现为腰痛、血尿、发热等。只有少数病例术前影像学检查有肿瘤表现。对于术前已怀疑肿瘤者，可行根治性肾切除术。术前不怀疑肿瘤且肾结石合并无功能肾者可行单纯肾切除术。需要行经皮肾镜取石者如在术中发现肾盂黏膜异常，应行活检。肾鳞状细胞癌的预后很差，中位存活期约为 4个月，术后放疗和化疗对生存期没有帮助。所以，对于长期肾结石患者，应考虑肾盂鳞状细胞癌的可能，重点在于早期发现。

该病例根据术前影像学表现，右肾结石诊断明确。术前影像学未提示肾肿瘤。患者腰痛、发热、血白细胞轻度升高、尿白细胞升高、CT 肾体积轻度增大以及腹膜后淋巴结轻度增大等表现均可由肾结石合并感染来解释。此时很难鉴别是否存在肾肿瘤。比较合理的治疗措施是积极应用抗生素控制感染、取净结石、解除梗阻。术中如发现肾盂黏膜异常，可取活检。但是该患者在 PCNL 术中未见肾盂黏膜异常。

对于长期肾结石患者，出现腰痛、发热等症状，还应注意黄色肉芽肿性肾盂肾炎可能。患者结石取净后，体温不降，肾体积增大，尿白细胞增多，存在黄色肉芽肿性肾盂肾炎可能。但多次行血、尿培养未发现致病菌、针对是否存在感染的 PCT 检查结果为阴性，不支持黄色肉芽肿性肾盂肾炎的诊断。此时应高度怀疑鳞状细胞癌。

患者病情在 3 个月内迅速进展，发热腰痛症状加重、消瘦、贫血、腹膜后淋巴结迅速增大，并很快出现双肺多发转移灶。

肾鳞状细胞癌的特点：症状虽不特异，但持续腰痛、发热，细菌培养阴性、PCT 检测阴性且抗生素治疗无效，尤其是在取石梗阻解除后症状无缓解，应注意鳞状细胞癌的可能。其发热特点为弛张热，午后高热；血白细胞轻度升高；早期影像学表现也不特异。其病情进展迅速，动态监测腹部CT有助于诊断。该病预后很差，改善预后的重点在于尽早发现。对于长期肾结石患者，要考虑存在该肿瘤的可能性。有异常表现者，在取石术中可取肾盂黏膜活检，是早期发现的方法之一。

参考文献

1. Sivaramakrishna B, Aron M, Ansari MS, et al. Squamous cell carcinoma of the renal pelvis manifesting after percutaneous nephrolithotomy for long standing calculus. International Urology and Nephrology, 2004, 36: 149-151.
2. Chung SD, Sun HD, Hung SF, et al. Renal stone-associated squamous cell carcinoma and pyelo-colo-duodenal fistula. Urology, 2008; 72(5): 1013.
3. Katz R, Gofrit ON, Golijanin D, et al. Urothelial cancer of the renal pelvis in percutaneous nephrolithotomy patients. Urol Int, 2005, 75(1): 17-20.
4. Kayaselçuk F, Bal N, Guve S, et al. Carcinosarcoma and squamous cell carcinoma of the renal pelvis associated with nephrolithiasis: a case report of each tumor type. Pathol Res Pract, 2003, 199: 489-492.
5. Talwar N, Dargan P, Arora MP, et al. Primary squamous cell carcinoma of the renal pelvis masquerading as pyonephrosis: a case report. Indian J Pathol Microbiol, 2006, 49(3): 418-420.
6. Raghavendran M, Rastogi A, Dubey D, et al. Stones associated renal pelvic malignancies. Indian J Cancer, 2003, 40(3): 108-112.

3-32　成人肾母细胞瘤

一、临床资料

【病史】

男性患者，26岁，主因“发现右肾区肿物5年，肿物增大伴发热1个月”来诊。患者5年前体检B超发现右肾5cm×3cm囊肿，在外院行穿刺，硬化剂注射治疗，囊肿变小。1年前再次复查，发现右肾周23cm×15cm囊状物，外院穿刺为淡红色液体。10个月前发现“右肾积水伴多发结石”，于外院行肾穿刺造瘘引流，引流出乳糜样液体2000ml，后逐渐变为深黄色清亮液。1个月前复查B超发现右肾区肿物明显增大。出现右腰腹部胀痛，伴发热，最高38.8℃。行腹部增强CT提示：右肾上极囊肿治疗后，右肾旁巨大囊肿引流术后，淋巴管囊肿可疑，右肾多发结石。急诊予保守抗感染治疗后，体温仍然持续升高，且逐渐出现腹胀、腹痛情况，遂急诊收入院进一步治疗。既往有高血压病病史。

【体格检查】

体温36.5℃，心率75次/分，呼吸18次/分，血压100/70mmHg；腹膨隆，右腹部压痛，右上腹疼痛为著，无反跳痛，腹部未及明显包块。其余无明显阳性体征。

【辅助检查】

（1）胸片：右下肺改变，感染？肺不张？右侧少量胸腔积液不除外，右膈抬高。

（2）静脉肾盂造影：左肾盂肾盏无扩张；右肾硬化剂注射治疗后，肾盂内可见多发高密度影；肾盂肾盏失去正常形态，右肾及输尿管上段受压略向外侧移位；肾盂轻度扩张积水（图3-32-1）。

（3）泌尿系增强CT：右肾体积略增大，右肾上极实质内可见一个囊状低密度灶，密度不均，无强化，部分突出肾外向上推压肝下缘，大小约6.8cm×7.2cm×11cm，形态不规则，下缘及内侧缘不清晰，局部肾皮质受压变薄，髓质灌注减低；右肾旁可见一巨大囊性水样密度灶，其内可见一引流管，无强化，包绕输尿管中上段，跨越腹中线，最大横径、前后径及上下径约16.8cm、13.8cm、16cm，内可见分隔，右肾静脉近端受囊肿挤压变窄，远端管腔扩张；周围血管结构及胃、胰腺及十二指肠受推压左移；横结肠及升结肠、右腹部小肠受压下移；右肾分泌期延迟（图3-32-2、图3-32-3）。

（4）肾动态显像：右肾血流灌注正常，功能轻

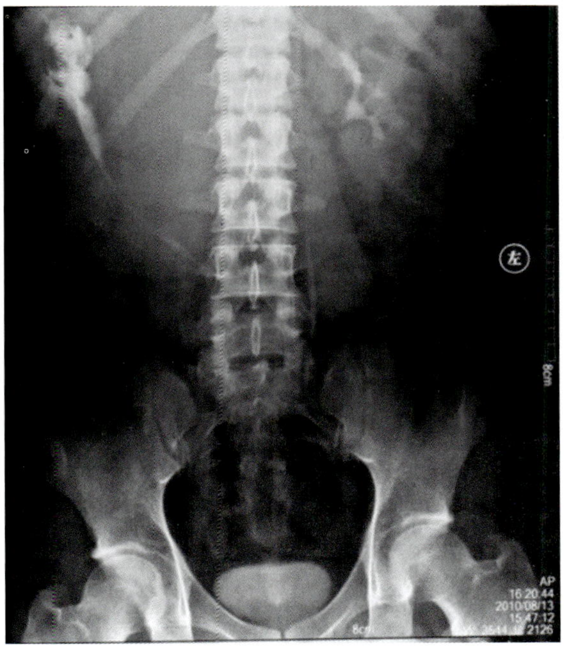

图 3-32-1 静脉肾盂造影

度受损；右侧上尿路引流不畅。GFR 左 46ml/min，右 30ml/min。

【初步诊断】

右侧腹膜后囊实性肿物，肾来源？右肾多发结石。

二、病例讨论

【鉴别诊断】

右侧腹膜后囊实性肿物，来源不详：患者 CT 等检查均提示右侧腹膜后巨大囊实性占位性病变，但影像学难以确定肿物发生的来源。CT 图像上与肾界限欠清，右肾上极内也可见到一囊状低密度灶，故考虑肾来源不能够除外。

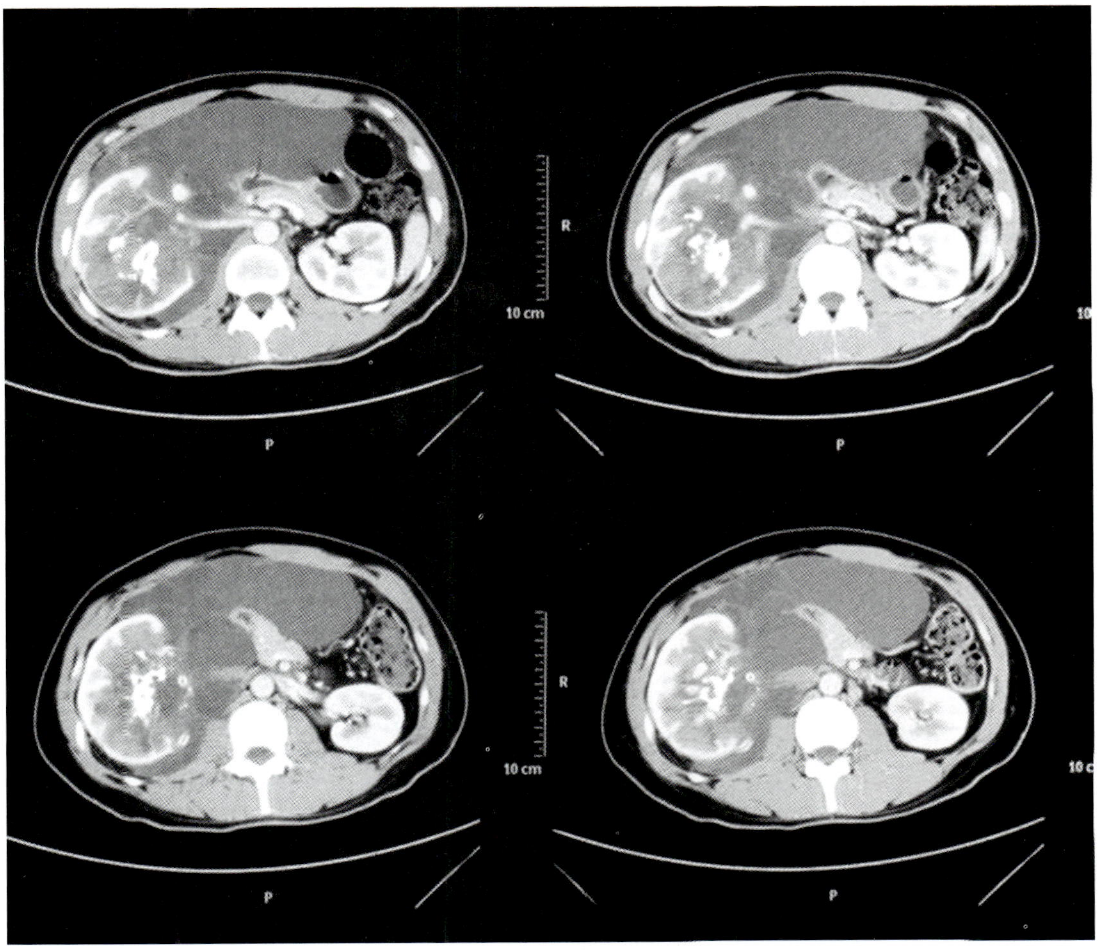

图 3-32-2 增强 CT 所见

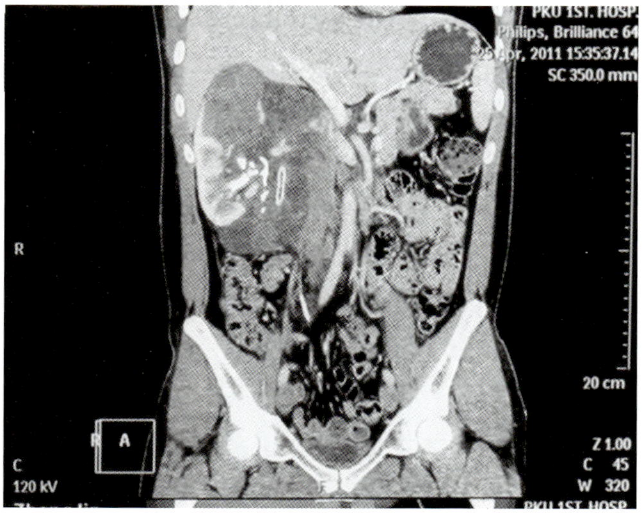

图 3-32-3 冠状位三维重建

【治疗方案】

肿物切除联合右侧肾切除。

三、手术及术后恢复情况

在手术室全麻下行开腹探查，肿物切除，右肾输尿管切除，后腹膜淋巴结清扫术：术中探查肿瘤位于右侧腹腔，自肝下缘，于胰腺和十二指肠后，向下延伸至右髂外血管处。向内侧和下方推移升结肠和盲肠。肿瘤大小约 50cm × 30cm，呈囊实性。肿瘤侵犯包裹右肾，与右肾关系密切，无法分离。吸出部分囊液，呈浑浊样液体，逐渐游离肿物至完全游离，完整切除肿物及右肾（图 3-32-4、图 3-32-5）。

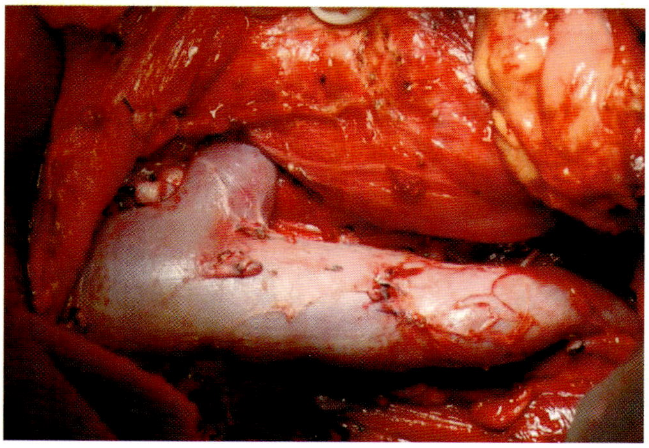

图 3-32-4 肿物切除之后，下腔静脉表面

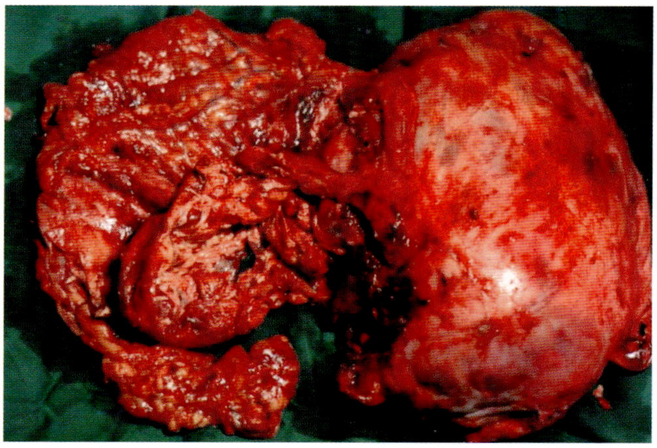

图 3-32-5 手术标本

四、最后诊断

术后病理结果：送检腹膜后巨大肿物，大小 19cm × 13cm × 10cm，由弥漫密集分布的梭形及椭圆细胞构成，明显异型，可见坏死，囊性变，核分裂象多见（34/10HPF），部分区域肿瘤细胞明显幼稚、原始，可见成团状胚芽样结构。肿瘤主要位于肾门区域，浸润肾实质，肾上腺及肝组织。免疫组化：VIM（+++），AE1/AE3（+），WT1（++），CD34（－），平滑肌特异性肌动蛋白（smooth muscle-specific actin，SMA）（+），结蛋白（desmin，DES）（+），S-100（－），Syn（－），CD56（+），B 细胞淋巴瘤 2 号基因产物（B-cell leukemia/lymphoma gene number 2，Bcl-2）（++），CD117（+）（图 3-32-6）。

综上并结合免疫组化，诊断考虑肾母细胞瘤（Wilm's tumor）。

手术之后 2 周患者恢复，满意出院。转赴相应科室行辅助放疗及化疗治疗。治疗 1 年后复查，胸部 CT 提示肺部多发结节，转移不除外。患者无自觉症状。目前为带瘤生存状态。

五、专家点评

肾母细胞瘤是儿童期最常见的肾原发肿瘤[1-2]，而成人肾母细胞瘤则非常罕见，约占肾肿瘤的 0.5%[3]。由于该病极其罕见，所以尚无规范标准的治疗。

Kilton 等[4]早在 20 世纪 80 年代即给出了成人肾母细胞瘤的诊断标准：①肾原发肿瘤；②含有原

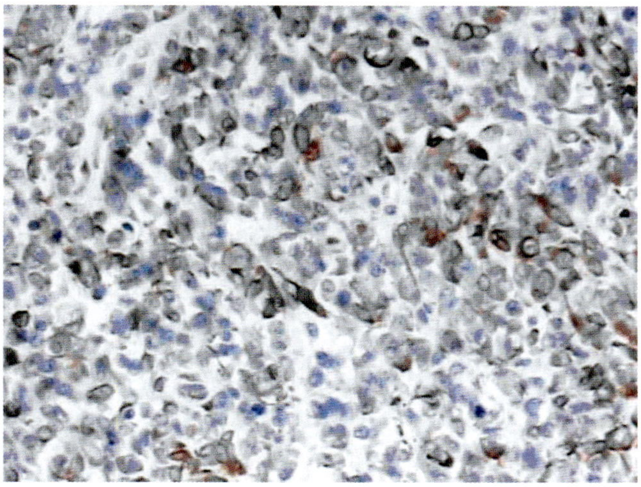

图 3-32-6 术后病理切片，WT1 染色阳性

始母细胞样梭形或圆形细胞成分；③含有不成熟胚胎样肾小球、肾小管结构；④无肾细胞癌组织成分；⑤年龄大于 15 岁。成人肾母细胞瘤分期标准如下[2]：Ⅰ期，肿瘤局限于肾，可完整切除，肾被膜未被浸透，不伴肾窦血管受累；Ⅱ期，肿瘤超出肾，仍可完整切除，无淋巴结转移，但至少包含下列一项：浸透肾被膜，侵及肾窦血管，术前穿刺活检史，术中肿瘤局限性破裂；Ⅲ期，术后有大体或微小残存（包括不能切除的肿瘤，切缘阳性，肿瘤破裂污染腹膜，区域淋巴结转移，脉管瘤栓）；Ⅳ期，血行转移（肺、肝、骨、脑）或腹部以外的淋巴结转移；Ⅴ期，双侧肾母细胞瘤。

肾母细胞瘤是儿童期第二位常见的腹膜后恶性肿瘤，也是最常见的肾原发肿瘤[1]。肾母细胞瘤主要发生于幼儿和学龄前儿童（1～4 岁），平均发病年龄为 3.5 岁[2]。成人肾母细胞瘤则非常罕见，发病率约为 0.2‰，约占肾肿瘤的 0.5%[3]。成人肾母细胞瘤的中位发病年龄为 33 岁，范围自 15～85 岁，男、女患者比例相当[4-6]。北京大学第一医院自 1970 年至 2011 年共收治成人肾母细胞瘤患者 10 例，中位发病年龄为 33.5 岁，患病左、右侧及男、女比例基本与之前报道一致[4-6]。根据文献报道，成人肾母细胞瘤最常见的症状为血尿、腰痛，其中 70% 的患者存在血尿[7-8]，而在北京大学第一医院收治的病例中，只有 30% 的患者表现为血尿，腹痛患者同样为 30%，血尿及腰痛患者比例较低的原因可能与大部分病例距今时间较近有关，可能得益于诊断治疗水平的进步。有 3 例患者在就诊时就已出现肺、肝、骨和淋巴结转移，也是文献报道中最常见的转移部位[9]。

成人肾母细胞瘤很难在术前获得诊断，由于其极低的发病率，甚至很少被纳入肾肿瘤的鉴别诊断，所以手术或肿瘤穿刺活检来获取组织进行病理检查就显得至关重要。根据 Li 等[10]的报道，针吸穿刺活检不但成功诊断成人肾母细胞瘤，而且还对肿瘤组织进行了基因分析，并为化疗方案的制订提供了指导。

手术治疗是该疾病的首要治疗方法。在北京大学第一医院接受手术的 9 例患者中，平均手术时间为 175 分钟，其中 4 例患者需要输血，输血量 400～3600 ml，术后均无并发症发生。这提示对于大部分患者而言，手术治疗是比较安全的，与普通的根治性肾切除无太大差别。手术时间过长与术中输血通常是由于肿瘤体积过大、肿瘤浸润临近脏器或合并有下腔静脉瘤栓及淋巴结转移有关，对于这部分患者而言充分的术前准备显得尤为重要。

在过去的 30 年内，放疗、化疗与手术联合应用的综合治疗使儿童肾母细胞瘤的预后得到显著改善，其治愈率超过 80%，但成人肾母细胞瘤的预后显然没有这么乐观。较早的文献提示，成人肾母细胞瘤是恶性度较高的肿瘤，总生存率仅为 18%～27%[11]。Babaian 等[5]和 Terenziani 等[12]认为导致成人预后差的原因之一是患者就诊时临床分期较高，超过 50% 的成人患者就诊时的临床分期在Ⅲ期和Ⅳ期，然而，Kattan 等[13]的研究显示，即使处于同一临床分期，成人患者的预后也比儿童差。Beckwith 等[14]和 Green 等[15]的研究提示，5% 的肾母细胞瘤细胞可发生间变，而间变则意味着较差的预后，但成人患者较儿童预后差是否与同一分期下肿瘤间变比例更高有关，尚未见报道。在其他一些研究中，同样证实较差的病理类型、肿瘤分期、是否手术及是否放疗均是影响预后的重要风险因素[16-17]。鉴于该病较差的预后，Kilton 等[4]和 Byrd 等[18]推荐采用更加激进的治疗方式，即手术、放疗、化疗联合治疗。在 Kilton 等[4]的研究中，超过 50% 的患者实现 5 年无病生存。而 Byrd 等[18]的研究中 3 年的总体生存率却只有 24%（Ⅰ期和Ⅱ期患者占 48%，Ⅲ期患者占 11%）。Willianms 等[7]在其研究中采用与上述二者相同的治疗模式，Ⅰ期和Ⅱ期患者的 3 年生存率达到 80%，而没有 1 例Ⅳ期患者生存超过 3 年，这些结果从侧面也反映了肿瘤分期对于预后的重要意义，治疗方式对于预后的影响要弱于分期。1990 年，Arrigo 等[11]报道对 27 例成人患者通过采用儿童治疗方案获得较好的预后，3 年的总体生存率为 67%。在 Arrigo 等[11]的研究中，4 例为Ⅳ期合并间变肿瘤，Ⅲ期和Ⅳ期患者 15 例 (56%)。此后，Reinhard 等[19]根据国际儿科肿瘤学会（International Society of Paediatric Oncology，SIOP）的儿童肾母细胞瘤治疗方案对成人患者进行了治疗。在 Reinhard 等[19]的研究中，平均随访时间为 4 年，无病生存率和总体生存率分别为 57% 和 83%。Monica 等[12]依据不同时期 SIOP 治疗指南对 17 例患者从 1983 年至 2001 年进行治疗，平均随访 131 个月，5 年的无病生存率和总体生存率分别为 41% 和 59%，这些研究提示应用儿童肾母细胞瘤治疗方案对成人患者进行治疗可以获得好的预后。由于成人肾母细胞瘤发病率极低，主要见于个案报告[20]，所以尚无法进行临床试验并给出最佳的治疗方案。当前大多数学者推荐采用 SIOP 的治疗方案，即手术、放疗、化疗三者联合的综合治疗[20]。

综上所述，成人肾母细胞瘤的预后较差，较早的肿瘤分期及手术结合放化疗的综合治疗是改善患者预后的关键因素。

参考文献

1. Miller RW, Young JL Jr. Novakovic B. Childhood Cancer. Cancer, 1995, 75(s1): 395-405.
2. Ritchey M. Pediatric urologic oncology: Wilms' tumor// Wein AJ, Kavoussi LR, Novick AC, et al. Campbell-Walsh Urology, 9th ed. Philadelphia: Saunders, 2007: 2481-2493.
3. Mitry E, Ciccolallo L, Coleman MP, et al. Incidence of and survival from Wilms tumour in adults in Europe: data from the EUROCARE study. Eur J Cancer, 2006, 42(14): 2363-2368.
4. Kilton L, Matthews MJ, Cohen MH. Adult Wilms' tumor: a report of prolonged survival and review of the literature. J Urol, 1980, 124(1): 1-5.
5. Babaian RJ, Skinner DG, Waisman J. Wilms' tumor in adult patient: diagnosis, management and review of the world medical literature. Cancer, 1980, 45(7): 1713– 1719.
6. Tawil A, Cox JN, Roth AD, et al. Wilms' tumor in the adult. Report of a case and review of the literature. Pathol Res Pract, 1999, 195(2): 105–111.
7. Williams G, Colbeck RA, Couing NFC. Adult Wilms tumor review of 14 patients. Br J Urol, 1992, 73(3): 230.
8. Zdrojowy R, Birkowska KS, Apoznanski W, et al. Adult Wilms Tumor. Int Urol Nephrol, 2011, 43(3):691-696.
9. Huser J, Grignon D, Ro J, et al. Adult Wilms' tumor: a clinicopathological study of 11 cases. Mod Pathol, 1990, 3(3): 321–326.
10. Li P, Perle MA, Scholes JV, et al. Wilms' tumor in adults: aspiration cytology and cytogenetics. Diagn Cytopathol, 2001, 26(2): 99-103.
11. Arrigo S, Beckwith JB, Sharples K, et al. Better survival after combined modality care for adults with Wilms' tumor. A report from the National Wilms' tumor study. Cancer, 1990, 66(5): 827-830.
12. Terenziani M, Spreafico F, Collini P, et al. Adult Wilms' tumor: a monoinstitutional experience and a review of the literature. Cancer, 2004, 101(2): 289-293.
13. Kattan J, Tournade MF, Culine S, et al. Adult Wilms' tumour: review of 22 cases. Eur J Cancer, 1994, 30(12): 1778-1782.
14. Beckwith JB. Revised SIOP working classification of renal tumors of childhood. Med Pediatr Oncol, 2002, 38(2): 77-78.
15. Green DM, Beckwith JB, Breslow NE, et al. Treatment of children with stages Ⅱ to Ⅳ anaplastic Wilm' s tumor: a report from the National Wilm' s Tumor Study Group. J Clin Oncol, 1994, 12(10): 2126-2131.
16. Izawa J, AI-Omar M, Winquist E, et al. Prognostit variables in adult Wilms tumor. Can J Surg, 2008, 51(4): 252-256.
17. Ali AN, Diaz R, Shu HK, et al. A Surveillance, Epidemiology and End Results (SEER) program comparison of adult and pediatric Wilms' tumor. Cancer, 2012, 118(9): 2541-2551.
18. Byrd RL, Evans AE, D'Angio GJ. Adult Wilms' tumor: effect of combined therapy on survival. J Urol, 1982, 127(4): 648-651.
19. Reinhard H, Aliani S, Leuschner I, et al. Wilms' tumor in adults: results of the Society of Pediatric Oncology (SIOP) 93-01/Society for Pediatric Oncology and Hematology (GPOH) Study. J Clin Oncol, 2004, 22(22): 4500-4506.
20. 瓦斯里江·瓦哈甫, 何志嵩, 周利群. 成人肾母细胞瘤一例. 北京大学学报(医学版), 2008, 40(2): 1-5.

3-33 肾嗜酸细胞腺瘤

一、临床资料

【病史】

女性患者，45 岁，主因“体检发现左肾肿物 20 天”入院。患者 20 天前因自觉腰部不适于外院行腹部 CT 提示左肾团状占位灶。平日无尿频、尿急、尿痛，无发热、腹痛、腹胀及腹部包块。为求进一步治疗入院。

【体格检查】

查体未见明显异常。

【辅助检查】

（1）泌尿系 B 超：左肾中上极外侧缘实质部位探及一个 11.2cm × 8.8cm × 8.8cm 大小的低回声肿物，向肾外凸出，回声不均匀，可见血流信号。肾静脉及下腔静脉未见瘤栓，肾门旁及腹主动脉旁未见肿大淋巴结，余泌尿系未见明显异常。考虑：左肾肿瘤，左肾癌?

（2）腹部 CT（图 3-33-1）：左肾包膜下见椭圆形实性占位性病变，直径约 11cm 占位性病变，平扫呈等密度，增强后明显均匀强化，内无坏死液化区，肾组织呈外压性改变，肾盂无明显积水征象。

【初步诊断】

左肾肿瘤，良性可能性大。

二、病例讨论

【鉴别诊断】

结合患者的病史及 CT 上表现，即定位于皮质外包膜下，病灶边缘光滑，边界清晰，平扫等密度，增强后均匀强化，邻近肾皮质未见破坏征象，周围肾包膜及脂肪囊未见浸润征象。首先考虑良性病变可能：

（1）肾血管平滑肌脂肪瘤（尤其是少脂肪成分的血管平滑肌脂肪瘤）：患者可表现为腰部疼痛，但 CT 上脂肪组织呈低密度，该患者 CT 图像与之并不相符；

（2）嗜酸细胞腺瘤：患者可表现为腰部疼痛，CT 上相对特异性的表现是：平扫时肿瘤多表现为和肾实质等密度或者低密度的圆形占位性病变，增强时肿瘤有强化但是低于周围正常的肾实质，大部分的肿瘤组织呈均质性强化，该病例与之大体相符，考虑该诊断可能性大。

除此之外，肾癌等恶性疾病亦不能完全除外，但肾细胞癌常表现为边界不清，可以侵犯周围组织，病变中心常有坏死，可待术后病理进一步明确。

【治疗方案】

结合患者病情及影像资料，考虑患者肿瘤良性可能性大，但仍不能完全除外恶性可能；遂行开放手术，先行肾部分切除术，根据术中冰冻回报决定下一步治疗方案。

三、手术及术后恢复情况

麻醉满意后，患者右侧卧位，常规消毒铺巾。作第 11 肋切口，依次切开皮肤、皮下组织、背阔肌及腹外斜肌，于第 12 肋骨上缘切开腰背筋膜及肋间肌，下推腹膜及腹膜外脂肪，切开腹内斜肌及腹横肌。

侧面切开肾周筋膜，见肾周脂肪较厚，游离肾，术中未触及肾门淋巴结肿大，见肿瘤位于肾中部偏背侧，突出于肾外，大小约 12.0cm × 9cm，表面光滑，包膜完整。分离肾蒂，半肾钳夹闭肾蒂血管，于肿瘤周边 1cm 处切开肾包膜，刀柄钝分肾组织，完整切除肿瘤，可吸收针线，缝扎创面的血管断端，对拢残余的切缘肾组织，用脂肪组织作衬垫，可吸收线 U 形缝合肾断缘，止血彻底，松开半肾钳（阻断时间约 30 分钟），见左肾血运良好，切缘附近肾实质较苍白。

止血彻底后，生理盐水冲洗创口，肾周置引流管，逐层缝合切口，术毕。

患者术后恢复良好，除伤口疼痛外，无其他并

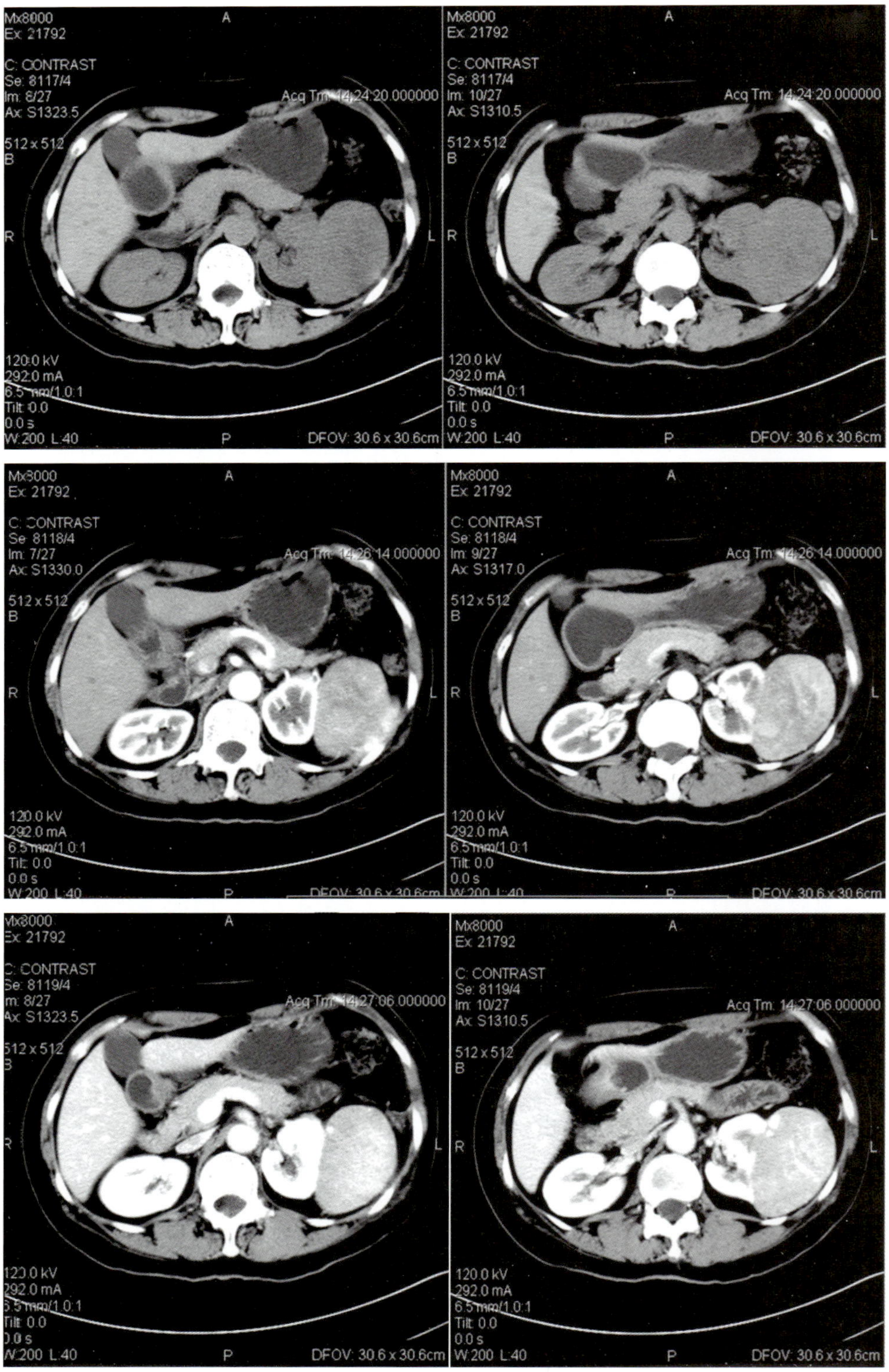

图 3-33-1 腹部 CT

发症发生。术后 6 小时饮水，术后第 1 天进流食，术后第 3 天拔除尿管并下地活动，术后第 5 天拔除引流管出院，术后第 9 天返院拆线。术后随访患者恢复良好。

四、最终诊断

病理诊断：肾切除标本：肾嗜酸性细胞腺瘤，大小 12.2cm × 9.3cm × 9cm，肿瘤内可见灶状异型细胞，核大深染，呈多形性。免疫组化：VIM（+/-），EMA（+++），CK7（-），CD10（-），AE1/AE3（-）（图 3-33-2）。

五、专家点评

肾嗜酸细胞腺瘤是较少见的良性肾肿瘤，最早有 Ziple 于 1942 年报道，占肾肿瘤的 3%～7%[1]，其发病男女比例约为 2∶1，肿瘤单侧的发生率为 82%～94%。本病的病因至今尚不完全清楚。

一般认为，肾嗜酸细胞腺瘤是一种起源于肾近曲小管上皮细胞的少见的具有不同于其他肾皮质肿瘤特征的独立肾实质性肿瘤，由 Klein 和 Valensi 于 1976 年首先提出[2]。近年来也有学者认为少部分可能起源于远曲小管或集合管上皮的闰细胞。Amin 等报告该病发病年龄多为 60 岁以上。该瘤多为单侧，偶有双侧发生[3]。

临床上通常没有症状[4]，多在体检或其他疾病检查时被意外发现，极少数患者仅有轻微腹部不适。

肿瘤大体标本呈棕红色、棕黄色或棕褐色，质地均匀，无出血坏死，与肾细胞癌剖面黄色或因瘤体出血、坏死的外观表现不同；肿瘤大多局限于肾实质，很少侵犯肾包膜和血管，33%～80% 的肿瘤中心可见纤维瘢痕。

肾嗜酸细胞腺瘤术前诊断主要的影像学诊断方法为 CT 和 MRI，但就目前而言，各种影像学检查对肾嗜酸细胞腺瘤的诊断还缺乏有效的手段，尚不能完全将其与恶性肿瘤在术前就鉴别出来，更多的是依靠术后病理证实，因此许多病例在术前易被误诊为肾癌而行肾癌根治术。

肾嗜酸细胞腺瘤在 CT 上有意义的影像学特征主要有以下几点：① 50%～100% 的肿瘤平扫表现为等密度或稍低密度，增强扫描成中等强化，缺乏出血、坏死征象；②中央星型斑痕是肾嗜酸细胞腺瘤的特征性改变，一般认为斑痕的形成是由于肿瘤生长缓慢、长期缺血所致；③肿瘤包膜完整，界限清晰，周围组织无受累征象[5-7]。

鉴于此瘤的良性生物学行为，治疗上如能明确诊断，应采取肾部分切除或肿瘤剜除术，避免不必要的肾切除。文献报告肾嗜酸细胞腺瘤预后良好，5 年生存率 100%，明显高于 63%～67% 的 Robson Ⅱ期肾细胞癌生存率[3, 5]。最好在术前从肿瘤的形态和临床特点进行区别，如有典型影像表现，术中发现肿瘤突出于肾外、包膜完整、呈圆形、较局限，结合临床表现，应高度怀疑肾嗜酸细胞腺瘤的可能，并立即行冰冻活检，从病理学上进行确诊；对于本病即便将其作为良性病变对待行保肾手术治疗。术后也应进行长期而密切的随访。

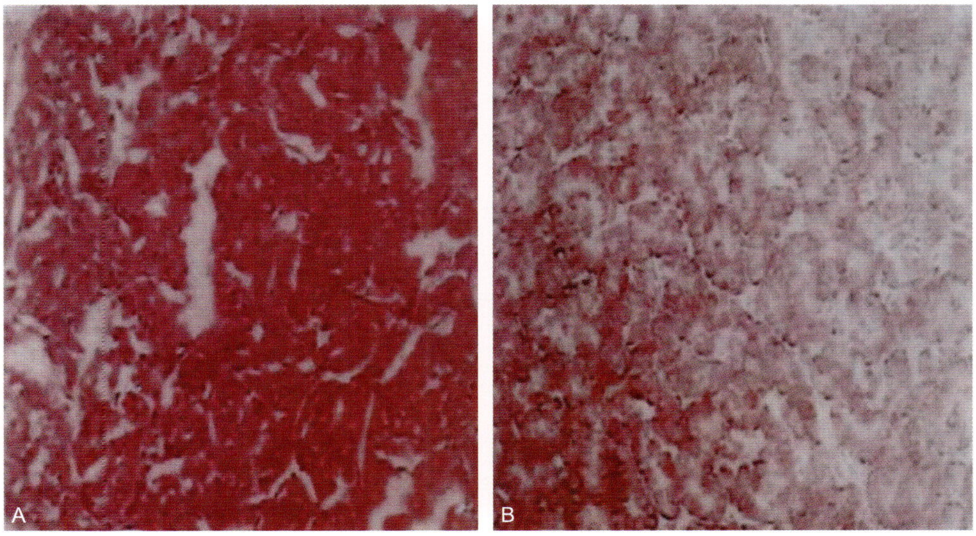

图 3-33-2 病理标本镜下所见

A（HE×100）：光镜下肾嗜酸细胞腺瘤细胞呈圆形或椭圆形，有丰富的嗜酸性胞浆，细胞核圆形，居中，未见核分裂象，肿瘤瘤细胞形成大小不一的巢状结构；B（Envision，×100）：肾嗜酸细胞腺瘤 CK 阳性

参考文献

1. Perez-Ordofiez B, Hamed G, Campbell S, et a1. Renal oncocytoma:A clinicopathologic study of 70 cases.Am J Surg Pathol, 1997, 21(8):871-883.
2. Klein MJ, Valensi QJ. Proximal tubular adenomas of kidney with so called oncocytic features A clinicopathologic study of 13 cases of a rarely reported neoplasm. Cancer, 1976, 38(2): 906-914.
3. Amin MB, Crotty TB, Tickoo SK, et al. Renal oncocytoma: A reappraisal of morphologic features with clinicopathologic findings in 80 cases. Am J Surg Pathol, 1997, 21:1-12.
4. Romis L1, Cindolo L, Patard JJ, et a1.Frequency clinical presentation and evolution of renal oncocytomas:multicentric experience from a European Database.Eur Urol, 2004, 45(1):53-57.
5. Morra MN, Das S. Renal oncocytoma: A review of histogenesis, histopathology, diagnosis and treatment. J Urol, 1993,150: 295-302.
6. Defossez SM, Yoder IC, Papanicolaou N, et al. Nonspecific magnetic resonance appearance of renal oncocytomas: report of 3 cases and review of the literature. J Urol, 1991,145: 552-554.
7. Tikkakoski T, Paivansalo M, Manen A, et a1. Radiologic findings in renal oncocytoma.Acta Radiol, 1991, 32(5):363-367.

3-34 中央型后肾腺瘤

一、临床资料

【病史】

女性患者，37 岁，主因“体检发现左肾肿物 1 个月”入院。既往无腰背痛、肉眼血尿、尿频尿急等特殊不适，否认家族恶性肿瘤病史。

【体格检查】

生命体征平稳，心、肺、腹部查体均无特殊。

【辅助检查】

（1）血常规、肝肾功能、出凝血等指标均正常。

（2）B 超示左肾窦内 1 个直径约 4.0cm × 3.4cm × 3.3cm 的低回声实性占位性病变，边界清晰，未见血流信号。

（3）CT 提示左肾门肾窦脂肪内一类圆形约 3.5cm × 3.5cm × 2.5cm 大小类圆形肿物，边缘清晰，与肾实质分界清楚，增强扫描病灶轻度强化，考虑后腹膜来源良性肿物可能性大（图 3-34-1）。

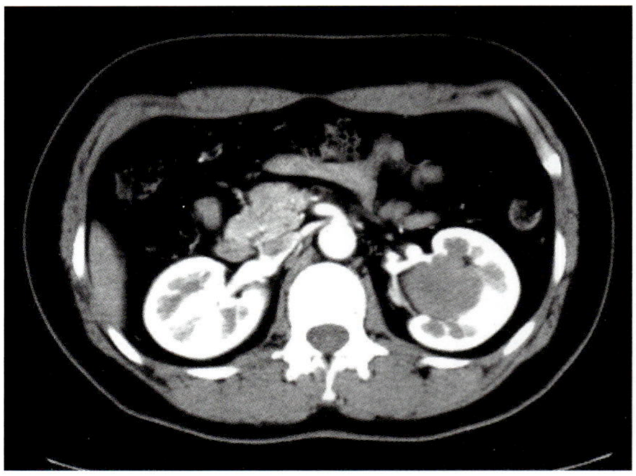

图 3-34-1 CT 示左肾近肾门处一低密度、界限清楚肿块

【初步诊断】

左肾肿瘤，良性肿瘤？肾癌？

二、病例讨论

【鉴别诊断】

左肾肿瘤：患者体检发现左肾肿瘤，结合 CT 及 B 超所见，考虑左肾肿瘤诊断明确，但性质不详。考虑良性肿瘤可能性较大，但需要待病理学结果予以证实。

【治疗方案】

后腹腔镜下左肾部分切除术。

三、手术及术后恢复情况

手术采用腹腔镜腹膜后入路。气管内插管全麻，取健侧卧位，腰部垫高，常规消毒铺巾。于腋后线第12肋下缘做1个3cm斜行切口，依次切开皮肤、皮下组织、背部各肌层，手指向内推开腹膜，显露肾周间隙，置入自制的球囊，反复注气约800ml，建立腹膜后腔，置入13mm套管针，保持腹膜后腔压力为13～15mmHg。于第11肋下缘及髂前上棘上方分别置入10mm和5mm套管针各一枚。置入30°腔镜，锐性分离扩大腹膜后间隙，切开肾周脂肪囊，探查肿物深埋于肾皮质下，直径约4cm，考虑为中央型肿瘤。充分游离肾及肾蒂，引入Bulldog无创血管钳阻断肾动脉，以剪刀沿肿瘤包膜边缘切除肿瘤，检查肿瘤边缘完整，置于肾周间隙。以2-0Vicryl连续缝合切开的集合系统、1-0Vicryl连续缝合肾实质创面，线尾用Hem-o-lok钳夹（图3-34-2）。松开Bulldog钳，创面无明显出血，阻断动脉血供35分钟。将标本置于标本袋中取出，创面喷洒止血胶，留置F20引流管一根。术毕，出血量约50ml。术后4天拔除伤口引流管，伤口愈合良好，遂予出院。随访半年，未见复发与转移。

四、最后诊断

肉眼可见肿瘤大小约4cm×4cm，包膜完整（图3-34-3A）。术后病理报告示“肿瘤质中，界限清楚，

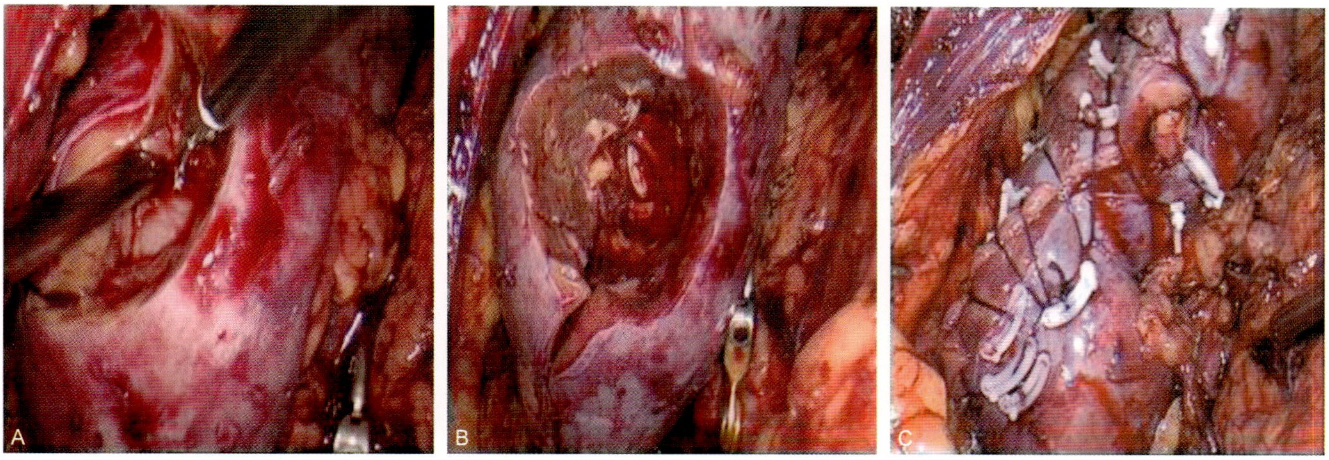

图 3-34-2 手术操作图像

A. 肿物位于左肾实质内，符合中央型肿瘤征象；B. 肿瘤切除后，可见一较大、深在的腔隙；C. 连续缝合肾实质，进行肾重建

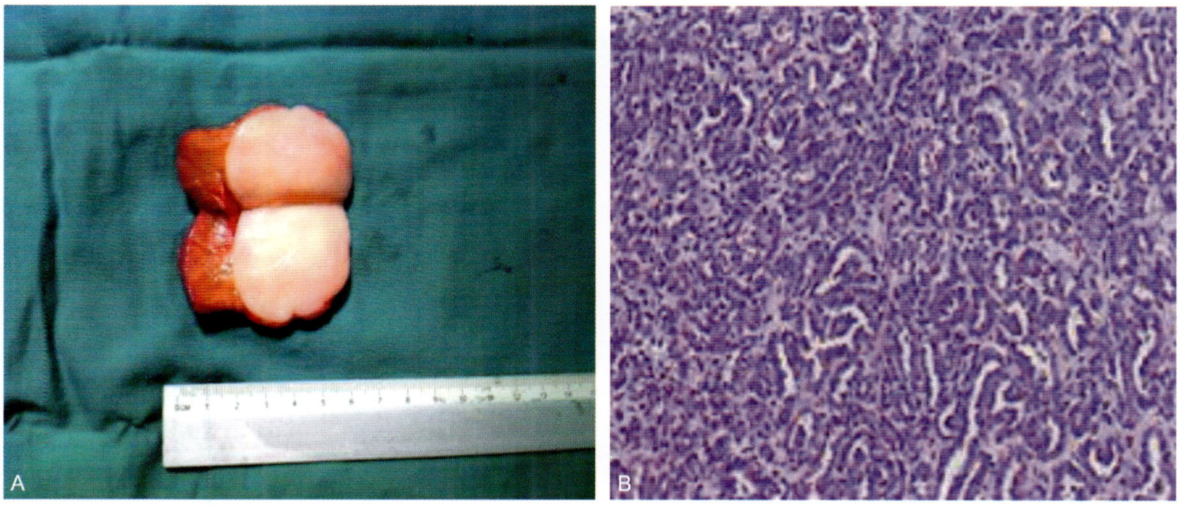

图 3-34-3 标本所见

A. 肿瘤标本剖面；B.HE 染色病理切片

约4.4cm×4.0cm×3.2cm大小，可见砂粒体，细胞增生活跃，边缘未见肿瘤组织”（图3-34-3B）。免疫组化：VIM（+）、CD34（+）、AE1/AE3（-）、WT1（-）、CK7（-）、EMA（-）。结合临床，考虑诊断为后肾腺瘤。

五、专家点评

后肾腺瘤是一种罕见的肾肿瘤，来源于肾胚胎发育过程中的残留组织。1992年由Brisigotti[1]首先命名，此后世界卫生组织（World Health Organization，WHO）将后肾腺瘤归类为一类独立的腺瘤。而中央型后肾腺瘤则更为罕见，其特殊的病变位置为手术方式的选择带来了极大的难度与挑战。

后肾腺瘤是一种非常罕见的肾良性肿瘤，约占成人肾上皮肿瘤的0.2%，可发生于肾的任何部位，以靠近包膜的皮质区发生率最高，而像本例深埋于皮质下的中央型后肾腺瘤则罕见报道。一般来说，我们将位于肾实质内、不突向肾表面的邻近肾窦或集合系统的后肾腺瘤称为中央型（或内生性）后肾腺瘤。

后肾腺瘤常见于女性，男女之比约为1∶2，几乎可以发生在任何年龄的患者，但以50～60岁为多见。临床上缺少特异性的症状，可出现腹痛、肉眼血尿、腹部包块等表现。约12%的后肾腺瘤患者可出现红细胞增多症，发生率居所有肾肿瘤的第一位[2]。

B超检查是协助诊断后肾腺瘤的首选工具，当B超提示肾实质可疑占位性病变时，应积极采用CT、MRI等影像学检查进一步明确诊断。CT是最有效的影像学诊断手段，多表现为等密度或高密度肿块，增强扫描可出现轻度强化或延迟增强改变[3]，但低于邻近的正常肾实质。然而很多肾肿瘤也可以表现出相同的征象，尤其与乳头状肾细胞癌极难进行术前鉴别[4]。对于这类患者，CT更重要的意义在于判断肿瘤的具体位置，从而为术式的选择提供依据。本例患者行CT检查，肿物位于肾门肾窦内，高度怀疑为中央型肿瘤，提示行腹腔镜肾部分切除术的难度将大大增加。由于缺乏特异的影像学征象，术前几乎无法做出后肾腺瘤的正确诊断，绝大部分病例均按照肾透明细胞癌进行处理，而在术后通过病理才加以证实。

病理是诊断后肾腺瘤的金标准。后肾腺瘤多表现为实性肿物，与周围肾实质分界清楚，Davis等[2]报道肿瘤直径为0.3～15.0cm，平均为5.5cm。肿瘤形态规则，边界清楚，无浸润，切面可呈灰白或灰黄色。光镜下，呈腺样或乳头样排列，可见到在一些稍大的腔隙内细胞堆积成似新生儿肾小球的球形团块和花蕾样等结构，这两种形态是后肾腺瘤的独有结构，极具鉴别诊断价值。免疫组化检查则缺乏特异性的抗体表达。部分学者认为，可以进行术前肿瘤细胞穿刺活检联合免疫组化来提高诊断率[5-6]，但笔者认为穿刺本身存在取材受限、肿瘤播散、出血、针道转移等各种风险，再加上免疫组化缺少特异性的表现，因此不建议常规行穿刺检查，以避免增加患者不必要的痛苦与负担。

手术是治疗后肾腺瘤的首选方案。因为只有通过手术治疗，才能得到明确的病理支持，才可以防止肾母细胞瘤、乳头状肾细胞癌等恶性肿瘤病变遗漏的可能。虽然相关文献可见后肾腺瘤骨转移以及淋巴结转移[7]的报道，但绝大部分的后肾腺瘤仍为良性肿瘤，再加上后肾腺瘤的直径常常较小，因此肾部分切除术（保留肾单位手术）是治疗后肾腺瘤的首选方案，对于患者肾功能的保护、生活质量的提高意义重大。而腹腔镜肾部分切除术更是以其痛苦轻、恢复快、创伤小、出血少、住院时间短等众多优点，逐渐取代了传统的开放式肾部分切除术。Thompson等研究认为在小肾肿瘤患者，根治性肾切除与肾部分切除相比会降低总生存指数[8]。Lucas等也从肾功能结果的变化来证实根治性肾切除是引起慢性肾疾病的独立危险因素[9]。

鉴于后肾腺瘤较好的生物学行为及多突出于肾表面的良好解剖位置，选择肾部分切除术无疑是最佳选择[10-11]。但必须强调的是，本例患者属于中央型后肾腺瘤，中央型肿瘤由于被肾实质包绕，且贴近集合系统和血管的主干分支，因此手术难度大、阻断时间长，其创面止血、集合系统关闭、肾实质缝合等均比外周性肿瘤复杂。这类患者行腹腔镜肾部分切除术难度极高，术者必须具备丰富的腹腔镜操作经验及良好的心理素质，肿瘤位置过深、出血风险增大、热缺血时间延长等等都给手术带来了许多挑战，因此腹腔镜肾部分切除术在中央型肾肿瘤，尤其是小肿瘤中的应用受到了相当的限制，目前仍认为开放性肾部分切除术是治疗中央型微小肾癌的金标准[12]。

然而，对于此患者，笔者大胆地选择了腹腔镜肾部分切除术进行治疗。一方面在于已有经验及病例的积累，一方面也参考了国外众多学者对中央型肾癌行腹腔镜肾部分切除术的认识与经验[13-16]。笔者认为，做好此类手术必须重视以下几个方面：①准确的肿瘤定位。国外许多学者建议采用术中超声辅助操作，以协助确定深埋入肾皮质的中央型肿瘤的边界，指导切除范围的选择[17]，由于超声探头可以直接放在实质器官的表面，因此极大地增加了小肾病灶的发现概率。而笔者通过多次类似术式的操作以及总结，目前已基本实现借助术前 CT 检查进行定位，而无需行术中超声，从而大大减少了手术时间，保证了手术的流畅性，缩短了动脉阻断时间。②肾和肾蒂的充分游离。因为中央型肿瘤邻近肾门、肾窦区，只有进行充分的游离，才能更好地暴露肾门区，从而对肿瘤进行精细的分离与切割；为了避免肾功能的损害，建议高水平的医师对肾血管的分支进行仔细解剖，仅对供应肿瘤的血管进行阻断，而保留其余肾实质的血供，从而最大限度地保证肾功能的恢复。③中央型肿瘤切除后，将遗留较大、较深的残腔，增加了缝合的难度，因此我们在缝合时常沿切割印迹向两侧再各切开 1 ~ 2cm，以减少缝合张力，便于肾实质的重建。④肾盂、肾皮质的确实缝合。由于中央型肿瘤位置深入，不仔细的缝合极易增加术后尿漏、尿性囊肿的发生概率，因此必须做到缝合确实，检查无误后方可结束手术。腹腔镜的入路选择方面，笔者常规使用腹膜后途径。腹膜后途径操作空间大，尤其对于中央型肿瘤可以更好地暴露肾和血管，同时大大降低了腹腔脏器的损伤可能。此外，术后血肿和尿外渗均局限在后腹腔，术后胃肠道症状减少，更利于术后恢复。但腹膜后入路的缝合难度 更大、对术者的腹腔镜基本功要求更高，进行腹膜后操作时必须予以充分认识。

后肾腺瘤预后良好，一般没有恶性潜能，但对病理提示相对不典型细胞学特征的患者仍需加强随访。本例患者术后随访 6 个月，未发现肿瘤复发和转移。

总而言之，后肾腺瘤是一种少见的肾良性肿瘤，而中央型后肾腺瘤更为罕见。由于缺乏特异的影像学检查信息、与乳头状肾细胞癌等恶性肿瘤的鉴别困难，使得手术治疗成为了首选方案，尤其肾部分切除术对于保护患者肾功能、提高生活质量起到了至关重要的作用。对于中央型后肾腺瘤，具有丰富腹腔镜诊治经验的大型泌尿外科中心可采用腹腔镜肾部分切除术进行操作，该手术难度风险极高，然而却在保留肾功能的同时，更能达到疼痛轻、恢复快、创伤小、出血少、住院时间短等众多优点[16]。虽然这一术式的学习曲线明显延长、技术要求明显提高，但相信腹腔镜肾部分切除术治疗中央型后肾腺瘤势必会为越来越多的泌尿外科医师所掌握，成为未来微创外科的发展趋势。

参考文献

1. Brisigotti M, Cozzutto C, Fabbretti G, et al. Metanephric adenoma. Histol Histopathol, 1992, 7(4): 689-692.
2. Davis CJ Jr, Barton JH, Sesterhenn IA, et al. Metanephric adenoma. Clinicopathological study of fifty patients. Am J Surg Pathol, 1995, 19(10): 1101-1114.
3. Jinzaki M, Tanimoto A, Mukai M, et al. Double phase helical CT of small renal parenchymal neoplasms: Correlation with pathologic findings and tumor angiogenesis. J Comput Assist Tomor, 2000, 24(6): 835-842.
4. Portugal R, Barroca H. Clear cell sarcoma, cellular mesoblastic nephroma and metanephric adenoma: cytological features and differential diagnosis with Wilms tumour. Cytopathology, 2008, 19: 80-85.
5. Patel NP, Geisinger KR, Zagoria RJ, et al. Fine needle aspiration biopsy of metanephric adenoma: a case report. Acta Cytol, 2009, 53(3): 327-331.
6. Puttaswamy S, Bagby J, Turbat-Herrera EA. Fineneedle aspiration of renal masses is it diagnostically applicable. Pathol Case Rev, 2006, 11(4): 161-168.
7. Kumar S, Mandal AK, Acharya NR, et al. Laparoscopic nephron-sparing surgery for metanephric adenoma. Surg Laparosc Endosc Percutan Tech, 2007, 17(6): 573- 575.
8. Thompson RH, Booriian SA, Lohse CM, et al. Radical nephrectomy for pT1a renal masses may be associated with decreased overall survival compared with partial nephrectomy. J Urol, 2008, 179: 468-473.
9. Lucas SM, Stern JM, Adibi M, et al. Renal function outcomes in patients treated for renal masses smaller than 4 cm by ablative and extirpative techniques.J Urol, 2008, 179: 75-80.
10. Bastide B, Rambeaud JJ, Bach AM, et al. Metanephric adenoma of the kidney: clinical and radiological study of nine cases. BJU Int. 2009, 103: 1544-1548.
11. Liniger B, Wolf RW, Fleischmann A, et al. Local resection of metanephric adenoma with kidney preservation. J Pediatr Surg, 2009, 44: 21-23.
12. Porpiglia F, VoIpe A, Billia M, et al. Assessment of risk factors for complications of laparoscopic partial nephrectomy. Eur Urol, 2008, 53: 590-598.
13. Gill IS, Ramani AP, Spailiviero M et al. Improved hemostasis during laparoscopic partial nephrectomy using gelatin matrix thrombin sealant. Urology, 2005, 65: 463.

14. Frank I, Colombo JR Jr, Rubinstein M, et al. Laparoscopic partial nephrectomy for centrally located renal tumors. J Urol, 2006, 175: 849.
15. Richstone L, Montag S, Ost M, et al. Laparoscopic partial nephrectomy for hilar tumors: evaluation of short term oncologic outcome. Urology, 2008, 71: 36.
16. Gill IS, Colombo JR Jr, Frank I et al. Laparoscopic partial nephrectomy for hilar tumors. J Urol, 2005, 174: 850.
17. Chung BI, Lee UJ, Kamoi K, et al. Laparoscopic partial nephrectomy for completely intraparenchymal tumors. J Urol, 2011, 186: 2182-2187.

3-35 巨大肾错构瘤合并下腔静脉瘤栓——后腹腔镜肾根治性切除、开放下腔静脉取栓术

一、临床资料

【病史】

女性患者，66岁，3个月前无意间发现左上腹部肿物，举重物时突然出现腹痛、呕吐，伴全程肉眼血尿，无呕血、黑便等症状。急诊行B超检查提示“左肾错构瘤”；行MRI检查提示腹腔积液，左侧腹腔内巨大肿物性病变，来源于左肾。考虑左肾错构瘤出血。给予止血、输血等治疗，后血尿消失、腹痛减轻。2个月前无诱因再次出现腹痛、呕吐、全程肉眼血尿，行左肾动脉超选择介入栓塞治疗后腹痛、血尿消失。此次复诊入院。

【体格检查】

体温36.8℃，心率75次/分，呼吸17次/分，血压110/80mmHg；心、肺查体未发现明显异常；左上腹可触及一较大肿物，直径约15cm，质硬，无压痛，余无特殊。

【辅助检查】

（1）血常规，生化，凝血化验未发现异常。尿沉渣镜检：红细胞1～3/HPF，白细胞18～22/HPF。

（2）泌尿系B超：左肾巨大错构瘤，大小约16cm × 15cm × 12cm，几乎占据肾全部，左肾仅存留少量正常肾结构。

（3）腹部增强CT（图3-35-1）：左肾巨大错构瘤，左肾静脉至下腔静脉内脂肪密度充盈缺损，考虑为瘤栓。肾盂内少量脂肪密度，考虑肿瘤突破肾盏可能性大。

（4）泌尿系MRI（图3-35-2）：左肾巨大错构瘤，左肾受压，肾盏轻度积水。左肾静脉及下腔静脉内异常信号，血栓可能性大。

【初步诊断】

左肾巨大错构瘤，左肾静脉瘤栓，下腔静脉瘤栓。

二、病例讨论

【鉴别诊断】

（1）左肾错构瘤：患者搬举肿物之后出现左上腹痛，伴肉眼血尿，结合CT、MRI表现，考虑肾错构瘤诊断可能性大。该肿瘤在CT图像上可以表现为“负值”及脂肪样密度，具有较高的诊断价值。同时，该肿瘤在体积较大时，容易破裂、出血，与本例患者之临床表现相符。

（2）左肾静脉瘤栓、下腔静脉瘤栓：结合CT、MRI等影像学表现，考虑该诊断成立。

【治疗方案】

肿瘤曾破裂出血，出血急性期行肾动脉栓塞术；请血管外科、心外科等专科会诊，考虑下腔静脉内瘤栓诊断明确，瘤栓上缘平肝下缘水平，成分以脂肪为主。综合术者手术技巧、会诊意见及患者本人意愿等考虑，决定行后腹腔镜左肾根治性切除、开放下腔静脉切开取栓术。

三、手术及术后恢复情况

术中先取右侧卧位，3个套管针常规行后腹腔镜下左肾切除，先后游离肾下极、背侧、腹侧与周围之间隙，在肾背侧找到肾动静脉后用Hem-o-lok钳夹之后切断，继续游离肾上极，同侧肾上腺予以

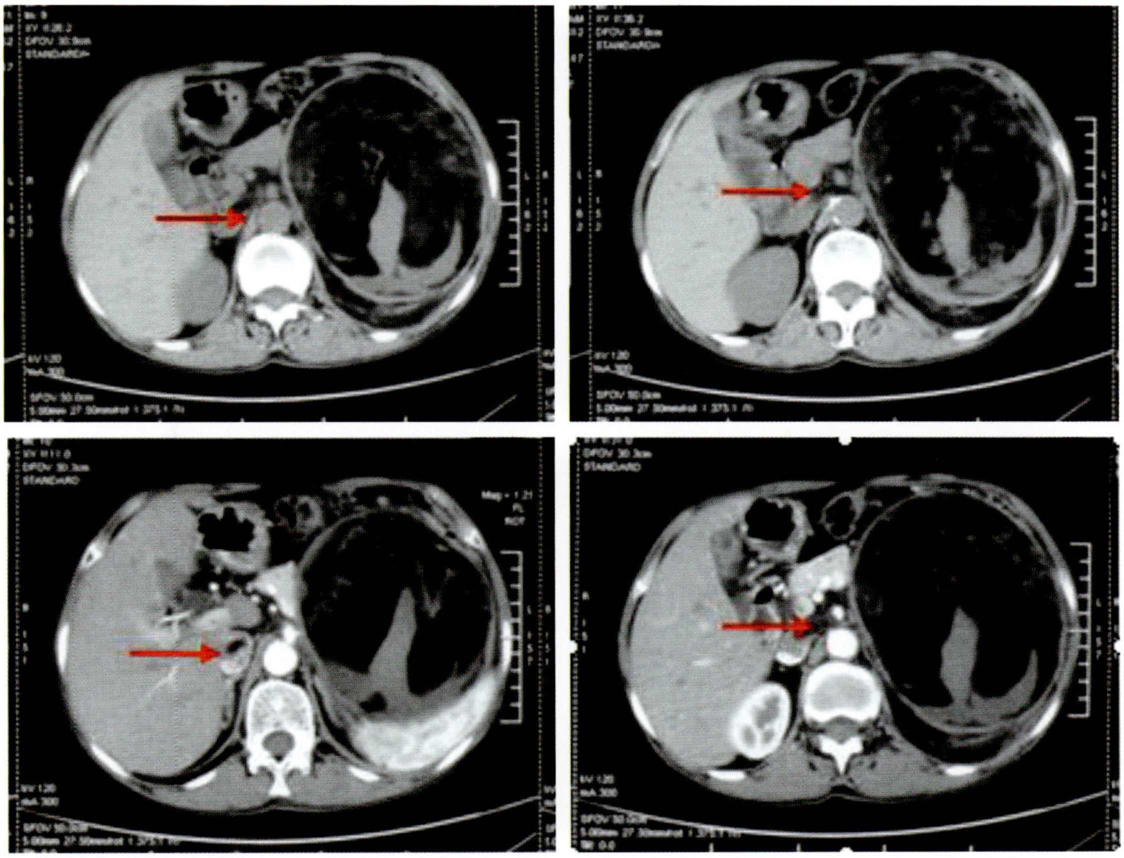

图 3-35-1 泌尿系 CT 示左肾巨大错构瘤，箭头所示为肾静脉及下腔静脉内瘤栓

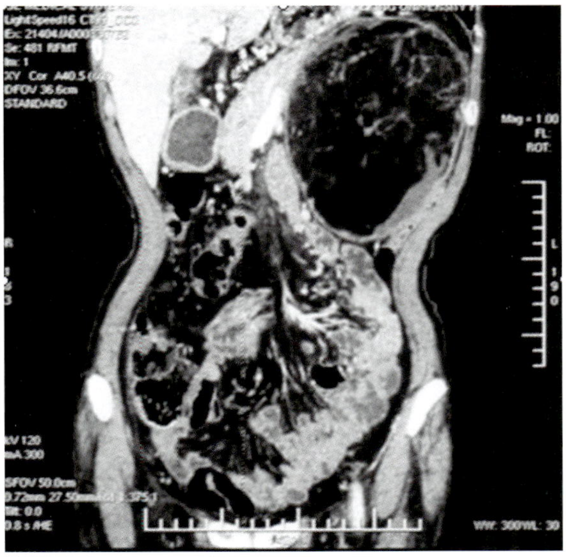

图 3-35-2 泌尿系 MRI 示左肾巨大错构瘤，肾静脉及下腔静脉内可见异常信号

保留。游离左肾满意后退出各套管针，缝合穿刺切口。改平卧位，取左侧肋缘下长约 15cm 斜切口，沿降结肠外侧切开侧腹膜，切断脾结肠韧带，将结肠向中线推开，继续完整游离并取出左肾标本。充分暴露下腔静脉及双侧肾静脉，探查瘤栓位于下腔静脉内达肝下缘水平，用血管阻断带分别阻断右肾静脉及下腔静脉远近端，纵行切开下腔静脉，完整取出瘤栓送病理，确认无瘤栓残留后，血管吻合线连续缝合下腔静脉切口共两遍，松开阻断，检查无渗血，结束手术。手术过程顺利，用时约 4.5 小时，出血 400ml，未输血。

患者恢复满意，术后第 3 天进半流食，第 5 天拔除伤口引流，第 7 天伤口拆线后出院。

四、最后诊断

术后病理回报（图 3-35-3）：左肾血管平滑肌脂肪瘤，大小 20cm × 20cm × 8cm，伴脂肪坏死及多核巨细胞反应。肾萎缩、纤维化、伴肾梗死。瘤栓为肿瘤组织，性质同前。

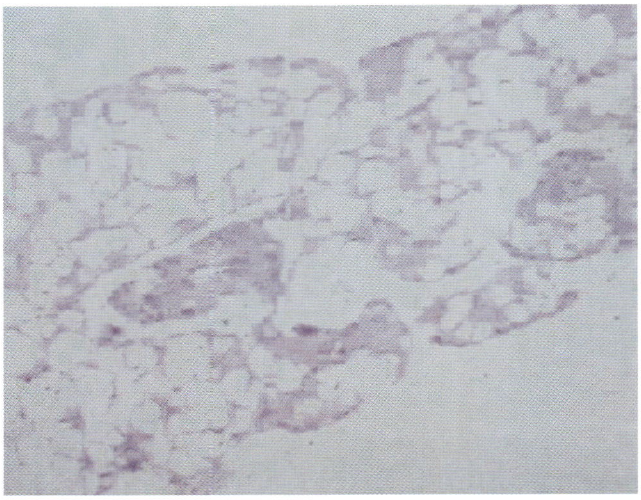

图 3-35-3 病理切片 HE 染色所见

五、专家点评

肾血管平滑肌脂肪瘤，为肾良性肿瘤。伴随诊断技术的进步，近年来发病率有增高趋势。肾错构瘤合并瘤栓，包括肾静脉瘤栓甚至下腔静脉瘤栓的病例罕见。除少脂肪性错构瘤外，一般进展缓慢且局限。早期诊断肾错构瘤多依赖体检 B 超、CT 时的阳性表现，如 B 超探及高回声包块，CT 示肾区脂肪密度（-100 ~ -20Hu）肿物。疾病进展期患者多主诉季肋部触及肿块甚至出现肉眼血尿等。目前学界普遍认为应当在疾病早期行肾部分切除术或选择性动脉栓塞治疗，预防瘤体增大引起出血及腹痛等严重并发症。

本例患者为巨大肾错构瘤合并下腔静脉瘤栓，类似病例罕见。肾肿瘤瘤栓可见于诸多报道，最常见的为肾癌瘤栓，亦有肾盂肿瘤、肾上腺肿瘤、Wilms 瘤、Ewing 肉瘤等合并肾静脉、下腔静脉瘤栓的报道[2-5]。本病例提示体积巨大的肾良性肿瘤亦有形成肾静脉、下腔静脉瘤栓的可能，对估计瘤体较大的患者，术前完善 B 超、CT、MRI 等检查有利于筛查瘤栓可能性，进而选择合适的治疗术式。

类似于肾癌瘤栓的 Mayo 分级，可以依瘤栓侵犯距离，将肾肿瘤瘤栓分为四级（图 3-35-4），术前或术中应依据分级情况选择个体化治疗。影响预后的独立危险因素包括肿瘤大小、淋巴结转移情况和瘤栓侵犯距离等。Martinez-Salamanca 等[1]统计了迄今为止最大规模的肾癌合并下腔静脉瘤栓的病例序列，1215 位肾癌患者接受了根治性肾切除及瘤栓取出术，其中 585 名患者下腔静脉可及瘤栓。获得随访的 1122 位患者中位随访时间 24.7 个月，中位生存期为 33.8 个月，依瘤栓侵犯距离分组，5 年生存率分别为 43.2%（仅肾静脉受累 Mayo I 级），37%（膈下下腔静脉受累 Mayo Ⅱ ~ Ⅲ级），22%（膈上下腔静脉受累 Mayo Ⅳ级）。

就术式的选择而言，经典术式仍为开放性肾切除、体外循环下下腔静脉取栓术[6]。巨大肾错构瘤伴下腔静脉瘤栓行开放肾根治性切除，下腔静脉切开取栓术可见于多量报道[7-10]。

自 20 纪 90 年代始，伴随着外科手术微创观念的普及和腔镜手术技术的革新与进步，腹腔镜手术得以迅速普及，并且备受推崇。越来越多的文献表明，传统的开放性肾根治性切除和肾部分切除可以并且已经很大程度上被腔镜肾根治性切除和腔镜肾部分切除所取代。然而对于腔镜手术在肾肿瘤合并肾静脉、下腔静脉瘤栓病例中的应用，临床研究的数量有限。

Hoang 等[11]报道了 6 例肾癌行腔镜肾根治性切除、开放下腔静脉切开取栓术病例。瘤栓 Mayo 分级均为Ⅱ ~ Ⅲ级，在平均随访时间 16 个月内，其中 5 例患者未见肿瘤复发，提示预后尚佳。作者认为实践证明该术式在技术上安全可行，但术前需要详尽评估患者一般状况，严格掌握手术适应证。手术的相对禁忌证包括瘤体过大（直径大于 8cm），BMI 超标（大于 30），ECOG 体力评分过低（小于 2）等。需要选择合适的时机转行开放，更加安全地游离肾，获得合适的操作视野和空间。在血管外科、心外科等多学科支持下，术中可以选择应用 B 超勘察定位，在直视下切除瘤栓，从而确保手术安全。

Varkarakis 等[12]报告了 4 例肾肿瘤行腔镜肾根治性切除、开放下腔静脉取栓术病例。应用腔镜手术游离肾周间隙，钳夹切断肾动脉后，取第 11 肋间长 8 ~ 12cm 切口阻断后直视下切开下腔静脉取栓，将肾肿瘤及瘤栓标本一同取出，再行连续缝合修补下腔静脉。肿瘤直径平均为 9 cm（6 ~ 13cm），侵入下腔静脉长约 2cm。术中平均失血 517ml（250 ~ 900ml），手术平均用时 248 分钟（225 ~ 274 分钟），术后平均住院时间 6.2 天（4 ~ 11 天），围术期未出现明确并发症。提示腔镜辅助下肾根治性切除、开放下腔静脉取栓术操作困难但技术可行，能显著减少手术创伤，有利于改善预后。

本例在综合考虑术者手术技巧、心外科、血管外科会诊意见及患者本人意愿后，决定行后腹腔镜

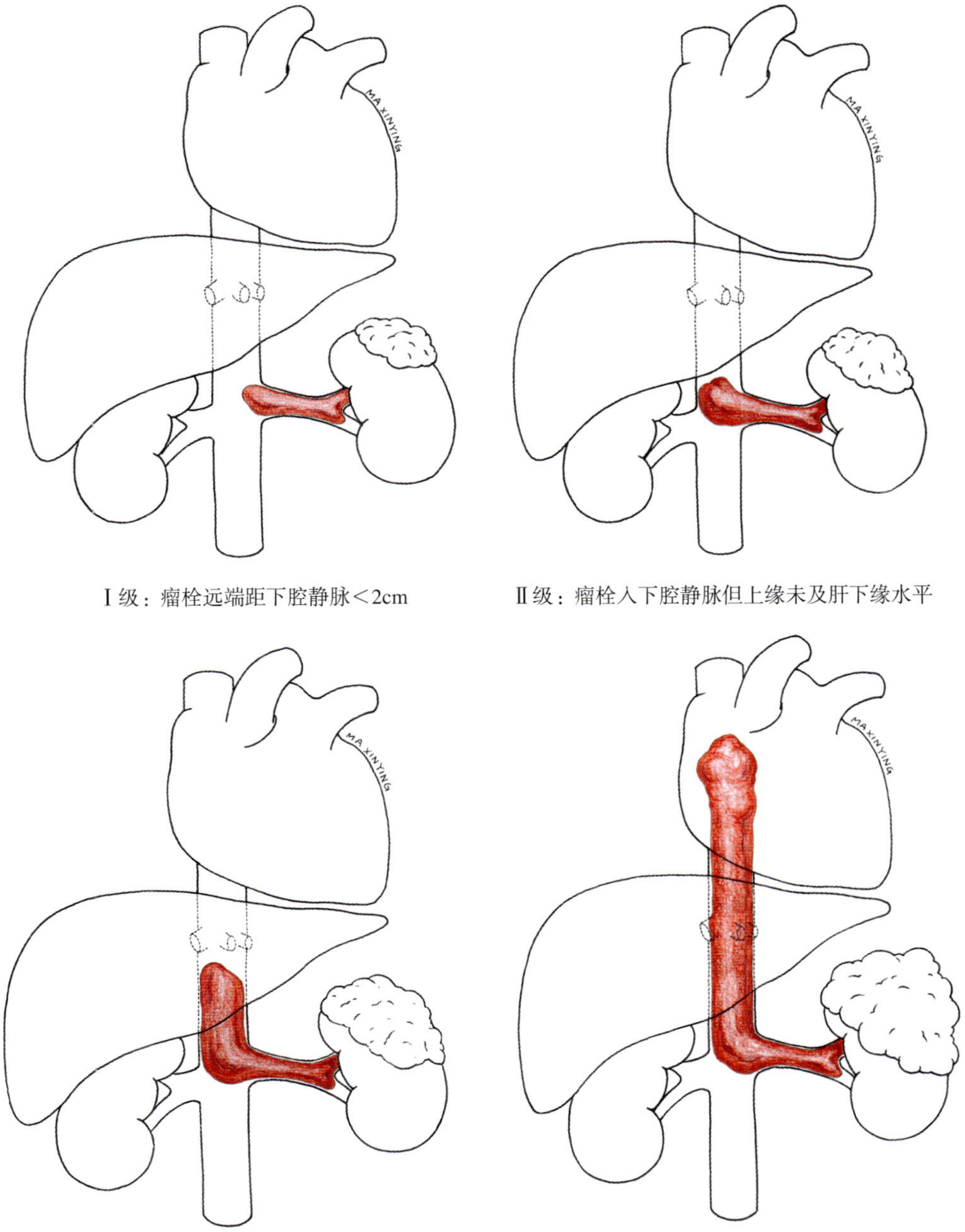

Ⅰ级：瘤栓远端距下腔静脉＜2cm

Ⅱ级：瘤栓入下腔静脉但上缘未及肝下缘水平

Ⅲ级：瘤栓上缘超出肝下缘

Ⅳ级瘤栓通过纵隔入右心房

图 3-35-4　肾癌瘤栓的 Mayo 分级

左肾根治性切除、开放下腔静脉切开取栓术。手术过程顺利，切除左肾瘤体直径约 20cm，下腔静脉内瘤栓长约 2.5cm，手术用时约 4.5 小时，术中出血 400ml，未输血。术后住院时间 7 天。患者恢复良好，围术期未发生严重并发症。术者的体会是：即使对于体积巨大的肾错构瘤，在腔镜手术操作的过程中，利用腔镜的放大效应，能够使巨大肾错构瘤的局部结构显示的更清晰、更准确，便于明确病灶边缘及血管的位置与分布，使手术操作更加精确细致，减少不必要的损伤，术中大出血、脏器损伤等并发症的发生率将远低于开放性手术。对于患者而言，不仅仅是缩短了伤口的长度，更能从精细化操作和个体治疗等方面获得更佳的收益和预后。

展望未来，伴随腔镜手术技术和手术器械的不断进步，更加微创、更加新颖的术式正成为可能。Romero 等 [13] 报告了第一例完全腔镜操作下腔静脉内取栓术。Martin 等 [14] 报告了 14 例 T3b 肾肿瘤患者行单纯腔镜肾根治性切除及下腔静脉取栓术病例。

其在患者脐水平增加一个操作通道，利用腹腔镜操作将下腔静脉内瘤栓推回肾静脉内，再行肾根治性切除，这样无需再开放行下腔静脉切开取栓术。其报道的 14 例患者中仅 1 例术后第 5 天出现肺栓塞，予抗凝治疗后好转。提示该术式安全可行，为患者的个体化治疗提供了可能的选择。Abaza 等 [15] 报告了 5 例机器人辅助肾肿瘤根治性切除、下腔静脉切开取栓术病例。应用机器人辅助腔镜技术完成了从阻断、切开下腔静脉到瘤栓取出的全部过程。术中平均失血仅 170ml（50～400ml），手术平均用时 327 分钟（240～411 分钟），术后平均住院时间仅 1.2 天，围术期未出现明确并发症。这无疑展示了机器人辅助腔镜技术的巨大优势，其能够简化相关复杂操作，为实现单纯腔镜下腔静脉切开取栓术提供便利和可能。

本文报告了一例巨大肾错构瘤合并下腔静脉瘤栓病例，类似病例罕见，提示体积巨大的肾良性肿瘤亦有形成肾静脉、下腔静脉瘤栓的可能，术前需完善检查并合理选择治疗方法。腹腔镜根治性左肾切除、开放下腔静脉切开取栓术是可选术式。腹腔镜手术能从精细化操作和个体治疗等方面为患者带来更佳的收益和预后。未来随着腔镜技术，尤其是机器人辅助腔镜技术的进一步发展，对有瘤栓侵犯的以 T3b 为主的肾肿瘤，行腔镜手术治疗是泌尿外科手术发展趋势。手术途径可以经腹膜后，经腹腔或者联合经腹膜后及经腹腔途径（视频 3-35-1）。视频为联合经腹膜后和经腹腔途径进行的一例肾癌下腔静脉瘤栓的患者。但目前完全腔镜取栓的文献报道仍有限，多为个案或少量病例序列报道，尚缺乏大宗的研究比照，需要进一步的临床实践。

V3-35-1

视频 3-35-1

参考文献

1. Martinez-Salamanca JI, Huang WC, Millan I, et al. Prognostic Impact of the 2009 UICC/AJCC TNM Staging System for Renal Cell Carcinoma with Venous Extension. Eur Urol, 2011, 59(1): 120-127.
2. Kawashima A, Takao T, Takaha N, et al. Renal pelvic cancer with tumor thrombus in the vena cava inferior: a case report. Hinyokika Kiyo, 2004, 50: 869-872.
3. Ortiz Gorraiz M, Tallada Bunuel M, Vicente Prados FJ, et al. Left adrenal carcinoma with caval thrombosis. Arch Esp Urol, 2003, 56: 485-489.
4. Baba K, Yamaguchi O, Nomiya M, et al. A case of adult Wilms' tumor with vena caval involvement. Hinyokika Kiyo, 1995, 41: 369-372.
5. Karnes RJ, Gettman MT, Anderson PM, et al. Primitive neuroectodermal tumor (extraskeletal Ewing's sarcoma) of the kidney with vena caval tumor thrombus. J Urol, 2000, 164: 772.
6. Montie JE, Jackson CL, Cosgrove DM, et al. Resection of large inferior vena caval thrombi from renal cell carcinoma with the use of circulatory arrest. J Urol, 1988, 139: 25-28.
7. Game X, Soulie M, Moussouni S, et al. Renal angiomyolipoma associated with rapid enlargement [correction of enlargment] and inferior vena caval tumor thrombus. J Urol, 2003, 170: 918-919.
8. Durand X, Renard-Penna R, Comperat E, et al. Renal angiomyolipoma associated with inferior vena cava thrombus. Case Report Med, 2009, 2009: 789078.
9. Islam AH, Ehara T, Kato H, et al. Angiomyolipoma of kidney involving the inferior vena cava. Int J Urol, 2004, 11: 897-902.
10. Akcali Y, Karahan OI, Kahriman G, et al. Angiomyolipoma with cavoatrial extension. Eur Urol, 2006, 50: 605-606.
11. Hoang AN, Vaporcyian AA, Matin SF. Laparoscopy-assisted radical nephrectomy with inferior vena caval thrombectomy for level Ⅱ to Ⅲ tumor thrombus: a single-institution experience and review of the literature. J Endourol, 2010, 24: 1005-1012.
12. Varkarakis IM, Bhayani SB, Allaf ME, et al. Laparoscopic-assisted nephrectomy with inferior vena cava tumor thrombectomy: preliminary results. Urology, 2004, 64: 925-929.
13. Romero FR, Muntener M, Bagga HS, et al. Pure laparoscopic radical nephrectomy with level Ⅱ vena caval thrombectomy. Urology, 2006, 68: 1112-1114.
14. Martin GL, Castle EP, Martin AD, et al. Outcomes of laparoscopic radical nephrectomy in the setting of vena caval and renal vein thrombus: seven-year experience. J Endourol, 2008, 22: 1681-1685.
15. Abaza R. Initial Series of Robotic Radical Nephrectomy with Vena Caval Tumor Thrombectomy. Eur Urol, 2011, 59(4): 652-656.

3-36 肾平滑肌瘤

一、临床资料

【病史】

男性患者，25 岁，主因“1 周前无明显诱因突发左侧中腹部剧痛，绞榨样，无明显放射，仅伴恶心，无腰痛、肉眼血尿”就诊。外院 CT 示左肾肿瘤性质待查。并予止痛处理后未再发作，后转入我院行进一步诊治。患者 11 年前因颅咽管瘤行手术切除 + 脑室腹腔分流术，6 年前再次行脑室腹腔分流术。

【体格检查】

一般情况良好，生命体征平稳，双肾区无隆起，无压痛及叩击痛，腹软，左侧中腹可触及一 10cm × 8cm 肿块，质地硬，不活动，表面光滑，无触压痛，双侧输尿管走行区无压痛，耻骨上叩诊鼓音，未触及充盈膀胱，正常男性外阴。

【辅助检查】

（1）血常规、尿常规、肝肾功能检查及胸片大致正常。

（2）泌尿系 B 超：左肾下极见一个低回声占位性病变，大小约 12.5cm × 10.8cm，边界清，回声均匀，周围见少许彩色血流信号。

（3）泌尿系增强 CT（图 3-36-1）示左肾中下极可见一圆形等密度灶，边界清晰，内部密度均匀，大小约 13cm × 10cm，肾实质受压消失，增强扫描轻度均匀强化，皮质、髓质期强化程度均明显低于肾实质。

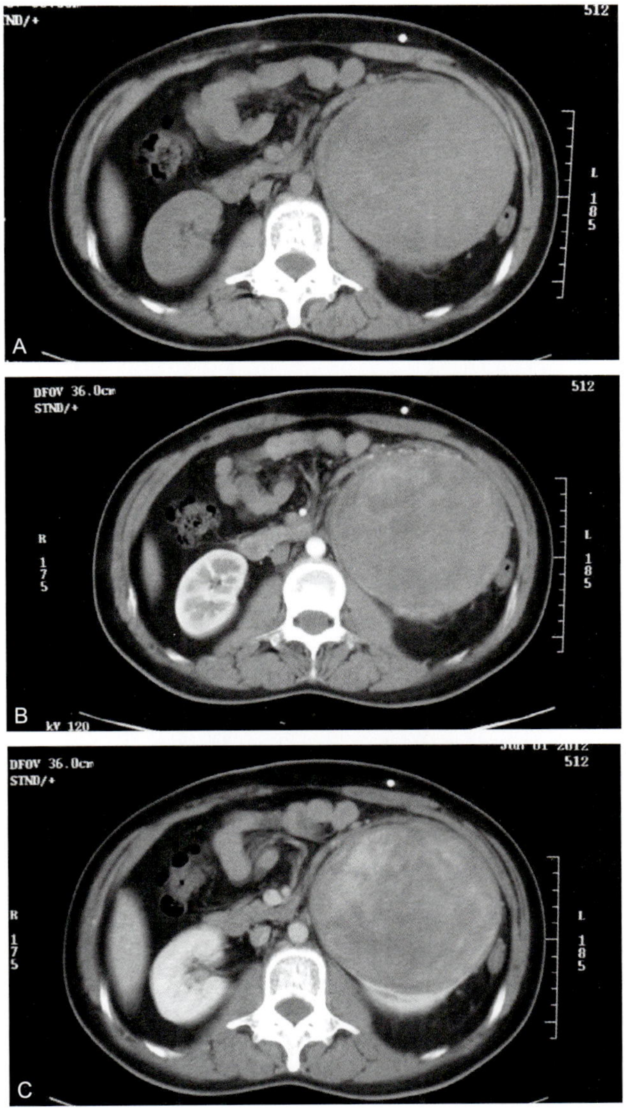

图 3-36-1 增强 CT

左肾中下极可见一圆形等密度灶，边界清晰，内部密度均匀，增强扫描轻度均匀强化，皮质、髓质期强化程度均明显低于肾实质。A. 平扫像；B. 皮质期；C. 实质期

【初步诊断】

左肾肿瘤。

二、病例分析

【鉴别诊断】

左肾肿瘤：患者青年男性，隐匿起病，急性发作左侧中腹部剧痛 1 次，经止痛处理后缓解。查体：左侧中腹可触及 1 个 10cm × 8cm 肿块，质地硬不活动，表面光滑，无触压痛，余阴性。实验室检查基本正常。腹部增强 CT 示故患者左肾实性肿瘤诊断明确。

鉴别诊断：①成人肾母细胞瘤：平均发病年龄为 31 岁，临床表现相似，患者病史隐匿，发现时肿瘤已生长较大，故不能除外；尽管本病 CT 表现亦为低增强，但成人肾母细胞瘤平扫下多为不均匀低密度肿块，内可见不规则更低密度坏死区，亦可出现高密度出血灶，可伴有条片状钙化，与该患者肿瘤呈均匀密度并不相符。②肾细胞癌，乳头状细胞癌：乳头状肾癌生长缓慢，病史隐匿，CT 增强时强化程度较肾实质低，当瘤体较小时，肿瘤多呈均匀强化，但随着肿瘤生长，其内部出现坏死、液化而呈现不均匀密度，该患者瘤体较大，但内部质地仍较均一，表现不完全符合。③肾嗜酸细胞瘤：临床症状相似，病程缓慢，CT 亦表现为膨胀性生长，血供低，内部坏死少见，强化程度低于肾实质，但其肿瘤内部多可见星状瘢痕为其特征，亦与该患者不完全一致。④肾错构瘤：实性肿瘤，多数含有脂肪成分，故部分区域 CT 值为负值，本例患者基本除外。

【治疗方案】

患者左肾肿瘤病灶明确，影像学表现不典型，术前考虑成人肾母细胞瘤可能性大，本病恶性度高，预后较儿童型差，且患者年轻，一般状况良好，手术耐受力好，且术后可得到病理学诊断以指导进一步治疗，故手术指征明确。尽管术前考虑到可能为良性肿瘤，且术后证实为肾平滑肌瘤，预后良好，亦有文献报道行肾部分切除即可达到完全治疗，但术前因肿瘤体积较大，患肾受压萎缩；患者病史隐匿，肿瘤自然病程未知，目前虽无明显恶性的生物学行为，但仍高度怀疑为恶性，故选择右肾根治性切除术，以保证疗效。

三、手术及术后恢复情况

患者于全麻下采用经第 11 肋间切口行根治性左肾切除术，见左肾巨大实性肿瘤，约 12cm × 10cm × 10cm，质地韧，表面见曲张肿瘤血管（图 3-36-2）。术后患者恢复良好，术后 7 天出院。

四、最后诊断

病理镜下表现（图 3-36-3）：肿瘤由梭形平滑肌细胞组成，呈漩涡状排列，局部细胞增生活跃，未见明显核分裂象，无神经血管及周围组织侵犯。免疫组化：SMA（+++），DES（+++），VIM（+++），HMB-45（–），WT1（–），S-100（–）。综合考虑诊断为肾平滑肌瘤。

五、专家点评

肾平滑肌瘤起源于肾平滑肌细胞，临床上较为少见，且仅通过临床症状与影像学资料难以与肾其他常见肿瘤鉴别。该肿瘤是种较少见的肾良性肿瘤，尸检发现率为 4.2% ~ 5.2%[1]。Andreoiu 等[2]报道了 1030 例行肾部分切除术患者中，肾平滑肌瘤约占良性肿瘤的 1.5%，占所有肿瘤比例的 0.3%。其起源于肾内不同部位的平滑肌细胞[1]，包括肾盂、肾盏周围组织（约占 53%）、肾包膜（占 37%）以及肾内血管（10%）。

肾平滑肌瘤的发病机制尚不清楚。Carpenter 等[3]发现在平滑肌瘤中染色体 12q13-15 区域的断点突变率明显增高。而 Tsujimura 等[4]认为结节性硬化症可能与肾平滑肌瘤存在关联。Krishnan 与 Janis[5,6]则分别报道了免疫抑制患者感染 EB 病毒，可诱发肾

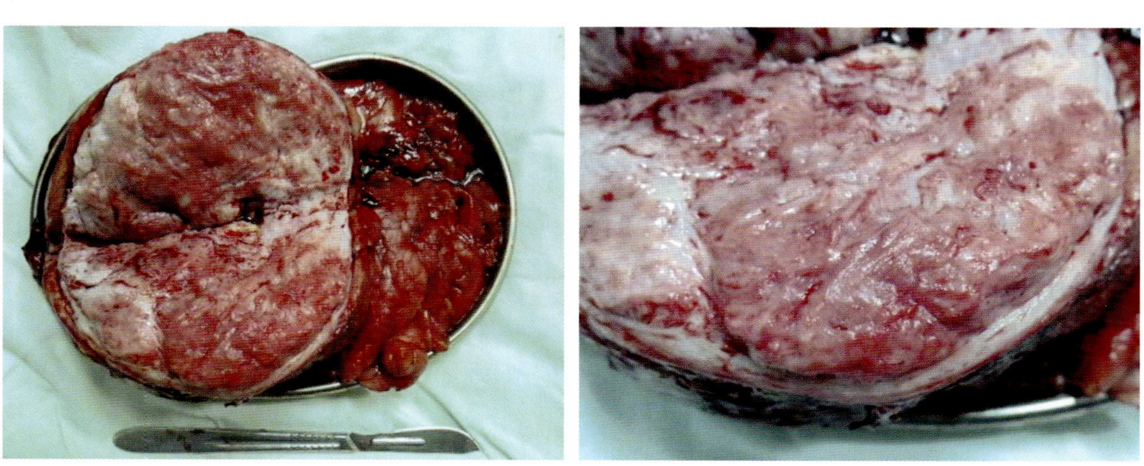

图 3-36-2 肾切除标本，于肾中下极见一巨大肿瘤，大小约 12cm × 10cm × 10cm，有包膜，界尚清，切面灰白，质韧有弹性，紧邻于肾被膜

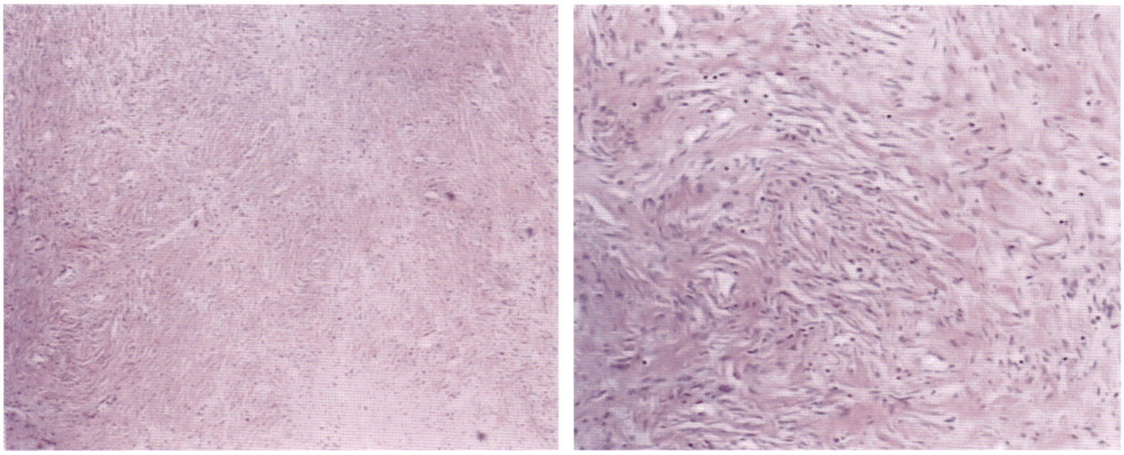

图 3-36-3 病理镜下表现

平滑肌瘤。

本病女性高发，男女发病比例为 1：2，多发年龄为 20～50 岁，中位发病年龄为 42 岁[1]。肾平滑肌瘤多为偶然发现，无明显临床症状；出现相关症状者，腹部包块占 57%，腹痛或腰痛占 53%，镜下血尿约占 20%[1]。Steiner 等[1]基于临床表现将肾平滑肌瘤分为两类：①肿瘤体积小、无症状、可表现为多发、多为尸检或行根治性肾切除术后偶然发现，此类肿瘤直径多小于 5mm，常规手段无法探及[7]；②肿瘤体积大，报道平均直径可达 12.3cm[1]、多为单发病灶、出现腹腰痛、腹部包块等症状。Wagner 等[7]于此基础上补充提出第三类肿瘤，介于二者之间，即肿瘤体积较大，可由影像学手段发现，但仍无临床症状。

术前单纯通过影像学手段无法诊断肾平滑肌瘤。B 超下肾平滑肌瘤呈低回声实性肿物，与 RCC 及其他肾肿瘤无明显差异。肾平滑肌瘤 CT 扫描多呈界限清晰，膨胀性生长，肿瘤体积较大时，因出血、囊性变或黏液样变，内部可有密度不均，钙化极其罕见[8]，增强后呈均质强化，强化程度低于肾实质。Derchi 等[9]总结了其 CT 表现的部分特点如下：①几乎所有肾平滑肌瘤平扫时密度与肌肉接近，高于肾实质；增强后强化程度低于其周围肾实质。②位置与界限，肾平滑肌瘤多位于肾外周，外被包膜，界限清晰，挤压肾实质及周围脏器，无浸润性生长。但上述表现均为非特异性，不能完全除外肾恶性肿瘤。

肾肿瘤多数均可表现为腰腹痛、腰部或腹部包块、肉眼或镜下血尿。术前肾平滑肌瘤与无典型影像学表现的其他肾肿瘤无法明确鉴别，病理诊断是肾平滑肌瘤诊断的金标准。其大体标本界限清晰，外被包膜，肿瘤剖面呈灰白或粉红色，质韧富有弹性[10]。光镜下由丰富的梭形平滑肌细胞组成，多呈错综或漩涡状排列，几乎无核分裂象及核多态性，且无瘤周侵犯。免疫组化多表现为 VIM 阳性，SMA 阳性，肌细胞肌动蛋白（muscle actin）部分阳性，S-100 蛋白阴性，CK 阴性。肾平滑肌瘤组织内不含上皮与胚性成分，可除外成人肾母细胞瘤；SMA 阳性可除外纤维瘤；尽管中胚层肾瘤亦含有梭形细胞成分，但其无明显包膜，呈浸润性生长，侵犯肾小球小管，与平滑肌瘤的良性生物学行为截然不同；低度恶性的平滑肌肉瘤有时与富含细胞的平滑肌瘤无截然界限，多认为有丝分裂相 >5/HPF 有诊断意义。

肾平滑肌瘤是一种少见的肾良性肿瘤，术前通过临床症状与影像学资料难以与肾其他常见肿瘤鉴别。文中病例临床症状与影像学表现较为符合肾平滑肌瘤，但术后病理及免疫组化仍是诊断的金标准。

参考文献

1. Steiner MS, Quinlan D, Goldman SM, et al. Leiomyoma of the kidney: presentation of 4 new cases and the role of computerized tomography. J Urol, 1990, 143: 994-998.
2. Andreoiu M, Drachenberg D, MacMahon R, et al. Giant renal leiomyoma: a case report and brief review of the literature. Can Urol Assoc J, 2009, 3: 58-60.
3. Carpenter PM, Mascarello JT, Krous HF, et al. Congenital mesoblastic nephroma: cytogenetic comparison to leiomyoma. Pediatr Pathol, 1993, 13: 435-441.
4. Tsujimura A, Miki T, Sugao H, et al. Renal leiomyoma associated

with tuberous sclerosis. Urol Int, 1996, 57: 192-193.
5. Krishnan R, Freeman JA, Creager AJ. Epstein-Barr virus inducued renal leiomyoma. J Urol, 1999, 161: 212.
6. Janis M, Dionne MD, James E, et al. Renal Leiomyoma AssociatedWith Epstein-Barr Virus in a Pediatric Transplant Patient. American Journal of Kidney Diseases, 2005, 46: 351-355.
7. Wagner BJ, Wong-You-Cheong JJ, Davis CJ, et al. Adult Renal Hamartomas Radiographics, 1997, 17: 155-169.
8. Dasgupta P, Sandison A, Parks C. et al. Case report: Renal leiomyoma with unusual calcification. Clinical Radiology, 1998, 53: 857-858.
9. Derchi LE, Grenier N, Heinz G, et al. Imaging of renal leiomyomas. Acta Radiol, 2008, 49: 833-838.
10. Alvarez MM, Martinez PL, Dominguez FP, et al. Leiomyoma of the renal capsule: a case presentation and reviews of the literature. Actas Urol Esp, 2010, 4:116-118.

3-37　单纯性肾囊肿（Bosniak Ⅰ）

一、临床资料

【病史】

女性患者，49岁，主因“体检发现右肾囊肿5年余”入院。患者5年前体检B超发现右肾囊肿，否认腰痛、血尿，尿频、尿急、尿痛等不适。就诊于我院门诊行泌尿系增强CT示：右肾多发囊性水样密度灶，较大者位于右肾下极，直径约5.8cm，考虑右肾囊肿（Bosniak Ⅰ），患者为求进一步诊治入院。

【体格检查】

心、肺、腹部查体无特殊，专科查体：未见异常。

【辅助检查】

（1）泌尿系B超：右肾中下极外侧缘肾实质部位可见一椭圆形液性区，长5.6cm，直径5.0cm，壁薄，后方回声增强，向肾外凸出。提示：右肾囊肿。

（2）泌尿系增强CT（图3-37-1）：右肾多发囊性水样密度灶，较大者位于右肾下极，直径约5.8cm，界清，CT值约20Hu，增强扫描未见强化。印象：右肾囊肿（Bosniak Ⅰ）。

【初步诊断】

右肾囊肿。

二、病例讨论

【鉴别诊断】

患者体检发现右侧肾囊性病变，无特殊不适症状，行泌尿系增强CT提示右肾囊肿，Bosniak Ⅰ型，结合病史及辅助检查结果，考虑肾囊肿诊断可能性较大。此外需要与肾肿瘤、肾盏憩室等疾病进行鉴别。

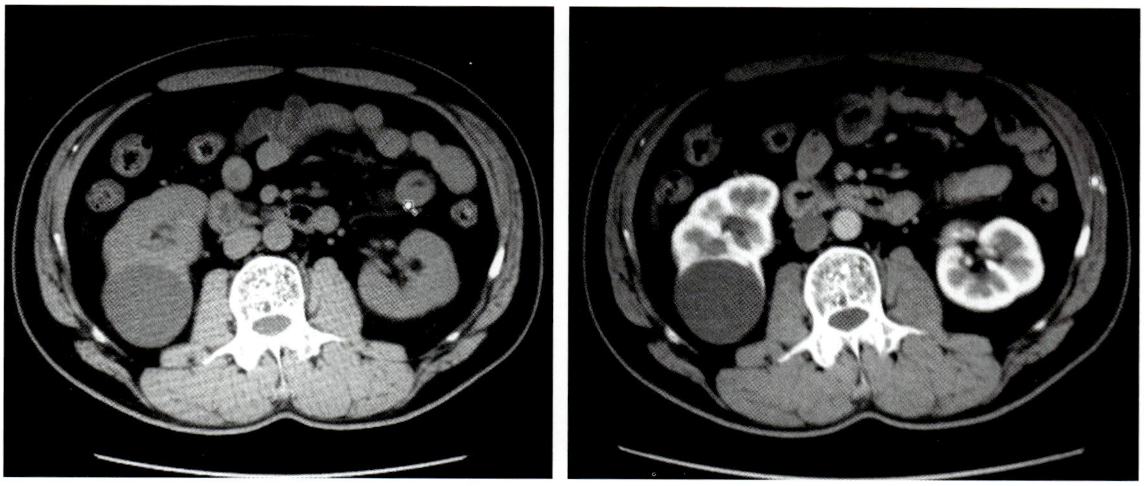

图3-37-1　泌尿系增强CT

肾肿瘤可表现为囊实性肿物，但 CT 增强之后多有不同程度的强化；肾盏憩室在增强扫描排泄期可见到造影剂渗入，本例患者均不符合，故可暂予排除。

【治疗方案】

患者治疗态度积极，且右肾下极囊肿近期增大，术者具有丰富的腹腔镜手术经验，决定行腹腔镜右肾囊肿去顶术。

三、手术及术后恢复情况

麻醉满意后，患者左侧卧位，常规消毒，铺无菌单，常规 IUPU 法分别置入 1 个 10mm 及 2 个 5mm 套管，建立腹膜后腔，置入 30° 腹腔镜，分别引入分离钳及超声刀，锐性分离扩大腹膜后间隙，切开肾周筋膜及脂肪囊，游离肾中下极背侧及外侧，可见右肾中下极背侧囊肿突出肾表面，壁薄（图 3-37-2），距囊肿边缘 1cm 剪开，囊液清亮，吸净囊液，剪除囊肿壁取出，电凝切缘，冲洗创面，止血、髂嵴上缘穿刺点留置引流管，观察各套管针穿刺点无出血，缝合切口，术毕。

术中顺利，无明显出血，术毕安返病房，切除囊肿壁送病理。患者术后恢复情况好，无并发症发生，术后 6 小时饮水，进流食。术后第 1 天拔除引流管、尿管出院。术后 2 个月随访，患者无不适。

四、最终诊断

病理诊断：（右）送检囊壁组织，符合肾单纯性囊肿，囊壁可见慢性炎细胞浸润（图 3-37-3）。

五、专家点评

单纯性肾囊肿在肾囊性疾病中最常见，它是发生于肾内或肾表面的散发囊肿，多为椭圆形或者是圆形，边界清楚，表面有扁平立方上皮覆盖，内含漏出液样或者淡黄色囊液。单纯性肾囊肿多为单侧单发，少有单侧多发，双侧发生则少见[1]。

单纯性肾囊肿常无自觉症状，多因其他泌尿系、骨盆和腹部疾病而行超声、CT 或造影检查而发现。但是囊肿可以引起腹痛和腹部包块，当破入集合系统时有血尿，因为肾缺血导致高血压[2]。囊肿也可以引起肾盂和肾盏梗阻，体积可以增大或者不增。

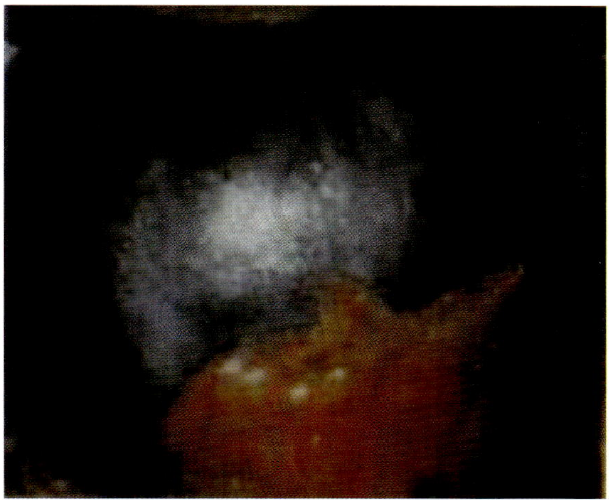

图 3-37-2 术中所见

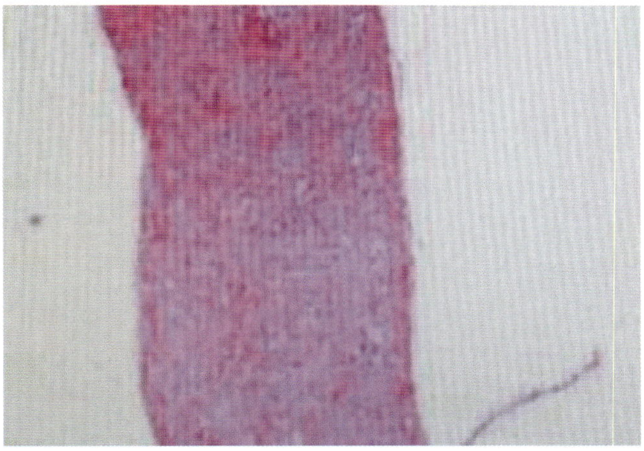

图 3-29-3 病理所见

单纯性肾囊肿的大小不一，从小于 1cm 到大于 10cm，大部分直径小于 2cm。囊壁纤维化，厚度不一，没有肾组织。

单纯性肾囊肿的诊断：

（1）超声：①囊内无回声；②囊壁菲薄，光滑整齐，边界清晰；③透声性好，囊后回声增强；④圆形或者是椭圆形[3]。当一些条件不能满足时（有分隔，边缘不规则，钙化，可疑组织等），应该进一步行 CT 检查。

（2）CT 诊断单纯性肾囊肿的标准与超声类似：①边界清晰，囊壁菲薄光滑；②圆形或者是椭圆形；③密度均一；当 CT 和超声检查发现有疑问时，如有厚的囊壁，钙化，囊腔内有分隔，囊液高密度或密度不均，或囊液内有回声，此时应该慎重对待。需考虑囊内出血、感染、钙化或者伴有肿瘤[4-5]。

为了判断何种囊肿适宜进行手术和非手治疗，

Bosniak 于 1986 年提出了分类方法，并于 1997 年进一步完善，在 2003 年被进一步改进[6]。

Ⅰ型囊肿是典型的良性囊肿；Ⅱ型囊肿是良性囊肿但是有轻度复杂表现为分隔、小的钙化、感染或高密度，也不需要手术。$Ⅱ_F$型由 Israel 和 Bosniak 于 2003 年提出来描述复杂囊肿，不能归到Ⅱ型和Ⅲ型，可能有更多的钙化灶，钙化灶增厚或者形成结节，尽管分隔可能会增厚，但是钙化分隔没有增加，$Ⅱ_F$型不需要手术探查。Ⅲ型囊肿更加复杂，放射学检查有恶性表现，患者可能有更加广泛的钙化，有分隔，囊壁增厚或者不规则，需要根据情况行手术探查。在一些患者中，需要打开 Gerota 筋膜来检查病变和行部分肾切除。

本例患者 CT 报告：肾囊肿 Bosniak Ⅰ型，对于无症状，囊肿对肾实质无压迫的患者可以规律复查，无需手术。但本例患者近期囊肿增大，且患者治疗态度积极，故行腹腔镜肾囊肿去顶术，该术式与开放性肾囊肿去顶术相比，对患者创伤小，术后患者恢复快，是目前手术治疗单纯性肾囊肿（Bosniak Ⅰ型）的首选方法。

参考文献

1. Tada S, Yamagishi J, Kobayashi H, et al. The incidence of simple renal cyst by computed tomography.Clin Radiol, 1983, 34(4): 437-439.
2. Chin HJ, Ro H, Lee HJ, et al.The clinical significances of simple renal cyst: Is it related to hypertension or renal dysfunction? Kidney Int, 2006, 70(8): 1468–1473.
3. Ravine D, Gibson RN, Donlan J, et al.An ultrasound renal cyst prevalence survey: specificity data for inherited renal cystic diseases. Am J Kidney Dis, 1993, 22(6): 803-807.
4. Touloupidis S, Fatles G, Rombis V, et al. Percutaneous drainage of simple cysts of the kidney: A new method.Urol Int, 2004, 73(2): 169-172.
5. Sallée M, Rafat C, Zahar J R, et al. Cyst infections in patients with autosomal dominant polycystic kidney disease. Clin J Am Soc Nephrol, 2009, 4(7): 1183-1189.
6. Hora M, Hes O, Michal M, et al. Extensively cystic renal neoplasms in adults (Bosniak classification Ⅱ or Ⅲ)--possible "common" histological diagnoses: multilocular cystic renal cell carcinoma, cystic nephroma, and mixed epithelial and stromal tumor of the kidney.Int Urol Nephrol, 2005, 37(4): 743-750.

3–38 肾囊肿（Bosniak Ⅲ）

一、临床资料

【病史】

男性患者，50 岁，主因“右肾切除术后 5 年余，发现左肾囊肿半年”入院。患者 5 年前因右肾囊肿行“右肾切除术”，术后病理回报：肾透明细胞癌，术后定期复查，半年前复查行泌尿系增强 CT：右肾癌术后改变，左肾下极囊肿（Bosniak Ⅲ），左肾多发囊肿（Bosniak Ⅰ），前列腺增生，现患者为求进一步诊治入院。

【体格检查】

心、肺、腹部查体无特殊，专科查体：右侧季肋部可见一手术伤口，余未见异常。

【辅助检查】

（1）泌尿系 B 超：左肾下极偏外侧缘探及一个直径 3.7cm 囊实性肿物，压迫肾窦，向肾外凸出，似有包膜，内部回声不均匀。印象：左肾下极囊实性肿物。

（2）泌尿系增强 CT（图 3-38-1）：左肾下极见类椭圆形低密度灶，直径约 4.0cm，囊壁厚度约 0.5cm，增强扫描可见囊壁明显强化。印象：左肾下极囊肿（Bosniak Ⅲ）。

【初步诊断】

左肾囊肿（Bosniak Ⅲ），右肾癌术后。

二、病例讨论

患者治疗态度积极，且患者既往右肾透明细胞癌，左肾下极囊肿（Bosniak Ⅲ），不除外左肾透明细胞癌可能，故决定行左肾部分切除术。

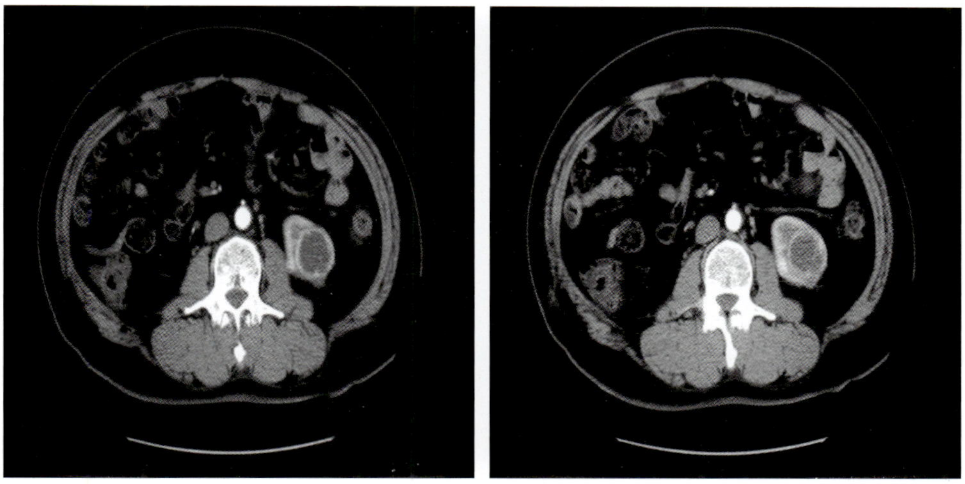

图 3-38-1 泌尿系增强 CT

三、手术及术后恢复情况

麻醉满意后，患者取右侧卧位，常规消毒铺无菌巾。取左侧第 11 肋间切口，逐层切开皮肤、皮下、肌肉各层达腹膜后腔，分离腹膜外脂肪，显露 Gerota 筋膜，在背侧切开 Gerota 筋膜，于脂肪囊内完整游离肾。可探及肿瘤位于肾下极背外侧，共两处病灶，较大者约 3cm，较小者约 1cm，突出肾表面，与周围轻度粘连。在肾背侧找到肾动脉，牵引标记，快速静点甘露醇 100ml，以 Bulldog 钳阻断肾动脉，置入冰屑降低肾温度。在肿瘤周围距离约 1cm 的范围开始，以手术剪做锐性分离，将肿瘤连同周围部分正常肾组织完整切除，基底完整，深达肾窦脂肪。移除手术标本，可见肾表面约 3cm × 4cm 左右缺损。以 3-0 可吸收线间断 8 字缝合创面基底数针，复以缝肝针间断贯穿缝合肾创面数针，使创面闭合，缝合满意后，松开血管阻断，检查肾创面无明显渗血。血管阻断约 18 分钟，冲洗伤口，完善止血，创面表面覆盖止血海绵。间断缝合肾周脂肪。留置伤口引流一根，清点器械及敷料无误，逐层关闭切口，术毕。术后患者安返病房。手术过程参见视频 3-38-1（非本例患者手术过程视频，仅供参考）。

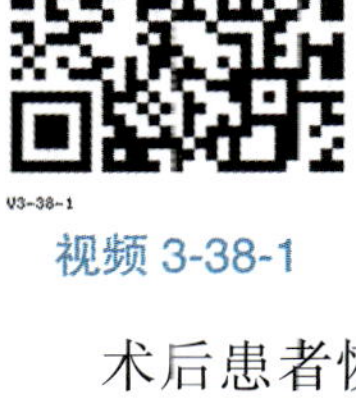

V3-38-1

视频 3-38-1

术后患者恢复情况好，无并发症发生，术后 6 小时饮水，术后第 1 天排气后进流食，术后第 4 天拔除引流管及尿管后出院。出院后 6 月电话随访患者一般情况好，未诉不适，尚未复查 CT 等检查。

四、最终诊断

病理诊断：（左肾部分切除标本）：肾细胞癌，透明细胞型，G1，伴出血及囊性变。肿瘤呈多发性，大小分别为：3.5cm × 3.0cm × 2.5cm，1.1cm × 0.8cm × 0.8cm，pT1a。手术切缘未见癌（图 3-38-2）。

五、专家点评

有关 Bosniak 分型等相关知识请参照病例“3-37

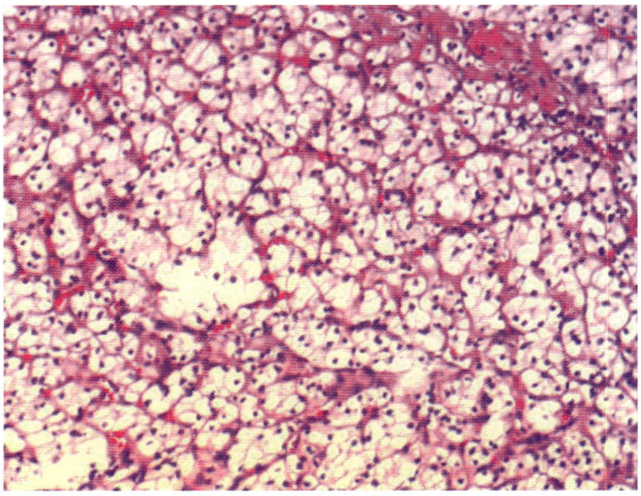

图 3-38-2 病理所见

单纯性肾囊肿(Bosniak Ⅰ)”中“专家点评”部分。

本病例的患者术前影像学分级为 Bosniak Ⅲ级囊肿。Bosniak Ⅲ级囊肿，其是否为恶性往往在术前无法实现确诊，但由于其发生恶性肿瘤的比例较高，大多数学者推荐对其进行手术切除。一般认为 Bosniak Ⅲ级囊肿有 50% 的可能性为恶性[1]，其他文献报道其恶性概率在 31% ~ 100%[2-3]。在 Smith 等[4]的一项大样本病例回顾中发现，在所有 Bosniak Ⅲ级囊肿的患者中，58% 术后证实为恶性，其中最常见的病例类型是肾透明细胞癌，占全部恶性病例的 50%，其次为乳头状肾细胞癌，占 25%。对于肾透明细胞癌而言，在 CT 上，多表现为密度不均匀的软组织肿物，增强后有强化，但偶尔也可表现为囊性样改变。一方面可能是由于肿瘤发生了囊性退变，另一方面也可能是由于肿瘤的广泛坏死所致。影像学上呈囊性表现者，仅占全部肾透明细胞癌患者的 4% ~ 15%[5]。其具体的生长方式主要包含如下 4 种：内生性单房性囊性生长，内生性多房性囊性生长，起源于单纯肾囊肿的上皮成分，或者继发于囊肿坏死[6]。其中，相较于肿瘤坏死，表现为单纯囊性生长者预后更佳[7]。

参考文献

1. Smith ND, Campbell SC. Evaluation of the renal mass// Kursh ED, Ulchaker JC. Office urology: the clinician's guide. Totowa, NJ: Humana, 2001, 145–163.
2. Cloix P, Martin X, Pangaud C, et al.. Surgical management of complex renal cysts: a series of 32 cases. J Urol, 1996, 156(1): 28–30.
3. Wilson TE, Doelle EA, Cohan RH, et al. Cystic renal masses: a reevaluation of the usefulness of the Bosniak classification system. Acad Radiol, 1996, 3(7): 564–570.
4. Smith AD, Remer EM, Cox KL, et al. Bosniak category IIF and III cystic renal lesions: outcomes and associations. Radiology, 2012, 262(1):152-160.
5. Hartman DS, Davis CJ, Johns T, et al. Cystic renal cell carcinoma. Urology, 1986, 28(2): 145–153.
6. Eble JN, Sauter G, Epstein JI, et al. Pathology and genetics of tumours of the urinary system and male genital organs. Lyon, France: IARC Press, 2004.
7. Han KR, Janzen NK, McWhorter VC, et al., Cystic renal cell carcinoma: biology and clinical behavior. Urol Oncol 2004; 22(5): 410–414.

3–39 肾素瘤

一、临床资料

【病史】

女性患者，15 岁，主因“发现血压升高 6 个月”入院。既往无头痛、头晕、心悸、多汗等特殊不适，否认家族高血压病史。

【体格检查】

血压 177/115mmHg，余生命体征平稳，发育正常，心、肺、腹部查体均无特殊。

【辅助检查】

(1)血钾 3.3mmol/L，血肌酐、尿素氮均正常

(2)血浆肾素活性 5.6μg · L^{-1}/h

(3)B 超示左肾一直径 4.4cm 大小低回声肿物，边界清，内可见血流信号。

(4)CT 与 MRI 均提示“左肾下极有一个约 4.0cm × 4.5cm × 5.0cm 大小类圆形肿物，密度均匀，增强扫描病灶轻度强化”(图 3-39-1)。

【初步诊断】

左肾肿瘤，肾素瘤？

二、病例讨论

【鉴别诊断】

左肾肿瘤，肾素瘤：患者因血压升高为首发表现就诊，行影像学检查发现左肾肿瘤，内分泌功能检查提示肾素水平升高，血钾水平降低，综合考虑，左肾肿瘤诊断明确，肾素瘤可能性较大；但仍需要与恶性肿瘤进行鉴别。肾实体肿瘤最常见的类型为透明细胞癌，但患者影像学表现不十分典型，需待病理学诊断明确结果。

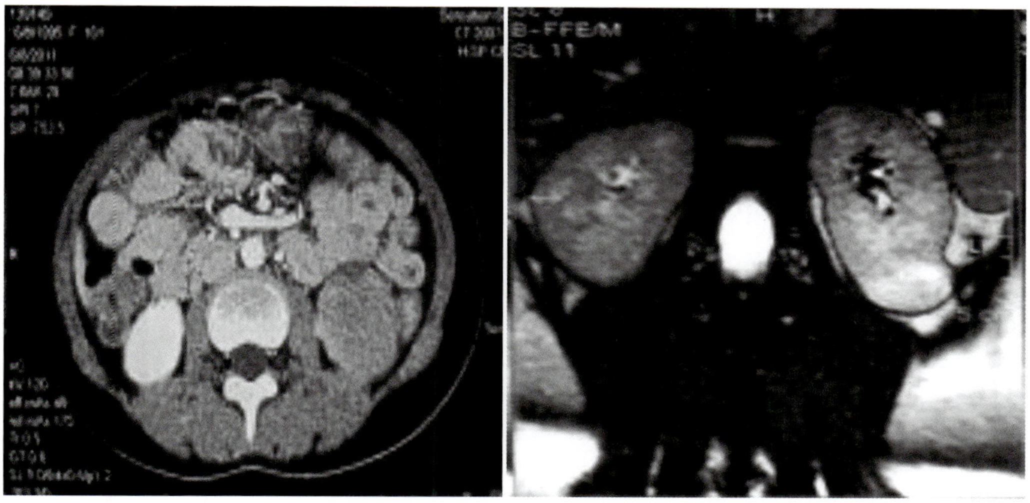

图 3-39-1　影像学资料

左图：CT 检查可见左肾低密度肿物；右图：MRI 检查可见左肾下极占位性病变

【治疗方案】

后腹腔镜下左肾部分切除术。

三、手术及术后恢复情况

手术采用腹膜后入路。气管内插管全麻，取健侧卧位，腰部垫高，常规消毒铺巾。于腋后线第 12 肋下缘做一个 3cm 斜行切口，依次切开皮肤、皮下组织、腹背各肌层，手指向内推开腹膜，显露肾周间隙，置入自制的球囊，反复注气约 800ml，建立腹膜后腔，置入 12mm 套管，保持腹膜后腔压力为 12～14mmHg。于第 11 肋下缘及髂前上棘上方分别置入 10mm 和 5mm 套管各一枚。置入 30° 腔镜，锐性分离扩大腹膜后间隙，切开肾周脂肪囊，探查肿物位于肾下极，直径约 5cm，突出于肾表面。引入 Bulldog 无创血管钳阻断肾动脉，以剪刀沿肿瘤包膜边缘切除肿瘤，检查肿瘤边缘完整，置于肾周间隙。以 2-0Vicryl 连续缝合创面底部切开的集合系统，以 1-0Vicryl 连续缝合肾实质创面，线尾用 Hem-o-lok 钳夹（图 3-39-2）。松开 Bulldog 钳，创面无明显出血，阻断动脉血供 26 分钟。将标本置于标本袋中取出，创面喷洒止血胶，留置 F20 引流管一根。术毕，出血量约 20ml。术后血压降至正常，收缩压波动于 100～130mmHg，舒张压波动于 70～80 mmHg，复查血浆肾素水平、血钾水平均恢复正常。术后 2 天拔除伤口引流管，伤口愈合良好（图 3-39-3），术后第 3 天出院。随访半年，未见复发与转移。

四、最后诊断

肉眼可见肿瘤大小约 4cm × 4cm × 5cm，包膜完整（图 3-39-4A）。术后病理报告示“肿瘤包膜完整，肿瘤细胞形态与球旁器上皮样细胞相似，胞核呈圆形或椭圆形，含有较多分泌颗粒，可见大小不等的多发结节，血管网丰富，结节间有纤维组织增生，其外被以包膜”（图 3-39-4B）。免疫组化：CD34（＋）、CD117（－）、HMB-45（－）、S-100（－）。结合临床，考虑肾素瘤诊断成立。

五、专家点评

肾素瘤（又称肾球旁细胞瘤）是一种以分泌大量肾素而引起继发性高血压为特点的罕见的儿童泌尿系统肿瘤。1967 年，Robertson 等人[1]报道了世界上首例肾素瘤，此后肾素瘤成为了导致儿童继发性高血压的重要疾病。既往多采用开放性根治肾切除术治疗此病，而越来越多的临床实践表明，肾部分切除术，尤其是腹腔镜肾部分切除术，凭借其保护肾功能、降低并发症的两大优势，在儿童肾素瘤的治疗中具有很好的应用前景。

肾素瘤是儿童泌尿系肿瘤中一种罕见的肾皮质良性病变，临床上主要表现为难以控制的血压升高。其他常见的表现包括头痛、多尿、腰背酸痛、疲倦乏

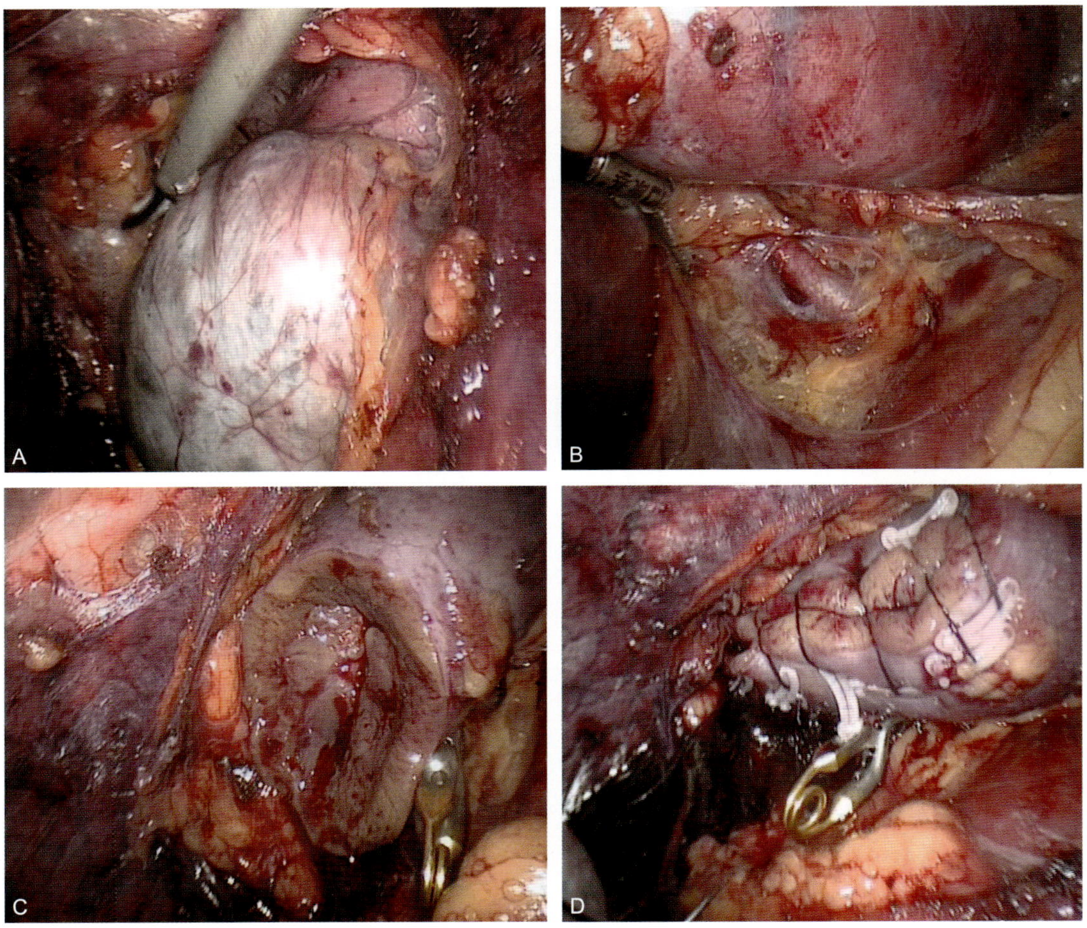

图 3-39-2 手术操作流程

A.肿物位于左肾下极，与周围组织分界清楚；B.显露肾动脉；C.完整切除肿瘤后的创面；D.肾实质创面缝合完毕

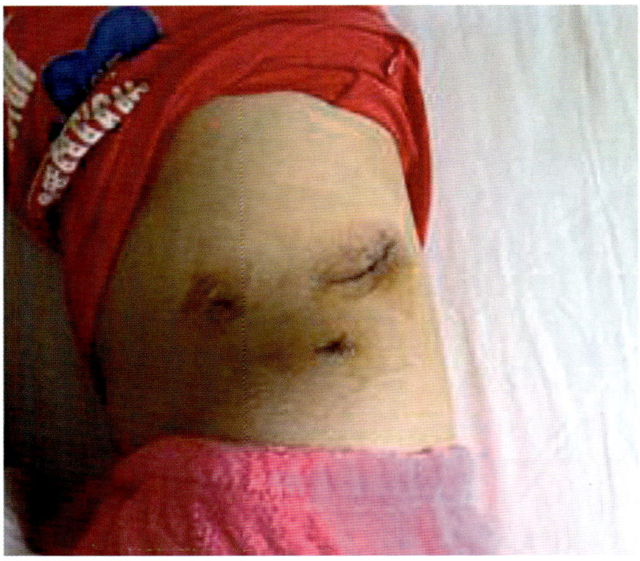

图 3-39-3 术后切口

力、嗜睡、呕吐等。实验室检查可发现低钾血症、血浆醛固酮水平升高、血浆肾素水平升高等异常征象。李汉忠等[2]根据患者血压和血钾的水平，将肾素瘤划分为三类：凡是同时具备高血压和低钾血症者称为典型肾素瘤，只具有二者其一的称为非典型肾素瘤，二者均不具备但病理证实为肾素瘤者称为无功能性肾素瘤。因此，本例患者应归为典型肾素瘤。事实上，肾实质 / 血管疾病、内分泌代谢疾病（如嗜铬细胞瘤、库欣综合征）、主动脉缩窄等均可引起儿童血压升高，因此必须完善相关的实验室检查，防止误诊或遗漏上述疾病的并存可能[3]。

B 超检查是诊断儿童肾素瘤的首选工具，当 B 超提示肾实质可疑占位性病变时，应积极采用 CT、MRI 等影像学检查进一步明确诊断。CT 是最有效的诊断儿童肾素瘤的影像学手段，肾素瘤多为等密度或低密度肿块，通过密度的变化有助于将肾素瘤与肾癌、肾囊肿、肾错构瘤等疾病进行初步的鉴别。然而，术前即做出肾素瘤的正确诊断仍为极少数，绝大部分病例需通过术后病理加以证实。

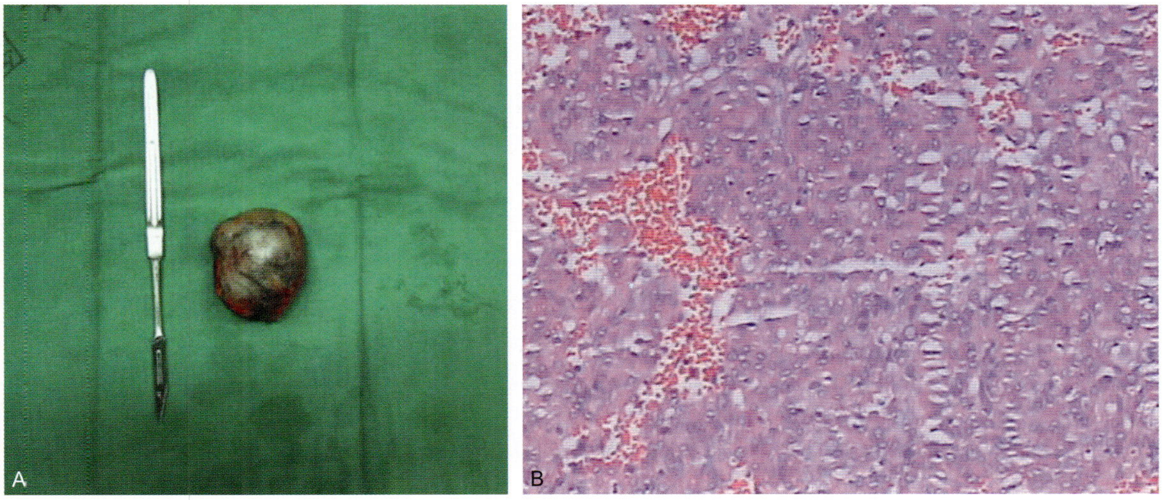

图 3-39-4 标本所见
A. 大体标本；B. 镜下标本

病理是诊断肾素瘤的金标准。肾素瘤多表现为实性肿物，与周围肾实质分界清楚，直径为 0.5～8.0cm[4]。肾素瘤需常规行免疫组化检查，其特异性标记物为 CD34，阳性表达强烈提示肾素瘤的诊断，而细胞角蛋白、肌间线蛋白、S-100、HMB-45 等标记物在肾素瘤中则为阴性表达[5]，这一点对于将肾素瘤与其他肾实质肿瘤相鉴别尤为重要。一般来说，肾透明细胞癌的细胞角蛋白为阳性表达，而肾血管平滑肌脂肪瘤的 HMB-45 标记物为阳性表达。

缺乏影像学的特异性征象使得手术成为了儿童肾素瘤的首选方案，因为只有通过手术治疗，才能得到明确的病理支持，才可以防止肾母细胞瘤、肾透明细胞癌等恶性肿瘤病变遗漏的可能。此外，由于儿童肾素瘤引起的高血压常常是药物等常规治疗所难以控制的，而手术治疗可以迅速改善血压升高状况，从而降低了血压升高引起心脑血管病、慢性肾病等其他疾病的长期风险[6]。文献中未见支持非手术疗法或观察等待的相关报道，可见手术治疗儿童肾素瘤已成为国内外泌尿外科中心的共识。绝大部分的肾素瘤为良性肿瘤，文献中仅见 1 例肾素瘤肺转移的报道[7]。此外，肾素瘤的直径常常较小，因此肾部分切除术（保留肾单位手术）是治疗肾素瘤尤其是儿童肾素瘤的首选方案，对于儿童肾功能的保护、生活质量的提高意义重大。而腹腔镜肾部分切除术更是以其创伤小、出血少、恢复快、疼痛轻、住院时间短等众多优点，正在逐渐取代传统的开放式肾部分切除术。

腹腔镜肾部分切除术治疗儿童肾素瘤的技术要求相对较高，依笔者经验，手术的难度不仅在于操作有引起肿瘤破裂、种植转移的风险，更在于肾动脉分离阻断、热缺血时间控制、肿瘤的顺包膜切除、集合系统的重建、肾实质的缝合等多项关键技术的执行。笔者认为，腹腔镜肾部分切除术治疗儿童肾素瘤必须注意以下几个要点：①合理选择入路：我们常规选择腹膜后入路进行操作，腹膜后途径可以更好地显露肾及毗邻结构，便于暴露肾门及肾动脉、肾静脉的解剖结构[8]，利于进行肾动脉的阻断，同时避免了对腹腔脏器的干扰，大大减低了术后肠梗阻、腹腔积液等并发症的发生概率；②清晰的血管解剖：应仔细地分辨并游离出肾动脉，将肾动脉与周围组织间的粘连剥离干净，在直视下准确无误地进行肾动脉的阻断，部分学者将肾动脉与肾静脉一并阻断，我们认为二者同时阻断有引起血管损伤等并发症的风险，不推荐常规使用；③精确的肿瘤切除：关于肿瘤切缘的保留问题，目前仍存在一定的争议，国外一些泌尿外科中心仍强调肿瘤切除时需切除正常肾实质至少 0.5cm，以保证肿瘤切缘的完整，我们认为只要在直视下可以见到肿瘤的包膜，沿包膜边缘切除同样可以达到切缘阴性的效果，并且为患者保留了更多的肾实质，这一点对于儿童患者非常重要，笔者在实践中按此方法进行的肾部分切除术，术后病理回报均为“切缘未见肿瘤”；④热缺血时间的控制：肾动脉阻断后，即为手术医师提供了一个相对无血的操作空间，手术医师必须尽快完成肿瘤切除与集合系统重建，以最大限度地减少热缺血时间，降低肾功能损伤的发生风险。欧洲一些学者甚至强调护士应担负起计算时间的责任，每过一分钟都应对医师进行提醒[9]，足以见得热缺血时间的掌控对于手术的成功至关重要。一般来说，阻断时间在30分钟内不会对肾带来不可逆的损伤，对于儿童患者，更需要将热缺血时间严格控制在30分钟以内，否则肾功能的下降对于儿童的后续影响将是无法挽回的；⑤有效的组织重建：肾断面的集合系统和血管可采用2-0Vicryl连续缝合以有效止血、防止漏尿，同时用1-0Vicryl连续缝合肾实质断面，线尾用Hem-o-lok夹闭，以重建肾实质。

腹腔镜肾部分切除术后的并发症包括漏尿、出血等，多与肾实质断面缝合不确实有关，前者可通过置入双猪尾管加强引流，后者可行经皮肾动脉栓塞进行处理。腹腔镜术后的患者，创伤小、出血少、恢复快，本例患者术后第1天即可下地活动、第2天拔除引流管、第3天出院。同时大部分的儿童患者在术后或是一段时间后，血压、血钾、血浆肾素水平都会恢复正常。此类患者在术后随访中，需注意血压和肾功能的变化情况，术后1个月应再次复查血钾、血浆肾素、血浆醛固酮等指标，1～1.5个月后复查双肾CT，以了解病变有无复发转移，并为日后的随访提供信息依据。

总而言之，肾素瘤是一种少见的儿童良性泌尿系统肿瘤。由于血压的难以调控、影像学对良恶性质的难以鉴别、长期的慢性病风险，使得手术治疗成为了首选方案，尤其肾部分切除手术对于保护儿童肾功能、提高生活质量起到了至关重要的作用。而腹腔镜肾部分切除术不但可以实现开放肾部分切除术保留肾功能的作用，更可以达到创伤小、出血少、恢复快、疼痛轻、住院时间短等众多优点[10]。因此腹腔镜肾部分切除术治疗儿童肾素瘤势必会逐渐取代传统的开放手术，极具应用前景。

参考文献

1. Robertson PW, Klidjian A, Harding LK, et al. Hypertension due to a renin-secreting renal tumor. Am J Med, 1967, 43: 963-976.
2. Dexin D, Hanzhong L, Weigang Y, et al. Juxtaglomerular cell tumor of the kidney---a new classification scheme. Urologic Oncology, 2010, 28: 34-38.
3. Kim HJ, Kim CH, Choi YJ, et al. Juxtaglomerular cell tumor of kidney with CD34 and CD117 immunoreactivity. Arch Pathol Lab Med, 2006, 130: 707-711.
4. Kuten A, Olumi A, Goldsmith J, et al. Pathologic quiz case: A symptomatic renal tumor. Juxtaglomerular cell tumor. Arch Pathol Lab Med, 2004, 128: e112-114.
5. Markey RB, MacLennan GT. Juxtaglomerular cell tumor of the kidney. J Urol, 2006, 175:730.
6. Shih YL, Wayne YL, Wen CC, et al. Secondary hypertension due to a renin-secreting juxtaglomerular cell tumor. J Formos Med Assoc, 2010, 109: 237-240.
7. Duan X, Bruneval P, Hammadeh R, et al. Metastatic juxtaglomerular cell tumor in a 52-year-old man. Am J Surg Pathol, 2004, 28: 1098.
8. Wright JL, Porter JR. Laparoscopic partial nephrectomy: comparison of transperitoneal and retroperitoneal approaches. J Uro, 2005, 174: 841-845.
9. Thompson RH, Lane BR, Lohse CM, et al. Every minute counts when the renal hilum is clamped during partial nephrectomy. Eur Urol, 2010, 58: 340.
10. Gill IS, Kavoussi LR, Lane BR, et al. Comparison of 1800 laparoscopic and open partial nephrectomies for single renal tumors. J Urol, 2007, 178:41.

3-40 肾巨大上皮样血管平滑肌脂肪瘤

一、临床资料

【病史】

女性患者，42岁，主因“发现左上腹肿块5天”入院。患者5天前自行发现左上腹肿块，就诊于外院，行CT检查考虑左肾恶性肿瘤累及胰腺，为进一步治疗就诊于我院。患者否认腰腹痛、腹胀、发热、黄疸，无肉眼血尿，无尿痛、尿频、尿急或排尿困难。患者既往体健，否认肝炎、结核、肿瘤病史。

【体格检查】

体温36.5℃，心率75次/分，呼吸18次/分，血压100/70mmHg；心、肺查体无异常发现，双肾区无隆起，左腹部可扪及质硬肿物，表面光滑，无触痛，下界达脐水平，肿物右侧缘未过中线，活动尚可，肠鸣音 5 次 / 分，双输尿管走行区无压痛，膀胱区无压痛。

【辅助检查】

（1）血常规、尿常规、凝血、肝肾功能及电解质未见异常；

（2）胸片未见异常。

（3）CA19-9 7.08 U/ml（正常参考值<37.0），余肿瘤标记物未见异常。

（4）血清淀粉酶（scrum amylase，AMY）70 IU/L（正常参考值 0～115）。

（5）B 超：左肾内侧缘探及一个 11.5cm×12.3cm 的囊实性低回声占位性病变，最大囊性区 7.5cm，肿物内部回声不均，血流极为丰富，肾门部血管被肿物遮挡，探及不清，肿物与胰尾部、腹主动脉关系极为密切，界限不清，肿物上极与脾关系密切。B 超诊断：左肾巨大囊实性低回声占位性病变（左肾癌肿物多发液性坏死灶）（肿物与胰腺、腹主动脉、脾关系密切）考虑左肾癌 T4。

（6）泌尿系增强 CT（图 3-40-1）：左肾前上部见一巨大肿块，密度不均匀，内见多个囊变区，病灶上下径约 15cm，最大横截面大小约 11cm×14cm，与胰体部分界不清，左肾上盏扩张；CT 结论：考虑左肾恶性肿瘤累及胰腺。我院 CT 会诊：胰腺体尾部囊实性肿瘤以囊腺瘤或癌可能性大（假性乳头状囊腺瘤？）入院诊断考虑左侧腹膜后肿物，左肾肿瘤？胰体尾肿瘤？

【初步诊断】

左肾肿瘤。

二、病例讨论

【鉴别诊断】

左肾肿瘤：患者自行发现左侧上腹部肿块，行影像学检查提示肾肿瘤，结合病史、查体及辅助检查所见，该诊断成立。但具体性质不详，有待病理学结果证实。

【治疗方案】

左肾根治性切除术。

三、诊断及治疗

完善术前检查及准备后，全麻下行经腹左肾根治性切除术，术中见左肾巨大肿瘤，表面血管十分

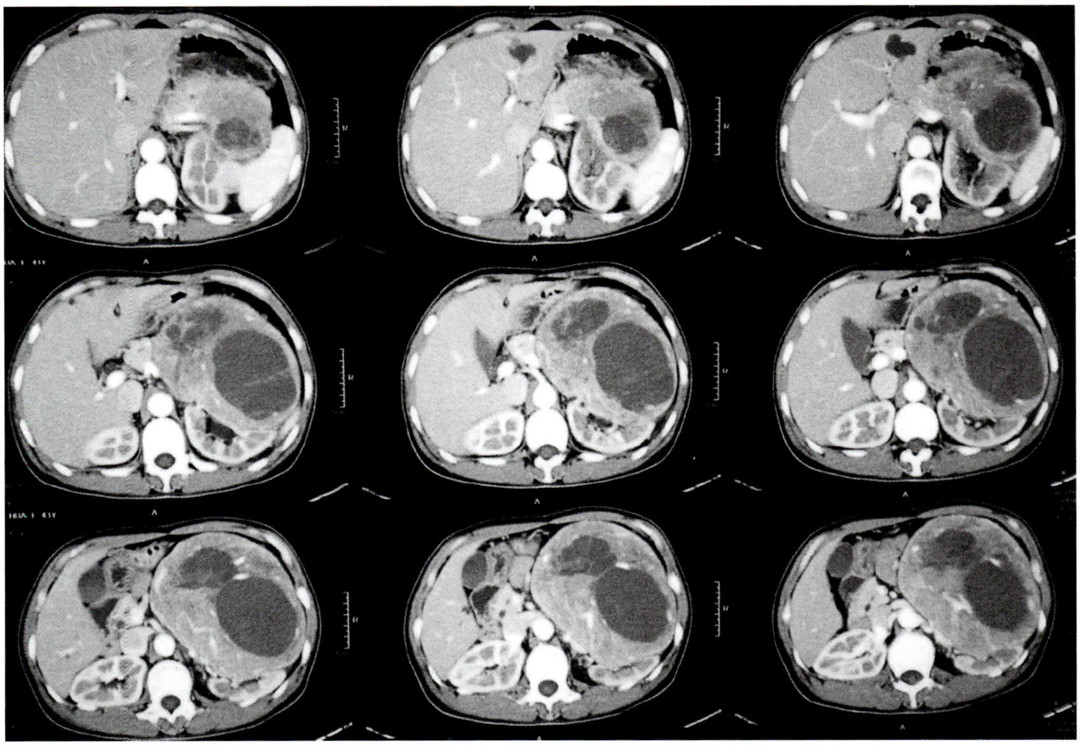

图 3-40-1 患者术前 CT

丰富，遮挡左肾和左肾蒂，肿瘤几乎占据左肾，肿瘤与胰腺分界清，无粘连，充分游离左肾，予完整切除并行相关淋巴结清扫，肿瘤剖面呈黄色，有坏死液化。术后恢复顺利，1周后患者顺利出院。

四、最后诊断

术后病理回报：肾巨大肿瘤，形态和免疫组化符合上皮样血管平滑肌脂肪瘤（有恶性潜能），肿瘤大小15cm×13.5cm×5.5cm，弥漫出血坏死，输尿管断端和肾上腺未见肿瘤，另送腹主动脉、下腔静脉间沟淋巴结3个，腹主动脉周淋巴结4个，均未见转移瘤。免疫组化：VIM（+），HMB-45（+++），SMA（++），EMA（–）。

五、专家点评

肾上皮样血管平滑肌脂肪瘤（epithelioid angiomyolipoma，eAML）是血管平滑肌脂肪瘤的一种，发病率较低，具有潜在恶性，诊断较为困难，治疗经验有限，目前国内外报道均较少。

肾上皮样血管平滑肌脂肪瘤是一种较少见的间叶来源的肿瘤，近些年才从血管平滑肌脂肪瘤（angiomyolipoma，AML）中区分出来。AML是血管周上皮样细胞肿瘤（perivascular epithelioid cell tumor，PEComa）家族中常见类型[1]，由厚壁畸形血管、平滑肌细胞核脂肪细胞3种成分构成，是一种克隆性真性肿瘤[2]。约1/3的AML和半数的eAML可合并结节性硬化症[3]。

2004年WHO肿瘤分类将AML划分为经典型AML和eAML[4]。eAML可含有经典型AML的3种成分，也可为单一成分肿瘤，以上皮样细胞增殖为主。eAML与PEComa有着相似的上皮样细胞形态和免疫组化表达，从而证实其与血管周上皮样细胞起源于一个原始的间充质细胞，可以向平滑肌瘤样及脂肪瘤样分化，并伴有黑色素的生成[5]。

Mai等人最早于1996年发现了eAML，提出其镜下表现为见大片上皮样细胞，可见多核巨细胞、厚壁血管及脂肪成分，梭形细胞少见[6]。国内报道总结[1]eAML主要有弥漫的上皮样肿瘤细胞构成，细胞表现出不同程度的异型性，胞质丰富，呈弱嗜酸性或透明状，细胞核大，核仁明显，部分可见核分裂、局灶性坏死和血管内瘤栓。镜下异常的厚壁血管和脂肪成分可以为诊断提供帮助[7]。免疫组化对于eAML的确诊有决定性意义。上皮样细胞特征性表达黑色素细胞标记物HMB-45和平滑肌标志物SMA阳性，而上皮标记物EMA为阴性[8]。

eAML术前诊断较为困难，CT有一定诊断意义。有国内报道将其CT特点总结为[9]：①病灶易多发，体积偏大；②可见"楔征"、"皮质掀起征"；③可见高密度病灶及囊性变；④增强特点可表现为"快进快出"或"慢进慢出"。另有国内文献[10]认为eAML既可富含脂肪，又可为乏脂肪病变，脂肪组织本身为AML诊断的重要影像依据，缺乏脂肪成分的病例较难以诊断。本例患者中病灶体积大，可见明显囊性变区域，其他特征相对不典型，给术前诊断增加了难度。eAML术前与肾癌等疾病较难区分，多数需要免疫组化确诊。

eAML的良、恶性一直存在争议，其被认为是一种具有恶性潜能的肿瘤，有1/3会发生淋巴结、肝、肺、骨的转移[11]，发生转移的患者预后较差。近年来有部分文献探讨"恶性eAML"的存在，Huang等[12]认为在目前缺乏合适的诊断标准的情况下，应将发生转移的病例定义为恶性eAML。eAML一旦发现，应尽早积极手术治疗，国内有进行保留肾单位手术的报道[13]，多数情况下因肿瘤体积较大行根治性肾切除术，术后应密切随访。

综上，eAML是一种少见的具有恶性潜能的肿瘤，其术前诊断较为困难，病理学免疫组化具有独特特征，应积极手术治疗。

参考文献

1. 朱朋成, 晏菲, 马燕凌, 等. 上皮样血管平滑肌脂肪瘤的临床病理特征. 华中科技大学学报(医学版), 2010, 39(4): 528-531.
2. 刘晖, 唐小筱, 纪祥瑞, 等. 肾上皮样血管平滑肌脂肪瘤——附4例报告及文献复习. 中华肿瘤防治杂志, 2007, 17(14): 1106-1108.
3. Matsuyama A, Hisaoka M, Ichikawa K, Fujimori T, Udo K, Uchihashi K, Aoki S, Hashimoto H.Sclerosing variant of epithelioid angiomyolipoma. Pathol Int, 2008, 58(5):306-310.
4. Eble JN, Sauter G, Epstein JI, et al. World health organization classification of tumours. Pathology and genetics of tumours of the urinary system and male genital organs. IARC Press: Lyon, 2004, 65-69.
5. Zamboni G, Pea M, Martignomi G, et al. Clear cell('sugar') tumor of the pancreas A novel member of the family of lesions characteriaed by the presence of perivascular epithelioid cells. Am J Surg Pathol, 1996, 20(6): 722-730.

6. Mai KT, Perkins DG, Collins JP. Epithelioid cell variant of renal angiomyolipoma. Histopathology, 1996, 28:277-280.
7. 张功学, 方淑玲, 齐峰, 等. 肾上皮样血管平滑肌脂肪瘤2例的临床病理及免疫组化特征. 实用医学杂志, 2011, 27(1): 86-87.
8. Ingle A, Kumar B, Menon S, Bakshi G, Desai S, Shet T. Epithelioid angiomyolipoma of kidney with atypical nuclear features and intranuclear inclusions on cytology. Diagn Cytopathol, 2011, 39(4):278-282.
9. 周玉祥, 刘于宝, 梁长虹, 等. 肾上皮样血管平滑肌脂肪瘤CT及MRI表现. 中国医学影像技术, 2012, 28(6):1161-1165.
10. 毕卫群, 陈静静, 华辉, 等. 肾上皮样血管平滑肌脂肪瘤的螺旋CT表现及病理对照研究. 医学影像学杂志, 2009, 19(12): 1591-1594.
11. Gupta C, Malani A K, Gupta V, et al. Metastatic retroperitoneal epithelioid angiomyolipoma. J Clin Pathol, 2007, 60(4): 428-431.
12. Huang KH, Huang CY, Chung SD, Pu YS, Shun CT, Chen J.Malignant epithelioid angiomyolipoma of the kidney.J Formos Med Assoc, 2007, 106(2 Suppl): S51-54.
13. 管殿尧, 宋军, 毕波, 等.肾上皮样血管平滑肌脂肪瘤诊治体会(附1例报告及文献复习). 现代泌尿生殖肿瘤杂志, 2011, 3(5): 303-304.

3-41 肾非成熟囊性畸胎瘤

一、临床资料

【病史】

女性患者，31 岁，主因“查体发现右肾囊性肿物 5 年”就诊于我院泌尿外科。患者 5 年前超声发现右肾囊性肿物 3.8cm × 2.5cm，患者无血尿及下尿路症状。曾于 9 个月前行肠套叠手术，于入院前 11 年行肠梗阻手术，具体手术方式不详。月经规律，未育。患者无发热，血压正常。

【体格检查】

体温 36.5℃，心率 75 次 / 分，呼吸 17 次 / 分，血压 110/80mmHg；双肾区无隆起，无压痛及叩击痛，腹软，未触及包块，双侧输尿管走行区无压痛，耻骨上叩诊鼓音，未触及充盈膀胱，正常女性外阴。

【辅助检查】

血常规、尿常规、肝肾功能检查及胸片未见异常。

腹盆腔增强 CT 提示：右肾复杂性囊肿（Bosniak Ⅲ型），大小约 4.4cm × 5.6cm × 5.0cm；双肾多发小囊肿；腹腔多发小淋巴结（图 3-41-1）。

【初步诊断】

右侧多房囊性肾肿瘤。

二、病例讨论

【鉴别诊断】

右侧多房囊性肾肿瘤：结合患者病史及 CT 所见，考虑该诊断成立。但具体性质凭借影像学检查无法确定，需待手术病理明确。需要对如下疾病进行鉴别：①肾复杂性囊肿（Bosniak Ⅲ型）：影像学表现为肾囊性肿物，边缘不规则，存在增厚的分隔或重度的不规则钙化。其难以与恶性肿瘤区分，此类病变中约 50% 为恶性。如无禁忌，建议手术探查。患者病史漫长，5 年中肿瘤最大径仅增长 1.8cm，且无浸润及转移倾向，故不能除外为良性病变。②囊性肾癌：中年女性或年轻男性多发，影像学上表现为 Bosniak 分级Ⅲ ～ Ⅳ型囊肿，如肿瘤突入集合系统则提供一个诊断线索。任何肾肿瘤，静脉注射造影剂后，强化超过 15Hu 则不能除外肾细胞癌。患者囊壁平扫时为 10.2Hu，动脉期为 26.8Hu，实质期为 32.9Hu，所以此诊断不能除外。③肾错构瘤：肾实性病变，内部含有 CT 值负值区域（小于 –20Hu），提示含有脂肪成分，可考虑为肾错构瘤。本例患者基本除外此诊断。④ Wilms 瘤：儿童最常见的原发性恶性肿瘤，80% 见于 5 岁以下的儿童。超过 90% 的患者查体时能触及腹部包块，影像检查提示肾实性肿瘤，WT1 基因存在突变。结合患者年龄、体检及影像检查结果，此诊断可能性较低。⑤肾畸胎瘤：极其罕见，多以腹部包块或由其产生的压迫症状就

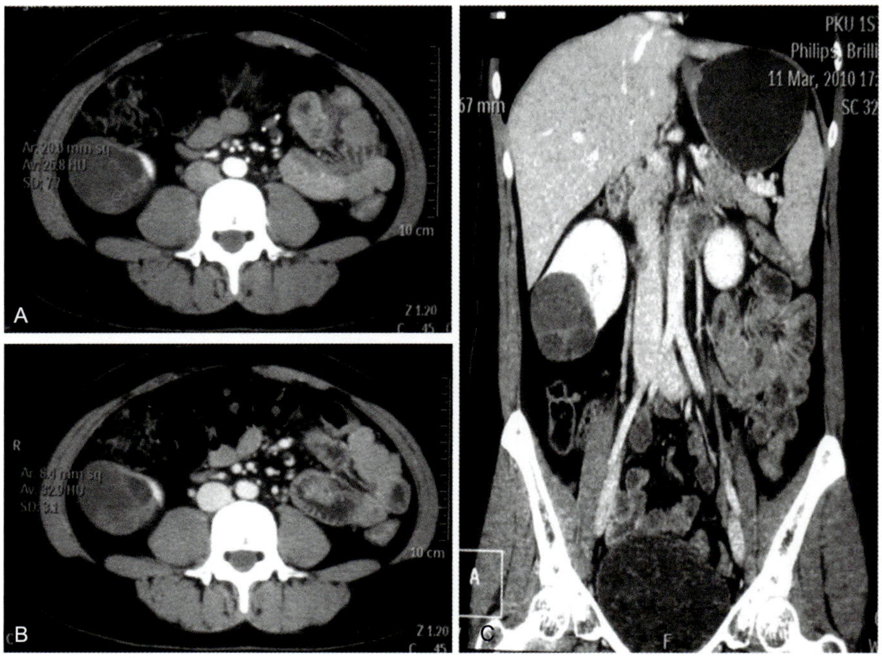

图 3-41-1 CT 扫描图像

A. 动脉期扫描；B. 实质期扫描图像；C.CT 冠状位成像。肿物为囊性结构，其内可见到较厚分隔，增强扫描可见到分隔强化

诊，成熟畸胎瘤 CT 典型表现为：肿瘤内含有脂肪组织、含有牙齿或钙化、Rokitansky 结节、毛发或脂肪液体平面。而非成熟畸胎瘤则多表现为囊性肿物，术前难以确诊，最终依据病理诊断。该患者亦不能除外此诊断。

【治疗方案】

患者右肾多房囊性肿瘤诊断明确，影像学表现为复杂性肾囊肿，增强扫描可见间隔强化，不能除外肾恶性肿瘤，且患者一般状况良好，能够耐受手术，所以应该进行外科手术治疗切除病灶，同时得到病理学诊断以指导进一步治疗。手术方式方面，因肿瘤大于 4cm，且高度怀疑为恶性，可选择右肾根治性切除术。但患者在 5 年的病史中，肿瘤增长极为缓慢，并未表现出明显恶性的生物学行为，且即使为多房囊性肾癌，其恶性程度较低，预后较好，也可以采用相对保守的治疗方式，不必过分拘泥于肿瘤直径的大小。综合考虑，我们选择了保留肾单位的手术，术中保证切缘距肿瘤边缘有充分的距离。

三、手术及术后恢复情况

患者于全麻下采用经第 11 肋间切口行右肾部分切除术，术中可见右肾下极囊实性肿物，直径约 5cm。术后剖视标本，其内可见一类圆形肿物，大小：4.7cm × 3.8 cm × 3.2 cm。切面囊实性。囊性区呈多房性，内含半透明胶冻状物或透明液体。部分囊腔内容质糟物。内壁光滑，囊壁较厚。实性区灰黄、淡褐色，质中。部分区域呈鱼肉状（图 3-41-2）。术后患者恢复良好，术后 7 天出院。

四、最后诊断

术后病理诊断：肿瘤由内、中、外三个胚层的组织构成。可见角化型鳞状上皮构成的囊腔、消化道上皮构成的腺性结构、神经组织、成熟脂肪及平滑肌。少数细胞具异型性。部分区域可见原始的胚基性成分、幼稚的上皮及间叶性成分。局部可见器官样分化。多处取材，未见原始肾胚芽及肾小管成分。免疫组化：WT1（－）。送检下腔静脉前淋巴结可见反应性增生，未见肿瘤。最终考虑诊断为：肾非成熟性畸胎瘤（图 3-41-3）。

五、专家点评

畸胎瘤来源于胚胎期多能细胞，能够分化出一种或几种胚层组织。畸胎瘤常发生于性腺，性腺外畸胎瘤常沿身体的中线分布，如：纵隔、后腹膜、

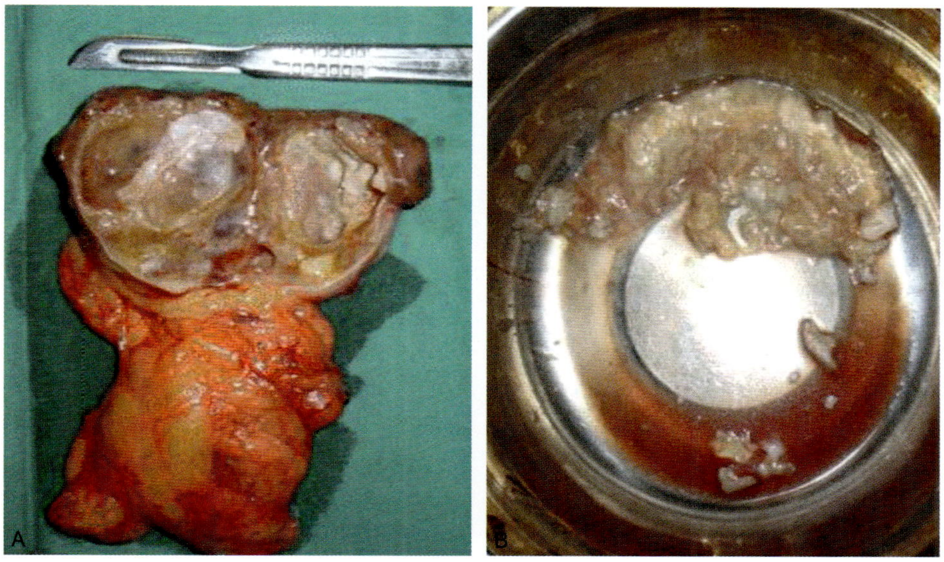

图 3-41-2 肿瘤大体标本图像

A. 肿瘤直径约 5cm，为多房囊实性，间隔较厚，部分切面呈黄色鱼肉样；B. 剖开肿物所流出的灰白色胶冻样物质

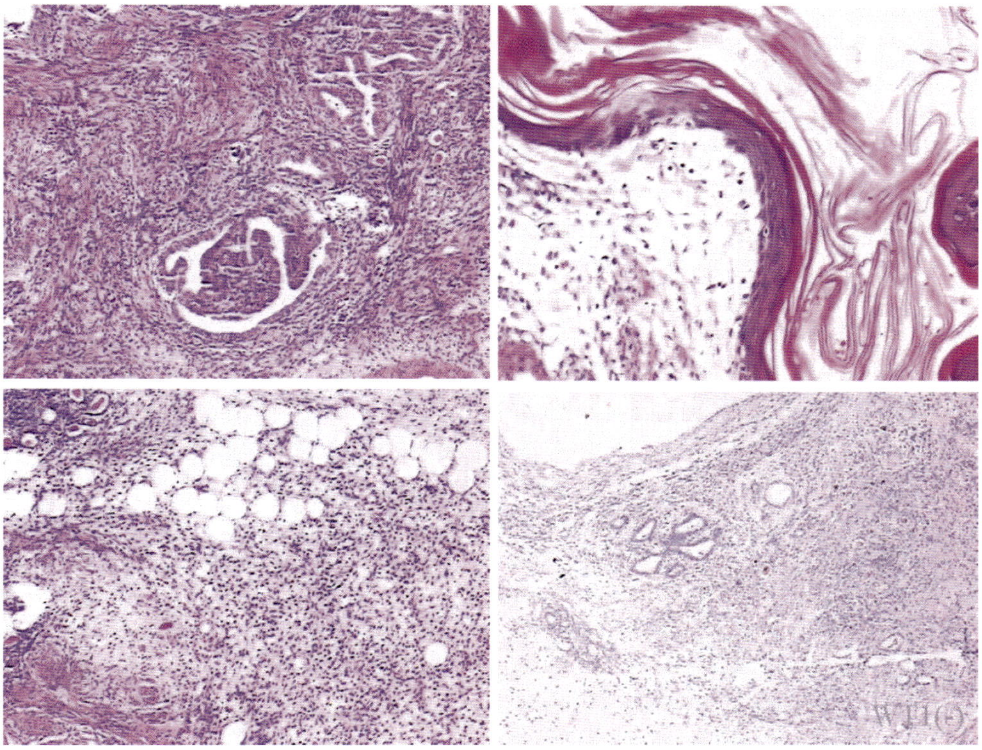

图 3-41-3 肿瘤标本镜下所见

肿瘤由内、中、外三个胚层的组织构成。可见角化型鳞状上皮构成的囊腔、消化道上皮构成的腺性结构、神经组织、成熟脂肪及平滑肌。少数细胞具异型性。部分区域可见原始的胚基性成分、幼稚的上皮及间叶性成分。局部可见器官样分化。免疫组化：WT1（–）

骶尾部和松果体。畸胎瘤很少发生于肾，包括皮样囊肿在内，至今共有 35 例肾内畸胎瘤的报道。也许生殖脊与肾原基在胚胎学上的接近能够对生殖细胞异位于肾内给出部分解释[1]。据文献报道，非成熟畸胎瘤占畸胎瘤的 1% 左右[2]，所以肾的非成熟畸胎瘤更为罕见。对于儿童患者，应注意与畸胎瘤样 Wilms 瘤进行鉴别，以进行正确的治疗并判断预后。

畸胎瘤起源于胚胎期多潜能细胞，作为一种“真正的肿瘤”，它含有来源于外胚层、中胚层或内胚层的细胞。畸胎瘤和其他生殖细胞肿瘤极少发生于肾，而肾非常熟畸胎瘤更为罕见，至今尚未见到关于肾原发非成熟性畸胎瘤的相关报道。Beckwith 提出肾畸胎瘤的诊断原则[3]：①源于肾内和位于肾被膜内的肿瘤，并除外转移瘤；②具有形成肾以外组织结构的明显倾向。肾畸胎瘤的术前鉴别诊断应包括：肾母细胞瘤、神经母细胞瘤、腹膜后肿瘤、肾囊肿、肾积水等，对于儿童患者应注意与畸胎瘤样肾母细胞瘤进行鉴别，以选择正确的治疗方案及判断预后。成熟畸胎瘤 CT 典型表现为：肿瘤内含有脂肪组织、含有牙齿或钙化、Rokitansky 结节、毛发或脂肪液体平面[4]。而非成熟性畸胎瘤术前获得诊断非常困难，多诊断为复杂性肾囊肿或多房囊性肾细胞癌，最终诊断依靠术后病理。

Mc Curdy 于 1934 年首次报道了一例肾畸胎瘤，患者为 7 周龄大小的婴儿，伴有明显的腹部膨隆[5]。至今检索中英文文献共有 35 例肾畸胎瘤见诸报道[6-21]。关于畸胎瘤的起源存在几种不同的假说[12]，但以原始生殖细胞学说的可能性最高。生殖细胞约在妊娠 3 周时迁移到性腺附近，在 4 ~ 5 周时到达性腺。这种生殖细胞的迁移，能够对畸胎瘤发生于不同解剖部位给出解释。因为生殖细胞可能停留于迁移路径上，从而导致畸胎瘤的发生。胚胎期多能干细胞基因的突变可能是畸胎瘤的致病因素，从而使其易于与其他泌尿系统畸形合并出现。肾畸胎瘤可同时合并重复肾[12]、重复输尿管畸形[12]、马蹄肾[12, 14, 19]、游走肾[12]或肾发育不良[12]等，在已报道的 35 例肾畸胎瘤中共有 8 例出现上述畸形。患肾可同时合并血管平滑肌脂肪瘤等良性病变[12]。同时，良性畸胎瘤可合并或继发恶性病变，如类癌，且发生率较高，在 35 例文献报道中有 8 例良性畸胎瘤内合并有类癌[14, 16, 18-20]，或不同癌性成分混合存在[12]。

对检索到的 35 例肾畸胎瘤患者进行荟萃分析发现，女性发病高于男性（男：女 =1：1.7），发病年龄自 1 个月至 72 岁不等，平均年龄为 28.7 岁，好发于成年人。左右侧发病率相当，肿瘤直径差异显著，直径自 2.2cm 至 30cm 不等，平均直径为 13.6cm。绝大多数患者伴有临床症状，多为腹部包块，或肿瘤对周围器官压迫产生的症状。所有肿瘤在影像学上均表现为囊性或囊实性肿物（表 3-41-1）。

表 3-41-1　35 例肾畸胎瘤患者荟萃分析

男：女（13：22）	1：1.7
年龄（1个月 ~ 72岁）	平均28.7岁
年龄<18岁：年龄>18岁	1：2
最大直径（2.2 ~ 30cm）	平均13.6cm
左肾：右肾	16：15
有症状：无症状	33：2
交界性：成熟性	1：24
肿瘤性质	均为囊性或囊实性

注：由于部分文献相关资料缺失，所以并非完全统计

本例患者为 31 岁的青年女性，无临床症状，影像学表现为复杂性肾囊肿，术后病理回报为肾非成熟性畸胎瘤，检索中英文文献，至今尚未见到关于肾非成熟性畸胎瘤的报道。由于肾畸胎瘤发病率极低，相关文献资料及随访资料非常有限，所以尚无统一的诊断治疗标准。但是，即使是良性畸胎瘤也存在恶变或合并其他恶性病变的可能，况且术前不能除外其他肿瘤性疾病，所以我们仍建议手术切除病灶，最终的诊断依据术后病理。关于外科术后的后继治疗仍缺乏相关数据，但是参照美国国立综合癌症网络（National Comprehensive Cancer Network，NCCN）关于卵巢畸胎瘤的治疗指南，本例患者虽属恶性畸胎瘤，但肿瘤局限于肾被膜内，无远处转移和邻近器官受累表现，并且在长达 5 年的病史中并未体现出高度恶性的生物学行为，所以我们建议患者密切随访，至今患者无肿瘤复发或转移。

总之，肾畸胎瘤，尤其是肾非成熟性畸胎瘤在术前获得诊断非常困难，最终的诊断必须依靠病理结果。但是，肾畸胎瘤与 Wilms 瘤或其他肿瘤进行鉴别是非常必要的，尤其是对于儿童患者，以免对治疗产生错误的导向。

畸胎瘤和其他生殖细胞肿瘤极少发生于肾，而肾非成熟畸胎瘤更为罕见。肾非成熟性畸胎瘤在术前获得诊断非常困难，最终的诊断必须依靠术后病理结果。肾畸胎瘤应该注意与畸胎瘤样 Wilms 瘤进行鉴别。

参考文献

1. Otani M, Tsujimoto S, Miura M, et al. Intrarenal mature cystic teratoma associated with renal dysplasia: case report and literature review. Pathol Int, 2001, 51: 560-564.

2. Calder CT, Light AM, Rollason TP. Immature ovarian teratoma with mature peritoneal metastatic deposits showing glial, epithelial and endometioid differentiation: a case report and review of the literature.Gynecol Pathol,1994,13(3):279-282.
3. Beckwith JB. Wilms' tumor and other renal tumors of childhood: a selective review from the National Wilms' Tumor Study Pathology Center. Human Pathol, 1983,14: 481–492.
4. Saba L, Guerriero S, Sulcis R,et al. Mature and immature ovarian teratomas: CT, US and MR imaging characteristics. European Journal of Radiology, 2009,72:454–463.
5. Liu YC, Wang JS, Chen CJ, Sung PK, Tseng HH. Intrarenal mixed germ cell tumor. J Urol, 2000,164:2020–2021.
6. 周克明. 婴儿左肾巨大畸胎瘤一例. 中华医学杂志, 1999, 79(12): 943.
7. 王培耕, 张岚, 刘镇. 左肾畸胎瘤1例报道. 中国医药导报, 2009, 6(27):107.
8. 肖荣. 肾畸胎瘤1例. 新疆医学, 1997, 27(1):47.
9. 李守业, 胡滨, 宠兆刚, 等. 巨大肾囊性畸胎瘤1例. 中国肿瘤临床, 1997, 24(2):91.
10. 魏佳. 右肾巨大畸胎瘤并下腔静脉严重移位一例. 中华小儿外科杂志, 2001, 22(2):78.
11. 刘鹏波, 李振娥. 重复肾畸形并畸胎瘤1例报告. 实用放射学杂志, 2000, 16(12):766.
12. Otani M, Tsujimoto S, Miura M, et al. Intrarenal mature cystic teratoma associated with renal dysplasia: Case report and literature review. Pathology International, 2001,51: 560–564.
13. Mukhopadhyay M, Shukla RM, Mandal KC, et al. Renal teratoma with duplication of cecum and appendix. Journal of Pediatric Surgery, 2010, 45: 255–258.
14. Armah HB, Parwani AV, Perepletchikov AM. Synchronous primary carcinoid tumor and primary adenocarcinoma arising within mature cystic teratoma of horseshoe kidney: a unique case report and review of the literature. Diagnostic Pathology, 2009, 4:17.
15. Nirmal TJ, Krishnamoorthy S, Korula A. Primary intrarenal teratoma in an adult: A case report and review of literature. Indian J Urol, 2009, 25(3): 404–406.
16. Kurzer E, Leveillee RJ, Morillo G. Rare case of carcinoid tumor arising within teratoma in kidney. Urology, 2005, 66(3): 658.
17. Nzegwu ma, Aligbe ju, Akintomide gs, et al. Mature cystic renal teratoma in a 25-year-old woman with ipsilateral hydronephrosis, urinary tract infection and spontaneous abortion. European Journal of Cancer Care, 2007, 16:300–302.
18. Armah HB, Parwani AV. Primary carcinoid tumor arising within mature teratoma of the kidney: report of a rare entity and review of the literature. Diagnostic Pathology, 2007, 2:15.
19. Lodding P, Hugosson J, Hansson G. Primary carcinoid tumour with ossification masquerading as calyx stone in a horseshoe kidney. Scand J Urol Nephrol, 1997, 31(6): 575-578.
20. Yoo J, Park S, Lee HJ, et al. Primary Carcinoid Tumor Arising in a Mature Teratoma of the kidney. Arch Pathol Lab Med, 2002, 126: 979-981.
21. Choi D, Wallace EC, Fraire AE, et al. Intrarenal teratoma. RadioGraphics, 2005, 25: 481–485.

3-42 青少年肾透明细胞肉瘤

一、临床资料

【病史】

男性患者，15 岁。主因“间歇性无痛性肉眼血尿 1 个月”入院，患者 1 个月前无明显诱因出现肉眼血尿，无其他不适表现，外院给予抗感染治疗效果不佳。进一步行泌尿系 B 超及 CT 检查，提示左肾占位性病变，遂为进一步诊治收入我院。

【体格检查】

生命体征平稳，心、肺、腹部查体无异常发现。

【辅助检查】

（1）血尿常规、生化凝血等检查无特殊异常发现。

（2）胸片、心电图无异常发现。

（3）泌尿系 B 超：左肾中上极一直径 8cm 圆形低回声肿物，压迫肾盂，向肾外凸出，回声低，不均匀，未见血流信号。肾静脉内可见瘤栓，长 2.6cm，直径 1.4cm。肾门旁及腹主动脉旁未见增大淋巴结。右肾未见异常。提示：左肾癌（T2N0V1Mx）。

（4）腹部增强 CT：左肾上极肿物，直径约 7cm，平扫等密度，轻度强化，肾癌可能性大，左肾盂内小充盈缺损，不除外转移瘤可能，左肾上腺受累可能（图 3-42-1）。

【初步诊断】

左肾肿瘤，肾静脉瘤栓。

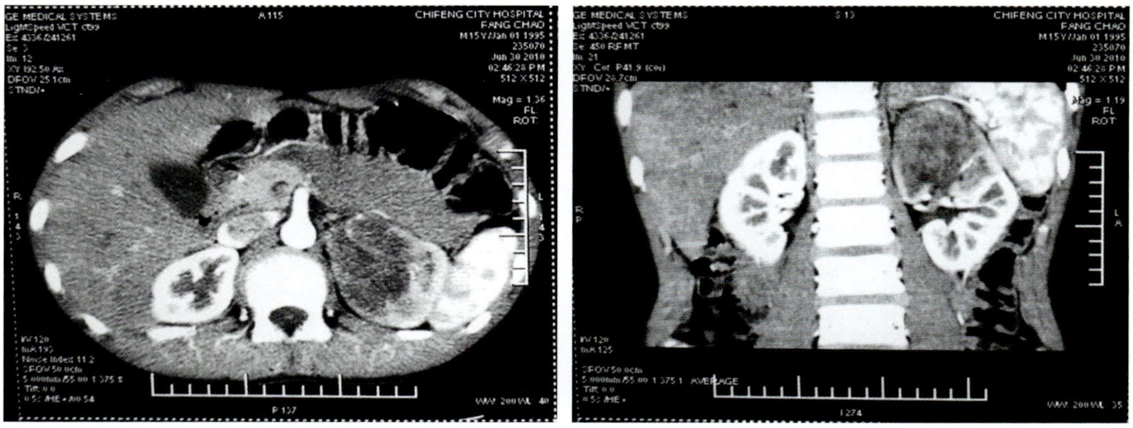

图 3-42-1 左肾肿瘤增强 CT

二、病例讨论

【鉴别诊断】

左肾肿瘤，肾静脉瘤栓：患者以肉眼血尿为首发表现就诊，行影像学检查考虑左肾肿瘤诊断明确，伴有肾静脉瘤栓，结合病史及影像学检查，考虑左肾肿瘤可能性较大。第一诊断首先考虑为肾癌，因肾癌为最常见类型肾实体肿瘤，侵犯肾静脉时可见瘤栓形成；第二诊断考虑可能为肾母细胞瘤，该类肿瘤多见于儿童及青少年，因患者年龄较小，需要考虑这一诊断之可能。

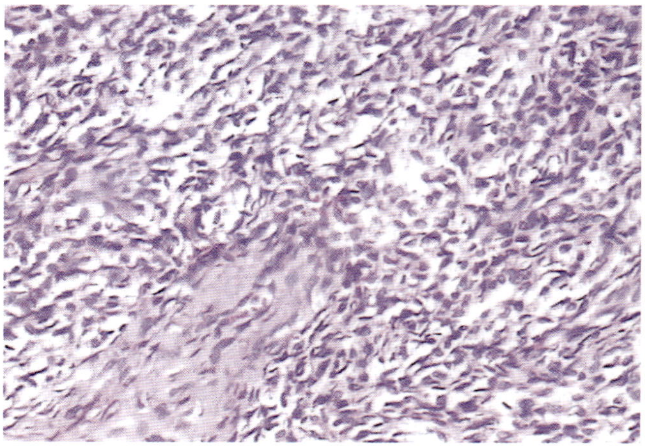

图 3-42-2 术后病理

【治疗方案】

手术治疗。

三、手术及术后恢复情况

患者于 2010 年 7 月 26 日于我院行腹膜后镜左肾根治性切除术。手术切除标本：肿瘤位于肾上极，直径约 7cm，质软，似豆腐样易碎，实性占绝大部分，切面淡黄色，侵犯肾盂，肾盂内有血块，肾静脉未见瘤栓。病理回报：（左）肾梭形细胞恶性肿瘤。部分细胞胞浆透明，可见大片出血坏死。免疫组化：VIM（+），SMA（-），DES（–），NSE（–），S-100（–），AE1/AE3（–），HMB-45（–），考虑为肾透明细胞肉瘤（clear cell sarcoma of the kidney，CCSK）。大小：7.2cm × 5cm × 4cm，未见侵犯肾周脂肪及肾上腺。手术断端未见肿瘤（图 3-42-2）。

术后 1 年患者出现行走时左肋及左背部疼痛，尿色正常。复查 CT 发现胰腺背侧类圆形软组织密度影，大小 6.8cm × 7.1cm，边界清楚，增强扫描可见强化，胰腺受压向前移位。考虑肿大淋巴结可能。骨扫描未发现骨转移（图 3-42-3）。

患者于 2011 年 9 月 23 日再次行手术治疗。术中见肿物大小约 15cm × 10cm 位于腹膜后胰腺后方，形状不规则、固定、浸润生长，侵及胰腺、累及肾动静脉断端。遂行后腹膜肿物联合胰体尾切除术。术后病理提示：后腹膜间叶源性恶性肿瘤，肿瘤细胞弥漫分布，间质富含分支小血管，细胞呈短梭形，局灶上皮样，核染色质细，核仁不明显。免疫组化：CK（AE1/AE3）（–），VIM（+++），CD99（+++），Bcl-2（+++），EMA（–），CD34（–），S-100（–），NSE（–），CgA（–），钙（视）网膜蛋白（calretinin）（–），CK5/6（–），CD10（–）。复阅肾癌标本两次病理肿瘤细胞形态一致，综上，考虑中 - 高级别

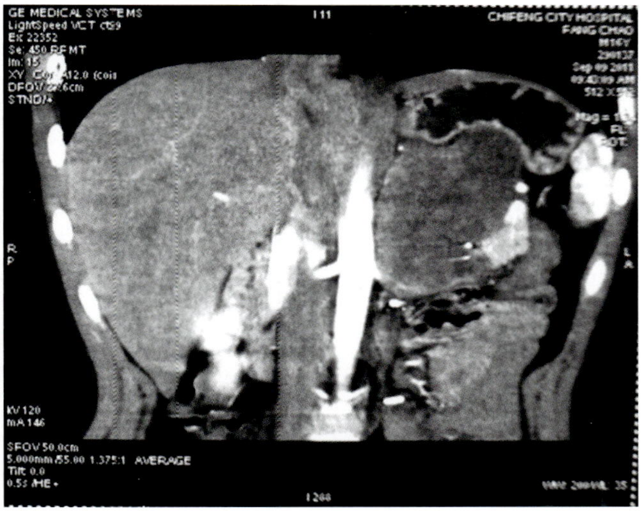

图 3-42-3 腹膜后肿物

肉瘤。结合临床病史符合 CCSK 复发。肿瘤浸润胰腺实质，胰腺断端净。另送检的脾未受累。淋巴未见肿瘤转移（图 3-42-4）。患者术后恢复良好出院。

四、最后诊断

左肾透明细胞肉瘤，术后腹膜后局部复发。

五、专家点评

肾透明细胞肉瘤是一种临床罕见的肾恶性肿瘤。根据美国国家 Wilms 肿瘤研究中心的调查数据，它约占儿童肾肿瘤的 3%，男女比例约为 2∶1，高发年龄 3～5 岁，6 个月以内婴儿及青少年患者均极其罕见[1]。在美国每年约有 20 例新发病例。本病在 1970 年由 Morgan 和 Kidd 第一次报道[2]，因该肿瘤中占主要类型的细胞具有透明胞浆而得名“透明细胞肉瘤”，尽管肾透明细胞肉瘤与透明细胞肉瘤名称相似，但二者并无相关性[3]。

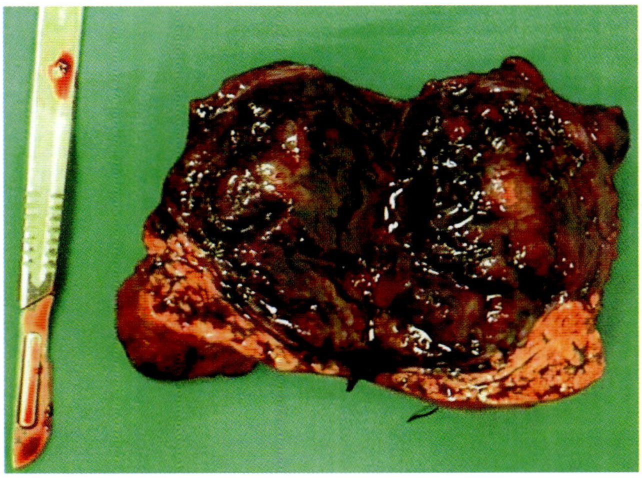

图 3-42-4 腹膜后肿物术后大体标本

CCSK 早期曾被归类为预后不良组织类型的肾母细胞瘤。至今其分期仍延续使用美国 Wilms 肿瘤研究组制定的 Wilms 瘤分期标准，Ⅰ期（肿瘤局限于肾、完整切除、包膜完整、肿瘤移除之前瘤体未破裂、肾窦血管未受累及、切缘阴性）患者占 25%；Ⅱ期（肿瘤突破肾包膜或累及肾窦、肿瘤完整切除、切缘阴性）37%；Ⅲ期（术后有非血行转移的肿瘤残留并且局限于腹部、腹盆腔阳性淋巴结、腹膜种植、肉眼或镜下切缘阳性、肿瘤破裂、曾接受术前化疗、肿瘤未完整切除）34%；Ⅳ期（出现血行转移如肺、肝、骨、脑或超出腹盆腔的淋巴结转移）仅占 4%；Ⅴ期（诊断时双侧肾受累）则未提及[4]。

CCSK 主要以肉眼血尿和腹部肿块为特点，并不像肾母细胞瘤一样会伴随出现虹膜缺如或偏侧肥大等先天畸形。其他表现还包括腹痛、发热、高血压等。体格检查时常可触及单侧腹部肿物。CCSK 组织学起源目前尚未可知，并未发现特定的染色体异位。CCSK 中异常 EGFR 通路、原癌基因 c-kit 过度表达、t（10; 17）（q22; p13）、14q 缺失均有报道。细胞来源被认为包括肾髓质间质细胞、非器官特异性的间质细胞、胚芽细胞及原始间质细胞等。Cutcliffe 认为 CCSK 细胞来源于表达神经标志物的肾间质细胞[4]。

肾透明细胞肉瘤的远处转移率为 4%，其中最常发生的是骨转移，转移率约 17%，因此又被称为“儿童骨转移性肾肿瘤”。此外，脑、区域淋巴结、肺、肝、软组织均可发生转移。因此，在病理确诊为 CCSK 后推荐进行骨扫描、头颅 CT 或 MRI 以判断是否出现骨转移和头颅转移。20%～30% 的复发出现在诊断的 3 年后，一些甚至出现在 10 年后。肿瘤一般较大，可达数千克，常由髓质或肾中心区域开始生长。肿瘤境界清晰有包膜，实质均匀有出血坏死，肿瘤内可见大量血管和纤维构成的网架，而肿瘤细胞呈巢状分布于其中。镜下可见瘤细胞体积稍小，胞核圆形或椭圆形透明呈空泡状、胞质淡染透明而核仁不清，故称为透明细胞肉瘤。

本病宜采用手术、放疗和化疗等综合治疗。根据 Wilms 肿瘤研究组第 4 次研究报告，经过 15 个月化疗的组别术后无复发生存率及总生存率分别为 87.8% 和 87.5%，优于仅接受 8 个月的化疗组。目前常采用美国 Wilms 肿瘤研究组第 5 次会议（NWTS-5）建议的联合长春新碱（VCR）、阿霉素（DOX）、环磷酰胺及依托泊苷进行治疗以期提高高危组患者的长期生存率，但目前研究结果尚未见具体报道。患者的预后和肿瘤的分期、诊断年龄、有无使用阿霉素治疗以及肿瘤坏死程度有关。总体预后比肾母细胞瘤差，即使早期的肾透明细胞肉瘤也易出现术后复发，并且复发率和死亡率都较高。常发生广泛转移和侵袭，大部分患者死于骨转移。

参考文献

1. Argani P, Pereman EJ, Breslow NE, et al. Clear Cell Sarcoma of the Kidney: a review of 351 cases from the National Wilms Tumour Study group Pathology center. Am J Surg Path, 2000, 24: 4-18.
2. Morgan E, Kidd JM. Undifferentiated sarcoma of the kidney: a tumor of childhood with histopathologic and clinical characteristics distinct from Wilms' tumor. Cancer, 1978, 42(4): 1916-1921.
3. Poppe B, Forsyth R, Dhaene K, et al. Soft tissue tumors: Clear cell sarcoma. Atlas Genet Cytogenet Oncol Haematol, 2002.
4. Cutcliffe C, Kersey D, Huang CC, et al. Clear cell sarcoma of kidney: up-regulation of neural markers with activation of the sonic hedgehog and Akt pathways. Clin Can Res, 2005, 11: 7986-7994.

3-43 肾黏液小管状和梭形细胞癌

一、临床资料

【病史】

女性患者，37 岁，因“查体发现左肾占位性病变 6 年，B 超提示恶性 1 周”就诊于我院泌尿外科。患者 6 年前体检 B 超发现左肾囊性肿物，直径约 3cm，患者无发热、血尿、血压升高及下尿路症状。后定期复查发现肿物逐渐增大，入院前 3 周复查 B 超提示左肾中部外侧缘低回声实性占位性病变，直径约 4.8cm × 5.2cm，肿物周边血流丰富，恶性可能性大（cT1N0V0Mx）。既往及个人史无特殊。

【体格检查】

体温 36.8℃，心率 96 次 / 分，呼吸 19 次 / 分，血压 130/80mmHg，双肾区无隆起，无压痛及叩击痛，腹软，未触及包块，双侧输尿管走行区无压痛，耻骨上叩诊鼓音，未触及充盈膀胱，正常女性外阴。

【辅助检查】

（1）血常规示轻度贫血，尿常规、肝肾功能检查及胸片未见异常。

（2）泌尿系 B 超：左肾中部外侧缘低回声实性占位性病变，直径约 4.8cm × 5.2cm，肿物周边血流丰富，恶性可能性大（cT1N0V0Mx）(图 3-43-1)。

（3）泌尿系增强 CT：左肾下极软组织密度占位性病变，直径约 6cm，略呈分叶状，边界光整，可见略高密度假包膜（不完整），CT 值约 26Hu，病变呈低增强。未见肿大淋巴结。印象：左肾下极占位性病变，少见亚型肾细胞癌可能性大（图 3-43-2）。

（4）腹盆腔增强核磁：左肾实质内可见一直径约 5.6cm 类圆形病灶，平扫 T1 稍低，T2 稍高信号，内可见分隔，可见少量长 T1 长 T2 信号。边界清晰。增强扫描后病变渐强化，程度低于肾实质。增强扫描可见左肾静脉内充盈缺损。右肾形态、信号未见

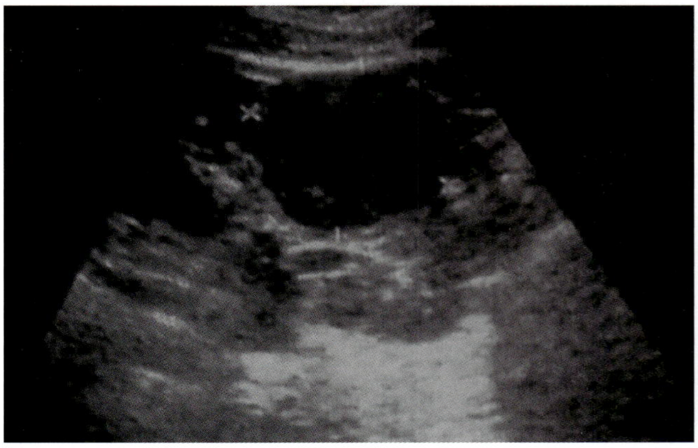

图 3-43-1 泌尿系 B 超示左肾中部外侧缘低回声实性占位性病变，直径约 4.8cm × 5.2cm

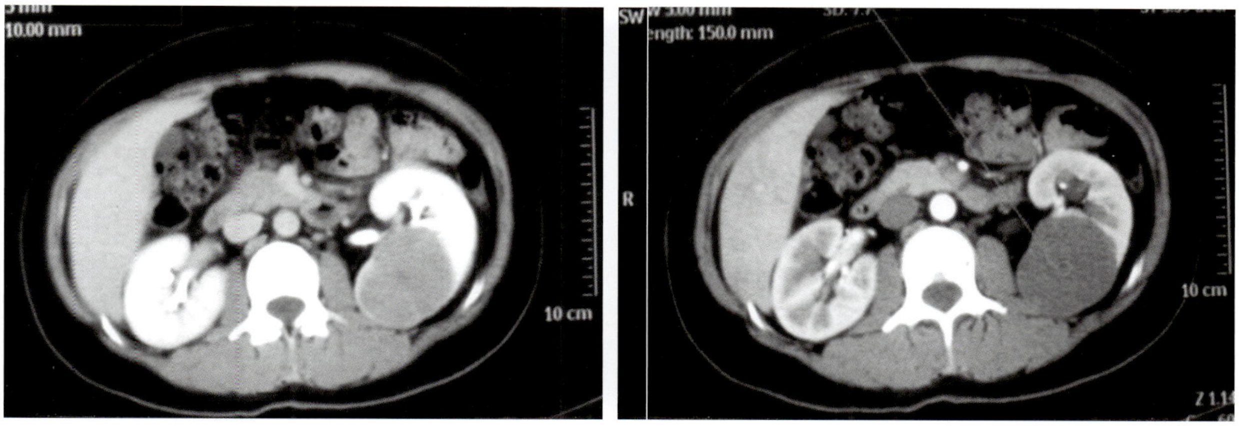

图 3-43-2 泌尿系增强 CT

左肾下极软组织密度占位性病变，直径约 6cm，略呈分叶状，边界光整，可见略高密度假包膜（不完整），CT 值约 26Hu，病变呈低增强。未见肿大淋巴结

异常。左肾门可见数个小淋巴结。扫描范围内肝、胆、胰腺未见明显异常，未见明确积液征象。诊断：左肾低增强占位性病变，伴肾静脉充盈缺损，考虑为肾癌伴肾静脉瘤栓形成（图 3-43-3）。

（5）全身骨扫描：未见明显异常。

【初步诊断】

左肾肿瘤，肾细胞癌可能性大，左肾静脉瘤栓。

二、病例讨论

【鉴别诊断】

诊断：患者 37 岁女性，慢性病程，主因查体发现左肾占位性病变 6 年，B 超提示恶性 1 周就诊。平素无不适症状。既往史及家族史无特殊。体格检查无异常发现。实验室检查：血常示轻度贫血，余无异常。增强 CT 提示左肾下极软组织密度占位性病变，直径约 6cm，病变呈低增强。未见肿大淋巴结。印象：左肾下极占位性病变，少见亚型肾细胞癌可能性大。腹盆腔增强 MRI 提示：左肾实质内可见一直径约 5.6cm 类圆形病灶，增强扫描后病变渐强化，左肾门可见数个小淋巴结。增强扫面可见左肾静脉内充盈缺损，诊断：左肾低增强占位性病变，伴肾静脉充盈缺损，考虑为肾癌伴肾静脉瘤栓形成。骨扫描未见异常。故患者左肾肿瘤诊断明确，证据充分。

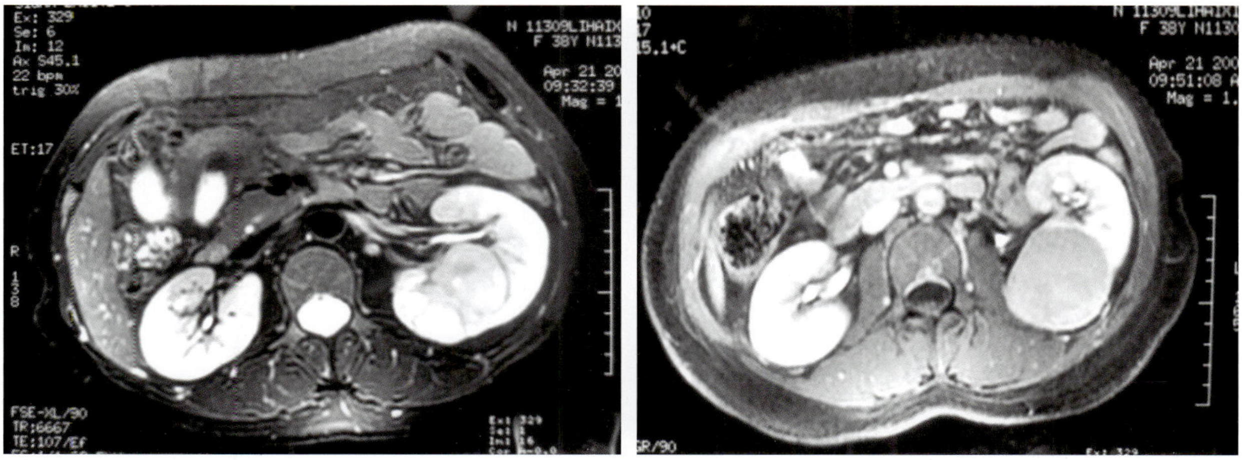

图 3-43-3 腹部增强 MRI

左肾实质内可见一直径约5.6cm类圆形病灶，平扫T1稍低，T2稍高信号，内可见分隔，可见少量长T1长T2信号。边界清晰。增强扫描后病变渐强化，程度低于肾实质。增强扫描可见左肾静脉内充盈缺损。右肾形态、信号未见异常。左肾门可见数个小淋巴结

（1）肾透明细胞癌：临床上可无明显症状体征；肿瘤血供丰富，呈侵袭性生长；B超多表现为低回声实性占位性病变，可伴有坏死、钙化；CT平扫呈低或等密度，故增强扫描表现为“快进快出”，即动脉早期强化显著，实质期及平衡期迅速廓清呈低密度（CT）或低信号（MRI）。本例患者CT及MRI增强扫描均可见缓慢的低强化，提示非透明细胞癌可能。

（2）肾血管平滑肌脂肪瘤：由血管、平滑肌及脂肪3种成分不同比例混合而成，因肿瘤多含有脂肪成分，故CT可见脂肪密度，MRI可见脂肪信号，且较混杂；增强扫描为富血供，早期即有强化，持续时间较长；但也有病例因乏脂肪成分使得鉴别比较困难。

（3）肾纤维瘤：较少见的肾良性肿瘤，包膜完整，可有钙化及骨化。CT平扫呈高密度、密度均匀、边界清晰，增强扫描肿块有渐进性强化的特点，皮质期轻度强化，实质期强化明显。MRI表现为T1WI和T2WI上均呈低信号伴轮廓光整的肾肿块，可资鉴别。

（4）肾嗜酸细胞瘤：为一良性肾肿瘤，起源于集合管，CT可表现为肿瘤中央星状低密度区域，MRI特征表现为具有完整的包膜、中央星形瘢痕以及T1WI上均质低信号肿物。但绝大多数的嗜酸细胞瘤均不能通过影像学与肾癌进行鉴别。

（5）后肾腺瘤：临床病例少见，肿瘤大小差异较大，多为3～6cm，典型者边界清晰，无包膜，可有灶状坏死，影像学可表现为平扫呈等密度或稍高密度，伴有点、片状钙化及囊性低密度区。增强扫描肿瘤轻度均匀强化，囊性区无强化。但绝大多数后肾腺瘤仍需依靠病理确诊。

【治疗方案】

患者左肾肿瘤诊断明确，CT及MRI提示肾少见亚型肾细胞癌可能，手术指征明确；患者术前评价未见禁忌证，一般情况良好，可耐受手术；故应手术治疗，去除病灶的同时可得到病理诊断。手术方式方面，因肿瘤高度怀疑恶性，故依据肾癌的诊疗指南，在患者对侧肾功能良好的前提下，考虑肿瘤直径大于4cm，在征得患者知情同意后，行左肾根治性切除术，并对术中可见的左肾蒂旁淋巴结进行清扫，以助分期诊断。

三、手术及术后恢复情况

于全麻下行左肾根治性切除＋肾门淋巴结清扫术，术中可见左肾中下极一直径约6cm实性肿物，剖面为淡黄色鱼肉样，有光泽（图3-43-4）。患者术后恢复良好，术后6天出院。

四、最后诊断

术后病理回报：肾＋肾上腺切除标本：肾细胞癌，形态符合肾黏液小管状和梭形细胞癌（mucinous tubular and spindle cell carcinoma，MTSCC），肿瘤大小7.5cm×6.5cm×5.5cm，pT2b，输尿管断端和

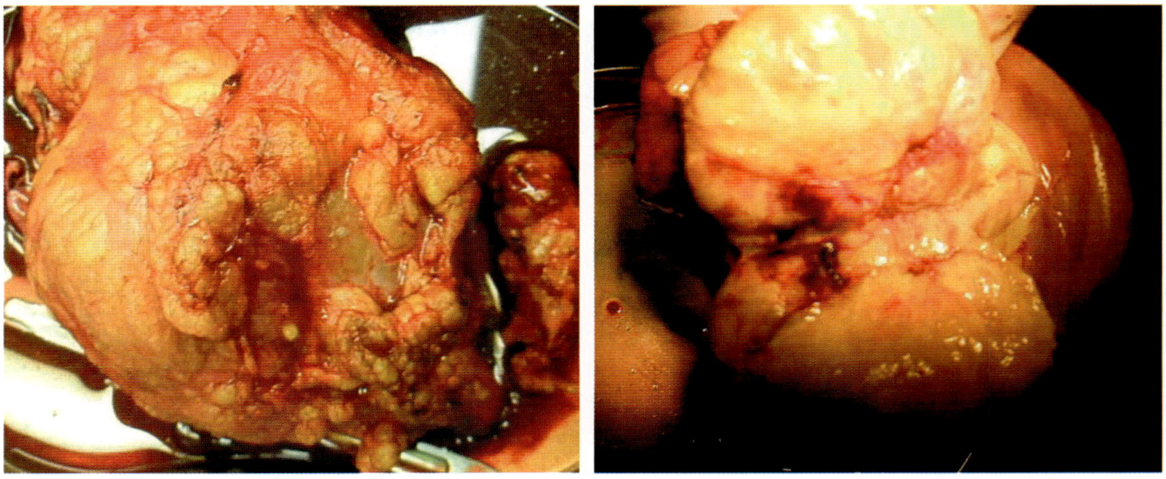

图3-43-4 左肾切除大体标本
可见左肾中下极一直径约6cm肿物，实性，表面光滑，肿瘤包膜完整。肿瘤剖面：淡黄色鱼肉样，有光泽

肾上腺未见肿瘤，另送左肾蒂下淋巴结两个，左肾蒂上淋巴结两个，均未见癌转移。

免疫组化：肿瘤：VIM（+++），AE1/AE3（++），CD10（–），CK7（+），增殖细胞核抗原（proliferating cell nuclear antigen，PCNA）（+++）。淋巴结：EMA（–），AE1/AE3（–），CD68（++）（图 3-43-5）。

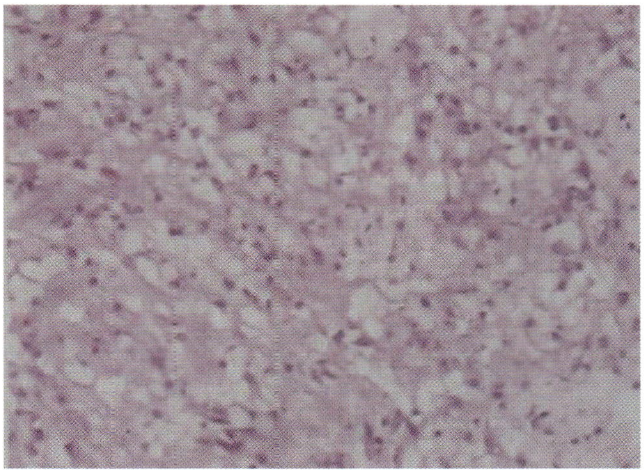

图 3-43-5 组织病理

肾细胞癌，光镜下可见圆形、卵圆形或拉长的紧密排列的小管细胞，其间可见嗜碱性细胞外黏液。病灶中可见小灶状梭状细胞聚集

五、专家意见

MTSCC 最初被作为一种独立的肾癌病理类型报道于 1997 年[1]，当时认为其为来源于肾集合管的、低度恶性的肾肿瘤。2004 年 WHO 泌尿系统和男性生殖系统肿瘤分类中将其正式命名[2]。此肿瘤临床较为罕见，全世界至今共报道 80 余例。该肿瘤多发于女性（男：女 =1：4），发病年龄由 13～82 岁不等（平均年龄为 53 岁）[1]。此类肿瘤低级别多见，现有文献对于此类患者的生存观察与其病理表现相符，多数患者预后良好，但近年来有文献报道侵袭性的高级别 MTSCC 病例，甚至可发生远处转移（肺、肝、腹膜后淋巴结），预后较差[3-7]。

对于肿瘤的组织来源争论较多，Rakozy 等研究了 7 例 MTSCC，其中 5 例免疫组化结果提示为集合管上皮来源[8]。Ferlicot 等研究了 15 例 MTSCC，对大部分肿瘤组织进行免疫组化染色，提示为远曲小管来源[9]。Parwani、Srigley 等则认为 MTSCC 起源于远端肾单位的 Henle 襻[10-11]。Steven 等对 12 例 MTSCC 患者进行免疫组织化学分析显示肿瘤细胞表达 RCC、AMACR、CD15、CK7，与肾乳头状细胞癌类似，故认为 MTSCC 属肾乳头状细胞癌，是其形态学上的一种变异[12]。遗传学上，该类肿瘤与 1，4，6，8，13，14 号染色体的缺失和 7，11，16，17 号染色体的获得有关[2]。

患者多数无临床表现，无意中行腹部影像学检查时发现。肿瘤大小 2.2～12cm 不等，具有明确的肿瘤边界，大体呈灰白、黄色，偶可伴有小灶出血或坏死；剖面常为饱满、有光泽的、黏液样组织。光镜下，肿瘤由圆形、卵圆形或拉长的紧密排列的小管细胞组成，其间可见丰富的嗜碱性细胞外黏液。pH 2.5 的染色条件下，其黏液样间质爱辛蓝染色呈强阳性。小管由立方上皮细胞组成，其胞质较少，细胞核呈圆形，核仁不明显或缺失，核异型性小，分裂象少见。病灶中可见灶状梭状细胞聚集，可形似肉瘤样改变，但细胞多不伴有坏死、核分裂及明显的核异型性[1]。但近来有文献报道高级别 MTSCC，其肿瘤大体可有灶状出血、坏死，光镜下梭形细胞成分增多，甚至多于管状结构，可呈束状生长，其细胞核异质性增强，核仁增大，核分裂象多见（5～10/HPF）[4]。

本例 MTSCC 在 B 超上的表现为低回声的实质性占位性病变，回声较为均匀，周围有明显血流信号，与多数肾癌表现相同。CT 检查见病变肾圆形软组织密度占位，密度较为均匀，增强有延迟强化。MRI 检查表现为 T2 加权像肿瘤为高信号，而 T1 加权像与肾实质信号相近；增强扫描表现为中度强化，程度低于肾实质。但仅凭借影像学检查对 MTSCC 进行病理诊断还比较困难。

对于 MTSCC 的治疗，由于其术前病理诊断较为困难，故对其仍应按照肾癌的诊疗指南，手术切除是主要治疗手段，<4.0cm 的 T1aN0M0 患者，可依据操作可行性，行腹腔镜下保留肾单位手术，>4.0cm 者行根治性肾切除术。术后严密随访。

肾 MTSCC 肿瘤为临床罕见的肾肿瘤，多数预后较好，目前只有少数晚期转移性病例。但其在术前获得诊断较困难，最终的诊断必须依靠术后病理结果。肾 MTSCC 应该注意与后肾腺瘤、集合管癌等进行鉴别。治疗仍应按照肾癌的诊疗指南进行。

参考文献

1. Glen Y, Benjamin N, Dana A, et al. Mucinous Tubular and Spindle Cell Carcinoma of the Kidney. J Urol, 2010, 183: 738-739.
2. Srigley JR. Mucinous tubular and spindle cell carcinoma// Eble JN, Sauter G, Epstein JI, et al. Pathology and genetics, tumors of the urinary system and male genital organs. World Health Organization. Lyon: IARC, 2004: 40.
3. Thway K, du Parcq J, Larkin JM, et al. Metastatic renal mucinous tubular and spindle cell carcinoma. Atypical behavior of a rare, morphologically bland tumor. Ann Diagn Pathol, 2012, 16(5): 407-410.
4. Pillay N, Ramdial PK, Cooper K, et al. Mucinous tubular and spindle cell carcinoma with aggressive histomorphology—a sarcomatoid variant. Hum Pathol, 2008, 39: 966-969.
5. Ursani NA, Robertson AR, Schieman SM, et al. Mucinous tubular and spindle cell carcinoma of kidney without sarcomatoid change showing metastases to liver and retroperitoneal lymph node. Hum Pathol, 2011, 42(3): 444-448.
6. de Peralta-Venturina M, Moch H, Amin M, et al. Sarcomatoid differentiation in renal cell carcinoma—a study of 101 cases. Am J Surg Pathol, 2001, 25: 275-284.
7. 丛振杰, 丁建国, 于卫中. 肾纤维瘤的CT、MRI诊断(附五例报告). Chin J Urol, 2004, 25(11): 777.
8. Rakozy C, Schmahl G E, Bogner S,et al. Low-grade tubular-mucinous renal neoplasm: morphologic,immunohistochemical and genetic features. Mod Pathol, 2002, 15(11) : 1162 -1171.
9. Ferlicot S, Allory Y, Comperat E, et al. Mucinous tubular and spindle cell carcinoma: a report of 15 cases and a review of the literature. Virchows Arch, 2005, 447: 978-983.
10. Parwani AV, Husain AN,Epstein JI,et al. Low-grade myxoid renal epithelial neoplasms with distal nephron differentiation. Hum Pathol, 2001, 32(5): 506-512.
11. Srigley J, Kapusta L,Reuter V,et al. Phenotypic,molecular,and ultrastructural studies of a novel low grade renal epithelial neoplasm possibly related to the loop of Henle. Mod Pathol, 2002, 28(5): 477-478.
12. Steven S, Jae Y, Pheroze T, et al. Mucinous tubular and spindle cell carcinoma of kidney is probably a variant of papillary renal cell carcinoma with spindle cell features. Ann Diagn Pathol, 2007, 11: 13-21.

3-44 肾上皮间质混合性肿瘤

一、临床资料

【病史】

女性患者，47 岁，主因“体检发现左肾肿瘤 1 个月”就诊我院泌尿外科。患者 1 个月前体检 B 超发现左肾肿瘤，约 5cm，平素患者无血尿、尿频、尿急、尿痛、腰痛、发热、腹部肿块等症状，查 CT 示：左肾上极外形不规则，可见一个约 4cm × 5cm 不均密度肿块，增强扫描呈不均匀中度强化，内可见多发小灶状低密度，肿块边缘大致清楚，腹膜后未见肿大淋巴结。印象：左肾上极占位性病变，恶性不除外。患者患病来一般情况良好。既往 3 年前曾因“左侧乳腺癌”行左乳腺保乳术。家族史无特殊。

【体格检查】

体温 36.8℃，心率 96 次 / 分，呼吸 19 次 / 分，血压 130/80mmHg，心、肺、腹部查体未见异常，双肾区无隆起，无压痛及叩击痛，腹软，未触及包块，双侧输尿管走行区无压痛，耻骨上叩诊鼓音，未触及充盈膀胱，正常女性外阴。

【辅助检查】

（1）血常规、尿常规、血生化、凝血功能、胸片检查无异常发现。

（2）B 超示：左肾内侧缘中上极探及一个 4.57cm × 4.51cm 低回声肿物，向肾外凸出，内部回声不均匀，可见血流信号，余未见异常。B 超诊断为左肾癌。

（3）泌尿系增强 CT：左肾上极外形不规则，可见一个约 4cm × 5cm 不均密度肿块，增强扫描呈不均匀中度强化，内可见多发小灶状低密度，肿块边缘大致清楚，腹膜后未见肿大淋巴结。印象：左肾上极占位性病变，恶性不除外。

【初步诊断】

左肾肿瘤，肾细胞癌可能性大。

二、病例讨论

【鉴别诊断】

诊断：患者47岁女性，隐匿病程，主因体检发现左肾肿瘤1个月就诊。平素无不适症状。既往左乳癌病史。体格检查无异常发现。实验室检查未见异常。增强CT提示左肾上极一个约4cm×5cm不均密度肿块，增强扫描呈不均匀中度强化，内可见多发小灶状低密度，肿块边缘大致清楚。印象：左肾上极占位性病变，恶性不除外。故患者左肾肿瘤诊断明确，证据充分。对于肿瘤性质，尚需鉴别。

（1）肾透明细胞癌：临床上可无明显症状体征；肿瘤血供丰富，呈侵袭性生长；B超多表现为低回声实性占位性病变，可伴有坏死、钙化；CT平扫呈低或等密度，故增强扫描表现为“快进快出”，即动脉早期强化显著，实质期及平衡期迅速廓清呈低密度（CT）或低信号（MRI）。

（2）肾血管平滑肌脂肪瘤：含血管、平滑肌及脂肪成分，故CT多可见脂肪密度，MRI可见脂肪信号，且较混杂；增强扫描为富血供，早期即有强化，持续时间较长；少数病例因乏脂肪成分使得鉴别比较困难。

（3）肾嗜酸细胞瘤：为一良性肾肿瘤，起源于集合管，CT可表现为肿瘤中央星状低密度区域，MRI特征表现为具有完整的包膜、中央星形瘢痕以及T1WI上均质低信号肿物。但绝大多数的嗜酸细胞瘤均不能通过影像学与肾癌进行鉴别。

（4）后肾腺瘤：临床病例少见，典型后肾腺瘤边界清晰，无包膜，可有灶状坏死，影像学可表现为平扫呈等密度或稍高密度，伴有点、片状钙化及囊性低密度区。增强扫描肿瘤轻度均匀强化，囊性区无强化。但绝大多数后肾腺瘤仍需依靠病理确诊。考虑本例肿瘤影像学上与肾细胞癌有相似之处，术前诊断为左肾肿瘤，恶性可能性大。

【治疗方案】

患者左肾肿瘤诊断明确，CT及MRI提示肾细胞癌可能，手术指征明确；患者术前评价未见禁忌证，一般情况良好，可耐受手术；故应手术治疗，去除病灶的同时可得到病理诊断。手术方式方面，因高度怀疑肾癌，故依据肾癌的诊疗指南，在患者对侧肾功能良好的前提下，考虑肿瘤直径大于4cm，在征得患者知情同意后，行腹膜后镜左肾根治性切除术。

三、手术及术后恢复情况

于全麻下行腹膜后镜左肾根治性切除术，术中可见肿瘤位于左肾上极，向肾外凸出，直径约5cm，手术顺利，术后剖开肾可见实性肿物，约6cm×5cm，剖面呈黄白色鱼肉样。患者术后恢复良好，术后第5天出院。

四、最后诊断

术后病理示：肾囊实性肿物，大小5.2cm×4.6cm×3.2cm，大小不等的囊腔被覆扁平-立方上皮，囊壁间为丰富的梭形细胞，免疫组化：VIM（上皮+，间质++），AE1/AE3（+++），CD34（+），WT1（－），雌激素受体（estrogen receptor，ER）（+），孕激素受体（progesterone receptor，PR）（++），DES（++），肌动蛋白（actin）（－）。考虑为混合性上皮和间质肿瘤，输尿管断端未见癌，肾多发单纯性囊肿（图3-44-1）。

五、专家意见

肾上皮间质混合性肿瘤（mixed epithelial and stromal tumour of the kidney，MESTK）是一种少见

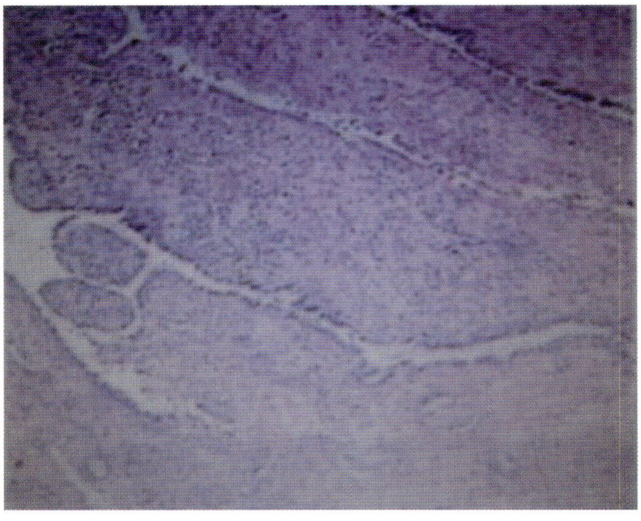

图 3-44-1 病理切片
肾囊实性肿物，可见大小不等的囊腔被覆扁平-立方上皮，囊壁间为丰富的梭形细胞

的肾肿瘤，多发于围绝经期女性[1]。此肿瘤病理多为良性，但已有此类肿瘤恶变的报道[2-3]。肾混合性上皮间质瘤最早由 Block 等[4]于 1973 年首次以成人中胚层肾瘤命名并报导。1998 年，Michal 和 Syrucek[5]提出良性混合性上皮间质瘤的命名，在其后一段时间内对此类似肿瘤的报道命名较多，另有肾盂囊性错构瘤、囊性肾瘤和成人成熟性肾母细胞瘤等命名方法。2000 年，Adsay 等[1]人认为该肿瘤应作为一种独立的肾肿瘤类型，命名其为混合性上皮和间质瘤，并提出激素可能在肿瘤的形成中起到一定作用。随后，Pierson 等[6]对 7 例此种类型肿瘤进行的遗传学研究表明，该肿瘤不具先天性中胚层肾瘤的典型遗传学改变，应作为独立的肾肿瘤进行命名。2004 年 WHO 成人肾肿瘤分类中将其独立命名为肾混合型上皮和间质瘤[7]。

临床特征上，此类肿瘤十分罕见，目前报道的文献表明，此种肿瘤多发围绝经期于女性，单侧多见，年龄 19～78 岁，平均年龄 52 岁，多有性激素服用史，可伴有生殖系统疾病。目前仅有个别的男性、儿童和双侧病例报道[8-10]。临床上可有腹部肿块、腰痛、腹痛、血尿、泌尿系感染或无症状于体检时发现，血清学检查可有 CA-125 升高[11]。影像学表现多难以与肾恶性肿瘤进行鉴别，易误诊为肾细胞癌。病理及生物学行为上绝大多数表现为良性肿瘤，但近年来也有数个病理提示间质细胞表现恶性特征的病例，其中多数术后出现局部复发，预后不良[2]。亦有报道其复发转移患者可能对化疗敏感[3]。

病理特点：

（1）大体：肿瘤有 2～24cm 不等，常位于肾中央；部分有包膜，肿瘤边界清楚。镜下可见大囊、微囊和小管样结构，散在或成簇排列，切面多呈实性、质硬的灰白色，可见散在的多灶状囊腔。少数切面为鱼肉样。对于部分影像学提示突入肾盂的肿瘤，大体及镜下均无侵犯肾盂的表现[12]。

（2）镜下：该肿瘤含有上皮及间叶性成分，上皮成分为散在或成簇的囊状或小管状结构，囊壁内衬柱状、立方状上皮或尿路上皮，有时形成乳头状。有的囊壁内衬具有米勒管特点的鞋钉样细胞。间质有多少不等的梭形细胞，核大，胞质丰富，有时黏液样间质和束状平滑肌细胞显著[11-12]。

（3）免疫组化：梭形细胞的免疫组织化学显示肌动蛋白和结蛋白阳性，而且常有雌孕激素受体表达，提示其发生和生长可能与激素有关[1]。上皮成分常表达 CK、VIM、EMA，类似于正常肾组织的集合管上皮特点。多数 MESTK 呈良性表现，但近年有文献报道预后较差的恶性 MESTK，其大体上肿瘤体积偏大，出血及坏死灶更多见，镜下可有梭形细胞不典型增生、局灶梭形细胞核分裂活跃伴坏死、间质成分低分化的滑膜肉瘤样恶性变等特征；免疫组化与良性 MESTK 无明显差别[2]。

鉴别诊断：

（1）囊性肾瘤：为一良性肾肿瘤，与 MESTK 表现十分相似，病理上可表现有各种囊性结构、衬覆鞋钉样、柱状及立方上皮细胞的囊和卵巢样间质；但其肿瘤由囊性成分构成，无真正的实性结构。有学者认为二者均起源于胚胎发育过程中迷失的米勒管残余组织，并将两者合称为肾上皮间质肿瘤（REST）。

（2）囊性部分分化性肾母细胞瘤：多见于儿童，肿瘤呈多房囊性，被覆上皮和间叶组织构成的囊腔，可见特征性的胚基样组织，以资鉴别。

（3）多房囊性肾细胞癌：为一预后较好的肾恶性肿瘤，男性较女性多见，肿瘤好发于肾两极，为大小不一的多房型肿物，房间互不相通，囊内充满陈旧或新鲜血液，囊壁覆以一层或多层肿瘤细胞，囊间也为肿瘤细胞，病理上为透明细胞癌。

（4）肉瘤样肾细胞癌：为肾恶性肿瘤，可无囊性成分，肿瘤的梭形细胞成分具有明显的恶性特征。

本例患者为 47 岁女性，无症状体检发现，既往乳腺癌病史，CT 表现为肾中上极肿物，4cm×5cm，密度不均匀，可见多发小灶状低密度，增强可中等程度强化，术后病理为肾囊实性肿物，含大小不等的囊腔被覆扁平 - 立方上皮，囊壁间为丰富的梭形细胞，免疫组化：VIM（上皮 +，间质 ++），AE1/AE3（+++），CD34（+），WT1（－），ER（+），PR（++），DES（++），actin（－），符合 MESTK 的多数表现。

治疗方面，术前根据临床表现及影像学较难与肾恶性肿瘤鉴别，肿瘤部位多位于肾中心，与肾门关系密切，故多数患者行肾根治性切除术；术后病理表现为良性者预后较好，术后随访无肿瘤复发或转移。

肾混合性上皮和间质肿瘤为较罕见的肾肿瘤，其组织来源可能为迷失的米勒管残余组织，好发于围绝经期女性，发生与生长可能与激素有关，大多数为良性，预后好。确诊主要依靠术后病理及免疫组化结果，手术切除是治疗的首选方式，选择根治性切除或保留肾单位的手术主要根据手术操作可行性进行。

参考文献

1. Adsay NV, Eble JN, Srigley JR, et al. Mixed epithelial and stromal tumor of the kidney. Am J Surg Pathol, 2000, 24:958–970.
2. Soo Jin Jung, Steven S. Shen, Tien Tran,et al. Mixed epithelial and stromal tumor of kidney with malignant transformation: report of two cases and review of literature. Hum Pathol, 2008, 39: 463–468.
3. Yoon-Sim Yap, Mark Coleman, Ian Olver. Aggressive mixed epithelial-stromal tumour of the kidney treated with chemotherapy and radiotherapy. Lancet Oncol, 2004, 5: 747–749.
4. Block NL, Grabstad HG, Melamed MR. Congenital mesoblastic nephroma (leiomyomatous hamartoma): First adult case. J Urol, 1973, 110(4): 380-383.
5. Michal M, Syrucek M. Benign mixed epithelial and stromal tumor of the kidney. Pathol Res Pract, 1998, 194: 445–448.
6. Pierson CR, Schober MS, Wallis T, et al. Mixed epithelial and stromal tumor of the kidney lacks the genetic alterations of cellular congenital mesoblastic nephroma. Hum Pathol, 2001, 32:513–520.
7. Lopez-Beltran A, Scarpelli M, Montironi R, et al. 2004 WHO classification of the renal tumors of the adults. Eur Urol, 2006, 49: 798-805.
8. Piergiuseppe C, Richard N, Lucia V, et al. Non-Hormone-Induced Mixed Epithelial and Stromal Tumor of Kidney in a Man: Description of a Rare Case. Urology, 2008, 71(168):7-9.
9. Youssef T, Christian P, Chantal D, et al. Mixed epithelial and stromal renal tumour in a 12-year-old boy. J Pediatr Urol, 2010, 6(3): 320-323.
10. Ankur R. Sangoi, John P. Bilateral mixed epithelial stromal tumor in an end-stage renal disease patient: the first case report. Hum Pathol, 2008, 39: 142–146.
11. Liu CH, Yu CC, Chang CR, et al. Mixed Epithelial and Stromal Tumor of the Kidney With Elevated Serum Level of Cancer Antigen 125. J Formos Med Assoc, 2011, 110(2): 125-128.
12. 杨新宇, 韩广元, 夏同礼, 等. 肾混合性上皮间质瘤的临床及病理分析. 中华医学杂志, 2005, 85(139): 2791-2793.

3-45 肾母细胞瘤——后腹腔镜右肾根治术

一、临床资料

【病史】

女性患者，10 岁，主因“间断无痛终末肉眼血尿 5 天”入院。患者 5 天前间断出现无痛肉眼血尿，为终末血尿，未见血块，无尿路刺激症状，无腰痛，家长未触及腹部包块。行泌尿系 B 超提示右肾中部及下极偏内侧一不规则低回声肿物，向肾外凸出，肾静脉内可见瘤栓。为求进一步治疗入院。

【体格检查】

右上腹触诊不满意，似可触及肿物，右肾区叩痛，余查体未见异常。

【辅助检查】

（1）泌尿系 B 超：右肾中部及下极偏内侧探及一不规则低回声肿物，大小 9.1cm × 6.4cm × 5.6cm，向肾外凸出，肾静脉内可见瘤栓，长 2.5cm，直径 1.6cm，下腔静脉未见明显瘤栓。肾门旁及腹主动脉旁未见明显增大淋巴结。印象：右肾癌，T2N0V1Mx。

（2）泌尿系增强 CT（图 3-45-1）：右肾体积增大，其中下部见混杂密度肿块，大小约 7.9cm × 6.0cm × 6.5cm（上下 × 左右 × 前后），CT 值为 45Hu，其内可见低密度坏死区，肿块部分向肾外凸出，部分向肾窦内突入，部分肾盏及肾盂受压轻度扩张，肿块相应区肾盏及局部肾盂显示不清，为肿块占据，输尿管上段近移行处管腔内密度略高，管壁略增厚，增强扫描肿块明显不均匀强化，CT 值为 87Hu，右肾静脉内可见充盈缺损区，排泄期右肾集合系统内未见造影剂进入。左肾、输尿管及膀胱未见明显异常。印象：右肾占位性病变，考虑肾细胞癌（RCC）可能性大，并右肾静脉瘤栓，集合系统受侵不除外。

（3）泌尿系 MRI 平扫：右肾体积明显增大，可见不规则软组织肿块影，大小约 4.9cm × 5.3cm × 6.9cm（左右 × 前后 × 上下），形态不规则，内信号

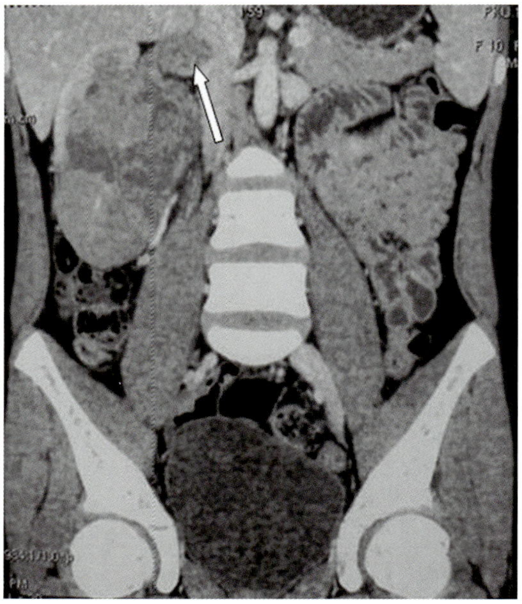

图 3-45-1 患者泌尿系增强 CT 所见
CT 三维重建提示右肾肿物，肿物大小 7.9cm × 6.0cm × 6.5cm，箭头示同侧肾静脉 32.47mm 长的瘤栓

不均匀，以实性成分为主，内见结节状短 T1、短 T2 信号，并见条片状长 T1、长 T2 坏死区。DWI 肿块实性成分呈明显高信号。病灶侵入右肾盂，右侧肾静脉受压变细，显示欠清，下腔静脉未见明显异常信号。右侧肾盂输尿管连接部显示不清。左肾未见明显异常。印象：右肾占位性病变，考虑恶性，肾癌可能。右肾盂受侵，右肾静脉受压狭窄。

【初步诊断】

右肾肿物，肾母细胞瘤可能性大。

二、病例讨论

【鉴别诊断】

（1）肾母细胞瘤：患者学龄儿童，病程中出现血尿，腹部触诊似有包块，B 超及泌尿系增强 CT 提示右肾肿物，合并肾静脉瘤栓，结合患者年龄、病程及影像学资料，考虑该病可能性大，待术后病理证实。

（2）肾细胞癌：患者学龄儿童，隐匿发病，病程中出现血尿，B 超及泌尿系增强 CT 提示右肾肿物合并肾静脉内瘤栓，需考虑该病可能，可依术后病理明确。

（3）神经母细胞瘤：患者学龄儿童，影像学提示右肾肿物合并肾静脉瘤栓，存在神经母细胞瘤可能，但神经母细胞瘤多越过中线，引起肾向外、向下移位，患儿易出现肿瘤转移，结合患者目前情况，考虑可能性不大，待术后病理以除外。

【治疗方案】

患者目前诊断考虑右肾肿瘤，患者合并瘤栓，既往报道此类病例为避免肿瘤播散和破裂溢出，多选择开放手术。但随着腹腔镜技术的发展，许多肾肿物尤其是复杂的儿童腹膜后肿物选择应用腹腔镜手术技术进行治疗。考虑患者病情尤其是瘤栓的位置，结合患者一般情况，加之术者具有丰富的腹腔镜手术经验，决定行腹腔后镜右肾癌根治术 + 肾静脉瘤栓取出术。

三、手术及术后恢复情况

麻醉满意后，患者左侧卧位，常规消毒铺单。气囊法扩张腹膜外间隙，放置 3 个套管针。切开肾周筋膜和脂肪囊，完全游离右肾，见肿瘤位于下极，游离右肾动脉，3 个 Hem-o-lok 夹闭右肾动脉，剪断右肾动脉。继续游离肾门血管，见瘤栓位于肾静脉入下腔静脉开口处，略突入下腔静脉。用 Hem-o-lok 推挤瘤栓至右肾静脉内，于下腔静脉及瘤栓交接处由远及近用 3 个 Hem-o-lok 夹闭右肾静脉。见瘤栓完全位于右肾静脉内，剪断右肾静脉。完整切除肿瘤，将右肾置入标本袋内，完整取出标本。冲洗创面，无出血。腋中线穿刺口留置 F20 引流管，观察各套管针穿刺点无出血，缝合并黏合切口，术毕（图 3-45-2）。标本送病理。

患者术后恢复良好，无手术并发症发生。术后 6 小时饮水，术后第 1 天拔除尿管及伤口引流管，术后第 3 天出院。

四、最终诊断

病理诊断（图 3-45-3）：肾切除标本：肾肿瘤大小 7.2cm × 5.5cm × 5.0cm，形态及免疫组化符合肾母细胞瘤，以上皮型为主，伴大片坏死。肾盂及脉管内可见肿瘤，考虑为 COG/SIOP 分期 2 期，输尿管断端未见肿瘤。免疫组化：AE1/AE3（+++），WT1（局灶 +），NSE（+），VIM（+），CK7（–），LCA（–），CD99（–），actin（–），CgA（+/–）。

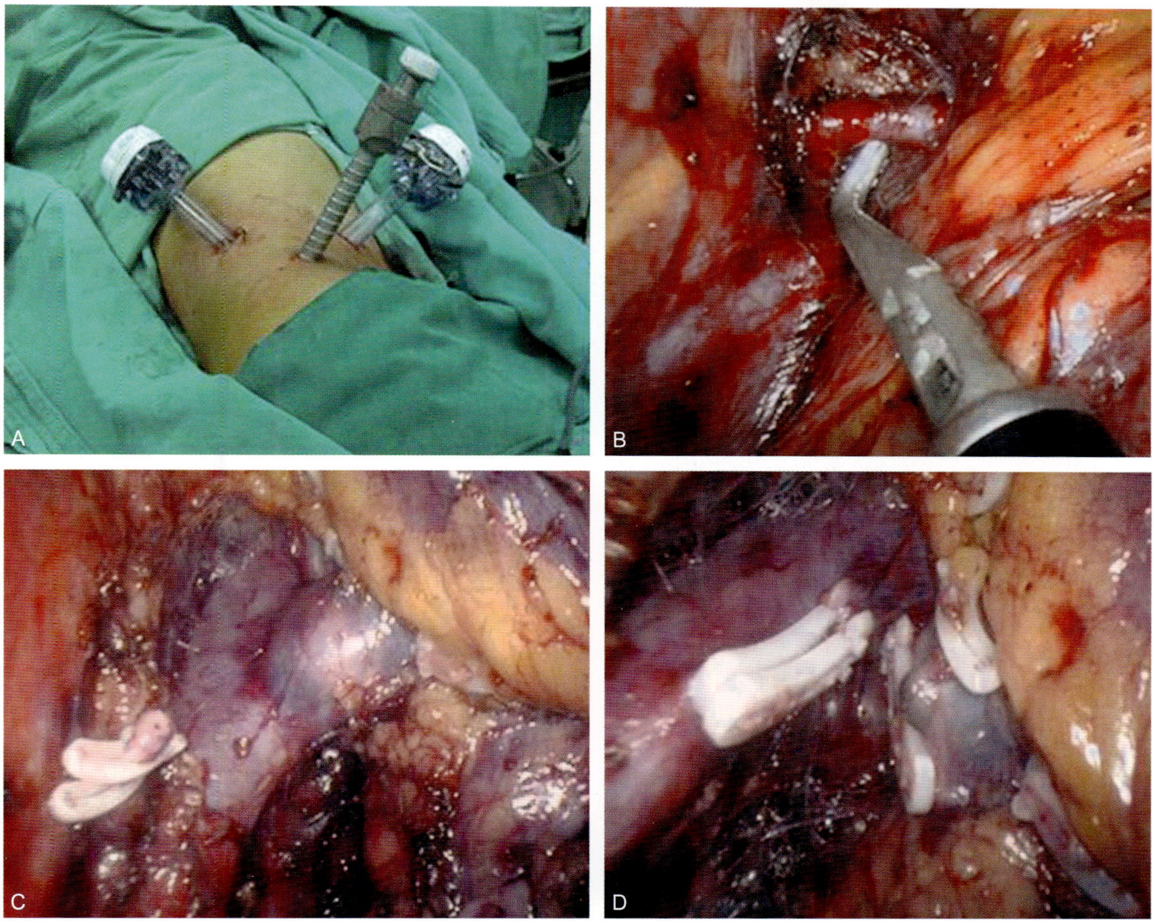

图 3-45-2 术中所见

A. 三孔腹腔镜，包括 13mm、10mm、5mm 套管针各一；B. 暴露肾动脉；C. 肾静脉内血栓；D. 推挤瘤栓至右肾静脉内，于下腔静脉及瘤栓交接处由远及近用 3 个 Hem-o-lok 夹闭右肾静脉，剪断右肾静脉

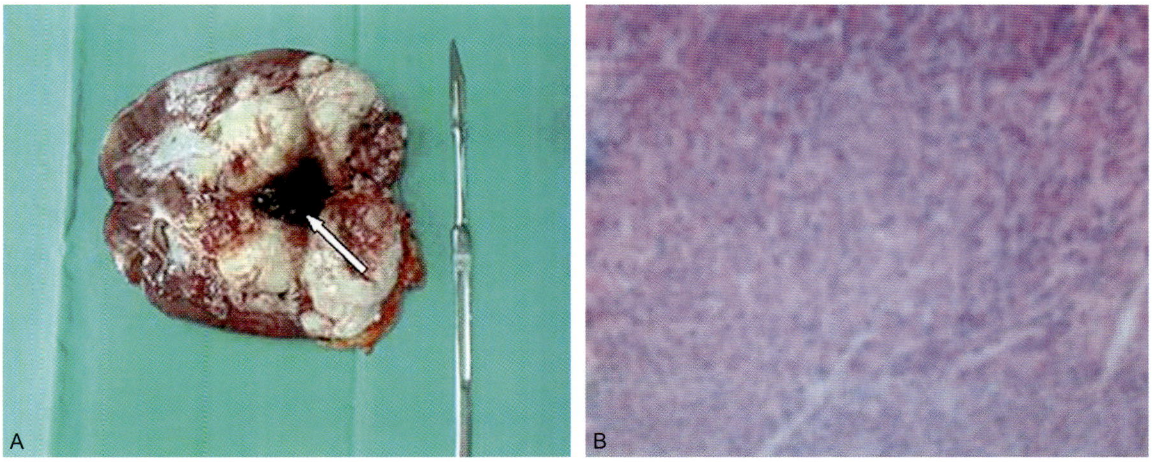

图 3-45-3 术后病理

A. 右肾大体标本，箭头示肾静脉瘤栓；B. 组织切片示：肾母细胞瘤，（HE 染色，原放大倍数 ×10）

五、专家点评

肾母细胞瘤是儿童常见的腹部恶性肿瘤，高居儿童腹部肿瘤的第 2 位，小儿整体恶性肿瘤的第 5 位。在所有儿童恶性肿瘤中，肾母细胞瘤发病率约为 6%，95% 以上的儿童肾肿瘤为肾母细胞瘤，约

75%的肾母细胞瘤发生在5岁前，2~3岁是其发病高峰年龄[1]。男女发病率方面大致相当，但研究发现，女童有发病年龄偏大的趋势，尽管男女发病年龄并无统计学差异[2]。

肾母细胞瘤也是应用现代综合治疗技术(化疗、手术、放疗等)最早且疗效最好的恶性实体瘤之一，生存率已从20世纪30年代的30%提高到如今的85%以上[3]。

对于肾母细胞瘤是否进行术前化疗，美国肾母细胞瘤研究组织(the National Wilms Tumor Study，NWTS)和国际儿科肿瘤学会(the International Society for Pediatric Oncology，SIOP)之间存在分歧。NWTS认为术前进行化疗会影响外科医生在术中判断分期，导致患者不能得到恰当的治疗，同时，也可能漏诊淋巴结受累的患儿。而SIOP则认为，化疗后，肿瘤的体积变小，有利于肿瘤切除，同时肿瘤形成的纤维化包膜还能降低术中肿瘤破裂溢出的风险。

有趣的是，尽管存在分歧，但NWTS和SIOP下两种不同的治疗方式的患者生存率都达到90%以上。同时，NWTS还指出，以其方式处理的患者，肿瘤切除后的复发率和病死率很低，肿瘤破裂溢出的比率也小于10%[4]。另外，对于双侧肾母细胞瘤患者、下腔静脉及心房瘤栓的患者、影像学检查提示肿瘤体积大于1000ml的患者，NWTS和SIOP均认为有必要进行术前化疗[4-5]。

外科手术切除是肾母细胞瘤主要局部控制治疗方法[6]。传统的根治性手术需选择一个足够大的腹部横行切口，以用来观察肿瘤扩散和转移，并将肿瘤完整切除和取出。在某些情况下，还需要行胸腹部联合切口。肾母细胞瘤很少侵犯周围结构，但常黏附到邻近器官，如果不能将肿瘤清晰地从邻近结构分离开，而外科医师认为整个肿瘤是可以完全切除的，可考虑将肿瘤和其周围结构一并切除。小病灶残瘤对化疗有良好反应，而且将邻近结构和肿瘤同时切除时，并发症也会随之增加，因此根治性切除术仅适用于有把握能够将整个肿瘤完全切除者。同时，手术后是否有残留病灶也是确定临床分期、指导下一步治疗、影响预后的重要因素。

在本病例中，随着腹腔镜技术的发展以及术者对于腹腔镜技术的熟练掌握，选择了腹膜后镜根治性切除术，这也是第一篇针对腹腔镜根治性切除肾母细胞瘤的报道。当然，美国儿童肿瘤协作组(Children's Oncology Group，COG)还认为，这一方式还需要进一步论证，主要是与开放手术进行比较，比较肿瘤破裂溢出、肿瘤残留和手术并发症是否有增加。

除了手术治疗，化疗和放疗也对于提升该病的生存率有着重要作用，但是不能忽视的是这些方法对于患者的毒副作用，这些毒副作用包括：骨骼及肌肉的发育缺陷、诱发恶性肿瘤、肝损害、心血管损害等[7]。目前比较公认的目标是：降低低危组化疗和放疗强度，减少毒副作用，加强高危组化疗和放疗强度，以改善其预后[8]。

肾母细胞瘤的预后在小儿的实体恶性肿瘤中属相对良好的，但是许多病例复发或出现转移，治疗效果较差。所以，新的方向可能是在进一步细化危险分层后，进行个体化的治疗，这其中不仅包括外科手术的术式选择、放化疗时机把握和方案的制订，还包括放、化疗毒性作用的降低措施以及肿瘤基因相关研究的应用等。

参考文献

1. Pastore G, Znaor A, Spreafico F, et al. Malignant renal tumours incidence and survival in European children(1978-1997): Repost from the Automated Childhood Cancer Information System project. Eur J Cancer, 2006, 42(13): 2103-2114.
2. Breslow N, Olshan A, Beckwith JB, et al. Epidemiology of Wilms tumor. Med Pediatr Oncol, 1993, 21(3): 172-181.
3. Metzqer ML, Dome JS. Current therapy for Wilm's tumor. Oncologist, 2005, 10(10): 815-826.
4. Davidoff AM. Wilms tumor.Adv Pediatr, 2012, 59(1): 247-267.
5. Barber TD, Derinkuyu BE, Wickiser J, et al. Wilms tumor: Preoperative risk factors identified for intraoperative tumor spill.J Urology, 2011, 1985(04): 1414-1418.
6. 成明光. 肾母细胞瘤的诊断和治疗. 实用儿科临床杂志, 2009, 24(15): 1140-1141.
7. Termuhlen AM, Tersak JM, Liu Q, et al. Twenty-five year follow-up of childhood Wilms tumor: A report from the Childhood Cancer Survivor Study. Pediatr Blood Cancer, 2011, 57(07): 1210-1216.
8. Hamilton TE, Shamberger RC. Wilms tumor: Recent advances in clinical care and biology. Semin Pediatr Surg, 2012, 21(1): 15-20.

3-46　肾细胞癌——开放性肾根治术并腹膜后淋巴结清扫术

一、临床资料

【病史】

男性患者，55 岁，主因“体检发现右肾占位性病变 10 天”入院。患者 10 天前体检时行 B 超检查发现右肾肿物。患者否认尿频、尿急、尿痛及肉眼血尿，否认发热、腰痛等不适。进一步行泌尿系增强 CT 检查示：右肾上极占位性病变，大小 7.3cm × 6.0cm 的软组织密度影，增强扫描不均匀强化，考虑右肾癌可能性大。现为进一步治疗入院。

【体格检查】

双肾区无隆起，双肾下极未触及，双肾区未触及包块，双肾区无叩击痛。双侧输尿管走行区无压痛，耻骨上膀胱区无充盈及压痛，余查体未见异常。

【辅助检查】

（1）泌尿系 B 超：右肾上极偏背侧面探及一个体积约 8.2cm × 7.8cm × 5.8cm 低回声肿物，肿物的下缘几达肾门，压迫肾窦，向肾外凸出，内部回声低，回声不均匀，可见血流信号。提示：右肾癌（T2N0V0Mx）。

（2）泌尿系增强 CT（图 3-46-1）：右肾上极占位性病变，大小 7.3cm × 6.0cm 的软组织密度影，增强扫描不均匀强化，考虑右肾癌可能性大。

【初步诊断】

右肾肿物。

二、病例讨论

【鉴别诊断】

（1）肾癌：早期多无明显症状，晚期可表现为血尿、腰痛、发热，B 超可见肾实性占位，CT 平扫可见肿物密度不均匀，增强扫描后有明显强化，但低于正常肾皮质，结合患者病史及影像学资料，考虑该诊断可能性大，可待术后病理进一步明确。

（2）肾血管平滑肌脂肪瘤：为肾良性肿瘤，瘤体内多含有脂肪成分，B 超检查可见脂肪高回声，CT 扫描为负值，结合患者情况及影像学资料，该诊断可能性小。

（3）肾盂癌：患者多有血尿症状，肿瘤多乏血供，增强 CT 扫描肿瘤强化不明显，结合患者病史、症状及辅助检查，考虑该诊断可能性小。

【治疗方案】

全科病例讨论后明确术前诊断为右肾癌

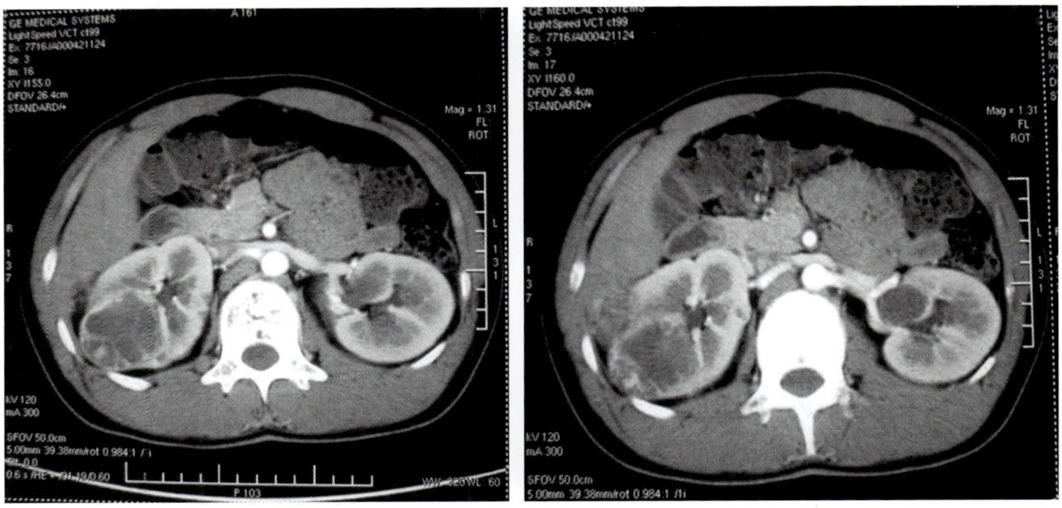

图 3-46-1　右肾背侧占位性病变，可见内有不均匀强化

（T2N0V0Mx），患者治疗态度积极，考虑到肿瘤体积较大，拟行开腹右肾根治性切除术，术前完善各项准备。

三、手术及术后恢复情况

气管插管成功，麻醉满意后，患者平卧位，常规消毒铺巾，取腹部正中切口，自剑突下至近耻骨联合，长约30cm，逐层切开腹壁进入腹膜腔。探查：腹腔内未见明显转移结节，无腹水，肝、脾未发现异常，右肾区质硬肿物，将十二指肠内翻，沿Toldt's线切开结肠旁沟处侧腹膜并内翻游离，在十二指肠外侧后腹膜做纵切口，游离十二指肠内翻，沿肠系膜左侧切开并将切口延至Treitz韧带处，从而使胰腺及十二指肠第三段游离，从而完全显露右肾、下腔静脉及腹主动脉。于血管间沟进行分离，将左肾静脉牵开显露右肾动脉，以Hem-o-lok夹闭后离断，近端保留2夹。脂肪囊外游离肾背侧，肾上腺及肾上极之间分次离断，血管以钛夹及Hem-o-lok夹闭。于肾下极处找到输尿管并以Hem-o-lok夹闭，右睾丸静脉结扎后离断，而后对肾门处血管细致解剖，充分显露右肾动脉，直角钳游离后以Hem-o-lok夹闭后离断，近端保留2夹，远端1夹；从后处理右肾静脉，以7号丝线缝扎一道后，再以Hem-o-lok夹闭离断。清扫肾门、血管间沟、下腔静脉后、下腔静脉旁及表面淋巴结缔组织，残端以钛夹夹闭，清扫范围为肾蒂水平至肠系膜下动脉。而后将小肠复位并缝合肠系膜根部后腹膜。冲洗创面，充分止血，喷洒可吸收蛋白胶并覆盖止血材料，留置右肾窝引流管1根自切口旁引出。恢复肠管的正常位置，查无活动性出血，清点器械敷料无误，逐层缝合关闭切口，手术过程顺利，术毕。

患者术后恢复良好，无并发症发生。术后第1天进流食，术后第3天拔除右肾窝引流管、尿管，术后第7天出院。术后3个月随访，盆腔MRI显示左侧精囊区呈术后改变，未见局部复发。

四、最终诊断

病理诊断：（右）肾切除标本：肾细胞癌，透明细胞型G2，浸润肾周脂肪（图3-46-2），肿瘤大小：9cm×6.2cm×5cm，周围可见卫星病灶，pT3a，输尿管和血管断端未见肿瘤，另送下腔静脉旁淋巴结4个，血管间沟淋巴结2个未见转移癌。

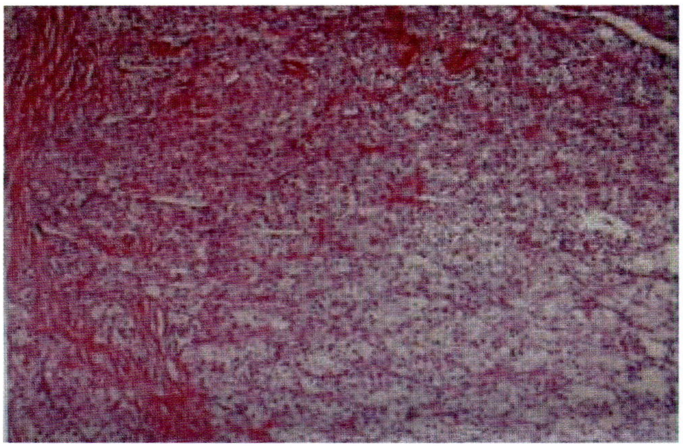

图3-46-2 患者病理标本镜下所见

五、专家点评

对于肾恶性肿瘤是否需要同时行淋巴结清扫目前仍然存在一定争议。已有文献表明，在行肾根治切除的同时行淋巴结清扫，并无法带来生存上的获益[1-3]。但这些研究也有其局限性，因为入组的患者大多为低危患者（81%为1级或2级病变，72%的患者肿瘤局限在肾内）。Blom等人报道，对于行标准淋巴结清扫的患者，仅4%存在淋巴结转移[2]。基于这些结果，目前对于早期肾癌，许多学者并不支持行淋巴结清扫。但Blute等人的研究发现，肾肿瘤是否发生淋巴结转移，与肿瘤的病理特点与存在一定相关性[4]。根据Blute的研究结论，如果患者在术前存在两项或更多的危险因素，那么在术中建议行扩大的淋巴结清扫，清扫范围应当至少包括病变同侧的主要血管（左肾：腹主动脉，右肾：下腔静脉），血管间沟淋巴结，上侧清扫至膈肌脚，下侧清扫至髂总血管。Crispen等人发现，行扩大清扫的患者，有45%存在肾门淋巴结以外的淋巴结转移[3]。

参考文献

1. Leibovich BC, Blute ML. Lymph node dissection in the management of renal cell carcinoma. Urol Clin North Am, 2008, 35: 673–678.
2. Blom JH, van Poppel H, Maréchal JM, et al. Radical nephrectomy with and without lymph-node dissection: final results of European Organization for Research and Treatment of Cancer (EORTC) randomized phase 3 trial 30881. Eur

Urol, 2009, 55: 28–34.
3. Crispen PL, Breau RH, Allmer C, et al. Lymph node dissection at the time of radical nephrectomy for high-risk clear cell renal cell carcinoma: indications and recommendations for surgical templates. Eur Urol, 2011, 59: 18–23.
4. Blute ML, Leibovich BC, Cheville JC, et al. A protocol for performing extended lymph node dissection using primary tumor pathological features for patients treated with radical nephrectomy for clear cell renal cell carcinoma. J Urol, 2004, 172: 465–469.

3–47 肾错构瘤

一、临床资料

【病史】

女性患者，38 岁，主因“体检发现双肾肿瘤 1 年余入院”。患者 1 年前体检时 B 超发现双肾错构瘤，无腰痛，无血尿。患者遂至外院就诊，CT 示双肾多发错构瘤，右肾结石。1 年多来患者定期随诊，复查 B 超示双肾错构瘤无明显增大。1 个月前患者至我院就诊，MRI 示双肾错构瘤，最大者位于右肾中极，约 2.3cm × 2.1cm × 2.5cm。患者为求进一步诊治入院。

【体格检查】

双肾区无隆起、双肾下极未触及，双肾区未触及包块。双肾区无叩痛。双侧输尿管走行区域无压痛，耻骨上膀胱区未见充盈及压痛。

【辅助检查】

（1）CT（图 3-47-1）：双肾多发错构瘤，右肾结石。

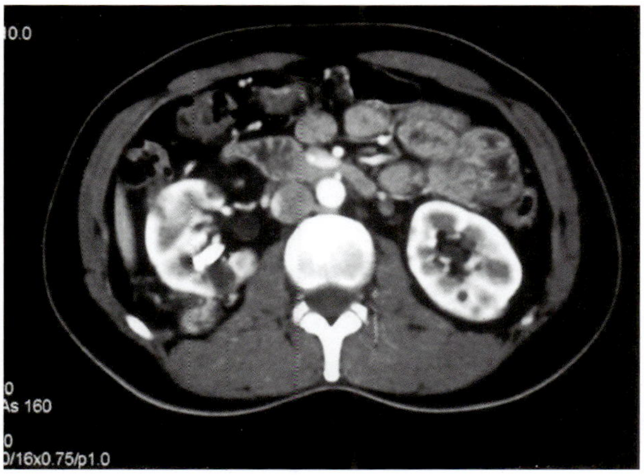

图 3-47-1 双肾多发错构瘤

（2）MRI：双肾实质内见多发大小不等的类圆形囊状 T1WI 等 / 高混杂信号，T1WI 及 T2WI 压脂相信号明显减低，边缘光滑，部分向肾外突出，最大者位于右肾中极，约 2.3cm × 2.1cm × 2.5cm。

【初步诊断】

双肾错构瘤；右肾结石。

二、病例讨论

【鉴别诊断】

（1）肾癌：早期多无明显症状，晚期可表现为血尿、腰痛、发热。部分患者可有继发性红细胞增多症等副肿瘤综合征等表现。可行手术切除后送病理检查。

（2）肾囊肿：多无明显临床症状，CT 及 B 超示液性暗区，囊肿内为液性成分。

【治疗方案】

由于患者治疗态度积极，术者具有丰富的腹腔镜手术经验，决定行腹腔镜右肾部分切除术。

三、手术及术后恢复情况

入手术室麻醉满意后，患者左侧卧位，常规消毒铺单。沿右第 12 肋下做 3cm 斜切口，常规气囊法扩张腹膜后间隙建立腹膜后腔。第 12 肋下、第 11 肋下及髂前上棘上方分别置入 12mm、10mm 和 5mm 套管各一个。置入 30° 腹腔镜，分别引入分离钳及超声刀，锐性分离扩大腹膜后间隙。切开肾周脂肪囊，游离肾背侧、腹侧、上极、下极及肾动静脉。探查见肿瘤多发，外凸生长，背侧可见 1 个、腹侧可见 3 个，最大者位于背侧，约 5cm，最下者约 2cm。自套管向肾周注入无菌冰水。Bulldog 阻断钳阻断肾动脉。以剪刀沿肿瘤边缘切除肿瘤，注意保持肿瘤边缘完整，将切除肿瘤置于肾周间隙，基底可见脂肪组织，吸除。切开肾中下极集合系统，内见约 1.5cm × 1cm 结石一枚，取出。另于背侧中极见一内生生长错构瘤，约 1.5cm，吸除脂肪组织。2-0 Vincryl 线连续缝合创面基底及切开的集合系统，随后以 1-0 Vincryl 线间断连续缝合创面，线尾以 Hem-o-lok 钳夹。松开阻断钳，观察创面无明显出血，尿管色清。将肿瘤置入标本袋中自第 12 肋下切口取出。仔细止血，未见明显出血。置入 F20 引流管，关闭各小切口。

缝合并黏合各切口、固定引流管，清点器械敷料无误，术毕。手术过程顺利。用时约 98 分钟，出血 10ml。

患者术后恢复良好，无并发症发生。术后 6 小时进流食，术后第 1 天拔除尿管，术后第 2 天拔除盆腔引流管，术后第 3 天出院。

四、最终诊断

病理诊断：肾血管平滑肌脂肪瘤，经典型，大小约 7.8cm × 7.5cm × 3.7cm。局部可见少数上皮样细胞及多核细胞。

五、专家点评

肾错构瘤，又称肾血管平滑肌脂肪瘤，是一种由薄壁血管瘤样血管丛、平滑肌以及成熟脂肪组织构成的肾良性肿瘤。有 70% ~ 80% 的肾错构瘤为散发性 [1]。约有 30% 的肾错构瘤发生于结节性硬化患者中，而结节性硬化患者中有 50% 患有肾错构瘤 [2]。肾错构瘤一般无特殊症状，多为偶然发现。约有 40% 的患者可表现为腹痛或协腹痛，有 11% 的患者可在腹部或协腹部触及搏动性肿块，有 11% 的患者可有血尿 [3]。血管成分丰富的肿瘤可以发生出血。腹膜后出血，又称 Wunderlich 综合征，是肾错构瘤最严重的并发症。部分肿瘤有恶性表现如形成瘤栓侵犯下腔静脉甚至心房 [4-6]。

CT 对于肾错构瘤有很高的诊断价值，肾肿物中的脂肪密度影有诊断意义。然而，对于脂肪含量少的错构瘤，CT 上较难与肾细胞癌进行区分，必要时可取活检鉴别。

肾错构瘤是否需要治疗以及治疗方式需视患者具体情况决定，如肿瘤大小、是否有症状、出血风险等。大多数肿瘤体积小于 4cm 的患者无症状。因此对于没有症状、肿瘤体积小于 4cm 的患者可以继续观察，并每半年至一年复查 CT[2]。对于体积较大、出现症状的肿瘤应进行治疗。另外，由于结节性硬化患者肿瘤生长速度较快，肿瘤每年增大约 20%，因此对这类患者也应及时治疗 [2]。

手术应尽可能多的保留肾单位，因此可行血管栓塞术或肾部分切除术。对于因瘤体破裂大出血而危及生命的患者，可以急诊行血管栓塞术以避免将整个肾切除 [7]。对于一般的患者，则可行开放或腹腔镜肾部分切除术。在肾肿瘤直径＜4cm 的患者中，26% 患者的术前基础肾功能已受损（GFR＜60ml/min）[8]。因此，在术中尽量保护肾功能十分重要。肾部分切除术对肾功能的影响主要取决于术中切除的肾单位数、肾缺血范围和时间。因而术中应尽可能保留肾单位并缩短手术时间。腹腔镜技术凭借其微创化优势被广泛应用于肾部分切除术。大量研究表明，腹腔镜肾部分切除术能显著提高生存率、降低局部复发，而且对肾功能影响较小，患者住院时间短，对躯体外观影响较小 [8]。

腹腔镜下错构瘤吸除是一种治疗肾错构瘤的新技术，对于复杂的中心型肾错构瘤尤其有应用价值 [9]。由于中心型肾错构瘤位置临近肾门，而且常伴有严重粘连，因此在尝试切除肿瘤的过程中有可能损伤血管导致出血及急性肾功能不全。另外对肾门位置的肿瘤进行操作时还有可能会损伤肾集合系统，引起尿外漏。腹腔镜错构瘤吸除术可以直接吸除肿瘤内容物，因而可以减少损伤血管和集合系统的风险。我们在 2010 年 8 月至 2012 年 5 月间对 10 名中心型肾错构瘤的患者实行了腹腔镜肿瘤吸除术，术后患者肌酐水平均在正常范围内，只有 1 名患者出现肾周积液并通过保守治疗治愈，术后随访 7.7 个月，所有患者均无肾功能损害及肿瘤复发 [9]。

综上，肾错构瘤的治疗应个体化。术前需完善相关影像学检查，CT 有较高的诊断价值。手术应尽可能多的保留肾单位，对于非急诊患者可行部分肾切除术，以腹腔镜肾部分切除术为首选。对于中心型肾错构瘤可行肿瘤吸除术。

参考文献

1. Lienert AR, Nicol D. Renal angiomyolipoma. BJU international, 2012, 110(4): 25-27.
2. Wein AJ, Kavoussi LR. Campbell-Walsh urology. 10 ed. Philadelphia: Elsevier Inc, 2012.
3. Nelson CP, Sanda MG. Contemporary diagnosis and management of renal angiomyolipoma. J Urol, 2002, 168(4 Pt1): 1315-1325.
4. Yarmish G, DiPoce J. Case 199: Aggressive angiomyolipoma with renal vein thrombosis and pulmonary fat embolus. Radiology, 2013;269(2):615-618.
5. Nouira Y, Kallel Y, Gargouri M, et al. Renal angiomyolipoma with Fatty thrombus extending to the right atrium: an exceptional presentation. Case Rep Urol, 2013: 120383.
6. Ishikawa T, Ito F, Kanemitsu I, et al. Renal epithelioid angiomyolipoma with malignant behavior. Hinyokika Kiyo, 2012, 58(1): 21-24.
7. Chang YH, Wang LJ, Chuang CK, et al. The efficacy and outcomes of urgent superselective transcatheter arterial embolization of patients with ruptured renal angiomyolipomas. J Trauma, 2007, 62(6): 1487-1490.
8. Pietzak EJ, Guzzo TJ. Advancements in laparoscopic partial nephrectomy: expanding the feasibility of nephron-sparing. Adv Urol, 2012: 148952.
9. Xu B, Zhang Q, Jin J. Laparoscopic aspiration for central renal angiomyolipoma: a novel technique based on single-center initial experience. Urology, 2013, 81(2): 313-318.

3-48 恶性肾孤立性纤维瘤合并胸椎转移

一、临床资料

【病史】

男性患者，60 岁，主因“体检时超声发现右肾肿瘤 2 个月”入院。无发热，无腰腹部疼痛，无肉眼血尿。心脏病史及糖尿病史 11 年，吸烟史 30 年，饮酒史 32 年。家族中无遗传病史。

【体格检查】

体格检查未见明确阳性体征。

【辅助检查】

实验室检查未见明确异常指标。尿脱落细胞学检查阴性。增强 CT 提示右肾实性占位性病变。

MRI（图 3-48-1）提示：右侧肾体积略增大，皮髓质分界不清，肾皮质变薄，右侧肾盂扩张，中下组肾盏局部破坏，右侧肾下部可见 4.9cm × 4.3cm 大小等 T1、短 T2 信号影，反相位未见异常信号减低，DWI 未见异常高信号，动态增强扫描动脉期病灶呈不均匀轻度强化，髓质及延时期呈渐进性强化，肾周围脂肪囊未见确切异常信号影；IVP 提示肾盂肾盏输尿管未见显影；超声提示右肾形态失常，实质回声欠均匀，下部可见一低回声肿块，大小约 6.0cm × 4.8cm × 5.1cm，边界不整齐。

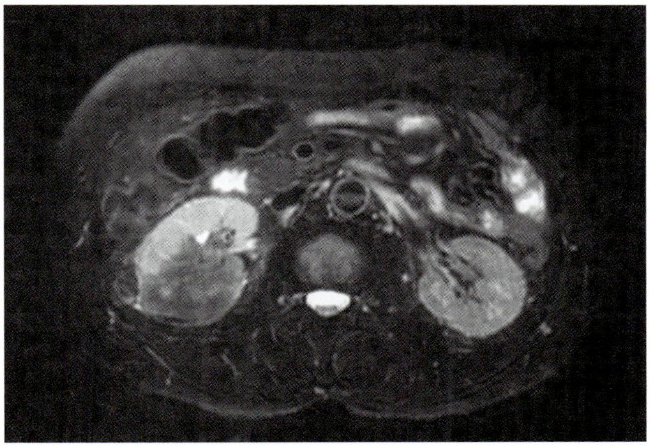

图 3-48-1 MRI 所见

右侧肾体积略增大，皮髓质分界不清，肾皮质变薄，右侧肾盂扩张，中下组肾盏局部破坏，右侧肾下部可见 4.9cm × 4.3cm 大小等 T1、短 T2 信号影

【初步诊断】

右肾恶性肿瘤，肾盂癌不除外。

二、病例讨论

【鉴别诊断】

患者体检发现右侧肾肿瘤，MRI 提示右侧肾体积略增大，皮髓质分界不清，肾皮质变薄，右侧肾盂扩张，中下组肾盏局部破坏，右侧肾下部可见

4.9cm×4.3cm 大小等 T1、短 T2 信号影。结合病史及 MRI 结果，考虑右肾肿瘤，但性质不明，可能性有：①肾盂肿瘤；②肾肿瘤。待手术后病理结果明确。

【治疗方案】

腹腔镜下右肾输尿管全长切除术。

三、手术及术后恢复情况

患者于全身麻醉接受后腹腔镜下右肾输尿管全长切除术，术后病理诊断为恶性孤立性纤维瘤（solitary fibrous tumor，SFT），痊愈出院。术后 3 个月起，患者出现腰背部疼痛，MRI 确诊为胸椎转移瘤，于 3 周后日在全麻下行胸椎管减压，椎管内肿瘤切除，胸 10 腰 2 椎体骨水泥灌注，椎弓根钉棒内固定术，术后病理诊断为恶性孤立性纤维瘤复发转移，痊愈出院。2 个月后，患者病情逐渐恶化，一般情况差，出现全身多发转移灶，经医治无效死亡。

四、最终诊断

患者原发灶组织病理学检查提示：肾中部见一个肿物，大小 5.5cm×4.0cm×4.0cm，切面灰白质偏硬，侵及肾被膜及肾盂黏膜，肿瘤与周围组织之间的边界明显。细胞密度增加，可见拥挤、重叠排列的细胞核，细胞呈多形性，每高倍镜下见 2 个核分裂象（图 3-48-2）。免疫组化示肿瘤细胞 Bcl-2（灶状 +），CD10（–），CD31（–），CD34（++），CD68(++)，CD99(+)，CK7(灶状+)，CK (34bE12)(–)，DES(–)，EMA(–)，Ki-67(约+25%)，S-100(–)，SMA(+)，VIM(++)，F8(–)，CD117(–)，CK（–），actin(pan)（–），符合恶性孤立性纤维瘤（图 3-48-3）。转移灶组织病理学检查提示椎管内组织见梭形细胞肿瘤组织浸润，结合形态及病史，考虑为恶性孤立性纤维瘤复发转移。免疫组化染色显示肿瘤细胞：Bcl-2（–），CD10（–），CD34（–），EMA(–)，Ki-67(+<25%)，S-100(–)，SMA(+)，VIM（+），CK（+）。

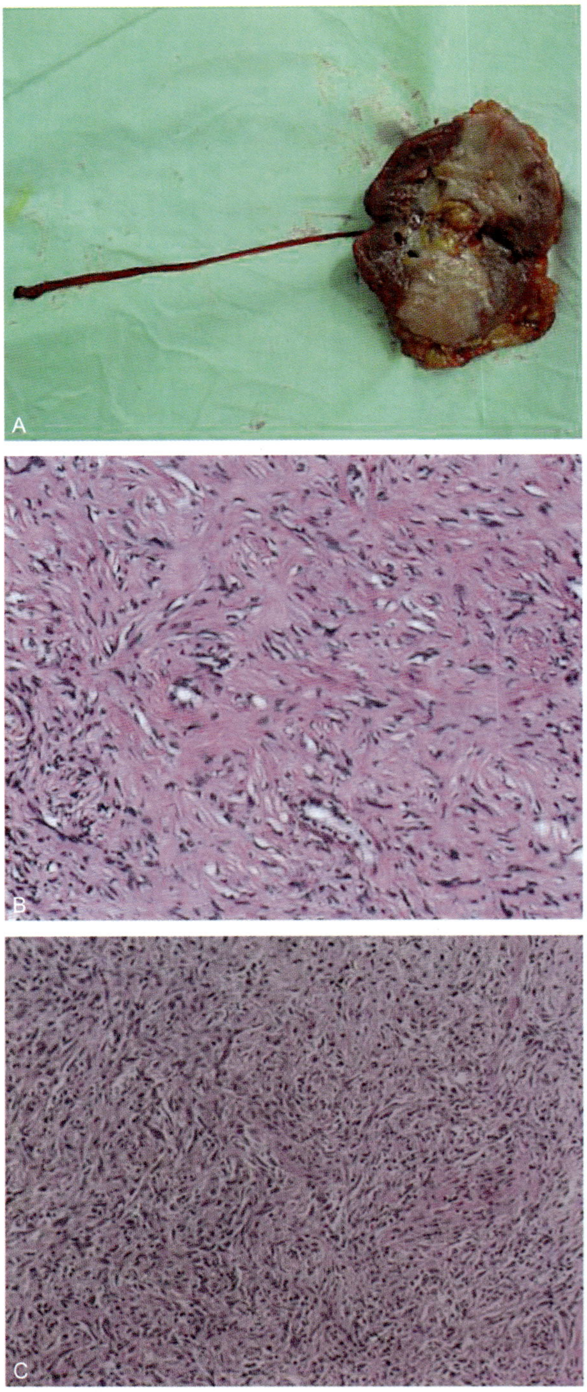

图 3-48-2　原发灶组织病理学检查

A. 大体标本显示肾中部见一肿物，大小 5.5cm×4..0cm×4.0 cm，切面灰白质偏硬，侵及肾被膜及肾盂黏膜，肿物与周围界限尚清；B. 肾 SFT 标本 HE 染色 ×400；C. 胸椎转移灶标本 HE 染色 ×100

五、专家点评

1. 组织病理学及免疫组织化学特征

SFT 是一种交界性肿瘤，大部分的 SFT 被认为是良性肿瘤，仅有少数表现出恶性的特征[1-3]。SFT 主要发生于胸膜、腹膜，其他许多部位如腹膜后腔、纵隔、鼻咽、眼眶、乳腺、肝、肺、精囊、膀胱、

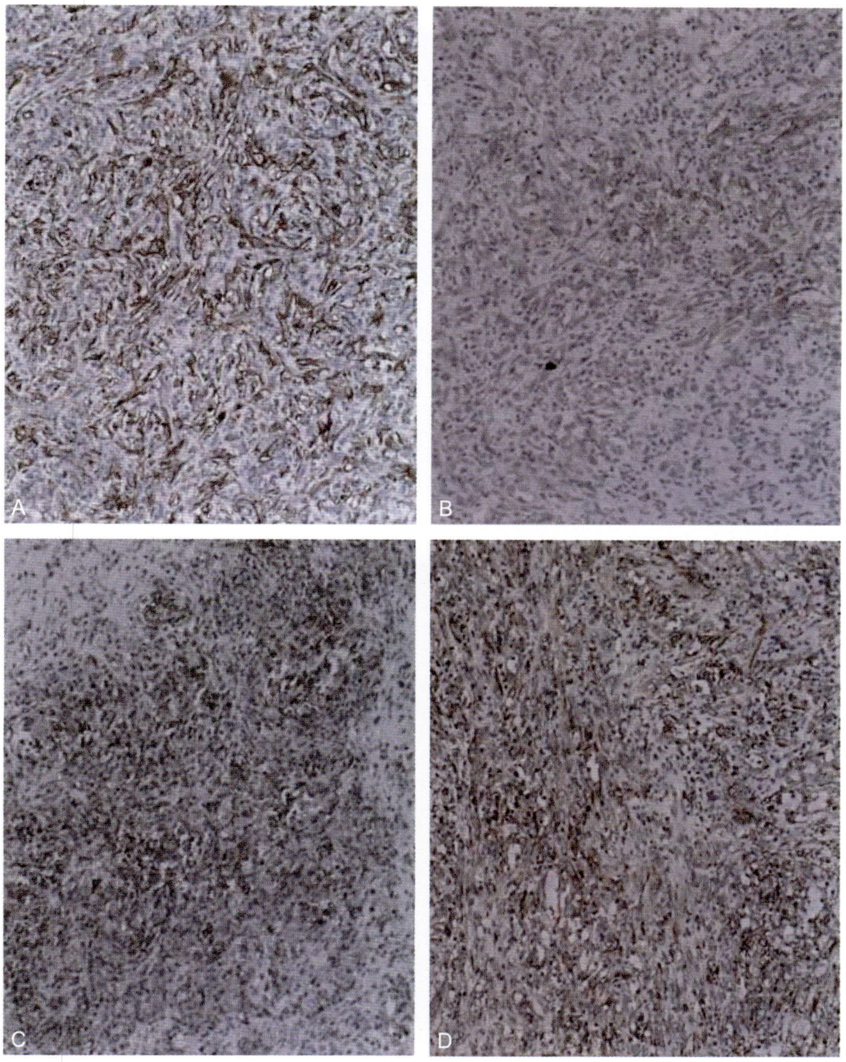

图 3-48-3 肾 SFT 免疫组化染色结果

A. 肾 SFT 标本 CD99 染色；B. 肾 SFT 标本 CD34 染色；C. 肾 SFT 标本 Bcl-2 染色；D. 肾 SFT 标本 VIM 染色

前列腺也可发生，发生于肾实质内的 SFT 报道甚少[4, 5, 6]。Yazaki 等总结了 11 例泌尿生殖道 SFT，其中 3 例发生于肾[7]。肾 SFT 的诊断主要依赖于病理组织学和免疫组化检查结果。大体上肿瘤界限清楚，切面灰白色，质稍硬。镜下为形态较一致的梭形细胞，呈不规则状、束状或席纹状排列，细胞密集区和细胞稀少区交替分布，两者间伴有胶原纤维，部分区域血管丰富可见血管外皮瘤样结构。细胞无明显异型性，核分裂少见，无出血坏死。免疫组化常显示 VIM、CD34、CD99 和 Bcl-2 阳性，小部分病例可不同程度地表达 SMA，而 S-100 蛋白、DES、HMB-45、CD117、EMA 和 CK（－）。超微结构常显示成纤维细胞样细胞伴粗面内质网和散在的线粒体及胶原基质。电镜虽无特征性的结构，但无明显肌源性成分，有助于鉴别诊断[8-9]。回顾性分析国内外文献报道的 35 例肾 SFT，其中 21 例检索到免疫组织化学结果[10-32]，阳性率大于 50% 的标志物包括：CD34、Bcl-2、VIM、CD99；阴性率大于 50% 的标志物包括：S-100、DES、actin、CD117、EMA、CD31、CK、SMA。Samson 等[3] 在 2006 年报道了首例恶性肾 SFT，其免疫组化结果显示 CD34 在良性 SFT 区域呈阳性表现，而在肉瘤样区域呈阴性；Bcl-2 在两类区域均呈现局灶性阳性表现；而 CK、肾细胞癌标记物、S-100、CD117 和肌肉标记物等在两个区域均为阴性表现。既往未见关于肾 SFT 转移灶组织病理学及免疫组化结果的报道，本例患者的转移灶标本的组织病理学形态与原发灶相似，但其免疫组化分析显示 Bcl-2（－），CD10（－），CD34

（－），EMA（－），Ki-67（+<25%），S-100（－），SMA（+），VIM（+），CK（+），与原发灶存在一定差异，提示转移灶瘤细胞的标志物表达发生了变异（表 3-48-1）。

表 3-48-1　21 例肾 SFT 中不同标志物的表达情况

标志物	阳性率	标志物	阴性率
CD34	100%(21/21)	S-100	100%(13/13)
Bcl-2	100%(20/20)	DES	100%(8/8)
VIM	100%(13/13)	Actin	100%(9/9)
CD99	90.9%(10/11)	CD117	100%(8/8)
		EMA	100%(7/7)
		CD31	100%(5/5)
		CK	88.9%(8/9)
		SMA	66.7%(8/12)

2．影像学特征

关于肾 SFT 的影像学表现文献报道甚少。在发生的部位上，肿瘤常起自肾实质，向肾盂内生长，压迫肾盂肾盏，类似肾盂内肿瘤；由于 SFT 组织学形态多样性，其在 CT 和 MRI 的表现上有所不同。在 CT 上肿瘤平扫时均表现为稍高于肾实质的密度，密度均匀，无囊变坏死征；增强后肿瘤均匀轻度强化，肿瘤的边缘锐利，可有轻度分叶，与正常肾实质分界清楚。MRI 其信号改变与组织类型密切相关，对诊断有较大价值。由于病理上显示肿瘤组织由梭形细胞组成，其间有不同比例的胶原纤维，部分区域间质血管较丰富。因此在 MRI 上表现为 T1 以低信号为主，T1 上为低或中低混杂信号为主，增强后不均匀强化 [33-34]。Tateshi 等 [35] 观察了 22 例孤立性纤维瘤的 MRI 表现，T1 为高信号的仅 2 例。本例患者静脉肾盂造影患侧肾未见显影；超声检查提示右肾形态失常，实质回声欠均匀，下部可见一低回声肿块，边界不整齐；MRI 主要表现为等 T1、短 T2 信号影，反相位未见异常信号减低，DWI 未见异常高信号，动态增强扫描动脉期病灶呈不均匀轻度强化，髓质及延时期呈渐进性强化，而转移灶的 MRI 显示胸椎 10 椎体和椎板及棘突可见不规则状骨质破坏，脊髓可见明显受压。核素扫描提示第 10 胸椎放射性减弱。因此，动态强化及弥散加权 MRI 对肾恶性 SFT 的临床诊断具有重要意义，肾 SFT 的骨转移主要呈破骨性改变。

3．鉴别诊断

肾 SFT 在临床表现及影像学上需与肾癌、肾盂癌及肾血管平滑肌脂肪瘤鉴别。肾癌血供多较丰富，增强扫描时，强化较明显，肾血管造影可见肿瘤血管及肿瘤染色，MRI 上多可见假包膜，而 SFT 增强时多轻中度强化，无明显包膜；肾盂癌起自肾盂，可向输尿管及肾实质侵犯，表现肿瘤的边界多不清楚，临床上多有血尿；血管平滑肌脂肪瘤多为混合密度的肿块，其中可见到脂肪密度，但如果肿瘤含脂肪成分少时，往往难与纤维性肿瘤鉴别。

肾 SFT 在组织病理学上需要与其他梭形细胞肿瘤加以鉴别：①先天性中胚层肾瘤：多发生在出生后 3 个月内，肿瘤由一致的梭形细胞构成，大部分区域瘤细胞密集排列成束状、编织状或片状，灶性区域稀疏成疏网状，瘤细胞胞质淡红染，胞核细长，两头稍钝圆，核分裂象常见。部分区域瘤细胞围绕血管呈“血管外皮瘤样”，并可见残存“肾组织岛”。免疫组化 VIM（+），SMA（部分+），actin（灶性+），CD10（个别+），瘤细胞表达等位 ETV6-NTRK3 基因，有助于和其他肾癌区别 [36-37]。②肉瘤样肾细胞癌：肿瘤细胞卵圆形或梭形呈交织状或束状排列，甚至可有血管外皮瘤样结构，但细胞丰富，异型性大，核分裂象多，有时可见灶性上皮样细胞；免疫组化可表达上皮性标记 CK 和 EMA；电镜也发现有上皮的特征，而不同于 SFT[38]。③平滑肌瘤、平滑肌肉瘤：肾的平滑肌肿瘤组织呈编织状，瘤细胞梭形，胞质红，核杆状，肉瘤伴较大的异型性；免疫组化 DES 和 SMA（+），CD34（－）。④肾原发性滑膜肉瘤：是一非常罕见的间叶源性肿瘤，尤其是单形性或低分化滑膜肉瘤，以梭形细胞为主，也可出现血管外皮瘤样结构，更易混淆，但肿瘤常常有坏死，核分裂象多，免疫组化 CD34（－），可灶性表达 CK 和 EMA。可检测到 SYT-SSX2 融合基因，有助于明确诊断 [39]。⑤肾炎性肌纤维母细胞瘤：多发生于儿童或年轻人，大体同样是灰白色肿块，无出血、坏死；镜下常有 3 种组织学形态，但均有梭形细胞增生，细胞相对一致，无核异型，罕见核分裂象，与 SFT 形态很相似，但常有炎症细胞（淋巴细胞、浆细胞）浸润，免疫组化 VIM、SMA 和 MsA（+），而 CD34（－）。肾 SFT 还可依据肿瘤的组织学形态和免疫组化标记如 S-100 蛋白、CD Ⅱ 7、CD31 等，排除神经鞘瘤、胃肠道间质瘤及血管源性肿瘤 [40]。

综上所述，我们对肾恶性 SFT 继发胸椎转移病例进行了首次报道，并首次对原发灶与转移灶进行了 MRI 影像学、组织病理学及免疫组织化学的对比分析。对于恶性肾 SFT 的治疗仍以手术切除原发灶为首选，而对于转移灶是否行手术治疗或者放化疗则有待进一步探讨。肾恶性 SFT 具有高度的复发及转移风险，必须对患者进行长期的密切随访。

参考文献

1. Yamashita S, Tochigi T, Kawamura S, et al. Case of retroperitoneal solitary fibrous tumor. Hinyokika Kiyo. 2007; 53(7):477-480.
2. Marco Casaccia, Iris Fontana, Ilaria Nardi, et al. Malignant Solitary Fibrous Tumors in a Renal Allograft: The Nephron-Sparing Surgery Option. Dialysis & Transplantation, 2010.
3. Samson WF, Denis M, McCarthy TY, et al. Malignant Solitary Fibrous Tumor of the Kidney Report of a Case and Comprehensive Review of the Literature. Arch Pathol Lab Med, 2006, 130: 857-861.
4. Yamaguchi Y, Minato N, Koga M, et al. Giant solitary fibrous tumor of a kidney: a case report. Hinyokika Kiyo, 2010, 56(8):435-438.
5. Tadokoro A, Kawaguchi M, Koike H. et al. A case of retroperitoneal solitary fibrous tumor. Hinyokika Kiyo, 2010, 56(6): 311-314.
6. Petrella F, Monfardini L, Musi G, et al. Synchronous pleuro - renal solitary fibrous tumors: a new clinical-pathological finding. Minerva Chir, 2009, 64(6): 669-671.
7. Yazaki T, Satoh S, Iizumi T, Solitary fibrous tumor of renal pelvis. Int J Urol, 2001, 8(9):504-508.
8. Hirano D, Mashiko A, Murata Y, et al. A case of solitary fibrous tumor of the kidney: an immunohistochemical and ultrastructural study with a review of the literature. Med Mol Morphol, 2009, 42(4): 239-244.
9. Amano T, Imao T, Takemae K, et al. Renal solitary fibrous tumor with hemangiopericytoma-like pattern--a case report. Hinyokika Kiyo, 2008, 54(12): 765-769.
10. 朱玲英,王恩雨,陈素明等.肾孤立性纤维瘤伴十二指肠间质瘤1例. 中华放射学杂志, 2007, 41(7): 778.
11. 杨勇, 杨志尚, 何辉等. 肾孤立性纤维瘤1例. 现代泌尿外科杂志, 2006, 11(3): 171.
12. 肖迪, 向阳, 孙永昌. 肾孤立性纤维瘤1例报道告并文献复习. 现代泌尿外科杂志, 2010, 13(2):103-105.
13. 韦武鹏, 龙莉玲, 黄仲奎. 肾孤立性纤维瘤1例. 中华放射学杂志, 2008, 42(1):6.
14. Bugel H, Gobet F, Baron M, et al. Solitary fibrous tumor of the kidney and other sites in the urogenital tract: morphological and immunohistochemical characteristics. Prog Urol, 2003, 13:1397–1401.
15. Cortes-Gutierrez E, Arista-Nasr J, Mondragon M, et al. Solitary fibrous tumor of the kidney. J Urol, 2001, 166:602.
16. Durand X, Deligne E, Camparo P, et al. Solitary fibrous tumor of the kidney. Prog Urol, 2003, 13:491–494.
17. Fain JS, Eble J, Nascimento AG, et al. Solitary fibrous tumors of the kidney: report of three cases. J Urol Pathol, 1996, 4:227–238.
18. Fukunaga M, Nikaido T. Solitary fibrous tumor of the renal peripelvis. Histopathology, 1997, 30:451–456.
19. Gres P, Avances C, Ben Naoum K, et al. Solitary fibrous tumors of the kidney. Prog Urol, 2004, 14: 65–66.
20. Hasegawa T, Matsuno Y, Shimoda T, et al. Extrathoracic solitary fibrous tumors: their histological variability and potentially aggressive behavior. Hum Pathol, 1999, 30: 1464–1473.
21. Leroy X, Copin MC, Coindre JM, et al. Solitary fibrous tumour of the kidney. Urol Int, 2000, 65: 49–52.
22. Llarena IR, Eizaguirre ZB, Lecumberri CD, et al. Bilateral renal solitary fibrous tumor. Arch Esp Urol, 2003, 56:835–840.
23. Magro G, Cavallaro V, Torrisi A, et al. Intrarenal solitary fibrous tumor of the kidney: report of a case with emphasis on the differential diagnosis in the wide spectrum of monomorphous spindle cell tumors of the kidney. Pathol Res Pract, 2002, 198:37–43.
24. Morimitsu Y, Nakajima M, Hisoka M, et al. Extrapleural solitary fibrous tumor: clinicopathologic study of 17 cases and molecular analysis of the p53 pathway. APMIS, 2000, 108: 617–625.
25. Wang J, Arber DA, Frankel K, et al. Large solitary fibrous tumor of the kidney: report of two cases and review of the literature. Am J Surg Pathol, 2001, 25: 1194–1199.
26. Pierson DM, Dimashkieh HH, Isotalo PA,et al. Solitary fibrous tumors of the kidney: a clinicopathologic study of seven cases. Mod Pathol, 2005, 18(suppl 1): 159A.
27. Kohl SK, Mathews K, Baker J. Renal hilar mass in an 85-year-old woman. Solitary fibrous tumor.Arch Pathol Lab Med, 2006, 130(1): 117-119.
28. Yamada H, Tsuzuki T, Yokoi K. Solitary fibrous tumor of the kidney originating from the renal capsule and fed by the renal capsular artery. Pathol Int, 2004, 54(12): 914-917.
29. Gelb AB, Simmons ML, Weidner N. Solitary fibrous tumor involving the renal capsule. Am J Surg Pathol, 1996; 20(10): 1288-1295.
30. Constantinidis C, Koutalellis G, Liapis G, et al. A solitary fibrous tumor of the kidney in a 26-year-old man.Can J Urol, 2007; 14(3): 3583-3587.
31. Tsunetada Y, SAatoshi S, Tatsuo I, et al. Solitary fibrous tumor of renal pelvis. Int J of Urology, 2001(8): 504–508.
32. Hiroshi Y,Toyonori T, Keisuke Y, et al.Solitary fibrous tumor of the kidney originating from the renal capsule and fed by the renal capsular artery. Path Int, 2004(54): 914–917.
33. 李苏建, 陈英鑫, 袁彩云. 肾孤立性纤维瘤影像诊断. 放射学实践, 2007, 22(6): 591-593.
34. 钱民, 陈晓东, 郭元星等. 胸膜外孤立性纤维瘤CT 和MR表现.临床放射学杂志, 2008, 27(7): 936-939.
35. Tateshi U,Nishihara H, Morikawa T,et a1. Solitary Fibrous Tumor of the Pleura:MR Appearance and Enhancement Pattern. J Comput Assist Tomogr, 2002, 26(2): 174-179.
36. Argani P, Faria PA, Epstein JI, et al. Primary renal synovial sarcoma: molecular and morphologic delineation of an entity previously included among embryonal sarcomas of the kidney. Am J Surg Pathol, 2000, 24:1087–1096.
37. Argani P, Fritsch M, Kadkol SS, et al. Detection of the ETV6-NTRK3 chimeric RNA of infantile fibrosarcoma/cellular congenital mesoblastic nephroma in paraffin-embedded tissue: application to challenging pediatric renal stromal tumors. Mod Pathol, 2000, 13: 29–36.
38. Steven S, Luan D, Truong A, et al. Recently Described and Emphasized Entities of Renal Neoplasms. Arch Pathol Lab Med, 2007(131): 1234-1243.
39. 束木娟,鲍泳扬,金嘉平. 肾孤立性纤维瘤临床病理观察.诊断病理学杂志,2OO6,l3(6):433-435.
40. 陈旭东, 郑晓刚, 周晓军. 肾孤立性纤维瘤. 中华病理学杂志, 2001, 30(5):392.

3-49 肾癌——主动监测治疗

一、临床资料

【病史】

患者 11 年前体检超声发现右肾占位性病变（图 3-49-1），当时考虑为囊肿，未予治疗。11 年间多次性泌尿系 CT 或 B 超等影像学检查，考虑为右肾错构瘤，但肿物体积逐渐增大（图 3-49-2）。10 天前再次复查泌尿系增强 CT 提示右肾占位性病变（图 3-49-3），不除外恶性。既往合并高血压病史 8 年。

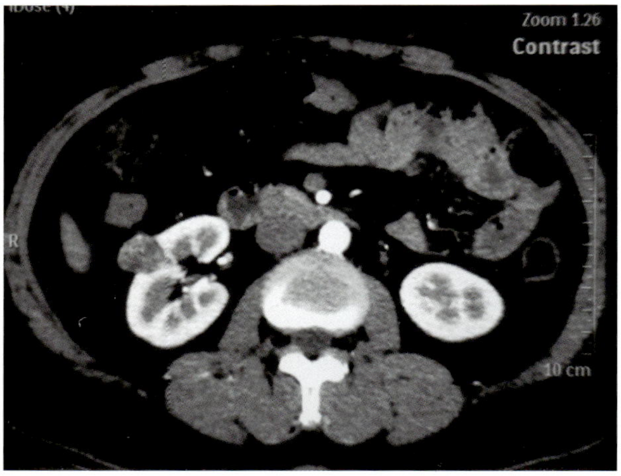

图 3-49-1 初次增强 CT 表现

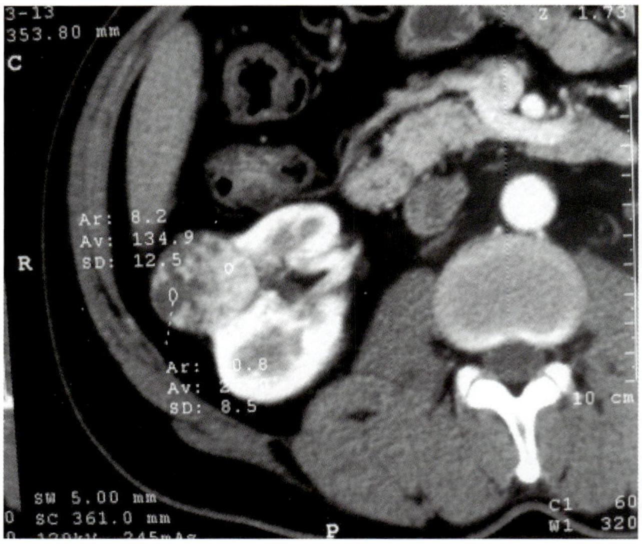

图 3-49-3 末次增强 CT 表现

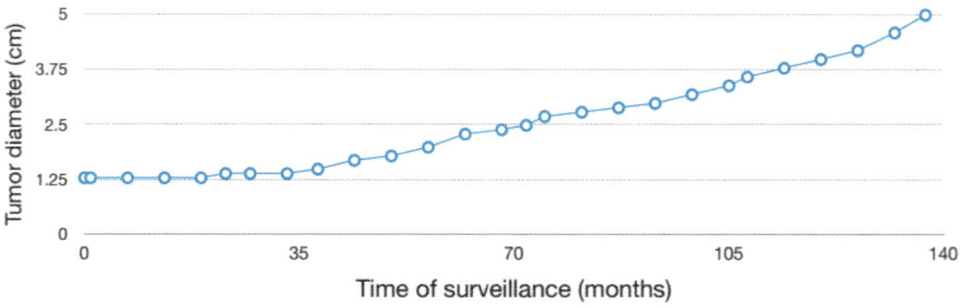

图 3-49-2 主动监测期间肿瘤的生长变化（平均生长速度：0.32cm/ 年）

【体格检查】

一般情况好，生命体征平稳。泌尿外科专科查体未见明显异常。

【辅助检查】

（1）入院查血常规、尿常规及肝肾、凝血功能均未发现异常

（2）胸部 X 线等排除远处转除检查：未见明显异常及远隔转移。

（3）泌尿系增强 CT 检查（图 3-49-3）：肿物可见不均匀强化，考虑右肾肿物，恶性不除外。

【初步诊断】

肾细胞癌。

二、病例讨论

【鉴别诊断】

肾血管平滑肌脂肪瘤：B 超和 CT 均可提示肾占位性病变，B 超上表现为强回声，CT 上因肿物还有脂肪成分，CT 密度为负值，这与患者末次影像学检查结果不符，暂不考虑该诊断，待手术病理进一步排除。

【治疗方案】

肾肿物在主动监测治疗（active surveillance，AS）期间，曾出现缓慢生长，与患者沟通交代相关风险后患者要求保守观察。但近期生长明显，患者同意行手术治疗并要求行腹腔镜肾根治切除术。

三、手术及术后恢复情况

完善常规术前检查，拟行经腹腹腔镜右肾根治切除术。常规消毒铺单，患者采用左侧 45° 斜卧位右侧背部垫高，应用北京大学泌尿外科研究所改良的 4 套管技术，于右锁骨中线肋缘下取 1 cm 小切口，采用 Veress 方法刺入气腹针，调节气腹压力至 14 mmHg（1 mmHg =0.133 kPa），穿刺用 12 mm 或 10 mm 套管针，置入 0° 或 30° 腹腔镜观察镜监视下，于患侧脐上 3 cm 及脐旁腹直肌外缘各留置 1 个套管针，并于髂前上棘内上方 3 cm 再置入套管。每个穿刺点之间的距离相距 6 ~ 8 cm，必要时可在剑突下增加 5 mm 套管，方便操作。引入器械后，超声刀切开升结肠旁沟的侧腹膜，并向下延伸至髂血管及盆腔腹膜。从升结肠旁沟向上游离至肝结肠韧带处，Kocher 手法将结肠及十二指肠翻至内侧。于肾下极水平游离显露输尿管及性腺血管，在下腔静脉外方将输尿管挑起。沿输尿管及性腺血管向肾蒂游离，沿下腔静脉找到肾静脉，最终显露肾动、静脉。挑起肾下极，30° 窥镜从下方套管针进镜，随后用带锁血管夹 (Hem-o-lok 夹) 或者腔镜用直线切割缝合器 (Endo GIA) 处理肾蒂血管。游离并完整切除右肾，切除物送病理，术毕。术后患者病情平稳，恢复良好，术后 3 天正常顺利出院。详细手术步骤详见视频 3-49-1。

V3-49-1

视频 3-49-1

四、最后诊断

术后病理结果回报：肾细胞癌，透明细胞型，G2，肿瘤大小 4cm × 3.8cm × 3cm，pT1，肿瘤内见明显出血，切缘未见肿瘤。

五、专家点评

在过去的 20 年里，肾肿物的发病率持续升高[1]。这部分是由于在过去 30 年里现代的影像学检查措施得到了广泛的应用，例如超声、计算机断层扫描（CT）、磁共振成像（MRI）等[2-3]。在所有的肾肿物当中，数量增加最多的是那些直径小于 4cm 的肾肿物，这类肾肿物亦被称为肾小肿物（small renal masses，SRMs）。另外，目前肾肿物患者的中位年龄已经增至 70 ~ 90 岁[1]。尽管越来越多的肾肿物被早期诊断出来，并且在这些肿物中采取手术治疗的数量也在增加，但是肾肿物患者的死亡率却仍保持不变。这提示早期诊断的肾肿物采用外科治疗并没有降低患者的肿瘤特异性死亡率。由此带来了目前对于早期肾肿物过度诊断和治疗的担忧。

肾肿物诊断时的大小以及患者的年龄均出现了迁移，临床上出现了越来越多患有 SRMs 的老年患者，这引起了泌尿外科临床医师的关注。不是所有的 SRMs 都是肾细胞癌 (RCC)，20% ~ 30% 的 SRMs 病理诊断证实为良性肿物[4-5]，也仅有 20% ~ 30% 的 SRMs 会呈现出明显的恶性潜能[6-7]。由于没有确实有效的系统性治疗方案，根治性肾切除术一直被认

为是 SRMs 的标准治疗方式。但是肾根性手术后存在慢性肾病的风险[8-9]，并且由此可能进一步导致心血管疾病[10-12]。而肾肿物的另一种手术治疗方式，肾部分切除术，由于能够保留患侧肾，理论上能够减少术后由于肾功能不全带来的并发症，并且普遍认为该种手术方式与肾根治性手术具有相同的肿瘤控制效果。因此肾部分手术已经逐渐被接受并成为 SRMs 的标准治疗方式之一[13]。然而，目前 SRMs 的患者多为 70 ~ 90 岁的老年患者[1]，对于这部分人群，外科治疗主要的顾虑是内科并发症多、手术风险大。另外，对于 70 岁以上行手术治疗的老年肾肿物患者，大约 1/3 的患者术后死于非相关的并发症[14]。另外，普遍认为肾细胞癌的自然病程具有懒惰特点，恶性潜能相对较低，生长较慢，甚至曾一度被称为“内科肿瘤”。由此看出，对于那些并发症较多、预期寿命有限的患者，他们可能并不会从手术中获益。在一项纳入 537 例 75 岁以上肾肿物患者的回顾性分析中，相比于主动监测治疗，肾根治性手术及肾部分切除术，并不能给患者带来生存方面的获益[15]。对于那些存在严重内科并发症、预期寿命有限的患者，对肾肿物采取 AS 治疗方式更为适合。

大约 20% SRMs 会呈现出明显的恶性行为[6-7]，这无疑是肾肿物不立即行手术治疗改为 AS 观察的最大顾虑。在 AS 治疗期间对 SRMs 生长的观察，是临床医师了解 SRMs 自然病程的唯一机会。反过来，充分了解 SRMs 的自然病程有助于选出惰性生长潜能的肾肿物进行 AS 治疗。传统上，大多数 SRMs 一经诊治即被手术切除，这使得临床医师对 SRMs 自然病程的认识很少。在过去的十年中，陆续出现了一系列有关 SRMs 自然病程的回顾性研究、前瞻性研究以及荟萃分析（Meta 分析），这些研究增进了人们对于 SRMs 自然病程的了解。

目前，AS 期间何时采取手术的指征尚未明确。Jewett 等[16]认为如果肾肿物快速生长，肿物的最大径达到 4cm 以上，即建议手术切除。张雷等人[17]在研究 61 例透明型肾细胞癌自然病程过程中，发现 5 位患者术后发生远处转移，其中 4 位在随访期间发生肿瘤特异性死亡，这些患者的原发灶生长均较快，线性生长速度 >0.5cm/ 年。

总结：目前主动监测治疗已经逐渐成为肾小肿物手术之外的治疗方案之一，特别是对于那些存在并发症的老年患者。有关主动监测治疗的研究提供了一个了解肾肿物自然病程的途径。目前尚未明确 AS 期间采取手术治疗的最佳时机。有观点建议肿物的最大径达到 4cm 以上，或生长速度 >0.5cm/ 年时，采取手术治疗。

参考文献

1. Chow WH, Devesa SS. Contemporary epidemiology of renal cell cancer. Cancer J, 2008, 14: 288–301.
2. Chow WH, Devesa SS, Warren JL, et al. Rising incidence of renal cell cancer in the United States. JAMA, 1999, 281: 1628-1631.
3. Hollingsworth JM, Miller DC, Daignault S, et al. Rising incidence of small renal masses: a need to reassess treatment effect. J Natl Cancer Inst, 2006, 98: 1331-1334.
4. Vasudevan A, Davies RJ, Shannon BA, et al. Incidental renal tumours: the frequency of benign lesions and the role of preoperative core biopsy. BJU Int, 2006, 97: 946–949.
5. Kutikov A, Fossett LK, Ramchandani P, et al. Incidence of benign pathologic findings at partial nephrectomy for solitary renal mass presumed to be renal cell carcinoma on preoperative imaging. Urology, 2006, 68: 737-740.
6. Crispen PL, Boorjian SA, Lohse CM, et al. Outcomes following partial nephrectomy by tumor size. J Urol, 2008, 180: 1912-1917.
7. Remzi M, Ozsoy M, Klingler HC, et al. Are small renal tumors harmless? Analysis of histopathological features according to tumors 4 cm or less in diameter. J Urol, 2006, 176: 896-899.
8. Huang WC, Levey AS, Serio AM, et al. Chronic kidney disease after nephrectomy in patients with renal cortical tumours: a retrospective cohort study. Lancet Oncol, 2006, 7: 735-740.
9. McKiernan J, Simmons R, Katz J, et al. Natural history of chronic renal insufficiency after partial and radical nephrectomy. Urology, 2002, 59: 816-820.
10. Go AS, Chertow GM, Fan D, et al. Chronic kidney disease and the risks of death, cardiovascular events, and hospitalization. N Engl J Med, 2004, 351: 1296-1305.
11. Huang WC, Elkin EB, Levey AS, et al. Partial nephrectomy versus radical nephrectomy in patients with small renal tumors--is there a difference in mortality and cardiovascular outcomes? J Urol, 2009, 181: 55-61.
12. Miller DC, Schonlau M, Litwin MS, et al. Urologic Diseases in America Project. Renal and cardiovascular morbidity after partial or radical nephrectomy. Cancer, 2008, 112: 511-520.
13. Campbell SC, Novick AC, Belldegrun A, et al. Guideline for management of the clinical T1 renal mass. J Urol, 2009, 182: 1271-1279.

14. Hollingsworth JM, Miller DC, Daignault S, et al. Five-year survival after surgical treatment for kidney cancer: a population-based competing risk analysis. Cancer, 2007, 109: 1763–1768.
15. Lane BR, Abouassaly R, Gao T, et al. Active treatment of localized renaltumors may not impact overall survival in patients aged 75 years or older. Cancer, 2010, 116: 3119–3126.
16. Jewett MA, Mattar K, Basiuk J, et al. Active surveillance of small renal masses: progression patterns of early stage kidney cancer. Eur Urol, 2011,60(1):39-44.
17. Lei Z, Yin W, Lin Y, et al. Growth Pattern of Clear Cell Renal Cell Carcinoma in Patients with Delayed Surgical Intervention: Fast Growth [illegible] Correlates with High Grade and May Result in Poor Prognosis. Biomed Res Int, 2015, 2015(4): 1-8.

3-50 局部晚期肾癌新辅助靶向药物治疗

一、临床资料

【病史】

男性患者，68 岁，主因“右肾癌术后 11 年，发现左肾占位性病变 4 个月”入院。患者 11 年前因体检发现右肾肿物就诊我院，完善检查后行开放右肾癌根治术，手术顺利。术后病理：透明细胞癌，G2，pT1。术后定期随访未见复发征象。4 个月前患者外院例行体检 B 超发现左肾 5cm × 4cm 肿物。遂来我院门诊就诊，完善泌尿系增强 CT 示：左肾上极背侧 5cm × 4.4cm × 4.6cm 肿物，不均匀强化，肿瘤侵犯左肾静脉、肾窦脂肪组织可能性大（图 3-50-1）。予口服舒尼替尼新辅助靶向药物治疗（4/2 方案）。服药期间有间断血压升高，予降压药物治疗后好转，无其余药物不良反应，未暂停药物或减量。2 个疗程后复查 MRI 示：左肾上极占位性病变，大小约 3.3cm × 4.0cm × 3.2cm，左肾静脉瘤栓较前不明显（图 3-50-2）。3 个疗程后停药 3 周，入我院继续治疗。自发病以来，精神睡眠正常，食欲差，大小便如常，体重未诉明显下降。既往有高血压病史 11 年。余既往史、个人史、家族史无特殊。

【体格检查】

体温 36.5℃，心率 78 次 / 分，呼吸 17 次 / 分，血压 125/75mmHg；心、肺、腹部查体未发现异常。右肾区可见手术瘢痕。左肾区无隆起，左肾下极未触及，左肾区未触及包块，左肾区无叩击痛。双输尿管走行区无压痛，耻骨上膀胱区无充盈及压痛。双侧精索静脉无曲张。

【辅助检查】

（1）入院完善血常规、肝功能、凝血功能、感染源筛查试验均未发现异常。尿常规未见明显异常。

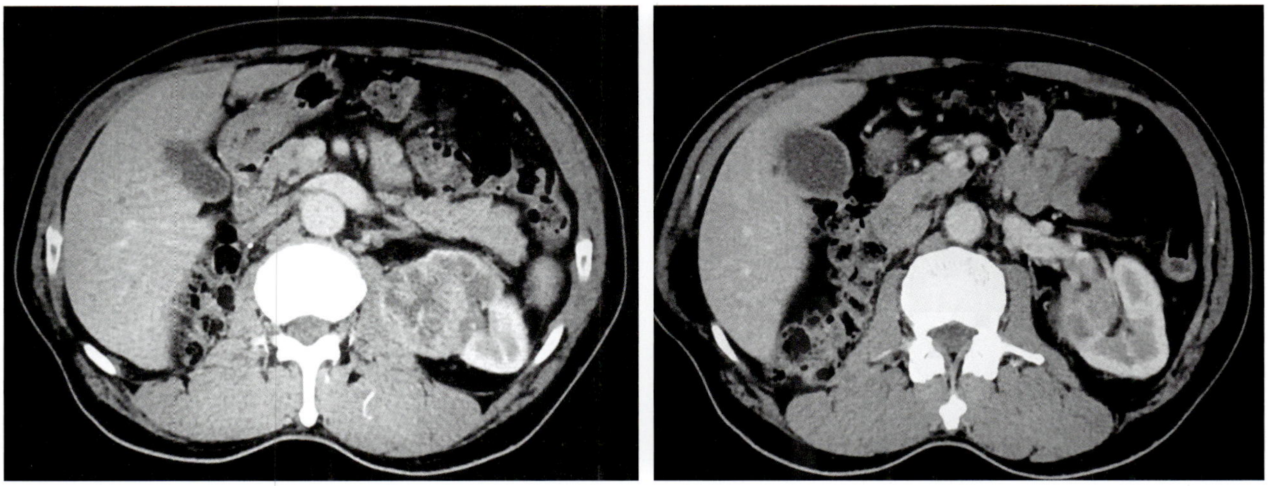

图 3-50-1 新辅助前 CT 示左肾肿瘤及左肾静脉瘤栓

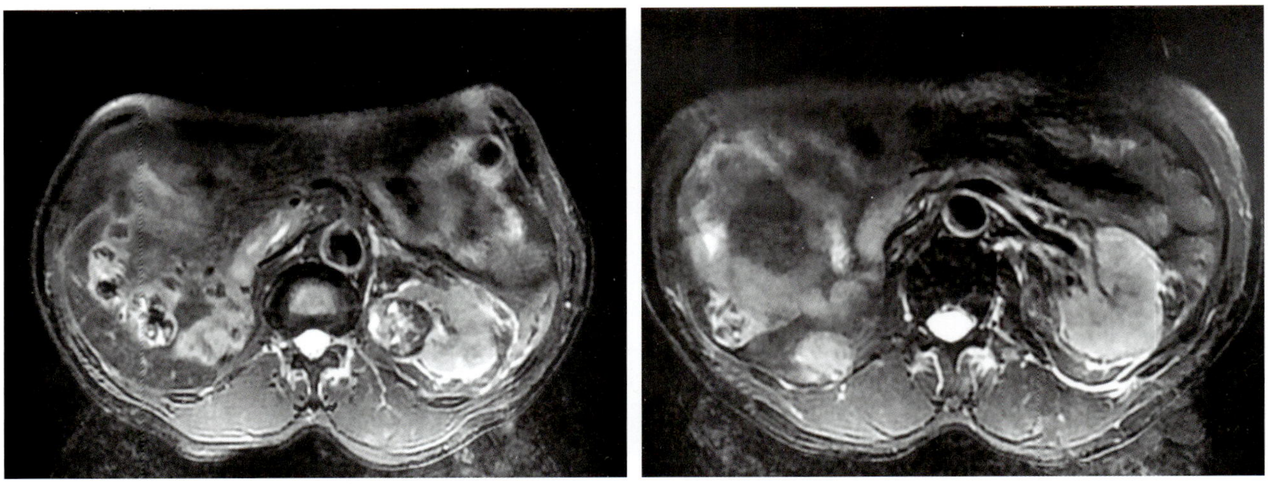

图 3-50-2　新辅助靶向药物治疗后 MRI 示左肾肿瘤减小，左肾静脉瘤栓较前不明显

（2）入院肌酐：174μmol/L。

（3）泌尿系增强 CT（图 3-50-1）示（治疗前）：左肾上极背侧 5cm×4.4cm×4.6cm 肿物，不均匀强化，肿瘤侵犯左肾静脉段分支及肾窦脂肪组织。

（4）泌尿系 MRI（图 3-50-2）示：左肾上极占位性病变，大小约 3.3cm×4.0cm×3.2cm，对比治疗前泌尿系增强 CT，肿瘤较前缩小，左肾静脉瘤栓较前不明显。

（5）胸片、心电图、超声心动图、肺功能：未见明显异常。

【初步诊断】

左肾癌，右肾癌根治术后，高血压。

二、病例讨论

【鉴别诊断】

（1）左肾癌，T3aN0V0M0：患者老年男性，既往右肾癌手术史，此次隐匿起病，无明显症状，CT、B 超示左肾占位性病变，增强扫描有明显不均匀强化，考虑左肾癌基本明确。必要时可进一步完善 MRI 明确瘤栓位置。

（2）右肾癌根治术后；高血压：诊断明确，无需鉴别。

【治疗方案】

患者孤立肾，术前苹果酸舒尼替尼胶囊（索坦）新辅助靶向药物治疗 3 个周期，肿瘤直径较前缩小，肾静脉瘤栓较前缩小。可术中探查，拟行开放肾部分切除术。术中可留置输尿管支架管，以判断集合系统破损情况。

三、手术及术后恢复情况

麻醉满意后，截石位，常规消毒铺单，清洁尿道，经尿道置入膀胱镜，留置左输尿管导管，上端进入肾盂，撤镜留置尿管，妥善固定输尿管导管及尿管，分别接袋。患者改右侧卧位，重新消毒铺单。取左侧第 11 肋间切口，长约 16cm，逐层打开腹壁各层进入腹膜后间隙，注意保护腹膜后胸膜。纱垫护皮，开胸器牵开切口，清除腹膜外脂肪组织，靠近腰大肌纵行打开 Gerota 筋膜，而后脂肪囊内充分游离肾，可见肿瘤位于左肾上极内侧缘，直径约 5cm，保留肿瘤上方脂肪组织。充分游离肾蒂，左肾动脉和肾静脉分别有 2 支，分别套入血管阻断钳。给予甘露醇 120ml 快速静点，后分别阻断肾动静脉。距肿瘤边缘 0.5cm 钝锐结合游离肿瘤，可见肿瘤基底部肾静脉分支瘤栓形成，充分解剖该静脉分支，直至近汇入肾静脉处，于瘤栓远端钳夹后切断，移除标本，而后以 3-0 Vicryl 线缝合静脉残端及瘤床基底部。经输尿管导管注射亚甲蓝溶液，修补集合系统破损。而后缝合关闭基底和创面。松开静脉阻断，创面无渗血；再松开动脉阻断，创面无明显渗血，给以呋塞米 20mg 入壶。撤除血管阻断带，冲洗创面，止血，留置引流。逐层关闭切口。术毕。肿瘤大小约 5cm，剖面呈黄褐色，可见肾静脉分支瘤栓形成。手术时间 150 分钟，出血少量，未输血。患者术后恢复可，术后 1 周出院。术后 1 年随访患者无疾病复发，血肌酐水平正常。

四、最后诊断

术后病理：肾细胞癌，透明细胞型，G2，伴明显出血、坏死。肿瘤大小：4.3cm×3.8cm×3.2cm，手术切缘未见癌。另送肾静脉分支，腔面可见肿瘤，性质同上，pT3a。

五、专家点评

肾癌可侵犯肾静脉及下腔静脉，是局部晚期肾癌的特点之一，4%~10% 肾癌患者出现静脉瘤栓[1]。

术前 CT 和 MRI 检查可使得患者在术前获得准确的瘤栓分级，两种检查的诊断准确性相似[2-3]。肾癌根治性切除术及瘤栓取出术是肾癌伴肾静脉瘤栓患者首选的外科治疗，也是唯一可能治愈患者的方法[4]。

肾癌对放化疗不敏感，传统免疫治疗疗效有限，客观反应率仅有 10%~15%，且副反应大[5]。靶向治疗药物的出现开启了晚期肾癌治疗的新篇章。

关于局部晚期肾癌的新辅助靶向药物治疗，有个案报导通过新辅助靶向药物治疗后，肾癌体积缩小，下腔静脉瘤栓降级，使得患者免去了建立体外循环和开胸手术[6]。

然而尚无前瞻性证据证明新辅助靶向药物治疗可明显减少体外循环的运用，提高手术治疗机会甚至保留肾单位手术治疗机会，或提高总生存期和无疾病进展生存期[7]。

有关局部晚期肾癌的新辅助靶向药物治疗，2 周期舒尼替尼为可选择的方案，但应充分权衡推迟手术治疗及血管抑制药物可能对手术带来的不利因素。

本例患者孤立肾伴肾静脉瘤栓，通过术前 3 周期新辅助苹果酸舒尼替尼胶囊（索坦）治疗后，肿瘤及肾静脉缩小，最终行肾部分切除。

参考文献

1. Hatcher PA, Anderson EE, Paulson DF, et al. Surgical management and prognosis of renal cell carcinoma invading the vena cava. J Urol, 1991, 145(1): 20-24.
2. Pouliot F, Shuch B, Larochelle JC, et al. Contemporary management of renal tumors with venous tumor thrombus. J Urol, 2010, 184(3): 833-841.
3. Lawrentschuk N, Gani J, Riordan R, et al. Multidetector computed tomography vs magnetic resonance imaging for defining the upper limit of tumour thrombus in renal cell carcinoma: a study and review. BJU Int, 2005, 96(3): 291-295.
4. Haferkamp A, Bastian PJ, Jakobi H, et al. Renal cell carcinoma with tumor thrombus extension into the vena cava: prospective long-term followup. J Urol, 2007, 177(5): 1703-1708.
5. Coppin C, Porzsolt F, Awa A, Kumpf J, Coldman A, Wilt T. Immunotherapy for advanced renal cell cancer. Cochrane Database Syst Rev, 2005, CD001425.
6. Karakiewicz PI, Suardi N, Jeldres C, et al. Neoadjuvant sutent induction therapy may effectively down-stage renal cell carcinoma atrial thrombi. Eur Urol, 2008, 53(4): 845-848.
7. Timsit M, Mejean A, Escudier B. Neoadjuvant treatment in advanced renal cell carcinoma: current situation and future perspectives. Expert Rev Anticancer Ther, 2012, 12(12): 1559-1569.

3-51 转移性肾癌

一、临床资料

【病史】

男性患者，76 岁，主因“右肾癌术后 7 年，发现胰头占位性病变 2 周”来诊。患者 7 年前因体检发现右肾肿物就诊于我院，完善检查后于 2004 年 10 月 11 日行腹腔镜下右肾癌根治术，手术顺利。术后病理：透明细胞癌，G2，pT1。术后定期随访未见复发征象。2 周前患者外院例行体检 B 超发现胰头部 2.5cm×2.5cm 占位性病变，胰管扩张。遂来就诊，完善腹部增强 CT 示胰头部可见一软组织密度肿块，大小约 2.8cm×3.0cm，与正常胰腺组织分界不清，考虑内分泌肿瘤？转移瘤不除外。患者无明显发热、腹痛、腹胀，无恶心、呕吐，无皮肤尿色变黄，现为进一步诊治入院治疗。自发病以来，精神睡眠可，食欲差，大小便如常，体重近半年下降 3kg。既往史：有前列腺增生病史 10 年。个人史、家族史无特殊。

【体格检查】

体温 36.5℃，心率 76 次 / 分，呼吸 20 次 / 分，血压 110/75mmHg；心、肺查体未发现异常。腹部平坦，无胃肠型及蠕动波，腹软，腹部无压痛、反跳痛及肌紧张，未及包块。肝脾肋下未及，Murphy 征（–）。肝区无叩痛。全腹叩诊鼓音，移动性浊音阴性，肠鸣音 4 次 / 分，未闻及血管杂音。双肾区无隆起，双肾下极未触及，双肾区未触及包块，双肾区无叩击痛。双输尿管走行区无压痛，耻骨上膀胱区无充盈及压痛。

【辅助检查】

（1）入院完善血常规、肝肾功能、凝血功能、感染源筛查试验均未发现异常。尿常规未见明显异常。

（2）AFP：1.75ng/ml，癌胚抗原（carcinoembryonic antigen，CEA）：2.68ng/ml，CA19-9：9.27U/ml，CA242：3.90 U/ml。

（3）腹部 B 超：胰头部 2.5cm × 2.5cm 占位性病变，胰管扩张；右肾缺如，左肾多发囊肿。

（4）腹部增强 CT：胰头部可见一软组织密度肿块，大小约 2.8cm × 3.0cm，与正常胰腺组织分界不清，考虑内分泌肿瘤？转移瘤不除外；右肾切除术后，局部未见复发征象，左肾多发囊肿（图 3-51-1）。

（5）头颅 MRI、骨扫描、胸部 CT：未见异常。

（6）超声心动图、肺功能：未见明显异常。

【初步诊断】

胰头肿瘤，转移瘤可能性大；右肾癌根治术后；前列腺增生。

二、病例讨论

【鉴别诊断】

（1）胰头肿瘤，转移瘤可能性大：患者老年男性，既往右肾癌手术史，此次隐匿起病，无明显症状，CT、B 超示胰头 3cm 左右占位性病变，增强扫描有明显不均匀强化，考虑转移瘤可能性大。

（2）需与以下疾病进行鉴别：①胰腺导管腺癌：多表现为胰头占位性病变，伴有上腹不适、进行性无痛性黄疸，也可无明显症状，但增强 CT 常表现为肿瘤低强化，较周围正常胰腺组织强化弱，目前考虑此诊断可能性较小；②胰腺内分泌肿瘤：可表现为胰头占位性病变，但多有与此内分泌功能相关症状，如低血糖、腹泻等，患者目前症状暂不支持此诊断。

【治疗方案】

患者胰头肿瘤考虑肾癌转移可能性大，肿瘤单发、可切除，全身无其他器官转移证据，术前评估无手术禁忌，结合患者意愿，可行转移灶根治性手术治疗。患者肿瘤位于胰头，应行胰十二指肠切除术（Whipple 术）。术后必要时可考虑辅以靶向药物治疗。

三、手术及术后恢复情况

上腹正中切口，入腹探查无腹水，肝及网膜无转移结节。胰腺钩突可及大小为 2cm × 3cm 的肿物，质硬，能活动。决定行胰十二指肠切除术。切除胰头、胆囊及肝总管以下胆管、远侧 50% 胃、十二指肠和距 Treiz 韧带 10cm 空肠，清扫淋巴结，行胰空

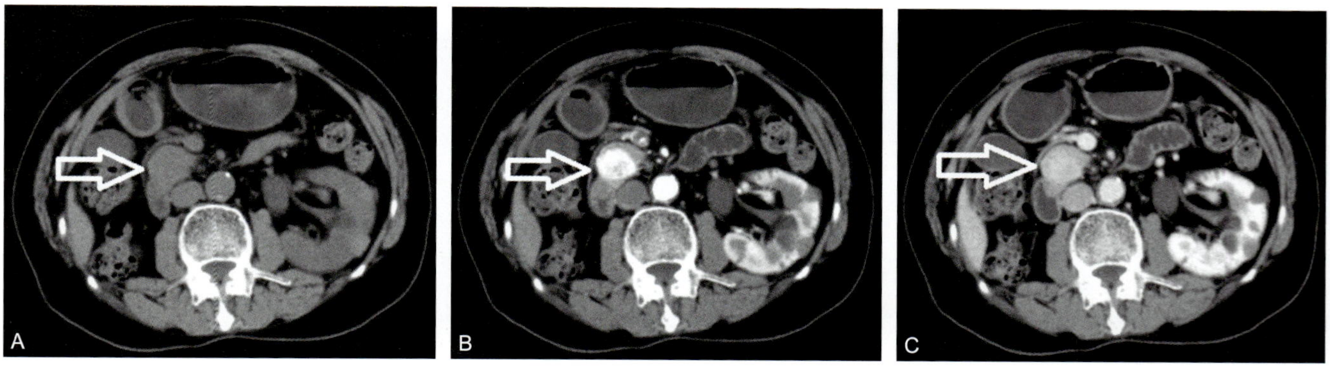

图 3-51-1 平扫（A）、增强（B）、延迟期（C）示胰头占位性病变（箭头），明显强化

肠端 - 端吻合，胆肠端 - 侧吻合和胃空肠端 - 侧吻合，重建消化道。手术时间共 4 小时，术中出血量约 500ml，术后因高龄手术大入外科监护室，入监护室后 4.5 小时后拔管，术后第二天返回普通病房。围术期共输血浆 400ml，未输红细胞。术后一周出现胃瘫，予禁食水、胃肠减压、抗感染、静脉营养、促胃动力等疗法后逐渐恢复，术后 1 月余正常进食后出院。

患者术后未再辅以靶向药物治疗。术后 3 年随访患者生存，无复发及转移征象。

四、最后诊断

术后病理：胰头部透明细胞肿瘤，呈实性巢状分布，核小，轻度异型，间质稀少（图 3-51-2）。免疫组化：CK（AE1/AE3）（-+），VIM（+++），CD56（-），Ki67 2%，CgA（-），Syn（Sy38）（-），CD10（++），NSE（-）。考虑肾透明细胞癌转移。肿瘤大小约 2cm×2cm×1.8cm，累及胰腺及胰旁软组织，胃断端、小肠断端、胆总管断端、胰断端均净，胰周淋巴结 0/1 未见癌转移。

五、专家点评

肾癌易通过血行转移至肺、骨、肝、肾上腺等器官，转移性肾癌的预后很差，未予治疗的转移性肾癌 5 年生存率为 0～10%[1]。肾癌对放化疗不敏感，传统免疫治疗疗效有限，客观反应率仅有 10%～15%，且副反应大[2]。靶向治疗药物的出现开启了晚期肾癌治疗的新篇章，但治愈率仍低。

在靶向药物治疗时代，转移灶切除仍然是可能治愈转移性肾癌的方法。回顾性研究表明，对可完整切除转移灶的患者，行转移灶的根治性手术治疗可明显提高患者的总生存期[3]。

胰腺不是肾癌最常转移的部位，肾癌胰腺转移仅占所有转移性肾癌的 2%[4]。胰腺转移灶出现的时间距肾癌原发灶出现的时间往往较长，提示肾癌胰腺转移灶侵袭性相对弱，因此，仅有胰腺转移的转移性肾癌患者预后通常较好[5]。

约 60% 的肾癌胰腺转移患者无其他器官转移[6]，根据转移灶的部位，通过对转移灶行根治性手术治疗，如胰十二指肠切除术（Whipple 术）、胰体尾切除术、或全胰腺切除术，这些患者的预后能获得进一步的提高[7]。

如拟行转移灶的根治性手术治疗，术前为评价全身有无其他器官受累，应行胸腹部 CT、骨扫描、头颅 MRI 或 PET-CT 检查进行转移灶评估。评价心肺功能储备的检查，如超声心动图、血气分析、肺功能检查也是不可缺少的。

转移性肾癌的术后辅助治疗目前尚无一致结论。

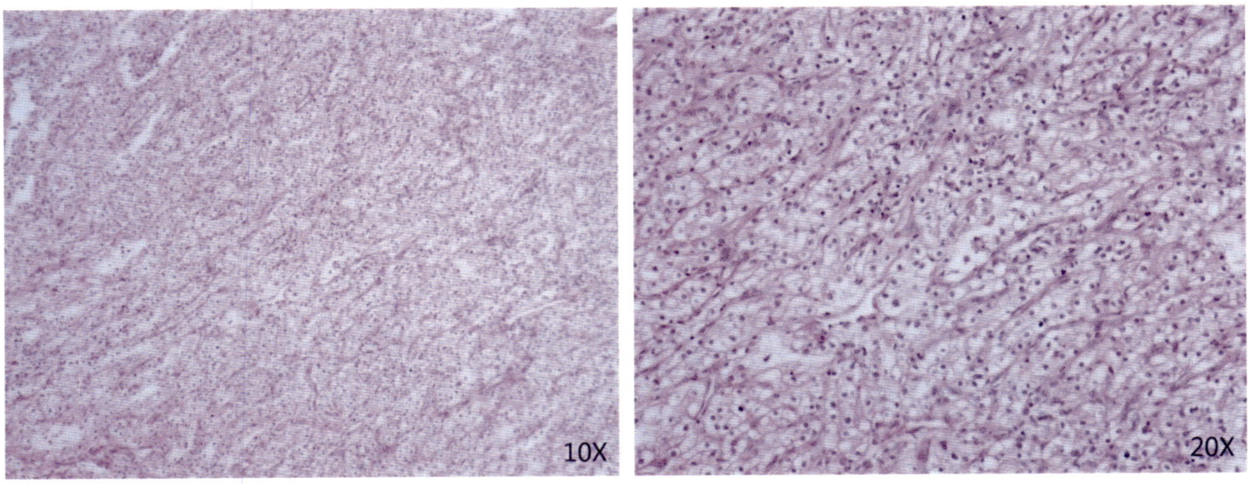

图 3-51-2 术后病理：胰头部透明细胞肿瘤

参考文献

1. Mirja Ruutu, Petri Bono,Kimmo Taari. Resection of renal cell canceer metastases: where do we stand in 2008? Eur Urol suppl, 2008, 7: 436-442.
2. Coppin C, Porzsolt F, Awa A, Kumpf J, Coldman A, Wilt T. Immunotherapy for advanced renal cell cancer. Coch Database Syst Rev, 2005, CD001425.
3. Sei N, Hidefumi K, Tsunenori K, et al. Prognostic factors of patients with metastatic renal cell carcinoma with removed metastases: a multicenter study of 556 patients. Urology, 2013, 82(4): 846-851.
4. Crippa S, Angelini C, Mussi C, et al. Surgical treatment of metastatic tumors to the pancreas: a single center experience and review of the literature. World J Surg, 2006, 30: 1536.
5. Law CH, Wei AC, Hanna SS, et al. Pancreatic resection for metastatic renal cell carcinoma: presentation, treatment, and outcome. Ann Surg Oncol, 2003, 10: 922.
6. Sellner F, Tykalsky N, De Santis M, et al. Solitary and multiple isolated metastases of clear cell renal carcinoma to the pancreas: an indication for pancreatic surgery. Ann Surg Oncol, 2006, 13: 75.
7. Zerbi A, Ortolano E, Balzano G, et al. Pancreatic metastasis from renal cell carcinoma: which patients benefit from surgical resection? Ann Surg Oncol, 2008, 15: 1161.

尿路上皮肿瘤

3-52　右侧肾盂癌

一、临床资料

【病史】

男性患者，52 岁，主因“体检发现右肾盂肿瘤半年余”入院。患者半年前行 B 超检查提示：右肾盂实性占位性病变。患者 4 个月前出现肉眼血尿，1 周前于我院行泌尿系增强 CT 回报：右肾盂占位性病变，考虑肾盂癌可能性大。为求进一步治疗入院。

【体格检查】

心、肺、腹部查体未见异常，专科查体：无特殊。

【辅助检查】

（1）B 超：右肾盂上部可见大小为 5.3cm × 2.1cm 的实质样低回声团，CDFI：其内可见点样血流信号。右肾下盏内可见长径为 0.6cm 的强回声团，肾盂未见分离。提示：右肾盂实性占位性病变，右肾结石。

（2）泌尿系增强 CT（图 3-52-1）：右侧肾盂内密度增高可见一软组织密度灶，约 2.6cm × 2.0cm，平扫呈稍高密度，增强扫描后不均匀强化，延迟期扫描右肾盂内可见充盈缺损，与周围组织边界清晰，右侧输尿管上段轻度扩张。印象：右肾盂占位性病变，考虑肾盂肿瘤可能性大，右肾小结石。

（3）膀胱镜：各壁黏膜未见明显异常。

【初步诊断】

右肾盂肿瘤，肾盂癌可能性大。

二、病例讨论

【鉴别诊断】

（1）右肾肿瘤：患者可出现腹部包块，腹痛和血尿的症状，还可能出现其他的副肿瘤症状如发热、高血压、血沉快。影像学检查一般可以明确诊断。如 CT 平扫可见肾区的低密度影，在增强扫描时，

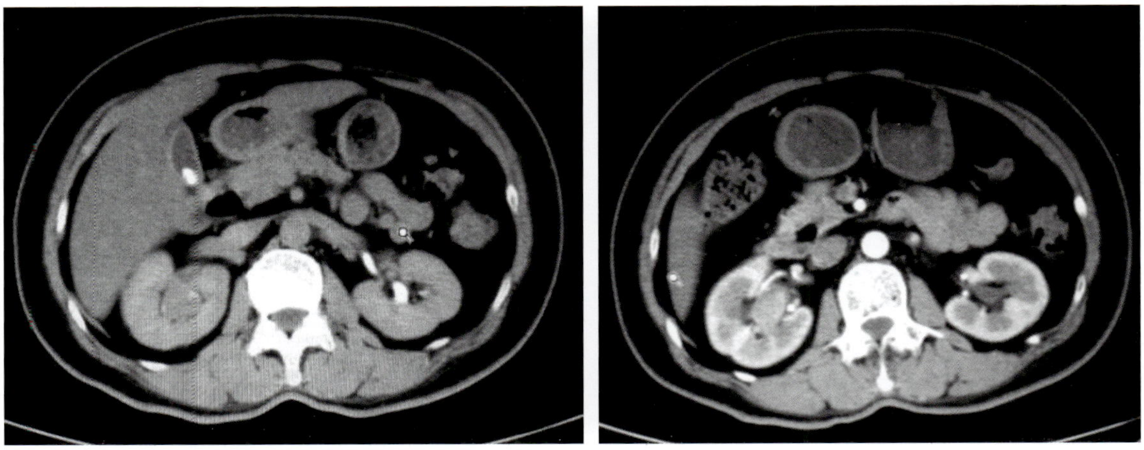

图 3-52-1　泌尿系增强 CT

低密度影可有轻微的强化，但不如正常组织明显。

（2）右肾盂输尿管连接部梗阻：可有左肾区的钝性疼痛，多见于青少年，为先天性畸形，有明显的肾盂积水。CT 检查可见发现肾盂输尿管连接部梗阻和肾盂积水。

（3）右肾结石：肾积水患者可出现肾区的疼痛，多发生在结石沿输尿管下行堵塞输尿管而出现急性绞痛，沿输尿管放射。X 线片和 CT 可见肾或输尿管结石。

【治疗方案】

患者有血尿症状，B 超和 CT 均提示：右肾盂占位性病变。目前诊断右肾盂癌可能性大，限期手术治疗，完善术前检查。

三、手术及术后恢复情况

患者左侧卧位，常规消毒铺巾，IUPU 法建立腹膜后腔，置入 30° 电子腹腔镜和超声刀及分离钳，清理腹腔后脂肪，切开侧椎筋膜和肾周筋膜，于肾脂肪囊外游离右输尿管上端至髂骨上缘并用 Hem-o-lok 钳夹阻断、游离肾蒂，分别用 Hem-o-lok 钳夹动脉及静脉，切断，近端保留 2～3 夹，远端保留 1 夹，完全游离右肾，保留同侧肾上腺，冲洗伤口，仔细止血并覆盖止血纱布，于腋中线切口留置 F20 引流管，缝合并黏合各切口，固定引流管。患者改平卧位，右侧略垫起，取右下腹斜切口，切开腹壁各层，取出切除的肾，向下充分游离输尿管达膀胱壁段膨大处，钳夹后切除输尿管壁段及部分膀胱壁，完整取出标本，2-0 Vincryl 线缝合膀胱壁切口，冲洗伤口，止血无误，留置引流管，逐层缝合切口。

行软膀胱镜检查，膀胱各壁及尿道黏膜未见异常，术程顺利，出血 50ml，后患者安返病房。切开标本见右肾盂乳头状肿瘤，大小约 2.5cm，输尿管未见病变，送病理。

术后患者恢复情况好，未发生任何并发症，术后 6 小时饮水，术后第 1 天排气后进流食，术后第 2 天拔除尿管，术后第 4 天拔除伤口引流并出院。

四、最终诊断

病理报告：（右）肾盂乳头状移行细胞癌 G2（大部分低级别尿路上皮癌，小部分高级别尿路上皮癌），小部分区域可见鳞化，局部可见浸润性生长，侵犯肌层，pT2。肾盂附近脉管内可见散在瘤细胞（图 3-52-2）。肿瘤大小：5.5cm×3cm×1cm。手术断端未见癌。另见肾囊肿一个，直径约 0.5cm。

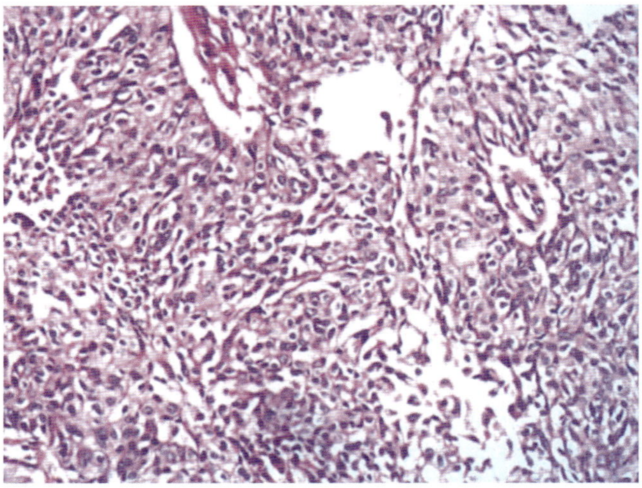

图 3-52-2 病理标本镜下所见

五、专家点评

上尿路肿瘤可以定义为累及肾盏至远端输尿管之间尿路的肿瘤新生物，即肾盂肿瘤和输尿管肿瘤，肾盂肿瘤约占尿路上皮肿瘤的 5%，而输尿管肿瘤则更少见，约占肾盂肿瘤的 1/4，肾盂、输尿管肿瘤发病年龄的高峰为 50～70 岁。重要的致病原因是吸烟，此外，饮用咖啡、使用镇痛剂和化疗药等都是导致上尿路肿瘤的高危因素[1]。

肾盂癌占肾肿瘤总数的 10% 左右，本病多数为尿路上皮癌，30%～50% 肾盂移行上皮癌患者可同时出现输尿管或膀胱移行上皮癌，肾盂癌最常见的症状为血尿，可为肉眼或镜下血尿。这种症状在 56%～98% 的患者中出现，少数患者因肿瘤阻塞肾盂输尿管后可引起腰部不适、隐痛及胀痛，偶可因血块或肿瘤脱落物引起肾绞痛。约 15% 的患者在就诊时无症状，影像学检查偶然发现病灶后才确诊，晚期患者可出现贫血及恶病质。

肾盂癌患者，肾盂造影常可显示肾盂内有充盈缺损，CT 检查能清楚地显示病变密度浸润范围及与周围器官的关系，对肾盂肿瘤的诊断正确率可达 90% 以上。恶性程度较高的肾盂癌患者在尿中找到癌细胞的阳性率更高，由于肾盂癌患者有相当一部分合并膀胱肿瘤，膀胱镜检查也是必需的。

肾盂癌的治疗：肾盂癌仍然以手术为主，根治性肾输尿管切除术及膀胱袖状切除术仍然是上尿路肿瘤治疗的“金标准”，特别是对于体积大、高级别的浸润性肿瘤，或者体积大、多发或复发快的中等分化无浸润的肾盂或近端输尿管肿瘤。该手术方式是基于这一类肿瘤的生物学行为特点而指定的，全长输尿管包括膀胱壁内部分和输尿管口均应该切除，如切除不彻底，输尿管残端肿瘤复发的风险为33%～75%，肾输尿管切除术可以通过完全的开放性手术，完全腹腔镜手术或开放性与腹腔镜联合手术进行。辅助的局部免疫治疗和化疗可成功的用来治疗上尿路移行上皮细胞癌，可以降低复发率。

参考文献

1. 郭应禄，周利群，译. 坎贝尔-沃尔什泌尿外科学(第9版). 北京：北京大学医学出版社，2009: 1733-1741.

3-53 肾盂癌致肾自发性破裂

一、临床资料

【病史】

女性患者，62 岁，主因“右上腹疼痛伴腹胀 5 天”就诊。患者 5 天前无明显诱因出现右上腹部疼痛，呈胀痛，无恶心、呕吐、无尿急、尿频、尿痛，无肉眼血尿，无腰背部疼痛，伴腹胀，5 天来有排气，无排便。既往高血压病史 10 余年，口服苯磺酸氨氯地平，血压控制平稳。口服中药活血药物，无明显外伤史。无糖尿病病史。

【体格检查】

体格检查无异常。

【辅助检查】

血常规（入院第 1 天）血红蛋白：110g/L；（入院第 3 天）血红蛋白：94g/L；（入院第 5 天）血红蛋白：84g/L；

尿常规：阴性；

凝血四项：正常。

B 超（入院第 1 天）：右肾形态失常，仅可见右肾上极部分结构，于右上腹可见一大小约 12.1cm×7.3cm 的低回声团，形态尚规整，边界欠清晰，内可探及血流信号。

肾图：右肾 GFR5ml/min，左肾 GFR 58.32ml/min。

腹部增强 CT 提示：右肾巨大软组织肿块，密度不均。肿块增强期不强化。肿物边界尚清。正常肾组织挤压变形（图 3-53-1）。

腹部 MRI 提示：T1WI 右肾中极占位性病变，周围中等信号，内部呈低信号（图 3-53-2）。

【初步诊断】

右肾肿瘤，肿瘤破裂出血。

二、病例讨论

【鉴别诊断】

患者以右上腹部疼痛作为首发表现就诊，影像学检查提示右肾占位性病变，周围出血可能性大。但肿瘤性质不详。考虑可能性有：

（1）肾错构瘤：肾错构瘤平时可无临床症状，部分患者以破裂出血作为首发表现就诊。但本例患者影像学所见并未见到明显的负值，故该诊断目前证据不足。

（2）肾癌：早期肾癌患者平时多无临床症状，部分患者以肿瘤自发破裂出血作为首要诊断来院就诊，影像学可以见到肿瘤明显的早期强化，但本例患者术前 CT 强化不明显，故无法完全支持此诊断。需要等待术后病理结果最终明确。

【治疗方案】

一般对症治疗，改善患者一般情况之后，行右肾根治切除手术。

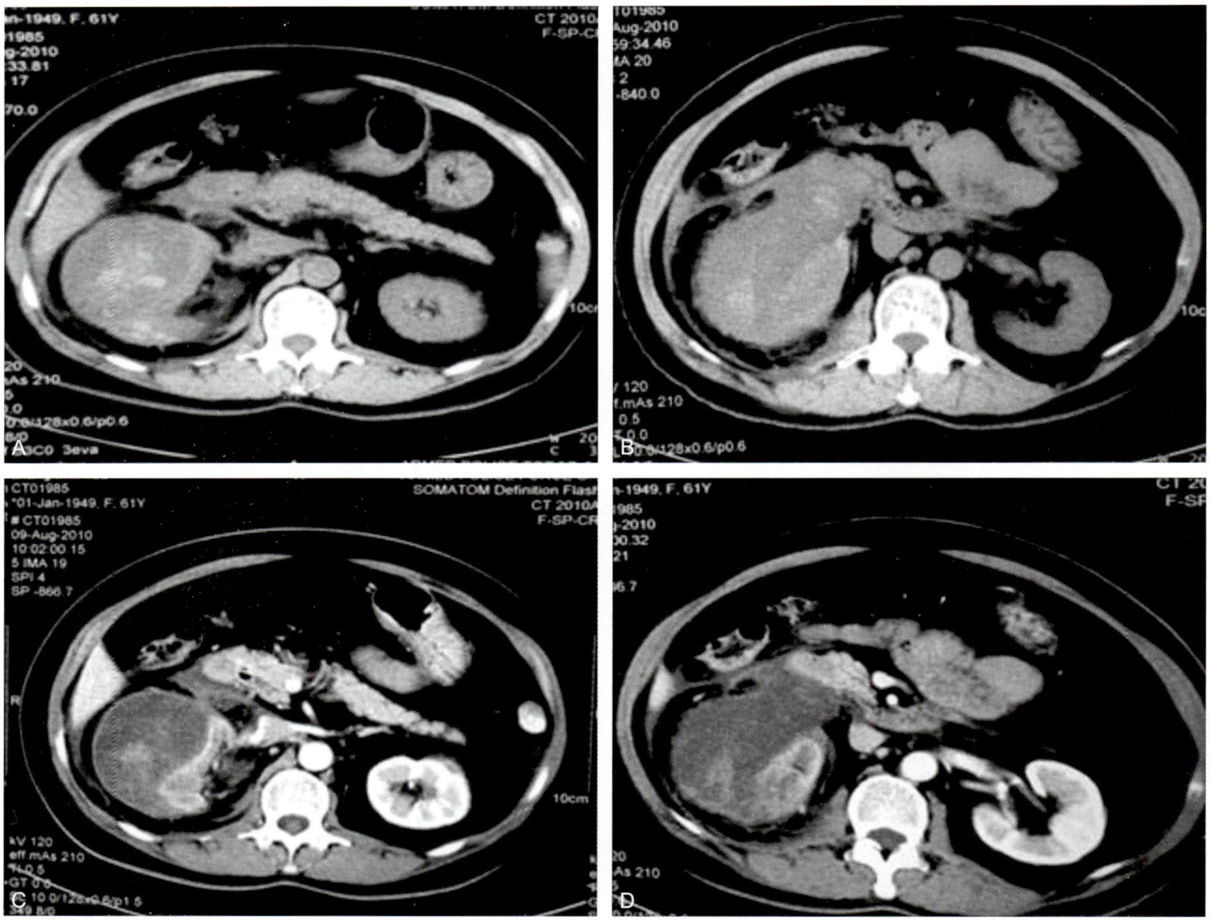

图 3-53-1 CT 检查
A、B 为静脉期，C、D 为动脉期图像。右肾巨大软组织肿块，密度不均。肿块增强期不强化。肿物边界尚清。正常肾组织挤压变形

三、手术及术后恢复情况

入院后给予绝对卧床休息，监测生命体征，止血、抗感染、止痛等对症处理。治疗后复查：血常规（入院 1 周）血红蛋白：10.8g/L（入院 2 周）血红蛋白：10.4g/L（入院 3 周）血红蛋白：10.3g/L；尿常规（入院 1 日）阴性。2 个月后复查：仍感有轻度右腰腹部胀痛。血常规（2 个月后）血红蛋白：10.2g/L。B 超 (2 个月后)：右肾形态失常，仅可见右肾上极部分结构，于右上腹可见一大小约 14.7cm × 10.7cm 的低回声团，形态尚规整，边界欠清晰，内可探及血流信号。CT 复查（2 个月后）右侧巨大肿物，密度不均一，动脉期不强化。肿物边界清晰（图 3-53-3）。

患者于全麻下行经腹右肾切除术。取上侧腹部“L”切口，探查见右侧腹膜后有一巨大不规则形肿块，质硬，固定，与腰大肌、十二指肠、下腔静脉、右侧肾上腺粘连严重。完整切除右侧肾。术后病理：移行细胞癌Ⅲ级，肿瘤大小 21cm × 17cm × 4 cm，输尿管断端可见上皮浸润，未见癌转移。

术后 2 个月行右输尿管残端切除术，并行吡柔比星 30mg 膀胱灌注，每周一次，共 8 次。随访 2 年无复发，转移。

四、最终诊断

术后大体标本：完整右肾，切开脂肪与右肾后，见大量暗黑色血液伴血块流出，肾内可见大量鱼肉样坏死组织，仅存少量肾实质，与肾实质界限不清楚。

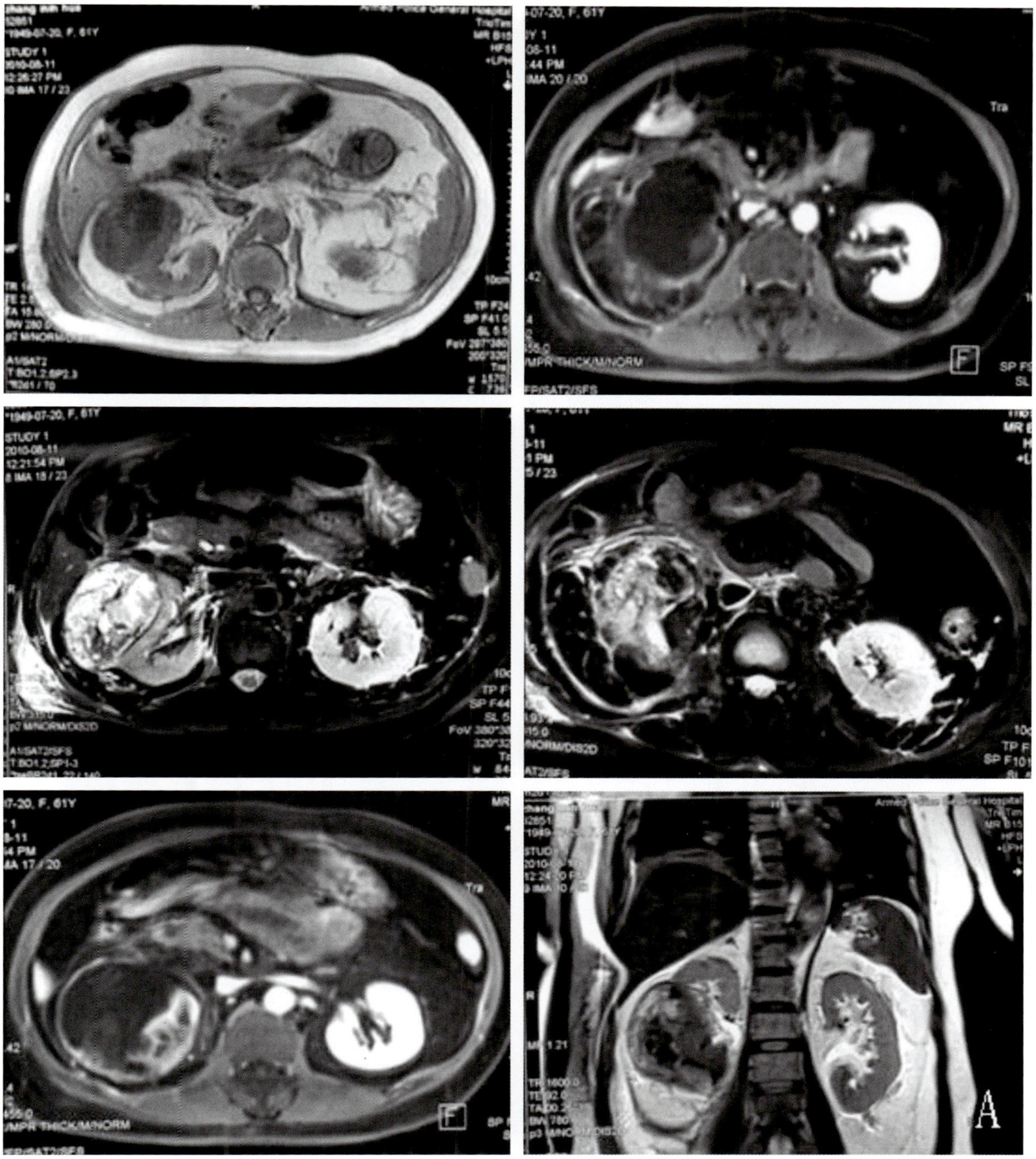

图 3-53-2 MRI

T1WI 示右肾中极占位性病变，周围中等信号，内部呈低信号

术后病理：移行细胞癌Ⅲ级，肿瘤大小 21cm × 17cm × 4 cm，输尿管断端可见上皮浸润，未见癌转移。

五、专家点评

肾盂癌系发生在肾盂或肾盏上皮的一种肿瘤，约占所有肾肿瘤的 10%。自发性肾破裂出血常见于病理性肾。其中 37.9% 的病因属恶性肿瘤、25.7% 为良性肿瘤，其次分别为血管疾患、炎症及凝血机制障碍等[1]。Mc Dougal 等总结自发性肾破裂 200 余例，发病原因依次为肿瘤 57%（恶性 33%，良性 24%，血管性病变（18%），感染（10%），合并以上多种原因 5%。许宁等统计国内 175 例自发性肾破裂，

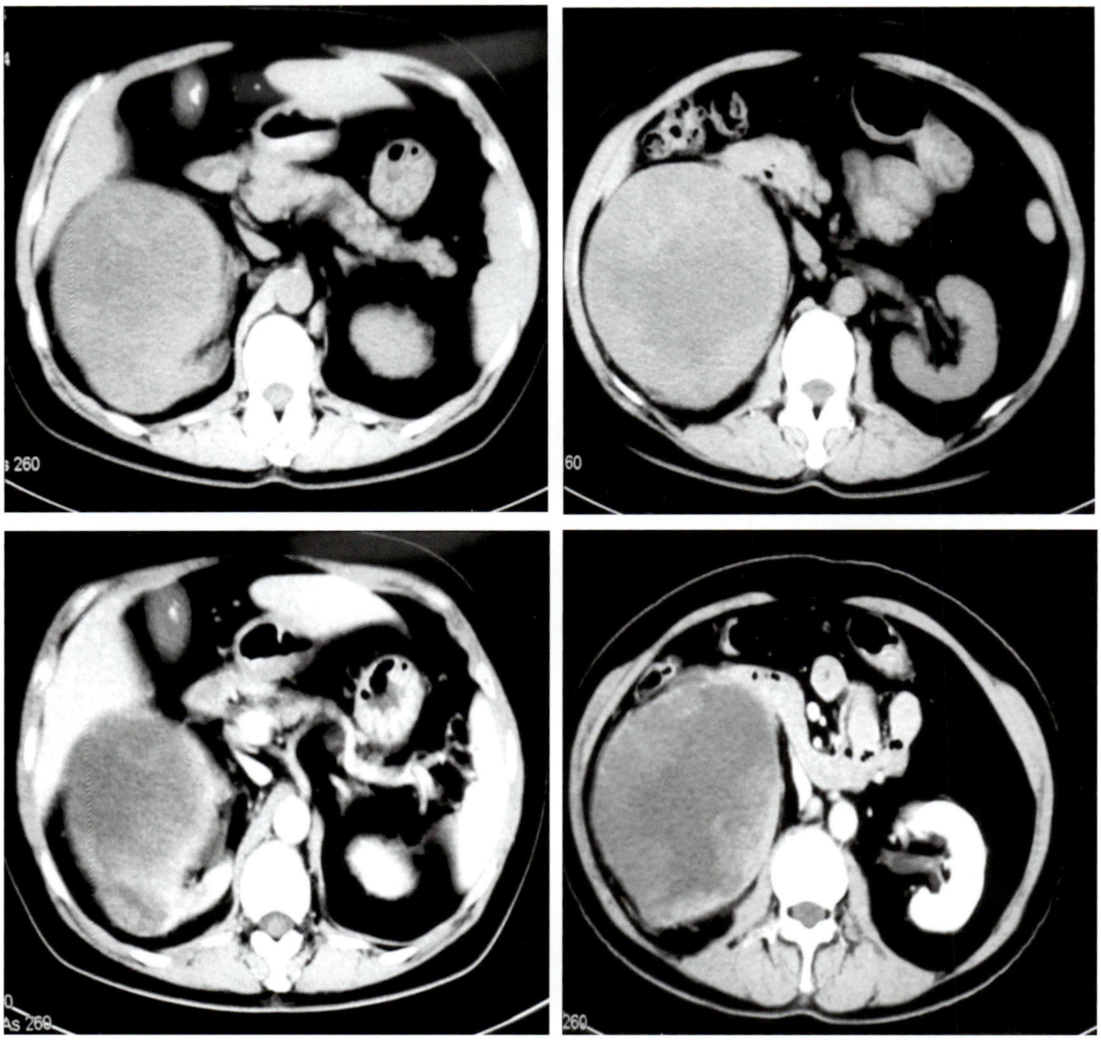

图 3-53-3 CT 复查
右侧巨大肿物，密度不均一，动脉期不强化。肿物边界清晰

其中 AML 占 46.9%，肾综合征出血热占 18.3%，肾癌占 8.0%[2]。而肾盂癌致肾自发性破裂国内只有一篇文献中有报道[3]，国外则报道了 2 例[4]。因此肾盂癌所致肾自发性破裂十分罕见。

自发性肾周出血（spontaneous perirenal hemorrhage，SPH）又称 Wunderlich 综合征，由 Wunderlich 于 1856 年首次报告，指非创伤性的肾本身或肾外原因引起的肾周、肾被膜下及腹膜后出血[5]。其发病机制目前仍不是很明确，可能是由以下原因直接引起：肿瘤、结石对肾实质或肾盂壁压迫导致组织坏死或破溃；各种原因引起的肾盂积水导致肾皮质变薄、肾盂内压力升高等。肿瘤是引起肾自发性破裂的最主要病因之一。通常认为肿瘤大小及构成成分与其自发性破裂相关，直径 >4 cm 或肿瘤血管丰富的瘤体自发性出血可能性较大[6]。一般肾盂癌最常见的症状为血尿，患者可在肿瘤尚未浸润肾实质全层前得到有效治疗。而此例患者肿瘤为肾盏内移行细胞癌大小 21cm × 17cm × 4 cm，突破肾盏、侵犯至肾实质，并形成巨大包块破裂导致肾实质出血，致使包膜下血肿。此例肾盂癌引起自发性肾周出血无典型肾盂癌临床表现，CT 检查可对自发性肾周出血诊断准确率可达 90% 以上[7]，但由于血肿影响对其病因做出明确诊断较为困难。对于自发性肾周出血影像检查未能发现明确病因，同时有手术指征的患者，术中可行快速冰冻切片病检。如为肾盂移行细胞癌则需行同侧输尿管全长切除。肾盂癌引起的自发性肾周出血最终诊断依靠术后病理。

总之，肾盂移行细胞癌引起的肾破裂极为罕，无典型肾盂移行细胞癌临床症状是其形成的必要条件，术前获得诊断非常困难，最终的诊断必须依靠术后病理结果。严密随诊、积极的治疗是很有必要的。

参考文献

1. 胡勤勇，毛国庆. 自发性肾破裂. 国外医学(泌尿系统分册), 1995, 2,73-75.
2. 董建平，石冠荣，王兆坤，等. 自发性肾破裂5例分析. 山东医药, 2001, 41(11):112-115.
3. 何有华，陈映鹤，竺海波，等. 自发性肾破裂20例临床分析. 浙江医学, 2004, 26(6):176-177.
4. 稲原昌彦. 原発性腎盂尿管腫瘍による自然上部尿路破裂の2 例. 泌尿紀要, 2009, 55 : 31-34.
5. ReiterWJ, Haitel A, Heinz-Peer G, et al. Spontaneous nontraumatic rupture of a contracted kidneywith subcap sular and perirenal hematoma in a patient receiving chronic hemodialysis. Urology, 1997, 50 (5) : 781 - 783.
6. 杨元强，徐建华. 自发性肾周出血的临床诊治. 中国临床研究, 2010, 23(12):201-203.
7. Gupta NP, Karan SC, Aron M, et al. Spontaneous perirenal hematoma. A case report and review of literature. Urol Int, 2000, 64 (4) : 213 - 215.

3-54 左肾盂癌合并右肾萎缩——经皮肾镜肾盂肿瘤电灼消融术

一、临床资料

【病史】

患者男性，59 岁。主因“间断无痛全程肉眼血尿 18 个月，发现肾盂肿瘤 6 个月”就诊。18 个月前患者无明显诱因出现血尿，为全程肉眼血尿，色呈洗肉水样，偶有小血块。无尿频、尿急、尿痛；无寒战、发热、腰痛；无明显排尿困难。就诊于外院，考虑为“左肾结石”，予以排石、对症治疗，初始稍有缓解，此后血尿仍间断出现，性质基本同前。入院前 6 个月，患者于外院被诊断为“左肾盂输尿管连接部梗阻伴结石”，行后腹腔镜下左肾盂输尿管连接部成形及肾盂切开取石术，术中发现肾盂肿瘤，病理提示为“左肾盂低级别尿路上皮癌”，术后未进一步处理。患者血尿仍间断出现，为进一步诊治就诊于我院，以左肾盂肿瘤收入院治疗。既往糖尿病、高血压、肝炎病史。

【体格检查】

体温 36.6℃，心率 80 次 / 分，呼吸 20 次 / 分，血压 136/90mmHg；心、肺查体未见明显异常，腹软，无压痛、肌紧张，未触及包块，未见肠型；肠鸣音 6 次 / 分钟。泌尿外科查体：左侧腹部陈旧手术瘢痕，愈合可；双肾区无隆起，未触及包块，左肾区叩痛，右肾区无叩击痛。双输尿管走行区无压痛，耻骨上膀胱区无充盈及压痛。

【辅助检查】

（1）实验室检查：血常规及血生化检查未见异常；尿白细胞 8 ~ 10/HPF，红细胞 满视野 /HPF。

（2）胸片：左下肺陈旧病变；心电图未见异常。

（3）泌尿系统 CT（图 3-54-1）：双侧肾盂呈囊状，肾盏未见明显扩张，左肾上盏及左肾盂上半部可见一不规则软组织密度占位性病变，大小约 2.4cm × 2.4cm × 2.9cm，增强扫描可见强化，平扫、增强、延时期 CT 值分别为 35Hu、68Hu、55Hu；分泌期呈左侧肾盂肾盏内充盈缺损。左肾灌注良好，实质内未见异常占位性病变。右肾体积缩小，性状不规则，灌注尚可，其内可见点状致密结节，实质内见无强化小囊状低密度灶。双侧肾盂输尿管连接部管壁毛糙，管腔狭窄。膀胱充盈，壁未见增厚。左侧肾盂旁可见散在小淋巴结。印象：左肾上盏及左侧肾盂内占位性病变，考虑恶性，移行细胞癌可能性大；双侧壶腹型肾盂；双侧肾盂输尿管连接部炎性狭窄不除外；右肾小囊肿，右肾小结石；右肾体积缩小。

【初步诊断】

左肾盂肿瘤，右肾萎缩，左肾盂输尿管连接部成形术后，高血压，糖尿病。

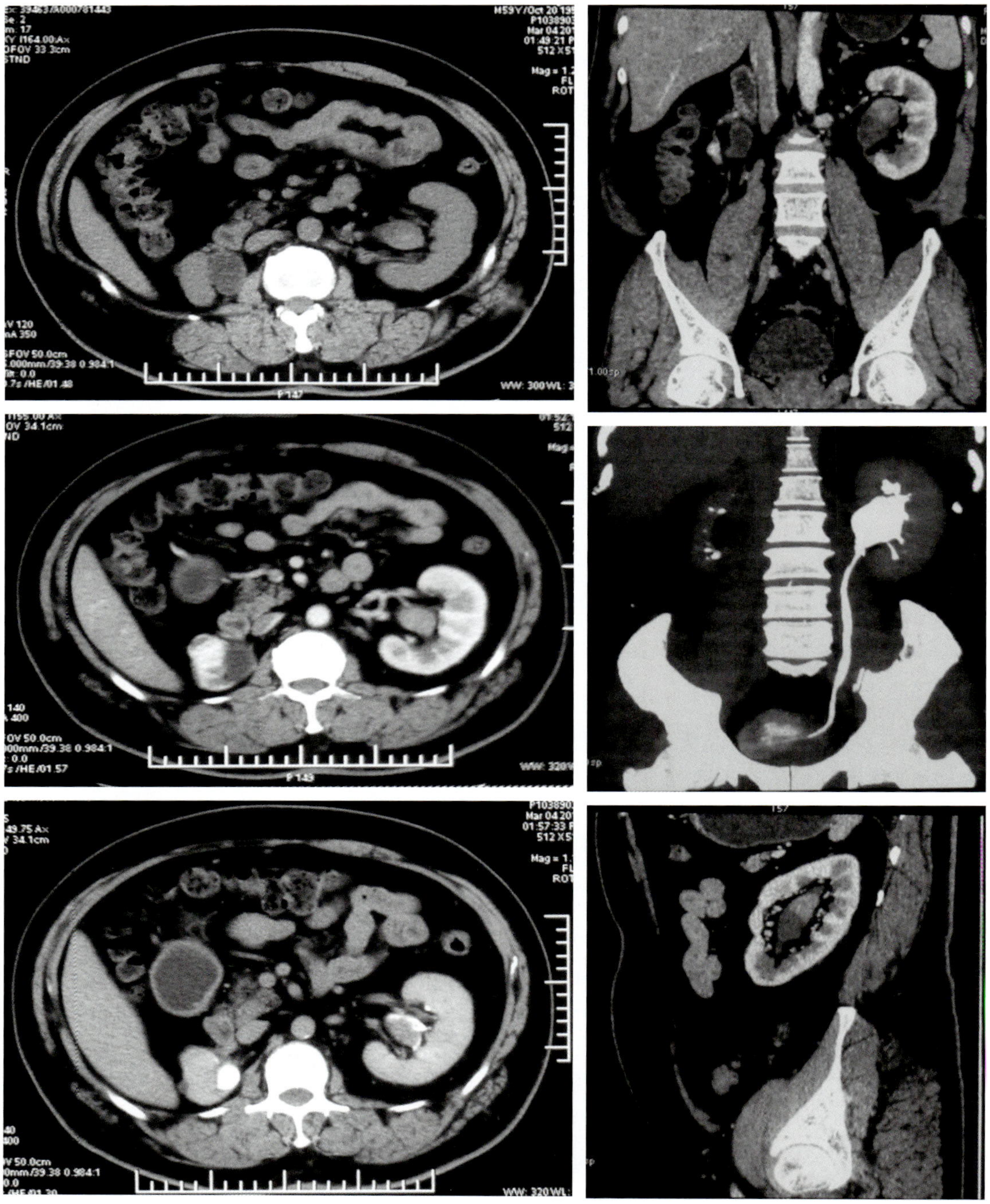

图 3-54-1　泌尿系增强 CT 所见

二、病例讨论

【鉴别诊断】

该患者诊治经历较为复杂，其中不乏误诊、误治过程。其诊断主要与导致肾积水的疾病和肾盂占位性病变进行鉴别。导致积水的原因包括：先天性病变、结石、炎症、肿瘤、结核及动力性因素等。肾盂输尿管连接部梗阻（UPJO）是较为常见导致肾积水的良性病变，其属于先天性发育异常，多为年轻患者影像学检查时发现，可伴有患侧腰痛或无症状；对于中老年患者如考虑 UPJO 则必须除外肾盂输尿管连接部肿瘤，如泌尿系 CT 显影欠佳，可行逆行造影明确；正是由于术前检查不充分，患者才在外院按结石和 UPJO 治疗，并戏剧性地接受了腹腔镜肾盂输尿管连接部成形术。而除外结石则较为简单，一个 CT 平扫足矣。而肾盂内占位性病变可以为：息肉、血块、肿瘤。尿路上皮息肉一般发生于年轻患者，通常不会引起肾积水，形态上呈蚯蚓状，有蒂，血尿不明显。血块同样表现为肾盂内充盈缺损，但CT增强扫描病变无强化，有助于鉴别。

【治疗方案】

对于上尿路尿路上皮癌，标准的治疗方式为肾输尿管全长切除加膀胱袖状切除术，可实现良好的肿瘤学预后。但该例患者较为特殊，其对侧肾严重萎缩，主要肾功能集中于患侧，如行标准治疗则患者术后必然接受透析，生活质量严重降低；此外，患者外院病理提示肿瘤分化较好，恶性程度较低，在较长时间内进展缓慢；上尿路尿路上皮癌手术的一个重要的肿瘤学原则为：务必在手术过程中保持尿路系统的密闭性，患者虽然在腹腔镜肾盂输尿管连接部成形术中切开集合系统，但术后较长时间内也并未出现周围器官组织的肿瘤种植播散，这从另一个侧面也提示肿瘤的生物学恶性程度较低。同时综合患者强烈希望保肾，拒绝根治性手术的意愿，决定行经皮肾镜肾盂肿瘤电灼消融术。

三、手术及术后恢复情况

患者采用全身麻醉，取截石位先行膀胱镜检查，膀胱内未见肿瘤，可见左侧输尿管口喷血。而后经尿道置入输尿管镜，向左输尿管口内置入导丝，在导丝引导下行左输尿管镜检查，输尿管黏膜光滑未见异常。而后向左输尿管内留置F5输尿管导管，并将其与尿管妥善固定。患者改俯卧位，重新消毒铺单。B超可见肾盂轻度扩张，肾盏无明显扩张。经输尿管导管逆行注入生理盐水，形成人造肾积水，而后在超声引导下于第12肋下穿刺中下后盏位置。成功后留置导丝，在导丝引导下逐级扩张通道至F22，置入操作鞘。经操作鞘置入F20肾镜进行观察，可见肾盂乳头样肿瘤，直径约3cm，有蒂，表面可见出血。换用5%甘露醇冲洗液，用电灼头将肿瘤分次切除直至肿瘤基底部组织，肿瘤基底直径约1.5cm，部分延伸至上盏。切除全部肿瘤，将肿瘤基底及周围黏膜仔细烧灼止血。检查无残留肿瘤组织后撤镜，拔除输尿管导管，留置F20肾造瘘管，丝线固定（图3-54-2）。手术过程顺利，术后安返病房。手术过程详见视频3-54-1。术后患者轻度肉眼血尿，体温正常，术后第1天拔除肾造瘘，术后第2天出院。术后随访1年，无肿瘤复发。术后第2年行输尿管镜检查未见复发（视频3-54-2）。术后第3年随访，CT示无肿瘤复发（图3-54-3）。

视频 3-54-1

视频 3-54-2

四、最终诊断

病理结果：（左肾盂肿瘤）送检破碎组织，为乳头状移行细胞癌，G2（低级别尿路上皮癌，局部高级别尿路上皮癌），送检肿瘤均为外生的肿瘤组织，部分乳头融合，乳头间质浸润，考虑为pT1。

诊断：左肾盂尿路上皮癌，右肾萎缩，左肾盂输尿管连接部成形术后，高血压，糖尿病。

五、专家点评

相对于膀胱癌，上尿路尿路上皮癌（upper urinary tract urothelial cell carcinoma，UUT-UCC）发病率较低，国外文献报道占尿路上皮癌（urothelium cell carcinoma，UCC）的5%～10%[1]。我国由于马兜铃酸肾病的存在，UUT-UCC的发病率必然显著高于国外数据。根治性肾输尿管全长切除+膀胱袖状切除术是UUT-UCC的标准治疗，这是因为残余输尿管具有较高的肿瘤复发率，同侧输尿管可能存在肿瘤的多中心性分布，以及双侧同时发生UUT-UCC的可能性较低。针对UUT-UCC的保守性治疗开始于20世纪80年代，主要应用于解剖学或功能性孤立肾、健康状况不适合接受根治性手术的患者。对于低级别、低分期肿瘤，其取得了良好的肿瘤学预后，在多数研究中其肿瘤特异性死亡率接近于0[2]。在Gerber的研究中，其复发率低于15%，但该研究病例数较少且随访时间较短[3]。正是在这一系列研究的鼓励下，UUT-UCC腔内肿瘤消融术开始应用于对侧肾功能正常的患者。而在较近的文献报道中，术后输尿管肿瘤复发率为35%～45%，膀胱肿瘤复发率为30%～36%[4-5]。与预后相关的风险因素包括：肿瘤部位，肿瘤大小，肿瘤分级，肿瘤多发，既往尿路上皮癌病史等[6-8]。

通过对文献分析可以发现，多数的研究中使用的腔内技术为输尿管镜或软输尿管镜，利用激光或电灼消融肿瘤。由于操作上的困难以及技术条件的

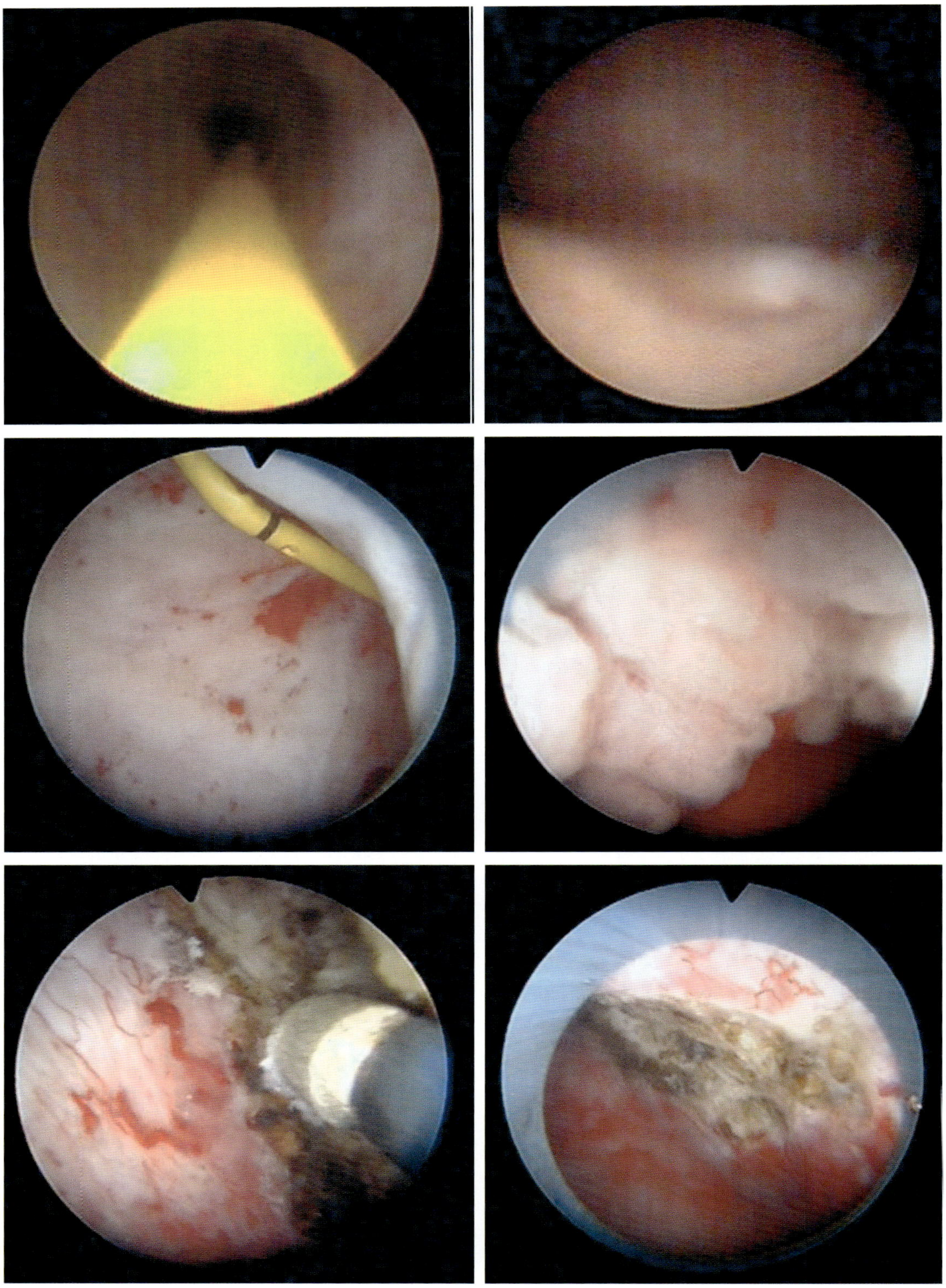

图 3-54-2 术中所见

限制，肿瘤部位、肿瘤大小必然会成为该技术的制约因素。在 Razdan 等的报告中，即使经过多次手术，肉眼肿瘤残余率仍高达 32%[4]。如果其病例全部为肾盂肿瘤，则其肿瘤残余率必然更高。在早期利用经皮肾镜技术进行肾盂癌治疗的报告中，94.4% 的患者实现肿瘤完全切除，64.7% 的患者无复发，中位随访时间约 20 个月[9]。其中 83.3% 为 Ta/T1 期肿瘤，77.8% 为 G1/G2 肿瘤，复发主要集中于高级别肿瘤，但该研究病例数只有 20 例。在 Roupret 的研究中，共有 24 例肾盂癌患者接受经皮途径治疗，5

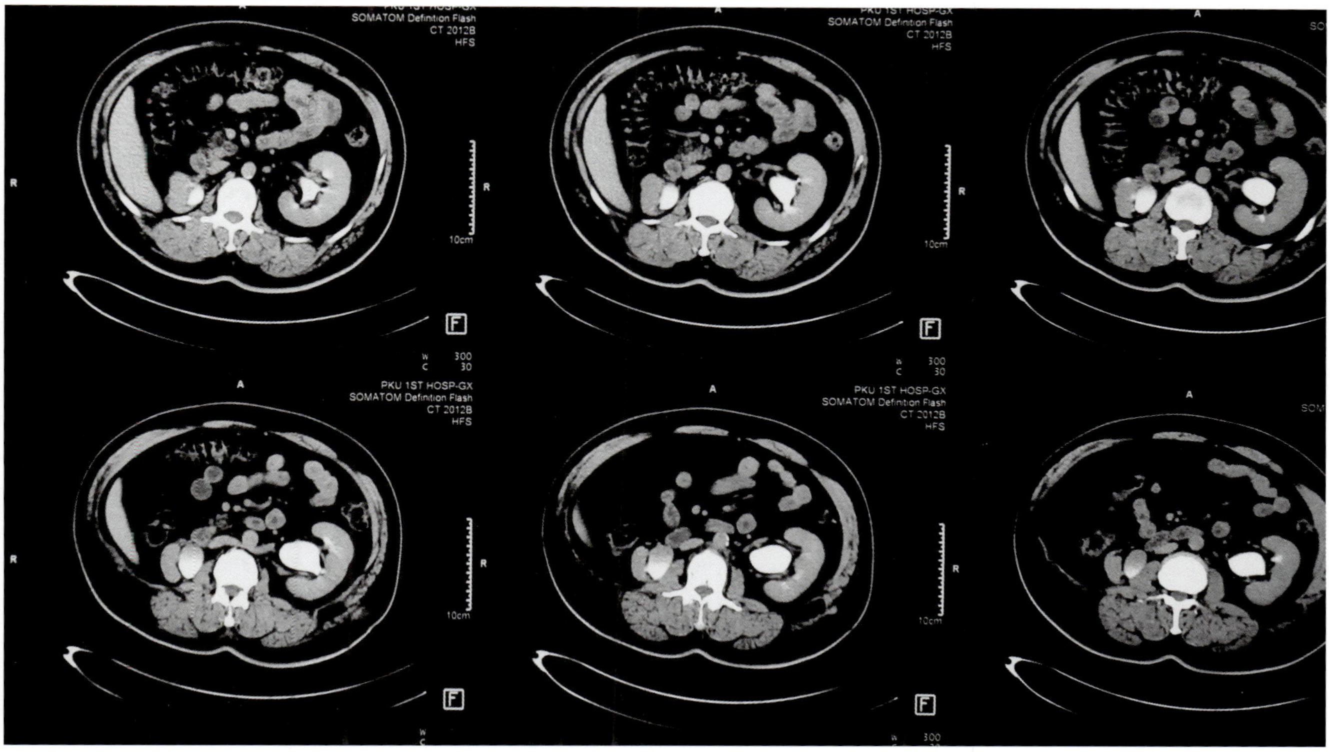

图 3-54-3 术后三年随访 CT 示肿瘤无复发

年肿瘤特异性生存率和无瘤生存率分别为 79.5% 和 68%，其中低级别肿瘤占 70.8%，除原位癌外的表浅性肿瘤占 75%[10]。利用输尿管软镜技术可以减少创伤，同时保护了集合系统的完整性，降低了集合系统外肿瘤播散的可能，但其在处理肾盂肿瘤时操作上较困难，容易导致残余肿瘤的发生。经皮肾镜技术使操作简易化，肿瘤切除更为彻底，在处理多发和较大肿瘤时更具优势；但经皮肾镜手术需要建立通道增加了创伤，破坏了集合系统的完整性，可能导致肿瘤播散，但在上述的两篇文献中，均未报道集合系统外种植转移[9-10]。高级别肿瘤由于过高的复发率和肿瘤进展率，更应该接受标准的根治性手术，而非上述的保守性治疗[10]。所以，对于肾盂癌的保守治疗，应该对患者进行严格选择。

本例患者对侧肾严重萎缩，主要肾功能集中于患侧；此外，患者外院病理提示肿瘤分化较好，恶性程度较低，在较长时间内进展缓慢；同时综合患者强烈希望保肾，拒绝根治性手术的意愿，行经皮肾镜肾盂肿瘤电灼消融术并取得了良好的预后。

参考文献

1. Munoz JJ, Ellison LM. Upper tract urothelial neoplasms: incidence and survival during the last 2 decades. J Urol, 2000, 164: 1523-1525.
2. Johnson GB, Grasso M. Ureteroscopic management of upper urinary tract transitional cell carcinoma. Curr Opin Urol, 2005, 15: 89-93.
3. Gerber G, Lyon E. Endourological management of upper tract urothelial tumours. J Urol, 1993, 150: 2-7.
4. Razdan S, Johannes J, Cox M, Bagley DH. Current practice patterns in urologic management of uppertract transitional cell carcinoma. J Endourol, 2005, 19: 366-371.
5. Bader M, Sroka R, Gratzke C. Laser therapy for upper urinary tract transitionall cell carcinoma: indications and management. Eur Urol, 2009, 56: 65-71.
6. Iborra I, Solsona J, Casanova J, et al. Conservative elective treatment of upper urinary tract tumours: a multivariate analysis of prognostic factors for recurrence and progression. J Urol, 2003, 169: 82-85.
7. Johnson GB, Fraiman M, Grasso M. Broadening experience with the retrograde endoscopic management of upper urinary tract urothelial malignancies. BJU Int, 2005, 95(Supl 2): 110-113.
8. Nita Gh, Georgescu D, Multescu R, et al. Prognostic factors in laser treatment of upper urinary tract urothelial tumours. J Med Life, 2012, 5(1): 33-38.
9. Clark PE, Streem SB, Geisinger MA. 13-year experience with percutaneous management of upper tract transitional cell carcinoma. J Urol, 1999, 161: 772-776.
10. Roupret M, Traxer O, Tiligui M, et al. Upper urinary tract transitional cell carcinoma: recurrence rate after percutaneous endoscopic resection. Eur Urol, 2007, 51: 709-714.

3-55 右孤立肾肾盂癌内镜切除

一、临床资料

【病史】

患者女性，66 岁。主因“间断无痛性全程肉眼血尿 3 年”来诊。3 年前因无痛性全程肉眼血尿于外院诊断左侧输尿管癌，行左侧肾输尿管全长切除术。病理结果为左侧输尿管尿路上皮癌Ⅱ级，肿瘤局限于输尿管内。术后未行放疗、化疗及膀胱灌注治疗。2 年前再次出现无痛性全程肉眼血尿，来我院就诊，CT 发现右肾盂肿瘤，行软性输尿管镜肿瘤切除术，术中见右肾盂肿瘤 1cm，术后病理为低级别尿路上皮癌。术后每 3～4 个月行 CT 检查，1 个月来再次出现无痛性肉眼血尿，在我院行泌尿系统 CT 检查发现右侧肾盂肿瘤。既往高血压病史 4 年，服用吲达帕胺血压控制满意。20 年前行胆囊切除术。

【体格检查】

体温 36.8℃，心率 76 次 / 分，呼吸 20 次 / 分，血压 128/83mmHg；心、肺查体未见明显异常，右上腹及左侧腹部可见手术瘢痕，腹软，无压痛、肌紧张，未触及包块，肠鸣音正常。泌尿外科查体：肾区无叩击痛，输尿管走行区无压痛。

【辅助检查】

（1）实验室检查：血常规、血生化检查及动脉血气分析未见异常，血肌酐 80.1μmol/L，血红蛋白 128g/L；尿白细胞 0～2/HPF，红细胞满视野 / HPF；尿细胞学检查 3 次未见肿瘤细胞；

（2）胸片、心电图、超声心动图均未见异常。

（3）泌尿系统 B 超：左肾区未见肾结构。右肾长 11.1cm，实质厚度 1.5cm，肾盂探及低回声区，范围 1.4cm，边界清晰，未见血流信号。肾门及腹膜后未见肿大淋巴结。

（4）泌尿系增强 CT：平扫右肾盂内可见低密度灶，增强扫描可见强化，位于肾盂下壁，范围 1.3cm（图 3-55-1）。延迟扫描可见充盈缺损。腹膜后未见肿大淋巴结。

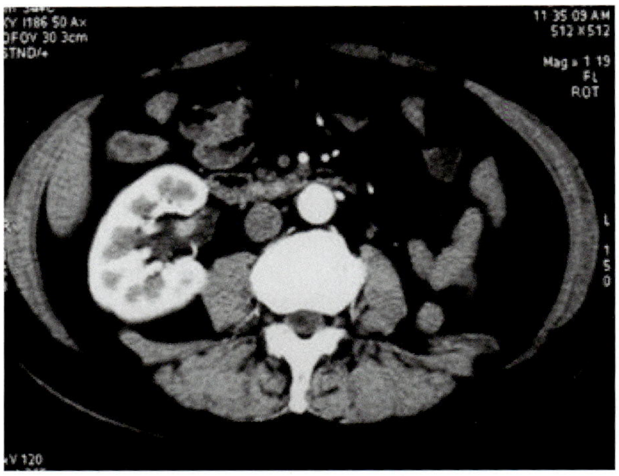

图 3-55-1 泌尿系增强 CT 所见

【初步诊断】

（1）右肾盂癌术后复发。

（2）左输尿管癌肾输尿管全长切除术后。

二、病历讨论

【鉴别诊断】

根据间断无痛性肉眼血尿病史，左输尿管癌及右肾盂癌手术病史，以及 CTU 检查，右侧孤立肾肾盂癌诊断明确。

【治疗方案】

软性输尿管检查后行经皮肾镜肾盂肿瘤电切术。

三、手术及术后恢复情况

全麻行膀胱镜检及右侧软性输尿管镜检，未见膀胱肿瘤、右输尿管肿瘤，右肾盂腹侧壁及下盏开口部位可见乳头状肿瘤，大小约 1.5cm，有蒂（图 3-55-2），各肾盏未见肿瘤。较一年前内镜下手术时肿瘤位置无变化，大小有增加，再行软镜下肿瘤切除不彻底，而且肿瘤位于肾盂腹侧，肾盏内无肿瘤，准备行经皮肾镜下肿瘤切除术。

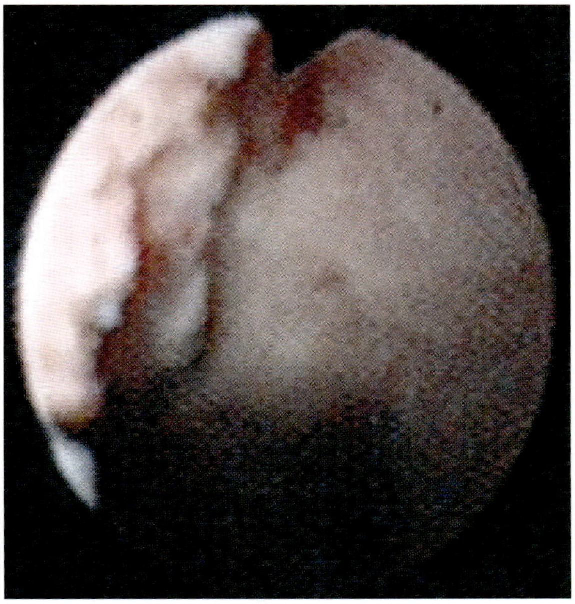

图 3-55-2 右侧软性输尿管镜检见右肾盂腹侧壁及下盏开口部位可见乳头状肿

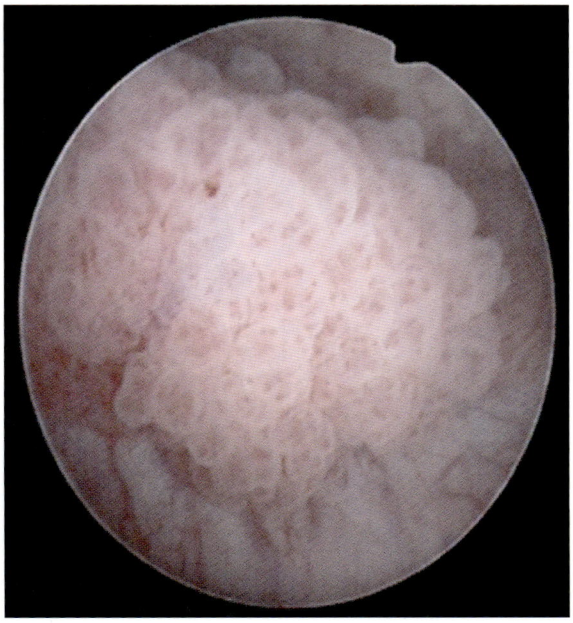

图 3-55-3 肿瘤形态

输尿管内留置 F5 导管，改俯卧位，B 超引导下于第 11 肋间腋后线穿刺中后肾盏，用 Bard N30 球囊一步法建立 F24 皮肾通道。经穿刺通道置入 F24 12° 电切镜，5% 甘露醇冲洗液，流量 100ml/ 分钟，灌注压力 20cmH_2O，观察可见肾盂腹侧壁、下盏开口、近上盏 3 处乳头状肿瘤，大者直接 1.5cm，有较细基底，外观分化程度较高（图 3-55-3）。电切电凝电压分别为 30 伏，切除肿瘤（图 3-55-4），基底与周围正常黏膜持平，电灼肿瘤基底及附近黏膜（图 3-55-5）。撤输尿管导管，顺行留置 F7 26cm DJ 管，留置 F20 肾造瘘管。手术结束。手术过程参见视频 3-55-1。

V3-55-1

视频 3-55-1

术后患者造瘘管引流尿液较鲜红，患者腹胀、腰痛较明显。体温 37.5℃，血红蛋白进行性下降，肌酐升高，术后第 3 天为 79g/L，肌酐 192μmol/L，血压 115/70mmHg 左右，心率 90 次 / 分钟。CT 平扫肾被膜外血肿，范围约 8cm × 6cm × 3cm。经对症支持治疗，病情稳定。术后 2 周复查血红蛋白恢复至 109g/L，肌酐降至 99.9 μmol/L。拔除肾造瘘管尿管出院。目前还在随访中。

四、最后诊断

病理结果：右肾盂低级别尿路上皮癌。

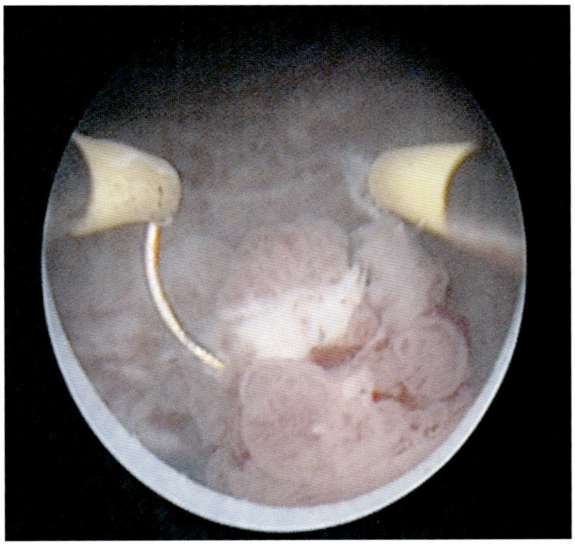

图 3-55-4 切除肿瘤

五、专家点评

与大部分膀胱癌可以行保留膀胱手术不同，上尿路尿路上皮癌的标准治疗是根治性肾输尿管全长切除术。原因是 80% 初诊膀胱癌为非肌层浸润病变，而 60% 上尿路尿路上皮癌初诊时即为浸润性病变。而且一侧肾输尿管全长切除术后对侧再发生尿路上皮癌的比例为 2%～6%[1]。对于这些患者如再行肾输尿管全长切除，患者就需要进行血液透析治疗。生活质量受到影响。而且透析患者免疫力降低，再发

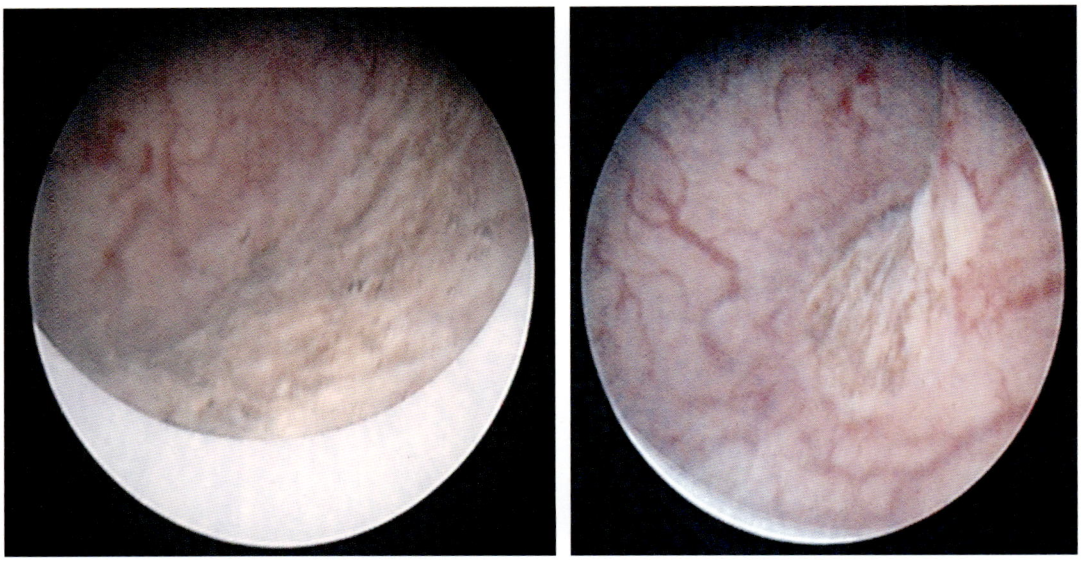

图 3-55-5　电灼肿瘤基底及附近黏膜

肿瘤比例升高。孤立肾或肾功能不全的患者患上尿路肿瘤，部分患者有强烈的保肾意愿。即使是双肾肾功能正常的上尿路尿路上皮癌患者，其中约 40% 是低分期病变。2015 版欧洲泌尿外科学会上尿路尿路上皮癌指南指出，对于单发、小于 1cm、低分级表浅肾盂癌，可以采用内镜治疗[2]。对于有保肾愿望的患者，术前 CT 与输尿管镜检明确肿瘤大小、部位、分级、分期，以选择低分级低分期肿瘤，进行保肾治疗。治疗的方法推荐软性输尿管镜下钬激光肿瘤切除术，如肿瘤不能切除，可以经皮肾镜切除。

内镜治疗上尿路尿路上皮癌的问题在于，软镜下激光切除可能不彻底。有文献报道，内镜治疗后 6 个月肿瘤复发比例高达 50%。术后严密随访非常重要。另外，这对于医务工作者提出了更高的要求，努力提高操作技术，如激光切除与电凝相结合；对于位于肾盂内的较大的 Ta 或 T1 的肿瘤，经皮肾镜电切效果可能优于钬激光切除。今后，在相关领域，技术改进与创新也是一个研究方向。

参考文献

1. Novara G, De Marco V, Dalpiaz O, et al. Independent predictors of contralateral metachronous upper urinary tract transitional cell carcinoma after nephroureterectomy: multi-institutional dataset from three European centers. Int J Urol, 2009, 16(2):187-191.
2. Rouprêt M, Babjuk M, Compérat E, et al. European Association of Urology Guidelines on Upper Urinary Tract Urothelial Cell Carcinoma: 2015 Update. Eur Urol, 2015, 68(5):868-879.

3-56　右肾盂癌软性输尿管镜切除术

一、临床资料

【病史】

患者女性，62 岁。主因“间断无痛全程肉眼血尿 6 个月”来诊。6 个月前无诱因出现间断无痛全程肉眼血尿，外院行 B 超及 CT 检查未见异常，保守治疗好转。后血尿间断发生。1 周来肉眼血尿严重，行 IVP 及 MRI 发现右肾盂肿瘤，就诊我院。既往史无特殊。

【体格检查】

一般情况良好；心、肺、腹部查体未见明显异常。泌尿外科查体：肾区无叩击痛，输尿管走行区无压痛。

【辅助检查】

（1）实验室检查：血常规及血生化检查未见异常；血肌酐 56μmol/L；血红蛋白 126g/L；尿白细胞 3～6/HPF，尿红细胞满视野 /HPF；出凝血时间正常；尿细胞学检查 3 次未见肿瘤细胞。

（2）胸片、心电图均未见异常。

（3）泌尿系统 B 超：双肾大小形态及血流未见异常。

（4）IVU：双侧肾盂肾盏显影，右侧肾盂下壁可见充盈缺损，大小约 0.6cm；双侧输尿管间断显影，膀胱显影（图 3-56-1）。

（5）泌尿系统 MRI：双侧肾实质信号未见异常，T2W 显像上可见右肾盂低信号（图 3-56-2）。

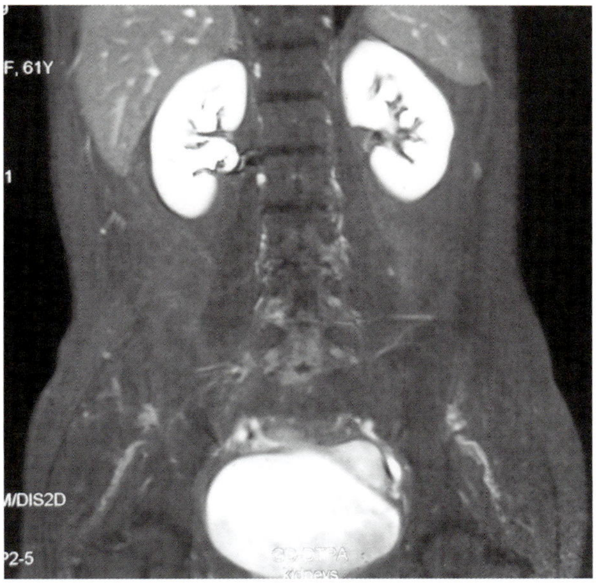

图 3-56-2 泌尿系 MRI 所见

【初步诊断】

右侧肾盂肿瘤。

二、病历讨论

【鉴别诊断】

患者为老年女性，间断全程无痛肉眼血尿半年，高度怀疑尿路上皮肿瘤可能。IVU 可见右肾盂充盈缺损，MRI 可见右肾盂低信号，进一步支持诊断。

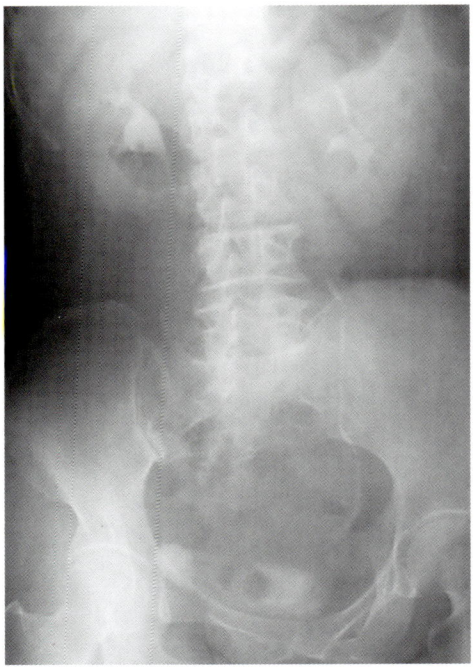
图 3-56-1 IVU 所见

但因为没有病理证据，未行增强 CT 检查，不知病变血供情况，不能排除肾盂血块的可能性。可以行增强 CT 检查，也可以行输尿管镜检查。

【治疗方案】

膀胱镜及软性输尿管镜检查，取活检。根据病变的范围、病理分化程度，再决定行肾输尿管全长切除术，还是肿瘤烧灼以保留肾。

三、手术及术后恢复情况

全麻下行膀胱镜检查，可见膀胱内尿液呈淡血性，膀胱黏膜光滑，未见肿瘤。用 F8 半硬输尿管镜检查右侧输尿管，未见肿瘤。置入输尿管通过鞘后，用软性输尿管镜检查右侧肾盂。可见肾盂下壁附着血块，血块下方可见乳头状肿瘤（图 3-56-3），大小约 6mm，有蒂。其他观察范围各肾盏未见肿瘤。取活检（图 3-56-4）。留置 DJ 管。

病理结果为低级别尿路上皮癌。1 周后行软性输尿管镜下右肾盂肿瘤钬激光消融加电灼术。利用电子软性输尿管镜，术中见肿瘤表面血块消失，肿瘤显示清楚（图 3-56-5）。用 200μm 钬激光光纤，激光能量设置为 1J × 15Hz，将肿瘤切除（图 3-56-6）。肿瘤切除后基底（图 3-56-7）再用电极电凝止血，并电凝基底周围部分黏膜（图 3-56-8）。术后留置

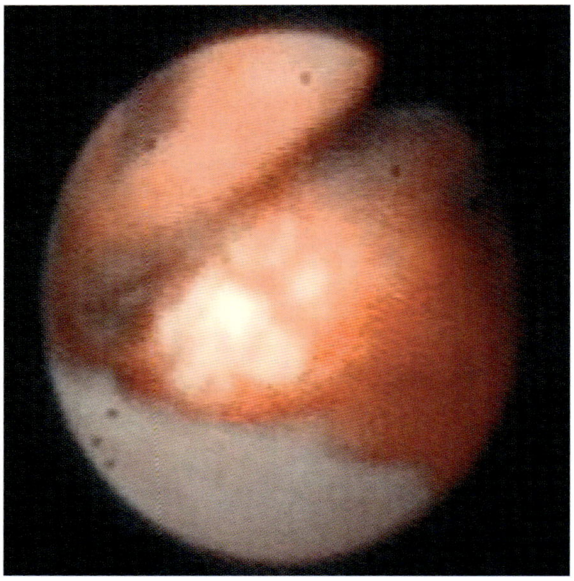

图 3-56-3 肾盂下壁附着血块，血块下方可见乳头状肿瘤

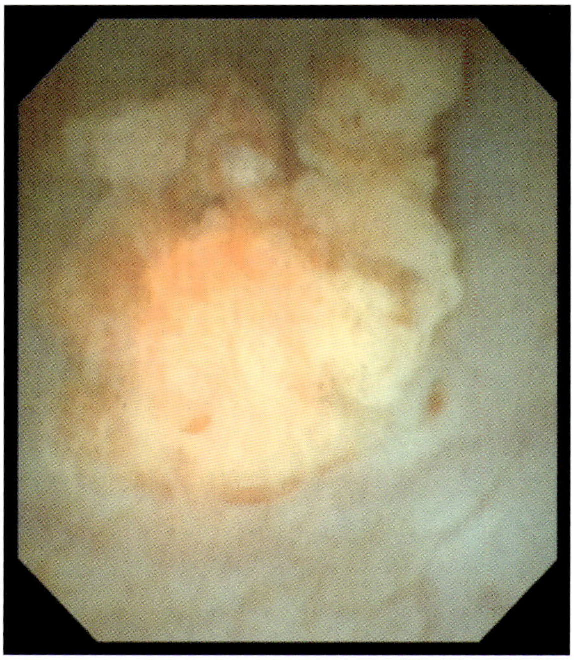

图 3-56-5 肿瘤形态

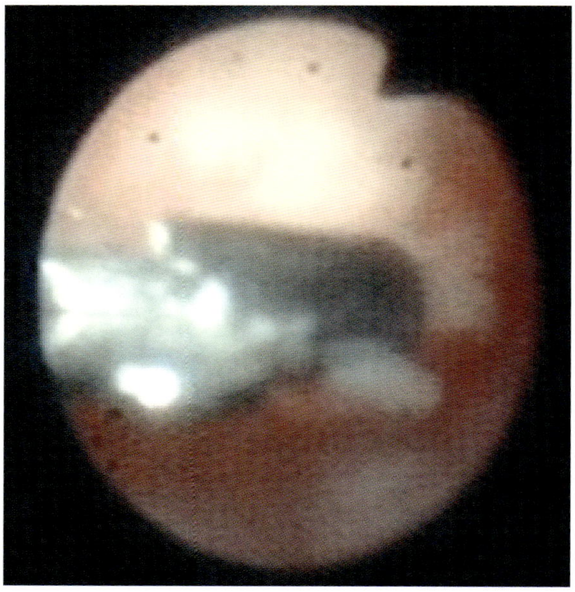

图 3-56-4 取活检

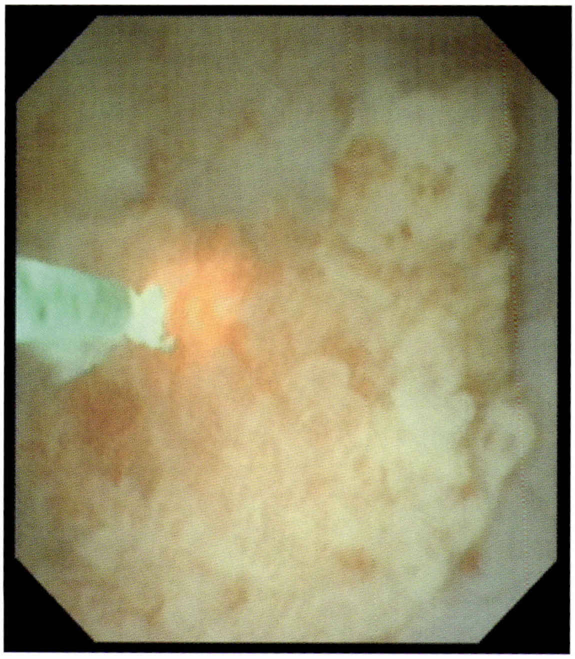

图 3-56-6 切除肿瘤

DJ 管及尿管。手术过程参见视频 3-56-1。

V3-56-1

视频 3-56-1

术后患者尿色较清亮，无不适情况，术后第 2 天拔除尿管出院。

术后患者无血尿发作。术后 6 个月及 12 个月分别复查增强 CT，未见右肾盂及尿路其他部位肿瘤（图 3-56-9）。

四、最后诊断

病理结果：右肾盂低级别尿路上皮癌。

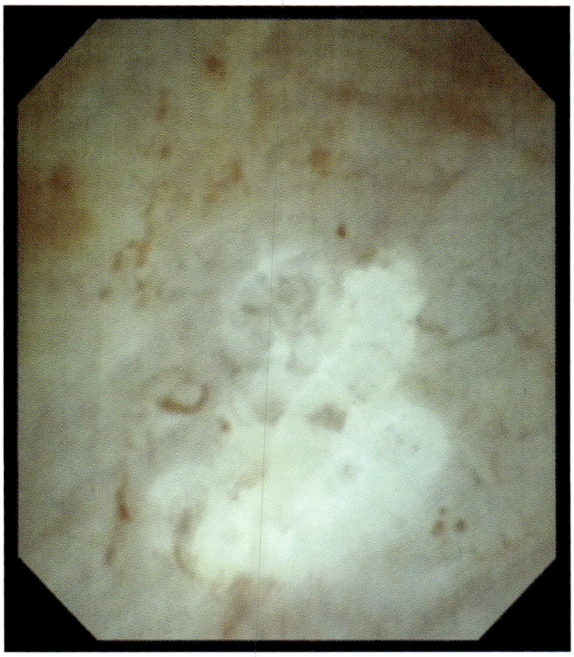

图 3-56-7 肿瘤切除后

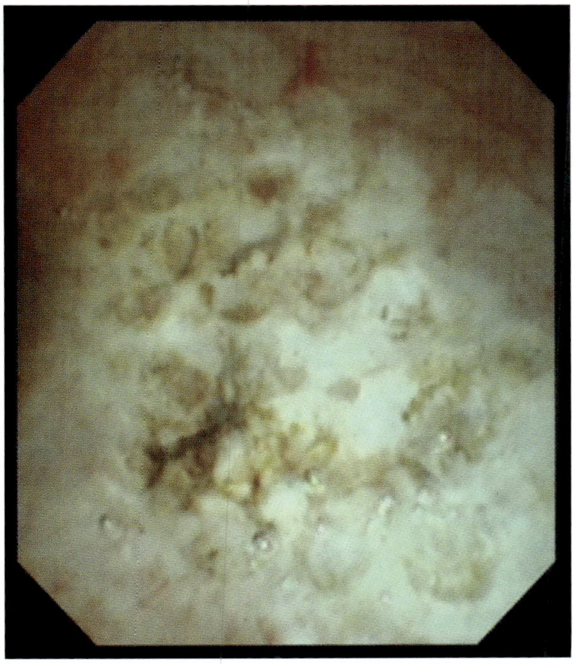

图 3-56-8 电凝基底周围部分黏膜

五、专家点评

上尿路尿路上皮癌占全部尿路肿瘤的5%～10%。对于肾盂癌的诊断，根据无痛性血尿病

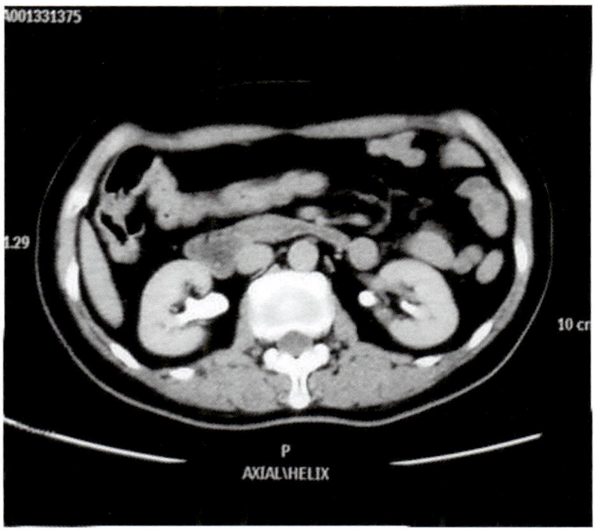

图 3-56-9 术后随访 CT 所见

史、尿细胞学检查阳性、IVU 充盈缺损、泌尿系 CT 有血供的占位性病变等特点不难做出诊断。但对于影像学检查上的较小病变，以及增强不明显的病变，需要与血块鉴别时，输尿管镜检及活检是一项重要的诊断手段。

由于肾盂癌在初诊时浸润癌比例达到 60%，经典的肾盂癌的治疗方法是肾输尿管全长切除术。近年来，随着腔内技术的发展，输尿管镜及软性输尿管镜可以用来治疗肾盂癌，但需要严格选择适应证。2015 版《欧洲泌尿外科学会指南》指出，对于单发、小于 1cm、低分级表浅肾盂癌，可以采用软性输尿管镜下钬激光肿瘤切除术。术前肿瘤分期主要靠 CT 增强扫描检查，而分化程度参照尿细胞学检查及输尿管镜活检病理结果。这种治疗方法，无论对孤立肾、肾功能不全的患者，还是双肾肾功能良好的患者都可以采用。但由于内镜治疗技术与器械的缺陷，肿瘤切除可能不彻底，术后半年内每 3 个月进行一次膀胱镜加患侧软性输尿管镜检查，然后每半年复查一次。最新的荟萃分析通过回顾性分析，内镜治疗与根治性肾输尿管全长切除术的总生存率与肿瘤特异性生存率无统计学差异。

参考文献

1. Margulis V, Shariat SF, Matin SF, et al. Outcomes of radical nephroureterectomy: a series from the Upper Tract Urothelial Carcinoma Collaboration. Cancer, 2009, 115(6):1224-1233.

2. Rouprêt M, Babjuk M, Böhle A, et al. Guidelines on Urothelial Carcinomas of the Upper Urinary Tract. European Urological Association, 2015.
3. Yakoubi R, Colin P, Seisen T, et al. Radical nephroureterectomy versus endoscopic procedures for the treatment of localised upper tract urothelial carcinoma: A meta-analysis and a systematic review of current evidence from comparative studies. EJSO, 2014, 40: 1629-1634.

3-57 肾盂癌行肾切除术后输尿管残端复发

一、临床资料

【病史】

患者女性，66 岁，主因“右肾根治性切除术后 5 年，复查发现右输尿管肿物 14 天”入院。患者于 5 年前发现右肾肿瘤，于我院行右肾根治性切除术。术后病理：右肾盂乳头状浸润性移行细胞癌 G3，伴腺样分化，腺样分化区域呈黏液腺癌表现；肿瘤侵犯肾盂周围脂肪及肾实质，pT3；手术断端未见癌。术后定期随访，未见肿瘤复发。14 天前复查膀胱镜提示右输尿管口处可疑肿物。泌尿系超声：右输尿管口低回声结节。患者为求手术治疗入院。

【体格检查】

血压 136/98mmHg，心率 88 次 / 分。双肾区无隆起，右侧腰背部可见长约 7cm 斜行手术瘢痕，双肾区未触及包块。双肾区无叩击痛。双侧输尿管走行区域无压痛，耻骨上膀胱区未见充盈及压痛。正常成年女性外阴，外生殖器无畸形，尿道口无红肿溢液。

【辅助检查】

（1）膀胱镜：右输尿管口处可疑肿物。

（2）泌尿系 B 超：右输尿管口探及大小约 1.08cm × 0.78cm 低回声结节，向膀胱内突出，表面可见强回声斑块，考虑右肾切除术后，右输尿管口低回声结节。

（3）泌尿系增强 CT：右肾切除术后，右输尿管残端管壁增厚伴异常强化，移行上皮肿瘤可能；右输尿管积水扩张；肝右叶多发血管瘤，肝左叶囊肿。

（4）血常规：红细胞 3.47×10^{12}/L，血红蛋白 113g/L。

（5）尿常规：红细胞计数 37.6/μl，白细胞计数 48.8/μl。

【初步诊断】

右输尿管肿物，右肾根治术后，肝右叶多发血管瘤，肝左叶囊肿。

二、病例讨论

【鉴别诊断】

（1）输尿管息肉：输尿管息肉是输尿管内良性肿瘤，临床少见，多发生在 20 ~ 40 岁青壮年男性，多位于输尿管上 1/3 段，左侧多见，病程长。其主要症状为腰痛、无痛性间歇性全程肉眼血尿，偶有肉样组织自尿道外口脱出者。输尿管息肉可能与梗阻、创伤、慢性炎症、激素紊乱和发育不良等有关。静脉肾盂造影及逆行造影可帮助诊断，输尿管镜检查及病理检查可确诊。本例患者有肾盂癌病史，故考虑输尿管癌可能性大。

（2）输尿管阴性结石：好发于输尿管的 3 个生理性狭窄处，其充盈缺损表现为结石下方输尿管管壁紧贴结石，无明显扩张，超声有利于结石的诊断。

【治疗方案】

腹腔镜右输尿管切除术。

三、手术过程

切开腹壁各层，脐旁置入 10mm 套管，注气压力至 14mmg，引入腹腔镜。监视下分别于脐下水平旁开 4cm 处置入 5mm 辅助套管、锁骨中线处及正中线脐上 5 cm 处另置入 2 个 12mm 套管。腹腔多发肠粘连，于结肠旁沟及肝结肠韧带处游离，将结肠牵至内侧。于输尿管跨髂血管处找见增粗积水质硬之输尿管（图 3-57-1），继续向上游离至前次手术切断处，断端有原 Hem-o-lok 夹夹闭（图 3-57-2）。向下游离输尿管至膀胱，夹闭并离断子宫动脉。分离输尿管末端至膀胱处予以钳夹封闭输尿管末端，后切开膀胱壁，切除输尿管周围部分膀胱壁，以 1-0 可吸收倒刺线连续缝合膀胱切口。创面止血，冲洗，留置止血材料及防粘连材料。将切除之输尿管置入标本袋中，由套管针孔取出标本。由右下腹小切口置入 F18 引流管。缝合各小切口，术毕。术中顺利，术后返病房，切除标本送病理。手术过程详见视频 3-57-1。

视频 3-57-1

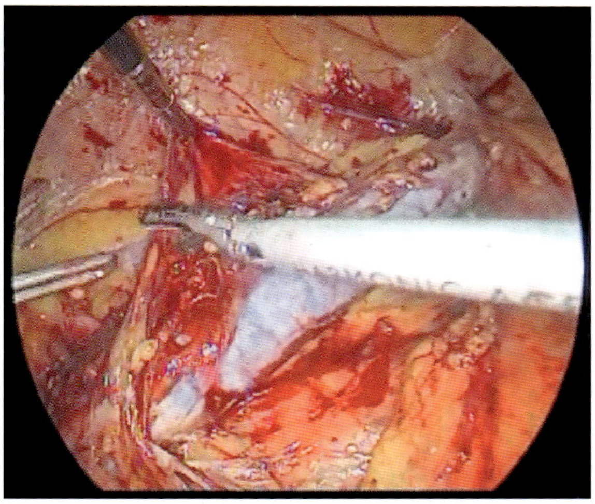

图 3-57-1 可见增粗积水质硬之输尿管

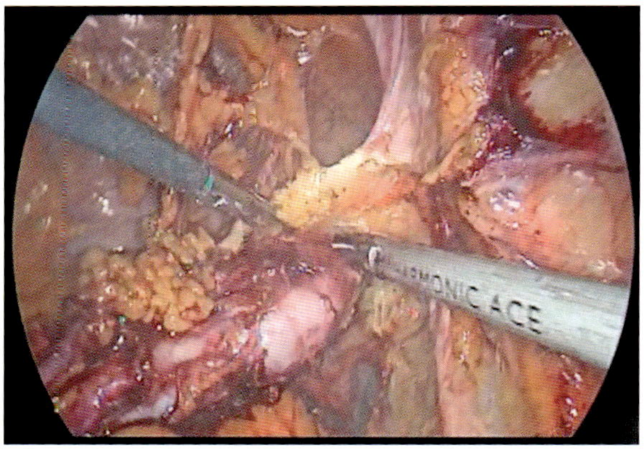

图 3-57-2 游离输尿管

四、最终诊断

病理诊断：（右输尿管）部分输尿管切除标本：乳头状移行细胞癌 G2（低级别尿路上皮癌），局灶浸润至肌层，pT2，手术两断端净。

五、专家点评

肾盂癌是起源于尿路上皮的肿瘤，多数为乳头状移行上皮细胞癌，低度恶性，生长缓慢，转移出现较晚，多为 40 岁以后发病，以 50～70 岁多见，男女之比 (2～3)：1。当肾盂癌呈浸润性生长时，影像学上不易将其与肾细胞癌相鉴别。浸润性肾盂癌是指 T2 期及以上的肿瘤，占所有肾盂肿瘤的 50%～60%，当肿瘤发展到 T3 期时，肿瘤浸透肌层，侵犯肾实质或肾周脂肪，临床病情进展迅速，可伴有发热、腰痛，易早期出现局部和远处转移，由于影像学特点无典型的肾盂癌表现，常被误诊为肾实质炎症或其他类型的肿瘤[1]。

CT 检查的鉴别要点：①肾盂癌多为同心性生长，即使侵犯肾实质，也是以肾盂肾盏为中心向肾实质扩散，极少引起肾轮廓改变，且病变远侧的小盏可因近侧梗阻出现积液改变；而肾癌多为偏心性生长，常引起肾外形和轮廓的改变，且极少出现肾盏积液改变。②肾盂癌平扫为等或稍低密度，增强扫描为轻 - 中度强化，部分延迟强化，CT 值增强均＜100 Hu；而肾癌平扫密度不均，易见钙化及液化坏死，增强扫描强化明显，且有快进快出方式，CT 值升高大多＞ 100 Hu。③肾盂癌易造成肾集合系统阻塞，导致肾功能丧失，而肾癌早期常常不影响肾功能；④肾癌易形成肾静脉和（或）下腔静脉瘤栓，而肾盂癌则很少出现[2]。

发现上尿路尿路上皮癌（upper tract urothelial carcinoma，UTUC）5 年内，膀胱癌的发现率为 15%～75%。而患者行 RNU 术后出现膀胱尿路上皮癌的发生率为 20%～50%[3]。所以 UTUC 患者术后定期复查膀胱镜是必要的。

参考文献

1. 肖荆，郭宇文，郝刚跃，等. 容易误诊的浸润性肾盂癌6例分析. 中国误诊学杂志，2010，10(7)：1640-1641.
2. 张鑫，任克. 浸润型肾盂癌13例CT诊断分析并文献复习. 临床放射学杂志, 2016, 35(2): 77-80.
3. Xylinas E, Colin P, Audenet F, et al. Intravesical recurrence after radical nephroureterectomy for upper tract urothelial carcinomas: predictors and impact on subsequent oncological outcomes from a national multicenter study. World J Urol, 2013, 31(1):61-68.

3-58 输尿管癌

一、临床资料

【病史】

女性患者，63 岁，1 年前无明显诱因出现间断全程肉眼血尿，不伴血块、腰痛、发热、排尿困难等症状，伴尿频、尿急，2 周前再次出现血尿症状伴下腹部疼痛，就诊外院行 CT 检查考虑左输尿管肿物。既往有高血压病史，口服药物控制可，否认龙胆泻肝丸、冠心苏合丸服用病史。为手术治疗收入院。

【体格检查】

生命体征平稳，双肾区无异常隆起，无叩击痛，双输尿管走行区无压痛，外生殖器发育正常。

【辅助检查】

（1）血肌酐 106μmol/L，血尿素 9.23μmol/L，电解质无明显异常。

（2）尿脱落细胞学：3 次化验其中 1 次可见巴氏 3 级细胞。

（3）泌尿系 B 超：左肾体积略小，肾内结构未见异常，肾盂肾盏及输尿管不积水，无法判断输尿管有无肿瘤；右肾位置、大小、形态、内部结构及血流未见异常，膀胱未见异常。

（4）泌尿系增强 CT（图 3-58-1）：左肾形态欠规则，左肾上极肾实质变薄，未见异常密度及异常强化，左肾盂未见积水、扩张，双肾灌注可，左输尿管下段局限性管壁环形增厚，伴强化，腔内可疑条状软组织密度，其上方输尿管未见积水，膀胱未见异常，盆腹腔未见肿大淋巴结。印象：左输尿管下段占位性病变——恶性不除外，近端输尿管未见积水正像；左肾改变——瘢痕可能。

【初步诊断】

左输尿管肿物，高血压病。

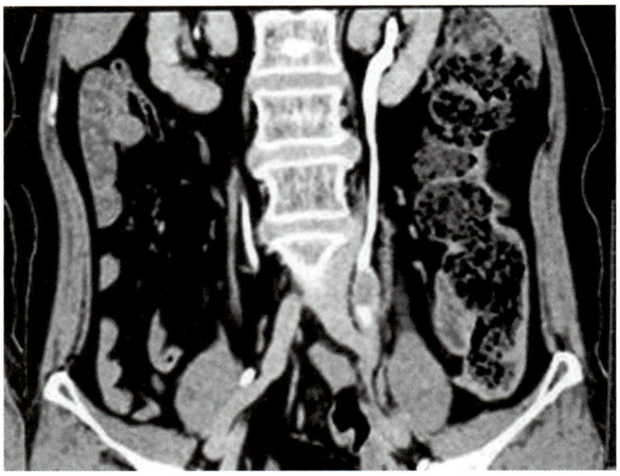

图 3-58-1 泌尿系增强 CT
泌尿系增强 CT 及 CT 尿路重建可见左输尿管下段占位性病变

二、病历讨论

【鉴别诊断】

（1）输尿管息肉：是一种输尿管原发的良性病变，肉眼呈灰白色，多发生于输尿管上段，中、下段相对较少，静脉肾盂造影通常表现为输尿管内境界清楚、边缘光滑的条状充盈缺损。本例患者术前 CT 形态不符合，可待手术进一步除外。

（2）其他输尿管肿瘤：包括输尿管乳头状瘤、输尿管炎性假瘤等，此类肿瘤亦可在输尿管内造成梗阻并可能出现血尿症状。本例患者术前影像学表现难以完全除外，需待手术及病理明确。

【治疗方案】

考虑患者年龄、肿瘤位置等因素，考虑到可以尝试行输尿管节段切除吻合以保留肾功能，但需进一步明确肿瘤浸润范围、是否多发等特征，结合患者尚未行膀胱镜检查、尚无法排除是否合并膀胱肿瘤，决定全麻下先行膀胱镜检查 + 左输尿管镜检查，视情况决定行输尿管节段切除吻合术或肾输尿管全长切除术。

三、手术及术后恢复情况

麻醉满意后取截石位，观察膀胱镜膀胱内未见明显异常，左输尿管镜检见左输尿管多发肿物，最大约 1.5cm，大肿物下方 2cm 处可见多发小肿物（图 3-58-2），无法行局部切除再吻合术，遂行经腹腹腔镜左肾输尿管全长切除术。

患者取 45° 斜卧位，常规消毒铺巾，取左锁骨中线肋缘下 1.0cm 小切口，切开腹壁各层，置入气腹针，注气压力至 14mmHg，穿刺 10mm 套管，引入腹腔镜，监视下分别于脐上 3cm 左侧腹直肌旁、脐下 3cm 左侧腹直肌旁 1cm 小切口置入套管。反麦氏点取 1.0cm 小切口，另置入 1 个 12mm（图 3-58-3）套管。

小心分离降结肠肠管粘连，先在肾下极水平游离结肠，并从结肠旁沟向上游离至脾结肠韧带处，将结肠翻至内侧，在肾下极水平游离显露输尿管及性腺血管，将输尿管挑起，沿输尿管及性腺血管向肾蒂游离，显露肾动静脉，分别用 Hem-o-lok 处理（图 3-58-4），游离肾上极，保留左侧肾上腺，在肾周筋膜外游离肾背侧，在肿瘤下方夹闭输尿管。下腹正中另置一 10mm 套管，沿输尿管向盆腔分离，用超声刀离断周围血管，予以 Hem-o-lok 结扎子宫动脉并切断。游离至输尿管末端膨大处，用 bulldog

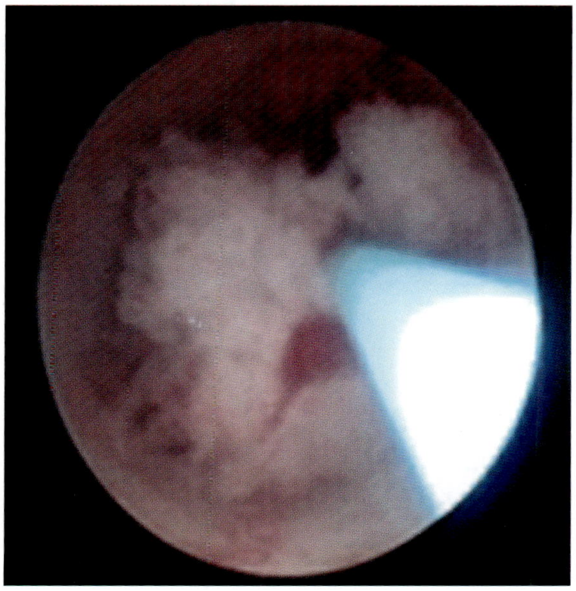

图 3-58-2　输尿管镜下见左输尿管肿瘤

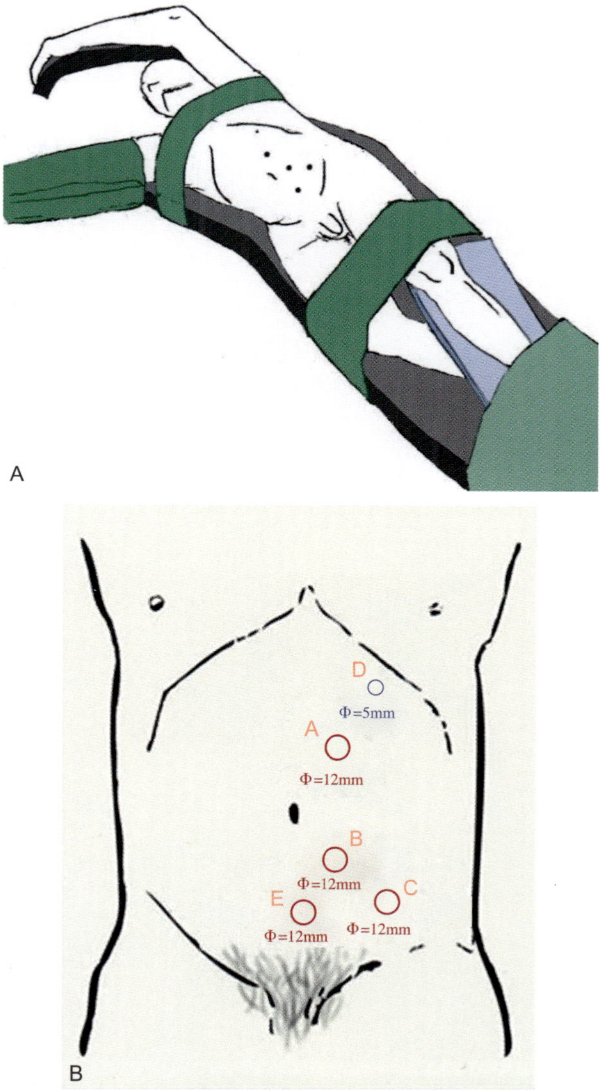

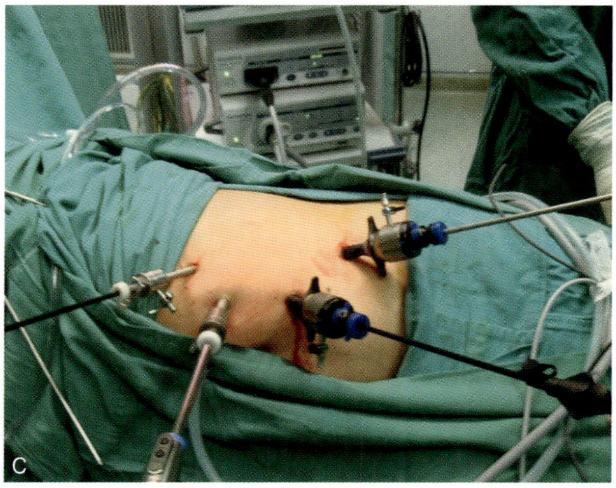

图 3-58-3　术前准备
A. 手术体位；B. 套管布局；C. 切除肾套管布局

夹闭膀胱壁，近端以大号 Hem-o-lok 结扎，切除左肾输尿管全长，使用 1-0 倒刺线缝合膀胱黏膜（图 3-58-5，图 3-58-6），将标本装入标本袋中，下腹正中 4.5cm 小切口，取出标本，左下腹留置引流，缝合各切口。

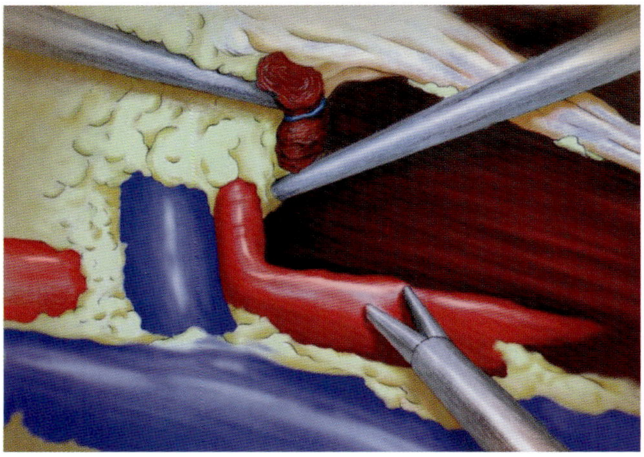

图 3-58-4 游离左肾门

术后患者恢复顺利，无并发症发生，术后 6 小时进饮水，术后第 1 天进流食，术后第 2 天拔除引流管（引流量共 120ml），术后第 6 天拔除尿管出院。术后 3 个月随访，未见局部复发或远隔转移。

四、最终诊断

病理诊断：（左）肾 + 输尿管全长切除标本：输尿管中下段乳头状移形细胞癌 G2（低级别尿路上皮癌），浸润乳头间质，肿瘤大小 1.7cm × 1.2cm × 1.2cm，pT1，其周围可见黏膜呈乳头状增生，有异型。输尿管断端未见肿瘤。

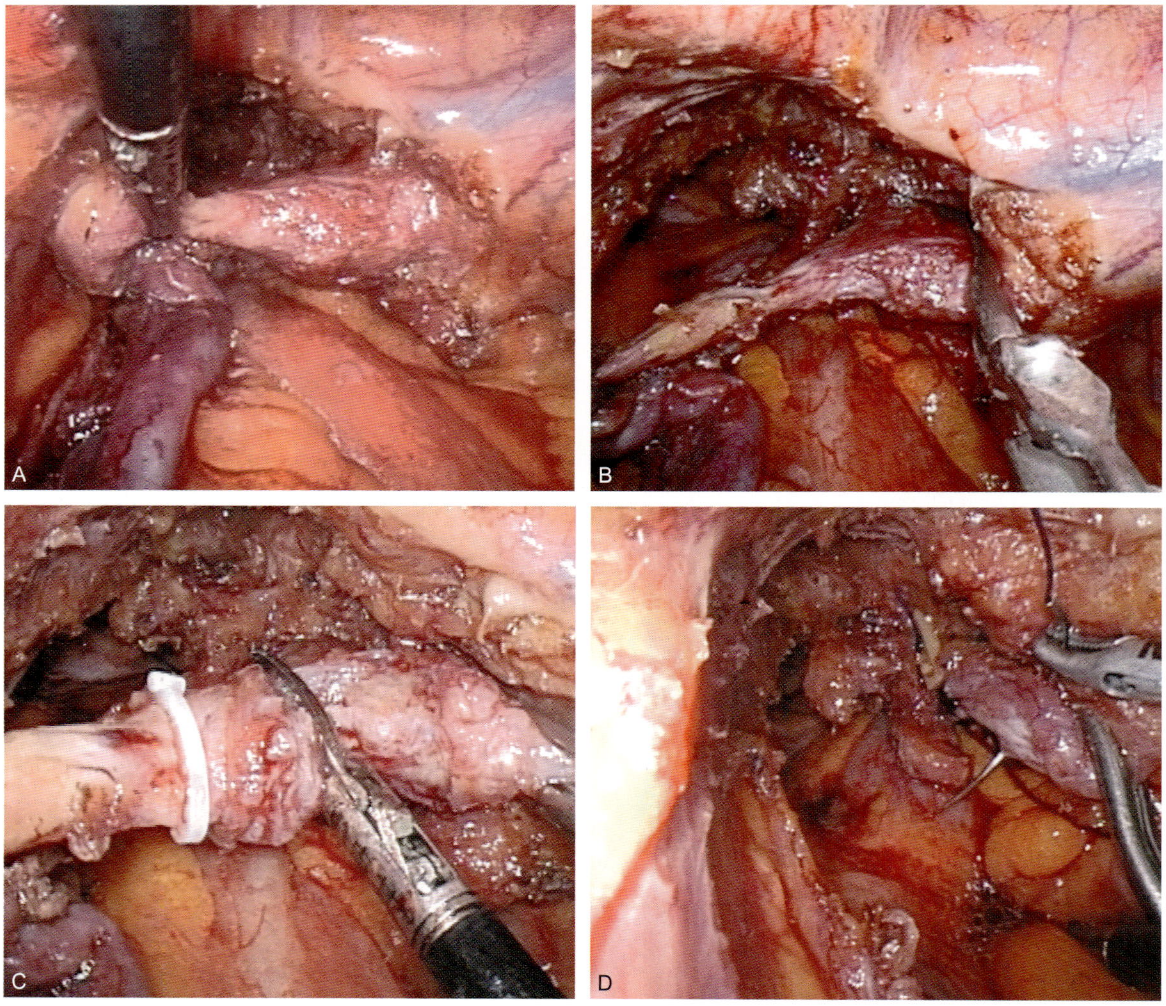

图 3-58-5 术中照片

A. 游离输尿管至末端膨大处；B. 用 bulldog 夹闭膀胱壁，C. Hem-o-lok 夹闭输尿管末段并袖状切除部分膀胱壁；D. 缝合膀胱壁

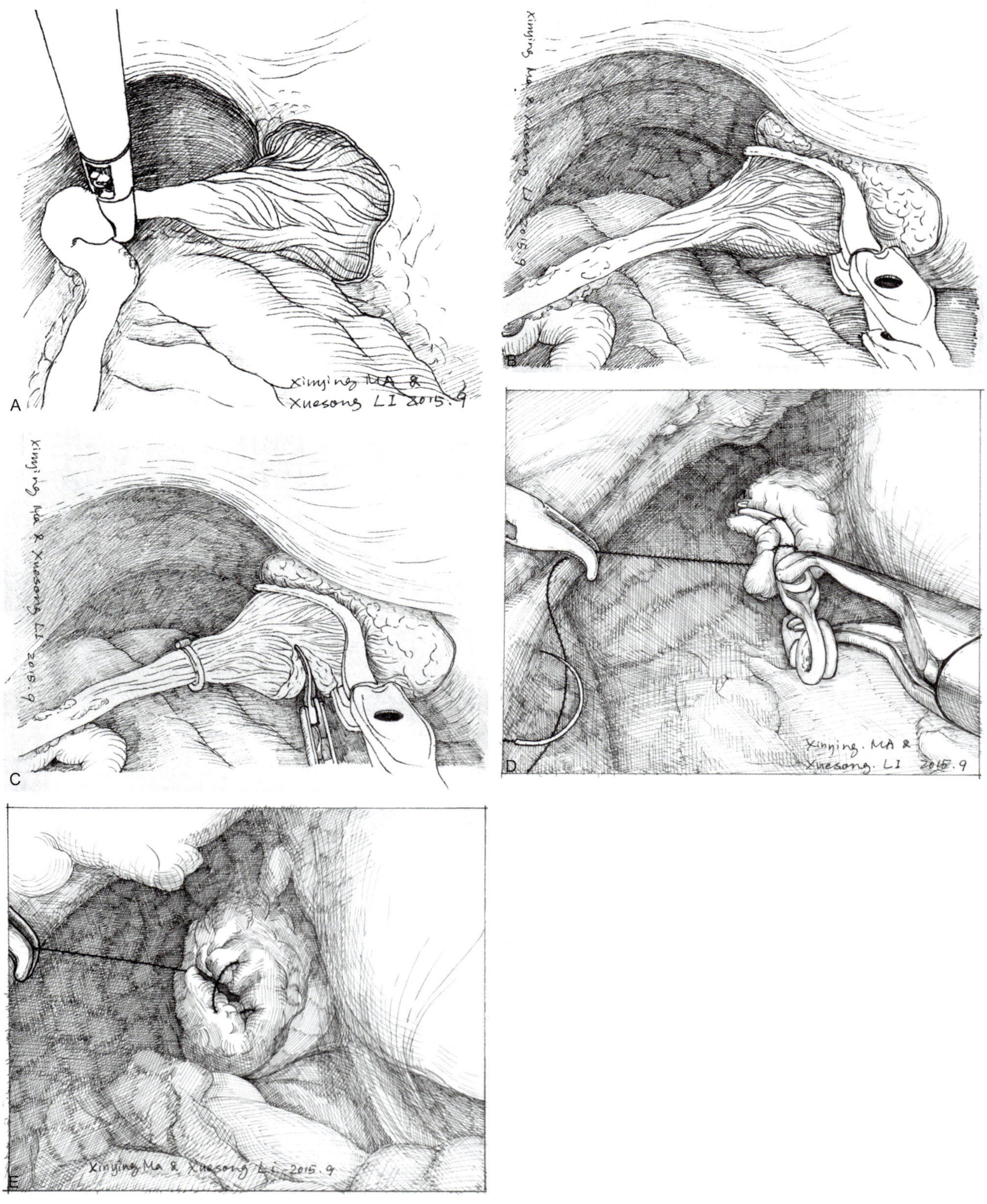

图 3-58-6　手术模式图

A. 游离输尿管至末端膨大处；B. 用 bulldog 夹闭膀胱壁，C. Hem-o-lok 夹闭输尿管末段并袖状切除部分膀胱壁；D. 倒刺线缝合膀胱壁；E. 撤除 bulldog 钳同时收紧缝线，防止尿液溢出

五、专家点评

输尿管癌与肾盂癌并称为上尿路尿路上皮癌（upper tract urothelial carcinoma，UTUC），仅占尿路上皮癌的5%～10%。其常见发病危险因素包括吸烟、镇痛药物使用、马兜铃酸相关中草药服用等。其发病率在中西方存在一定差异，目前中国人群中女性发病率相对较高，而男性预后相对较差。病理类型多数为移形细胞癌（transitional cell carcinoma）[1-3]。

非转移性的输尿管癌治疗的金标准是肾输尿管全长切除术（nephroureterectomy，NU）联合膀胱袖状切除术，目前多数观点认为腹腔镜手术与开放手术能够达到同样的肿瘤控制效果，同时具有创伤小、恢复快、美观的优势。目前国内外多习惯于以腹腔镜切除肾，再以各种开放或内腔镜方法进行输尿管末端和膀胱袖装切除。国内常见做法是下腹部Gibson切口开放手术，国外亦有采用输尿管剥脱术、膀胱镜“去顶”联合内镜缝合切割器（Endo GIA™）、经尿道输尿管口切除等，近期研究认为内镜下的手术方式术后膀胱复发率较高。本例患者中术者采用完全腹腔镜下将输尿管开口及部分膀胱黏膜拉出膀胱壁外，bulldog夹闭膀胱壁和膀胱黏膜后切断再予以缝合，尽量减少尿液溢出，避免肿瘤种植，可以完成完整切除同时减少创伤。

包括NU在内的上尿路手术可以分为经腹膜后入路和经腹腔入路，我国泌尿外科医师多习惯于前者，其优势为能够直接、迅速到达手术部位，无重要血管神经组织，可以直接的暴露肾及肾门部结构，手术的操作时间可以明显缩短，但其操作空间较小，解剖层次的辨认和处理存在一定难度。北大泌尿外科研究所近期对完全经腹膜后路径进行肾和输尿管全长切除术进行了尝试，能够在不改变患者体位的情况下进行全程手术，手术操作详见视频3-58-1；经腹腔途径的优势在于术野暴露充分，视野清晰，操作相对简单，并且适合复杂手术及必要时术中腔镜下缝合重建，不足为术中牵涉器官较多，手术速度也受到影响，详见手术视频3-58-2。两种手术各有优劣，应根据患者病情和医师的个人经验合理选择，在NU手术中，由于经腹膜后入路必须在完成肾切除术后翻转体位完成输尿管末端和膀胱袖装切除，而经腹腔入路可不翻转体位完全在腹腔镜下开展，可能有进一步的推广空间[4-6]。

V3-58-1
视频 3-58-1

V3-58-2
视频 3-58-2

肾输尿管全长切除术能够达到根治的效果，但存在以下不足：①由于多数肿瘤发现时已经为肌层浸润期（≥T2），远期肿瘤控制效果不佳，肿瘤复发、转移率较高；②术后肾功能明显下降，使得术后多数患者无法接受以铂类为基础的辅助化疗，并且对于术前肾功能相对较差的患者可能导致术后永久接受透析；③手术并发症相对较多。

目前国内外均在尝试针对合适适应证的患者开展保留肾单位的手术，包括输尿管节段切除吻合、输尿管镜下电灼术等。目前的证据表明对于低分级、低分期的肿瘤，保留肾单位的手术可以达到类似的肿瘤控制结果，而对高分级的肿瘤术后复发率相对较高。欧洲泌尿外科协会（European Association of Urology，EAU）指南对于此类手术的适应证界定为：低分级、无肌层浸润、肿瘤单发、肿瘤最大长径＜1cm。此外，目前的证据并不推荐术前常规进行输尿管镜检查，仅在需决策手术方式或需术前活检明确病理时才考虑使用[7-11]。

综上，输尿管癌是一种相对少见的尿路上皮肿瘤，肾输尿管全长＋膀胱袖状切除是根治性手术方式，腹腔镜手术效果良好，应根据需要合理选择手术入路。对于合适适应证的患者可以开展保留肾单位的手术。

参考文献

1. 那彦群，郭震华. 实用泌尿外科学. 北京：人民卫生出版社，2009:233-235.
2. Landis S, Murray T, Bolden S, et al. Cancer statistics, 1998. CA Cancer J Clin, 1998, 48(1): 6-29.
3. Chen X, Xiong G, Li X, et al. Predictive factors for worse pathological outcomes of upper tract urothelial carcinoma: experience from a nationwide high-volume centre in China . BJU int, 2013, 112(7): 917-924.
4. 刘荣耀，赵鹏举，李学松，等. 经腹腔完全腹腔镜肾输尿管全长切除术治疗上尿路尿路上皮癌 . 北京大学学报(医学版)，2011, 43(4): 531-534.
5. 方冬，李学松，谌诚，等. 经腹腔与腹膜后腹腔镜肾癌根治术疗效比较. 现代泌尿外科杂志，2013, 18(2): 126-129.
6. Zou L, Zhang L, Zhang H, et al. Comparison of post-operative intravesical recurrence and oncological outcomes

after open versus laparoscopic nephroureterectomy for upper urinary tract urothelial carcinoma. World J Urol, 2013: 1-6.
7. Xylinas E, Rink M, Cha EK, et al. Impact of distal ureter management on oncologic outcomes following radical nephroureterectomy for upper tract urothelial carcinoma . Eur Urol, 2014, 65(1): 210-217.
8. Raman J D, Lin Y K, Kaag M, et al. High rates of advanced disease, complications, and decline of renal function after radical nephroureterectomy. Urol Oncol, 2014, 32(1): 47. e9-47. e14.
9. Lughezzani G, Jeldres C, Isbarn H, et al. Nephroureterectomy and segmental ureterectomy in the treatment of invasive upper tract urothelial carcinoma: a population-based study of 2299 patients. Eur J Cancer, 2009, 45(18): 3291-3297.
10. Fajkovic H, Klatte T, Nagele U, et al. Results and outcomes after endoscopic treatment of upper urinary tract carcinoma: the Austrian experience. World J Urol, 2013, 31(1): 37-44.
11. Rouprêt M, Babjuk M, Compérat E, et al. European guidelines on upper tract urothelial carcinomas: 2013 update. Eur Urol, 2013, 63(6): 1059-1071.
12. Liu P, Fang D, Xiong G, et al. A Novel and Simple Modification for Management of Distal Ureter During Laparoscopic Nephroureterectomy Without Patient Repositioning: A Bulldog Clamp Technique and Description of Modified Port Placement.J Endourol. 2016 Feb;30(2):195-200.

3-59 膀胱肿瘤——经尿道膀胱肿瘤电切术

一、临床资料

【病史】

男性患者，50 岁，主因“体检发现膀胱三角区肿物 2 周”入院。患者 2 周前体检 B 超发现膀胱三角区肿物 2 周。无血尿、尿频尿急等不适。为求进一步治疗入院。

【体格检查】

查体未见异常。

【辅助检查】

（1）泌尿系 B 超：膀胱三角区可探及直径 0.6cm 强回声肿物，有蒂，未见浸润平滑肌。考虑膀胱肿瘤 T1。

（2）KUB + IVP：印象：双侧泌尿系走行区未见明显占位性病变。

【初步诊断】

膀胱肿瘤 T1。

二、病历讨论

【鉴别诊断】

膀胱结石：多数有临床症状，B 超显示为强回声，后有声影，随体位移动。KUB 平片可见高密度早。考虑膀胱结石可能性不大。

【治疗方案】

考虑膀胱肿瘤较小，有蒂，T1 期可能性大。考虑行经尿道膀胱肿瘤电切术（transurethral resection of bladder tumor，TURBT）。

三、手术及术后恢复情况

麻醉满意后，患者截石位。连好光源、显示器、电极、冲洗水后，经尿道置入 F24 电切镜，观察见膀胱三角区直径约 0.6cm 乳头样肿物，有蒂（图 3-59-1）。双侧输尿管裂隙样，喷尿清。其余各壁未见异常。电切肿瘤至根部（图 3-59-2），单独留取基底平滑肌组织，电凝肿瘤周围 0.5cm 膀胱黏膜，冲出组织送病理。留置 20 号三腔导尿管，注水 20ml。冲洗液清亮。结束手术。

四、最终诊断

病理诊断：低级别尿路上皮癌，G1，浸润黏膜固有层，未见浸润平滑肌组织。基底：平滑肌组织，未见癌。病理分期 pT1。

五、专家点评

早期膀胱肿瘤（<T2）可行 TURBT [1-2]。如术后

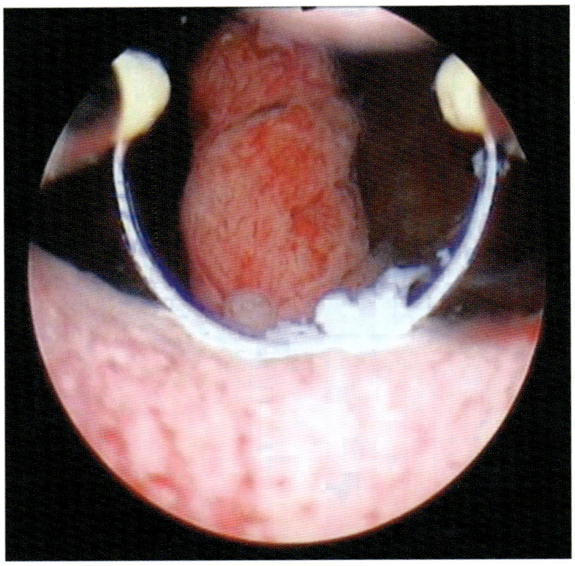

图 3-59-1　膀胱三角区直径约 0.6cm 乳头样肿物，有蒂

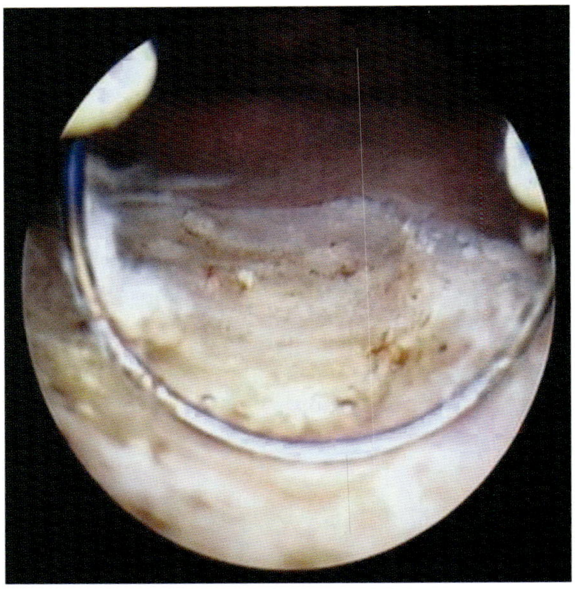

图 3-59-2　电切肿瘤至根部

病理提示肿瘤 G3、基底阳性或切除标本未见平滑肌组织，建议行二次电切（re-TURBT）[3]，如术后病理示侵犯肌层，建议行新辅助化疗后膀胱全切，尿流改道术[4]。本例为中低危 T1 期膀胱肿瘤，术后建议序贯膀胱灌注化疗（BCG，丝裂霉素等）1 年。

参考文献

1. Sylvester RJ, van der Meijden APM, Oosterlinck W, et al. Predicting recurrence and progression in individual patients with stage Ta T1 bladder cancer using EORTC risk tables: a combined analysis of 2596 patients from seven EORTC trials. Eur Urol, 2006, 49(3): 466-477.
2. Sylvester R J, Oosterlinck W, van der MEIJDEN A P M. A single immediate postoperative instillation of chemotherapy decreases the risk of recurrence in patients with stage Ta T1 bladder cancer: a meta-analysis of published results of randomized clinical trials. J Urol, 2004, 171(6): 2186-2190.
3. Herr HW. The value of a second transurethral resection in evaluating patients with bladder tumors. J Urol, 1999, 162(1): 74-76.
4. Grossman HB, Natale RB, Tangen CM, et al. Neoadjuvant chemotherapy plus cystectomy compared with cystectomy alone for locally advanced bladder cancer. N Engl J Med, 2003, 349(9): 859-866.

3-60　膀胱肿瘤——腹腔镜膀胱全切、原位膀胱术

一、临床资料

【病史】

男性患者，50 岁，主因“间歇性全程肉眼血尿 2 个月”入院。患者 2 个月前发现全程肉眼血尿，伴尿频，无其他不适。后间断发作 5 次，外院膀胱镜示膀胱左后壁多发肿物，最大直径 4cm，基底宽，表面坏死物质附着，其余未见异常。活检病理提示：尿路上皮癌，G3，高级别。泌尿系增强 CT 提示：膀胱肿物，考虑恶性可能性大，T2～3N0Mx。为求进一步治疗入院。

【体格检查】

肾区、输尿管走行区无压痛及叩痛，腹部及会阴、直肠指诊查体未见明显异常。

【辅助检查】

（1）入院常规抽血未见明显异常，尿红细胞（+++），PSA：0.619ng/ml。

（2）泌尿系 B 超：双肾及输尿管未及明显异常，

膀胱左后壁多发占位性病变，最大约 4cm，考虑膀胱癌 T2 ~ T3。

（3）泌尿系增强 CT（图 3-60-1）：盆腔内膀胱左后壁多发软组织密度影，最大直径 4.2cm × 3.8cm，膀胱外脂肪似受侵袭，腹膜后及盆腔未见肿大淋巴结。印象：膀胱癌 T2 ~ 3N0Mx。

（4）膀胱镜＋活检：膀胱左侧壁多发菜花状肿瘤，最大肿瘤直径 4cm。病理：高级别尿路上皮癌。

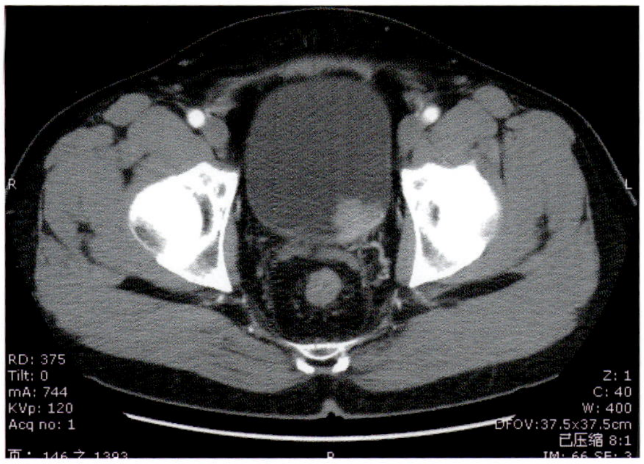

图 3-60-1 泌尿系增强 CT
膀胱左后壁多发软组织密度影，最大直径 4.2cm

【初步诊断】

膀胱癌，T2 ~ 3N0Mx。

二、病历讨论

【鉴别诊断】

（1）膀胱结石：CT 为高密度，膀胱镜检除外该诊断。

（2）膀胱结核：以尿频、尿急、血尿为首发表现，尿常规红白细胞为主，肾可同时伴有病灶，影像学及膀胱镜不支持改诊断。

【治疗方案】

由于肿瘤多发，且为高级别尿路上皮癌，影像学分期考虑为 T2 期以上，且患者态度积极，对生活质量要求高，遂决定行腹腔镜膀胱全切、原位膀胱术，术前 3 天开始肠道准备。

三、手术及术后恢复情况

麻醉满意后，患者头低位，左侧抬高。取脐下 1cm 小切口，切开皮肤直达腹腔，置入气腹针，充气压力至 14mmHg。置入 12mm 套管，引入腹腔镜。分别于双侧腹壁略低于脐水平各相距约 5cm、双侧髂前上棘内侧 4cm 取 4 个小切口，呈弧形分布。引入分离钳及超声刀。打开左侧盆腔腹膜，将降结肠牵至内侧，游离显露左侧下段输尿管至近膀胱入口处，Hem-o-lok 钳夹远端后切断。清扫左侧髂总、髂内外及闭孔淋巴结（图 3-60-2），分离膀胱左侧方至盆筋膜及前列腺侧方。同法处理右侧。与膀胱直肠陷窝处切开腹膜，游离膀胱后壁至前列腺尖部，使用电脑反馈控制双极电刀（Ligasure）切断双侧侧韧带。充分游离前壁后打开盆筋膜，缝扎背深静脉后游离出后尿道，Hem-o-lok 钳夹尿道近端后取出标本（图 3-60-3）。其中尿道残端及输尿管残端送冰冻。将切除标本置入标本袋内。冲洗创面，观察创面无渗血后延长脐切口，取出标本（图 3-60-4，图 3-60-5）。选取距回盲部 25cm 处的 54 ~ 59cm 回肠作新膀胱（图 3-60-6），使用吻合器侧侧吻合远近段小肠（图 3-60-7）。选取肠段远端 40 ~ 44cm 肠壁沿对系膜缘 1/3 处打开（图 3-60-8，图 3-60-9），折叠成 U 形，使用 3-0 可吸收线将中间的两边连续缝合（图 3-60-10 ~ 图 3-60-13），U 形肠襻两端对折，形成一个包含 4 段折叠（方向相反）回肠段的球形储尿囊，输尿管远端输尿管并腔后端 - 端吻合到输入襻，留置新膀胱造瘘管与单 J 管绑定（图 3-60-14，图 3-60-15）。后将新膀胱预留开口吻合至后尿道，同

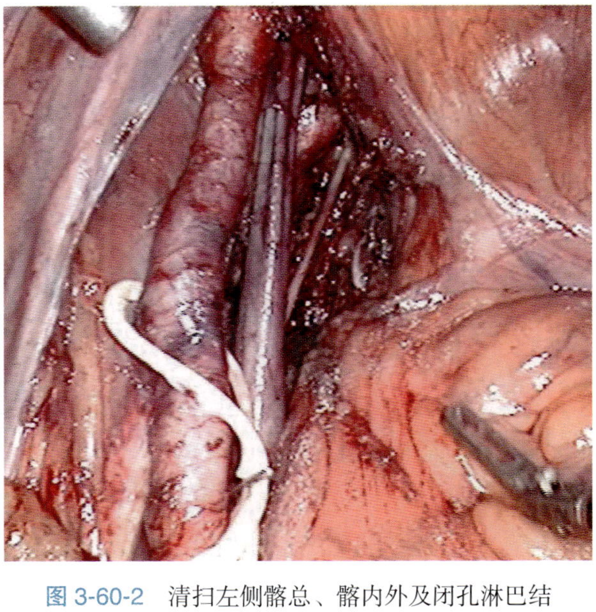

图 3-60-2 清扫左侧髂总、髂内外及闭孔淋巴结

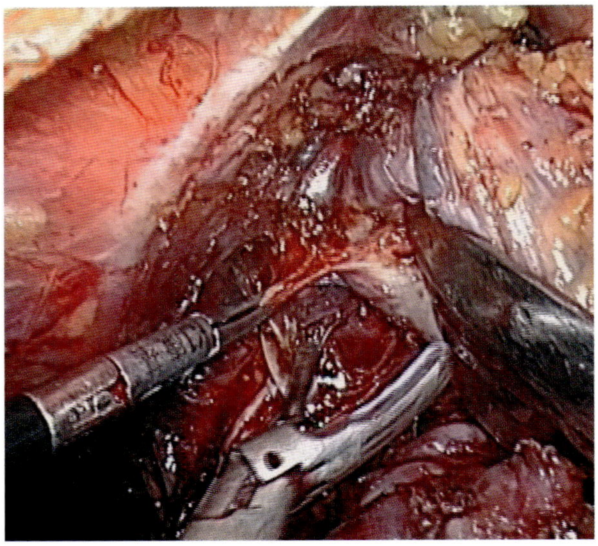

图 3-60-3　缝扎背深静脉并保留左侧神经血管束

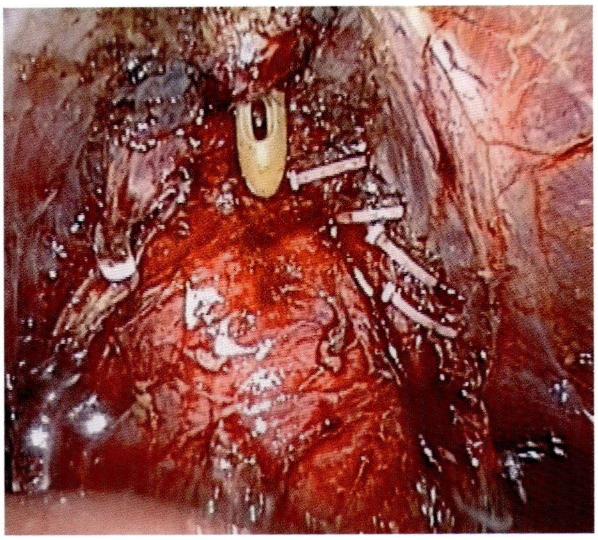

图 3-60-5　保留双侧性神经的膀胱前列腺根治性切除

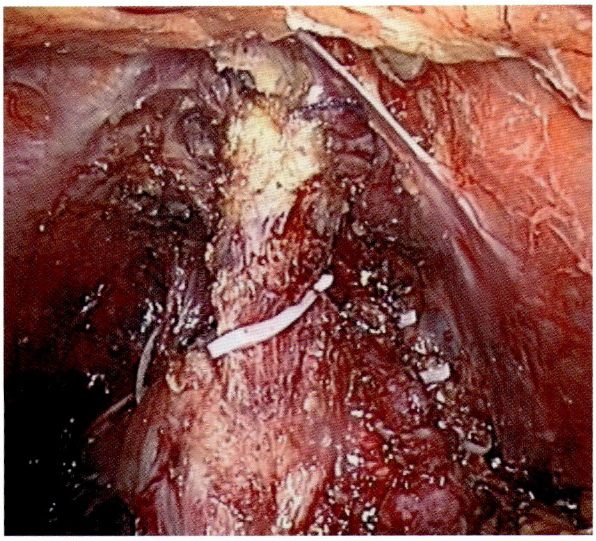

图 3-60-4　充分游离尿道后夹闭近端，防止尿液溢出导致肿瘤种植

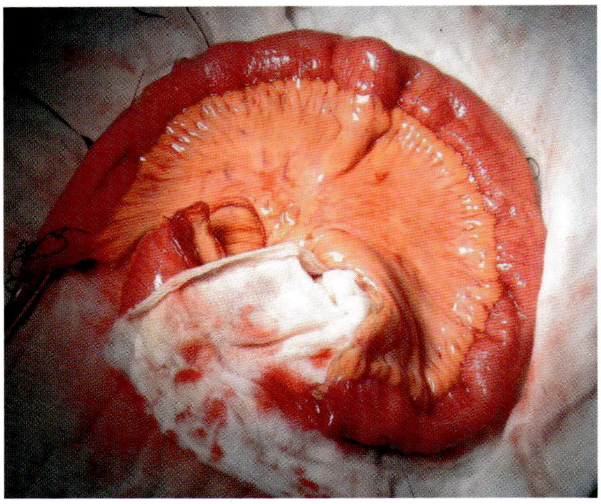

图 3-60-6　选取距回盲部 25cm 处的 54～59cm 回肠制备新膀胱储尿囊

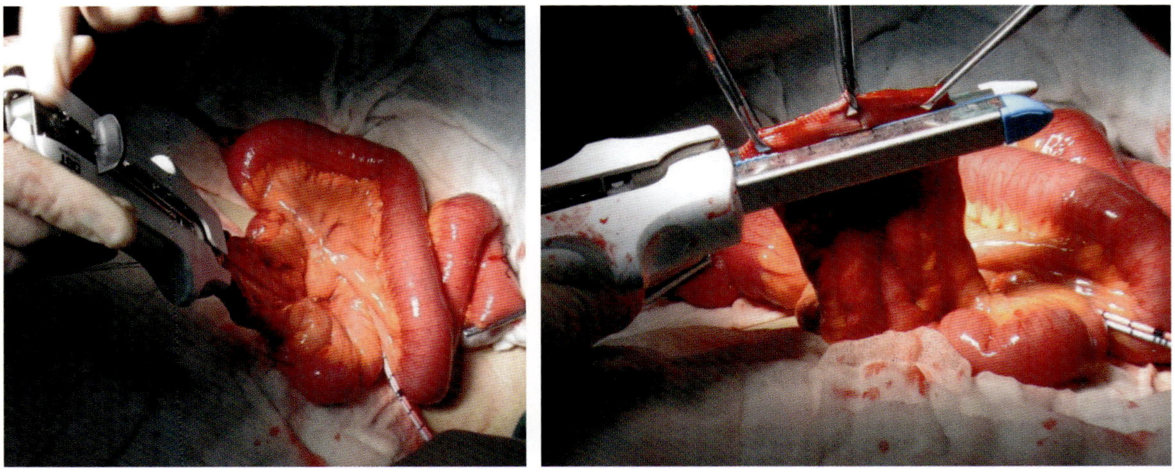

图 3-60-7　使用吻合器侧侧吻合恢复肠管连续性

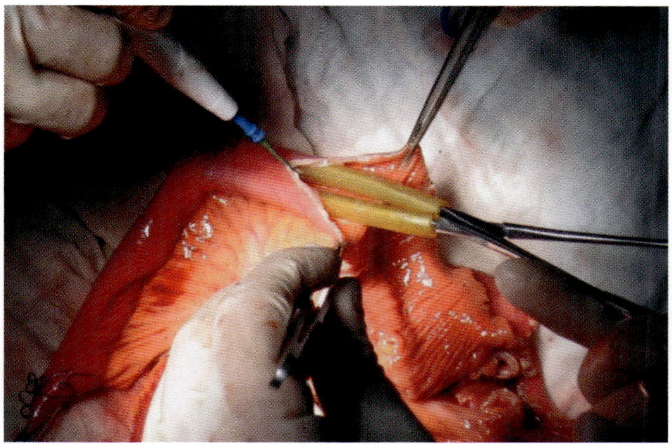

图 3-60-8 选取肠段远端 40～44cm 肠壁沿对系膜缘 1/3 处打开

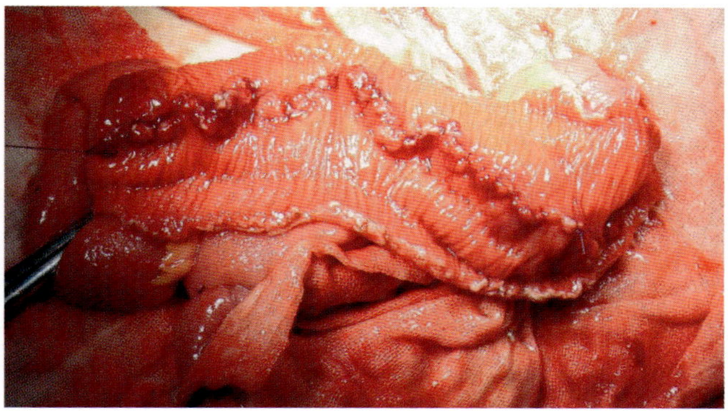

图 3-60-10 折叠成“U”形，使用 3-0 可吸收线将中间的两边连续缝合

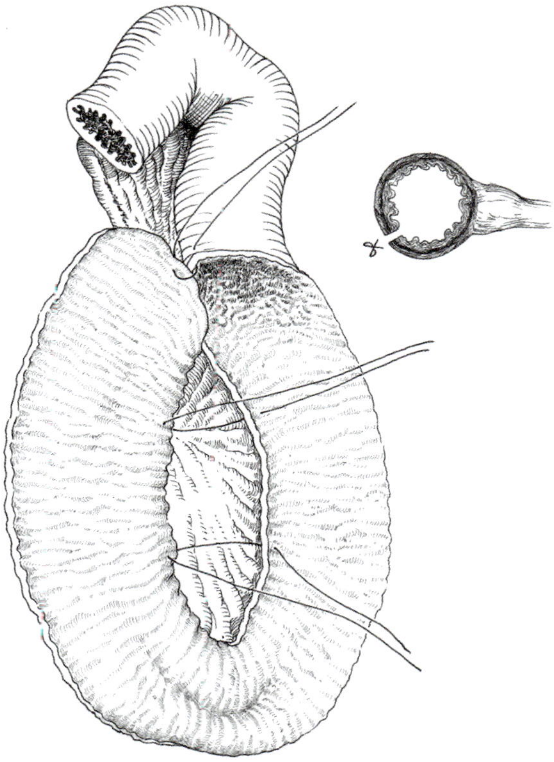

图 3-60-9 肠段远端 40～44cm 肠壁沿对系膜缘 1/3 处打切开后第一次“U”折叠缝合示意图

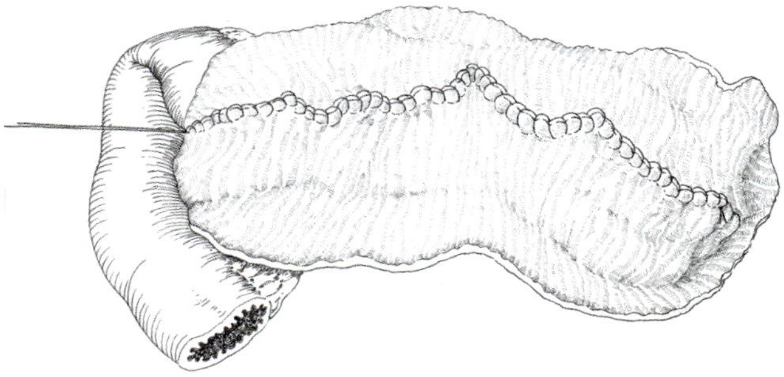

图 3-60-11 第一次“U”型折叠缝合后示意图

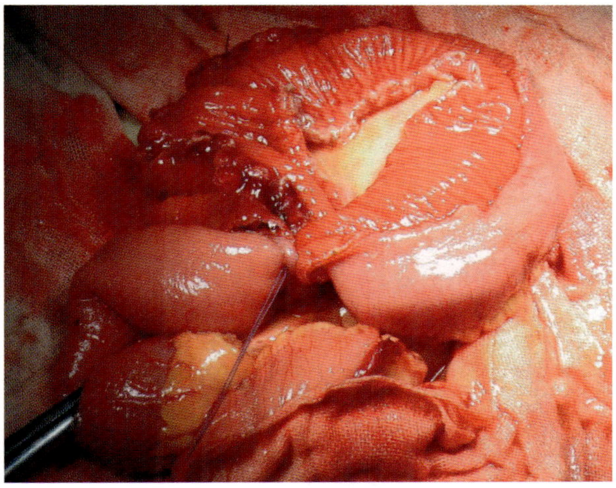

图 3-60-12 第二次“U”型折叠缝合

时留置三腔大气囊尿管（图 3-60-16～图 3-60-18）。观察吻合口无漏尿后留置盆腔引流管，关闭手术切口。清点器械敷料无误，术毕。手术过程顺利。用时约 300 分钟，出血 100ml。详细手术步骤详见视频 3-60-1。

视频 3-60-1

患者术后恢复良好，无并发症发生。术后每 6 小时左右冲洗尿管和造瘘管防止黏液堵塞引起新膀胱破裂，第 1 天可下地活动，第 4 天排气后进流食，同时拔除盆腔引流管，术后 3 周拔除尿管，术后 4 周拔除造瘘管。术后 1 年随访，CT 及膀胱镜未见肿瘤复发（图 3-60-19，视频 3-60-2），

视频 3-60-2

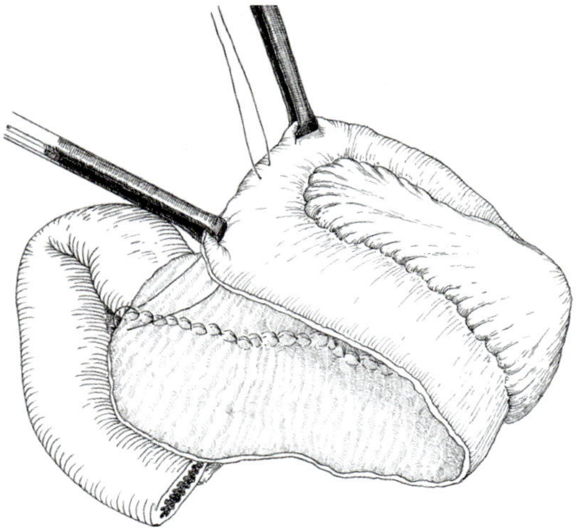

图 3-60-13 第二次“U”型折叠缝合示意图

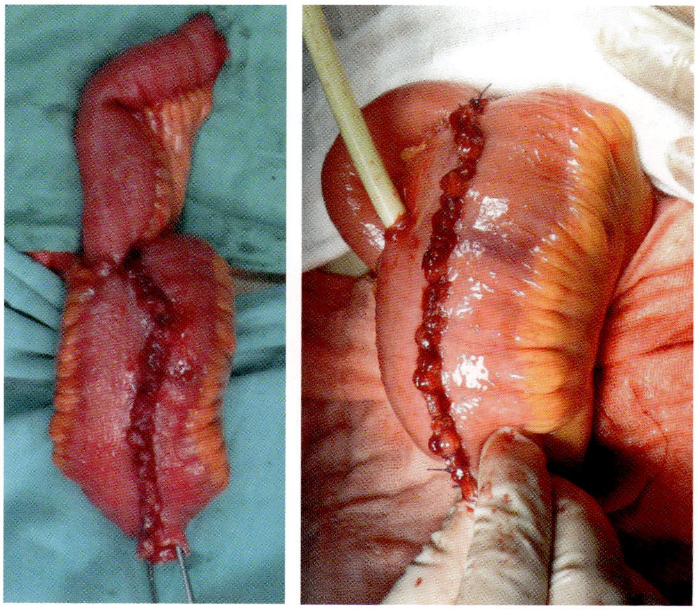

图 3-60-14 两次“U”型折叠后形成一个包含 15 厘米输入袢和 4 段 (方向相反) 回肠段的球形储尿囊

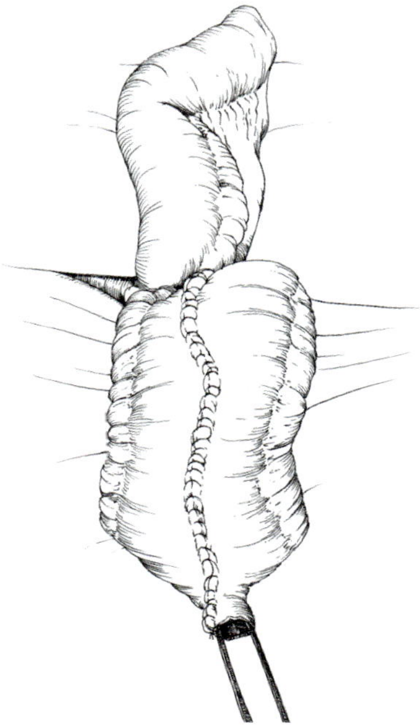

图 3-60-15 两次“U”型折叠后形成一个包含 15 厘米输入袢和 4 段 (方向相反) 回肠段的球形储尿囊示意图

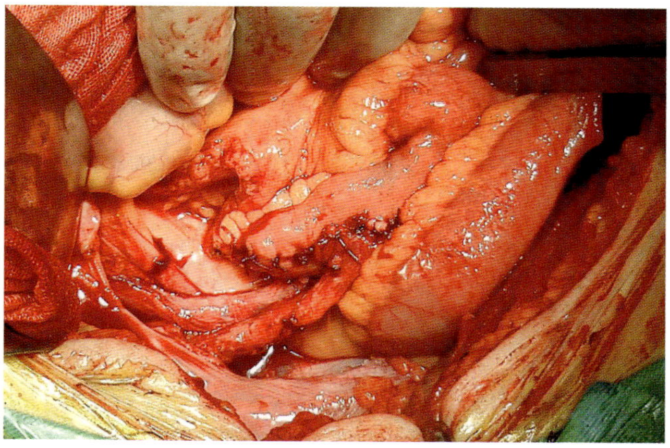

图 3-60-16 输尿管远端分别吻合到输入襻近端

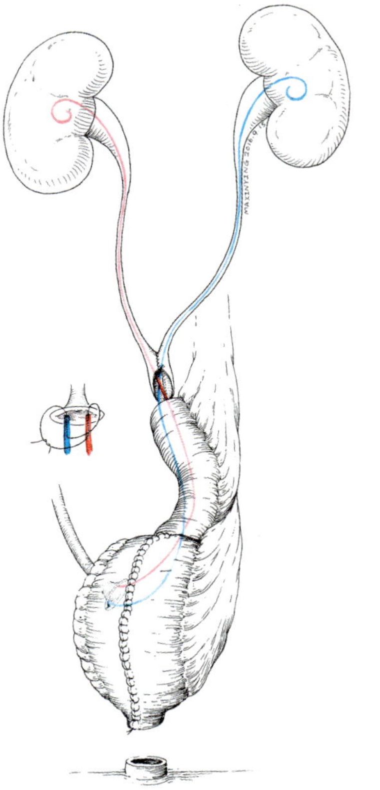

图 3-60-17 将左右输尿管并腔后端 - 端吻合到输入襻近端，双侧单猪尾管和膀胱造瘘管缝合连接示意图

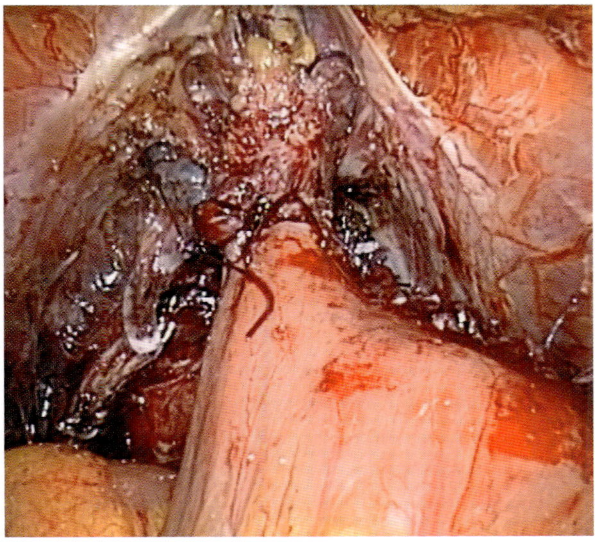

图 3-60-18　储尿囊预留开口与尿道吻合

尿动力示：充盈期新膀胱感觉良好，顺应性好，未见不稳定收缩，测压容积正常；排尿期应用腹压；自有排尿后残余尿 10ml。

四、最终诊断

病理诊断：膀胱尿路上皮癌 G3，高级别，pT3N0M0。

五、专家点评

全球膀胱癌居恶性肿瘤第 11 位，在男性居第 7 位，女性居 10 位之后。在 50 ~ 70 岁高发，发病率男女比为 4∶1。近年发病率有逐渐增高趋势，由于检出率提高，治疗及时，死亡率则有下降区势。在我国，膀胱癌为最常见的泌尿系统肿瘤，男性膀胱癌居第 8 位，女性位于 12 位之后，男性发病率为 3.8/10 万，女性为 1.4/10 万。

对于肌层浸润性膀胱癌，膀胱全切、盆腔淋巴结清扫、尿流改道是标准的治疗方案 [1-2]。尿流改道方案包括不可控尿流改道(输尿管皮肤造口，回肠膀胱)及可控式尿流改道及原位新膀胱术 [3]。尿流改道方

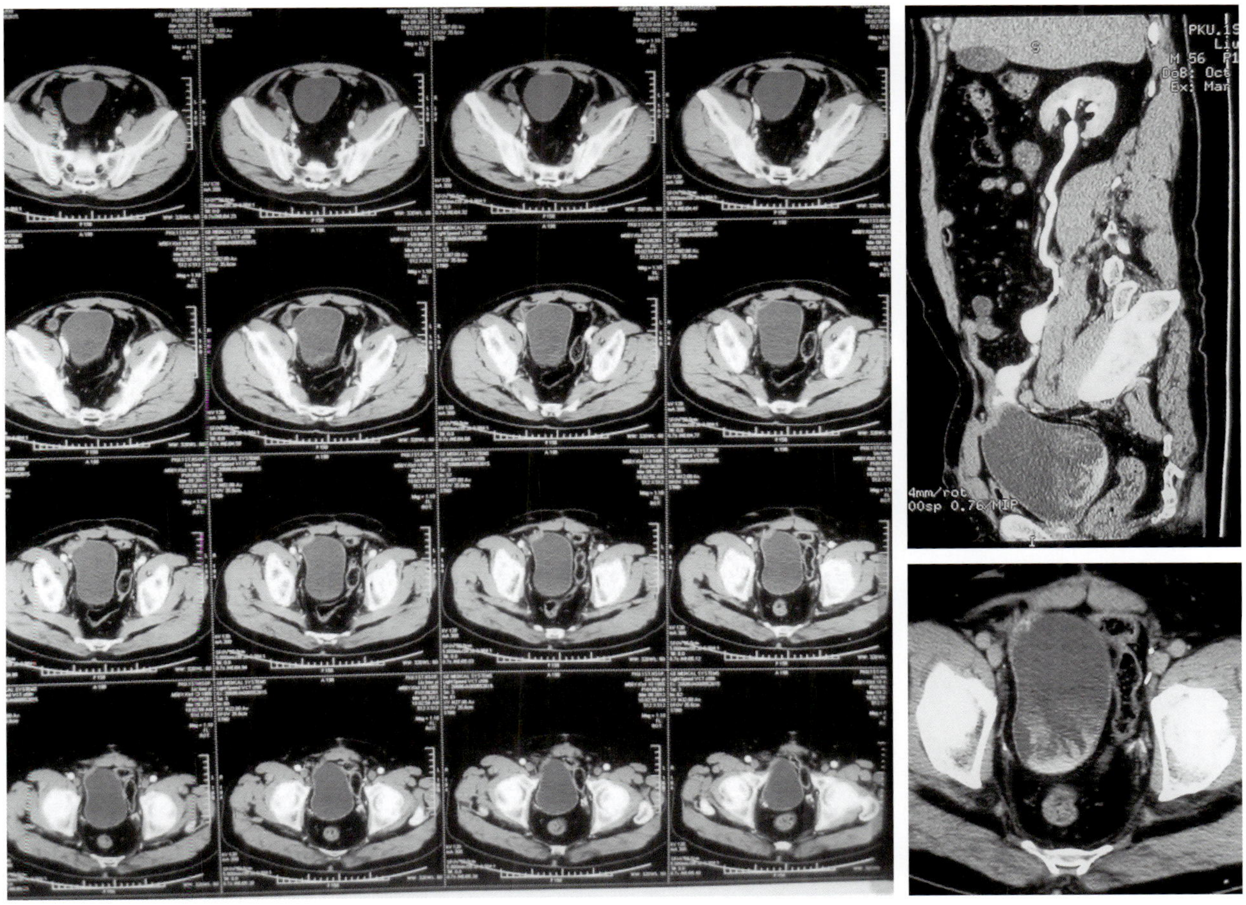

图 3-60-19　术后 CT 显示新膀胱形态及容积接近正常膀胱形态

案多种多样，我中心较多用改良 Studer 储尿囊技术（Studer pouch），优势在于所需肠管长度短（55cm）；手术操作相对简单；并发症发生率低；所需输尿管长度短，缺血发生率低；输入袢可容易地改为回肠膀胱[4-5]。北大泌尿外科研究所对 60例患者的随访显示出两年尿控率达 90%以上，生活质量评分明显高于回肠膀胱术患者。

参考文献

1. Stein JP, Quek ML, Skinner DG. Lymphadenectomy for invasive bladder cancer. Ⅱ. technical aspects and prognostic factors. BJU Int, 2006, 97(2): 232-237.
2. Quek ML, Stein JP, Daneshmand S, et al. A critical analysis of perioperative mortality from radical cystectomy. J Urol, 2006, 175(3): 886-890.
3. Studer UE, Zingg EJ. Ileal orthotopic bladder substitutes: what we have learned from 12 years' experience with 200 patients. Urol Clin Nor Am, 1997, 24(4): 781-793.
4. Kassouf W, Hautmann RE, Bochner BH, et al. A critical analysis of orthotopic bladder substitutes in adult patients with bladder cancer: is there a perfect solution? Eur Urol, 2010, 58(3): 374-383.
5. Jonsson MN, Adding LC, Hosseini A, et al. Robot-assisted radical cystectomy with intracorporeal urinary diversion in patients with transitional cell carcinoma of the bladder. Eur Urol, 2011, 60(5): 1066-1073.

3-61 脐尿管尿路上皮癌

一、临床资料

【病史】

男性患者，43 岁，主因"间断血尿半年"就诊。

【体格检查】

入院查体无异常。

【辅助检查】

（1）B 超：膀胱顶部低回声肿物，沿脐尿管方向生长。

（2）增强CT：膀胱前顶壁3.3cm×3.8cm×2.0cm肿物，向膀胱腔外凸出，考虑脐尿管癌（图 3-61-1）。

（3）膀胱镜：膀胱前壁顶菜花样肿物，蒂不明显，伴坏死，取活检。

（4）活检结果：移行细胞癌 G3（高级别尿路上皮癌），送检组织中肿瘤主要位于黏膜下，考虑脐尿管来源。

【初步诊断】

脐尿管尿路上皮癌。

二、病例讨论

【鉴别诊断】

（1）膀胱尿路上皮肿瘤：患者以肉眼血尿为首发表现。膀胱镜活检结果支持该诊断。但增强 CT 提示脐尿管癌。需待手术病理最终确诊。

（2）脐尿管肿瘤：CT 提示膀胱顶前壁 3.3cm×3.8cm×2.0cm 肿物，向膀胱腔外凸出，考虑脐尿管癌。但脐尿管癌腺癌多见，病理活检提示尿路上皮肿瘤。需待手术病理最终确诊。

【治疗方案】

在病例讨论过程中，我院医生对是否全切膀胱提出疑问，因患者要求保留膀胱，遂行膀胱部分切除术。

三、手术及术后恢复情况

遂行膀胱部分切除术。术中触及膀胱前顶壁质硬组织，呈结节状，侵犯腹膜。距异常组织 2cm 处切开膀胱壁，完整切除膀胱前顶壁及受累腹膜，切除脐全层、脐尿管全长，送病理。

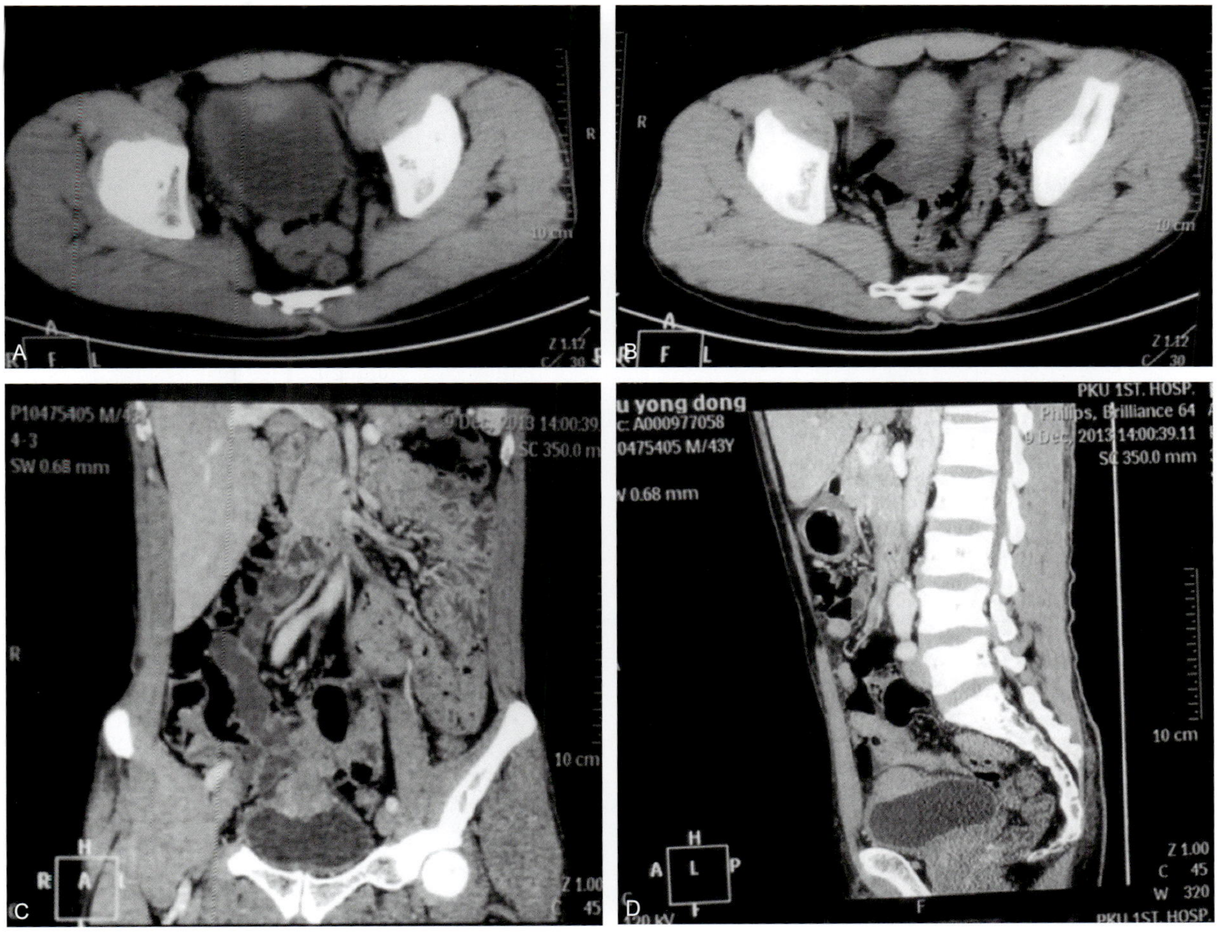

图 3-61-1　增强 CT 所见

A. 膀胱顶部肿瘤；B. 肿瘤沿脐尿管方向生长；C. 冠状位；D. 矢状位

四、最终诊断

术后病理结果（图 3-61-2）：膀胱部分切除标本可见移行细胞癌，G3（高级别尿路上皮癌），伴腺样分化。肿瘤浸润膀胱全层，pT3a。术后患者恢复良好，1 周后出院，目前仍在随访中。

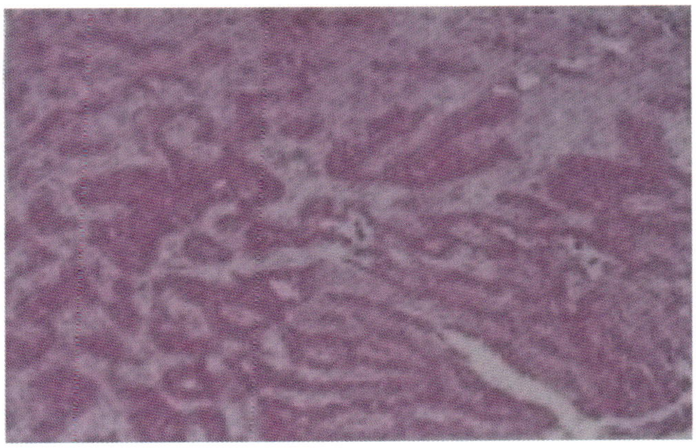

3-61-2　病理所见

五、专家点评

脐尿管癌临床较为少见，约占所有膀胱恶性肿瘤 0.2%[1]，平均发病年龄 50～52 岁[2]，男女比例为 1.8∶1～2.3∶1。脐尿管癌病理类型约 88% 为腺癌，而移行细胞癌只占脐尿管癌 5%～7%[3]。

胚胎发育过程中，膀胱自脐下降至盆腔，膀胱顶部与脐之间的连接部分即为脐尿管。随着胎儿发育，脐尿管会退化成纤维索条结构，只有少部分人脐尿管持续存在。未退化的脐尿管内层覆盖着尿路上皮或单层立方上皮。目前认为脐尿管腺癌的发病原因可能是脐尿管内层上皮化生，而脐尿管尿路上皮癌的发病机制目前不明。

脐尿管癌的诊断需要结合临床表现和病理结果。临床上脐尿管癌以中老年男性多见，血尿为主要症状，B 超及 CT 可见膀胱顶部或前壁肿物，甚至可见肿物沿脐尿管方向生长。病理上脐尿管癌瘤体位于膀胱深层，与正常膀胱黏膜可存在分界，逐渐浸润至膀胱黏膜层。诊断脐尿管癌时注意和膀胱原发肿瘤鉴别，因为二者的切除范围以及预后有很大差别。膀胱原发尿路上皮癌和腺癌患者的脐尿管大多已退化，且肿瘤发生于膀胱黏膜，并向深层浸润，其浸润方向与脐尿管癌相反[4]。

脐尿管腺癌的手术方式以扩大性膀胱部分切除术为首选，肿瘤分期、切缘是否阴性、是否完整切除脐、脐尿管是影响预后的主要因素[5]。目前没有证据证明辅助性放化疗及淋巴结清扫能使患者获益[6-7]。脐尿管移行细胞癌因临床罕见，发病例数极少，故标准治疗方案至今尚无定论。

脐尿管尿路上皮癌因病理类型特殊，致使其手术切除的范围存在争议。一方面，脐尿管癌（大多为腺癌）以局部浸润生长多见，易出现盆腔淋巴结、腹膜及肺部转移，手术方式为膀胱扩大部分切除，切除范围包括脐、脐尿管、肿瘤及部分膀胱。另一方面，尿路上皮癌具有多中心，易复发的特点，对于肿瘤累及肌层的患者首选膀胱全切，且术后还需严格规律复查。脐尿管尿路上皮癌是否具有以上双重特点，其手术方式究竟哪种更合理，目前还需累积更多的数据以及更进一步的研究分析。

参考文献

1. Bruins HM, Visser O, Ploeg M, et al. The clinical epidemiology of urachal carcinoma: results of a large, population based study. J Urol, 2012, 188(4):1102-1107.
2. Gopalan A, Sharp DS, Fine SW, et al. Urachal carcinoma: a clinicopathologic analysis of 24 cases with outcome correlation. Am J Surg Pathol, 2009, 33(5):659-668.
3. Ghazizadeh M, Yamamoto S, Kurokawa K. Clinical features of urachal carcinoma in Japan: review of 157 patients. Urol Res, 1983: 11(5):235-238.
4. Paner GP, Barkan GA, Mehta V, et al. Urachal carcinomas of the nonglandular type: salient features and considerations in pathologic diagnosis. Am J Surg Pathol, 2012, 36(3):432-442.
5. Herr HW, Bochner BH, Sharp D, et al. Urachal carcinoma: contemporary surgical outcomes. J Urol, 2007, 178(1):74-78.
6. Siefker-Radtke AO, Gee J, Shen Y, et al. Multimodality management of urachal carcinoma: the M. D. Anderson Cancer Center experience. J Urol, 2003, 169(4):1295-1298.
7. Siefker-Radtke A. Urachal carcinoma: surgical and chemotherapeutic options. Expert Rev Anticancer Ther, 2006,6(12):1715-1721.

3-62 原发性尿道癌

一、临床资料

【病例】

男性患者，72 岁，主因“尿痛半年，加重伴尿频 2 个月”入院。患者半年前无明显诱因出现排尿疼痛，为尿道口疼痛，发作时无双侧腰部疼痛，此后症状间断发生，近 2 个月来疼痛逐渐加重，每次排尿即明显疼痛，向尿道口部放射，伴排尿困难，尿频等症状，每隔 1 个小时需排尿 1 次，夜间可排 5 次左右，伴尿道口滴白，无滴血，外院膀胱镜检示尿道肿物，但导丝无法通过尿道，故膀胱情况不明。外院尿细胞学检查：可见高度核异质细胞。为求进一步治疗入院。

【体格检查】

外生殖器发育正常，阴茎头可见明显肿大，会阴区可及尿道海绵体质硬，增粗，阴囊无破溃，睾丸附睾未及肿物。双侧腹股沟区未及肿大淋巴结。直肠指诊示前列腺体积大，表面光滑，质韧，无压痛。

【辅助检查】

（1）泌尿 B 超：尿道球部探及一个不规则低回声区，长 5.7cm、直径 3.3cm，其纵轴与尿道一致，彩色多普勒超声显示有少量规则血流信号。提示：尿道球部低回声区。

（2）盆腔增强 CT：阴茎尿道外口至尿道球部尿道海绵体不规则增厚，密度不均匀；尿道外口可见一个类圆形不规则低密度，形态欠规则，密度欠均匀，增强扫描病灶不均匀强化，边界欠清楚。尿道球部增大，密度减低形态欠规则，可见形态不整软组织肿物，密度欠均匀，增强扫描病灶不均匀强化，边缘强化较明显，肿物大小约 2.6cm × 3.6cm。阴囊，精囊腺未见异常。双肾、输尿管未见异常，膀胱右后下壁增厚，可见轻度强化，其内密度均匀。双侧腹股沟区见多个淋巴结，短径 0.3～0.6cm，界清。上腹部胃小弯网膜囊内淋巴结轻度增大。印象：阴茎内尿道前部及后部结节状低密度及膀胱内右后下壁改变，不除外占位或其他性质病变，上腹部淋巴结轻度增大。

（3）外院膀胱镜检：尿道肿物，导丝无法通过尿道。

【初步诊断】

尿道肿物，尿道癌可能性大。

二、病历讨论

【鉴别诊断】

（1）尿道尖锐湿疣：为性传播疾病，除了发生在尿道外口外，多同时出现在外阴、阴道、肛门周围等，有排尿灼痛及尿道分泌物。该患者无不良性生活史，尿细胞学可见核异质细胞，考虑该诊断可能性不大，可待术后病理除外。

（2）尿道肉阜：多发生于女性尿道口，为良性息肉样组织，男性发病率较低，伴烧灼感，呈鲜红色，质软，易出血的息肉样肿块，基底广，血管丰富，表面无溃疡与分泌物，有明显触痛，不向外浸润。考虑该诊断可能性小，可待术后病理除外。

【治疗方案】

目前诊断尿道癌可能性大，限期手术治疗，完善术前检查。

三、手术及术后恢复情况

患者入院后完善相关检查，于我院行尿道膀胱镜检取活检示：尿道外口狭窄，尿道黏膜粗糙，悬垂部以上尿道腔内为肿物占据，肿物几乎环绕尿道，肿瘤延至膜部尿道，前列腺部尿道未见黏膜病变，膀胱颈正常，膀胱内小梁改变，三角区正常，膀胱前壁无法观察（镜子活动度受限）。于肿物两端取活检，病理示：“前段”+“后段”均可见癌组织，部分肿瘤呈鳞状细胞分化表现，部分分化较差，核异型性明显，考虑为鳞状细胞癌或高级别尿路上皮癌伴磷化。考虑患者尿道癌诊断明确，患者态度积极，完善相关检查无手术禁忌后，决定行阴茎全切 + 前尿道切除术，术前常规准备。

患者取截石位，常规碘附消毒铺单。将阴茎远端用无菌手套包裹，结扎。沿阴茎根部环状切口，并向下延长至阴囊根部（阴囊中线处切开），切开皮肤、筋膜，于背侧切断阴茎悬韧带，分离出阴茎背动脉、静脉及神经，分别将其在根部切断结扎。

继续游离阴茎至阴茎脚，尿道（连同阴茎）继续向下游离，肿物呈团块状位于球尿道内及部分阴茎部尿道内，并与周围组织粘连明显，保护直肠，游离至尿道膜部，显露部分前列腺，完整切除阴茎，前尿道及膜部尿道。会阴部留置引流管（拟接负压吸引），间断缝合关闭切口，术毕。手术过程顺利。

患者术后恢复良好，无并发症发生。术后留置伤口引流管接负压吸引。术后第 1 天改流食，术后恢复好，逐渐降低负压吸引压力，术后第 7 天拔除盆腔引流管。

四、最终诊断

术后病理诊断：尿道高—中分化鳞状细胞癌。大小：4.5cm × 3.0cm × 2.5cm。侵犯尿道及阴茎全层，达周围脂肪，pT3。肿瘤极度靠近尿道断端。皮肤切缘未见癌。

五、专家点评

原发性尿道癌是一种少见的泌尿系统恶性肿瘤，目前尚缺乏我国的流行病学资料。美国的流行病学资料显示在整体人群中原发性尿道癌的发病率不到万分之一，男性的发病率明显高于女性，发病年龄高峰为 75～84 岁，黑人的发病率高于白人[1]。

原发性尿道癌的病因尚不清楚，男性患者常见的致病因素包括，尿道狭窄或者炎症、性病、病毒感染以及尿道的手术或者放疗史[2-4]。该例患者并无明显的致病因素，对于原发性尿道癌的病因仍需大量深入的研究。

尿道癌最常见的组织学类型为移行细胞癌

（55%），其他类型包括鳞状细胞癌（21.5%），腺癌（16.4%）等。按病变部位和组织类型相关性分类可分为前尿道癌（尿道前2/3）和后尿道癌（尿道后1/3）[5]。男性前尿道以鳞状细胞癌为主，膜部尿道以鳞状细胞癌为主，前列腺部以移行细胞癌为主，前尿道癌较后尿道癌更为常见[4]。本例患者肿物近端达膜部尿道，术后病理为鳞状细胞癌，与文献报道相符。

尿道癌的诊断常常比较困难，大部分患者以尿道或会阴部发现肿物为主诉，有些患者则表现为排尿困难，膀胱刺激症状，血尿等，确诊主要依靠活检病理证实，通常取病理的方法是通过内镜进行的，同时可以有利于肿瘤的分期和分级。尿细胞学对尿道癌的诊断意义有限[6]。超声和CT扫描可以进行尿道的影像学评估和分期，MRI对于尿道局部的情况和盆腔淋巴结和远处转移灶的判断上有帮助[7]。

由于原发性尿道癌发病比较罕见，长期以来关于原发性尿道癌没有统一治疗标准，但目前仍以手术切除为主。手术方案的选择主要根据病变的部位和分期，其次是病理和分型，有大宗病例研究认为，舟状窝肿瘤应行远端尿道切除，阴茎尿道的肿瘤行阴茎部分切除术，而球膜部尿道肿瘤应行阴茎、阴囊、前列腺、膀胱、耻骨后支全切除。但具体的治疗方案需平衡控制肿瘤，保留排尿和性功能，以及患者的意愿和身体情况等各方面情况综合考率，本例患者肿物位于阴茎部至膜部尿道，考虑患者病情的整体情况及本人意愿后行阴茎全切+前尿道切除术。

原发性尿道癌淋巴结的处理仍有争议，淋巴结阳性患者，可考虑行淋巴结清扫，淋巴结阴性患者一般不建议行预防性淋巴结清扫，这是因为预防性淋巴结清扫并不能提高肿瘤特异性生存率，但也有文章认为，对高级别低分期的肿瘤可行预防性淋巴结清扫[8]。

原发性尿道癌的治疗，除了手术切除外，辅助性放疗和化疗越来越受到人们的重视。有研究者人为，对于Ta～T2N0M0的尿道肿瘤可以只用手术方式治疗，而T3～T4N0～N2M0的肿瘤则需要结合放、化疗等综合治疗措施[4]。尿道癌发生转移的患者，即使失去了根治肿瘤的手术机会，也能通过其他辅助治疗保持长期存活[9]。

原发性尿道癌的预后较差。最近的研究显示，国外男性患者5年和10年的总生存率分别为46.2%和29.3%，而肿瘤特异性的5年和10年生存率为68.0%和60.1%[10]。

综上，原发性尿道癌是一种恶性程度较高的肿瘤，目前大多数文献仍以积极根治手术切除为主，并可辅助放疗和化疗。

参考文献

1. Swartz MA, Porter MP, Lin DW, Weiss NS: Incidence of primary urethral carcinoma in the United States. Urology, 2006, 68(6): 1164-1168.
2. Cupp MR, Malek RS, Goellner JR, et al. Detection of human papillomavirus DNA in primary squamous cell carcinoma of the male urethra. Urology, 1996, 48(4):551-555.
3. Van de Voorde W, Meertens B, Baert L, et al. Urethral squamous cell carcinoma associated with urethral stricture and urethroplasty. Eur J Surg Oncol, 1994, 20(4): 478-483.
4. Gheiler E, Tefilli M, Tiguert R, et al. Management of primary urethral cancer. Urology, 1998, 52(3):487-493.
5. 朱晓斐, 张凯, 金杰, 等. 男性原发性尿道癌的临床分析. 中华男科学杂志, 2012(07): 615-618.
6. Touijer A, Dalbagni G. Role of voided urine cytology in diagnosing primary urethral carcinoma. Urology, 2004, 63(1): 33-35.
7. Kawashima A, Sandler C, Wasserman N, et al. Imaging of urethral disease: a pictorial review. Radiographics, 2004, 24 Suppl 1: S195-S216.
8. Karnes R, Breau R, Lightner D. Surgery for urethral cancer. Urol Clin North Am, 2010, 37(3): 445-457.
9. Kent D, Gee J, Amato R, et al. Successful management of metastatic urethral cancer with organ preservation. J Urol, 2001, 166(6): 2308.
10. Rabbani F. Prognostic factors in male urethral cancer. Cancer, 2011, 117(11):2426-2434.

男性生殖系统肿瘤

3-63　精囊神经鞘瘤

一、临床资料

【病史】

男性患者，50 岁，主因“体检发现左侧精囊囊性肿物 1 个月”入院。患者 1 个月前体检 B 超发现左侧精囊囊性肿物，自述偶有尿频，无其他不适。泌尿系增强 CT 及 MRI 均提示：左侧精囊囊性肿物。为求进一步治疗入院。

【体格检查】

腹股沟区淋巴结未触及肿大。因患者痔疮较重，拒绝行肛门指诊检查，余查体未见异常。

【辅助检查】

（1）PSA：0.619ng/ml。

（2）泌尿系 B 超：左侧精囊探及一个直径 4.4cm 圆形液性区，壁薄，后方回声增强，无血流信号，考虑左侧精囊囊肿。

（3）泌尿系增强 CT（图 3-63-1）：盆腔内左侧精囊区可见一囊状肿物，囊内呈液体密度并可见分层现象，最大截面约 4.7cm × 4.5cm，壁薄，增强扫描未见强化。与周围组织分界清晰。印象：左侧精囊腺囊性占位性病变，不除外病灶内出血可能，考虑良性可能性大。

（4）泌尿系增强 MRI（图 3-63-2）：左侧精囊区可见类圆形异常信号肿物，直径约 45mm，其内大部分呈长 T1、长 T2 信号，后部可见稍短 T1、短 T2 信号液平，其外及后侧内可见线样分隔，分隔内呈多个长 T1、长 T2 信号，增强扫描其壁及分隔可见强化，余精囊囊腺体内未见异常信号，未见异常

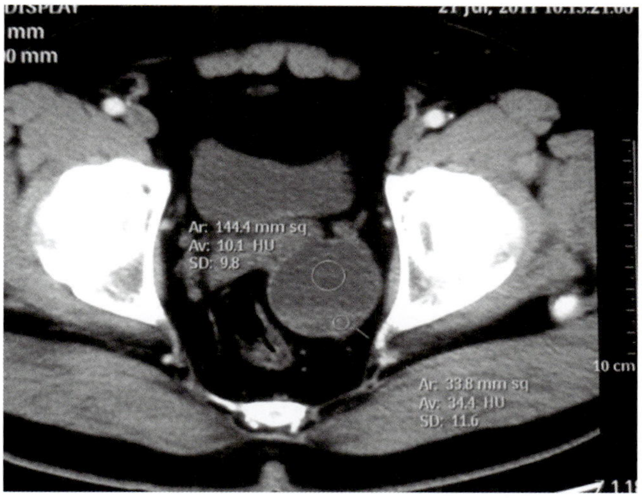

图 3-63-1　CT 示左侧精囊区一 4.7cm × 4.5cm 的囊性肿物

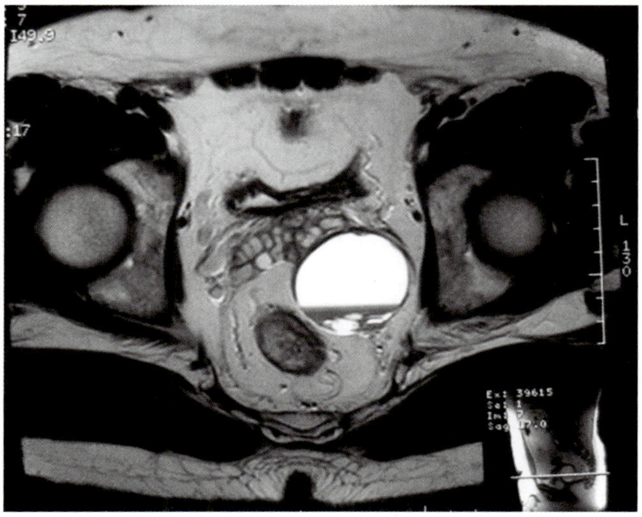

图 3-63-2　MRI 示左侧精囊腺区占位性病变，考虑为囊肿伴陈旧性出血可能性大

强化。印象：左侧精囊腺区占位性病变，考虑为囊肿伴陈旧性出血可能性大。

【初步诊断】

左侧精囊囊性肿物。

二、病例讨论

【鉴别诊断】

（1）精囊囊肿：多数为先天性，少数获得性精囊囊肿是因射精管梗阻所致。由于该患者的 MRI 提示囊内有分隔，且囊壁及分隔均有强化，考虑精囊囊肿可能性不大，可待术后病理除外。

（2）精囊肿瘤：原发性精囊肿瘤极为罕见，常见的良性肿瘤有乳头状瘤、囊腺瘤、平滑肌瘤、纤维瘤及神经鞘瘤等，通常瘤体较小，生长缓慢；恶性肿瘤主要为腺癌，通常发生于 50 岁以上患者，局部浸润前列腺和膀胱或直肠。由于术前难以鉴别良恶性，需待术后病理确诊。

【治疗方案】

由于患者治疗态度积极，考虑精囊位于盆腔深部且体积较大，决定行腹腔镜左精囊肿物切除术，术前 3 天开始肠道准备。

三、手术及术后恢复情况

麻醉满意后，患者头低位，左侧抬高。取脐下 1cm 小切口，切开皮肤直达腹腔，置入气腹针，充气压力至 14mmHg。置入 12mm 套管，引入腹腔镜。分别于双侧腹壁略低于脐水平各相距约 5cm、双侧髂前上棘内侧 4cm 取 4 个小切口，呈弧形分布。引入分离钳及超声刀。打开左侧盆腔腹膜，将降结肠牵至内侧，游离显露左侧下段输尿管，将其保护。分离膀胱左侧方至盆筋膜及前列腺侧方。于膀胱直肠窝左侧切开盆底腹膜，游离显露膀胱左后壁及左输精管。在膀胱左后方找到精囊区囊性肿物，直径约 5cm。肿物外侧及上方边界尚清晰，内侧与周围组织粘连。用超声刀逐次切断肿物与周围组织粘连，供应血管及纤维索条用 Hem-o-lok 或钛夹夹闭。将肿物与直肠、前列腺及膀胱后壁游离，完整切除（图 3-63-3）。将切除标本置入标本袋内。冲洗创面，喷涂止血胶剂，并覆盖可吸收止血海绵。左侧盆腔留置 F20 引流管，由左侧一小切口引出。缝合并黏合各切口、固定引流管，清点器械敷料无误，术毕。手术过程顺利。用时约 138 分钟，出血 30ml。剖开标本（图 3-63-4），见囊肿内容物为黄色囊液，囊壁较厚，部分隆起。

患者术后恢复良好，无并发症发生。术后 6 小时饮水，术后第 1 天进流食，术后第 3 天拔除盆腔引流管、尿管出院。术后 3 个月随访，盆腔 MRI 显示左侧精囊区呈术后改变，未见局部复发。

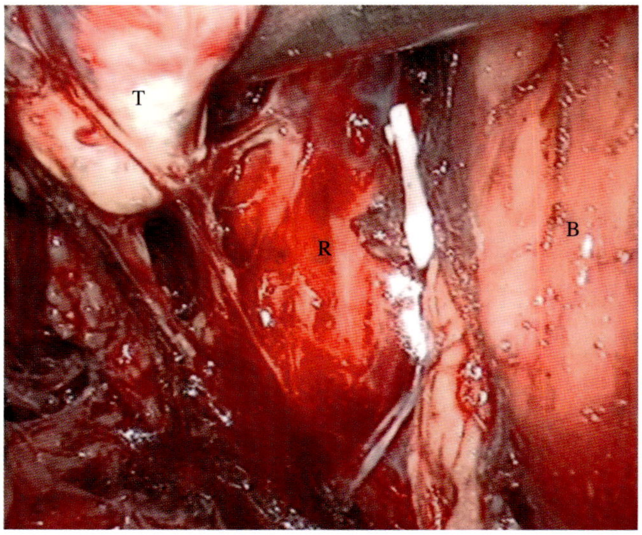

图 3-63-3 术中所见

精囊肿瘤（T）紧邻直肠 (R)、前列腺及膀胱（B）

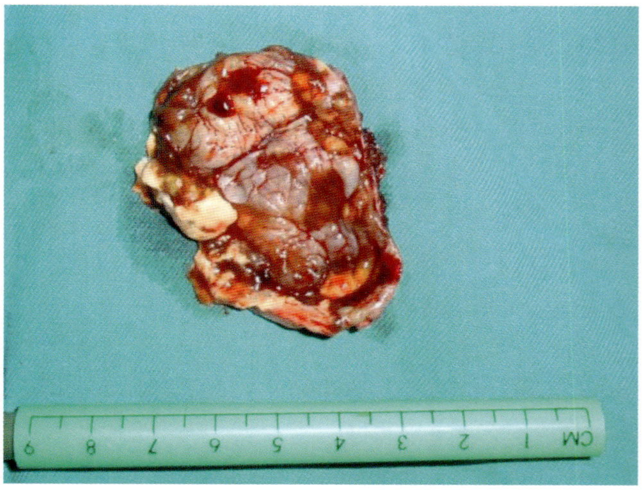

图 3-63-4 剖开标本

囊肿内容物为黄色囊液，囊壁较厚，部分隆起

四、最终诊断

病理诊断（图 3-63-5）：精囊囊性肿物，局部可见实性结节，为梭形细胞肿瘤，符合神经鞘瘤，实性部分大小：1.5cm×1cm×0.5cm，光镜下可见囊性变及泡沫状组织细胞聚集。免疫组化：S-100（++），NSE（+），AE1/AE3（–），CD68（组织细胞 ++）。

五、专家点评

神经鞘瘤，即施万细胞瘤，是由分化良好的施万细胞构成的良性外周神经肿瘤[1]。常见于青、中年人群，好发于头部、颈部、后纵隔及后腹膜[2]。泌尿生殖系统神经鞘瘤少见，而精囊神经鞘瘤则更为罕见。迄今为止，文献只报道过 5 例[2-6]，且均为实性肿瘤。本例为世界范围内首例精囊囊性神经鞘瘤。

因精囊位置深在，故患者早期通常无自觉症状，一般由体检或因瘤体增大压迫周围组织产生相应症状时发现。5 例文献报道的患者临床表现有夜尿增多[3]、血精[4-5]、尿频[4]、左下腹不适[6]，而本例患者无明显不适症状。泌尿系 B 超结合直肠指诊是有效的筛查手段。CT 和 MRI 可用于评估肿瘤的大小、位置及与周围脏器、组织粘连情况，但影像学检查很难明确肿瘤的良恶性。经直肠 B 超引导下穿刺活检可能对术前确诊有所帮助，文献报道的 5 例患者均有术前穿刺病理结果。但本例中术前影像学检查提示为囊性肿物，不除外囊内出血可能，且存在分隔，穿刺确诊的难度较高，出现假阴性结果风险较

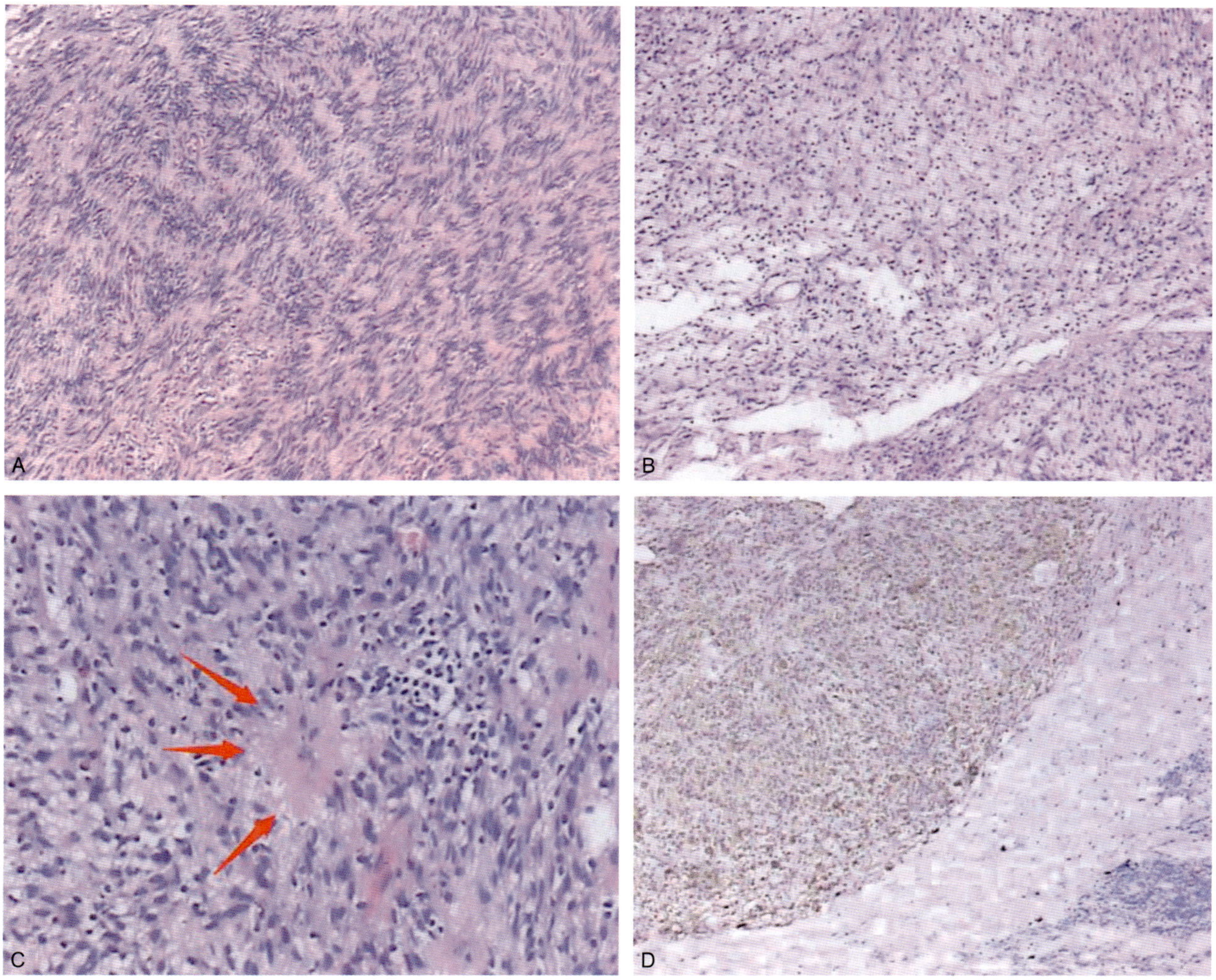

图 3-63-5 病理检查所见

A. Antoni A 区，Hematoxylin-eosin(HE) 染色，原放大倍数 ×40；B. Antoni B 区，HE 染色，原放大倍数 ×40；C. 箭头所指示红染的细胞突起，HE 染色，原放大倍数 ×100；D. S-100 染色阳性证实神经细胞来源，原放大倍数 ×40

高，同时患者手术意愿强烈，故未予穿刺活检。

由于神经鞘瘤为良性肿瘤，且精囊手术难度较大，有损伤性神经导致术后勃起功能障碍的可能。因此治疗方案需综合考虑肿瘤体积、患者症状、手术意愿及手术耐受程度等各方面因素。手术治疗是目前主要的治疗方式，但也可以积极观察。积极观察的内容主要包括定期直肠指诊及 B 超、MRI 等影像学检查，密切监测肿瘤大小及患者症状的变化。Hajioff 等[7]曾对接受保守治疗的 72 例单侧前庭神经鞘瘤患者做过为期 10 年的前瞻性研究，结果发现 35% 的患者在等待观察过程中需要接受手术治疗，同时这部分患者与最初直接选择手术治疗的患者相比，治疗效果并没有差别。这一结果对精囊神经鞘瘤的治疗选择有一定的借鉴意义。

手术治疗有开放和腹腔镜两种术式，由于精囊位于盆腔深部，开放手术术野暴露不佳，创伤大、时间长，易出现直肠、膀胱及输尿管等副损伤。而腹腔镜手术能克服开放手术的不足，利用腔镜的放大优势，使局部解剖层次显露更清晰、手术操作更精细，降低术中出血、脏器损伤等并发症的发生率。本例患者成功接受腹腔镜手术，未出现术中术后并发症，术中出血仅 30ml，术后 3 天即恢复良好出院。充分体现了腹腔镜手术在精囊肿瘤治疗中安全而微创的特点。

综上，精囊神经鞘瘤临床上极其罕见。术前需完善相关影像学检查，对实性肿瘤可予术前穿刺活检确诊。手术是有效的治疗手段，由于精囊解剖部位较深，适于腹腔镜手术，具有安全、微创的优势，腹腔镜手术已逐渐取代开放手术成为精囊占位性疾病外科治疗的首选治疗方式。

参考文献

1. Dominguez J, Lobato RD, Ramos A, et al. Giant intrasacral Schwannomas: report of six cases. Acta Neurochir (Wien), 1997, 139: 954-960.
2. Latchamsetty KC, Elterman L, Coogan CL. Schwannoma of a seminal vesicle. Urology, 2002, 60: 515.
3. Iqbal N, Zins J, Klienman GW. Schwannoma of the seminal vesicle. Conn Med, 2002, 66: 259-260.
4. Han P, Wei Q, Yang YR. Neurilemmoma of a seminal vesicle. Chin Med J (Engl), 2007, 120: 1383-1384.
5. Anjum F, Sellaturay S, Thebe P, et al. Benign Schwannoma of seminal vesicle presenting as haematospermia. Br J Med Surg Urol, 2011, doi:10. 1016/j. bjmsu.2011.06.003.
6. Boeren K, De Bruecker Y, Vankan Y, et al. Schwannoma of the seminal vesicle. JBR-BTR, 2011, 94: 96.
7. Hajioff D, Raut VV, Walsh RM, et al. Conservative management of vestibular Schwannomas: third review of a 10-year prospective study. Clin Otolaryngol, 2008, 33: 255-259.

3-64　前列腺癌——四孔法腹腔镜前列腺癌根治术

一、临床资料

【病史】

男性患者，69 岁，主因“尿频伴排尿困难 3 年，发现前列腺癌 2 个月”入院。患者 3 年前无明显诱因出现尿频、尿急伴排尿等待及尿线变细，夜尿增多，每晚 7～10 次，无尿痛、发热，于外院诊断为“前列腺增生”，给予口服坦洛新、非那雄胺等药物治疗（具体不详），效果不佳。3 年来排尿困难症状进行性加重，2 个月前于外院就诊，行泌尿系超声示：前列腺增生；MRI 示：前列腺占位性病变。至我院行前列腺穿刺示：前列腺穿刺 13 针，第 1、3～8、10、11 针可见前列腺腺癌，Gleason Score：3+4（sum=7），免疫组化：第 1、4 针：PSA（+++）、雄激素受体（androgen receptor，AR）（+++），M60（－）；全身骨扫描未见明显异常。患者为进一步诊治收入我院。

【体格检查】

双肾及输尿管体检未见异常。前列腺明显增大，中央沟消失，质韧，未触及结节，无触痛，指套无染血。

【辅助检查】

（1）泌尿系超声：前列腺体积 52.5ml，回声不均匀，前列腺内可见弥漫性低回声及强回声光团；前列腺内未见异常血流。

（2）MRI：前列腺增生，包膜完整，外周带受压变薄，T2 信号减低，DWI 信号增高，符合前列腺癌改变。盆腔未见肿大淋巴结，扫及范围骨质未见异常信号（图 3-64-1）。

（3）全身骨扫描：未见明显异常。

【初步诊断】

前列腺癌。

二、病例讨论

【鉴别诊断】

根据穿刺病理结果，诊断明确，无需鉴别。

【治疗方案】

由于患者同意手术治疗，前列腺位置较深且体积较大，术者具有丰富的腹腔镜手术经验，决定行腹腔镜前列腺根治术，术前 3 天开始肠道准备。

三、手术及术后恢复情况

麻醉满意后，常规消毒铺巾，患者头低位，取脐下 3cm 小切口，切口皮肤、皮下和白线，用手指在腹膜外分离，气囊扩张腹膜外间隙，置入 10mm 套管，引入 30° 腹腔镜，于两侧腹直肌旁脐下 2 指处分别置入 13mm 和 5mm 套管，右侧髂前上棘内侧 3cm 处置入 5mm 套管，显露膀胱耻骨后间隙，切开前列腺右侧盆筋膜，显露前列腺右侧，同法显露其左侧，切断耻骨前列腺韧带，游离显露背深静脉丛，2-0 Vincryl 线 8 字缝扎。于膀胱颈部与前列腺交接处切开膀胱颈部前壁，完全切断膀胱颈，注意保护双输尿管口，于膀胱颈后方游离显露输精管和精囊，提起双侧精囊及输精管，钝性分离前列腺直肠间隙，分次用 Hem-o-lok 处理侧韧带并切断，顺行游离前列腺至前列腺尖部尿道，切开尿道前壁，显露尿管，切断尿道，完整切除前列腺，3-0 可吸收 PDO 缝线缩窄膀胱颈口至 1 指尖宽，用 3-0 PDO 缝线连续缝合吻合尿道残端与膀胱颈部，由尿道置入 F16 Foley 导尿管，气囊注入 30ml 生理盐水。冲洗、止血，耻骨后置 F20 引流管，由右侧小切口引出，切开脐下切口，取出切除的前列腺标本，缝合各切口，固定引流管，清点器械，敷料无误，术毕。手术过程顺利。

患者术后恢复良好，无并发症发生。术后第 1 天进流食，术后第 2 天拔除盆腔引流管，术后 2 周拔除尿管，术后 3 个月随访，复查 PSA 无法测出，盆腔 MRI 未见局部复发。

四、最终诊断

病理诊断：前列腺腺癌，Gleason Score 4+3（sum=7），第 3 位肿瘤为 Gleason 5 级，可见粉刺样坏死，肿瘤累及前列腺双侧叶，左侧叶共 93 块前列腺组织中 64 块可见癌；右侧叶共 86 块前列腺组织中 79 块可见癌。可见癌组织侵犯神经，并可见脉管浸润。可见癌组织突破前列腺被膜，未见侵犯精囊

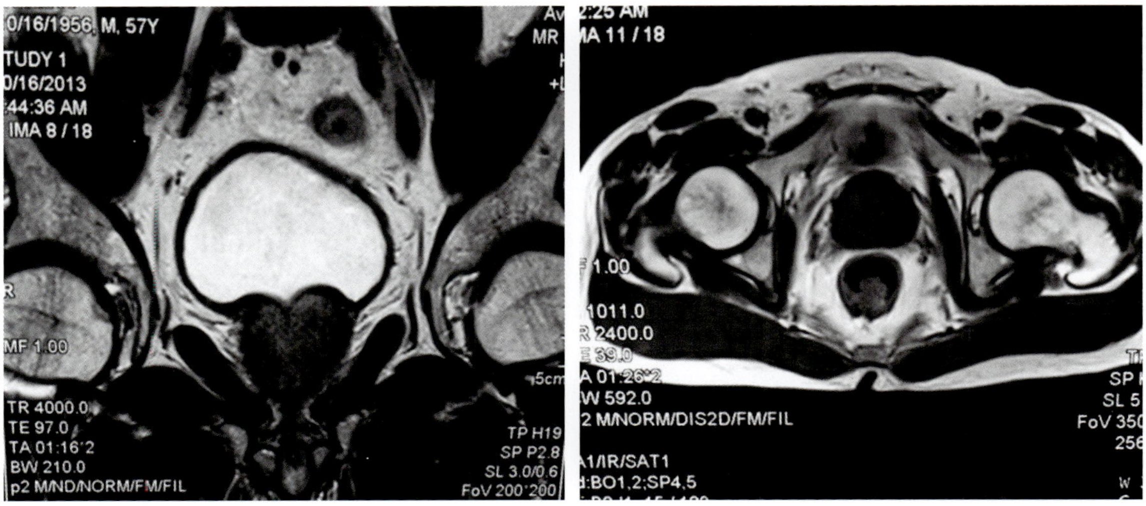

图 3-64-1　患者 MRI 所见

腺，pT3a。前列腺双侧尖部切缘及双侧外周切缘均未见癌。患者病理标本镜下所见如图 3-64-2。

五、专家点评

前列腺癌是老年男性常见的恶性肿瘤，好发年龄在 45~89 岁之间，平均年龄为 72 岁。前列腺癌常见发病部位是前列腺外周带，病理类型多为腺癌。由于前列腺癌筛查手段的出现，包括直肠指检（digital rectal examination，DRE）和血清 PSA 浓度测定，早期的局限性前列腺癌能被及时发现[1]。

早期的前列腺癌患者往往无明显的临床症状，随着肿瘤不断增大，患者可表现为三大症状：①膀胱出口梗阻症状，如尿频、尿急、排尿困难甚至尿潴留；②局部浸润性症状，如血精、里急后重等；③转移性症状，如咳嗽、容易骨折等。本例患者即表现为尿频、尿急及排尿困难。测定 PSA 浓度是判断前列腺病变最简单的检查，结合 PSA 和 DRE 可有效地发现早期前列腺癌。经直肠超声（TURS）也是诊断前列腺癌的一种非常有价值的手段，它不仅可以发现前列腺及周围组织的可能病灶，还能初步判断肿瘤的体积大小。计算机断层扫描（CT）对于早期前列腺癌的诊断敏感性明显低于核磁共振（MRI），MRI 的优势在于可显示前列腺包膜的完整性、是否侵犯前列腺周围组织器官、盆腔淋巴结受侵犯的情况以及骨转移的病灶。当然，最终明确诊断需要前列腺穿刺活检取得病理学诊断[1]。

前列腺癌的治疗需综合患者身体状况、肿瘤分级及患者意愿等各方面因素，早期局限性的前列腺癌患者中，一部分可以采取临床随访观察，适合随访观察的理想患者为血清 PSA 小于 4ng/ml、患者预期寿命短、肿瘤病理分级低的患者[2]。手术治疗仍是前列腺癌的主要治疗方式，由于前列腺癌为恶性肿瘤，且前列腺位于盆腔内较深的位置，所以手术难度较大，容易损伤血管、神经导致术中大出血及术后勃起功能障碍等情况。此外，前列腺癌的治疗方式还有放射治疗、冷冻治疗和内分泌治疗。

手术方式包括开放手术和腹腔镜手术，其中开放手术有不同入路，如经会阴、耻骨后及经耻骨后顺行前列腺根治术。由于前列腺位置较深，不易暴露，因此开放手术创伤较大，容易损伤周围器官包括直肠、膀胱及输尿管等。而腹腔镜手术能快速地实现对前列腺的处理，具有创伤小、出血少、避免周围组织器官损伤的优势[3]。其中，腹腔镜手术有多种手术方式，如“四孔法”腹腔镜手术、“三孔法”腹腔镜手术及机器人辅助腹腔镜手术等[4]。本例患者接受的是“四孔法”腹腔镜前列腺癌根治术，手术过程顺利，手术时间短，术中出血少，术后患者恢复良好，这充分说明腹腔镜手术是一种微创且安全有效地治疗方式。

综上所述，前列腺癌是老年男性常见的恶性肿瘤，术前需完善影像学检查，TURS 引导下前列腺穿刺活检获取病理结果可术前明确诊断。手术是有效的治疗方式，由于前列腺解剖部位较深，行腹腔镜手术可有效地减少手术时间、术中出血及术后患者住院时间，因此，腹腔镜前列腺根治术已逐渐取代开放手术成为前列腺癌外科治疗的首选治疗方式。

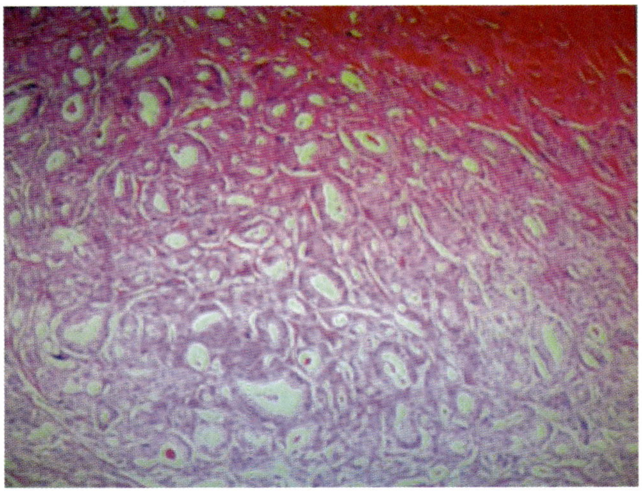

图 3-64-2　患者病理标本镜下所见

参考文献

1. 吴阶平. 吴阶平泌尿外科学. 济南: 山东科学技术出版社, 2004:138-144.
2. 郭应禄, 周利群, 译. 坎贝尔-沃尔什泌尿外科学(第9版). 北京:北京大学医学出版社,2009: 1120-1127.
3. Goeman L, Salomon L, La De Taille A, et al. Long-term functional and oncological results after retroperitoneal laparoscopic prostatectomy according to a prospective evaluation of 550 patients. World J Urol, 2006, 24(3):281-288.
4. Hruza M, Bermejo JL, Flinspach B, et al. Long-term oncological outcomes after laparoscopic radical prostatectomy. BJU Int, 2013, 111(2):271-280.

3-65 前列腺癌——开放前列腺癌根治术

一、临床资料

【病史】

男性患者，58 岁，主因“发现 PSA 升高半年，前列腺穿刺术后”入院。患者半年前体检发现 PSA 升高为 13ng/ml，至我院就诊，行男性盆腔 MRI 示前列腺中央腺体右前部结节，考虑前列腺癌可能性大，右侧外周带异常信号，不除外恶性可能。于 1 个月前，行 B 超下经直肠前列腺穿刺活检术，术后病理示：前列腺穿刺 13 针，第 2 针可见前列腺癌，Gleason Score 4+3（sum=7）。15 天前复查 PSA 15.1ng/ml，游离前列腺特异抗原（free prostate specific antigen，fPSA）与总前列腺特异抗原（total prostate specific antigen，tPSA）比值（fPSA/tPSA）为 0.23。为求进一步治疗入院。

【体格检查】

双肾及输尿管体检未见异常，直肠指诊：前列腺中度增大，中央沟变浅，质韧，未扪及明显结节，无触痛，指套无血染。

【辅助检查】

（1）PSA：15.1ng/ml。

（2）前列腺 MRI：前列腺中央腺体右前部结节，考虑前列腺癌可能性大，右侧外周带异常信号，不除外恶性可能。

（3）前列腺穿刺病理结果：前列腺穿刺 13 针，第 2 针可见前列腺癌，Gleason Score 4+3（sum=7）。该针中癌组织约占 50%。第 5、10 针可见非典型腺体。免疫组化：M60（–），CK5/6（–），P504s（+），AR（+），PSA（+）。

【初步诊断】

前列腺癌。

二、病例讨论

【鉴别诊断】

结合患者病史及前列腺穿刺病理结果，诊断前列腺癌明确，无需鉴别。

【治疗方案】

由于患者同意手术治疗且选择保留神经的前列腺切除术，考虑前列腺位于盆腔深部且体积较大，术者决定行开放前列腺根治术，术前 3 天开始肠道准备。

三、手术及术后恢复情况

麻醉满意后，常规消毒、铺巾，取下腹部正中切口，逐层切开达腹膜外腔，锐性分离 Retzius 间隙，向下方达盆筋膜水平。常规清扫两侧髂内及闭孔淋巴结。在前列腺两侧切开盆筋膜，游离、切断耻骨前列腺韧带，缝针 DVC 两遍，分离前列腺尖部及两侧，剪断尿道，以尿管牵引前列腺，逆向切除前列腺体积精囊。切除过程中逐步以 Hem-o-lok 钳夹、切断腺体背外侧之血管。最终在膀胱颈部切断后尿道，将前列腺体及精囊完整移除。3-0 可吸收线间断吻合膀胱颈及尿道（吻合共 6 针），膀胱内留置 F20 三腔尿管，检查无渗漏。盆腔内留置引流管 1 根。清点器械及辅料无误，逐层缝合切口，术毕。手术过程顺利，术中出血 300ml。

患者术后恢复良好，无并发症发生。术后 6 小时饮水，术后第 1 天进流食，术后第 3 天拔除盆腔引流管，第 5 天出院。术后 1 个月复查，PSA 值无异常，行盆腔 MRI 未见局部复发。

四、最终诊断

病理诊断：前列腺腺癌，Gleason Score 4+3（sum=7），可见肿瘤侵犯神经，局部肿瘤侵入被膜但未突破，可见肿瘤累及精囊腺，左侧叶 55 块组织可见 23 块有癌，右侧叶 55 块组织可见 44 块有癌，pT3b，小灶肿瘤靠近右侧尖部切缘，余尖部及外周切缘净。另送淋巴结：（左闭孔淋巴结）0/3 及（右闭孔淋巴结）为脂肪组织均未见癌。

五、专家点评

前列腺癌是老年男性常见的恶性肿瘤，好发年龄在 45～89 岁之间，平均年龄为 72 岁[1]。耻骨后前列腺切除术于 1995 年首次被用于治疗局限性前列腺癌，经过大范围的推广，耻骨后前列腺切除术曾成为治疗前列腺癌的标准方式。

前列腺根治术的三大目标是：控制肿瘤、保留控尿功能和保存性功能。评价肿瘤切除是否完全的一项重要指标是手术切缘，保证术后切缘阴性的重要基础是术中清晰的手术解剖及精细的前列腺尖部切除。前列腺尖部是根治术中常见的切缘阳性点，术中分离时应紧贴前列腺避免损伤背侧静脉丛，尽可能保持较长的尿道[2]。有报道提出保留膀胱颈的前列腺根治术对患者的尿控恢复有一定作用，但 Moinzadeh 等人通过随访 206 例行前列腺癌根治术的患者，否定了该方法对早期恢复尿控的作用[3]。而且，有研究显示保留膀胱颈组的前列腺切缘阳性率及 2 年 PSA 复发率明显高于膀胱颈切除组[4]。因此，在耻骨后前列腺癌根治术中保留膀胱颈是需要选择的。除此之外，相关报道提出的提高尿控率的方法有保留前列脈旁血管神经束、保留精囊尖部等。然而这些方法均存在争议。1987 年 Walsh 等[5]报道的保留性功能的耻骨后前列腺根治术进一步加深了泌尿外科医师对盆腔和前列腺解剖的认识，用前列腺外科解剖知识指导前列腺癌根治术，对阴茎背深静脉丛进行特殊处理，可有效地减少术中出血、术后阴茎勃起功能障碍及尿失禁的发生率。阴茎勃起过程中的传入神经是阴茎背神经，其将阴茎的感觉传导至骶丛进入骶髓。支配阴茎勃起功能的神经是来源于盆神经丛的海绵体神经，其沿着直肠侧壁走行至前列腺包膜的后外侧，在前列腺尖部与膜部尿道衔接处下行穿过尿道海绵体肌，形成血管神经束进入阴茎海绵体。在前列腺根治术保存性功能最重要的是按照 Walsh 提出的解剖知识和手术解剖进路，在保证肿瘤完整切除的情况下尽可能保留阴茎海绵体神经，而保留性神经的前列腺癌根治术有一定的适应证：确诊为 T1 或 T2 期的前列腺癌，PSA 值≤20ng/ml 和 gleason 评分≤7 分，年龄≤65 岁[6]。Sanda 等人提出在前列腺根治术中保留精囊有助于性生活的恢复，而且，Partin 等的研究表明对于 PSA<10ng/ml、Gleason 评分在 2～4 之间且无精囊受累的患者可考虑保留精囊[7]。此外，Kim 等[8]采用腓肠神经在前列腺根治术中修复损伤的阴茎海绵体肌，结果显示部分患者可完全获得自主勃起功能，部分患者在药物辅助下可完成性交。因此，前列腺癌根治术后保留性功能关键的两点是术中尽量保留海绵体神经及术后及早予药物辅助治疗。

尽管目前腹腔镜技术已广泛应用，但对于前列腺体积大、前列腺同周围组织粘连的患者，采用耻骨后前列腺癌根治术更为安全、有效。在耻骨后前列腺癌根治手术的过程中，术者需按照 Walsh 提出的前列腺外科解剖知识进行精细的分离和切除，必要时保留阴茎海绵体神经，术后尽早开始药物辅助治疗，如此便可达到前列腺癌治疗的三大目标。

参考文献

1. 吴阶平. 吴阶平泌尿外科学. 济南: 山东科学技术出版社, 2004, 407-411.
2. Villers A, Stamey TA, Yemoto C, et al. Modified Extrafascial Radical Retropubic Prostatectomy Technique Decreases Frequency of Positive Surgical Margins in T2 Cancers 3. Eur Urol, 2000, 38(1): 64-73.
3. Moinzadeh A, Shunaigat AN, Libertino JA. Urinary incontinence after radical retropubic prostatectomy: the outcome of a surgical technique. BJU int, 2003, 92(4): 355-359.
4. Marcovich R, Wojno KJ, Wei JT, et al. Bladder neck-sparing modification of radical prostatectomy adversely affects surgical margins in pathologic T3a prostate cancer. Urology, 2000, 55(6): 904-908.
5. Walsh PC, Partin AW, Epstein JI. Cancer control and quality of life following anatomical radical retropubic prostatectomy: results at 10 years. J Urol, 1994, 152(5 Pt 2): 1831-1836.
6. 刘继红, 詹鹰, 王涛. 前列腺癌根治术后勃起功能障碍的相关问题. 临床泌尿外科杂志, 2008, 23(6): 405-405.
7. Partin AW, Pound CR, Pearson JD, et al. Evaluation of serum prostate-specific antigen velocity after radical prostatectomy to distinguish local recurrence from distant metastases. Urology, 1994, 43(5): 649-659.
8. Kim ED, Scardino PT, Hampel ORI, et al. Interposition of sural nerve restores function of cavernous nerves resected during radical prostatectomy. J Urol, 1999, 161(1): 188-192.

3-66 前列腺肉瘤

一、临床资料

【病史】

男性患者，51 岁，主因“进行性排尿困难 1 个月”入院。患者 1 个月前无明显诱因出现小便费力、尿线变细，无尿急、尿痛及肉眼血尿，未予处理，10 天前酒后不能自主排尿，于外院就诊，予留置尿管后症状缓解，行前列腺超声示：前列腺肿瘤可能，进一步行前列腺核磁共振（MRI）示：前列腺占位性病变，考虑恶性病变可能性大。为求进一步治疗入院。

【体格检查】

前列腺明显增大，中央沟消失，质硬，表面凹凸不平呈结节状，无触痛，指套无血迹。

【辅助检查】

（1）PSA：1.19ng/ml。

（2）泌尿系 B 超：前列腺大小 7.64cm × 6.55cm × 8.07cm，体积 211.3ml，回声极不均匀。外形不规则，前列腺内可见强回声光团。前列腺内血流丰富。

（3）泌尿系 MRI：前列腺体积增大，其内见大小约 7cm × 5cm 的混杂信号肿块影，边界不清，增强扫描不均匀强化，其内见多发小圆形无强化区，前列腺中央腺与外周带分界显示不清，精囊腺显示不清，提示：前列腺占位性病变，考虑恶性病变可能性大。

【初步诊断】

前列腺肿瘤。

二、病例讨论

【鉴别诊断】

（1）前列腺癌：早期患者可无明显症状，前列腺增大明显时可出现进行性排尿困难，压迫直肠有大便异常、肠梗阻等，远处转移者有咳嗽、骨痛、易骨折等，查体可触及前列腺质硬结节，血清 PSA 升高，前列腺穿刺获取病理结果可明确诊断。

（2）前列腺囊肿：患者可有尿频、尿急等症状；直肠指检前列腺增大有囊性感；但穿刺时可抽出囊液；B 型超声检查有圆形或椭圆形的透声区，边界整齐。

（3）前列腺脓肿：患者有尿频、尿急、尿痛及排尿困难等症状，但全身症状明显，如发热、寒战等。直肠指检前列腺压痛明显；B 型超声检查前列腺内出现边界不整齐的透声区或内部低回声区，穿刺可获脓液。

【治疗方案】

由于患者治疗态度积极，考虑前列腺位置较深且术者有丰富腹腔镜经验，但此例患者前列腺体积较大，决定行腹腔镜前列腺根治术，同时做好开放前列腺切除术的准备，术前 3 天开始肠道准备。

三、手术及术后恢复情况

麻醉满意后取截石位，常规消毒铺无菌巾，取脐下长约 3cm 小切口，切开皮肤白线，用手指在腹膜外分离，气囊扩张腹膜外间隙，于脐下 3cm 水平两侧腹直肌外侧缘取两小切口，左侧 5mm、右侧 13mm 套管针，脐下 12mm 套管，引入腹腔镜，直视下距右侧套管外 3cm 再取一个 5mm 套管，4 个套管呈扇形分布，留置尿管，引入分离钳及超声刀，分离显露膀胱耻骨后间隙，探查见前列腺大小约 8cm × 7cm × 7cm，表面血管丰富，触之易出血，前列腺与盆壁间隙狭小，无法游离，背深静脉丛无法暴露，逐中转开腹，延长脐下切口，切开盆腔筋膜，至前列腺尖部，切断耻骨前列腺韧带，2-0 Vincryl 线 8 字缝扎背深静脉丛，切开膀胱前壁与前列腺间隙至膀胱颈，切开前列腺尿道，完好保留膀胱颈部，继续向后方锐性游离精囊，切开狄氏筋膜，钝性游离至前列腺尖部，切断两侧前列腺韧带，见血管用 Hem-o-lok 夹闭，至前列腺尖部，超声刀切开前列腺尖部尿道，见尿管，取出尿管，切断尿道，完整切除前列腺，2-0 Vicryl 线将尿道残端与膀胱颈连续缝合后收紧，张力适度，由尿道置入 F20 三腔尿管，气囊注水 30ml，向尿管内注水无明显外渗，冲洗创面，无明显出血，取出标本送病检，耻骨后留置 F20 引流管，关闭各切口，手术顺利，术毕患者安返病房，切除组织送病理。

切开标本见：标本直径约 8cm，实性，切缘完整，有完整包膜。

患者术后恢复良好，无并发症发生。术后第 2 天开始进流食，术后第 4 天拔除盆腔引流管、尿管出院。术后 3 个月随访，盆腔 MRI 显示前列腺区呈术后改变，未见局部复发。

四、最终诊断

病理诊断：分化较差的肉瘤，细胞呈类圆形及短梭形，胞浆偏红，核分裂像易见，免疫组化未能明确提示组织来源，肿瘤大小 6.5cm × 5.5cm × 4.5cm，累及前列腺双侧叶，主要位于右侧叶，可见脉管内瘤栓。免疫组化：VIM（+++），CD99（+），NSE（–），SMA（–），Bcl-2（–），CD34（–），S-100（–），EMA（–），AE1/AE3（–），CK7（–），PSA（–），LCA（–），CD79a（–），CD3（–）。

五、专家点评

原发性前列腺肉瘤是罕见的前列腺间叶细胞来源的肿瘤，其发病率不足成人恶性肿瘤的 0.1%。儿童和青少年所患前列腺肉瘤常见的病理类型为横纹肌肉瘤，而成人多为平滑肌肉瘤。目前手术仍是治疗前列腺肉瘤的主要手段[1]。

前列腺肉瘤患者主要的临床表现是下尿路梗阻症状和腹痛。由于肉瘤为非上皮来源的肿瘤，所以大部分前列腺肉瘤患者的血清 PSA 测定值在正常范围内[2]。此例患者的症状为进行性排尿困难，入院后检测 PSA 值处于正常水平。成人前列腺肉瘤典型的影像表现为巨大的实性肿块，伴有多相的、血流丰富的软组织迅速强化现象。计算机断层扫描（CT）平扫有助于发现前列腺的异常病灶，但对于发现肿瘤的囊性改变不敏感，前列腺肉瘤恶性程度高且生长速度快，肿瘤坏死和囊性改变较为常见，因此 CT 平扫不能用于评估肿瘤的坏死。在 CT 增强扫描上，前列腺肉瘤表现为快速强化，有助于进行疾病的鉴别诊断[3]。MRI 有更好的软组织显像功能，可以显示前列腺的多维图像且能更好地展示肿瘤与周围脏器、神经血管丛的关系，因此 MRI 对于指导手术具有重要意义[4]。当然，术前确诊前列腺肉瘤需要行经直肠 B 超引导下前列腺穿刺术获取病理学诊断。

对于局限于前列腺内且体积较小的肿瘤，可以等待观察、定期随访。手术切除仍是前列腺肉瘤的主要治疗方式，无周围组织侵犯的肿瘤，可以仅切除前列腺；但对于有膀胱或直肠侵犯以及盆腔淋巴结转移的前列腺肉瘤患者，则需要联合切除前列腺及膀胱甚至进行全盆腔脏器切除术加盆腔淋巴结清扫术。Sexton 等提出术后生存率与肿瘤的组织类型、分级以及肿瘤大小无关，而与手术肿瘤切缘情况有关[5]。因此，术中应仔细操作、完整切除肿瘤已防止复发、转移。除了手术治疗，术前新辅助化疗可加速肿瘤坏死，而术前的放射线治疗能起到肿瘤降级的作用从而为手术治疗做好准备。对于手术难以完全切除或者肿瘤级别高的前列腺肉瘤，可以采取联合治疗的方式以改善手术效果、提高术后生存率。

综上所述，前列腺肉瘤是一种罕见的间叶细胞来源的肿瘤，成人前列腺肉瘤的病理类型多为平滑肌肉瘤。术前需完善各项检查明确诊断，手术是治疗前列腺肉瘤的主要方式，术中应仔细分离、完整切除肿瘤。

参考文献

1. Rammeh RS, Zermani R, Sfaxi M, et al. Prostatic stromal sarcoma. Progres en urologie: journal de l' Association francaise d' urologie et de la Societe francaise d' urologie, 2006, 16(3): 381.
2. Young MD, Dahm P, Robertson CN. Prostatic sarcoma with rapid tumor progression after nerve sparing radical cystoprostatectomy. J Urol, 2001, 166(3): 994.
3. Vu Nghiem H, Sommer F G, Moretto J C. MRI of radiation-induced prostate sarcoma. Clinical imaging, 1995, 19(1): 54-56.
4. Russo P, Brady MS, Conlon K, et al. Adult urological sarcoma. J Urol, 1992, 147(4): 1032-1036.
5. Sexton WJ, Lance RE, Reyes AO, et al. Adult prostate sarcoma: the MD Anderson Cancer Center experience. J Urol, 2001, 166(2): 521-525.

3-67 前列腺癌——三孔法腹腔镜前列腺癌根治术

一、临床资料

【病史】

男性患者，64 岁，主因“体检发现前列腺结节 1 年，确诊前列腺癌 16 天”入院。患者 1 年前体检行前列腺直肠指检提示前列腺质硬，触及结节，未予特殊处理。9 月前查 PSA 6.22ng/ml，46 天前复查 PSA 5.22ng/ml，30 天前行前列腺 MRI 示：前列腺结节。进一步行前列腺穿刺，病理结果显示：前列腺穿刺 9 针，1～4、6、7 针可见前列腺癌，Gleason 评分 4＋4=8 分。为进一步诊治入我院。

【体格检查】

双肾及输尿管体检未见异常。前列腺Ⅱ度肿大，中央沟变浅，质硬，可触及多个结节，轻触痛，指套无染血。

【辅助检查】

（1）PSA：5.22ng/ml。

（2）泌尿系超声：前列腺大小 4.2cm×3.4cm×4.4cm，体积 32.8ml。移行区探及多个无回声区，最大声 0.6cm×0.5cm，左侧外周区探及低回声区，大小约 1.2cm×0.7cm。

（3）MRI：前列腺中央腺体左侧及左侧外周带两个结节，考虑前列腺癌（B～C 期）。

（4）全身骨扫描：右肩关节、腰 5 椎体血运丰富、代谢旺盛灶，考虑骨关节炎可能性大。

【初步诊断】

前列腺癌。

二、病例讨论

【鉴别诊断】

根据穿刺病理结果，诊断明确，无需鉴别。

【治疗方案】

患者同意进行手术治疗，由于前列腺体积及患者体重指数合适，术者具有丰富的腹腔镜手术经验，决定行“三孔法”腹腔镜前列腺根治术，术前 3 天开始肠道准备。

三、手术及术后恢复情况

麻醉满意后，常规消毒铺巾，患者头低位，取脐下 2.5cm 小切口，切口皮肤、皮下和白线，用手指在腹膜外分离，气囊扩张腹膜外间隙，分别于两侧腹直肌外侧缘略低于脐水平各取 2 小切口，连同脐下切口依次置入 5mm、13mm、12mm 套管，置入 30° 腹腔镜，引入分离钳和超声刀。分离显露膀胱耻骨后间隙，切开前列腺右侧盆筋膜，显露前列腺右侧，同法显露其左侧，充分游离显露背深静脉丛，1-0 Vincryl 线 8 字缝扎。于膀胱颈部与前列腺交界处切开膀胱颈部前壁，注意保护双输尿管口。完全切断膀胱颈，提起双侧精囊及输精管，顺行游离前列腺背侧。前列腺两侧于包膜下以 Hem-o-lok 夹闭后贴前列腺切断。显露前列腺尖部尿道，切开尿道前壁，显露尿管。切断尿道，完整切除前列腺。

将 1 根 3-0 自锁定线剪为 20cm 长。将尿道残端与膀胱颈部连续缝合后收紧，张力适度。由尿道置入 F20 三腔 Foley 导尿管，气囊注入 30ml 生理盐水，向尿管内注水无明显外渗。适度牵拉尿管，维持一定张力。查无明显出血，创面填塞可吸收止血纱。置入标本袋，取出切除组织。耻骨后留置 F24 引流管。将标本袋自脐下切口取出。逐层关闭切口。术毕。手术过程顺利，出血少。手术过程参见视频 3-67-1（非本例患者手术过程视频，仅供参考）。

U3-67-1

视频 3-67-1

患者术后恢复良好，无并发症发生。术后第 1

天进流食，术后第 2 天拔除盆腔引流管，术后 2 周拔除尿管，术后 3 个月随访，复查 PSA 无升高，盆腔 MRI 未见局部复发。

四、最终诊断

病理诊断：前列腺根治标本：前列腺癌，Gleason Score 3+4（sum=7），肿瘤浸润前列腺双侧叶，左叶 46 张切片可见 21 张有癌，右叶 48 张切片可见 13 张有癌，未见浸润被膜和精囊腺，pT2c，尖部及周围切缘未见肿瘤（图 3-67-1）。

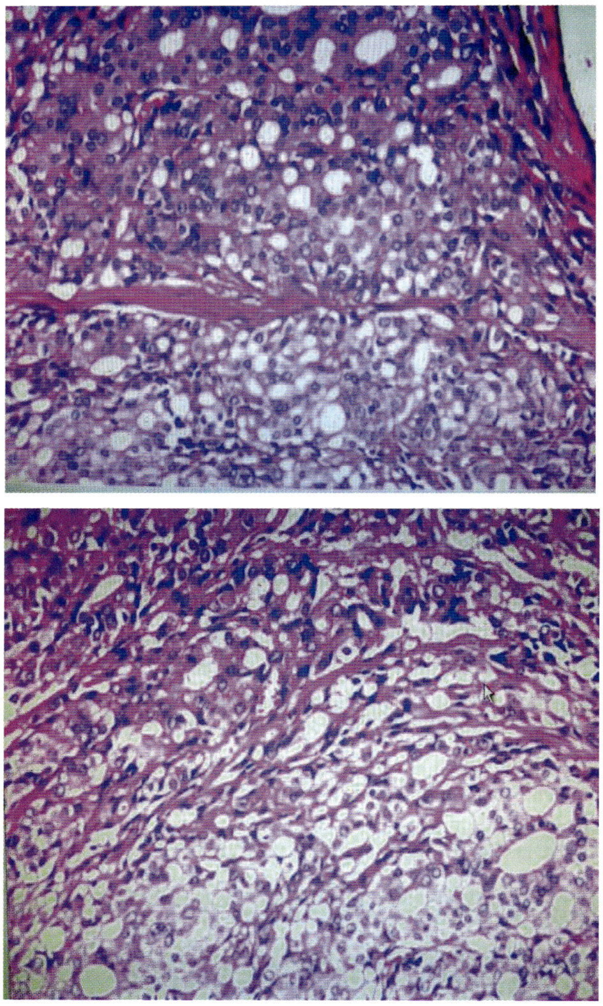

图 3-67-1　患者病理标本镜下所见

五、专家点评

前列腺癌是老年男性常见的恶性肿瘤，随着腹腔镜技术逐渐被大部分泌尿外科医生掌握，腹腔镜前列腺根治术已取代开放手术成为治疗前列腺癌的主要方式[1]。同时，腹腔镜手术方式也变得多种多样，如单孔法腹腔镜手术、四孔法腹腔镜手术以及机器人辅助腹腔镜手术等，而此例报道是世界范围内首次采用三孔法腹腔镜技术进行前列腺癌根治术。

三孔法腹腔镜手术是指仅采用三个套管针用于放置腹腔镜器械，由一位助手协助控制腹腔镜，主刀医生完成前列腺切除的各项操作。三孔法腹腔镜手术省去了主刀医师与助手之间的配合不良所致的操作失误，因而能在一定程度上减少手术时间，同时也能相对地减少患者的皮肤切口。由于前列腺手术空间狭小，前列腺暴露不佳，而且三孔法腹腔镜手术缺乏助手的牵拉、提起等协助，手术难度极大，因此患者的选择非常重要，我们建议适于三孔腹腔镜前列腺癌根治术的患者体重指数应小于 25kg/m^2、前列腺体积应小于 40ml，对于这样的患者术者易于在腹腔镜下创建相对充足的操作空间，有利于顺利完成手术。本例患者成功接受了三孔腹腔镜手术，总手术时间为 84 分钟，术中出血 100ml，术后患者恢复良好，术后第 2 天拔除盆腔引流管，第 3 天出院。因此，三孔法腹腔镜前列腺癌根治术具有常规腹腔镜手术同样的手术效果，经验丰富的术者可尝试采用三孔法腹腔镜技术进行前列腺癌根治术。

综上所述，前列腺癌的手术方式发展迅速，其中腹腔镜技术也日新月异，此例是首次报道采用三孔法腹腔镜技术进行前列腺癌根治术。对于合适的前列腺癌患者，可以采用三孔法腹腔镜技术完成手术，此方法是一种有效、安全的另一微创技术。

参考文献

1. 郭应禄，周利群，译. 坎贝尔-沃尔什泌尿外科学(第9版). 北京：北京大学医学出版社，2009：3139-3142.

3-68 成人前列腺囊高分化鳞状细胞癌

一、病例摘要

【病史】

男性患者，39 岁。主因“间断性无痛性终末血尿 5 个月，下腹部及骶尾部疼痛 1 个月”入院。患者 5 个月前无诱因出现无痛性终末肉眼血尿，有血块，无发热，无尿频、尿急、尿痛。外院诊为泌尿系感染予抗生素治疗后血尿逐渐消失。1 个月前再次出现终末肉眼血尿，伴尿急、尿痛，同时出现下腹部和骶尾部持续性疼痛。既往左侧隐睾，阴囊型尿道下裂；吸烟 20 年，每天 40 支；家族中无类似病史，无遗传病史。

【体格检查】

心、肺、腹部检查无异常。尿道外口开口于阴囊，左侧阴囊空虚，左腹股沟外环口可扪及 3 cm × 2 cm × 2 cm 大的睾丸，右侧睾丸小，附睾可触及直径约 2 cm 质硬结节，双侧输精管触摸不清。直肠指检：直肠右前壁可扪及 5 cm × 4 cm 质硬突向直肠腔的包块。

【辅助检查】

（1）B 超：膀胱右后方相当于精囊部位探及 6.1 cm × 5.8 cm × 6.9 cm 大、近似椭圆形的中低回声肿物，边界清，回声不均匀，血流丰富。肿物前方与膀胱后壁相连接，不易分开，该处膀胱壁不完整，肿物的内下方为囊性区，囊腔内可见液体流动，囊性区前方可见受挤压的前列腺，提示右侧精囊占位性病变可能（图 3-68-1）。

（2）磁共振成像检查：盆腔内病灶位于膀胱与直肠之间，呈囊实性结构，其上部有实性肿块，侵犯膀胱后壁，提示后尿道先天性囊肿伴恶变可能（图 3-68-2）。

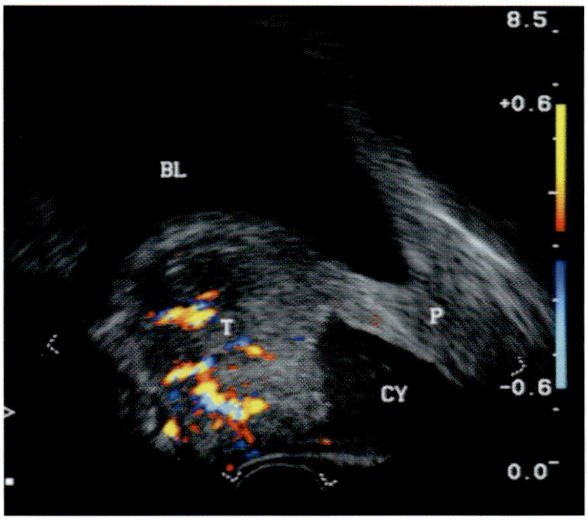

图 3-68-1 B 超所见

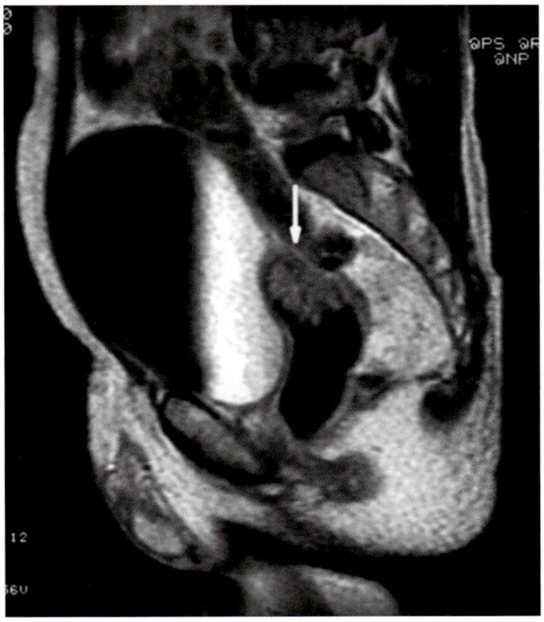

图 3-68-2 MRI 所见

盆腔内病灶位于膀胱与直肠之间，呈囊实性结构，其上部有实性肿块（箭头）

【初步诊断】

前列腺囊恶变，左侧隐睾，阴囊型尿道下裂，右侧附睾炎。

二、病例讨论

【鉴别诊断】

患者盆腔肿瘤，目前来源不确定，可能的疾病诊断有：

（1）前列腺囊恶性肿瘤：患者MRI提示后尿道先天性囊肿伴恶变可能。患者合并尿道下裂等多种先天性尿路男性生殖系统畸形，同时发现后尿道先天性囊性疾病，需要考虑前列腺囊之可能。前列腺囊可能伴发恶性肿瘤。可以考虑行膀胱尿道镜检进一步确定肿瘤位置与来源。必要时待手术探查，术后病理明确诊断。

（2）精囊来源恶性肿瘤：患者影像学结果提示病变部位靠近精囊，需要考虑精囊来源恶性肿瘤的可能性。但精囊恶性肿瘤临床罕见，临床表现可以有血精等症状。可待病理结果确诊。

（3）前列腺恶性肿瘤：患者直肠指诊可以触及肿物，需要考虑前列腺癌的可能性。但前列腺癌发病年龄多在中年以后。患者年龄相对年轻，可待病理排除。

（4）尿路上皮肿瘤：患者临床症状中有血尿的表现，且为终末血尿，需要考虑来源于后尿道或膀胱颈的尿路上皮肿瘤可能。可以行膀胱尿道镜检明确诊断。

【治疗方案】

行膀胱尿道镜探查，明确肿瘤来源与性质。如不能排除恶性可能，手术探查。

三、手术及术后恢复情况

入院后在腰麻下行膀胱尿道镜检查。切开尿道外口，扩张尿道后，直视下置入膀胱镜，见憩室状囊腔开口于后尿道精阜部位，未见正常精阜结构，囊腔内满布坏死絮状组织，观察不清，在膀胱和囊腔内各留置F7导尿管1根。注入造影剂后摄片（图3-68-3）。

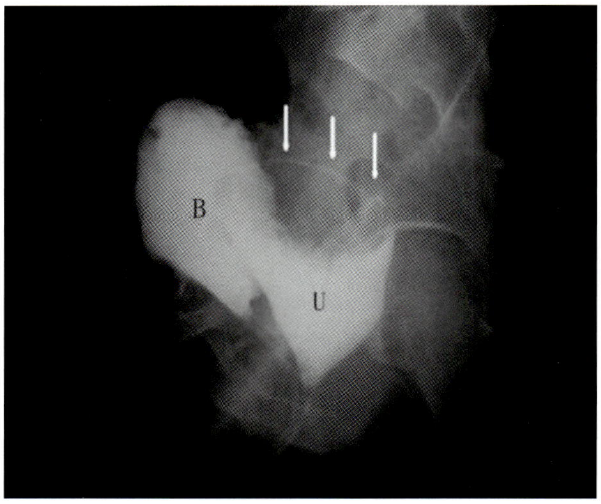

图3-68-3　注入造影剂后摄片

膀胱（B）；前列腺囊（U）；肿瘤所致充盈缺损（箭头）

术前诊断：前列腺囊恶变，左侧隐睾，阴囊型尿道下裂，右侧附睾炎。经膀胱后路径行腹腔镜探查，术中见肿瘤与膀胱壁粘连紧密，包裹右输尿管下段，分离困难，改行开放手术，切除前列腺囊及右侧输尿管下段，右输尿管与膀胱行抗反流吻合。术后病理：高分化鳞状细胞癌。术后辅助放射治疗，随访12个月，肿瘤无复发。

四、最终诊断

病理诊断：前列腺囊高分化鳞状细胞癌（图3-68-4）：前列腺囊高分化鳞状细胞癌，细胞分化好，可见角化珠和细胞间桥，细胞有轻度异型性，核分裂象多见，主要位于基底层，癌细胞巢侵犯肌组织，间质内可见混合型炎细胞浸润。

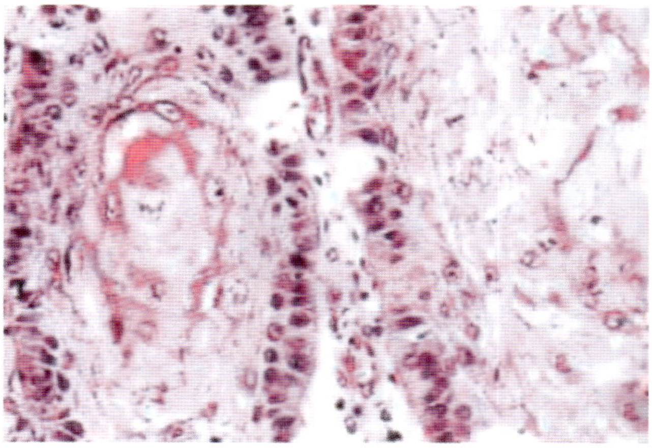

图3-68-4　病理标本镜下所见

五、专家点评

前列腺囊又称男性阴道，为胎儿性分化期促使向男性化方向发展的雄激素不足以及促使副中肾管退化的米勒管抑制物不足，使米勒管融合末端退化不全以及尿生殖窦男性化不全而形成，组织学构成多样，囊腔内衬为鳞状上皮[1-2]。扩大的前列腺囊在正常男性中罕有发生，但在尿道下裂患者中，发生率却高达27%～35%，而且随尿道下裂严重程度增加其发生率也上升。前列腺囊其囊腔与后尿道相通，开口在精阜中央，常见临床症状为血性精液（40%）、射精障碍（20%）、反复睾丸会阴部疼痛（33%）、下尿路刺激症状（25%）、下尿路感染（15%）以及男性不育（12%）等[3]，常伴有尿道下裂、隐睾和两性畸形。前列腺囊可合并囊内感染或者附睾炎，长期积尿甚至可以形成结石，但前列腺囊恶变非常罕见，低于3%。因成人前列腺囊患者近60%没有任何症状，故以往认为只有出现临床症状或不育时才需要处理。但鉴于本例前列腺囊高分化鳞状细胞癌发生情况，建议对于无症状患者也应定期复查，发现囊内有实性病变时应积极手术切除。

参考文献

1. Devine CJ, Gonzalez SL, Stecker JF, et al. Utricular configuration inhypospadias and intertex. J Urol, 1980, 123: 407-411.
2. Melicow MM, Pachter MR. Endometrial carcinoma of prostatic utricle(uterus masculinus). Cancer, 1967, 20: 1715-1722.
3. Novak RW, Raines RB, Sollee AN. Clear cell carcinoma in amüllerian duct cyst. Am J Clin Pathol, 1981, 76: 339-341.

3-69 精索弥漫性非霍奇金淋巴瘤

一、临床资料

【病史】

男性患者，69岁。主因“右腹股沟区包块15天”来诊。发现右腹股沟包块15天入院。不疼痛，无触痛，无血尿及发热。包块大小无变化。既往50年前因右腹股沟斜疝行疝修补术，2年前因胃癌行胃大部切除术（术后病理回报为胃腺癌，1/11淋巴结转移）。

【体格检查】

体温36.4℃，心率80次/分，呼吸18次/分，血压136/80mmHg；心、肺查体未见明显异常；右阴囊内附睾头质硬包块（图3-69-1），条索状向上延伸至腹股沟管，节段性增粗，不光滑，较固定，无触痛。睾丸正常。其余未见异常。

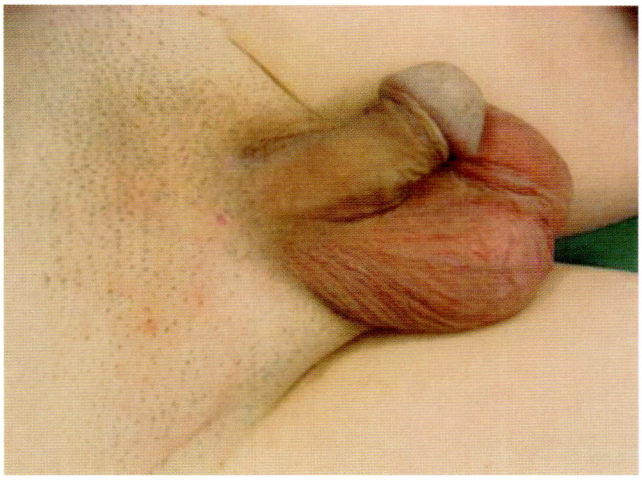

图 3-69-1 右阴囊内附睾头起质硬包块

【辅助检查】

（1）实验室检查：血常规、尿常规及便常规未见异常；肝肾功能、电解质正常；PSA、AFP、CEA、CA19-9及CA242均正常；胸片、ECG正常。

（2）泌尿系统B超：右腹股沟内靠近右阴囊上方处探及串珠样低回声肿物，长6.2cm，直径1.3cm，界清，回声低不均匀，可见血流信号，腹股沟管内未见类似肠管样结构。双侧附睾及睾丸未见异常。

（3）腹部增强CT（图3-69-2）：右侧附睾及精索可见条状软组织肿块影，延伸至盆腔右侧髂动脉旁。增强扫描轻度强化，软组织内可见点状血管影。

【初步诊断】

右腹股沟肿物，性质待查。

二、病历讨论

【鉴别诊断】

（1）右腹股沟肿物：根据病史、体格检查、B超及CT等影像学检查，诊断明确，但性质尚无法确定，结合患者胃恶性肿瘤病史，不能除外淋巴结转移。

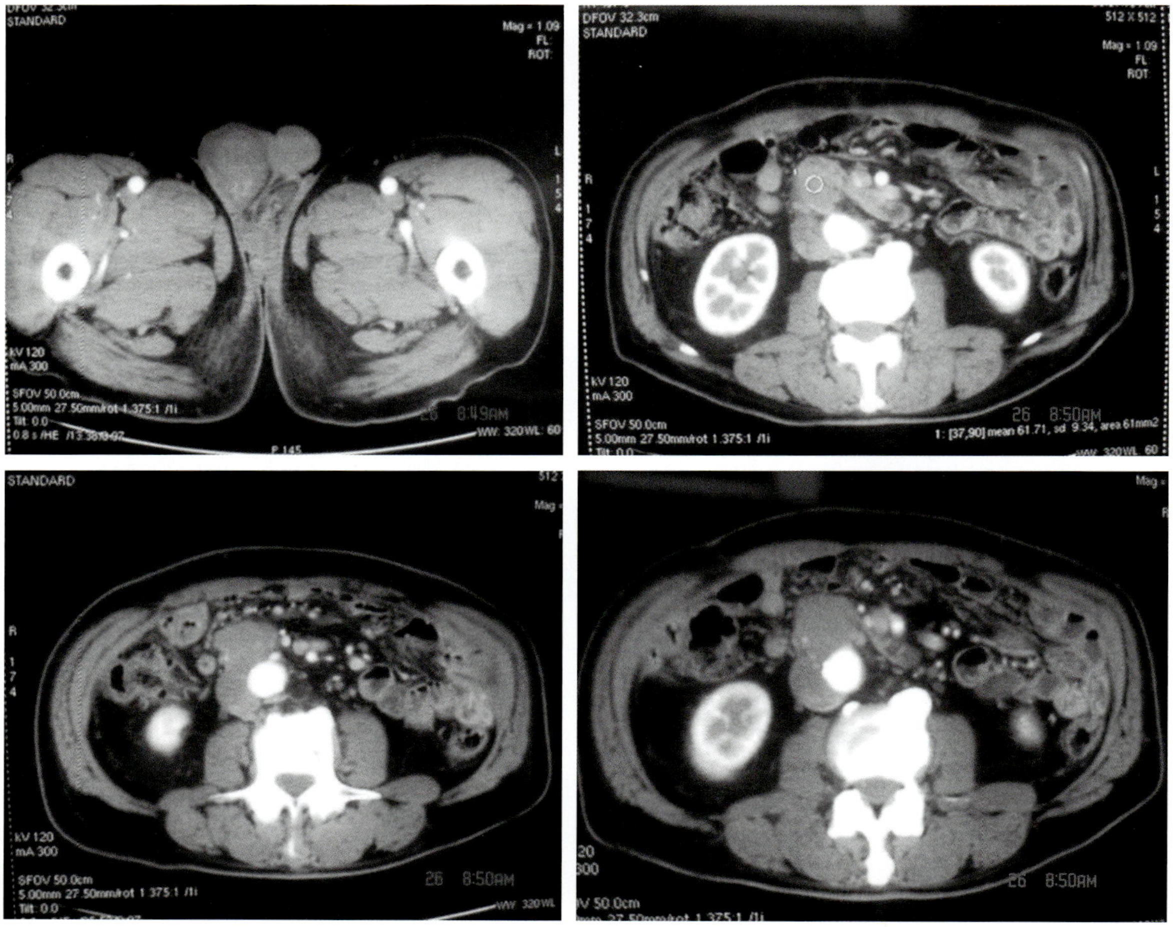

图 3-69-2　患者腹部增强 CT 所见

（2）右腹股沟疝：根据患者病史，体格检查及 B 超表现，暂不考虑此诊断。

【治疗方案】

完善检查，行手术治疗，明确病理后行下一步治疗。

三、手术及术后恢复情况

完善术前检查，麻醉评估满意后行右精索肿瘤及右睾丸附睾切除术，术中见精索长约 15cm，呈串珠样肿瘤，最大径 3cm，切面呈鱼肉样，有假包膜（图 3-69-3）。术后给予抗感染对症治疗，术后第 1 天拔除伤口引流，伤口干燥无渗出，愈合良好。病理回归提示淋巴瘤，遂转入血液内科进一步治疗，后给予美罗华 +CHOP 方案化疗 2 次，美罗华 +CHOP+VP-16 方案化疗 4 次，后患者因病毒性肝炎致肝性脑病及肝肾综合征抢救无效死亡，生存期为 12 个月。

四、最后诊断

病理结果：精索弥漫性非霍奇金淋巴瘤。细胞中等大小。结合免疫组化结果，考虑为 B 细胞淋巴瘤。肿瘤主要位于精索，于精索结缔组织中广泛浸润神经组织。睾丸附睾未见肿瘤浸润。免疫组化：LCA（+++），CD20（++），CD79a（+++），CD3（－），CD68（－），CD45RO（+）。

五、专家点评

男性生殖系统恶性淋巴瘤并不常见，其中睾丸淋巴瘤最为常见，约占所有非霍奇金淋巴瘤的 1%[1]。另外，精索淋巴瘤非常罕见，目前文献报道的仅有 35 例[2-11]。这些病例的年龄从 20 岁至 89 岁不等（平均年龄 60 岁），中年男性 14 例，老年男性 16 例。大部分病例在诊断时为Ⅰ期（21 例），Ⅱ期病例为 2 例，Ⅲ期病例为 6 例，Ⅳ期病例为 5 例，这些病例

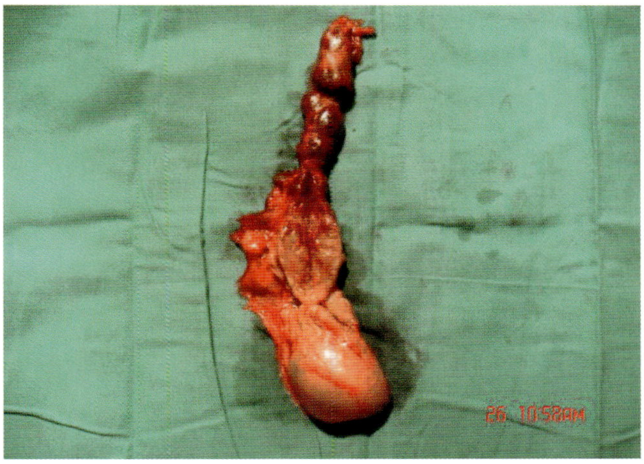

图 3-69-3 术后标本

的中位生存期为 12.2 个月。本病例为Ⅳ期，生存期约 12 个月。精索淋巴瘤一般向主动脉旁淋巴结转移，但是很少有其他部位原发的淋巴瘤早期向精索转移[6]。因此，我们认为本例淋巴瘤原发于精索。在组织类型上，目前已知的精索淋巴瘤均为 B 细胞型，本例亦为 B 细胞型淋巴瘤。

对于Ⅰ期或Ⅱ期的精索淋巴瘤，目前建议在行手术治疗后辅以放化疗，能够显著改善患者的预后[13]；而对于Ⅲ期或Ⅳ期的精索淋巴瘤，目前治疗效果较差，本例发现已为Ⅵ期，在手术治疗辅以化疗后生存期仅为 12 个月。因此，早期诊断早期治疗极为重要。

参考文献

1. Zouhair EH, Ugurluer PM, Gaye RO, et al. Primary testicular lymphoma. Swiss Medical Weekly, 2010, 140: 25–28.
2. Zwanger-Mendelsohn S, Shreck EH, Doshi V. Burkitt lymphoma involving the epididymis and spermatic cord: sonographic and CT findings. AJR Am J Roentgenol, 1989, 153: 85–86.
3. Abrosca FD, Lucev M, Turi V, et al. Primary malignant lymphoma of the spermatic cord. Minerva Chir, 1990, 45(7): 531–533.
4. Moller MB. Non Hodgkin' s lymphoma of the spermatic cord. Acta Haematologica, 1994, 91(2):70–72.
5. Lands RH. Non-Hodgkin's lymphoma originating in the spermatic cord. Southern Medical Journal, 1996, 89(3):352–353.
6. Ichiyanagi N, Matsumura T. Non-Hodgkin's lymphoma of the spermatic cord: a case report. Hinyoukika Kiyo, 1998, 44(6): 427–429.
7. Okabe M, Kurosawa M. Primary lymphoma of spermatic cord. Leuk Lymphoma, 2001, 40(5-6): 663–666.
8. Natsuizaka M, Kudo M, Suzuki M, et al. Diffuse large Bcell lymphoma with massive portal vein tumor thrombosis in a patient with alcoholic cirrhosis: a case report and literature review. Internal Med, 2009, 48(10): 805–808.
9. Almeida M, Diniz A. Non-Hodgkin's lymphoma of the spermatic cord. Rev Col Bras Cir, 2009, 36(5): 466–467.
10. Joshi S, Mansour AM, Eldefrawy A, et al. Diffuse large B cell lymphoma of the spermatic cord: a case report and literature review. Can J Urol. 2012, 19 (6): 6581-6583.
11. Taguchi S, Takahashi S, Iida K, et al. Spermatic cord lymphoma: a case report and literature review. Case Rep Med, 2012,513707.
12. Diakatou E, Haramis G, Kostopoulou A, et al. Primary lymphoma of the spermatic cord: a case report and review of the literature. Indian J Pathol Microbiol, 2011, 54 (3): 588-590.
13. Vitolo U, Chiappella A, Ferreri J, et al. First-line treatment for primary testicular diffuse large B-cell lymphoma with rituximab-CHOP, CNS prophylaxis, and contralateral testis irradiation: final results of an international phase II trial. J Clin Oncol, 2011, 29(20): 2766–2772.

3–70 隐睾恶变伴腹膜后多发淋巴结转移及双肺转移

一、临床资料

【病史】

男性患者，40 岁。主因“左侧腰部疼痛近 1 个月，发现左下腹部肿物 20 天”入院。患者 1 个月前无明显诱因地出现左侧腰部疼痛，程度不剧烈，为持续性隐痛，夜间明显，无放射痛。不伴恶心、呕吐，稍有尿频，无发热、尿急、尿痛、肉眼血尿，无腹痛、腹胀、腹泻等症状。20 天前就诊于外院，诊为“双侧隐睾、睾丸肿瘤并远处转移”，为进一步治疗来我院。患者自发病以来精神、食欲、睡眠可，大小便基本正常。既往隐睾病史，否认肝炎、结核病史。无外伤、输血史。无高血压、糖尿病史，无外伤及手术史，无食物、药物过敏史。

【体格检查】

体温 37.5℃，心率 75 次 / 分，呼吸 17 次 / 分，血压 110/80mmHg，心、肺查体无特殊；泌尿外科查体：双侧脊肋角对称无隆起，肾区无压痛，脊肋角区无叩击痛。腹部平软，左下腹可触及一个大小约 7cm×6cm 肿物，质韧，界限不清，压痛明显，无反跳痛。双侧阴囊空虚，未触及睾丸，尿道外口无红肿及脓性分泌物。

【辅助检查】

（1）肿瘤标记物：AFP>1210ng/ml，CEA 及 β-HCG 正常。

（2）泌尿系 B 超：左下腹、左髂窝及盆腔内可见一巨大低回声肿物，肿物边缘：上缘位于脐外 3cm，左侧达髂窝，右侧缘达盆腔右侧，下缘与前列腺融合。肿物以低回声为主，回声不均；腹主动脉前方可见长 10.8cm，直径约 2.7cm 融合成一体的肿大淋巴结，回声低，不均匀；左肾盂积水扩张。

（3）泌尿系增强 CT（图 3-70-1）：左下腹部及盆腔上部不均质软组织肿块，内有较多钙化灶，直径约 9cm 左右，不均强化，肿块与膀胱左上方及盆腔前壁软组织界限不清。腹膜后，肾门，盆腔内可见多发肿大淋巴结。左肾轻度积水。

（4）正位胸片：双肺多发团块影及结节影，考虑多发转移（图 3-70-2）。

（5）胸部 CT：纵隔淋巴结广泛转移，双肺大小不等肿块及结节（图 3-70-3）。

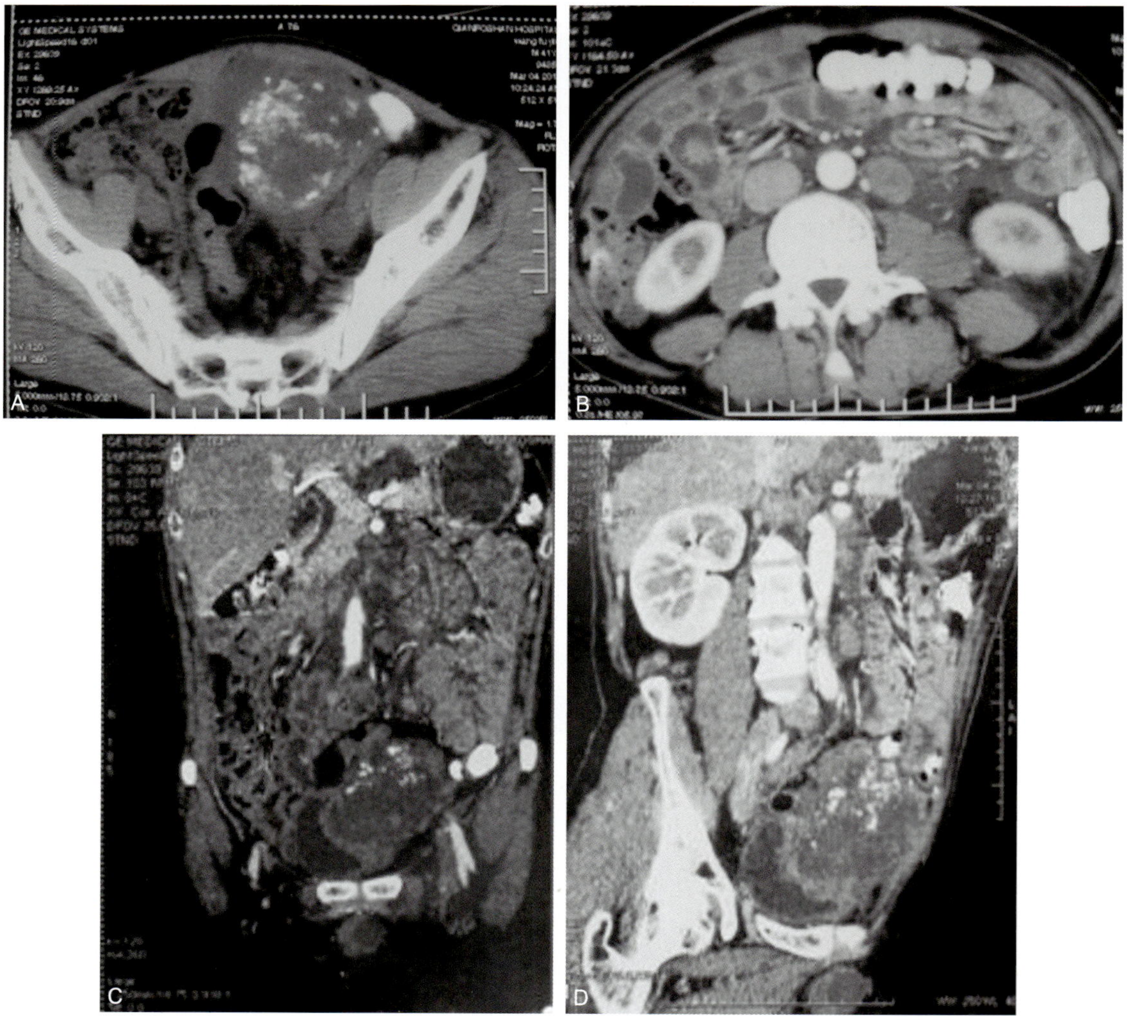

图 3-70-1　泌尿系增强 CT

A. 左盆腔巨大肿物，内部较多钙化灶，不均匀强化；B. 腹膜后多发淋巴结肿大；C、D. CT 重建

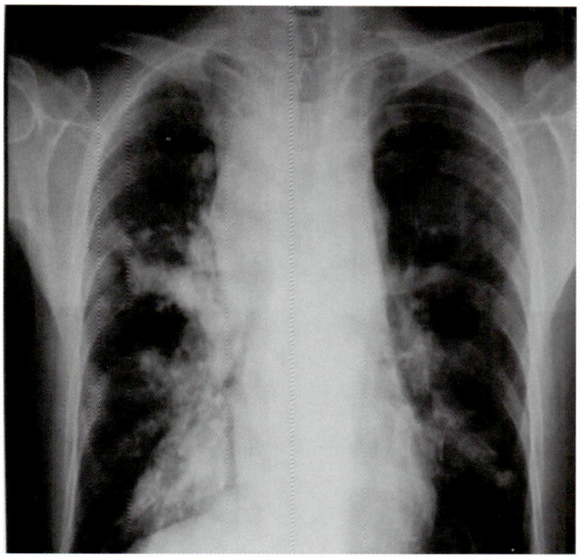

图 3-70-2 正位胸片

【初步诊断】

双侧隐睾，隐睾恶变，多发腹膜后淋巴结转移，双肺转移。

二、病例讨论

【鉴别诊断】

双侧隐睾，隐睾恶变，多发腹膜后淋巴结转移，双肺转移：患者中年男性，以腹部肿物和腰腹部疼痛为首要表现就诊。结合患者双侧隐睾病史，查体双侧阴囊空虚，肿瘤标记物 AFP 显著升高，影像学检查示左下腹巨大肿物，不均匀强化，伴多发腹膜后淋巴结肿大，双肺多发结节影；考虑双侧隐睾，隐睾恶变伴多发腹膜后淋巴结、双肺转移诊断基本成立。

【治疗方案】

化疗治疗。

三、治疗及结局

患者入院后出现刺激性干咳，进行性加重，伴明显憋喘，吸氧可稍缓解。患者肿瘤较大，CT 示肿物与膀胱、前列腺及盆腔前壁分界不清，且患者双肺多发转移。考虑患者恶性肿瘤晚期，多发转移，且一般状况差，不宜手术治疗，建议改行化疗，未术出院。前往相应专科医院拟进行化疗治疗。但之后随访得知，该患者因病情急剧恶化，转回外院后未能行化疗，于出院 1 个月后死亡。

四、最后诊断

双侧隐睾，隐睾恶变，多发腹膜后淋巴结转移，双肺转移。

五、专家点评

隐睾是最常见的男性泌尿生殖系统先天性疾病之一。许多研究显示隐睾存在潜在恶性，可能发展

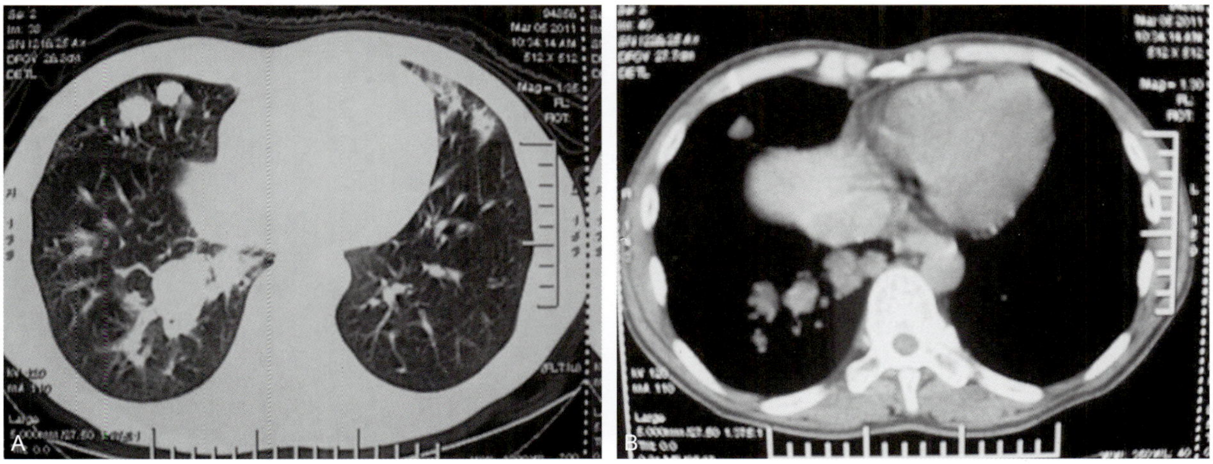

图 3-70-3 胸部 CT
A. 双肺多发大小不等肿块及结节；B. 多发纵隔淋巴结转移

为睾丸恶性肿瘤。既往研究报道，隐睾使睾丸癌相对危险度提高 2.1 ~ 17.6 倍[1]。其具体发病机制尚不完全明确，有学者提出了两种假说：①异位睾丸的局部相对高温可导致恶变发生；②隐睾与睾丸癌的发生可能均与性激素水平有关，存在相似的发病基础。隐睾患者于青春期前行睾丸固定术可有效预防睾丸癌的发生。然而对于手术时间较晚或未行睾丸固定术者，其恶变风险大大增高。

隐睾可见于 2% ~ 5% 新生男婴，是最常见的泌尿生殖系统先天性疾病之一。隐睾可导致生育功能障碍，并存在潜在恶性，可能继发睾丸恶性肿瘤。Dieckmann 等报道称隐睾患者发生睾丸肿瘤的风险是正常人的 2 ~ 8 倍，并且睾丸肿瘤患者中有 5% ~ 10% 有既往隐睾病史[2]。目前为止，我们尚不清楚其具体机制。隐睾与睾丸肿瘤可能存在相同致病因素，或隐睾为睾丸肿瘤的直接病因之一。

睾丸未降的新生男婴，其睾丸会在之后的发育过程中逐渐下降。但截至 1 岁时，仍有近 1% 男婴睾丸未降至阴囊内。对于这种持续性隐睾，首选睾丸固定术治疗。有证据显示，出生后 1 年，未下降睾丸内的生殖细胞将会逐渐减少，这可能是导致隐睾患者不育的原因之一[3]。因此推荐对隐睾患者尽早行睾丸固定术。通常认为对于睾丸在 2 周岁时仍未下降患者，应行睾丸固定术。但也有学者采取更为积极的态度，推荐在 6 个月时对隐睾进行手术干预[4]。关于手术治疗时间的早晚是否影响隐睾恶变概率的问题始终存在争议。Pettersson 等通过对 16983 例患者的队列研究证实，大于等于 13 岁行隐睾睾丸固定术的患者，其睾丸肿瘤发生率是 13 岁前手术患者的近 2 倍[5]。因此他们推荐对隐睾患者在青春期前施行睾丸固定术以降低其恶变风险。此研究从同时证明睾丸肿瘤的发生可能与异位因素相关。

《坎贝尔 - 沃尔什泌尿外科学》中提到，在隐睾恶变的患者中有 5% ~ 10% 肿瘤发生于对侧睾丸。因此有学者提出，单侧隐睾患者可能存在一些内在因素，如基因或激素等，同时作用于双侧睾丸，使得双侧睾丸肿瘤的发生率均增高。但是 Wood 等通过对多篇相关文献的荟萃分析，提出了相反的观点[6]。他们的研究显示，单侧隐睾患者对侧睾丸的恶变概率与正常人群睾丸肿瘤发生率无明显差别。同时他们还研究了双侧隐睾患者的睾丸肿瘤发生概率进行了研究，并证实双侧隐睾患者的恶变概率较单侧患者增高。

另外，隐睾恶变所致睾丸肿瘤的病理类型也是研究者关注的热点之一。研究显示，约 1/3 隐睾睾丸固定术后的睾丸肿瘤患者为精原细胞瘤，而未行手术治疗的隐睾患者其精原细胞瘤比例达到了近 3/4[6-7]。本病例中患者为中年男性，既往双侧隐睾病史，未行睾丸固定术，据此理论考虑精原细胞瘤可能性较大。但患者肿瘤标记物 AFP 明显升高，β-HCG 及 LDH 位于正常范围，故可能在精原细胞瘤基础上存在其他混合病理类型。

本例患者原发肿瘤最大径约 9cm，伴区域外淋巴结（纵隔淋巴结）及双肺多发转移，且 AFP>1000ng/ml，采用睾丸肿瘤简化分期考虑为Ⅲ b 期。根据 IGCCCG 预后因素分期系统考虑患者预后中等。对于此类患者，2012 年 EAU 关于的睾丸肿瘤的诊疗指南建议采用四个周期标准 BEP 化疗方案。化疗结束后，对于肿瘤标记物降至正常但仍存在残余病灶的患者，推荐进行手术切除。

参考文献

1. Buetow SA. Epidemiology of testicular cancer. Epidemiol Rev, 1995, 17:433–449.
2. Dieckmann KP, Pichlmeier U. Clinical epidemiology of testicular germ cell tumors. World J Urol, 2004, 22:2-14.
3. Hutson JM, Hasthorpe S. Abnormalities of testicular descent. Cell Tissue Res, 2005, 322:155-158.
4. Idem. Testicular descent and cryptorchidism: the state of the art in 2004. J Pediatr Surg, 2005, 40:297-302.
5. Pettersson A, Richiardi L, Nordenskjold A, et al. Age at surgery for undescended testis and risk of testicular cancer. N Engl J Med, 2007, 356: 1835-1841.
6. Wood HM, Elder JS. Cryptorchidism and testicular cancer: separating fact from fiction. J Urol, 2009, 181:452-461.
7. Batata MA, Whitmore WF, Chu FC, et al. Cryptorchidism and testicular cancer. J Urol, 1980, 124:382.

3-71　睾丸精原细胞瘤

一、临床资料

【病例摘要】

男性患者，28 岁，主因“发现左侧睾丸肿大 6 周”来诊。患者 6 周前偶然发现左侧睾丸明显肿大，无皮肤红肿，无触痛，无尿频、尿急、尿痛，无发热、肉眼血尿、腰痛，无排尿困难，未予特殊治疗。观察 1 月余后未见明显好转。遂就诊我院门诊，完善 MRI 检查提示左侧睾丸肿块，大小约 5.6cm × 4.3cm，考虑精原细胞瘤可能性大。现为进一步诊治入院治疗。既往史、个人史、家族史无特殊。

【体格检查】

体温 36.5℃，心率 70 次 / 分，呼吸 20 次 / 分，血压 127/70mmHg；心、肺、腹部查体未发现异常。泌尿外科专科查体：双肾区无隆起，双肾下极未触及，双肾区未触及包块，双肾区无叩击痛。双输尿管走行区无压痛，耻骨上膀胱区无充盈及压痛。左侧阴囊较右侧明显增大，可触及约 5cm × 4cm 包块，质硬，无明显触痛，阴囊透光试验阴性。右侧睾丸、附睾触诊未及明显异常。尿道口无红肿溢液。

【辅助检查】

（1）入院完善血常规、肝肾功能、凝血功能、感染源筛查试验均未发现异常。尿常规未见明显异常。

（2）AFP：1.62ng/ml。

（3）阴囊 B 超：左侧睾丸肿瘤；右侧睾丸内散在多发强光点。

（4）泌尿系 B 超：双肾、输尿管、膀胱、前列腺未见异常。

（5）盆腔 MRI：左侧睾丸肿块，考虑精原细胞瘤可能性大。右侧睾丸内条状异常信号，陈旧出血？前列腺小囊囊肿可能（图 3-71-1）。

（6）泌尿系增强 CT：左侧睾丸肿物，腹膜后未见明确异常淋巴结。肝多发小囊肿。肝 S5 低密度小结节，性质待定（图 3-71-2）。

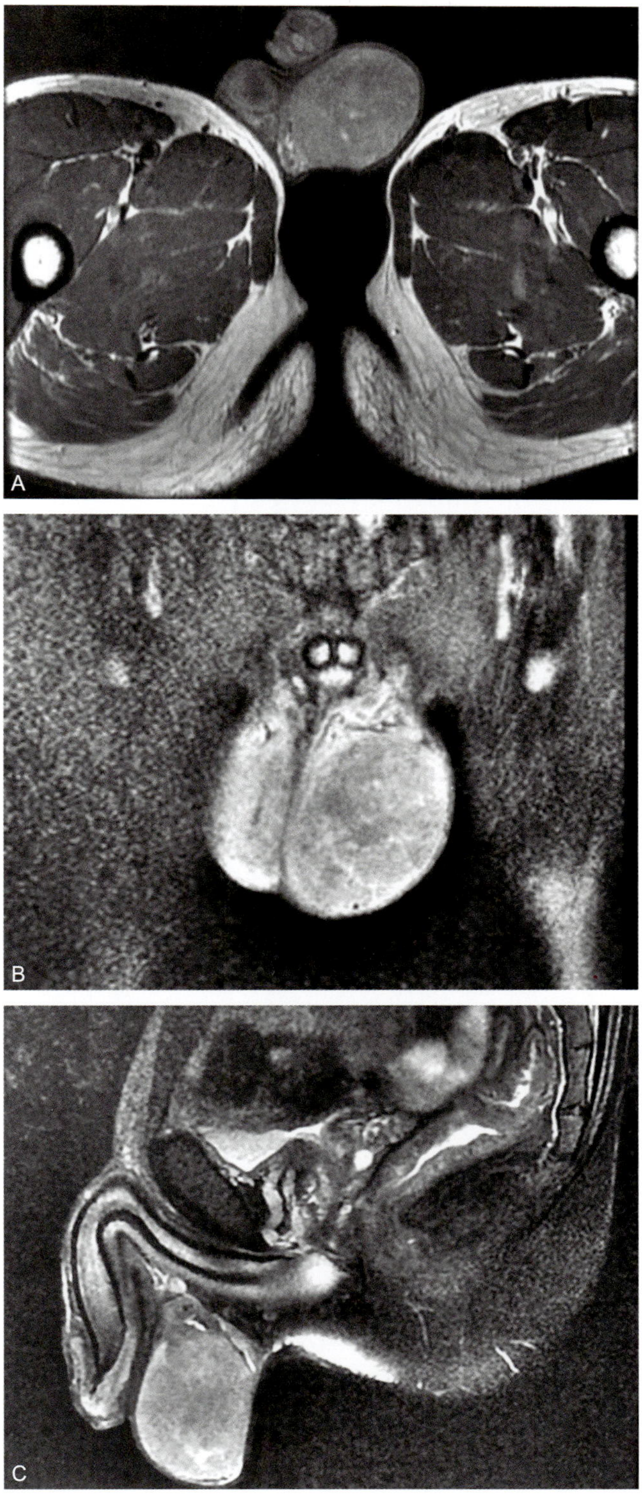

图 3-71-1　盆腔 MRI 所见

A, B. 横断面、冠状位 T1WI 示等信号，增强扫描示不均匀强化，可见分隔状强化；C. 矢状位示左侧睾丸肿瘤

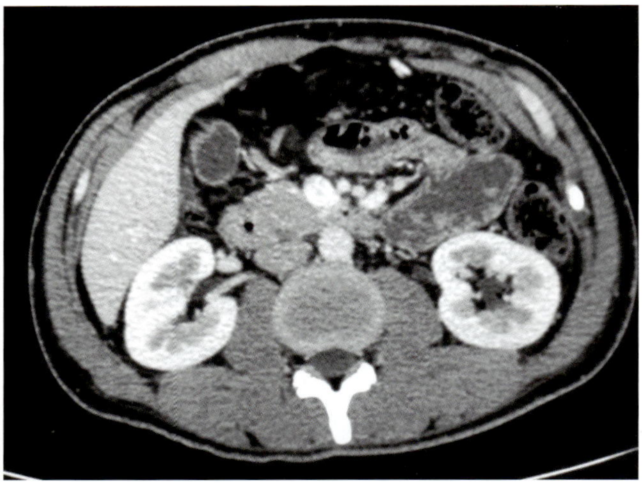

图 3-71-2 泌尿系增强 CT：腹膜后未见明显肿大淋巴结

【初步诊断】

左侧睾丸肿瘤。

二、病例讨论

【鉴别诊断】

（1）左侧睾丸肿瘤：根据患者病史、专科查体，泌尿 B 超、MRI 及 CT 结果，考虑左侧睾丸肿瘤可能性大。

（2）需与以下疾病进行鉴别：①附睾结核：可表现为一侧阴囊肿大，但多有结核病史，肿块偏小，主要侵犯附睾尾，可与阴囊粘连形成窦道，目前不支持此诊断；②睾丸炎或附睾炎：发病较急，多伴有压痛、发热，抗感染后可缓解，暂不支持此诊断；③睾丸鞘膜积液：阴囊内肿物有囊性感，质韧有弹性，阴囊透光试验阳性，结合 B 超结果，暂不支持此诊断。

【治疗方案】

睾丸肿瘤采用手术、放疗和化疗的综合疗法，手术为主要治疗手段。患者应行左侧睾丸根治性切除术，根据术后病理结果及临床分期而制定下一步治疗方案。

三、手术及术后恢复情况

麻醉满意后，患者平卧位，取左腹股沟斜切口长约 6cm，逐层切开皮肤、浅筋膜，显露腹外斜肌腱膜，沿肌纤维方向将其打开。于外环口耻骨结节旁游离精索，穿过牵引带提起以助显露，向内环方向游离精索，结扎精索阻断血流。将左侧阴囊内容物自阴囊推挤牵拉至切口外。结扎切断睾丸引带，电凝切割严格止血。进一步游离精索至内环口，4 号丝线单独结扎切断输精管，其余精索结构以 7 号丝线结扎后再以 4 号丝线缝扎 1 次，剪线后精索残端缩入腹腔内。移除标本，冲洗伤口，彻底止血。伤口 1 根皮片引流，阴囊戳孔引出。清点器械敷料无误，查无活动出血，逐层关闭切口。无菌敷料覆盖，加压包扎阴囊。术后予补液等对症治疗，术后恢复顺利，术后 2 天出院。

四、最后诊断

术后病理：左侧睾丸精原细胞瘤，大小：5.0cm × 3.8cm × 3.0cm，局限于睾丸内，未见明确脉管浸润，PT1。手术断端未见肿瘤。

免疫组化：PLAP（+），LCA（－），AE1/AE3（+/－），AFP（－），CD117（+），HCG（－），VIM（－）。

五、专家点评

睾丸生殖细胞瘤占睾丸肿瘤的 90%～95%，分为精原细胞瘤和非精原细胞瘤[1]。精原细胞瘤发病年龄多在 30～49 岁，是最常见的睾丸肿瘤类型[2]，生长缓慢，恶性度相对低。

睾丸肿瘤早期常缺乏典型症状，多表现为一侧睾丸无痛性肿大或结节。30%～40% 患者表现为下腹部、腹股沟、阴囊钝痛或下坠感；近 10% 表现为下腹部、腹股沟或阴囊急性疼痛[3]。

阴囊超声检查是临床上诊断睾丸肿瘤的常用方法，但诊断的准确性有赖于超声医生的经验。CT 和 MRI 在诊断睾丸肿瘤，鉴别生殖细胞瘤病理类型，评估分期等方面等具有优势。与非精原细胞瘤相比，精原细胞瘤 MRI 多表现为结节分叶状外观、T2WI 低信号、纤维间隔强化[4-6]。CT 检查有助于鉴别有无腹膜后淋巴结转移。

所有精原细胞瘤患者均应常规检查瘤标，如 β-HCG、AFP、LDH。瘤标测定不仅对肿瘤病理分型及发病情况有提示意义，也有助于手术治疗后的肿瘤监测。

怀疑睾丸精原细胞瘤患者，应行根治性睾丸切除，手术切口要在腹股沟，并先结扎精索血管，以防种植或转移。由于精原细胞瘤恶性度相对低，且对放疗、化疗敏感性高，故腹膜后淋巴结清扫术不作为首选。仅在放化疗后仍有残余病灶时再予考虑[7]。

参考文献

1. Albers P, Albrecht W, Algaba F, et al. EAU guidelines on testicular cancer: 2011 update. Eur Urol, 2011, 60 (2): 304-319.
2. Gill MS, Shah SH, Soomro IN, et al. Morphological pattern of testicular tumors. JPMA J Pak Med Assoc, 2000, 50 (4): 110-113.
3. 沃尔什主编. 坎贝尔泌尿外科学, 第7版(英文影印版).北京: 科学出版社, 2001: 2414-2452.
4. Tsili AC, Tsampoulas C, Giannakopoulos X, et al. MRI in the histologic characterization of testicular neoplasms. AJR Am J Roentgenol, 2007, 189 (6): W331-W337.
5. Johnson JO, Mattrey RF, Phillipson J. Differentiation of seminomatous from nonseminomatous testicular tumors with MR imaging. AJR Am J Roentgenol, 1990, 154 (3): 539-543.
6. Ueno T, Tanaka YO, Nagata M, et al. Spectrum of germ cell tumors: from head to toe. Radiographics, 2004, 24 (2): 387-404.
7. 吴阶平.吴阶平泌尿外科学. 济南;山东科学技术出版社, 2004: 1956-1957.

3-72 睾丸淋巴瘤

一、临床资料

【病史】

男性患者，75 岁。主因“发现右睾丸增大 2 个月”来诊。2 个月前患者自行扪及右侧睾丸增大，直径约 4cm。2 个月来右侧睾丸进行性增大，无疼痛，无尿路刺激症状。既往无外伤史，近来体重无明显变化。

【体格检查】

体温 37.2℃，心率 75 次 / 分，呼吸 17 次 / 分，血压 130/90mmHg；心、肺、腹部查体未见明显异常；右侧阴囊肿大，触诊右侧睾丸弥漫增大直径约 6cm，左侧睾丸直径 2cm，均无压痛，双侧附睾及精索未及肿大压痛。

【辅助检查】

（1）实验室检查：血白细胞 11.5×10^9/L，血红蛋白 117g/L，血小板 253×10^9/L；尿常规正常；AFP、HCG、乳酸脱氢酶（lactate dehydrogenase，LDH）均正常。

（2）阴囊 B 超：右睾丸弥漫增大，呈均质低回声，未见肿物，右侧睾丸大小正常，回声均匀。

（3）胸片及腹部 CT 未见明显异常。

【初步诊断】

右睾丸肿瘤。

二、病历讨论

【鉴别诊断】

（1）右睾丸肿瘤：根据病史、体检及 B 超检查，诊断明确。

（2）右睾丸炎：患者右侧睾丸弥漫增大，无疼痛或压痛，附睾无肿大疼痛，考虑本诊断可能性小。

【治疗方案】

积极完善术前准备，限期行右睾丸根治性切除术。

三、手术及术后恢复情况

积极完善术前准备后于腰麻下行右侧睾丸根治性切除术，手术顺利，术后恢复良好。

四、最后诊断

术后病理回报睾丸淋巴瘤。病理结果：右睾丸肿瘤大小 6.5cm × 5cm × 4cm，切面呈灰褐色，可见局灶出血，未见正常睾丸结构，附睾及精索未受累。

五、专家点评

睾丸淋巴瘤可原发于睾丸及周围组织但同时其他部位没有淋巴结或白血病。如果是其他部位有淋巴瘤、白血病或浆细胞骨髓瘤累及，则称为继发。

男性生殖系统原发淋巴瘤多发生在睾丸，占所有睾丸肿瘤约 2%，占男性结外淋巴瘤的 5%。原发的淋巴瘤占所有睾丸淋巴瘤的 40% ~ 60%，多数患者年龄 60 ~ 80 岁。在该年龄组，淋巴瘤是最常见的睾丸肿瘤 [1]。

临床上常表现为单侧睾丸无痛性、弥漫性增大。原发性睾丸肿瘤很少出现 B 症状（即不能解释的发热＞38℃、盗汗、体重减轻＞10%）。原发性睾丸淋巴瘤累及双侧者少见，但继发性或淋巴瘤复发时可累及双侧。实验室检查常无异常发现。B 超示一般为不连续的低回声病变，可以浸润整个睾丸，常不能和生殖细胞肿瘤的表现相区分。大体病理肉眼切面所见为边界不清的灰褐色或灰白色，有坏死或出血的单个或多个结节。睾丸淋巴瘤最常见的组织类型是弥漫性大 B 细胞性淋巴瘤 [2-3]。

原发性睾丸淋巴瘤的治疗先应进行根治性睾丸切除术，明确诊断后，应辅助采用放射治疗和（或）化疗。

成人睾丸淋巴瘤患者预后差，整体的 5 年和 10 年生存率分别为 37% ~ 48% 和 19% ~ 27%。。睾丸继发淋巴瘤的预后较原发淋巴瘤差。睾丸原发淋巴瘤在所有结外淋巴瘤中预后最差，5 年生存率为 70% ~ 79%。50% 睾丸淋巴瘤患者复发 [4]。

参考文献

1. Shahab N, Doll DC. Testicular lymphoma. Semin Oncol, 1999, 26: 259-269.
2. Freeman C, Berg JW, Cutler SJ. Occurrence and prognosis of extra nodal lymphomas. Cancer, 1972, 29: 252-260.
3. Sussman EB, Hajdu SI, Lieberman PH, Whitmore WF. Malignant lymphoma of the testis: a clinicopathologic study of 37 cases. J Urol, 1977, 118: 1004-1007.
4. Zucca E, Conconi A, Mughal TI, et al. Patterns of outcome and prognostic factors in primary large-cell lymphoma of the testis in a survey by the International Extranodal Lymphoma Study Group. J Clin Oncol, 2003, 21: 20-27.

3-73　阴囊鳞状细胞癌

一、临床资料

【病史】

患者中年男性，主因“发现阴囊肿物 2 年余”入院。患者 2 年前无诱因发现右侧阴囊皮疹样肿物，伴瘙痒，后肿物逐渐增大，呈菜花样生长，累及右侧腹股沟区，表面常有破溃，渗液，伴局部疼痛，近 20 天来肿物常有破溃出血，每天 50 ~ 100ml。为手术治疗收入病房。

【体格检查】

泌尿科专科查体示右侧睾丸、外阴及腹股沟区可及巨大菜花样肿物，约 10cm × 10cm 大小，有恶臭，表面破溃，有鲜血及脓性分泌物流出。

【辅助检查】

腹部增强 CT：右侧阴囊区、沿右侧精索向上至腹股沟区可见较大的不规则状软组织密度肿块，局部表皮破溃、边缘不整，可见不规则低密度气体，肿块内密度不均，可见不规则低密度坏死区。增强扫描不均强化，平扫、动脉期、静脉期 CT 值分别为 12 ~ 30Hu、17 ~ 64Hu，13 ~ 66Hu。右侧睾丸向左侧移位。两侧腹股沟区可见多发大小不一肿大淋巴结，较大位于左侧，直径约 18mm。盆腔内右侧髂外动脉后方可见椭圆形肿块，约 38mm × 31mm × 49mm（左右 × 前后 × 上下），边界清晰，增强扫描可见强化。影像印象：右侧阴囊区占位性病变，考虑阴囊恶性肿瘤？肿瘤侵犯腹股沟区，合并盆腔髂外血管旁淋巴结转移。双侧腹股沟区肿大淋巴结，考虑转移。

【初步诊断】

阴囊癌。

二、病例讨论

【鉴别诊断】

睾丸肿瘤：常表现无痛性睾丸肿大，少数有疼痛感。睾丸肿块可行彩色 B 超协助诊断。检测睾丸生殖细胞肿瘤的标记物，如绒毛膜促性腺激素（HCG）、甲胎蛋白（AFP)、乳酸脱氢酶（LDH）及胎盘碱性磷酸酶（placental alkaline phosphatase，PALP）等协助诊断。

【治疗方案】

患者目前阴囊癌诊断较为明确，患者治疗态度积极，故术者决定行外阴肿物扩大切除，腹股沟淋巴结清扫，髂血管旁淋巴结清扫，肌肉瓣转移术，取皮游离植皮术。

三、手术及术后恢复情况

麻醉满意后，患者呈截石位，常规消毒铺斤，术中可见外阴部巨大肿物，累及右侧睾丸、精索、大隐静脉及腹股沟韧带，予以联合切除，清扫右侧腹股沟区及髂血管旁淋巴结，保留阴茎海绵体及左侧睾丸，缝匠肌瓣覆盖股动静脉，游离植皮覆盖创面，手术顺利，术后患者安返病房。

术后予以抗感染治疗，并注意取皮区及植皮成活情况。

四、最终诊断

病理报告（图 3-73-1）：(外阴肿物）皮肤及皮下组织中低分化鳞状细胞癌 (poorly differentiated squamous carcinoma)，周边部见原位鳞状细胞癌。肿瘤范围约 13cm × 9.3cm × 2.4cm。

免疫组化：P6（+++），CK5/6（十），CK（AE1/AE3）(+)，S-100（－），CD117（－），PLAP（－）。(3°、6°、9°、12° 切缘）未见肿瘤，(距离 6° 0.7cm，余均大于 lcm）肿瘤紧邻基底（小于 0.2mm），紧邻但未累及睾丸。另送（大隐静脉）可见灶性癌细胞浸润。(右髂外）淋巴结 1/1 枚可见癌转移（最大直径 3.2cm）。

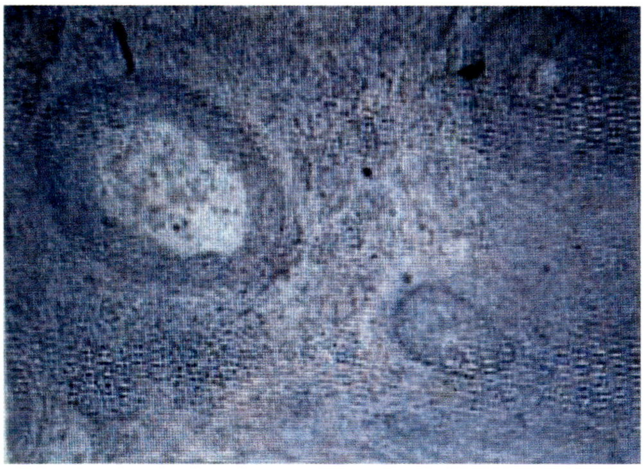

图 3-73-1 病理切片所见

五、专家点评

阴囊癌中老年占绝大多数。以阴囊左侧发病为多（60% ~ 80%)[1]，好发于阴囊前下方，晚期可累及双侧。病变初期皮肤上出现一个丘疹、结节或小疣，无痛但常有瘙痒，数月或数年内逐渐增大，质地变硬，突出阴囊表面，中央可形成溃疡、坏死，边缘隆起外翻，有血性分泌物渗出，因摩擦或抓搔而出血，伴发感染时可出现脓液、恶臭及疼痛。一些干燥性病变则无渗出，但局部皮肤粗糙发红，增厚，表面凸凹不平如橘皮样，有时表面可呈层状脱肩，亦有增生呈菜花状者，早期常被误诊为湿疹或增殖性皮炎等。最常见的转移部位是腹股沟淋巴结，发生率为 30% ~ 70%，其中双侧转移占 50% ~ 80%[1]。临床上由发病到转移时间一般为 6 ~ 12 个月，最短 4 个月，最长 10 年。转移到腹主动脉旁淋巴结，只有个别报道，其他远处转移也较少见，主要可发生肺转移。

诊断主要根据临床表现。对久治不愈的阴费湿疹、皮炎、溃疡，医师应有充分的警惕，考虑到阴囊癌的可能性，局部组织病理活检是最有力的诊断。应用 B 超、CT、MRI 及细针穿刺活检等帮助诊断、明确分期[2]。

阴囊癌的早期诊断和早期治疗很重要，早期尽力争取手术切除，原发灶需局部扩大切除，范围应超过肿瘤边缘 2cm 以上的阴囊壁[3]，除非病变已侵犯阴囊内容物，否则应尽量予以保留。术后局部复发往往是切除不够所引起，但也可能是新发而非复发。病变范围过大过广的损害可在显微镜下连续观察被切除的癌组织，直到肿瘤完全切除干净。对于切除范围过广，可采用皮瓣转移及阴囊成形术。

参考文献

1. Azike JE. A review of the history, epidemiology and treatment of squamous cell carcinoma of the scrotum. Rare Tumors, 2009, 1(1): 17.
2. Mitra A, Agarwal PN, Singh R, et al. Squamous cell carcinoma of the scrotum - still an occupational hazard. Indian J Occup Environ Med, 2014, 18: 150-152.
3. Quesada AE, Galfione S, Colome M, et al. Verrucous herpes of the scrotum presenting clinically as verrucous squamous cell carcinoma: case report and review of the literature. Ann Clin Lab Sci, 2014, 44(2): 208-212.

3-74 阴茎癌伴腹股沟淋巴结转移

一、临床资料

【病史】

男性患者，24岁，主因“发现左侧腹股沟淋巴结肿大1年，阴茎肿物半年”来诊。患者1年前发现左侧腹股沟肿物，9个月前自觉肿物增大，直径约3cm，于外院就诊，以淋巴结炎抗感染治疗无效，遂行左侧腹股沟淋巴结活检，病理示高分化鳞状上皮癌，考虑癌转移可能性大，查体示：包皮周围2/3触之较硬，与周围1/3正常组织分界明显。遂予左侧腹股沟+阴茎放疗，腹股沟区照射剂量6000 cGy，放疗后腹股沟肿物变小，但于左侧冠状沟处出现一处溃疡，间断少量血性渗出。7个月前，于外院接受预防性化疗（具体不详），无特殊不适。6个月前，冠状沟正上方出现一条索状硬性肿物，于外院查MRI示未见异常。1个月前，患者发现腹股沟肿物再次增大，先后行同位素治疗和放疗（具体不详），未见缓解。予外敷中药后，腹股沟处间断有浆液性渗出。2天前，腹股沟处肿物破溃，有白色坏死物排出。既往1年前行包皮环切术。否认其他既往病史。

【体格检查】

体温36.6℃，心率61次/分，呼吸20次/分，血压120/77mmHg；心、肺、腹部查体未发现异常。左腹股沟中点可见3.0cm×1.5cm的活检创面，Ⅱ期愈合。右腹股沟中点深处可触及一个直径0.5cm的肿块，边界清楚，活动，无压痛。阴茎包皮呈环切术后表现，冠状沟3点处可见一处直径0.5cm的红色溃疡，未见渗出。冠状沟1点处可见一个1.0cm×0.5cm的黄色硬结，表面粗糙。阴囊及睾丸未见异常（图3-74-1）。

【辅助检查】

（1）入院查血常规、尿常规、生化、凝血、感染源筛查试验均未发现异常。

（2）病理会诊：（腹股沟淋巴结）转移性鳞状细胞癌，呈高-中分化，可见较多淋巴细胞，未见淋巴结结构。

（3）精液分析：离心后未见精子。

（4）泌尿系B超：左侧腹股沟区皮下2mm可见大小约3.2cm×2.8cm×2.4cm略强回声，边界尚清，考虑左侧腹股沟内淋巴结。

（5）泌尿系增强CT：阴茎前部可见低增强；

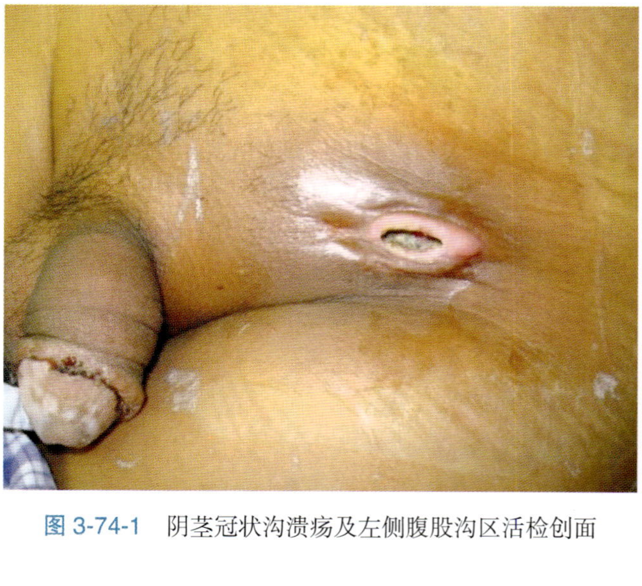

图3-74-1 阴茎冠状沟溃疡及左侧腹股沟区活检创面

左侧腹股沟多发淋巴结肿大，部分融合成片，与皮肤缺损相通，考虑活检术后改变；左侧腹股沟入口处淋巴结与股静脉关系密切；右侧腹股沟可见数枚0.6cm大小淋巴结，腹膜后未见淋巴结肿大。符合阴茎癌伴左侧多 发腹股沟淋巴结转移。左侧髂外静脉增强不明显，不除外左侧髂外静脉血栓或瘤栓。余脏器未见异常（图 3-74-2）。

【初步诊断】

阴茎肿物及腹股沟淋巴结肿物，性质待查，阴茎癌可能性大。

二、病例讨论

【鉴别诊断】

阴茎癌伴左腹股沟淋巴结转移：青年患者，左侧腹股沟淋巴结肿大1年，活检病理提示高分化鳞状上皮癌，考虑阴茎癌转移灶可能性大。查体示冠状沟3点处可见一处直径0.5cm的红色溃疡，1点处可见一个1.0cm×0.5cm的黄色硬结，较符合阴茎癌诊断，尚需进一步肿物活检，明确诊断。

【治疗方案】

阴茎肿物切除、左腹股沟区肿物活检术，明确病变性质。

拟行左腹股沟淋巴结清扫术，视术中腹股沟肿物和髂血管关系，必要时行人工血管置换术，如果进展顺利可行右腹股沟淋巴结清扫和阴茎部分切除术，请烧伤科台上会诊转移皮瓣覆盖腹股沟创面。

三、手术及术后恢复情况

阴茎肿物切除、左腹股沟区肿物活检术：患者麻醉达成后，取平卧位，常规消毒铺巾，检查发现阴茎头部可见2处肿物，一个位于冠状沟背侧约1.5cm大小，表面质硬，无破溃，一个位于冠状沟左侧约1cm，表面破溃，分别将肿物切至海绵体，切缘距肿物0.5～1cm，用可吸收线缝合切口止血，阴茎包裹细纱，左腹股沟处可见一个4cm大小肿物破溃，于其中央切除1cm肿物，创面确切止血，用纱布加压包扎伤口。

左腹股沟淋巴结清扫术：患者麻醉成功后，取平卧位。烧伤科大夫设计左侧腹股沟切口（切口从左下腹延至腹股沟，包绕左腹股沟转移灶，在向大腿外侧延伸），切开皮肤、皮下组织，先进入腹股沟，显露左髂外动静脉，其表面可见肿大淋巴结，清扫淋巴结，游离左髂外动静脉至腹股沟，探查发现左腹股沟多发淋巴结肿大，较大者位于静脉内侧下方并累及盆壁，另一较大者位于腹股沟韧带上，侵及韧带，向皮肤表面破溃，游离淋巴结较为困难。请血管外科大夫上台，将股动静脉游离显露，结扎大隐静脉，将股鞘打开，切除受肿瘤侵犯的腹股沟韧带，分离肿瘤与股动静脉，将其上的较大淋巴结切除，左髂外静脉内下方的肿大淋巴结与静脉粘连紧密，仔细分离，注意保护静脉，因肿大淋巴结其下方与盆壁粘连紧密，无法完整切除，只能切除部分组织，创面电凝处理。手术创面确切止血，用无菌蒸馏水浸泡手术野，再用稀碘附水冲洗创面，生

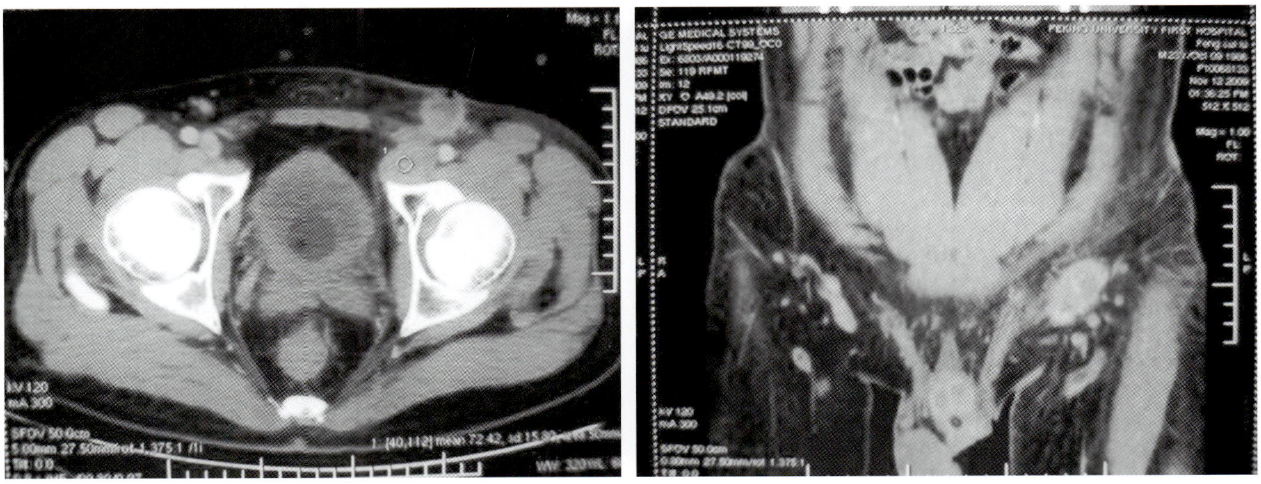

图 3-74-2 患者泌尿系增强CT，提示左侧腹股沟区占位性病变

理盐水冲洗。将腹部切口依次缝合。请烧伤科大夫上台，左腹股沟创面皮肤缺损约 5cm × 15cm，左腹股沟韧带部分缺损，于缝匠肌起点处切断，游离缝匠肌瓣修复左腹股沟缺损、覆盖股动静脉，7 号线间断缝合。于左大腿外侧取 6cm × 25cm 皮瓣，游离基底阔筋膜张肌（范围约 15cm × 25cm）至根部，探查旋股外侧动脉升支完整，旋转阔筋膜张肌肌皮瓣转移修复皮肤缺损，阔筋膜张肌腱性边缘 7 号线缝合至腹外斜肌腱膜、残存腹股沟韧带及股部肌肉，止血满意后，放置引流管 2 根，逐层缝合至皮肤。术后 3 周平稳出院，联系放、化疗科进一步治疗。

四、最后诊断

术后病理结果回报（图 3-74-3）：

（1）（阴茎背侧）高分化鳞状细胞癌，大小：1.3cm × 0.6cm × 0.5cm，侵犯上皮下结缔组织，pT1。切缘及基底净。

（2）（阴茎左侧）高分化鳞状细胞癌，大小：1.2cm × 0.6cm × 0.2cm，侵犯上皮下结缔组织，pT1。切缘及基底净。

（3）（左侧腹股沟肿物）高分化鳞状细胞癌浸润真皮组织部分达皮下脂肪，肿瘤大小：2.7cm × 2.5cm × 2.5cm，周围切缘及基底未见肿瘤。另送（左髂外血管旁淋巴结）1/7 可见转移癌。

五、专家点评

阴茎癌是一种比较少见的恶性肿瘤。在欧洲其

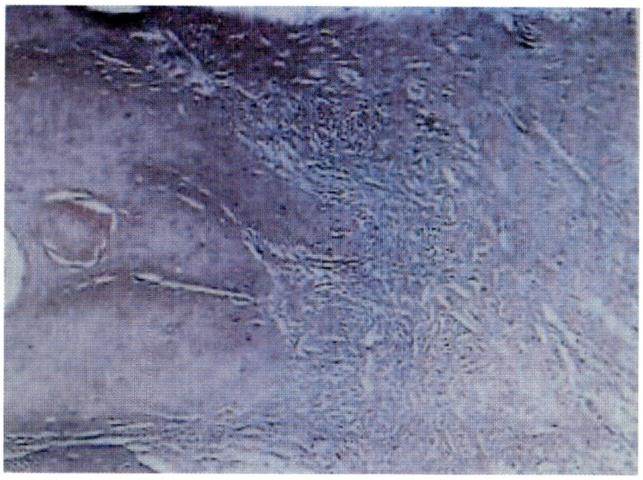

图 3-74-3 术后病理标本光镜下所见

发病率为 0.1 ~ 0.9/10^6；在美国为 0.7 ~ 0.9/10^6；但是在亚洲、非洲和南美洲的部分经济欠发达地区，发病率则高达 19/10^6[1]。阴茎癌的病因目前仍不明确，多数发生于包茎或包皮过长的患者，新生儿行包皮环切术能有效防止此病[2-4]。人体乳头瘤病毒 16 型及 18 型与阴茎癌发病率密切相关。阴茎癌病理类型以鳞状细胞癌为主，约占 95%，其他如基底细胞癌、腺癌、恶性黑色素瘤、肉瘤等相对少见。

阴茎癌的淋巴转移首先发生在腹股沟淋巴结，近期的一项单光子发射计算机断层扫描（single photon emission computerised tomography，SPECT）研究表明，所有的“前哨淋巴结”均位于腹股沟淋巴结组的上群或中群，其中又以内上群最为常见。已有的证据证明阴茎癌的淋巴结转移不会发生跳跃转移，也没有发现直接转移到盆腔淋巴结。但是阴茎癌初诊患者中 50% 的可触及淋巴结是炎症反应而非转移，而在随访过程中出现的增大淋巴结，几乎 100% 是转移所致。所以初诊患者的区域淋巴结应该在原发灶治疗后几周，炎症消退之后再进行评估。对于区域淋巴结的评估可以采用针刺抽吸或开放手术活检等方法，对于临床怀疑转移但是活检是阴性的病理可以考虑多次活检。腹股沟淋巴结阳性的患者需要进行远处转移的评估。

原发肿瘤和局部淋巴结必须进行准确分期以便进行正确的治疗。准确的了解病理诊断、原发肿瘤的分级以及区域淋巴结的情况对制订准确的治疗方案是必需的。在判断海绵体是否受到侵犯时，要注重患者的查体情况，因为有研究认为单纯的患者查体对判断阴茎肿瘤是否侵犯到阴茎海绵体比 B 超影像学检查甚至更准确，此外前列地尔（alprostadil，又称前列腺素 E1）诱导的人工勃起结合磁共振成像的检查有利于判断肿瘤是否侵犯阴茎海绵体，以决定是否行器官保留手术。

原发病灶的治疗以手术切除为主，手术切除的范围取决于肿瘤大小、浸润深度以及阴茎和周围组织受累的程度，原则上应做到切缘阴性。包括保留阴茎的治疗、阴茎部分切除术、阴茎全切除术。分化良好且无淋巴血管侵犯的 T1 期肿瘤、患者能够做到密切随访的 T1G3 肿瘤，也可选择保留阴茎的治疗。分化差的 T1、T2 期肿瘤，推荐阴茎部分切除术。T2 期以上的阴茎癌推荐阴茎全切除术和会阴尿道造口术。区域淋巴结有无转移、

转移程度、能否根治切除是影响生存率的决定因素。阴茎癌根治性区域淋巴结清扫可以治愈 80% 的微转移病例。

阴茎癌的随访非常重要，因为可以及早发现局部和区域淋巴结的转移或复发，绝大多数患者仍有可能治愈，而且它也是评估治疗效果和预测近远期并发症的唯一方法[5]。如果对原发灶采取保留阴茎治疗（病灶局部切除，激光治疗，近距离放射治疗，Mohs 手术等），推荐治疗后前 2 年每 2 个月随访一次，第 3 年每 3 个月随访一次，第 4、5 年每 6 个月一次。对采用阴茎部分或全部切除的患者，推荐前 2 年每 4 个月随访一次，第 3 年每 6 个月随访一次，第 4、5 年每年进行一次随访。大部分腹股沟淋巴结转移发生于治疗后最初的 2 年，推荐治疗后前 2 年每 2 个月一次行腹股沟检查，第 3 年每 3 个月一次，第 4、5 年每 6 个月一次[6]。

参考文献

1. Mobilio G, Ficarra V. Genital treatment of penile carcinoma. Curr Opin Urol, 2001, 11(3): 299-304.
2. Daling JR, Madeleine MM, Johnson LG, et al. Penile cancer: importance of circumcision, human papillomavirus and smoking in in situ and invasive disease. Int J Cancer, 2005, 10, 116(4):606-616.
3. Tsen HF, Morgenstern H, Mack T, et al. Risk factors for penile cancer: results of a population-based case-control study in Los Angeles County (United States). Cancer Causes Control, 2001, 12(3):267-277.
4. Dillner J, von Krogh G, Horenblas S, et al. Etiology of squamous cell carcinoma of the penis. Scand J Urol Nephrol Suppl, 2000, (205): 189-193.
5. Pizzocaro G, Algaba F, Horenblas S, et al. EAU penile cancer guidelines 2009. Eur Urol, 2010, 57(6):1002-1012.
6. 那彦群,叶章群,孙颖浩,孙光.等,中国泌尿外科疾病诊断治疗指南,北京: 中国人民卫生出版社2014: 121-122.

第三部分

其他肿瘤

3-75 胃间质瘤误诊为左肾上腺肿瘤

一、临床资料

【病史】

男性患者，62岁，主因“血压升高1个月”入院。患者1个月前早晨起床后突然出现血压升高，最高达180/100mmHg，伴头晕、心慌、心悸，无头痛、四肢乏力、抽搐，无口渴、夜尿增多，无多汗、满月脸、水牛背、皮肤紫纹等，给予缬沙坦口服后血压基本恢复正常，但仍头晕，就诊于外院行B超及CT检查均提示为左肾上腺占位性病变。患者既往41年前行阑尾切除术，发作性心动过速的病史（具体时间不详）。

【体格检查】

患者查体右下腹可见一长约6cm手术疤痕，余无明显异常。

【辅助检查】

患者于我院行泌尿系增强CT（图3-75-1）示左侧肾上腺区软组织密度肿块影，呈分叶状，大小约3.2cm×3.9cm×3.6cm，平扫CT值为28Hu，增强扫描后门脉期CT值为47Hu，病灶与周围组织界限清晰。考虑嗜铬细胞瘤可能，转移瘤不除外。

B超示左肾上腺区探及一个3.3cm大小椭圆形低回声肿物，界限清晰，回声均匀，未见血流。考虑左肾上腺肿物。

肾素血管紧张素醛固酮、儿茶酚胺、皮质醇、尿3-甲氧基4-羟基苦杏仁酸等检查未见明显异常。

钠、钾等电解质检查未见明显异常。

【初步诊断】

结合患者病史及辅助检查，考虑嗜铬细胞瘤可能性较大，给予可多华4mg，每天1次口服，共2周，

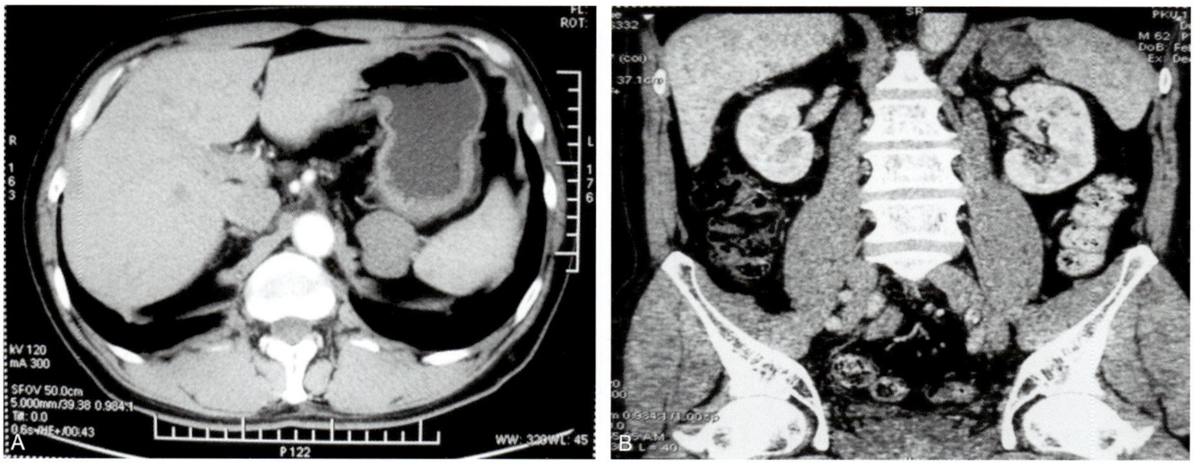

图3-75-1 泌尿系增强CT

A. 横断面；B. 矢状面

血压控制良好，遂行手术。

二、病例讨论

【鉴别诊断】

患者主因血压升高1月余收入院。左侧肾上腺区软组织密度肿块影，呈分叶状，大小约3.2cm×3.9cm×3.6cm，平扫CT值为28Hu，增强扫描后门脉期CT值为47Hu，病灶与周围组织界限清晰。考虑嗜铬细胞瘤可能，转移瘤不除外。结合患者病史及CT检查结果，考虑左侧肾上腺肿瘤，嗜铬细胞瘤可能性大。

【治疗方案】

结合患者病史及辅助检查，考虑嗜铬细胞瘤可能性较大，给予可多华4mg，每天1次口服，共2周，血压控制良好，遂行手术。

三、手术及术后恢复情况

患者全麻后取右侧45°斜卧位，常规消毒铺巾。取锁骨中线左侧肋缘下小切口0.5cm，置入气腹针，注气压力至14mmHg。脐下3cm腹直肌外缘穿刺12mm套管，引入腹腔镜。监视下分别于脐上3cm腹直肌外缘、反麦氏点处另置入2个12mm套管。于结肠旁沟及脾结肠韧带处游离，将结肠、脾及胰尾牵至内侧。逐步分离左肾上腺区脂肪组织，找到左肾上腺，见左肾上腺外观正常，肿瘤位于左肾上腺区脾下极，大小约3.5cm，边界尚清晰，触之未见明显血压波动，充分游离肿瘤后见肿瘤基底与胃大弯相连，来源于胃可能性大（图3-75-2）。遂用腔镜用直线切割缝合器（ENDOPATH® ETS Flex 45）切除部分胃壁并完整切除肿瘤（图3-75-3），将肿瘤置入标本袋中，扩大反麦氏点小切口3cm后取出标本（图3-75-4）。冲洗创面，仔细止血、放置引流管。清点纱布器械无误后缝合各小切口。详细手术步骤详见视频3-75-1。

V3-75-1
视频 3-75-1

该患者手术顺利，手术时间125分钟，术中出血50ml。患者术后第1天排气并下床活动，第3天拔除尿管，第4天拔除胃管并饮水进流食，逐渐过渡至正常饮食，第5天拔除引流

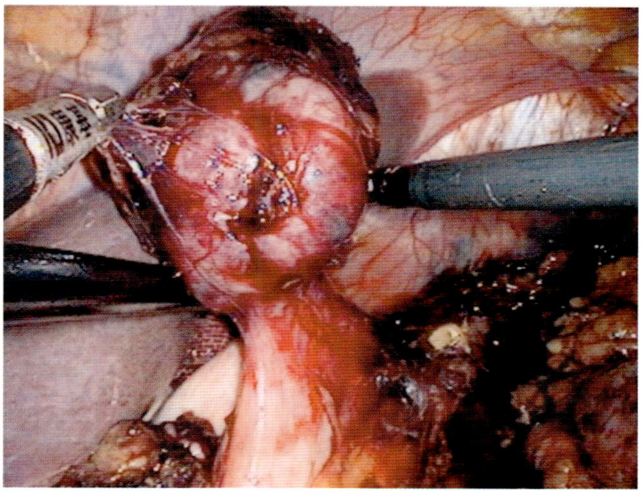

图 3-75-2 肿瘤与胃大弯相连

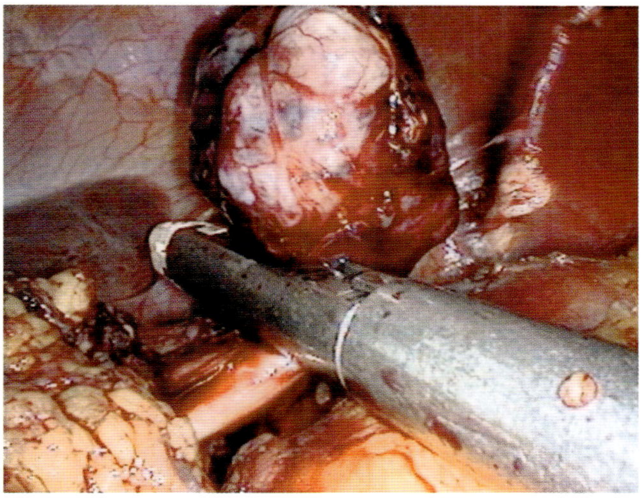

图 3-75-3 直线切割缝合器切除肿瘤

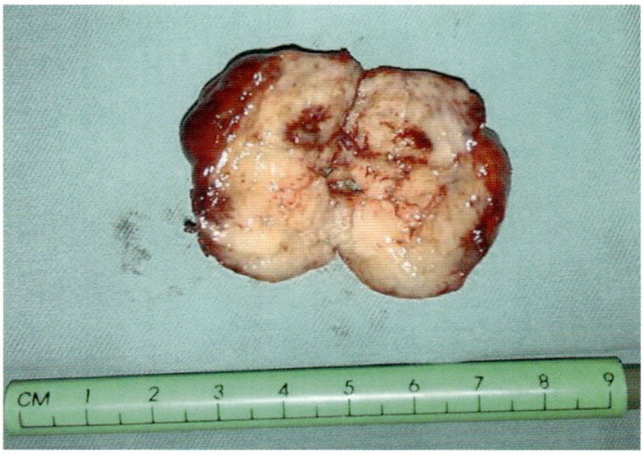

图 3-75-4 术后大体标本

管，于术后第 6 天出院。随访至今，未见明显复发迹象，无明显不适。

四、最终诊断

术后病理示（胃大弯肿物）梭形细胞肿瘤，形态和免疫组化符合胃肠道间质瘤，肿瘤大小：4.6cm × 3.3cm × 3cm，不除外具有不确定恶性潜能[1]。免疫组化：CD117（+++），CD34（+++），SMA（+/–），S-100（+）（图 3-75-5）。

五、专家点评

早期由于医学发展的局限性，对于胃肠道间质瘤没有明确的认识，多被误认为平滑肌瘤或神经源性肿瘤，直到 1983 年 Mazur 和 Clark[2] 利用电镜和免疫组化技术发现这组肿瘤的抗原表达和超微结构既无平滑肌分化又无神经源性分化，而是一种非定向分化的间质瘤，于是首先将其命名为“胃间质瘤”（gastric stromal tumor，GST）。1998 年，Hirota 等[3] 通过分子生物学研究发现胃肠间质瘤（gastrointestinal stromal tumor，GIST）特异性表达 c-kit 酪氨酸激酶受体，可用 CD117 单克隆抗体检测，从而为诊断 GIST 确定了标准。近年来，随着对 GIST 组织学诊断标准、分子生物学、发病机制、手术及辅助治疗等新的研究，对其认识更加深入。

GIST 占消化道肿瘤的 0.1% ~ 3.0%[4]，可以发生在消化道任何部位，主要在胃，约占 60%，30% 在小肠，其他可以在食管、结肠、直肠等部位，少见的还可以发生于肠系膜、网膜、腹膜后腔等胃肠道以外的器官组织[5]。因此，临床上胃间质瘤相对多见，虽然与胃肠道其他部位间质瘤具有很多共性，但 GST 在临床表现、治疗方法及预后等方面具有自己的特点，应区别对待。

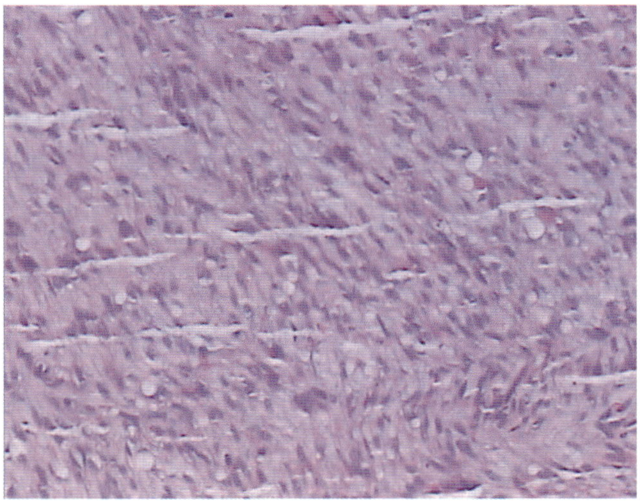

图 3-75-5　术后病理（HE × 100）

GST 的临床表现具有广泛性、变异性和不典型性特点，大部分患者没有临床症状，体格检查无阳性体征，而是在其他疾病行手术治疗或者影像学检查时偶然发现的[6]；有症状的患者可以表现为早期饱腹感、腹胀、腹痛等轻度不适或者黑便、呕血、休克等急、慢性消化道出血的危重情况[7]。由于 GST 临床表现缺乏特异性，症状出现较晚，所以容易被误诊为其他疾病而延误治疗。

目前临床上常用于胃间质瘤诊断的辅助检查主要有腹部超声、消化道造影、CT 等，但是这些检查均不能确定诊断，而且在一些情况下对于胃间质瘤的辨认具有干扰性和迷惑性。胃镜在诊断黏膜下层、壁内层、胃腔外突出型间质瘤时往往无阳性发现。超声内镜作为胃间质瘤的检查应用越来越广泛，它可以显示肿瘤来源，明确区分壁内型肿瘤与腔外型肿瘤。在超声内镜下，胃间质瘤大多表现为来源固有肌层的低回声影像，少数表现为来源于黏膜肌层的低回声影像，而且通过内镜下的组织影像表现还可以发现早期恶性肿瘤[8]。因此，对于可疑胃间质瘤的病例，常规行超声内镜检查可以增加检出率。当前，超声内镜引导下细针穿刺活检术（endoscopic ultrasonography with fine needle biopsy，EUS-FNA）被认为是术前诊断胃间质瘤的最好方法，通过超声内镜引导下细针穿刺获得标本后行免疫组织化学检查可明确诊断，但具有导致肿瘤细胞播散或者肿瘤破裂的可能，所以应严格把握适应证[9]。

基于对 GST 的组织学分析，可以分为 3 种主要的组织学形式：梭形细胞类型（70%），上皮细胞为主型（20%）以及梭形细胞类和上皮细胞混合型[10]，但 GST 最终需要通过免疫组织化学检查明确诊断。典型 GST 的免疫组化特点是 c-kit 基因突变及 CD117 蛋白的表达（约 95% 的病例），CD34 阳性占 60% ~ 70%，SMA 阳性为 20% ~ 40%，S-100 阳性约为 5%，其他如波形蛋白等标记物阳性率较低[9]；非典型胃间质瘤 c-kit 基因及 CD117 蛋白表达阴性，约占 5%，因此需要借助其他标记物进行诊断，有意义的主要有 PKC-θ、血小板源性生长因子受

体 α（platelet- derived growth factor receptor alpha，PDGFRA）和 DOG1（discovered on GIST-1），其中 PDGFRA 在 80% 的 c-kit 阴性 GST 中阳性表达[11]，PKC-θ（Protein kinase C-theta）和 DOG1 也有很高的表达，这些标记物可以作为 GST 辅助诊断指标。GST 主要与胃肠道平滑肌源性肿瘤、神经源性肿瘤、透明细胞肉瘤、炎性纤维样息肉等疾病相鉴别，对于腹腔内或者腹膜后肿物也要给予高度警惕[9]。

对于 GST 风险分级，目前主要依据统一认可的两个标准即肿瘤大小和核分裂象[1]：危险程度很低：大小＜2cm，核分裂数＜5 个 /50 HPF；低度危险：2～5cm，核分裂数＜5 个 /50 HPF；中度危险：＜5cm，核分裂数 6～10 个 /50 HPF 或 5～10cm，核分裂数＜5 个 /50HPF；高度危险：＞5cm，核分裂数＞5 个 /50 HPF 或只要＞10cm 或核分裂数＞10 个 /50HPF。GST 还具有复发和转移的风险，恶性 GST 术后超过 30% 患者出现局部复发及远处转移[12]，最常转移至肝（约 65%），其次是腹膜及腹腔内转移，转移至脾较少见[13]，淋巴结转移罕见[14]。这些判断标准和特点，对于胃间质瘤诊断、治疗方式选择、指导术后治疗、预后判断等具有重要的意义。

手术切除仍是胃间质瘤最标准的治疗方法，以前主要通过开放手术完成的，近来随着腹腔镜技术的发展，腹腔镜手术治疗胃间质瘤已经成为主流，Karakousis 等[15]对腹腔镜手术与开放手术进行了比较，结果显示腹腔镜手术大大减小术中出血、缩短住院时间，并可以取得相同的肿瘤治疗效果。腹腔镜胃间质瘤切除的报道逐渐增多，并证实了这种方法的可行性及安全性[14]。

以前观点认为距离肿瘤为 1～2cm 完整的切除肿瘤可以达到手术治疗的目的，但是最近研究表明只要完整切除肿瘤并保证手术切缘阴性即可达到手术治疗胃间质瘤的目标，这也为楔形切除提供了理论基础，目前大部分胃间质瘤都是采用楔形切除完成的。另外，根据肿瘤大小、位置及与周围组织器官的关系，可以选择胃部分切除、全胃切除或者周围脏器联合切除[16]。胃间质瘤很少发生淋巴结转移，不需常规行淋巴结清扫。术中要最大限度地减小肿瘤破裂和溢出的风险，因肿瘤播散会影响患者无病生存期及总体预后。De Vogelaere 等[14]对患者术中及术后随访情况进行归纳总结，认为直径大于 5cm 的胃间质瘤行腹腔镜手术治疗也是安全有效的，而且关于腹腔镜安全成功切除更大胃间质瘤的报道越来越多。

胃间质瘤完整切除术后 3 年生存期可高达 92%～96%，5 年生存期可达到 81%～93%，而术后复发的概率为 17%～24%。其预后主要与肿瘤大小、风险分级、有无转移及周围侵犯、术中是否破裂等密切相关。对于不能完全切除、术后复发、远处转移及高危术后的患者可以给予甲磺酸伊马替尼（imatinib mesylate，商品名格列卫）治疗，它属于分子靶向治疗药物，通过抑制细胞增殖和新陈代谢进而阻止 c-kit 信号传导达到治疗疾病的作用，从而大大改善患者的临床预后[16]。

从对本文报道病例的诊治分析及相关文献复习，我们可以得到一些体会及启示：①在处理诸如此例胃间质瘤误诊为左肾上腺区肿瘤的复杂病例时，可选择经腹入路的腹腔镜手术方法，首先可以进行探查，避免经后腹腔入路找不到肿瘤的尴尬，避免中转为开腹手术；其次可以提供很大的操作空间，便于对胃、脾、结肠等邻近组织器官进行充分游离，利于对肿瘤的处理；最后，具有腹腔镜的创伤小、出血少、痛苦小、恢复快等优点。②在选择经腹腹腔镜手术治疗胃间质瘤时，有利于直线切割缝合器的使用，可以最大限度减小创伤、缩短手术时间、减少出血、缩短患者康复时间，本例患者术后第 1 天即排气、下床活动，术后第四天开始饮水、进流食，很快过度至正常饮食，无明显不适，并于术后第 6 天出院。③胃间质瘤缺乏特异性临床表现，很容易误诊，像本例患者合并高血压者更容易误诊为肾上腺肿瘤。但是仔细回顾病历资料，可以发现患者的症状不典型，非嗜铬细胞瘤的典型表现，而且内分泌检查也不支持；虽然 CT 强烈提示为左侧肾上腺肿瘤，但有几个层面可以看到肿瘤与胃分界不清，由于平常对胃间质瘤接触较少，没有充分的认识，所以没有考虑到间质瘤的可能。以后应该加深对该病的认识，掌握其临床特点，提高警惕，减少误诊的发生。④超声内镜可以提高胃间质瘤的检出率，可以观察肿瘤的起源层次、形态、内部结构等，必要时还可以引导细针穿刺活检并行免疫组织化学检查明确诊断，因此，对于考虑有间质瘤可能的患者应常规行超声内镜检查。本例患者如行超声内镜检查或许可以避免误诊。⑤行腹腔镜手术时，要整块切除肿瘤，保证切缘阴性，必要时可行快速病理检查明确。操作要轻柔，避免肿瘤破裂造成腹腔或切口种植。⑥由于胃间质瘤的生物学行为无法确定，因此长期随访对于所有偏向良性或恶性的间质瘤患者均是必要的。

总之，胃间质瘤临床表现不典型，要提高警惕，给予足够重视，掌握其特点，提高诊治水平，减少误诊的发生。经腹腹腔镜在处理此类肾上腺区胃间质瘤的复杂情况时有其独特优势，可以推广应用，充分发挥其优势。

参考文献

1. Fletcher CD, Bermen JJ, Corless C, et al. Diagnosis of gastrointestinal stromal tumors: A Consensus Approach Human Pathol, 2002, 33:459-465.
2. Mazur MT, Clark HB. Gastric stromal tumors.Reappraisal of histogenesis. Am J Surg Pathol, 1983, 7(6): 507-519.
3. Hirota S, Isozaki K, Moriyama Y, et al. Gain-of-function mutations of c-kit in human gastrointestinal stromal tumors. Science, 1998, 279(5350): 577-580.
4. Liegl-Atzwanger B, Fletcher JA, Fletcher CD. Gastrointestinal stromal tumors. Virchows Arch, 2010, 456: 111–127.
5. Fülöp E, Marcu S, Milutin D, et al. Gastrointestinal stromal tumors: review on morphology, diagnosis and management. Rom J Morphol Embryol, 2009, 50:319–326.
6. van der Zwan SM, DeMatteo RP. Gastrointestinal stromal tumor: 5 years later. Cancer, 2005, 104: 1781–1788.
7. Sepe PS, Brugge WR. A guide for the diagnosis and management of gastrointestinal stromal cell tumors. Nat Rev Gastroenterol Hepatol, 2009, 6: 363–371.
8. Papanikolaou IS, Triantafyllou K, Kourikou A , et al. Endoscopic ultrasonography for gastric submucosal lesions. World J Gastrointest Endosc, 2011, 3: 86-94.
9. Boşoteanu M, Boşoteanu C, Deacu M, et al. Differential diagnosis of a gastric stromal tumor: case report and literature review. Rom J Morphol Embryol, 2011, 52:1361-1368.
10. Miettinen M, Lasota J. Gastrointestinal stromal tumors: review on morphology, molecular pathology, prognosis, and differential diagnosis. Arch Pathol Lab Med, 2006, 130: 1466–1478.
11. Miselli F, Millefanti C, Conca E, et al. PDGFRA immunostaining can help in the diagnosis of gastrointestinal stromal tumors. Am J Surg Pathol, 2008, 32:738–743.
12. Krajinovic K, Germer CT, Agaimy A, et al.Outcome after resection of one hundred gastrointestinal stromal tumors. Dig Surg, 2010, 27: 313-319.
13. Kim HG, Ryu SY, Joo JK, et al.Recurring gastrointestinal stromal tumor with splenic metastasis. J Korean Surg Soc, 2011, 81 Suppl 1: S25-S29.
14. De Vogelaere K, Van Loo I, Peters O, et al. Laparoscopic resection of gastric gastrointestinal stromal tumors (GIST) is safe and effective, irrespective of tumor size. Surg Endosc, 2012, [Epub ahead of print].
15. Karakousis GC, Singer S, Zheng J, et al. Laparoscopic versus open gastric resections for primary gastrointestinal stromal tumors (GISTs): a size-matched comparison. Ann Surg Oncol, 2011, 18: 1599-1605.
16. El-Hanafy E, El-Hemaly M, Hamdy E, et al. Surgical management of gastric gastrointestinal stromal tumor: a single center experience. Saudi J Gastroenterol, 2011, 17: 189-193.

3-76 腹膜后副神经节瘤

一、临床资料

【病史】

男性患者，34 岁，主因“腹胀、便秘半年，B 超发现腹膜后肿物 2 周”入院。无其他不适症状。既往曾在西藏居住 8 年余，吸烟 20 余年，平均每天 40 支，余无特殊。

【体格检查】

生命体征平稳，腹部查体及泌尿外科专科查体均未见异常。

【辅助检查】

（1）腹部 CT：胰头、胰颈后下方水平腹膜后软组织肿块影，中心密度低，边缘密度高，约 2.5cm × 3.0cm × 2.0cm；中心无明显增强，其壁明显强化，周围与胰腺及下腔静脉分界不清。

（2）腹部 MRI：L_2 ~ L_3 水平可见一圆形肿物，位于胰腺后、下腔静脉与主动脉之间，肿物大小约 2.5cm，后方与下腔静脉紧贴。下腔静脉及左右肾静脉造影未见异常。

【初步诊断】

腹膜后肿物。

二、病例讨论

【鉴别诊断】

患者影像学检查提示腹膜后肿瘤，结合患者病史，需要考虑如下诊断：

（1）腹膜后异位嗜铬细胞瘤：腹膜后异位嗜铬细胞瘤，又称为副神经节瘤，临床并不罕见。沿腹腔交感神经节分布的区域均可以发生。主动脉、下腔静脉旁和肾门附近的异位嗜铬细胞瘤较为多见。但患者临床上缺乏典型的儿茶酚胺增多症状，影像学表现不十分典型。嗜铬细胞瘤往往强化明显。可待术中所见及术后病理明确诊断。

（2）其他腹膜后少见肿瘤：腹膜后肿瘤术前往往难以判断病理性质，有多重少见的腹膜后肿瘤，需要予以考虑，如腹膜后 Castleman 病，腹膜后孤立性纤维瘤等。待术后病理明确诊断。

【治疗方案】

充分术前准备后行手术治疗。

三、手术及术后恢复情况

术中发现肿瘤位于肾静脉开口以下的下腔静脉、腹主动脉、十二指肠降部及胰头之间，瘤体约 1/3 表面侵犯下腔静脉，另 2/3 包膜光滑。完整切除肿瘤及受侵下腔静脉壁，人工血管补片修补下腔静脉，切除肿瘤及阻断下腔静脉前后血压无明显波动。术程顺利，患者恢复良好出院，无并发症发生。术后恢复平稳出院。

四、最终诊断

术后病理示：(腹膜后)副神经节瘤，下腔静脉壁纤维血管组织内见炎症细胞浸润，肿瘤旁淋巴结 2 个呈慢性炎改变。

五、专家点评

副神经节起源于神经嵴细胞，在胚胎发育过程中经迁移而散在分布于身体各处，如肾上腺、头、颈、纵隔、后腹膜等，含有神经内分泌细胞，其中有些具有化学感受器功能，它们聚集成群，构成副神经节[1-3]。起源于副神经节细胞的肿瘤称为副神经节瘤。2004 年 WHO 推出的“肿瘤国际组织学分类”中，将副神经节瘤分为①肾上腺髓质嗜铬细胞瘤；②交感性副神经节瘤；③副交感性副神经节瘤[4]。目前，国内学者已基本接受这一分类标准。

副神经节瘤病因目前尚不明确，高原居民、慢性肺心疾病患者，由于长期慢性缺氧，导致颈动脉体增生、肥大，此部位的副节瘤(颈动脉体瘤)有高发倾向。Hollinshed[5]用连续切片法发现小鼠腹腔内有类似颈动脉体的组织结构，称为腹腔体，刺激这种组织可影响呼吸，因此认为腹膜后有化学感受器。本文报道病例有长期高原居留、慢性缺氧病史，是否为腹膜后副神经节瘤诱发因素，未见有文献报道，宜积累病例探讨。

副神经节瘤好发于头颈部，约占 70%[6]，腹膜后少见，可位于上至横膈、下至盆腔之间存在副神经节组织的任何部位，最常见于 Zuckerkandl 器所在位置(Zuckerkandl 器是一种位于腹主动脉两侧、靠近肠系膜下动脉或肾动脉起始部、直至腹主动脉分叉处的嗜铬组织)[7]。发病年龄为 20 ~ 30 岁[1]，术前平均病程 54.7 个月[8]。临床上多表现为腹内有较大肿块，并由此产生的相应症状，如腹胀、轻微的腹痛、背部不适等。肿瘤如呈功能活性，临床上可出现嗜铬细胞瘤的典型症状，如高血压、心悸、出汗。测定患者血中儿茶酚胺(包括去甲肾上腺素和肾上腺素)水平、尿中儿茶酚胺及其代谢产物 VMA 含量对诊断有参考价值。

术前影像学定位有助于了解肿瘤位置、有无转移，对治疗方法的选择、减少手术探查的盲目性有重要意义。一般首选 B 超，CT 的敏感性约 90%，假阴性率 5.8%，而 MRI 因其良好的组织显像特性，特别是对位于大血管及膀胱附近的副节瘤要优于 CT[6,9]。利用放射性标记的胍乙啶类似物特异性聚集于嗜铬组织的特性，^{131}I-MIBG 显像对副神经节瘤的敏感性为 85%，特异性达 95% ~ 100%，假阴性率 10% ~ 15%[10]。

手术切除是腹膜后副神经节瘤的主要治疗手段，因其位于腹膜后，解剖结构复杂，肿瘤往往临近甚至侵入大血管，有功能活性的副节瘤术中操作可能导致儿茶酚胺释放引起血压变化，故术前应做好充分准备。备血、准备α受体阻滞剂、血管补片以备肿瘤侵入血管时做血管修补、如肾蒂血管受侵应做好自体肾移植准备。术中完整、彻底地切除肿瘤，是防止复发、提高生存率的关键[8]。即使下腔静脉等大血管受侵，或周围有淋巴结转移也不是手术切除的禁忌，局部复发或转移也应尽可能手术切除。另一方面，已证实长疗程应用 ^{131}I-MIBG 对转移瘤有效，可使肿瘤缩小、降低儿茶酚胺分泌[11]。放化疗的治疗效果有限，放疗对缓解骨转移引起的疼痛有一定疗效[11]。联合应用环磷酰胺、长春新碱、达卡巴嗪（cyclophosphamide vincristine dacarbazine，CVD）的反应率为57%（平均治疗21个月）[12]。其他化疗方案还有依托泊苷联合顺铂、蒽环类药物联合 CVD 等[11]。放射性生长抑素类似物的治疗还在进一步研究当中[11]。

单凭肿瘤的组织形态很难判定良恶性[11]，根据 WHO 最新的分类标准，诊断恶性的依据在于是否存在远处转移，即在没有副神经节组织的部位发现肿瘤细胞，如淋巴结、骨、肝、肺[4,13]。研究发现，琥珀酸脱氢酶（succinate dehydrogenase，SDH）家族基因的突变往往与家族性副节瘤有关，其中 SDHB 的突变与恶性程度有关，而腹膜后副节瘤更容易出现 SDHB 突变[2,13]，因此，在详细了解家族史的同时，若条件允许，可行基因检测。腹膜后副节瘤5年生存率在33.3%～82%，10年生存率25%～45%[8,14-15]，局部复发率0～7%[16-17]，转移率28%～42%[18]。因此，术后仍应长期随访，若血儿茶酚胺或尿儿茶酚胺及其代谢产物 VMA 含量仍较高，应进一步行相关影像学检查。

总之，腹膜后副神经节瘤较为罕见，临床表现取决于肿瘤是否有功能活性，术前应完善腹部增强 CT 或 MRI 检查，有条件可行 ^{131}I-MIBG 显像及基因检测，手术是主要的治疗手段，有功能活性的副节瘤应充分做好术前准备，术后仍需长期随访。

参考文献

1. Glenner GG, Frimley PM. Tumors of the extra-adrenal paraganglion system(including chemoreceptors):atlas of tumor pathology,second series, fascicle 9. Washington, DC: Armed Forces Institute of Pathology, 1974.
2. Lloyd RV. Adrenal cortical tumors, pheochromocytomas and paragangliomas. Mod Pathol, 2011, 24 Suppl 2:S58-65.
3. Tischler AS, Kimura N, Mcnicol AM. Pathology of pheochromocytoma and extra-adrenal paraganglioma. Ann N Y Acad Sci, 2006, 1073:557-570.
4. DeLellis RA, Lloyd RV, Heitz PU, et al, eds. Pathology and Genetics of Tumours of Endocrine Organs. Lyon, France: IARC Press, 2004.
5. Hollinshed W. Chemoreceptors in abdomen. J Comp Neurol, 1941, 74:269.
6. Erickson D, Kudva YC, Ebersold MJ, et al. Benign paragangliomas:clinical presentation and treatment outcomes in 236 patients. J Clin Endocrinol Metab, 2001, 86(11):5210-5216.
7. Kahraman D, Goretzki PE,Szangolies,et al. Extra-adrenal pheochromocytoma in the organ of Zuckerkandl: diagnosis and treatment strategies. MExp Clin Endocrinol Diabetes, 2011, 119(7):436-439.
8. 张仁元, 宿明先. 腹膜后非功能副神经节瘤—55例报告. 中华病理学杂志, 1984, 13(2):140.
9. Sangster G, Do D, Previgliano C, et al. Primary retroperitoneal paraganglioma stimulating a pancreatic mass: a case report and review of the literature. HPB Surg, 2010: 2010: 645728.
10. Lee KY, Oh YW, Noh HJ,et al. Extraadrenal paragangliomas of the body: imaging features. AJR Am J Roentgenol, 2006, 187(2): 492-504.
11. Chrisoulidou A, Kaltsas G, Ilias I, et al. The diagnosis and management of malignant phaeochromocytoma and paraganglioma. Endocr Relat Cancer, 2007, 14(3):569-585.
12. Averbuch SD, Steakley CS, Young RC, et al. Malignant pheochromocytoma:effective treatment with a combination of cyclophosphamide,vincristine,and dacarbazine. Ann Intern Med, 1988, 109(4): 267-273.
13. Tischler AS. Pheochromocytoma and extra-adrenal paraganglioma: updates. Arch Pathol Lab Med, 2008, 132(8): 1272-1284.
14. Pommier RF, Vetto JT, Billingsly K, et al. Comparison of adrenal and extraadrenal pheochromocytomas.Surgery,1993, 14(6):1160-1165; discussion 1165-1166.
15. Sclafani LM, Woodruff JM, Brennan MF. Extra-adrenal retroperitoneal paragangliomas:natural history and response to treatment. Surgery, 1990, 108(6): 1124-1130.
16. Goldfarb DA, Novick AC, Bravo EL, et al. Experience with extra-adrenal pheochromocytoma. J Urol, 1989, 142(4): 931-936.
17. Van Heerden JA, Roland CF, Carney JA, et al. Long-term evaluation following resection of apparently benign pheochromocytoma (s)/paraganglioma(s). world J Surg, 1990, 14(3):325-329.
18. Kliewer KE, Wen DR, Cancilla PA, et al. Paragangliomas: Assessment of prognosis by histologic, immunohistochemical, and ultrastructural techniques. Hum Pathol, 1989, 20(1):29-39.

3-77 腹膜后神经鞘瘤

一、临床资料

【病史】

女性患者，47 岁，主诉“体检发现右侧腹膜后肿物 21 天”入院。21 天前于体检时发现右侧腹膜后肿物，性质不清，进一步 CT 检查提示右侧腰大肌前方占位性病变，考虑神经源性肿瘤可能性大。5 天前行 MRI 检查诊断右侧腹膜后占位性病变，性质待定，神经鞘瘤、副神经节瘤不除外。

【体格检查】

一般体格检查和专科查体均未见明显异常。

【辅助检查】

（1）入院查血常规：血红蛋白浓度 121g/L，尿常规及肝肾、凝血功能未发现异常。

（2）胸部 X 线：未见明显异常。

（3）腹部 CT 扫描：腹膜后右侧腰大肌前方可见一类圆形等密度占位性病变（图 3-77-1），边界清楚，大小约 3.5cm × 2.9cm × 4.1cm，强化扫描肿物表现不均匀强化，相邻下腔静脉及右肾静脉受压轻度移位，考虑神经源性肿瘤可能。

【初步诊断】

腹膜后肿物神经鞘瘤可能性大。

二、病例讨论

【鉴别诊断】

右腹膜后肿物：患者 47 岁女性，体检发现右侧腹膜后肿物，腹部 CT 扫描提示腹膜后右侧腰大肌前方可见一个类圆形等密度占位性病变，边界清楚，大小约 3.5cm × 2.9cm × 4.1cm，强化扫描不均匀强化；目前考虑神经鞘瘤可能性大，但仍需与肾上腺来源肿瘤如嗜铬细胞瘤相鉴别，可监测血压、完善内分泌相关检查。

【治疗方案】

患者右腹膜后肿物诊断明确，手术指征明确，拟行后腹腔镜腹膜后肿物切除术进一步明确肿物性质。

三、手术及术后恢复情况

患者左侧卧位，腰部垫起，常规消毒铺巾。气囊扩张法分别置入 2 个 10mm 及 1 个 5mm 套管，置入 30° 腹腔镜。清理腹膜后脂肪，切开 Gerota 筋膜，在脂肪囊外向上游离至膈肌角。从肾背侧向下极游离，将肾及输尿管推向腹侧。于第 12 肋缘下另置入一个 5mm 套管，挑起肾及输尿管。于肾下极水平腰大肌及腰方肌肌肉表面寻找肿物，肿瘤表

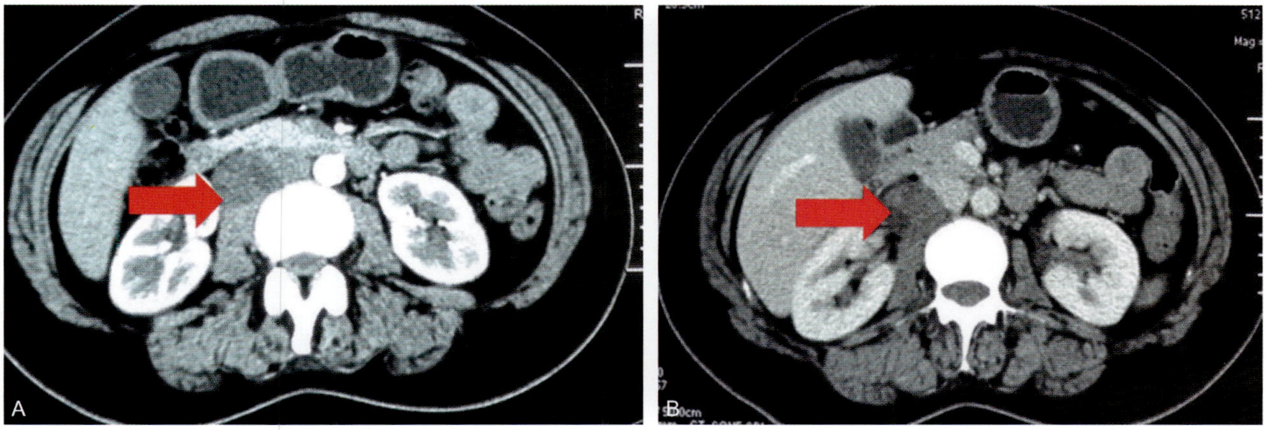

图 3-77-1 A 和 B 红色箭头所指为肿物

面光滑，仔细游离后完整切除肿瘤。冲洗创面、充分止血。将标本用标本袋取出。腋中线切口留置F20引流管。清点器械、敷料无误，缝合并粘贴各切口，术毕。术中血压无明显波动。手术步骤详见视频3-77-1。

视频 3-77-1

术后予补液及营养支持治疗，6小时后可予进流食，术后恢复良好。术后第2天拔除肾周引流管，术后第5天出院。

四、最终诊断

术后病理结果回报（图3-77-2）：神经鞘瘤，大小3.5cm×3cm×2.2cm，少数细胞核大，浓染。另于周围脂肪组织中见淋巴结2个，较大者直径0.5cm，未见肿瘤累及淋巴结。

五、专家点评

神经鞘瘤是一种来源于外周神经鞘膜的间质肿瘤，全身各部位均可发生，但以头部、颈部和四肢为主，而腹膜后神经鞘瘤较为罕见。腹膜后神经鞘瘤大部分是良性病变，大约占所有腹膜后肿瘤的2%[1]，常发生于青年和中年[2]，既往文献分析可发生女性发病率稍高于男性[3]。恶性腹膜后神经鞘瘤则更罕见且预后最差，占所有神经鞘瘤的5%～18%。良性腹膜后神经鞘瘤的危险因素仍然不得而知，然而恶性的腹腔后神经鞘瘤常继发于常染色体遗传的神经皮肤疾病。

腹膜后神经鞘瘤患者的临床症状表现不一，大多数患者无明显症状，在体检时偶然发现，其常见的症状为慢性进展性腹痛，压迫症状如尿失禁、便失禁较为罕见，若肿瘤侵犯器官出现血尿、骨痛等症状，则应考虑为恶性神经鞘瘤。本例患者肿瘤亦为隐蔽生长，就诊时主诉以体检检查发现，无明显临床表现。

鉴别良恶性神经鞘瘤富有挑战性，实验室检查和影像学技术如超声、CT及MRI能够识别少数一些特征。许多大样本研究尝试去分析这些特征与恶性神经鞘瘤之间的关系。Song等[3]认为腹膜后肿瘤与周围神经组织若有联系可作为恶性的证据。此外，恶性神经鞘瘤外形不规则且易于侵犯周围组织。尽管目前影像学技术如超声、CT及MRI等日益发达，但腹膜后神经鞘瘤的密度不具特异性，可表现为实性、囊实性、囊性等，术前确诊有一定难度，且其易受周围组织器官影响，使诊断误诊率较高，大部分诊断需要切除肿瘤及相应的组织学检测才能明确[4]。

由于该肿瘤对放疗和化疗不敏感，而肿瘤多有完整包膜，较少出现周围组织浸润，根治性切除术是目前治疗神经鞘瘤的主要方法[5]。腹膜后良性神经鞘瘤术后效果良好，因良性肿瘤呈膨胀性生长，在手术过程中应当注意保护周围组织血管，避免副损伤。腹膜后恶性神经鞘瘤术后易复发且远处转移率高，既往文献显示，腹膜后神经鞘瘤术后复发与手术根治度相关[6]。因此，恶性肿瘤术中应采取积极的手术策略，在保证安全的前提下，术中尽可能彻底切除肿瘤及受累邻近组织。姜勇等[7]建议手术

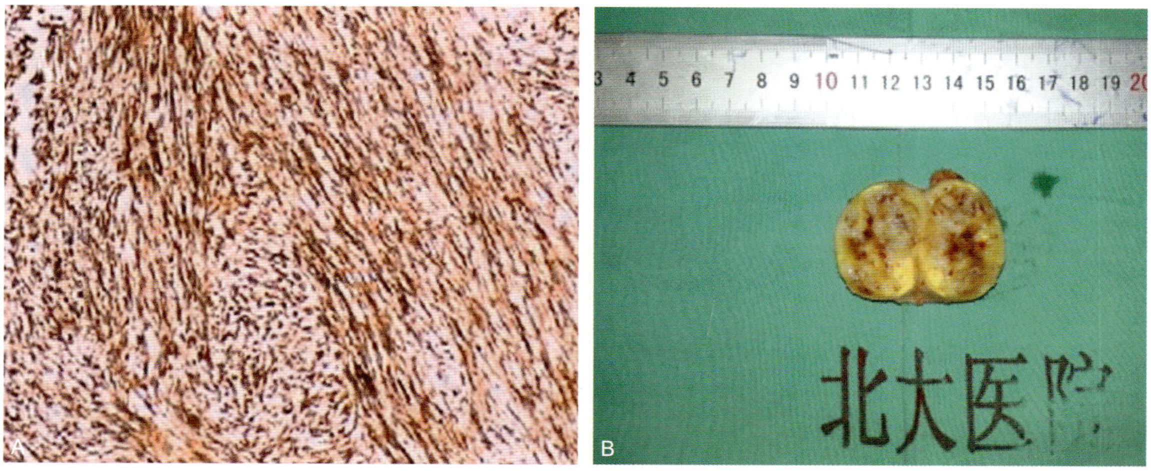

图 3-77-2 A. 为病理切片（放大倍数40倍）；B. 为肿物大体观

应在直视下分离肿瘤，将肿瘤连同其包膜完整切除，对于与肿瘤相连的重要神经，术中应精细解剖并加以保护，即使部分患者术后出现神经方面并发症，经营养神经治疗、理疗及功能锻炼后，症状均可缓解。除外手术根治度，崔慧鹏等[8]发现肿瘤直径、手术根治度与原发性腹膜后良性神经鞘瘤复发相关，而恶性神经鞘瘤患者预后与肿瘤直径、手术根治度、肿瘤级别相关，其中肿瘤级别与复发相关，也是预后的独立影响因素。

总体来说，原发性腹膜后神经鞘瘤罕见，术前诊断困难，临床表现和影像学特征缺乏特异性，其确诊依靠病理。手术完整切除是治疗主要方法。良性神经鞘瘤预后良好，恶性神经鞘瘤易转移和复发。

参考文献

1. Takatera H, Takiuchi H, Namiki M, et al. Retroperitoneal schwannoma. Urology, 1986, 28(6):529-531.
2. Li Q, Gao C, Juzi JT, et al. Analysis of 82 cases of retroperitoneal schwannoma. ANZ J Surg, 2007, 77(4):237-240.
3. Song JY, Kim SY, Park EG, et al. Schwannoma in the retroperitoneum. J Obstet Gynaecol Res, 2007, 33(3):371-375.
4. Shelat VG, Li K, Naik S, et al. Abdominal schwannomas: case report with literature review. Int Surg, 2013, 98(3):214-218.
5. Mastoraki A, Toska F, Tsiverdis I, et al. Retroperitoneal schwannomas: dilemmas in diagnostic approach and therapeutic management. J Gastrointest Cancer, 2013, 44(4):371-374.
6. Andonian S, Karakiewicz PI, Herr HW. Presacral cystic schwannoma in a man. Urology, 2003, 62(3):551.
7. 姜勇, 汪欣, 万远廉,等. 原发性腹膜后神经鞘瘤的外科治疗. 中华普通外科杂志, 2011, 26(3):222-224.
8. 崔慧鹏, 李沛雨, 卢灿荣,等. 原发性腹膜后神经鞘瘤109例临床诊治分析. 中华医学杂志, 2015, 95(22).3-77 腹膜后神经鞘瘤

3-78 成人腹膜后畸胎瘤

一、临床资料

【病史】

女性患者，20 岁，主因“右上腹隐痛不适 2 个月”入院。患者 2 个月来劳累后出现右上腹隐痛不适，行超声检查发现右肾区异常回声，进一步行 CT 检查诊断为腹膜后畸胎瘤，遂来我院就诊。自发病以来，患者精神、食欲良好，大小便正常，体重无明显减轻。既往体健，否认先天性疾病，无传染病史，否认外伤及手术史，无药物过敏史，月经规律。

【体格检查】

体温 36.4℃，心率 80 次 / 分，呼吸 18 次 / 分，血压 88/48mmHg。一般状况好，心、肺、腹部查体无明显异常。双肾区无隆起，双肾区及输尿管走行区无叩痛及压痛，耻骨上区无叩压痛，外生殖器发育正常。

【辅助检查】

（1）血、尿常规，生化，凝血，感染源筛查试验：未见异常。

（2）肿瘤标记物：AFP 1.93ng/ml，CEA 0.82ng/ml，CA125 15.85U/ml，SCC 0.1ng/ml，β-HCG <0.1mIU/ml，均在正常范围内。

（3）泌尿系 B 超：右肾上极囊实性占位性病变，大小 8.3cm × 10.45cm，多个强回声区和液性暗区，未见肿瘤内明显血流，右肾向下方移位，静脉内未见瘤栓。

（4）腹部增强 CT：后腹膜右肾上方可见一个混杂密度占位性病变，大小约 8.9cm × 8.4cm × 7.3cm，边界清楚，其内可见软组织密度、较多脂肪密度及骨骼密度，增强时病灶中心一个软组织结节可见强化，平扫、增强 CT 值分别 34Hu、58Hu，余无强化。右肾上腺被推压紧贴后腹膜。双肾未见异常，肝、胆囊、胆管、胰腺、脾未见异常。后腹膜未见肿大淋巴结，未见腹腔积液。印象：右肾上腺区混杂密度占位性病变，后腹膜占位性病变，考虑畸胎瘤（图 3-78-1）。

【初步诊断】

右侧腹膜后肿瘤，畸胎瘤可能性大。

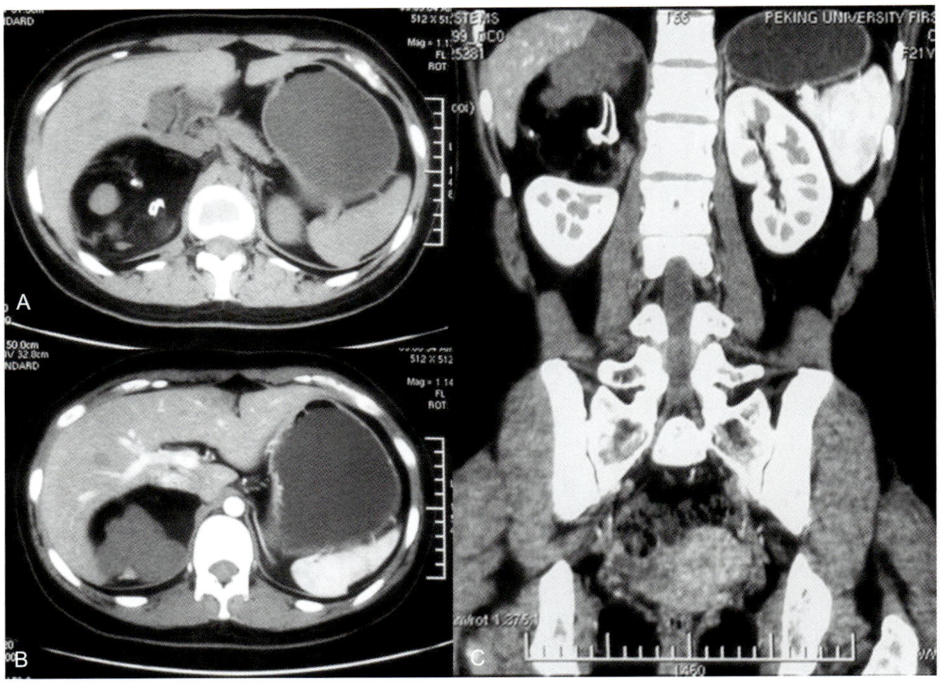

图 3-78-1　CT 表现，右肾上腺区混合密度肿物，向下压迫肾

二、病例讨论

【鉴别诊断】

右侧腹膜后肿瘤，畸胎瘤可能性大：结合患者病史及影像学所见，考虑该诊断可能性大。

【治疗方案】

手术切除肿瘤。

三、手术及术后恢复情况

入院完善相关检查后于全身麻醉下行开腹探查、右腹膜后肿物切除术，术中见右肾上腺区域、下腔静脉外侧一类圆形肿物，直径约 9cm，包膜完整、表面血管丰富，下缘与右肾分界清，完整切除肿物。术中血压平稳。切开肿物，质地不均，可见多种成分及空腔，可见骨性成分。术后恢复顺利，术后第 7 天拆线出院。

四、最后诊断

术后病理（右肾上腺区）（图 3-78-2）：成熟性畸胎瘤。肿瘤大小 10.1cm × 8.9cm × 8.5cm。

五、专家点评

畸胎瘤是一种来源于具有多向分化潜能的生殖细胞的肿瘤，组织成分可以是单一组织结构或同时有三胚层结构，结构排列紊乱[1]。囊性畸胎瘤良性较多，而实性畸胎瘤恶性较多。但囊性和实性不能作为良性和恶性的代名词。多数肿瘤为囊实混合体。囊实混合性肿瘤在年长的患者中较多，恶变较晚，多为单一成分恶变，恶性度较低；而实性肿瘤在年轻患者中居多，恶变较早，可多种恶性成分共存，恶性度高。值得注意的是肿瘤含多量胶冻样黏液、出血坏死组织、伴有附近淋巴结肿大或浸润周围组织时恶变的可能性极大。肿瘤内有囊性、骨化和钙化成分不足以说明为良性，如术中发现肿瘤血管丰富、与周围脏器粘连或浸润后腹壁肌肉以及肿瘤内黏液成分较多时要考虑恶变。囊性畸胎瘤恶变后恶性程度较低，经处理可多年缓解。如肿瘤成分为生殖细胞癌，则恶性度高，易较早出现淋巴和血运转移，患者预后差。

畸胎瘤起源于胚胎早期的多极胚芽细胞，可能由先天性胚胎残留组织发展而成，由三个胚层的多种组织成分构成，可发生在卵巢、睾丸、前纵隔等部位。腹膜后畸胎瘤少见，一般位于脊柱两侧及左

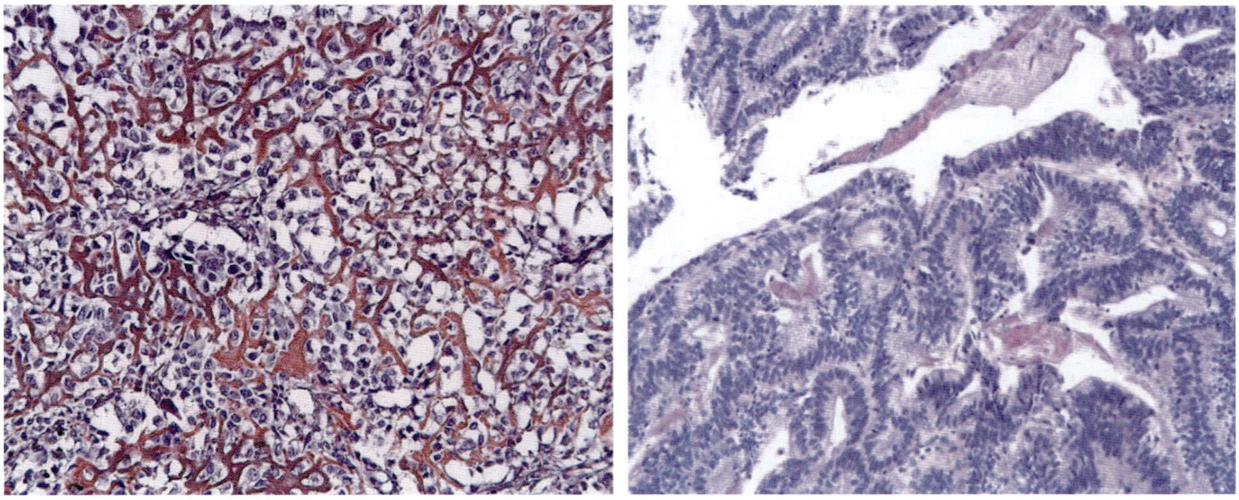

图 3-78-2 术后病理光镜下所见

上腹，女性与男性患者之比 3.4∶1。腹膜后畸胎瘤发病率有 2 个高峰期，第 1 个高峰期为出生后 6 个月，第 2 个高峰期为少年期，30 岁后者不足 20%。成熟型囊性畸胎瘤为良性肿瘤，但有恶变可能。小儿畸胎瘤患者在 1 岁以内恶性为 7.6%，1～2 岁为 63.2%，2 岁以后恶性率不再上升，成人的恶变过程是长期的。恶变成分多为鳞状细胞癌，偶尔为腺癌，可发生全身广泛转移。

成人腹膜后畸胎瘤占腹膜后肿瘤的 7.7%。由于腹膜后间隙的特殊性，腹膜后肿瘤呈隐匿性生长，患者可长达数年甚至数 10 年无任何症状。因此难以早期发现，当出现腹部包块或压迫症状时，肿物常已与周围脏器粘连而使手术切除难度加大[1]。

良性畸胎瘤一般病程较长、全身情况好，可因腹痛、腹胀、恶心、呕吐或发现腹部包块就诊；恶性畸胎瘤则生长迅速，短时间内全身改变明显，较早即可出现腹痛及器官压迫症状[1]。肿瘤短期内迅速增大或压迫周围组织引起疼痛、排尿排便困难，或肿瘤标志物 HCG、CEA、AFP 等升高，类癌综合征的出现和男性乳腺发育等为肿瘤恶变信号。

检查手段方面，B 超对许多缺乏临床症状的畸胎瘤可以做到早期诊断，同时也是监测术后复发的主要手段。CT 及 MRI 可以更加准确地判断肿物与周围组织的关系和病变性质，同时可以更清楚地显示肿瘤内部不同的组成成分。如本例患者病灶 CT 影像学即显示具有软组织密度、脂肪密度以及骨组织密度。若腹膜后肿瘤内发现有脂肪或类似牙齿和下颌骨状组织，对肿瘤的定性具有确诊的作用，此外，钙化、软组织及分房状结构也是腹膜后畸胎瘤常见的 CT 表现[2, 3]。不典型的腹膜后畸胎瘤还需与脂肪肉瘤、肾上极肿块、囊性淋巴管瘤、中肾管囊肿、创伤性骨囊肿等病变相鉴别。MRI 在判断畸胎瘤与重要血管之间的关系及浸润方面优于 CT。

治疗原则是争取早期彻底切除，当与周围器官粘连严重难以剥离时，可行联合脏器部分或全部切除，以争取切除的完整性，这点对于恶性畸胎瘤尤为重要。对于肿瘤与周围组织粘连紧密，部分囊壁切除不彻底时，要用电凝破坏，以防复发。

因为成人原发性腹膜后畸胎瘤对放疗及化疗均不敏感，因此完整切除的良性畸胎瘤可不必进行化疗。对于术后有肿瘤组织残余者应联合化疗，有利于症状改善。成人原发性腹膜后良性畸胎瘤预后较好，恶性畸胎瘤多于出现症状后 18 个月内死亡。此外，因腹膜后良性畸胎瘤可发生恶变，并可发生全身广泛转移，因此术后需定期复查，全面体检并检测血 AFP、CEA、β-HCG，并通过 B 超、CT 或 MRI 等影像学检查，以早期明确有无复发及恶变[4]。文献报道，超过 10cm 的畸胎瘤，经过化疗，5 年复发率仍可达 25%，最常见的复发部位为肺、纵隔和腹膜后[5]。

参考文献

1. 郭俊超，阎长青，赵玉沛. 成人原发性腹膜后畸胎瘤诊治16例. 中国肿瘤临床，2006, 33(19): 1130-1131.
2. Shin NY, Kim MJ, Chung JJ, et al.The differential imaging

features of fat-containing tumors in the peritoneal cavity and retroperitoneum: the radiologic-pathologic correlation. Korean J Radiol, 2010, 11(3): 333-345.

3. Craig WD, Fanburg-Smith JC, Henry LR, et al.Fat-containing lesions of the retroperitoneum: radiologic-pathologic correlation. Radiographics, 2009, 29(1): 261-290.

4. 陈志聪. 腹膜后畸胎瘤的CT 诊断. 实用医学影像杂志, 2009, 10(4): 234-244.

5. Beck SD, Foster RS, Bihrle R, et al. Long-term outcome for patients with high volume retroperitoneal teratoma undergoing post-chemotherapy surgery. J Urol, 2009, 181(6): 2526-2532.

3-79 胸膜外孤立性纤维瘤

一、临床资料

【病史】

男性患者，31 岁，主因“进行性排尿困难 2 年”入院。患者 2 年前无明显诱因出现排尿困难，不伴尿频、尿急、尿痛、血尿、血精等不适，当时未治疗。1 个月前在当地行 B 超检查示：前列腺增大，前列腺实性占位性病变。CT 示：精囊腺区占位性病变可能性大，前列腺占位性病变待除外。MRI 检查示盆腔占位性病变，考虑：①源于前列腺；②源于精囊，盆腔多发小淋巴结。2 周前行 B 超引导下肿物穿刺活检病理示：间叶源性肿瘤，可见异型细胞，但无恶性证据。自发病以来，否认尿频、尿急、尿痛、血尿、腹泻、便秘、腹胀等不适，体重无明显变化。患者既往体健。抽烟 15 年，平均每天 20 支，饮酒 15 年，平均每天 150ml 白酒。否认家族遗传病史及类似疾病史。

【体格检查】

心、肺查体无异常发现，双肾区无异常隆起，双肾区无叩击痛，双输尿管走行区无压痛，膀胱未充盈，耻骨上区无压痛，外生殖器发育正常，无红肿及异常分泌物。直肠指检：直肠外侧偏右可触及肿块，质硬，边界不清，前列腺触诊不满意。

【辅助检查】

（1）PSA：1.12ng/nl；

（2）B 超：前列腺增大，前列腺实性占位性病变。

（3）CT：精囊腺区占位性病变，性质待查。

（4）MRI：盆腔右侧闭孔内肌和前列腺之间可见一类圆形占位，大小约 6.7cm × 8.1cm × 6.5cm，T2WI 呈混杂高信号，T1WI 呈等低信号，DWI 呈高信号，边界清，增强后实性成分可见不均匀强化，可见血管。前列腺及精囊腺可见显著受压左移，病灶同前列腺及精囊腺边界尚清晰，直肠系膜受推挤向左后方移位。膀胱受该占位推挤略向左前方移位，其内未见异常信号。盆腔内未见肿大淋巴结以及积液征象（图 3-79-1）。考虑盆腔占位性病变，性质待定，间叶组织来源可能。

（5）活检病理：间叶源性肿瘤，可见异型细胞，但无恶性证据。

【初步诊断】

盆腔肿瘤，间叶组织来源可能性大。

二、病例讨论

【鉴别诊断】

患者中年男性，进行性排尿困难 2 年，不伴尿频、尿急、尿痛、血尿、血精等不适，B 超检查示：前列腺增大，前列腺实性占位性病变。CT 示：精囊腺区占位性病变可能性大，前列腺占位性病变待除外。MRI 检查示盆腔占位性病变，考虑：①源于前列腺；②源于精囊，盆腔多发小淋巴结。肿物穿刺活检病理示：间叶源性肿瘤，可见异型细胞，但无恶性证据。故考虑盆腔肿瘤，良性可能性大。需要鉴别如下疾病：①前列腺肉瘤：一般早期症状是膀胱颈部梗阻，肿瘤压迫膀胱底或侵及尿道可影响排尿，表现为尿频、尿痛及排尿困难，肉眼血尿较少见，严重时压迫直肠引起排便困难。晚期症状为疼痛，明显消瘦贫血及恶病质容易转移至肺肝骨。通过穿刺活检可以鉴别。预后差，多数患者存活时间不超过 2 年，考虑该患者可能性不大。②精囊肿瘤：精囊恶性肿瘤少见，主要为腺癌，发病年龄为 24 ~ 90 岁平均 62 岁，40%

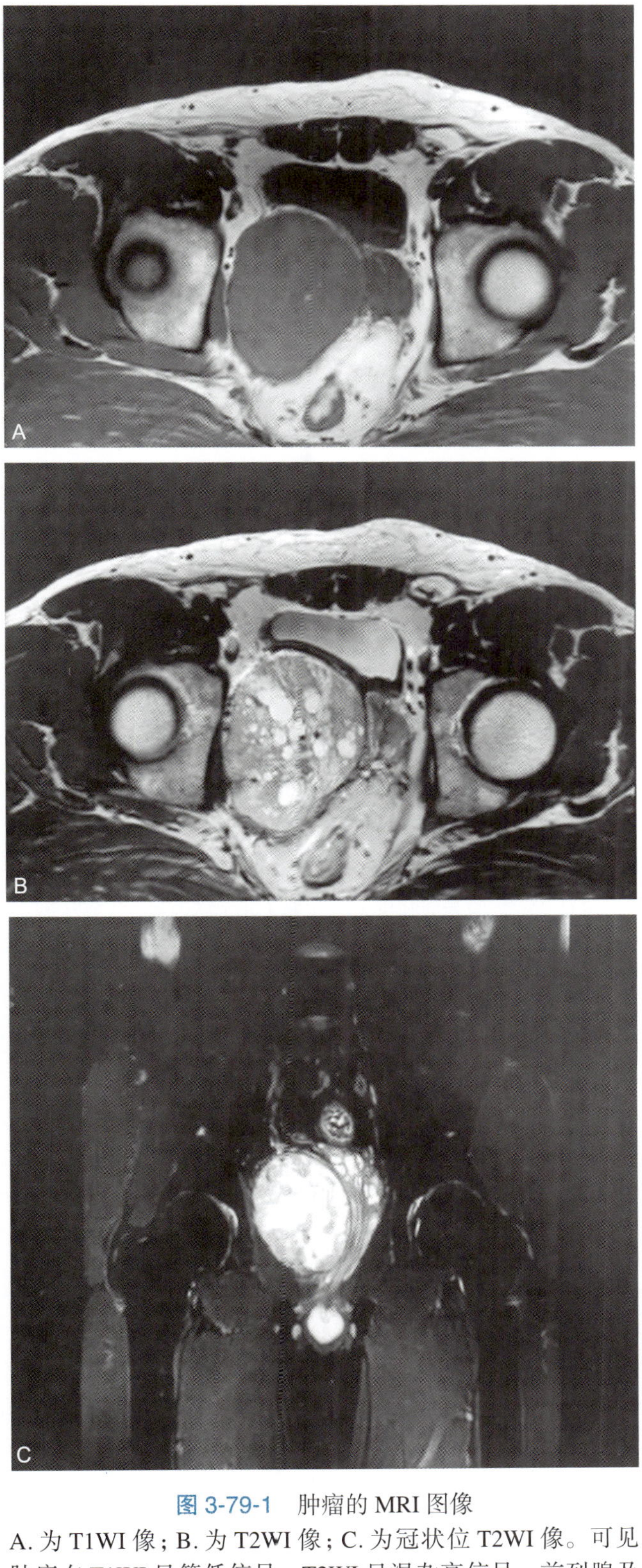

图 3-79-1 肿瘤的 MRI 图像

A. 为 T1WI 像；B. 为 T2WI 像；C. 为冠状位 T2WI 像。可见肿瘤在 T1WI 呈等低信号，T2WI 呈混杂高信号，前列腺及精囊腺可见显著受压左移，病灶同前列腺及精囊腺边界尚清晰，直肠系膜受推挤向左后方移位。膀胱受该占位推挤略向左前方移位，其内未见异常信号

在 40 岁以前发病症状有血精、排尿中有稠厚胶样物、间歇性血尿、尿频及排尿困难等。直肠指诊在前列腺上方触及不规则硬块与前列腺融合而分界不清。该患者 MRI 显示肿瘤与精囊及前列腺分界尚清，故该诊断可能性不大。③盆腔神经源性肿瘤：盆腔神经源性肿瘤较少见，病理上良性占多数，包括神经鞘瘤、神经纤维瘤和节细胞神经瘤，恶性的有恶性神经鞘瘤等，通过穿刺活检可以鉴别。

【治疗方案】

患者 31 岁男性，进行性排尿困难 2 年余，CT 及 MRI 提示盆腔巨大肿物，压迫前列腺、精囊及膀胱。目前无恶性证据，考虑盆腔良性肿瘤可能性大，不除外前列腺或精囊来源可能。故可以行开腹探查、盆腔肿瘤切除术，根据术中所见决定切除范围。

三、手术及术后恢复情况

入院后完善相关检查，查无手术禁忌，在全麻下行开腹探查、盆腔肿物切除术，术中见肿瘤位于膀胱右后方，血供丰富，明显压迫膀胱、前列腺、精囊及直肠，肿瘤呈椭球型，直径约 7cm，肿瘤包膜完整，剖开标本见肿物呈“鱼肉样”改变，术中出血约 1000ml。手术顺利，术后患者恢复可，1 周后出院。肿瘤的大体标本见图 3-79-2。

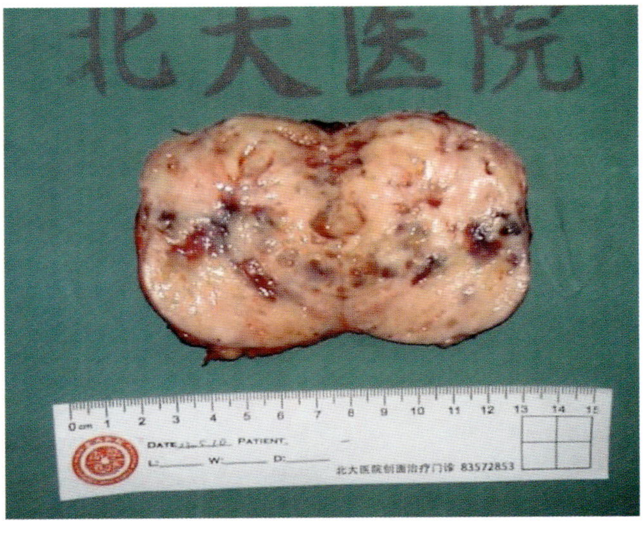

图 3-79-2 肿瘤的大体标本

肿瘤呈椭球型，直径约 7cm，肿瘤包膜完整，黄白色，质硬，剖开标本见肿物呈“鱼肉样”改变，其内可见散在出血坏死

四、最后诊断

术后病理结果：镜下部分区域肿瘤细胞密集，部分区域稀少、疏松，并见较粗的玻璃样变的胶原和分支血管。肿瘤细胞圆形或梭形，胞质少，核空泡状，细胞无异型，核分裂象（2～3个/10HPF），间质内可见黏液样变。免疫组化：CD34（+++），CD99（+++），Bcl-2（+++），EMA（-），S-100（-），SMA（-），ki67：2%），符合胸膜外孤立性纤维瘤（solitary fibrous tumor，SFT）的表现（图3-79-3）。

五、专家点评

孤立性纤维瘤（solitary fibrous tumor，SFT）是一种少见的间叶来源的梭形细胞软组织肿瘤，主要发生于胸膜，过去认为该肿瘤起源于胸膜间皮层下方的成纤维细胞[1]。后来的研究证明该瘤在本质上不属于间皮性肿瘤范畴，并具有独特的生物学行为，呈交界性和罕见转移的特性，可广泛发生于软组织和许多器官[2]。对于其生物学行为，文献中报道10%～23%的胸膜腔内和近10%胸腔外孤立性纤维瘤具恶性的生物学行为，表现为局部复发或远处转移，转移部位通常为肺、骨和肝[3]。发生于胸膜外的孤立性纤维瘤常被误诊为好发于此部位的某些肿瘤。

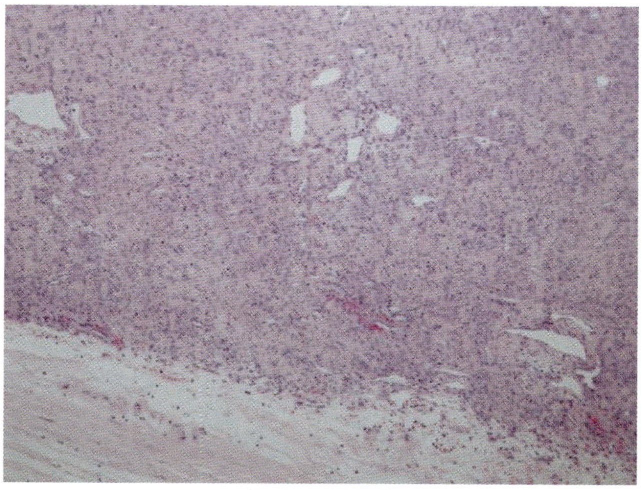

（HE，×100）

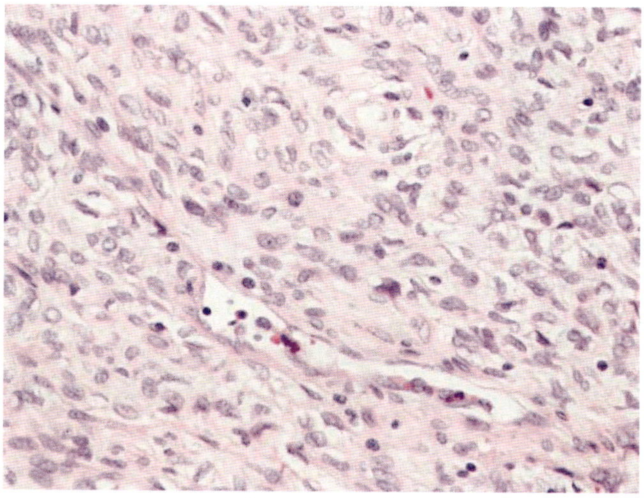

（HE，×400）

图3-79-3 肿瘤的光镜图像

胸膜外孤立性纤维瘤一般多见于20～70岁的成年人，中位年龄为50岁，无明显性别差异[4]。胸膜外孤立性纤维瘤几乎累及全身各个部位，包括躯干及四肢软组织、眼眶、肺、腹膜后、盆腔、宫颈、脑膜、肾、膀胱、前列腺、精囊等处[5]。肿瘤增大缓慢，多因体检或手术偶然发现，部分因压迫产生症状，该肿瘤一般为良性肿瘤，但有10%具有恶性倾向，而且复发性或恶性胸膜外孤立性纤维瘤对放疗和化疗较不敏感，故正确的诊断对临床治疗尤其重要，并且需要长期随访[6]。针对胸膜外孤立性纤维瘤，大多需要通过手术进行完整切除，以明确诊断，多数能获得较好的预后。本例患者术后病理证实为胸膜外孤立性纤维瘤，故该患者预后较好，因该肿瘤有10%的恶性生物学倾向，故建议定期复查B超或CT，长期随诊。

参考文献

1. Weidner N. Solitary fibrous tumor of the mediastinum. Ultrastruct pathol, 1991, 15(4-5): 489-492.
2. Gengler C, Guillou L. Solitary fibrous tumour and haemangiopericytoma: evolution of a concept. Histopathology, 2006, 48(1): 63-74.
3. Vallat-D AV, Dry SM, Fletcher CDM. Atypical and Malignant solitary fibrous tumors in extrathoracic locations: evidence of their comparability to intra-thoracic toumors. Am J Surg Pathol, 1998, 22(12): 1501.
4. Guilou L, Fletcher JA, Fletcher CDM, et al. Extrapleural solitary fibrous tumour and haemagiopericytoma. //Fletcher CDM, Unni K, Mertens F. WHO classification: tumours of soft tissue and bone. France: IARC Press, 2002: 86-90.
5. 邓摇元,刘摇希,张学斌,等. 胸膜外孤立性纤维瘤39例临床病理分析. 临床与实验病理学杂志, 2010, 26(4): 451-455.
6. 项晶晶,徐如君,陈丽荣,等. 胸膜和胸膜外孤立性纤维性肿瘤临床病理分析. 实用肿瘤杂志, 2011, 26(6): 613-616.

3-80 原发性输尿管纤维上皮性息肉

一、临床资料

【病史】

女性患者，42 岁，主因“间断左侧腰腹部胀痛 2 个月”入院。2 个月前无诱因突然出现左侧腰腹部胀痛，腹部胀满感明显，伴恶心呕吐，无发热、尿频、尿急、尿痛、无肉眼血尿。就诊外院，查腹部超声未见异常，查腹平片怀疑“肠梗阻”，给予解痉、镇痛、禁食水等保守治疗，疼痛缓解。此后又发作 2 次，表现与前次相似，发作时间与月经周期无关。为进一步诊治来我院。血尿常规未见异常，B 超未见异常，CT 检查发现左输尿管下段占位性病变，入院治疗。既往无特殊病史。

【体格检查】

体温 36.2℃，心率 68 次 / 分，呼吸 18 次 / 分，血压 105/70mmHg；心、肺查体未见明显异常，腹软，无压痛、肌紧张，未触及包块，未见肠型；肠鸣音 4 次 / 分钟。泌尿外科查体：肾区无叩击痛，输尿管走行区无压痛。

【辅助检查】

（1）实验室检查：血常规及血生化检查未见异常；尿白细胞 0 ~ 3/HPF，红细胞 0 ~ 2/HPF，尿培养阴性；尿细胞学检查 3 次未见肿瘤细胞。

（2）胸片、心电图均未见异常。

（3）泌尿系统 B 超：双肾大小、形态、回声未见异常，左侧肾盂轻度分离，输尿管上段未见扩张，集合系统未见强光团。

（4）泌尿系统 CT：左肾轻度积水，左输尿管中下段条状病变，轻度增强，增强早期 CT 值 50Hu，延迟期 CT 值 87Hu。延迟扫描可见输尿管下段充盈缺损改变（图 3-80-1）。

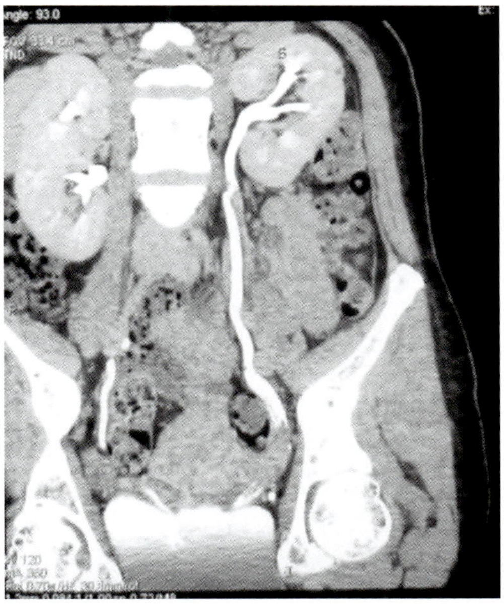

图 3-80-1　泌尿系统 CT 所见

【初步诊断】

左输尿管下段肿瘤，输尿管息肉？输尿管癌？

二、病历讨论

【鉴别诊断】

患者因为左侧腰腹胀痛，CT 检查发现左输尿管下段病变，延迟期呈充盈缺损，应怀疑输尿管肿瘤。存在输尿管癌的可能性。但患者较年轻，没有肉眼血尿及镜下血尿，尿细胞学阴性，且病变呈“长条状”，因此输尿管息肉的可能性也较大。患者无血尿，病变有轻度强化，可排除血块可能。

【治疗方案】

先行输尿管镜检，观察病变特点，可取活检明确诊断。如为输尿管息肉，根据息肉单发还是多发，单发息肉蒂部较细可行输尿管镜下息肉切除，多发息肉或单发息肉无法输尿管切除，可行开放或腹腔镜输尿管局部切除再吻合术。如为输尿管癌，可行腹腔镜左侧肾输尿管全长切除术。如行息肉切除，可在输尿管镜检同时进行；如需行腹腔镜或开放手术，可择期施行。

三、手术及术后恢复情况

腰麻 - 硬脊膜外联合阻滞麻醉下行输尿管镜检。膀胱镜见左输尿管口较宽，轻度水肿，可见息肉样肿物随喷尿间断突入膀胱（图 3-80-2），表面光滑，无输尿管口喷血。输尿管镜检可见输尿管下段长条状肿物，表面光滑，蒂部直径约 2mm（图 3-80-3），距离输尿管口约 7cm。考虑输尿管息肉诊断的可能性很大，且单发，蒂部较细，决定尝试行输尿管镜下息肉切除，将切除标本送常规病理检查，无需肿物活检冰冻病理检查。用钬激光功率 1J × 10Hz 将肿瘤蒂部切断 90%，用异物钳将息肉钳夹，直视下将其根部夹断（图 3-80-4），将肿物完整取出体外（图 3-80-5）。检查输尿管，可见息肉蒂部切除后改变（图 3-80-6）。手术过程详见视频 3-80-1。输尿管内留置 DJ 管，1 个月后拔除。术后患者轻度肉眼血尿，体温正常，术后第 1 天拔除尿管，术后第 2 天出院。

V3-80-1

视频 3-80-1

四、最后诊断

病理结果：左输尿管纤维上皮性息肉，表面被覆正常尿路上皮，大小 7cm × 1cm × 1cm。

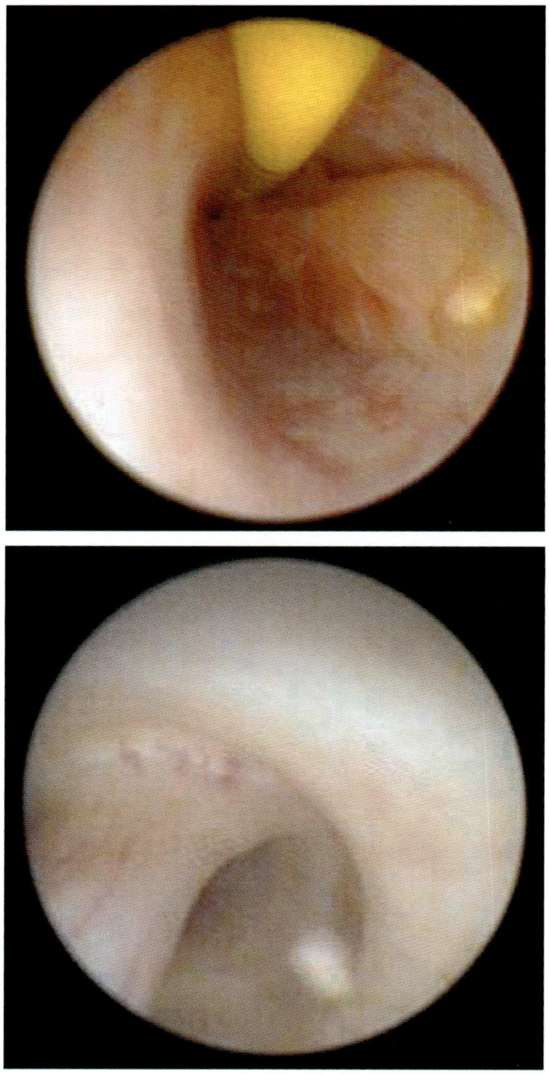

图 3-80-3 输尿管下段长条状肿物

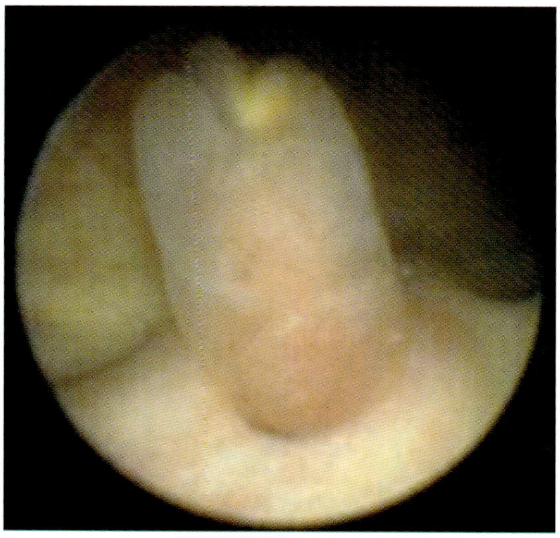

图 3-80-2 息肉样肿物随喷尿间断突入膀胱

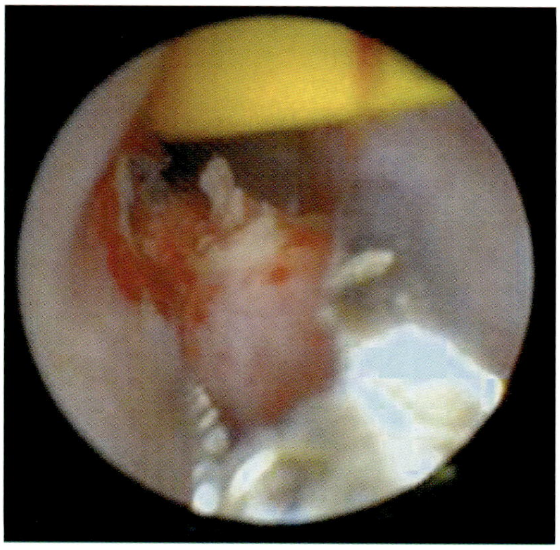

图 3-80-4 夹断根部

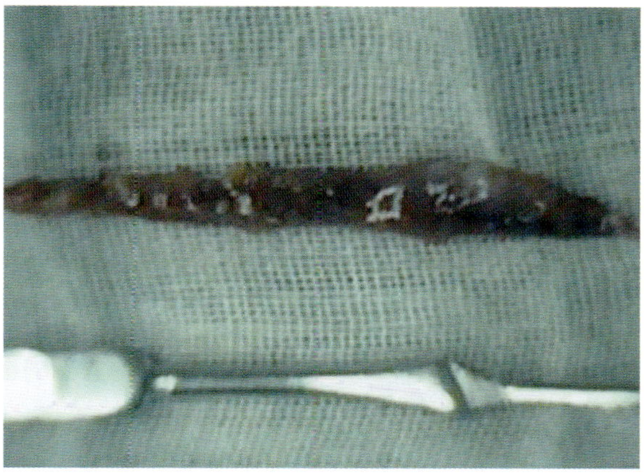

图 3-80-5　完整取出肿物

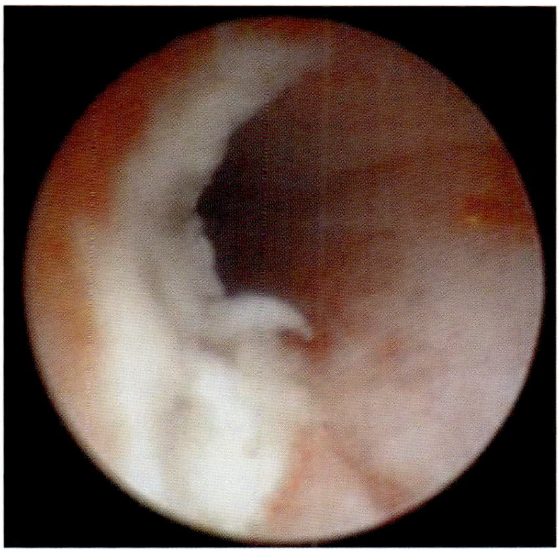

图 3-80-6　术后输尿管所见

五、专家点评

输尿管息肉有炎性息肉和纤维上皮性息肉之分，炎性息肉多继发于输尿管结石，而原发性输尿管纤维上皮性息肉是较为少见的输尿管良性肿瘤，来自中胚层。发病年龄 30～40 岁。主要临床表现为腰腹痛和肾积水，部分患者出现肉眼血尿。诊断主要依靠影像学检查。静脉肾盂造影或逆行造影上典型表现为管腔内充盈缺损，呈“蚯蚓状”，边缘光滑，病变段输尿管壁光整，蠕动正常，病变以上段输尿管及肾盂可扩张积水 [1]。泌尿系 CT 反映息肉的形态更为直观 [2]。

该患者以左侧腰腹胀痛伴恶心呕吐为主要表现，初诊是曾被怀疑“肠梗阻”。我们复习患者当时的腹平片（图 3-80-7），没有肠梗阻的典型表现，属于误诊。腹平片上盆腔左侧可见一个致密影，有左输尿管结石的可能性。由于当时患者无血尿、B 超检查未见明显异常，又首诊于普外科，发病 2 个月未明确诊断。我们根据患者症状的部位，及腹平片上的致密影，存在左输尿管下段结石可能，所以行 CT 检查，发现病变（图 3-80-8）。腹平片上的致密影为盆腔静脉石。

因为输尿管息肉发病率低，临床上影像学检查发现输尿管的肿瘤，以输尿管癌最常见。尤其是 CT 显示输尿管肿瘤有增强时，输尿管癌的可能性更大。有些输尿管息肉的患者因为“输尿管充盈缺损”而误行肾输尿管全长术。输尿管息肉与输尿管癌的不同点是：年轻、腰腹痛、肉眼血尿不明显，造影或泌尿系 CT 的表现为长条状病变，有这些特点时，要注意输尿管息肉的可能性。对于可疑息肉诊断的患者，为了明确诊断，可行输尿管镜检查。

有时膀胱镜下可见光滑的“蚯蚓状肿瘤”随喷尿间断从输尿管口突入膀胱。输尿管镜下，由于息肉在管腔内盘绕，息肉主体部分不易观察清楚。此时重点观察息肉远端和其蒂部。息肉远端呈灰白色长条状，表面黏膜光滑，在输尿管内也随冲洗液上下移动。这与典型输尿管癌明显不同。息肉蒂部近端黏膜正常，所以对其蒂部的观察较体部容易，息肉是否多发，取决于息肉蒂的数目。通常情况下，可

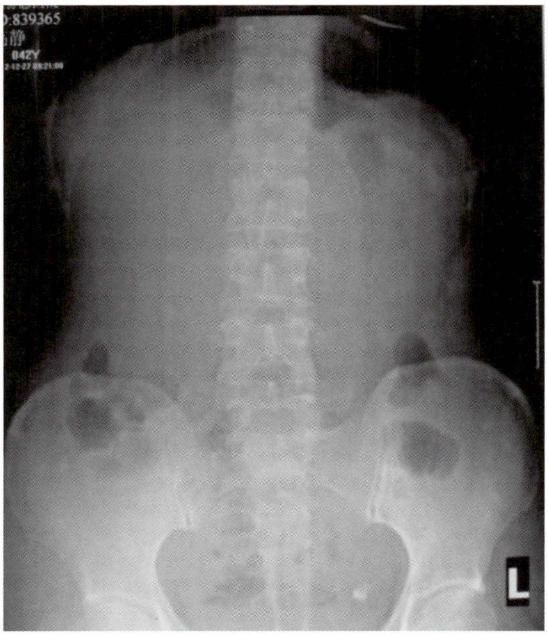

图 3-80-7　患者腹平片

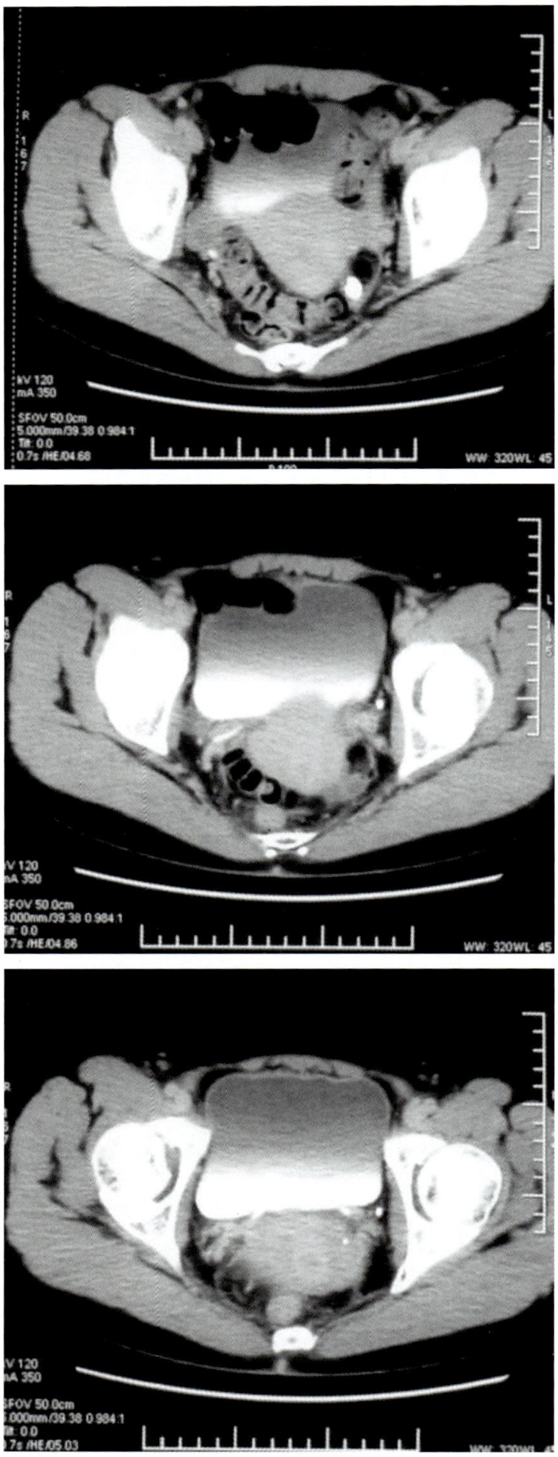

图 3-80-8 患者 CT 所见

行肿物活检，根据病理结果再决定治疗方案。需要注意的是，由于息肉表面存在尿路上皮，因此存在息肉与移行细胞癌共存的可能性[3]。

近年来，随着输尿管镜技术的进步，输尿管镜下行息肉切除术也有报道[4-5]。我们的经验是，输尿管镜下重点观察息肉蒂部的位置、粗细和数目。由于息肉占据输尿管管腔，且息肉近端输尿管扩张迂曲，对息肉及其根部的观察常不满意。将超滑导丝置入输尿管上段，沿导丝上行至息肉蒂部，进行观察。对于单发、蒂部较细的息肉，可以直接在镜下采用激光或电极烧灼切除。为防止息肉切除后上移，可用阻石网篮置于息肉近端阻挡，或用套石网篮固定息肉后再切断其蒂部。如没有阻石网篮辅助，可以尝试将息肉根部切断大部分，保留一点相连，然后再输尿管镜直视下，将息肉根部钳夹，连同息肉主体一同取出。在行输尿管切除蒂部时，需要控制好切割深度，由于息肉是黏膜层的病变，因此没有必要切至输尿管肌层，而这一点对于蒂部较宽的病变尤其重要，切除过深，则易导致狭窄[4]。

传统的治疗方法主要采用开放手术行输尿管局部切除再吻合。随着腹腔镜技术的开展，该手术可在腹腔镜下进行[6]。根据术前影像学检查和输尿管镜检查情况，决定输尿管切开的部位。必要时术中采用软输尿管镜观察息肉蒂部的位置和数量。术中将估计蒂部所在输尿管壁打开，将息肉取出，沿息肉寻找蒂部的位置，如为单发息肉，可只切断息肉蒂，不做输尿管部分切除。若为多发息肉，可将蒂部输尿管局部切除，没有必要切除过多输尿管。

参考文献

1. 张剑飞，杨为民，陈忠. 输尿管息肉的诊断与治疗研究进展.现代泌尿生殖肿瘤杂志, 2009, 1(6): 373-375.
2. Harvin HJ.Ureteral fibroepithelial polyp on MDCT urography. AJR Am J Roentgenol, 2006, 187(4): W434- W435.
3. Min K, Jung SJ, Chung JI, et al.Urothelial carcinoma arising from a large ureteral polyp.Korean J Urol, 2012, 53(11): 807-809.
4. Childs MA, Umbreit EC, Krambeck AE, et al.Fibroepithelial polyps of the ureter: a single-institutional experience.J Endourol, 2009, 23(9): 1415-1419.
5. Sun Y, Xu C, Wen X, et al.Is endoscopic management suitable for long ureteral fibroepithelial polyps? J Endourol, 2008, 22(7): 1459-1462.
6. 周向军，张茨，钱辉军，等. 后腹腔镜下手术治疗巨大输尿管息肉一例报告.中华泌尿外科杂志, 2012, 33(2):137.

3-81 原发性输尿管纤维上皮息肉——经腹腹腔镜下输尿管局部切除再吻合术治疗

一、临床资料

【病史】

女性患者，54 岁，主因“间断无痛肉眼血尿 2 周”入院。患者 2 周前开始无明显诱因出现无痛肉眼血尿，为淡红色。10 天前就诊于我院门诊，行尿脱落细胞学检查示大量炎细胞，少数核异质细胞。5 天前我院泌尿系增强 CT 检查示左输尿管中上段管壁增厚，管腔内软组织密度充盈缺损，凝血块可能性大，不除外输尿管占位性病变可能。为求进一步治疗入院。

【体格检查】

体温 36.6℃，心率 72 次 / 分，呼吸 16 次 / 分，血压 114/74mmHg；心、肺查体未见明显异常，腹软，无压痛、肌紧张，未触及包块，未见肠型；肠鸣音 4 次 / 分钟。泌尿外科查体：肾区无叩击痛，输尿管走行区无压痛。

【辅助检查】

（1）尿脱落细胞学：大量炎细胞，少数核异质细胞。

（2）尿脱落细胞学（肾盂尿）：未见肿瘤细胞。

（3）泌尿系增强 CT：左输尿管中上段管壁增厚，管腔内软组织密度充盈缺损，凝血块可能性大，不除外输尿管占位性病变可能。

（4）泌尿系 B 超：双肾、膀胱未见异常。

（5）膀胱镜 + 左侧逆行肾盂造影：膀胱颈、三角区、右输尿管口及膀胱各壁未见异常，双侧输尿管口喷尿清。左侧逆行造影顺利。左输尿管上段肿物。

【初步诊断】

左输尿管上段肿物，输尿管息肉？输尿管癌？

二、病历讨论

【鉴别诊断】

（1）输尿管息肉：患者间断出现淡红色肉眼血尿，尿细胞学检查阴性，泌尿系增强 CT 示左输尿管管腔内软组织密度充盈缺损，逆行肾盂造影示左输尿管上段肿物，考虑输尿管息肉诊断可能性大。

（2）输尿管癌：患者中老年女性，主要表现为间断无痛肉眼血尿，泌尿系增强 CT 示左输尿管中上段管壁增厚，管腔内软组织密度充盈缺损，需考虑输尿管癌可能性，可进一步行输尿管镜下活检明确诊断。

（3）输尿管内血块：患者有血尿症状，泌尿系增强 CT 示左输尿管管腔内软组织密度充盈缺损，不除外该诊断，可进一步行输尿管镜检查加以鉴别。

（4）输尿管结石：结石为阴性时，尿路造影可发现输尿管内有充盈缺损，但输尿管结石多伴有绞痛症状，肉眼血尿少见，多为间歇性镜下血尿，CT 下结石呈高密度影，与本例患者不符，暂不考虑该诊断。

【治疗方案】

患者输尿管肿物诊断明确，拟先行左侧输尿管镜检，根据镜检结果决定手术方案——如为输尿管息肉，根据息肉单发还是多发，单发息肉蒂部较细可行输尿管镜下息肉切除，多发息肉或单发息肉无法输尿管切除，拟行经腹腹腔镜下输尿管肿物切除再吻合术。如为输尿管癌，行腹腔镜下左肾输尿管全长切除术。

三、手术及术后恢复情况

患者截石位，常规消毒铺巾。尿道内注入稀释碘附，置入 F9 输尿管镜。观察膀胱内未及异常，双侧输尿管口无喷血，向左输尿管口内置入金属导丝，顺利。沿导丝向左输尿管口内置入 F9 硬输尿管镜，上行至中段受阻。更换 F5 输尿管镜继续上行至输尿管上段，见上段输尿管环形狭窄，镜身无法通过。撤除输尿管镜，置入膀胱镜，向左输尿管内置入 F6 26cm DJ 管，顺利。撤除膀胱镜，尿道内留置 F18 双腔尿管。

患者取右 45° 斜卧位，常规消毒铺巾。取左侧锁骨中线肋缘下 0.5cm 小切口，切开腹壁各层，置入气腹针，注气压力至 14mmHg。脐下 3cm 左侧腹直肌旁 1cm 小切口，穿刺 12mm 套管，引入腹腔镜。监视下分别于脐上 3cm 左侧腹直肌旁、左侧反麦氏点取 1.0cm 和 0.5cm 小切口，另置入两个套管。左侧锁骨中线肋缘下置入 1 个 0.5cm 套管。小心分离降结肠肠管粘连，在肾下极水平游离结肠，将结肠翻至内侧。在肾下极水平游离显露输尿管。见输尿管上段稍扩张，在输尿管上段缝制牵引线避免输尿管扭曲。纵行剪开肾下极下方 3cm 处输尿管壁 0.5cm，见切口部位条状息肉，长约 5cm，有较细蒂，将蒂部完整剪除。以 4-0 vincryl 线间断横行缝合输尿管开口 4 针。观察吻合口通畅，无漏尿。冲洗伤口，仔细止血，于吻合口附近留置 F20 腹膜后引流管 1 根。清点纱布器械无误后缝合小切口。术程顺利，无明显出血。切除瘤组织送病理。手术过程详见图 3-81-1 和视频 3-81-1。

V3-81-1

视频 3-81-1

患者术后恢复良好，术后第 1 天下地活动，术后第 2 天进食并拔除引流管，术后第 5 天拔除尿管出院。术后 3 个月复查未见复发。

四、最终诊断

病理诊断（图 3-81-2）：纤维上皮性息肉，局部被覆上皮轻度异型，少许黏膜组织，局部被覆上皮可见轻度增生。

五、专家点评

1．输尿管纤维上皮性息肉临床特点

输尿管息肉属于输尿管良性肿瘤，其病理类型可分为炎性息肉和原发性纤维上皮性息肉（fibroepithelial polyp，FEP），而后者是一种罕见的非上皮来源的输尿管良性肿瘤，起源于中胚层，约占全部输尿管肿瘤的 1%[1]，多见于男性患者[2]。原发性输尿管息肉的病因仍不明确，可能与发育异常、激素紊乱、过敏、慢性刺激、梗阻、感染等因素有关[3]。病变好发于输尿管上 1/3 段，绝大多数为单发病变。左侧多见，同时累及双侧罕见[4]。原发性输尿管息肉最常见的临床表现为腰痛及血尿[4]，二者可单独或同时发生，腰痛常因病变上方梗阻、肾盂扩张。文献数据显示约 5% 的儿童肾盂输尿管连接部梗阻系由原发性输尿管息肉导致[5]。本例患者临床表现为间断血尿，影像学示左侧上段病变，符合输尿管纤维上皮性息肉临床特点。

2．输尿管纤维上皮性息肉诊治策略

由于原发性输尿管纤维上皮性息肉较少见，临床上对此病的认识不足，存在一定的误诊情况，有时误诊为输尿管癌而行肾输尿管全长切除术因此，输尿管纤维上皮息肉的诊治策略受到越来越多的关注。

由于息肉与输尿管周围软组织回声差异不明显，泌尿系 B 超往往难以明确诊断，但可提示病变以上是否存在输尿管扩张及肾盂积水。影像学方法首选静脉尿路造影（IVU）[4]，可见输尿管内充盈缺损，呈“蚯蚓状”，边缘光滑，并显示息肉的大小和形态，病变段输尿管壁光整，蠕动正常。当患肾功能严重受损或梗阻严重造成静脉尿路造影无法显影时，亦可选择逆行尿路造影，但该检查为有创检查，且有一定失败概率。泌尿系 CT 平扫可见输尿管腔内软组织影，增强扫描时轻微强化，但无法与其他息肉样上皮肿瘤相鉴别[6]。泌尿系核磁检查（MRU）亦具有重要诊断价值，对于碘过敏和肾功能不全的患者，MRU 应作为首选检查。输尿管镜检查是明确诊断和制订治疗方案的主要手段。在输尿管镜下，原发性输尿管纤维上皮性息肉表现为灰白色、长条状肿物，表面黏膜光滑，可以成“珊瑚状”，肿物单发或多发。息肉蒂部的位置、粗细和数量是决定治疗方案的重要因素[7]。输尿管纤维上皮息肉最终诊断须依靠活检病理。

手术治疗是目前主要的治疗方式，手术方式的选择需参考息肉的位置、大小及形状等。传统手术方式为开放输尿管切除再吻合[8]，但随着近几十年内镜技术的发展，如今绝大多数患者可行微创手术治疗，如行输尿管镜下切除、腹腔镜及机器人辅助腹腔镜下切除再吻合治疗等[5]。目前，输尿管镜下

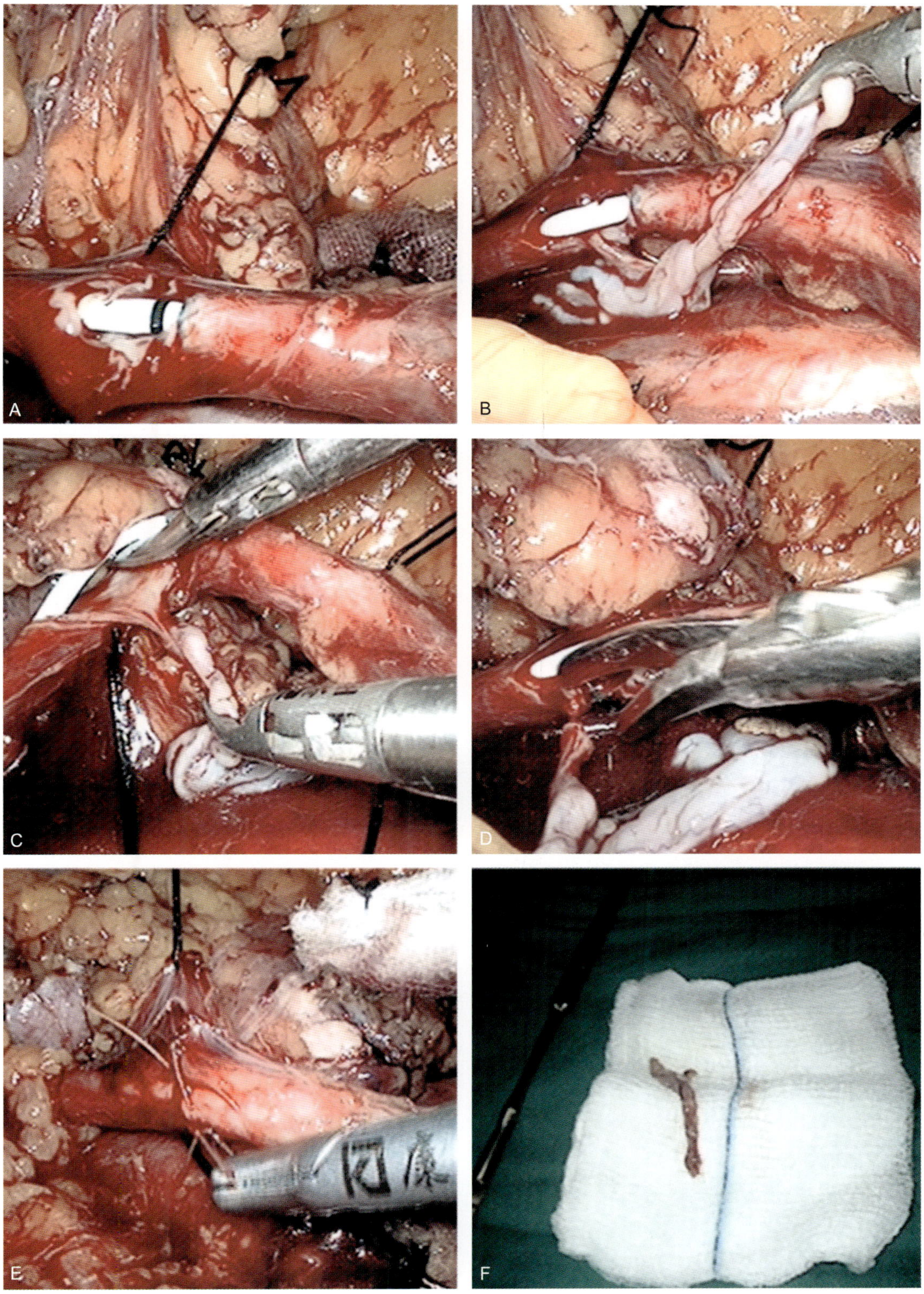

图 3-81-1 术中所见

A. 剪开输尿管；B. 提出息肉；C. 息肉根部；D. 剪除蒂部；E. 吻合后；F. 切除标本

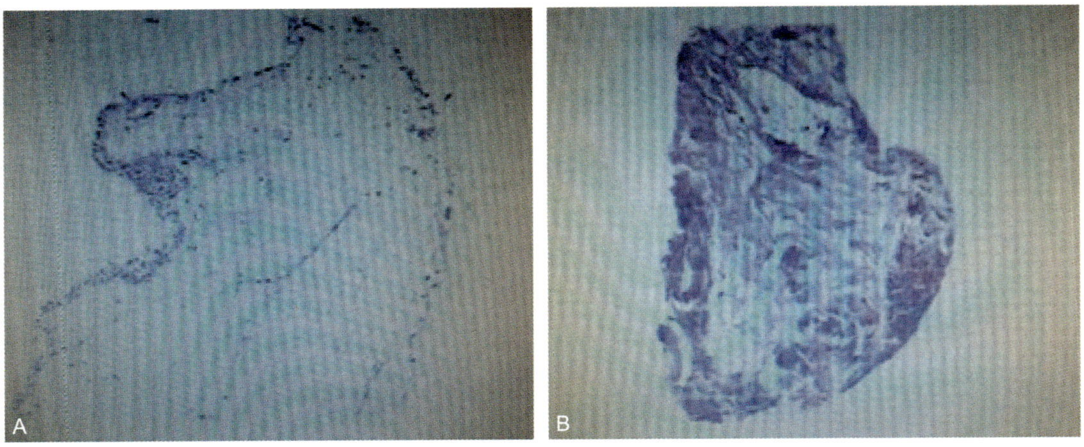

图 3-81-2 病理所见

A. 冰冻 + 冰石（左输尿管）：纤维上皮性息肉，局部被覆上皮轻度异型；B. 冰冻 + 冰石（左输尿管）：少许黏膜组织，局部被覆上皮可见轻度增生

息肉切除术（包括输尿管镜下电灼术及输尿管镜下激光烧灼术等）已成为全部原发性输尿管息肉手术的主要选择。对于单发、蒂部较细的息肉，可以直接在镜下采用激光或电极烧灼切除。然而，对输尿管狭窄进镜困难、息肉体积较大、镜下操作困难、基底较宽有恶变可能，或息肉位于如肾盂 - 输尿管交界处等特殊位置的情况，应优先考虑行腹腔镜下输尿管局部切除吻合术[3, 5]。腹腔镜手术的优势在于可以清楚地显露整个病变的位置、形态以及与周围器官结构的关系，利用腹腔镜的放大优势清楚显示病变周围输尿管黏膜情况。术中可根据术前影像学检查和输尿管镜检查情况，决定输尿管切开的部位，将估计蒂部所在输尿管壁打开，将息肉取出，沿息肉寻找蒂部的位置，如为单发息肉，可只切断息肉蒂，不做输尿管部分切除。若为多发息肉，可将蒂部输尿管局部切除，没有必要切除过多输尿管。

本例患者术前检查提示左输尿管上段管腔内软组织密度充盈缺损，考虑术中先行输尿管镜下活检，但进镜过程中发现输尿管上段环形狭窄，活检失败。手术选择上，因输尿管进镜困难，我们采取经腹腔入路腹腔镜息肉切除术，其操作空间大，术野清楚，显露输尿管过程顺利。术中见输尿管息肉长约 5cm，有较细蒂，将蒂部完整剪除。手术顺利，术后患者症状消失，手术效果满意。

总体来说，原发性输尿管息肉是一种病因仍不明确、临床上较为罕见的疾病。手术是有效的治疗手段，术前需完善输尿管检查，微创手术现已逐渐取代开放手术成为首选治疗方式。

参考文献

1. Faerber GJ, Ahmed MM, Marcovich R, et a1. Contemporary diagnosis and treatment of fibroepithelial ureteral polyp. J Endourol, 1997, 11(5):349-351.
2. 郭应禄, 董诚, 周四维. 输尿管外科学. 北京: 北京大学医学出版社, 2010. 141-142.
3. Li R, Lightfoot M, Alsyouf M, et al. Diagnosis and management of ureteral fibroepithelial polyps in children: a new treatment algorithm. J Pediatr Urol, 2015, 11(1):22.e1-6.
4. Ludwig DJ, Buddingh KT, Kums JJ, et al. Treatment and outcome of fibroepithelial ureteral polyps: A systematic literature review. Can Urol Assoc J, 2015, 9(9-10): E631-637.
5. Arda MS, Ilhan H, Kara T, et al. Laparoscopic Approach to a Rare Cause of Ureteropelvic Junction Obstruction in a Child: Ureteral Polyp. European J Pediatr Surg Rep, 2015, 3(2): 78–81.
6. Silvemam SG, Coham RH. CT尿路成像图谱. 袁飞, 编译. 天津: 天津科技翻译出版公司, 2008. 112-113.
7. 王刚, 张丽平, 虞巍, 等. 原发性输尿管纤维上皮性息肉的诊治策略. 中华泌尿外科杂志, 2014, 35(3):178-181.
8. Osbun N, Ellison JS, Lendvay TS. Robot-Assisted Laparoscopic Excision of Ureteral and Ureteropelvic Junction Fibroepithelial Polyps in Children. J Endourol, 2016, 30(8):896-900.

3-82 脐尿管癌

一、病例摘要

【病史】

男性患者，38 岁，主因“尿频、尿急、尿痛并间断全程肉眼血尿 5 月余”来诊。患者尿频症状较重，平均每小时 1 次，伴会阴部胀痛。夜尿 3 ~ 4 次。无发热、腰痛及腹痛。尿常规：白细胞（2 ~ 5/HPF），红细胞（+++/HPF），亚硝酸盐（－）。予以抗感染治疗效果不佳。泌尿系 B 超及增强 CT 示：膀胱顶部不规则肿物，延脐尿管走形方向生长，并向膀胱内突出。为行进一步诊治入院。

【体格检查】

心、肺查体无明显异常。腹部平坦，无隆起。脐下可触及质软包块，界限不清。脐周无异常分泌物。

【辅助检查】

（1）泌尿系 B 超：膀胱顶部可见一个体积约 6.1cm × 4.4 cm × 4.4 cm 不规则低回声肿物，沿脐尿管走行方向生长，并向膀胱内凸出，表面不平，内部回声低，回声不均匀。

（2）腹部增强 CT（图 3-82-1）：膀胱前上壁可见一个类圆形软组织肿块，约 5.5cm × 5.0cm，外形不规则，内可见多发钙化，膀胱明显受压，肿块向膀胱腔外突出，中央密度不均。增强扫描，软组织肿块未见强化。

（3）盆腔 MRI：膀胱顶壁向膀胱内突出软组织信号灶，大小约 5.2cm × 4.9cm × 3.5cm，内部信号均匀，增强扫描示病灶轻度不均匀强化，低于正常强化膀胱壁，病灶侵犯顶壁周围脂肪组织，向后累及膀胱三角区，盆腔内多发淋巴结转移。

（4）膀胱镜（图 3-82-2）：膀胱三角区黏膜光滑，双侧输尿管开口裂隙样，喷尿清。膀胱顶壁正中可见肿物，直径约 2cm，表面覆盖坏死组织，无乳头

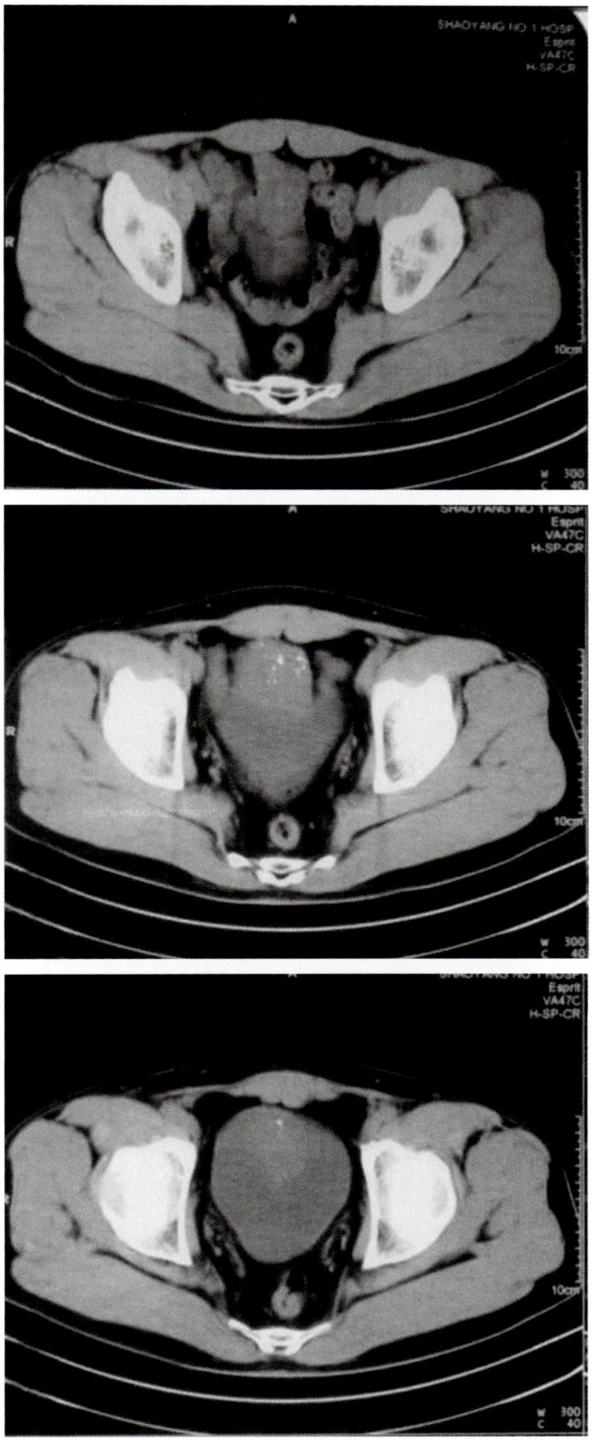

图 3-82-1 腹部增强 CT 示膀胱顶部肿物，沿脐尿管走行方向生长

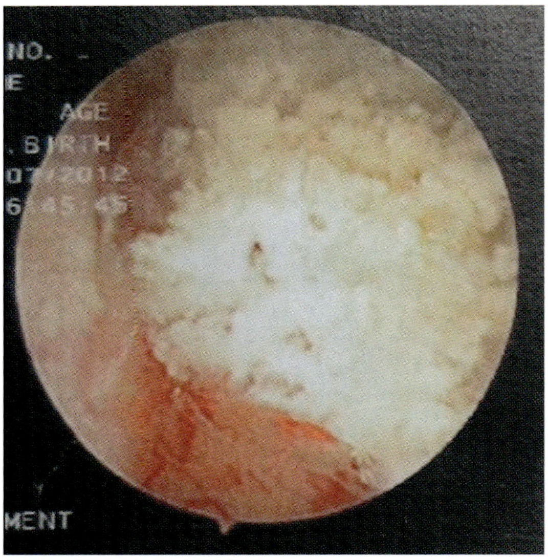

图 3-82-2 膀胱顶壁正中肿物

样结构。其余膀胱各壁未见异常。膀胱镜活检病理：印戒细胞癌。

（5）胃镜：慢性非萎缩性胃炎。

【初步诊断】

脐尿管癌。

二、病例讨论

【鉴别诊断】

（1）卵黄管囊肿：较少见，临床表现为中、下腹有逐渐增大的囊性肿物，边界清楚，肿物增大时可压迫肠管移位，也可因肿物压迫粘连肠袢而产生肠梗阻症状。超声检查可提示为囊性肿物。

（2）纤维肉瘤：当脐尿管近段或中段肿瘤未侵袭破坏膀胱上皮时，需与纤维肉瘤相鉴别。纤维肉瘤来自腹壁皮下、筋膜或肌肉，以皮下多见。早期为无痛性肿物，较硬，圆形或椭圆形，边界清楚并能活动。肿瘤生长较快，向周围组织浸润性生长，皮肤变硬失去弹性。局部血管扩张，皮温略高。晚期肿瘤破溃或继发感染，局部疼痛出血。

（3）膀胱移行细胞癌：多发生于膀胱两侧壁、后壁或膀胱三角区，发生于顶壁较少。病变一般呈乳头样或菜花样向腔内生长为主，基底部的膀胱壁可以增厚，肿瘤较少侵犯整个膀胱壁向外生长，病变多为实性。

【治疗方案】

扩大膀胱部分切除、脐正中韧带（内含脐尿管）全长切除、盆腔淋巴结清扫术。

三、手术及术后恢复情况

全麻下行扩大的膀胱部分切除术，切除了脐正中韧带（内含脐尿管）全长，并行盆腔淋巴结清扫。同时将覆盖肿瘤的腹膜与耻骨后间隙的结缔组织一并切除。术中切除大体标本（图 3-82-3）：膀胱顶壁肿瘤及全长脐尿管，肿瘤约 5cm 大小。术后患者恢复良好，尿频、尿急、血尿及排尿疼痛症状消失。

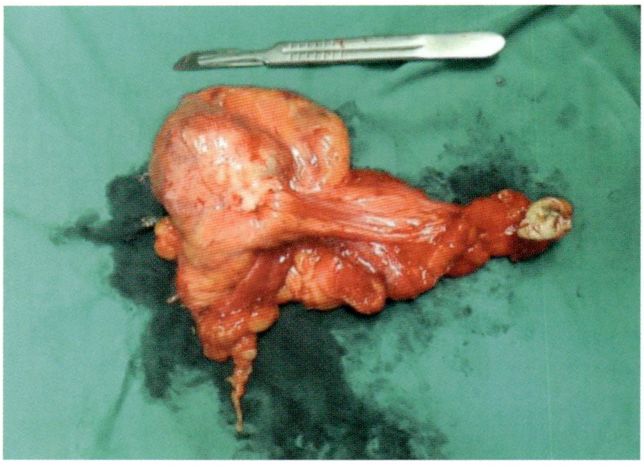

图 3-82-3 手术切除标本

四、最终诊断

术后病理诊断：膀胱脐尿管癌，呈黏液腺癌表现，可见大量细胞外黏液，并可见较多印戒细胞漂浮于黏液湖中，侵犯膀胱肌层及周围脂肪，Ⅲ期。肿瘤与膀胱黏膜上皮分界清。左右髂内及闭孔淋巴结未见转移癌（图 3-82-4）。

五、专家点评

脐尿管癌是非常罕见的起源于膀胱外的不良预后的肿瘤。脐尿管癌占所有膀胱癌的0.17%～0.34%。

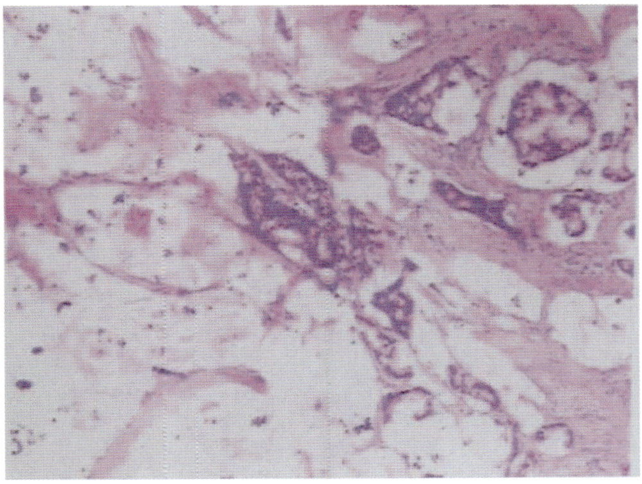

图 3-82-4 术后病理切片

最常见的病理类型为腺癌[1]。肿瘤多位于正常膀胱上皮下的膀胱壁，表面覆盖有脐尿管的血性或黏液分泌物。许多脐尿管癌在 X 线下可见钙化，肿瘤侵及膀胱腔时常出现黏液性尿。

脐尿管是胚胎期发育剩余的泌尿生殖窦和尿囊。通常在出生之前发生退化，转变为脐正中韧带。脐尿管肿瘤的发病机制尚不完全清楚。一般认为，如果残余尿囊在韧带中仍然存在，可能发展成囊肿，或者黏膜发生恶变形成肿瘤。在 1/3 的在尸检研究病例中可发现有脐尿管残余[2]。

脐尿管癌产生于脐尿管。这些脐尿管上皮在腹横筋膜和腹膜之间的耻骨后间隙中，从膀胱顶壁一直延伸到脐部。Hue 和 Jacquin 在 1863 年第一次对脐尿管癌进行描述，Sheldon 对此类疾病进一步进行了总结[1]。在组织病理学中，80%～90% 的脐尿管癌为腺癌[1,3]。5 年肿瘤特异生存率根据病理分期不同差异较大。日本相关文献报道为 6%[4]。而根据梅奥医疗中心的 50 年治疗经验报道，5 年特异生存率为 49%[5]。

患者临床症状和其他膀胱肿瘤相似，以肉眼血尿为主。其他症状包括尿道血性黏液分泌物、分泌黏液的皮肤窦道、反复发生的尿路感染、耻骨上方的腹部肿块以及排尿梗阻症状等。

目前，脐尿管癌的诊断标准仍存有一定争议。大多数学者同意 Sheldon 和 Mostofi 等提出的标准[1,6]：①肿瘤位于膀胱顶壁；②不存在囊性膀胱炎或腺性膀胱炎；③主要侵犯肌层或更深的组织，在肿瘤和膀胱尿路上皮间有一个明显的没有腺体或息肉样增生的界限；④在肿瘤内存在脐尿管残存；⑤侵犯膀胱壁的肿瘤，也常侵犯膀胱前间隙、前腹壁或脐；⑥没有其他部位的原发肿瘤证据。Sheldon 分期系统：pT1：肿瘤局限于脐尿管黏膜；pT2：肿瘤局限于脐尿管；pT3：肿瘤局部侵犯膀胱、腹壁或膀胱以外的内脏器官；pT4a：转移到区域淋巴结；pT4b：远处转移。

脐尿管癌最主要的治疗方法为手术切除，行包含脐正中韧带和脐在内的扩大膀胱部分切除术。切缘阳性率、肿瘤分级与预后直接相关[7-8]。对局部进展的脐尿管癌行根治性膀胱切除术（视频 3-82-1）是否优于膀胱部分切除术仍未有明确研究结果。目前，尚无证据显示淋巴结清扫或辅助治疗对患者的生存期有益。对术后局部复发的病例，可行姑息性切除[9]。

V3-82-1

视频 3-82-1

对于伴有转移的脐尿管癌，尚无有效的治疗方法。姑息性切除联合放疗和化疗是常用的治疗手段。转移性脐尿管癌还没有标准的化疗方案。研究显示，以 5-FU 和顺铂为基础的化疗方案对脐尿管腺癌更为有益[10]。

脐尿管癌预后相对较差，5 年生存率在 27%～61% 之间不等，生存期的长短和肿瘤的分期关系密切[11]。预后不好的主要原因可能包括：①因为早期病变没有症状，使大部分脐尿管癌患者发现病变时已处于 pT3 或更高阶段；②容易早期发生局部侵袭和远处转移[7]。

脐尿管癌发生率较低，其发生发展机制尚未明确。脐尿管癌病变早期没有明显症状，使大部分脐尿管癌患者发现病变时已处于肿瘤晚期。Sheldon 分期是影响患者预后的一项决定性因素。临床工作中，我们应该对腹部肿块、血尿、黏液尿提高警惕，争取做到早期诊断、早期治疗，以改善患者远期预后。

参考文献

1. Sheldon CA, Clayman RV, Gonzalez R, et al. Malignant urachal lesions. J Urol, 1984, 131(1):1-8.
2. Schubert GE, Pavkovic MB, Bethke-Bedurftig BA. Tubular urachal remnants in adult bladders. J Urol, 1982, 127(1):40-42.
3. Grignon DJ, Ro JY, Ayala AG, et al. Primary adenocarcinoma of the urinary bladder. A clinicopathologic analysis of 72

cases. Cancer, 1991, 67(8):2165-2172.
4. Ghazizadeh M, Yamamoto S, Kurokawa K: Clinical features of urachal carcinoma in Japan: review of 157 patients. Urol Res 1983, 11(5): 235-238.
5. Ashley RA, Inman BA, Sebo TJ,et al. Urachal carcinoma: clinicopathologic features and long-term outcomes of an aggressive malignancy. Cancer, 2006, 107(4): 712-720.
6. Mostofi FK, Thomson RV, Dean AL, et al. Mucous adenocarcinoma of the urinary bladder. Cancer, 1955, 8(4): 741-758.
7. Johnson DE, Hodge GB, Abdul-Karim FW, et al. Urachal carcinoma. Urology, 1985, 26(3): 218-221.
8. Anderstrom C, Johansson SL, von Schultz L. Primary adenocarcinoma of the urinary bladder. A clinicopathologic and prognostic study. Cancer, 1983, 52(7): 1273-1280.
9. Herr HW, Bochner BH, Sharp D, et al. Urachal carcinoma: contemporary surgical outcomes. J Urol, 2007, 178(1):74-78.
10. Siefker-Radtke AO, Gee J, Shen Y, et al. Multimodality management of urachal carcinoma: the M. D. Anderson Cancer Center experience. J Urol, 2003, 169(4):1295-1298.
11. Kakizoe T, Matsumoto K, Andoh M, et al. Adenocarcinoma of urachus. Report of 7 cases and review of literature. Urology, 1983, 21(4): 360-366.

3-83　盆腔孤立性纤维瘤

一、临床资料

【病史】

男性患者，34 岁，主因“发现盆腔肿物 2 月余”入院，患者 2 个月前出现排便习惯改变，大便次数增多，无腹泻、便血，盆腔 MRI 平扫 + 增强示：左侧髂窝区异常信号影，形态欠规则，边缘尚光整，大小约为 7.4 cm × 9.1 cm，T1 呈低信号改变，肿物内可见斑片状高信号改变。增强扫描出现明显不均匀强化，膀胱受压前移，周围未见明显异常肿大淋巴结；考虑左侧髂窝区富血供病灶，肉瘤可能性大，孤立性纤维瘤和血管内皮瘤不除外。盆腔血管 CT 检查：左盆腔病灶内见增粗迂曲血管影，由髂内动脉分支供血。患者无腰背部酸痛，无尿急、尿频、尿痛，无排尿困难，无发热乏力等不适。

【体格检查】

腹软，左下腹未触及明显肿物，双腹股沟区淋巴结未触及肿大。余查体未见异常。

【辅助检查】

（1）实验室检查：血尿常规、血生化、凝血功能等未及异常。

（2）胸片、心电图未及异常。

（3）泌尿系统超声未及异常。

（4）盆腔 MRI 及 CT（图 3-83-1）：盆腔肿物，血供丰富。

【初步诊断】

盆腔肿物，性质待查。

二、病例讨论

【鉴别诊断】

患者青年男性，结合目前影像学检查提示肿物增强扫描可见不均匀强化，考虑盆腔恶性肿物，肉瘤可能，但因肿物边界较完整，不除外盆腔孤立性纤维瘤可能，进一步需肿物病理明确诊断。

【治疗方案】

患者盆腔肿物诊断明确，恶性可能，穿刺取病理存在肿瘤破裂播散种植的风险，手术指征明确，拟行腹腔镜盆腔探查 + 肿物切除术。

三、手术及术后恢复情况

麻醉成功后，平卧位，常规消毒铺巾，取脐下 1cm 小切口，切开皮肤直达腹腔，置入气腹针，充气压力至 14mmHg。置入 12mm 套管针，引入腹腔镜。分别于双侧腹壁略低于脐水平各相距约 5cm、双侧髂前上棘内侧 4cm 取 4 个小切口，呈弧形分布。引入分离钳及超声刀。进入盆腔，探查发现盆腔巨大肿块，直径约 10cm，左右推移肿块，肿瘤移动性较好。肿物边界清晰，左右与周围组织粘连。用超声刀逐次切断肿物与周围组织粘连，肿瘤周围的

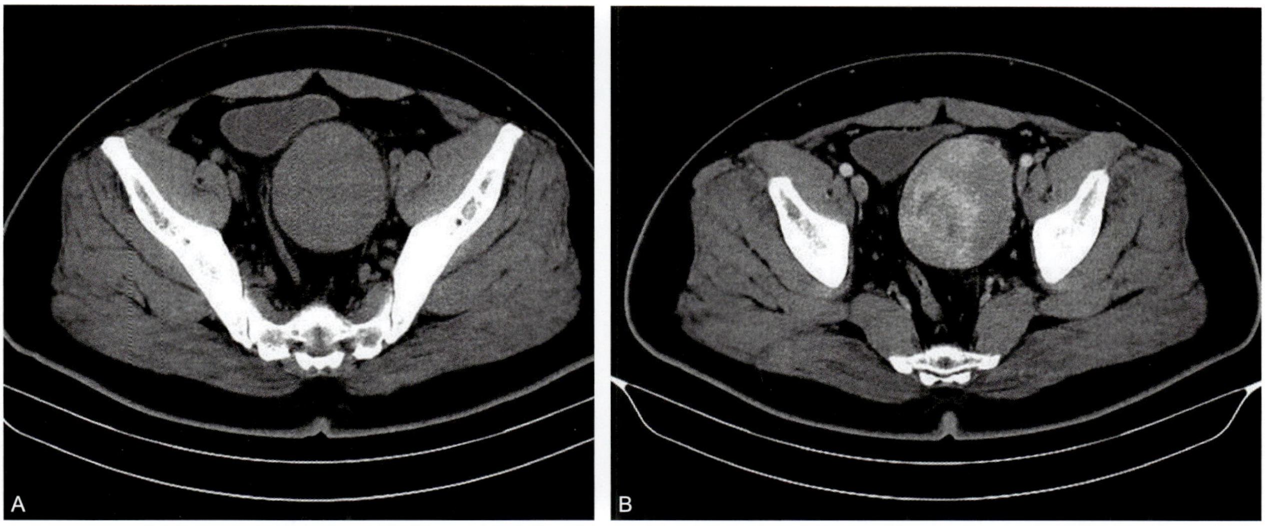

图 3-83-1 盆腔 CT 所见

A. 平扫 CT 示膀胱直肠陷窝 9.3 cm × 7.3 cm 的实性肿物；B. 增强 CT 示肿块呈不均匀强化

供应血管用 Hem-o-lok 夹闭。将肿瘤逐渐游离，完整切除。将切除标本置入标本袋内。冲洗创面，左侧盆腔留置 F20 引流管，由左侧一小切口引出，取出肿物。清点器械敷料无误，缝合各切口，固定引流管，术毕。手术过程详见视频 3-83-1。

V3-83-1

视频 3-83-1

患者术后恢复良好，无并发症发生。术后 6 小时饮水，术后第 1 天进流食，术后第 3 天拔除盆腔引流管、尿管出院。术后 3 个月随访，盆腔 CT 未见局部复发。

四、最终诊断

病理回报为：盆腔孤立性纤维瘤。

五、专家点评

孤立性纤维瘤（solitary fibrous tumor，SFT）是一种起源于间皮下纤维结缔组织的梭形细胞组织肿瘤，目前世界卫生组织（WHO）的软组织肿瘤分类将 SFT 归于成纤维细胞 / 肌成纤维细胞肿瘤。大多数 SFT 是良性的，表现为生长缓慢的无痛性包块；有部分表现恶性的形式。国外文献报道 SFT 多发生于 50 ~ 60 岁人群，且没有显著的性别差异[1-2]。胸膜外起源 SFT 报道较多，但盆腔孤立性纤维瘤罕见，目前已有文献资料大部分局限于个案报道。

盆腔 SFT 生长缓慢，临床常无症状，大部分病例为体检偶然发现。Takizawa 等[3]对 41 例文献报道的盆腔 SFT 进行分析，发现无症状者最多（38.5%），其次是腹部肿块（19.2%），腹痛和泌尿系梗阻各占 15.4%。由于部分 SFT 能够分泌类胰岛素生长因子Ⅱ，11.5% 的患者出现低血糖症状，即非胰岛细胞肿瘤性低血糖[3]。本例患者为为盆腔压迫症状，表现为排便习惯改变，排便次数增多。

影像学方面：① B 超检查肿瘤一般为低回声或中低回声，虽然 SFT 是血运高度丰富的肿瘤，但在超声上并不都表现出明显的血流信号。盆腔 SFT 少见且难于发现，超声虽不能做出精确诊断，但对首诊、筛选和鉴别诊断有重要作用。② CT 扫描无明显特异性，但可以显示肿瘤大小、实质以及位置，肿瘤往往表现出显著的不均质性，有不同程度的强化、坏死或出血。因 SFT 内含有成熟的纤维组织，在磁共振扫描中表现为 T1WI 及 T2WI 均呈低信号，这有助于与其他盆腔肿瘤的鉴别[4]。③以往很少有正电子发射计算机断层扫描（positron emission tomography，PET）在 SFT 检查方面的报道，Ginat 等[5]发现，在 PET 检查中，良性 SFT 表现出低摄取的影像，而恶性 SFT 往往是较强而均匀性的高代谢表现。SFT 的确诊需要组织病理和免疫组织化学检查结合临床表现，由于其组织病理表现的非特异性，术前活检往往不能准确地诊断 SFT，且对良、恶性的诊断效果不佳。典型的免疫组化特征是CD34、bcl-2 和 CD99 阳性，而 SMA、desmin、pan-cytokeratin 和 S-100 均为阴性[6]。

SFT 的治疗至今还没有统一的标准，应以手术切除为主，术中充分暴露，操作细致、轻柔，避免损伤扩张的血管引起大出血而导致严重后果，尽可能完整切除肿瘤，必要时联合周围脏器整块切除[7]。只要完整切除肿瘤，大多数患者的预后良好，即使是组织病理已确诊的恶性病例，复发和转移都比较少见。对于恶性倾向的残留肿瘤建议术后行放射治疗。本例患者采用腹腔镜盆腔肿物切除术，术中发现时肿瘤较大，与周围脏器粘连，血运丰富，操作困难，手术时间及出血量均较多，但最终手术顺利，完整切除肿瘤。截至目前，患者术后恢复可，未见肿瘤复发。

综上，盆腔 SFT 临床少见，其确诊需要组织病理及免疫组织化学检查，手术完整切除是治疗的主要方法，必要时需联合脏器切除。

参考文献

1. Cardillo G, Facciolo F, Cavazzana A O, et al. Localized (solitary) fibrous tumors of the pleura: an analysis of 55 patients. Ann Thorac Surg, 2000, 70(6): 1808-1812.
2. Bruzzone A, Varaldo M, Ferrarazzo C, et al. Solitary fibrous tumor. Rare Tumors,2010,2(4):e64.
3. Takizawa I, Saito T, Kitamura Y, et al. Primary solitary fibrous tumor (SFT) in the retroperitoneum. Urol Oncol, 2008, 26(3): 254-259.
4. 高杰, 汪欣, 尹洪芳, 等. 盆腔孤立性纤维性肿瘤的诊断及治疗. 北京大学学报(医学版), 2013, 45(6): 960-964.
5. Ginat D T, Bokhari A, Bhatt S, et al. Imaging features of solitary fibrous tumors. AJR Am J Roentgenol, 2011, 196(3): 487-495.
6. 周戈. 盆腔巨大孤立性纤维瘤一例报告. 临床误诊误治, 2014(6): 30-31.
7. 苏向前, 崔明, 冷家骅, 等. 腹膜后孤立性纤维性肿瘤的诊断和治疗. 中国实用外科杂志, 2007, 27(4):313-314.

3-84 膀胱鳞状细胞癌

一、临床资料

【病史】

男性患者，73 岁，主因“膀胱癌术后 5 年，复发 1 周”来诊。患者 5 年前无明显诱因出现无痛性肉眼血尿，于外院泌尿外科就诊，诊断为“膀胱肿瘤”，先行动脉栓塞化疗术，6 周后行“膀胱部分切除术”（具体不详），术后病理提示：膀胱浸润性移行细胞癌 G3，伴神经内分泌分化。术后给予吡柔比星等药物膀胱灌注，定期膀胱镜复查。1 个月前因泌尿系感染行泌尿系 B 超检查提示膀胱未见异常；1 周前复查 CT 可见膀胱右前壁可见 2 个基底宽广肿物，较大者约 3.5 cm × 2.1cm，边缘不规则，平扫、增强、延迟 CT 值分别为 33 ~ 42Hu、72 ~ 96Hu、92 ~ 125Hu。为进一步治疗，门诊以“膀胱癌术后复发”收入。发病以来，食欲可，睡眠、精神好，大便无异常，体重无明显减轻。既往高血压病史 20 年，规律口服药物，控制可。

【体格检查】

体温 36.2℃，心率 85 次 / 分，呼吸 26 次 / 分，血压 133/84mmHg；心、肺、腹部查体未发现异常。专科检查：双肾区无隆起，双肾下极未触及，双肾区未及叩击痛；下腹部正中可见陈旧手术瘢痕，双侧输尿管走行区及耻骨上区无压痛。膀胱未充盈，压痛阴性；外生殖器无畸形，尿道外口无红肿及分泌物，会阴部皮肤感觉正常。肛诊：肛门括约肌张力可，前列腺 4.0cm × 3.0cm 大小，质韧，光滑，未触及结节，中央沟变平。

【辅助检查】

（1）入院查血常规、尿常规、生化、凝血、感染筛查试验均未发现异常。

（2）泌尿系 B 超：左肾下极直径 6cm 大小囊肿，膀胱未见异常。

（3）泌尿系增强 CT：膀胱充盈良好；右前侧壁可见两个宽基底软组织肿物，较大者约

3.5cm×2.1cm，边缘不规则，表面可见少许高密度灶，实质为平扫、增强、延迟期 CT 值分别为 33～42Hu、72～96Hu、92～125Hu。盆腔内右侧壁髂外血管后方淋巴结增大，直径约 1.6cm×1.2cm，考虑转移（图 3-84-1）。

（4）膀胱镜：膀胱顶壁及部分后壁可见菜花状肿物，约 6cm 大小、广基，表面附着黄色坏死的絮状物，从基底部取活检 2 块。其余未见异常。

【初步诊断】

膀胱癌部分切除术后复发伴盆腔淋巴结转移，高血压病。

二、病例讨论

【鉴别诊断】

膀胱癌部分切除术后复发伴盆腔淋巴结转移：老年患者，5 年前曾因膀胱肿物于外院行膀胱部分切除术，术后病理提示膀胱浸润性移行细胞癌 G3，伴神经内分泌分化。后患者定期复查未见复发征象。1 周前行泌尿系增强 CT 提示膀胱右前侧壁可见两个宽基底软组织肿物，盆腔内右侧壁髂外血管后方淋巴结增大。入院膀胱镜检查提示膀胱顶壁及部分后壁可见菜花状肿物。活检病理结果提示低分化癌组织，部分细胞伴鳞状分化。结合病史、辅助检查，目前诊断明确，进一步手术切除病灶明确病理类型，决定下一步治疗。

【治疗方案】

膀胱全切＋回肠膀胱＋盆腔淋巴结清扫术。

三、手术及术后恢复情况

麻醉满意后，消毒腹部和会阴，铺巾。腹部正中绕脐切口，切除手术瘢痕，长约 20cm。逐层切开进入腹膜腔，腹膜腔无腹水，大网膜与腹膜及肠管粘连不严重。松解肠管与后腹膜的粘连。剪开右侧后腹膜找到输尿管，向下游离到近膀胱处，切断结扎，向输尿管内各插入输尿管导管 1 根。剪开后腹膜，清扫右髂外淋巴结、右髂内淋巴结及右闭孔淋

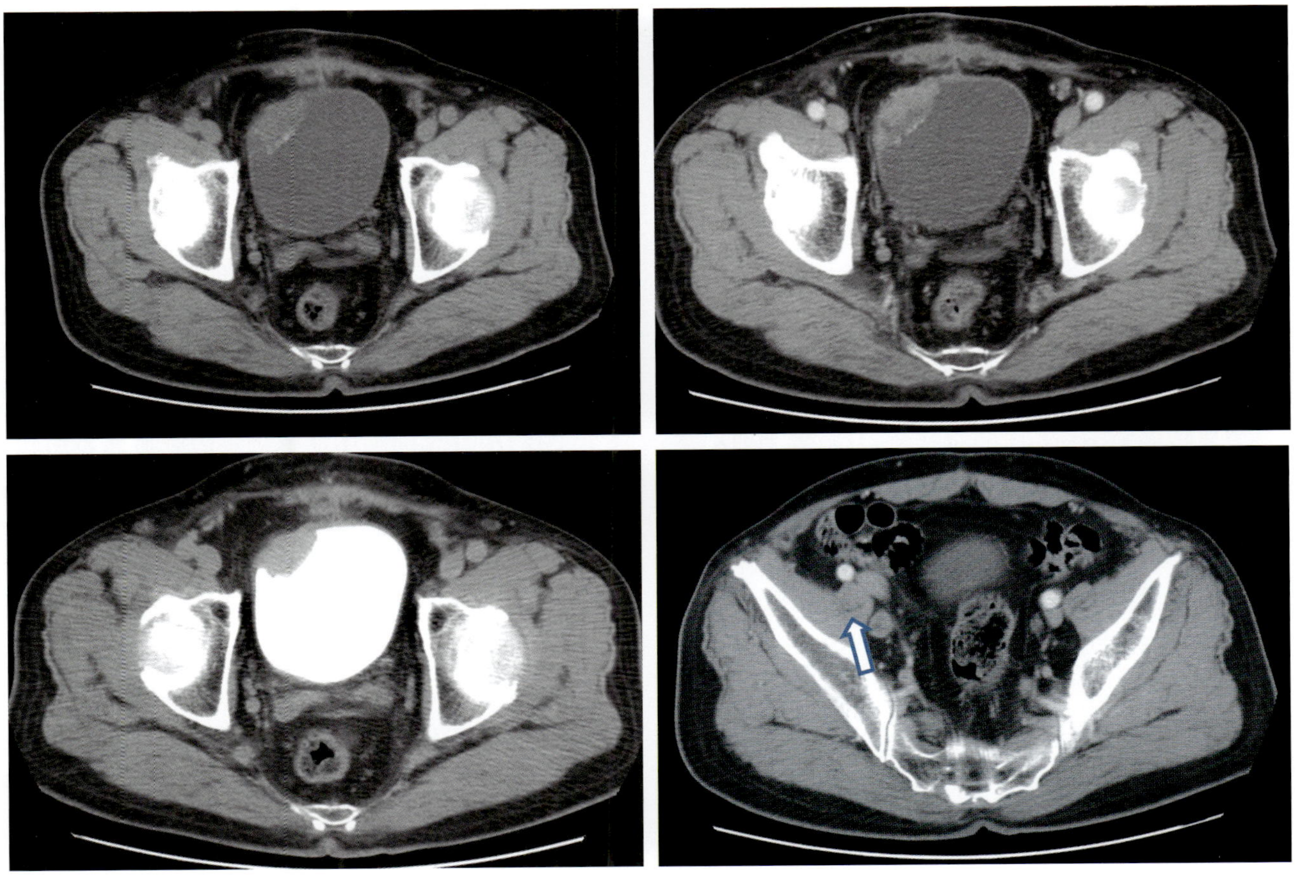

图 3-84-1 患者泌尿系增强 CT，提示膀胱右前壁肿物及右侧髂血管后方肿大淋巴结（箭头）

巴结。然后同法处理左侧输尿管及左髂外、髂内及闭孔淋巴结。切开膀胱顶壁、后壁腹膜，将右侧输精管结扎切断，然后同法处理左侧输精管。提起膀胱及两侧输尿管和输精管远端，剪开直肠前窝的腹膜反折，分离迪氏筋膜，结扎切断两侧膀胱侧韧带和前列腺韧带。分离膀胱耻骨间隙至前列腺部，可见膀胱右侧壁与腹壁部分粘连，切除部分腹壁组织。于耻骨后前列腺尖部缝扎阴茎背深静脉，打开双侧盆筋膜，将前列腺尖部及尿道游离。于前列腺尖部剪断，取出标本，8字缝合尿道断端。切除阑尾。距回盲部15cm取15cm有独立血供的肠袢作输出道。处理系膜、切断肠管，肠袢内注入链霉素生理盐水，置于肠管下方。小肠以可吸收线和丝线行端-端吻合，吻合口不窄，关闭系膜。生理盐水冲洗肠袢，以可吸收线将输尿管并腔缝合后，将双侧输尿管导管从近端引入肠袢，和肠袢近端作端-端吻合。于右下腹腹直肌外侧做圆形造口切口，切开皮肤浅筋膜，肌膜和腹膜十字切开至可容两指，缝合肌膜和腹膜。肠袢内置造瘘管，将肠袢远端连同输尿管支架管和回肠造瘘管自造瘘口引出。用缝合肌膜线固定肠袢，将肠袢远端和皮肤间做乳头外翻缝合。并以覆以油纱包扎。经腹膜外放置引流管至后腹膜，间断关闭后腹膜。固定各管。关闭肠袢系膜和肠袢与侧腹壁间隙。冲洗手术野、仔细止血。留置盆腔引流另切小口引出。关腹线连续缝合腹膜，间断7号线加固。7号线缝合腹直肌前鞘，逐层关闭切口，术毕。术后3周平稳出院，联系放、化疗科进一步治疗。

四、最后诊断

术后病理结果回报（图3-84-2）：膀胱+前列腺全切标本：膀胱中-低分化鳞状细胞癌。部分区域呈高分化鳞状细胞癌表现。肿瘤呈现多灶性，小者：1cm×1cm×0.7cm；大者3.9cm×2.5cm×1.1cm；侵犯膀胱周围脂肪，pT3b。肿瘤主要位于膀胱右侧顶壁。前列腺：良性前列腺增生，以腺体增生为主，伴慢性炎。另送："右闭孔淋巴结"（2/10）可见淋巴结转移癌，最大者直径2.2cm，N2；"右髂外淋巴结"（0/3），"右髂内淋巴结"（0/5），"左闭孔淋巴结"（0/11），"左髂外淋巴结"（0/2）及"左髂内淋巴结"（0/1）：均未见转移癌；"右盆腔肿物"：送检为瘢痕组织，伴少量炎细胞浸润；"双侧输尿管残端"：均未见癌；"阑尾"：慢性阑尾炎。

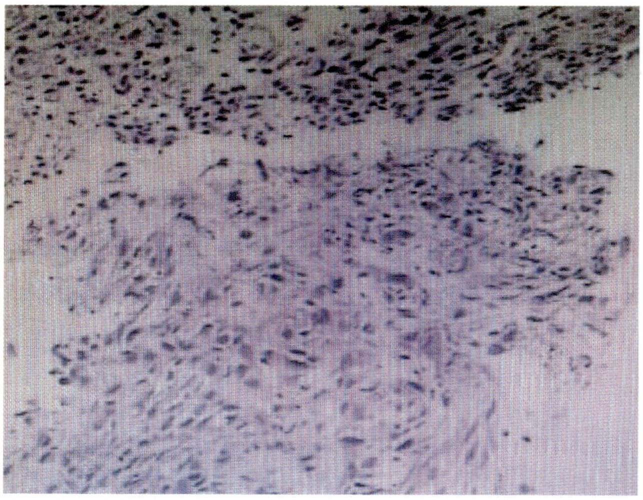

图3-84-2 术后病理标本光镜下所见

五、专家点评

膀胱鳞状细胞癌为较少见的膀胱恶性肿瘤，国外文献报道其发病率有一定地区差异，在美国占膀胱恶性肿瘤的3%～7%，而在埃及、非洲一些地区其所占比例可高达20%～65%，我国报道的膀胱鳞状细胞癌占膀胱恶性肿瘤2.5%～3.9%[1]。鳞状细胞癌的发病原因尚未完全阐明，多数学者认为其病因与膀胱感染和异物如结石等的慢性刺激有关。膀胱结石、长期留置导尿管或血吸虫等因素常并发膀胱慢性感染，炎症持久刺激一方面使移行上皮鳞状化生、细胞间变、非典型增生而恶性变，另一方面感染后的细菌将硝酸盐转化为有致癌作用的亚硝酸盐和亚硝酸，进而引发癌肿[2]。

本病最常见的临床症状仍是肉眼血尿，与膀胱移行细胞癌不同的是，膀胱刺激症状的比例较高，部分患者是以膀胱刺激症状为首发症状而就诊。本病临床诊断仍主要依靠膀胱镜检加活组织病理检查。膀胱镜下膀胱内可见脓性絮状物，肿瘤主要表现为实质性或有溃疡形成，基底较宽广，不呈明显的乳头状，不随冲洗液漂动，表面常有坏死物或钙盐沉积，周围的膀胱黏膜充血水肿明显。

国内外研究报道[3-5]，由于膀胱鳞状细胞癌细胞高度恶性、侵袭性的生物学特征，其标准治疗首选根治性膀胱全切加尿流改道术，对膀胱三角区、颈部较大的浸润癌或复发性浸润癌以及不论部位、大小，反复发作的浸润癌应采取膀胱全切或保留性神经的根治性膀胱切除，可明显提高患者 5 年生存率（由 20 世纪 50 年代的 14% 提高到 80 年代以后的 50% 左右）。但是由于膀胱全切及肠代膀胱等尿流改道术后出现的各种并发症如高氯酸中毒、膀胱感染、结石等，以及手术本身给患者带来的生活质量的下降及精神上的压力，部分患者难以接受此标准术式。故目前膀胱部分切除术或 TURBT 以保留膀胱成为改进膀胱癌手术治疗的热点，其主要缺点是复发率高达 38%～78%，复发的主要原因是肿瘤分化差、手术切除范围不够、三角区病变、多灶性肿瘤，特别是伴有原位癌及上皮非典型增生。全身药物化疗效果不佳，目前一般都采用膀胱内药物灌注预防术后复发。

膀胱鳞状细胞癌预后差，影响预后的主要因素有肿瘤分期、分级、淋巴结是否有转移等。Irie 等[6] 认为，p53 表达与肿瘤的进展有明显相关性，但仍不能作为判定预后的独立预测因子。目前有关膀胱鳞状细胞癌的诊断和治疗方法的选择还建立在膀胱移行细胞癌的认识上，因而膀胱鳞状细胞癌的治疗效果较差。大多数文献报道其 1 年内死亡率在 55%～76%，总 5 年生存率仅为 7.4%～15.3%[6]。Jewett 发现，膀胱鳞状细胞癌易发生早期浸润，甚至浅表性的肿瘤也常发生盆腔淋巴结转移，约有 92% 的患者最终因肿瘤转移而死亡[7]。

参考文献

1. 顾方六. 尿路上皮性肿瘤的诊断与治疗//吴阶平泌尿外科学. 济南: 山东科学技术出版社, 2004, 961-980.
2. 赵永斌, 胡卫列,等. 膀胱鳞状细胞癌临床诊治分析. 中国肿瘤临床与康复, 2008,2(15): 13-15.
3. 马卫海, 刘春雷, 李金庆, 等. 膀胱非移行细胞肿瘤21例的诊断与治疗. 肿瘤研究与临床, 2004, 16(3): 189-190.
4. Shockeir A. Squamouscel lcarcinoma of the bladder: pathology, diagnosisand treatment. BJU Int, 2004, 93(2): 216-220.
5. Serretta V, Pomara G, Piazza F, et al. Pure squamous cell carcinoma of the bladder in western countries. Report of 19 consecutive cases. EurUrol, 2000, 37(1): 85.
6. Irie A, Uchida T, Ishda H, et al. p53 Mutation in bladder cancer patients in Japan and inhibition of growth by invitro adenovirus mediated wild-type p53 transduction bladder cancer cells. Mol Urol, 2001, 5(2): 53-58.
7. Jewett MA, Pereira G, Nijmeh P, et al. Increasing incidence, but stable mortality, of bladder cancer in Ontario. Analysis of a population sample. Urology, 1991, 37(5 Suppl): 4-7.

3-85 膀胱异位嗜铬细胞瘤

一、临床资料

【病史】

女性患者，54 岁，主因“排尿后心悸、头痛 10 年余”来诊。患者 10 年前无明显诱因开始间断于排尿后 5～10 分钟出现心悸、头痛、恶心，严重时可以出现双上肢麻木、抽搐，持续约 5 分钟可自行好转。初期为 3～5 天发作 1 次，后发作频率逐渐增加，最频繁时可 1～2 次 / 天。6 年前就诊于外院，查发作时血压为 220/100mmHg，发作缓解后复测血压为 120/80mmHg。行动态血压监测显示：发作间期血压 110～120/70～80mmHg，心率 60～80 次 / 分，发作时血压可升高至 190/110mmHg，心率达到 157 次 / 分。行腹部 CT 检查未见肾上腺占位性病变。先后服用特拉唑嗪，科素亚等药物治疗，效果不佳。后来我院就诊，查泌尿系增强 CT 提示：双肾上腺正常，膀胱左侧壁结节，不除外异位嗜铬细胞瘤或平滑肌瘤。既往曾因甲状腺良性腺瘤行甲状腺部分切除术。否认其他既往病史。

【体格检查】

体温 36.8℃，心率 96 次 / 分，呼吸 19 次 / 分，血压 130/80mmHg（发作间歇期）；心、肺、腹部查体未发现异常。泌尿外科专科查体未发现异常。

【辅助检查】

（1）入院查血常规及肝肾、凝血功能均未发现异常。尿常规：红细胞 150～200/HPF。后多次复查尿常规未再出现镜下血尿。

（2）肾上腺激素检查：血尿 VMA 检查（－），血儿茶酚胺结果见表 3-85-1。

表 3-85-1 血儿茶酚胺检验结果

	去甲肾上腺素 (pmol/ml)	肾上腺素 (pmol/ml)	多巴胺 （pmol/ml）
未发作时	4.971	1.043	0.033
发作时	88.025	0.704	0.209

（3）泌尿系 B 超：全泌尿系统扫查未发现异常。

（4）泌尿系增强 CT：双侧肾上腺扫描未发现异常。膀胱左侧壁结节，结合临床不除外异位嗜铬细胞瘤？或平滑肌瘤？建议膀胱镜检查除外膀胱癌（图 3-85-1，图 3-85-2）。

（5）奥曲肽显像：全身生长抑素显像未见异常。

【初步诊断】

膀胱肿瘤，异位嗜铬细胞瘤可能性大。

二、病例讨论

【鉴别诊断】

（1）膀胱肿瘤，异位嗜铬细胞瘤：根据患者 CT 所见，考虑膀胱肿瘤诊断基本成立；结合患者内分泌各项功能性检查，考虑嗜铬细胞瘤可能性较大。

（2）膀胱恶性肿瘤：膀胱最常见肿瘤类型为尿路上皮癌，该患者病史当中，曾出现镜下血尿，结合 CT 表现，需考虑该诊断之可能。最有鉴别意义的是膀胱镜检查，但因担心膀胱镜检查有可能造成血压剧烈波动的潜在风险，故术前未行膀胱镜进一步明确。留待术中行该项检查。

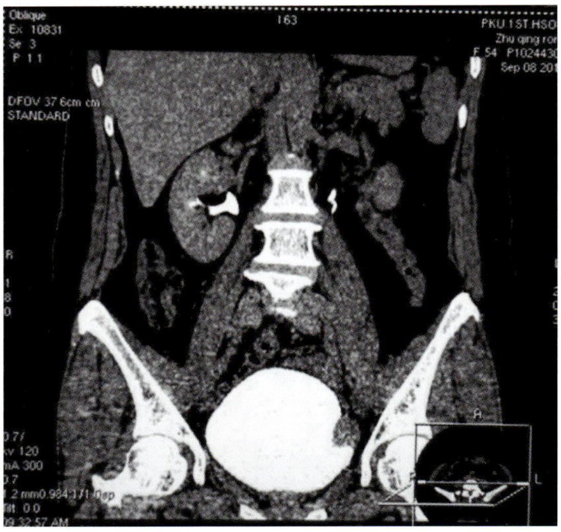

图 3-85-2 CT 冠状面重建图形

【治疗方案】

术前充分药物控制血压，待血压平稳之后限期行膀胱肿瘤切除术。考虑该病变位置局限，选择腹腔镜下膀胱部分切除术。

三、手术及术后恢复情况

术前给予酚苄明药物准备共 8 天，最开始用量为每 12 小时 5mg，后逐渐增量至每天 4 次，每次

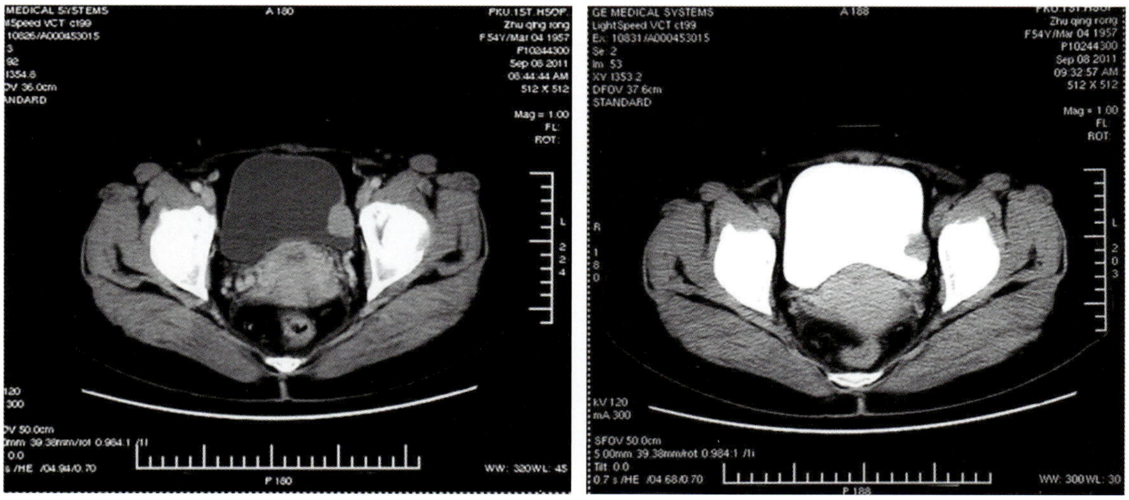

图 3-85-1 患者泌尿系增强 CT，提示膀胱内占位性病变

10mg，血压控制在 110/70mmHg 左右，后于手术室全身麻醉下进行手术治疗。患者摆截石位，先行膀胱镜检查，观察发现肿物位于膀胱左侧壁，直径约 2cm，表面黏膜光滑（图 3-85-3），撤镜，留置 3 腔尿管。重新消毒，换经腹腹腔镜操作。于脐下置入 10mm 套管针，左下腹置入 5mm 套管针和 10mm 套管针各一个，右下腹置入 10mm 套管针一个，套管针呈扇形分布。以超声刀锐性分离，紧贴前腹壁横向切开膀胱表面的腹膜，游离膀胱前壁及左侧壁，肿瘤位于左侧壁，有单独血管供血。于左侧壁切开膀胱，距肿瘤 1cm 切除肿瘤，结扎切断肿瘤的血管（图 3-85-4）。观察膀胱内：双输尿管开口完整，喷尿清。2-0 可吸收线连续缝合膀胱，3-0 可吸收线加强缝合。术中血压无显著波动。台下剖视标本：肿瘤约 2cm，实性，切面呈黄色（图 3-85-5）。术后 2 周平稳出院。

四、最后诊断

术后病理结果回报：膀胱部分切除标本：膀胱嗜铬细胞瘤，大小：2.2cm × 1.8cm × 1.8cm，位于膀胱下至膀胱壁外侧，部分细胞有异型，周围切缘未见肿瘤。免疫组化：CgA（+++），NSE（+++），Syn（++），VIM（+），AE1/AE3（–）（图 3-85-6）。

五、专家点评

嗜铬细胞瘤为泌尿外科常见疾病，多原发于肾上腺，部分可异位于肾上腺以外区域，如腹腔、后腹膜、膀胱等。异位嗜铬细胞瘤以腹腔内者多见，多沿交感神经链分布。膀胱异位嗜铬细胞瘤相对罕见，约占全部膀胱肿瘤 0.06%，占异位嗜铬细胞瘤比例约 10%[1]。膀胱嗜铬细胞瘤起源于迷走到膀胱壁的副神经节细胞，又称膀胱副神经节瘤。1953 年由 Zimmerman 等人首次报道[2]。对于年轻且合并有高血压的膀胱肿瘤患者，需要考虑到该疾病之可能。因为，术前诊断以及相应的术前准备，对于围术期安全尤为重要。

膀胱嗜铬细胞瘤最常见的临床症状为血压升高，约占 65%[3-5]，且多与排尿动作相关（47% ~ 77%）[6]。其他包括心悸、大汗、头痛等交感神经兴奋的表现。部分患者可能甚至会出现眩晕、视物模糊等症状。有些患者可能出现高血压危象。少部分患者以肉眼

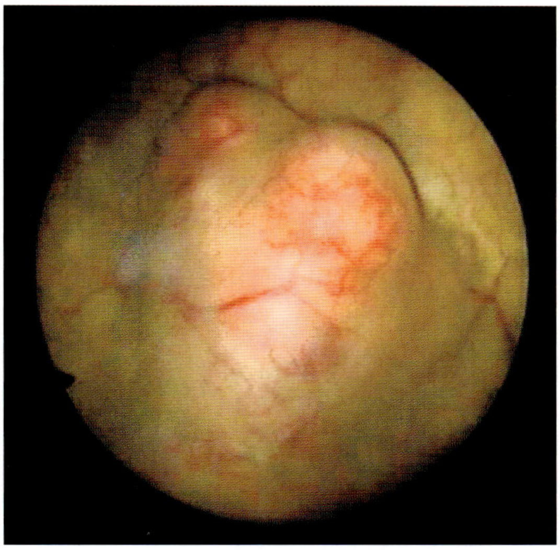

图 3-85-3 肿瘤在膀胱镜下所见，表面黏膜光滑、完整

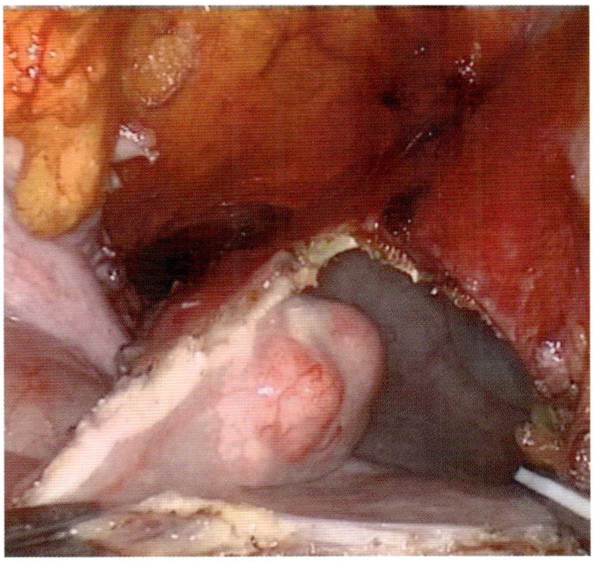

图 3-85-4 腹腔镜下切开膀胱，观察肿瘤

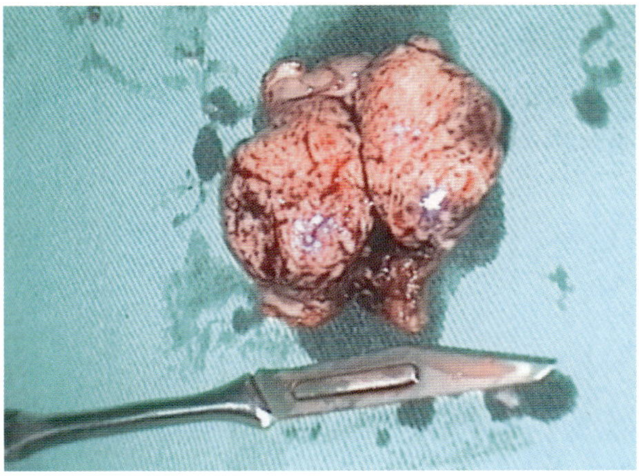

图 3-85-5 最终手术标本，切面呈黄色

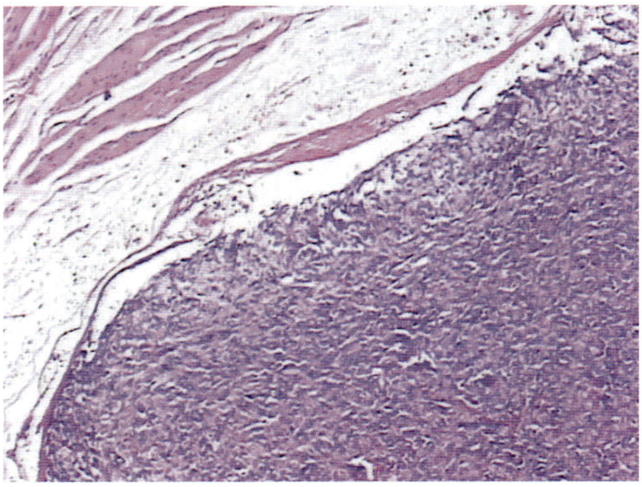

图 3-85-6 术后病理标本光镜下所见

血尿及下尿路刺激症状为首发表现就诊。约 27% 的膀胱嗜铬细胞瘤没有内分泌功能，临床上可无特殊症状，容易漏诊[7]。

该病的术前诊断存在一定困难。术前诊断主要包括定位诊断及定性诊断。定位诊断主要依靠影像学检查。临床上最常应用的以 B 超、加强 CT 以及 MRI 为主，推荐行泌尿系增强 CT，该检查手段可以较为准确地判断病变的部位以及大小，同时还可以了解双侧肾上腺以及腹腔、腹膜后等区域是否有合并病变的区域。对于术前诊断有困难者，可以行 ^{131}I-MIBG 检查，对该病诊断有一定帮助。关于术前是否需要行膀胱镜检查，目前存在一定争议。因为膀胱镜检查具有一定的创伤性，在检查过程当中，可能会刺激肿瘤，甚至产生高血压危象，带来严重后果。如必须检查时，可以在手术室全身监护下进行，而且在检查过程中尽量减少对肿瘤的干扰，切忌活检。本例患者即由于有上述考虑，选择在手术室全身麻醉条件下进行检查。该病变多见于膀胱三角区及后壁，其次为侧壁。膀胱镜下，不同于尿路上皮癌，嗜铬细胞瘤表面膀胱黏膜往往比较光滑，类似外压性病变。定性诊断即该疾病的内分泌功能检查。需要仔细对血儿茶酚胺水平（去甲肾上腺素、肾上腺素、多巴胺）以及其代谢产物（VMA）水平进行检测。症状发作时水平升高可能更有参考意义。本例患者发作间期血儿茶酚胺水平正常，但发作时即显著升高，高度提示该病变可能。

术前应用 α 受体阻滞剂控制血压及其重要。时间以 1 ~ 2 周为宜。如患者有心动过速等情况，可考虑同时加用 β 受体阻滞剂。嗜铬细胞瘤围术期并发症相对较多，充分的药物降压是手术安全的重要保障。必要时可以术前扩容准备。对于反复发作血压升高者，有部分学者建议术前留置尿管直至手术，使膀胱压力充分减低，对于控制血压有所帮助[8]。

该病的治疗以手术治疗为主。首选膀胱部分切除术。因为经尿道肿瘤电切很难将肿瘤切除干净，而且电切术对于瘤体干扰较大，可能会导致术中血压波动。对于瘤体位于三角区或接近膀胱颈部位行部分切除困难者，必要时可考虑行膀胱根治性切除，肿瘤巨大、范围广泛亦为膀胱全切的适应证。近年来，随着腹腔镜技术的逐渐成熟与不断开展，越来越多的单位对于膀胱嗜铬细胞瘤开始尝试应用腹腔镜技术行膀胱部分切除。腹腔镜具有暴露清晰，显露直接，术后恢复快等优势，而且与传统开放手术向比较，并不会增加手术相关的并发症及死亡率[6]。但该技术对于手术医师的经验及技巧有较高的要求。故，对于有条件的单位，对于该类疾病可以考虑行腹腔镜治疗。

膀胱嗜铬细胞瘤总体以良性病变居多。文献报道，该病恶性所占比例为 5% ~ 15%[9]。单纯从术后病理切片上无法判断该类肿瘤的良恶性，仅只有在肿瘤浸润临近器官或出现转移时才能诊断为恶性。恶性者预后较差。故对于该病，术后密切随访尤为重要。

总结：膀胱异位嗜铬细胞瘤为临床罕见疾病。手术切除为主要治疗手段。术前药物准备尤为重要。腹腔镜治疗安全、有效，具有较强的可行性，有条件的单位可以予以推广。

参考文献

1. Leestma JE, Price EB. Paraganglioma of the urinary bladder. Cancer, 1971, 28: 1063–1073.
2. Zimmerman IJ, Biron RE, MacMahon HE. Pheochromocytoma of the urinary bladder. New Engl J Med, 1953, 249: 25–26.
3. Das S, Bulusu NV, Lowe P. Primary vesical pheochromocytoma of the urinary bladder. Urology, 1983, 21: 20–25.
4. Samaan NA, Hickey RC, Shutts PE. Diagnosis, localization, and management of pheochromocytoma. Cancer, 1988, 62: 2451–2460.

5. Gittes RF, Mahoney EM. Pheochromocytoma. Urol Clin North Am, 1977, 4: 239–252.
6. Paul MK, Fredrick M, et al. Winfield, Laparoscopic management of bladder pheochromocytoma. Urology, 2001, 57 (2): 365.
7. Naqiyah I, Rohai Zak M, Meah FA, et al. Phaeochromocytoma of the urinary bladder. Singapore Med J, 2005, 46(7) : 344-346.
8. 陈涛, 吴长利, 胡海龙, 等. 膀胱嗜铬细胞瘤的诊治(附13例报告). 临床泌尿外科杂志, 2011, 26(12): 916-918.
9. Ahmet MH, Cengiz M, Veli U, et al. Malignant paraganglioma of the urinary bladder. Eur J Radiol, 2006, 58: 53-58.

3-86 膀胱低度恶性肌纤维母细胞肉瘤

一、临床资料

【病史】

男性患者，76 岁，主因“间断无痛肉眼血尿 3 月余”入院。患者入院前 3 个月无明显诱因出现初始肉眼血尿，反复发作，不伴发热、腰痛及下尿路刺激症状。于外院行膀胱镜检查示：膀胱左侧壁 2cm × 2cm 广基底肿块，行肿瘤诊断性电切术。病理切片于北京大学医学部病理系会诊结果：炎性假瘤，CK（ – ），CD31（ – ），间变性淋巴瘤激酶（ anaplastic lymphoma kinase，ALK ）（ – ）。于我院门诊行泌尿系 B 超示：左肾及输尿管扩张积水；膀胱前壁至 12 点部位可见一个 3.5cm × 2.2cm × 3.4cm 广基底肿物，表面不规则，回声不均匀，侵犯膀胱壁全层，考虑膀胱肿瘤 T3。为行进一步诊治收入我院。

【体格检查】

体温 36.3℃，心率 75 次 / 分，呼吸 17 次 / 分，血压 110/80mmHg，心、肺、腹部查体未发现阳性体征。泌尿外科专科查体未发现异常。

【辅助检查】

（ 1 ）胸片、心电图及胸部 CT 未见明显异常。

（ 2 ）泌尿系增强 CT：膀胱左侧壁增厚，可见一软组织肿块突向腔内，大小约 5.4cm × 5.1cm × 3.0cm，边界不规则，其内密度不均，中心可见液体密度区，增强扫描周边实性部分明显强化，病变累及左输尿管开口处，膀胱周围脂肪间隙尚清晰，考虑膀胱恶性肿瘤可能性大；左肾盂、输尿管全程轻度扩张（图 3-86-1 ）。

（ 3 ）膀胱镜检查：膀胱三角区黏膜光滑，膀胱左侧壁可见约 5cm 大小肿物，黄色，基底宽，左输尿管口未见；右输尿管口、膀胱颈、后尿道及其余膀胱黏膜未见明显异常。

（ 4 ）膀胱镜活检送病理提示：大量梭形细胞成分，较符合炎性假瘤病理，不除外纤维母细胞瘤及肉瘤可能。

【初步诊断】

膀胱肿瘤，炎性假瘤？纤维母细胞瘤？肉瘤？

二、病例讨论

【鉴别诊断】

膀胱肿瘤：患者因全程无痛肉眼血尿就诊，行 CT 检查提示膀胱肿瘤，恶性不能除外。考虑膀胱肿瘤诊断明确；但膀胱镜活检结果并非膀胱肿瘤最常见的病理类型，提示为炎性假瘤或纤维母细胞瘤？需要进一步手术病理明确诊断。

【治疗方案】

考虑患者病变较大，血尿症状明显，且肿瘤侵犯膀胱全层。免疫组化示 ALK（ – ），考虑不除外恶性肿瘤可能。决定手术治疗，因病变部位位于左侧壁并累及三角区，左输尿管口受累，左肾积水，考虑无法行膀胱部分切除，遂决定行膀胱根治切除 + 永久性尿路改道术。

三、手术及术后恢复情况

患者于全身麻醉下行根治性膀胱全切，盆腔淋巴结清扫，永久性尿路改道。术中见肿物位于膀胱左侧壁及部分三角区，体积约 5cm^3，侵犯膀胱壁较广泛，行根治性膀胱全切 + 双侧输尿管皮肤造口术，术中同时清扫两侧盆腔淋巴结。手术过程顺利。术

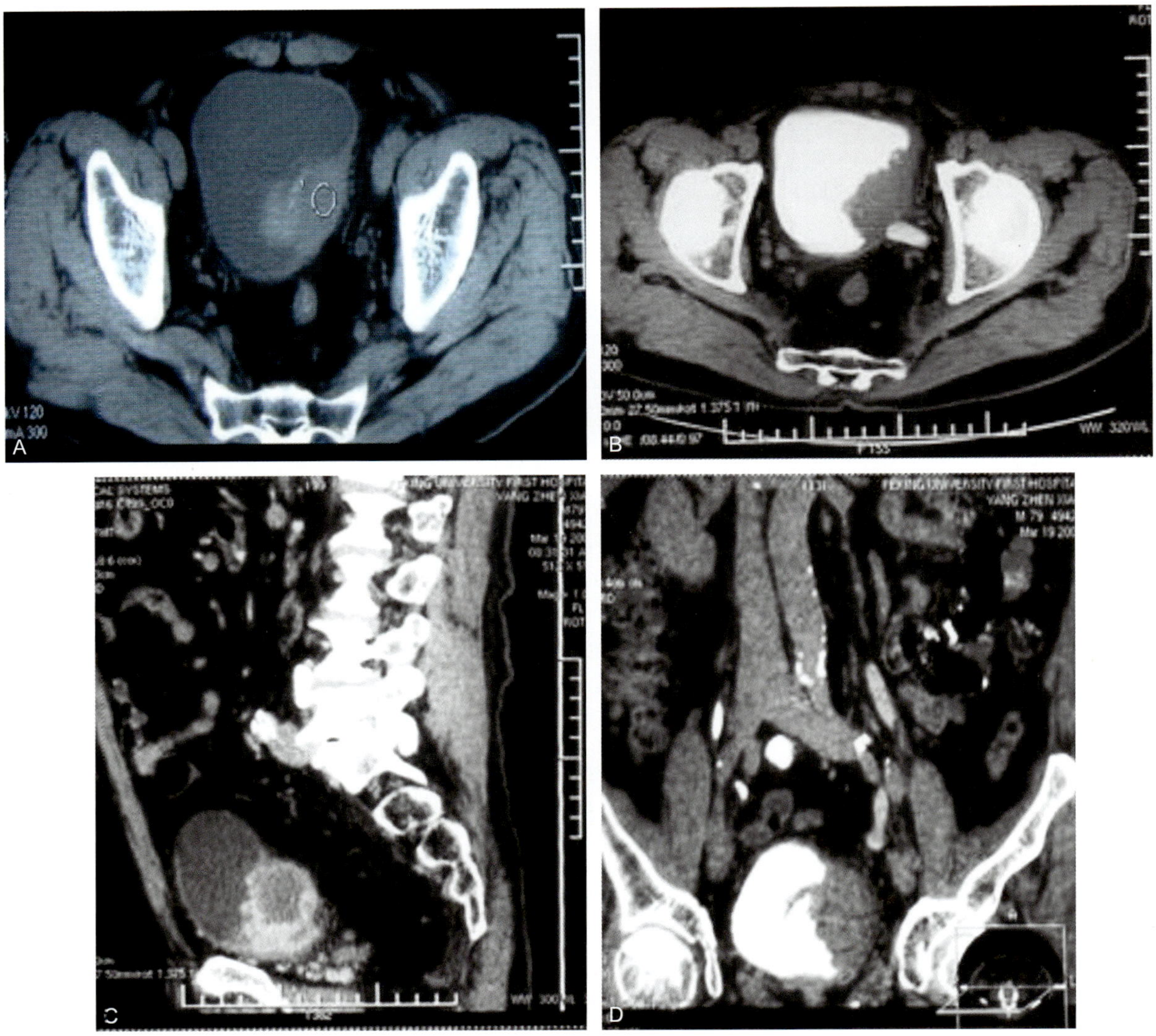

图 3-86-1 泌尿系增强 CT 所见

A、B：膀胱左侧壁软组织肿块突向腔内，边界不规则，其内密度不均，中心可见液体密度区；C、D：CT 重建，增强扫描周边实性部分明显强化，病变累及左输尿管开口处

后患者恢复良好，于术后 11 天出院。

四、最后诊断

术后病理结果：膀胱低度恶性肌纤维母细胞肉瘤。局部细胞异型性明显，可见核分裂象，伴明显坏死。肿瘤大小约 6cm × 6cm × 3.5cm，侵犯膀胱周围脂肪。另送检左侧闭孔淋巴结及双侧输尿管残端未见肿瘤组织。免疫组化：SMA（部分细胞 +），LCA（部分细胞 +），CD68（+），NSE（+），VIM（+++），S-100（－），CA125（－），AE1/AE3（－），DES（－）。

五、专家点评

肌纤维母细胞肉瘤（myofibroblasticsarcoma）是一种较为罕见的恶性梭形细胞肿瘤，起源于间叶组织。主要由分化程度不同的肌纤维母细胞组成，多见于头颈部，另可见于四肢、躯干及乳房，腹盆腔内发病较罕见。本病成人较儿童多见，男性患者多于女性患者。肌纤维母细胞肉瘤占所有软组织肉瘤的约 1.5%。

肌纤维母细胞是一种来源于间质的梭形细胞，肌纤维母细胞肿瘤主要包括良性反应性病变（如增生性筋膜炎等）及肌纤维母细胞肉瘤。后者是一种较为罕见的恶性梭形细胞肿瘤，起源于间叶组织，于1980年由Ghadially首先命名[1]。主要由分化程度不一的肌纤维母细胞组成，可分为低、中、高级。其中低、中级别肌纤维母细胞肉瘤具有相似的细胞学形态，因此统称为低度恶性肌纤维母细胞肉瘤（low-grade myofibroblasticsarcoma，LGMS）。

LGMS常见于软组织及骨组织，呈梭形细胞改变，多表现为局部浸润性生长，但很少出现远处转移。早在1969年，Crocker和Murad就对其病理特点进行了描述[2]。但在之后的近30年中仅有十余例个案报道。除两例以外，其余病例均发生于头颈部（耳后、面部、扁桃体、头皮、颈部、甲状腺及上下颌骨）。之后陆续可见有关四肢骨、躯干、乳房及腹膜后等处LGMS病例振道。起源于膀胱的LGMS仍未见文献报道。

LGMS可见于各年龄段人群，男性较女性多见。LGMS可生长于表浅的皮下组织或黏膜下层，但更常见于深层软组织。通常表现为沿结缔组织间隔或骨骼肌内的不规则浸润性生长。其细胞形态多呈梭形或星形，细胞核变尖或呈卵圆形，核仁缩小。几乎所有病例均可见肿瘤细胞核异型性，但通常程度较轻。电子显微镜下可见多变的粗面内质网，细胞周边微丝形成及相对少见的纤连蛋白和纤维融合膜。

免疫组化染色可见大部分LGMS为action阳性，少部分为DES（+）。大部分LGMS为SMA（+）/DES（–），少数为SMA（–）/DES（+）。Tskahama等认为，所有肌纤维母细胞分化来源的肿瘤均为VIM阳性[3]。本例患者免疫组化染色结果与这一规律相符。电镜下超微结构是LGMS最理想的诊断方法，但是大部分学珍认为，依据光镜下细胞的特异形态和免疫组化结果就足以确诊[4]。

LGMS需与良性肌纤维母细胞病变（如炎性肌纤维母细胞肿瘤、结节性筋膜炎、纤维瘤病等）以及各种肉瘤（如纤维肉瘤、平滑肌肉瘤等）相鉴别。由于这些肿瘤的标记物表达类似，免疫组化检测的作用受到一定限制。因此在鉴别过程中需依靠肿瘤的临床特点及光镜下细胞形态特点。与炎性肌纤维母细胞瘤（炎性假瘤）相比，LGMS细胞形态更为均一，且缺少浆细胞炎性浸润。另有研究显示，ALK21在炎性肌纤维母细胞瘤中存在高表达，可以此与LGMS进行鉴别。结节性筋膜炎发生多较突然，发展迅速，位于皮下层，通常小于5cm。而LGMS侵犯范围更广，包括骨骼肌及骨。纤维瘤病中肌纤维母细胞平行且均匀一致排列，且无细胞异型性。肿瘤细胞可侵入骨骼肌使肌肉纤维萎缩。而LGMS肿瘤细胞使肌肉纤维分隔。

目前认为手术切除是治疗肌纤维母细胞肉瘤的主要手段，术后可辅助放化疗，但疗效尚不肯定。LGMS术后易复发，偶见转移[5]。相对于肿瘤位于体表部位的患者而言，发生于腹盆腔的LGMS恶性程度更高[6]，需要更加严密的随访观察，及早发现可能出现的复发或转移情况。

参考文献

1. Ghadially FN. Diagnostic Electron Microscopy of Tumours. London: Butterworths, 1980: 136.
2. Crocker DJ, Murad TM. Ultrastructure of fibrosarcoma in a male breast. Cancer, 1969,23:891-899.
3. Takahama AJ, Nascimento AG, Brum MC, et al. Low-grade myofibroblastic sarcoma of the parapharyngeal space. Int J Oral Maxillofac Surg, 2006, 35: 965-968.
4. Fisher C. Myofibroblastic malignancies. Adv Anat Pathol, 2004, 11:190-201.
5. Montgomery E, Fisher C. Myofibroblastic differentiation in malignant fibrous histiocytoma (pleomorphic myofibrosarcoma): a clinicopathological study. Histopathology, 2001, 38:499-509.
6. Agaimy A, Wunsch PH, Schroeder J, et al. Low-grade abdominopelvic sarcoma with myofibroblastic features (low-grade myofibroblastic sarcoma) clinicopathological, immunohistochemical, molecular genetic and ultrastructural study of two cases with literature review. J Clin Pathol, 2008, 61:301-306.

3-87　膀胱平滑肌瘤

一、临床资料

【病史】

女性患者，36岁，主因“体检发现膀胱占位性病变1个月”入院，患者1个月前体检发现膀胱实性占位性病变，否认腹胀、腹痛，否认尿频、尿急、尿痛，否认肉眼血尿，泌尿系CT和泌尿系MRI提示膀胱平滑肌肿瘤可能。

【体格检查】

常规查体和专科查体均无异常发现。

【辅助检查】

（1）泌尿系B超：膀胱左前壁可见一体积约6.3cm×6.2cm×5.2cm分叶状低回声肿物，内部回声极低，回声不均匀，基底宽广，肿物后方似可见完整的浆膜层，提示膀胱左前壁及左侧壁低回声肿物，考虑来源肌层可能。

（2）泌尿系增强MRI：膀胱形态欠规则，左后上方可见一不规则肿块，T1WI呈等信号，T2WI呈混杂信号，主体呈等信号，内可见条片状高信号，大小约6.2cm×3.9cm×6.3cm（左右×前后×上下），DWI未见异常高信号，边界清楚。增强扫描肿块可见不均匀强化。强化程度略高于正常膀胱壁。肿块边缘膀胱黏膜及浆膜连续。考虑肌壁间占位性病变（膀胱平滑肌瘤）可能性大，不完全除外恶变可能（图3-87-1）。

（3）膀胱镜检查：膀胱三角区黏膜光滑，血管纹理清晰。双侧输尿管开口裂隙样，喷尿清。膀胱左侧后壁球形肿物，大小约6cm。膀胱各壁黏膜光滑，血管纹理清晰。膀胱颈及尿道黏膜未见异常。

【初步诊断】

膀胱肿物，性质待定。

二、病历讨论

【鉴别诊断】

（1）膀胱平滑肌瘤：该病高发年龄为30～40岁，好发女性，约为男性的4倍；本例MRI及泌尿系B超均提示膀胱肌层来源，边界清楚，膀胱镜检查提

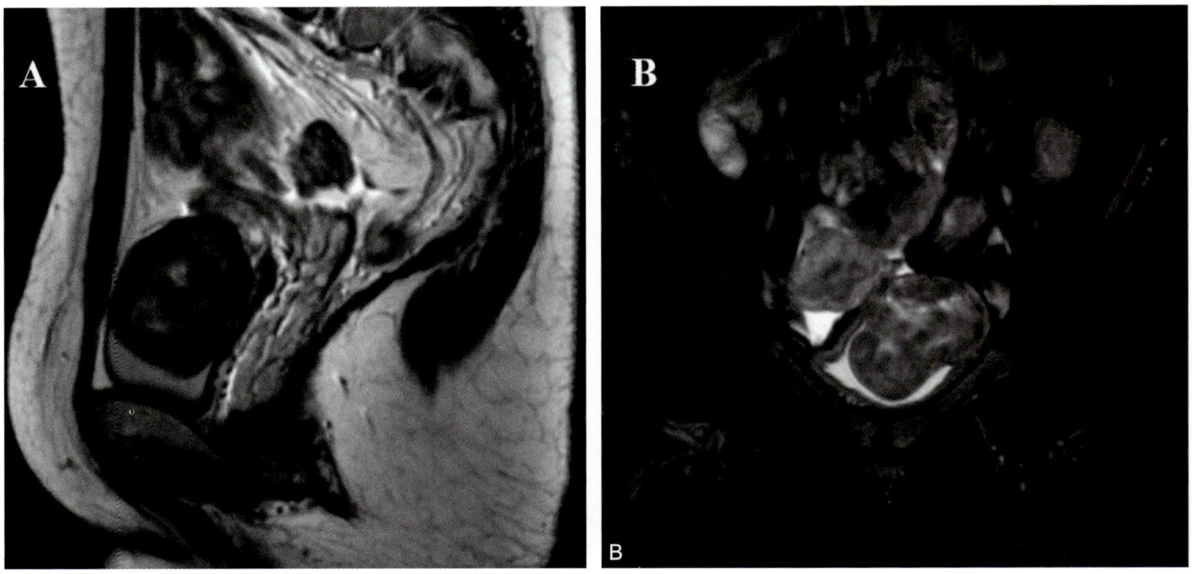

图 3-87-1　盆腔MRI

A.T1成像示大小6.2cm×3.9cm×6.3cm的等信号实性肿物；B.T2成像示混杂信号肿物，肿块边缘膀胱黏膜及浆膜连续

示膀胱各壁黏膜光滑完整；首先考虑良性膀胱平滑肌瘤。

（2）膀胱平滑肌肉瘤：多伴有肉眼血尿及排尿困难，肿物较大时可在腹部触及表面不光滑、质硬、无压痛、界限不清、活动度差的实质性肿物。影像学可示形态不规则，边界不清，增强扫描可呈明显强化；目前尚不能排除此恶性肿瘤可能。

（3）膀胱移行细胞癌：来源于膀胱移行上皮，膀胱镜下可见肿物来源于黏膜，表面粗糙，目前该诊断可能性较小。

【治疗方案】

拟行腹腔镜下膀胱部分切除术 + 盆腔淋巴结清扫术。

三、手术及术后恢复情况

常规消毒铺巾，患者头低位。取脐下 1cm 小切口，切开皮肤直达腹腔，置入气腹针，充气压力至 14mmHg。置入 12mm 套管针，引入腹腔镜。分别于双侧腹壁略低于脐水平各相距约 5cm、右侧髂前上棘内侧 4cm 取 4 个小切口，呈弧形分布。引入分离钳及超声刀。见肿瘤位于膀胱左侧壁，明显突出于盆底腹膜（图 3-87-2）。直径约 7cm。在肿瘤周围 1～2cm 处切开腹膜。游离肿瘤，见肿瘤发生于膀胱。游离肿瘤周围膀胱 3～4cm。充盈膀胱，距肿瘤边缘约 2cm 处切开膀胱壁，完整切除肿瘤及周围 2cm 范围膀胱。连续缝合膀胱全层。充盈膀胱无漏尿。

游离显露右侧输尿管至盆腔，清扫右侧盆腔（髂内、闭孔），使血管骨骼化。同法清扫左侧盆腔淋巴结。

连续缝合关闭盆底腹膜裂口。冲洗腹腔及盆腔，盆腔留置 F20 引流管，由右侧一小切口引出。清点器械敷料无误，缝合各切口，固定引流管，术毕。术后剖开标本，肿瘤 7cm 实性肿瘤，大体观切面苍白。手术过程参见视频 3-87-1。

V3-87-1

视频 3-87-1

患者术后恢复良好，无并发症发生。术后 6 小时饮水，术后第 1 天进流食，术后第 3 天拔除盆腔引流管。

四、最终诊断

病理提示（图 3-87-3）：（膀胱）平滑肌瘤，大小 7cm × 5.5cm × 4cm，小灶伴玻璃样变性。另送淋巴结：（左髂内及闭孔淋巴结）2 枚及（右髂内及闭孔淋巴结）3 枚呈反应性增生。

五、专家点评

膀胱平滑肌瘤是膀胱肿瘤中一类较为少见的类型，为良性的间叶源性肿瘤，占全部膀胱肿瘤的比例约为 0.43%，占膀胱良性肿瘤的 35% [1]。即便如此，膀胱平滑肌瘤仍然是膀胱非上皮组织肿瘤中最常见的肿瘤。目前，报道的病例有 200 余例。女性的发病率约为男性的 3 倍 [2]，常发生于育龄期妇女，组织学上类似于子宫平滑肌瘤。根据肿瘤部位与膀

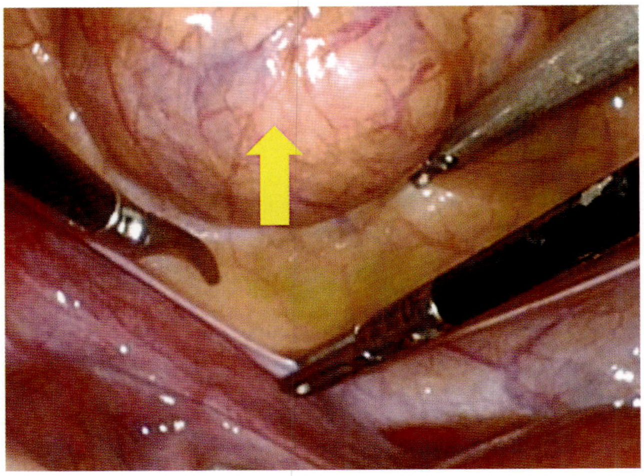

图 3-87-2 术中探查可见肿瘤位于膀胱左侧壁，明显凸出于盆底

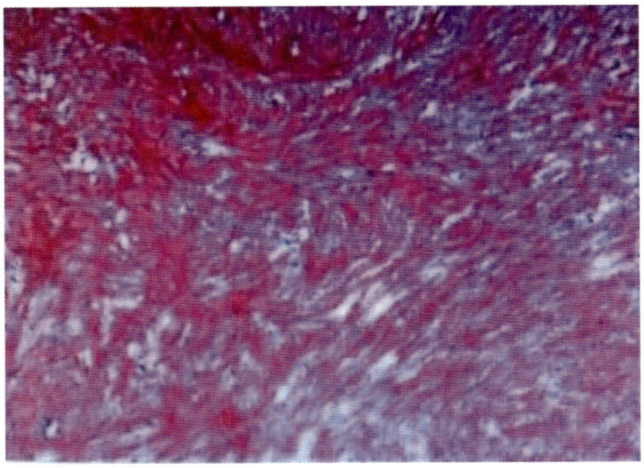

图 3-87-3 可见 HE 染色后的平滑肌纤维（放大倍数 ×40）

胱壁的关系将膀胱平滑肌瘤分为膀胱黏膜（63%）、膀胱壁间（7%）和膀胱浆膜下（30%）3 种类型。组织学上表现为肿瘤组织由成束的纵横交错的平滑肌纤维组成，呈编织状或漩涡状。镜下肿瘤细胞分化成熟，成梭形，无异型性，核细长，无病理性核分裂，胞浆丰富，有时核排列成栅状。肿瘤多位于膀胱颈及膀胱壁，多为单发、广基，呈膨胀性生长[3]。

关于膀胱平滑肌瘤的病因尚不清楚，有文献认为雌激素是导致平滑肌瘤发生的主要原因[4]。患者中以育龄期女性为主，提示雌激素与平滑肌瘤的发生密切相关；另有学者发膀胱平滑肌瘤常伴随胚胎静息肿瘤、炎症后黏膜异常增生、局部感染发生，认为平滑肌瘤可能与胚胎发育、肌肉神经化生、局部感染、纤维性改变等因素有关[5]。

膀胱平滑肌瘤临床上通常表现为尿路梗阻、刺激症状，或是血尿。Goluboff 等通过总结病例及文献后发现尿路梗阻（49%）最为常见，而 Knoll 等则表示刺激症状为最常见症状[6-7]。肿瘤位于膀胱颈部时，其临床症状出现较早，多表现为排尿梗阻和排尿刺激症状，以黏膜下型多见。壁间型肿瘤常出现肉眼血尿。膀胱顶部肿瘤常较大，出现症状较晚，多为浆膜下型。

B 超和 CT/MRI 结合膀胱镜检查是术前诊断膀胱平滑肌瘤的主要手段。B 超检查显示肿瘤多表现为界清、均一的低回声实质性肿块，表面膀胱黏膜为强回声，应作为首选筛查手段。静脉尿路造影（IVU）示黏膜下型和壁间型常表现为膀胱内明显的充盈缺损，浆膜下型则不明显。CT 一般表现为软组织密度影，CT 值为 30Hu 左右，密度均匀，边缘光滑，增强后均有不同程度强化。MRI 检查膀胱平滑肌瘤的特点是瘤体多为圆形或卵圆形，形态规则，少数呈分叶状，有完整的包膜，表面光滑，边界清楚，无侵袭表现。肿瘤 T2WI 呈低信号，T1WI 呈等信号，与盆壁肌肉信号基本一致，增强后有较为均匀一致不同程度度强化。膀胱镜检查可见被覆正常膀胱黏膜的膀胱壁内肿块，但当肿瘤表面黏膜形成溃疡或糜烂时，容易误诊为恶性肿瘤，需结合影像学检查。术前细针穿刺活检或术中冰冻切片可以帮助明确诊断，确诊需术后病理检查。

膀胱平滑肌瘤的治疗主要依靠手术，传统手术方式常采用开放式膀胱肿瘤剜除或膀胱部分切除术。由于大部分膀胱平滑肌瘤均为良性，有较完整包膜，因此，随着腔内泌尿外科技术的发展，近年来出现经尿道膀胱肿瘤电切术（transurethral resection of bladder tumor，TURBT）及经尿道完整剜除肿瘤的手术方式[8]。肿瘤大小和位置是手术方式选择的决定性因素，相对较小的肿瘤或带蒂的肿瘤可行 TURBT 治疗；对于不能经尿道切除的膀胱颈及三角区以外的平滑肌瘤可考虑腹腔镜下手术切除[3]。Silva-Ramos 等[9] 对既往报道进行荟萃分析，经腹手术约占 62.2%，其中剜除术占 32.2%，膀胱部分切除占 27.8% 以及全膀胱切除占 2.2%，而经尿道手术约占 30%，经阴道手术占 5.6%。本例患者行腹腔镜下膀胱部分切除术，手术顺利，术后恢复快，体现了腹腔镜技术在治疗膀胱平滑肌瘤的有效性及安全性。

综上，膀胱平滑肌瘤为罕见的良性膀胱肿瘤，临床上通常表现为尿路梗阻、刺激症状或血尿等，B 超和 CT/MRI 结合膀胱镜检查是术前诊断膀胱平滑肌瘤的主要手段。膀胱平滑肌瘤的治疗主要依靠手术。

参考文献

1. Gómez V, Silmi M, Fernández L, et al. Leiomyoma of the lower urinary tract. Arch Esp Urol, 1991, 44: 795–798.
2. Chassagne S, Bernier PA, Haab F, et al. Proposed cutoff values to define bladder outlet obstruction in women. Urology, 1998; 51: 408–411.
3. 李文广, 刘春雨, 白铁男, 等. 膀胱平滑肌瘤15例临床分析. 现代泌尿外科杂志, 2009, 14(2): 133-135.
4. Blasco CF, Sacristan SJ, Ibarz SL, et al. [Characteristics of bladder leiomyoma in our setting]. Arch Esp Urol, 1995, 48(10):987-990.
5. Luttwak Z, Koren R, Veltman V, et al. Leiomyoma of the urinary bladder. Pathol Oncol Res, 1998, 4(4):308-309.
6. Goluboff ET, O'Toole K, Sawczuk IS. Leiomyoma of bladder: Report of case and review of literature. Urology, 1994, 43:238–241.
7. Knoll LD, Segura JW, Scheithauer BW. Leiomyoma of the bladder. J Urol, 1986, 136:906–908.
8. Brande SD, Katz S. Non-epithelial tumors of the ureters and urinary bladder//Hill GS. Uropathology. New York: Churchill Livingstone, 1989, 861–872.
9. Silva-Ramos M, Massó P, Versos R, et al. Leiomyoma of the bladder. Analysis of a collection of 90 cases. Actas Urol Esp, 2003, 27: 581–586.

3-88 肾透明细胞癌根治性切除术后膀胱转移

一、临床资料

【病史】

男性患者，55 岁，主因“左肾肿瘤行左肾根治性切除术 10 年，体检发现膀胱顶壁占位性病变 2 天”就诊。患者常规体检时超声发现膀胱内占位性病变，无任何不适主诉。该患者曾于 10 年前因左肾肿瘤接受左肾根治性切除术，术后病理提示肾透明细胞癌，具体分期分级不详；患者术后一直规律随访，未发现肿瘤复发。2 年前曾因睾丸鞘膜积液行睾丸鞘膜翻转术；2 天前体检 B 超发现膀胱顶壁占位性病变，经泌尿系 CT 平扫及膀胱尿道镜检进一步确定膀胱肿瘤诊断，遂收入院进一步治疗。发病以来体重无明显改变。

【体格检查】

生命体征平稳，心、肺、腹部查体未发现异常。左侧腰部可见陈旧手术瘢痕。其余泌尿系专科查体未发现异常。

【辅助检查】

（1）血、尿常规，凝血等检查未发现异常。

（2）血肌酐 220 μmol/L，其余生化各项正常。

（3）胸片无异常发现。

（4）泌尿系 B 超：膀胱顶壁实质性占位声像，大小 1.2cm × 1.1cm，凸向膀胱内，形状呈结节状，内部低回声，有蒂，基底较宽，附着处膀胱壁回声带光滑整齐，CDFI 可见其内少许点状血流信号，考虑膀胱肿瘤（图 3-88-1）。

（5）泌尿系 CT：左肾切除术后，局部未见复发征象。膀胱顶壁实性占位性病变，考虑膀胱恶性肿瘤可能性大（图 3-88-2）。

【初步诊断】

膀胱肿瘤，左肾癌，左肾根治切除术后。

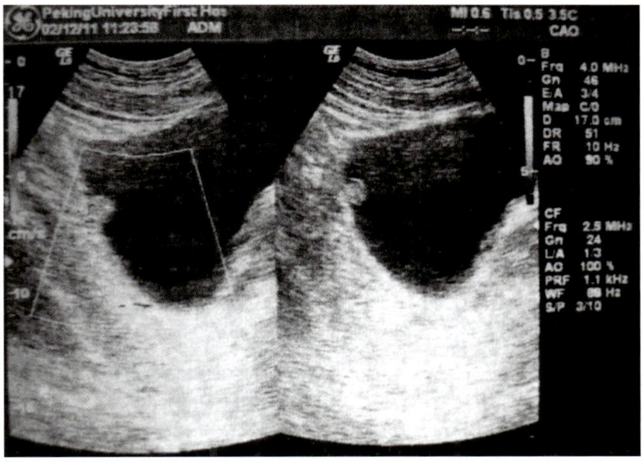

图 3-88-1 B 超显示膀胱顶壁实质性占位性病变

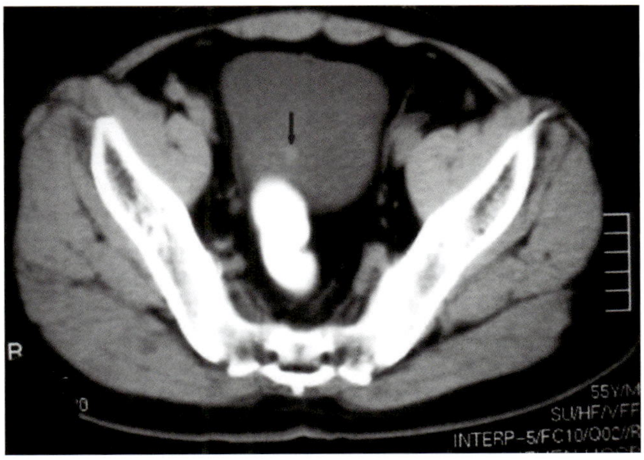

图 3-88-2 泌尿系 CT 显示膀胱顶壁实性占位性病变（黑色箭头）

二、病例讨论

【鉴别诊断】

膀胱肿瘤：患者体检发现膀胱实性肿瘤，结合影像学检查，考虑膀胱肿瘤诊断基本明确。但性质不清：膀胱最常见的恶性肿瘤是尿路移行上皮癌，其他少见病理类型可见诸如鳞状细胞癌、腺癌等。

也可能是良性肿瘤如膀胱内翻性乳头状瘤。需要待手术病理结果明确诊断。

左肾癌，左肾根治切除术后：病史提供，诊断明确。

【治疗方案】

麻醉下行经尿道膀胱肿瘤电切术（TURBT）。

三、手术及术后恢复情况

患者于麻醉下行 TURBT，术中发现膀胱顶壁孤立、非乳头状肿物，约 1.2cm 大小，暗红色，血供丰富，表面黏膜较光滑，基底宽；切割时可感到肿瘤质地较韧似橡胶球样（图 3-88-3）。手术过程顺利，术后患者恢复顺利，如期拔除尿管。

术后病理回报：黏膜下可见透明细胞癌浸润，肿瘤分化为 G2～G3。结合患者既往病史，考虑为透明细胞癌膀胱转移（图 3-88-4）。为进一步明确有无其他部位转移，患者接受了 PET-CT 检查，结果提示：双肺多发软组织密度小结节，纵隔可见肿大淋巴结，右侧纵隔胸膜结节，考虑转移瘤可能性大。患者术后接受舒尼替尼靶向药物治疗，随访至今肿瘤无明显进展。

四、最后诊断

肾透明细胞癌根治性切除术后膀胱转移。

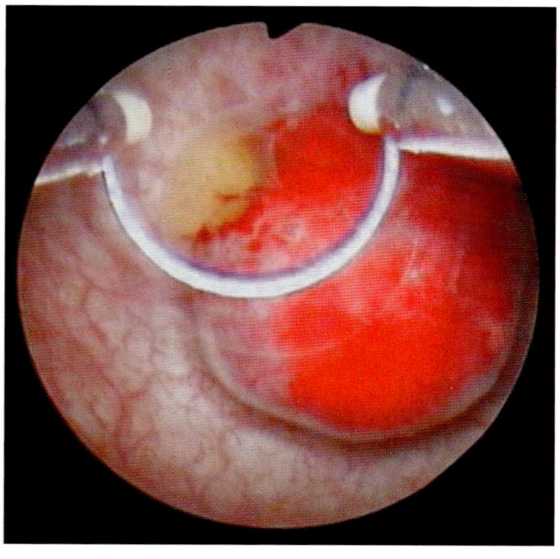

图 3-88-3 术中发现膀胱顶壁孤立、非乳头状肿物

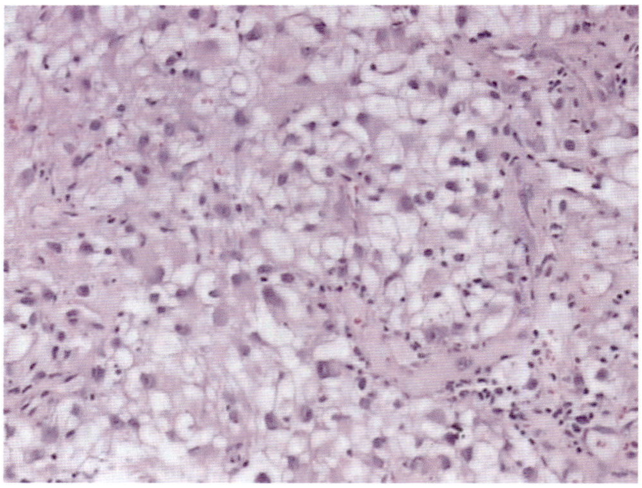

图 3-88-4 病理切片镜下显示透明细胞癌

五、专家点评

临床表现及转移模式难以预测是肾细胞癌的一个显著特点，其具有早期发生转移的倾向，最常见的转移部位包括：区域淋巴结、肺、肝、骨、肾上腺、脑和皮肤[1-2]。虽然非常罕见，但是肾细胞癌同样也可以转移至膀胱、甲状腺、椎管、胆囊等部位[3-8]。Sim 报告了 7 例肾细胞癌膀胱转移病例，但在其报道的所有病例中，肾细胞癌的转移都累及到多个器官系统[7]。但同样也有孤立性膀胱转移的病例报道[8]。通过对文献进行回顾可以发现，该病发病率极低，迄今为止共报道 37 例；通常无临床症状或伴有肉眼血尿；年龄跨度自 12～87 岁；男女发病比约为 1.8∶1；多发转移与孤立转移比约为 1.6∶1；术后<6 月发生与>6 月发生者比约为 1∶1.5，文献报道中术后发生转移的最长时间为 17 年。肾细胞癌发生膀胱转移的机制仍然存在争议，当前认为可能存在以下几种机制：①经体循环途径的血行转移；②肿瘤细胞经肾静脉或肾门淋巴管网逆行性扩散，即通过连接盆腔脏器的输尿管周围淋巴、静脉网向下播散；③肿瘤细胞直接经输尿管腔内向远端播散并种植于尿路上皮[9-12]。总体来讲，与肾细胞癌孤立性膀胱转移的患者相比，多系统受累的患者预后更差[8]。在文献报道中，所采用的手术方式包括 TURBT、膀胱部分切除术、膀胱根治性切除术、肿瘤消融治疗，但是由于病例数量非常少，所以尚无法确立最佳的治疗方式。

参考文献

1. Segawa N, Kotake Y, Hamada S, et al. Bladder cancer with skin metastasis: a case report. Hinyokika Kiyo, 2006, 52: 711-714.
2. Ogunyemi O, Rojas A, Hematpour K, et al. Metastasis of genitourinary tumors to the head and neck region. Eur Arch Otorhinolaryngol, 2010, 267: 273-279.
3. Ambrosiani L, Declich P, Bellone S, et al. Thyroid metastases from renal clear cell carcinoma: a cyto-histological study of two cases. Adv Clin Path, 2001, 5(1): 11-16.
4. Jost G, Zimmerer S, Cordier D, et al. Intradural spinal metastasis of renal cell cancer. Report of a case and review of 26 published cases. Acta Neurochir, 2009, 151(7): 815-821.
5. Patel S, Zebian B, Gurjar S, et al. An unusual gall-bladder polyp-site of metastatic renal cell carcinoma: a case report. Casea Journal, 2009, 2: 172.
6. Kagota M, Irie K, Hosaka K, et al. Bladder metastasis of renal cell carcinoma. 2007, 53:571-574.
7. Sim SJ, Ro JY, Ordonez NG, et al. Metastatic renal cell carcinoma to the bladder: a clinicopathologic and immunohistochemical study. Mod Pathol, 1999, 12(4): 351-355.
8. Matasuo M, Koga S, Nishikido M, et al. Renal cell carcinoma with solitary metachronous metastasis to the urinary bladder. Urology, 2002, 60(5): 911xiii–911xiv.
9. Gelister JS, Falzon M, Crawford R et al. Urinary tract metastasis from renal carcinoma. Br J Urol, 1992, 69: 250.
10. Gulati M, Gore JL, Pantuck AJ et al. Ureteral tumor thrombus from renal cell carcinoma extending into bladder. Urol Oncol, 2007, 25: 393.
11. Remis RE and Halverstadt DB: Metastatic renal cell carcinoma to the bladder: case report and review of the literature. J Urol, 1986, 136: 1294.
12. Raviv S, Eggener SE, Williams DH, et al. Long-term survival after “drop metastases” of renal cell carcinoma to the bladder. Urology, 2002, 60:697.

3-89 膀胱副神经节瘤

一、临床资料

【病史】

女性患者，33 岁，主因“高血压、阵发性血压升高 12 年，发现膀胱肿物 2 月余”入院。患者 12 年前分娩时晕厥，后发现血压升高，偶伴心悸、搏动性头痛、大汗，多见于排尿前后。外院定期测量血压波动于 150～160/100mmHg，最高达 230/140mmHg。口服多种降压药血压控制欠佳。5 年前于外院行 CT 检查示左肾上腺增粗，密度不均，行腹腔镜左肾上腺切除术，术后病理示肾上腺髓质增生。术后血压下降不明显。2 个月前就诊于外院，行 ^{131}I-MIBG 检查、奥曲肽检查无明显异常，腹部 CT 示膀胱内可见类圆形稍高密度影，增强后明显强化。血尿儿茶酚胺明显升高，遵嘱服用酚苄明 40 天，为求进一步诊治入院。精神食欲睡眠尚可。大便如常，每日尿 1000ml，夜尿 2～3 次，排尿伴下腹不适感，不伴血尿、尿频、尿急。服药来体重增加 7.5kg。既往 17 年前行阑尾切除术，8 年前行扁桃体切除术，5 年前行腹腔镜下左肾上腺切除术，否认糖尿病、冠心病、肝炎、结核病等慢性病史。

【体格检查】

体温 36.8℃，心率 74 次 / 分，呼吸 18 次 / 分，血压 141/68mmHg，心、肺查体无异常，腹软，无压痛。

【辅助检查】

（1）激素相关检查：ACTH：20.8pg/ml（参考值：0～46pg/ml）；24 小时皮质醇 25μg/24h（参考值：12.3～103.5μg/24h）；醛固酮：卧位醛固酮 24.5pg/ml（参考值：5.9～17.4pg/ml），立位 32.22pg/ml（参考值：6.5-29.6pg/ml）；儿茶酚胺：肾上腺素 51.92pg/ml（参考值：<100pg/ml），去甲肾上腺素 >7500pg/ml（参考值：<600pg/ml），多巴胺 156.88pg/ml（参考值：<100pg/ml）。

（2）^{131}I-MIBG 检查：双肾上腺区及全身其他部位未见异常放射性浓聚灶。

（3）奥曲肽检查：生长抑素受体未见异常。

（4）泌尿系 B 超：膀胱内后壁可见宽蒂低回声肿物，大小 5cm×4cm，内部回声不均，后方膀胱壁完整。

（5）泌尿系增强 CT（图 3-89-1）：膀胱内近下

壁可见直径约 4.5cm 肿物，增强密度略不均匀，下缘边界欠规则，盆腔两侧髂血管旁可见高密度结节，肿大淋巴结可能，左肾上腺术后改变。

（6）PET-CT：膀胱内代谢增高灶，中心伴坏死，考虑为恶性，伴两侧髂血管旁淋巴结转移。

【初步诊断】

膀胱肿物待查，膀胱副神经节瘤？阑尾切除术后，扁桃体切除术后，腹腔镜左肾上腺切除术后。

二、病例讨论

【鉴别诊断】

（1）膀胱肿瘤：患者无血尿病史，可行进一步行膀胱镜检查除外诊断。

（2）膀胱平滑肌瘤：多无明显症状，影像学检查可见膀胱肌层来源肿物，与本病例不符合。

【治疗方案】

膀胱镜检查后行膀胱部分切除＋淋巴结清扫术。

三、手术及术后恢复情况

麻醉下行膀胱镜检，见膀胱前壁靠近膀胱颈外压性肿物，直径约 3cm，表面黏膜发红水肿（图 3-89-2）。

遂在全麻下行腹腔镜膀胱部分切除术＋双侧淋巴结清扫术。术中游离膀胱两侧壁，顶壁及前壁，

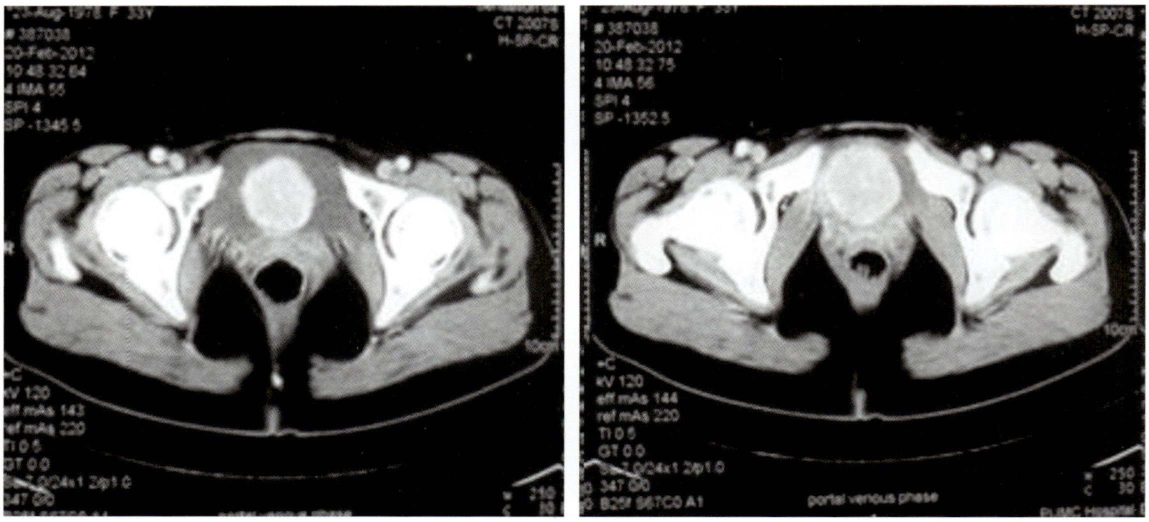

图 3-89-1 患者泌尿系增强 CT 所见

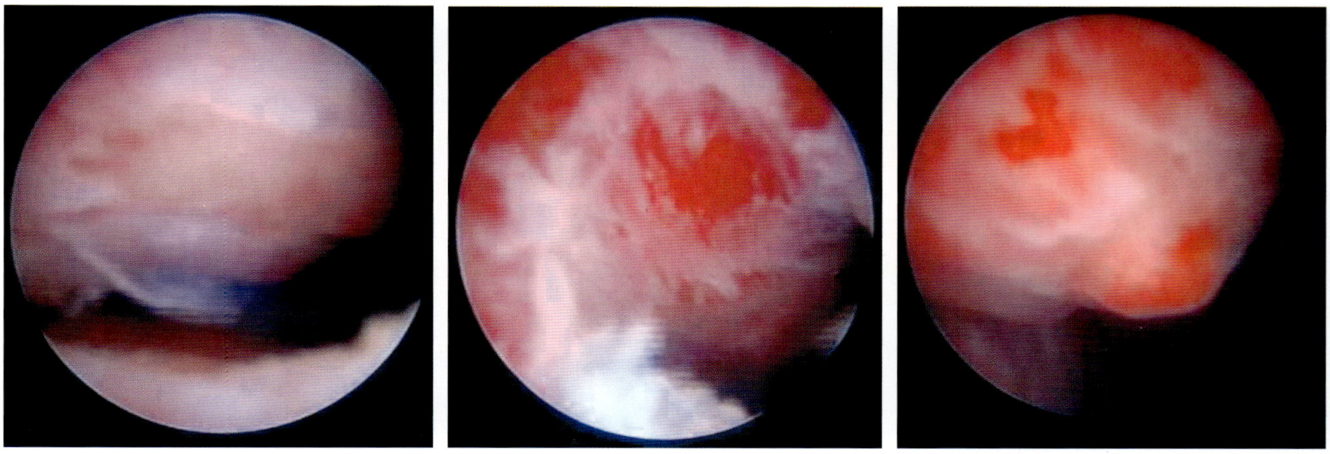

图 3-89-2 膀胱镜检所见

于膀胱前壁近膀胱颈及尿道方向探及肿瘤，外突明显，周围血供丰富。沿肿物边界切除肿物及部分膀胱壁，膀胱颈 12 点及尿道前壁离断，2-0 可吸收线连续吻合尿道残端与新膀胱颈。同时清扫双侧髂血管及闭孔淋巴结（图 3-89-3）。

四、最后诊断

膀胱恶性嗜铬细胞瘤，大小 4.5cm×4.5cm×3.5cm。可见瘤细胞浸润包膜及血管。左髂血管旁淋巴结 2/5，右髂血管旁淋巴结（1/1）可见转移瘤，最大者直径 3.5cm。

五、专家点评

副神经节瘤是来源于胚胎神经脊副交感神经节的嗜铬细胞和非嗜铬的球细胞的肿瘤，主要分布于头颈、纵隔，肾上腺及腹膜后等有副神经节的部位。肾上腺外副神经节瘤 85% 的在横膈以下，42% 在肾上腺附近或肾门，10% 在膀胱 [1]。膀胱副神经节瘤多见于中青年，女性多于男性，可发生于膀胱壁任何部位，多为单发，前、后壁和膀胱顶壁多见，三角区最少见 [2]。少数（12% ~15%）可同时有恶性表现 [3]。膀胱副神经节瘤占膀胱肿瘤的 0.06%，约占所有副神经节瘤的 1%，占肾上腺外副神经节瘤的 10% 左右 [4]。

膀胱副神经节瘤在临床上多表现为头痛晕厥、冷汗、心悸和血尿“四联症”：①多数患者排尿后血压升高，严重头晕、头痛，大汗，心悸。②排尿性晕厥多在过度充盈的膀胱排尿后急剧收缩引起，患者出现短暂的意识丧失或昏倒等表现，持续 1 ~ 10 分钟后，会遗留排尿诱发或加重嗜铬细胞瘤发作所产生特异三联症及相关症候群，这是临床上疑为嗜铬细胞瘤异位于膀胱的重要线索，也是与生理性排尿晕厥相鉴别的重要特征。③较少见的症状有体重减轻、恶心、震颤、直立性低血压、胸痛、视物不清、喉头痉挛、糖尿病、心脏功能受损（儿茶酚胺心肌病）等。

由于膀胱副神经节瘤缺少将去甲肾上腺素转化为肾上腺素的酶，本病主要分泌去甲肾上腺素且在尿中浓度明显增加，一般以去甲肾上腺素升高为主。B 超和 CT 等影像学检查可作为肿瘤的定位诊断。膀胱镜下可见局部膀胱内突起或外压性改变，表面黏膜光滑，肿瘤多来源于肌层，故膀胱镜活检不一定能获得明确诊断。

膀胱副神经节瘤缺对化疗及放疗均不敏感，手术是主要治疗方案之一。手术方式主要以膀胱部分切除术为主，^{131}I-MIBG 可被副神经节瘤组织选择性吸收，发出 β 射线，作用于肿瘤细胞而达到治疗作用，其副作用主要是甲状腺功能的影响及骨髓抑制。

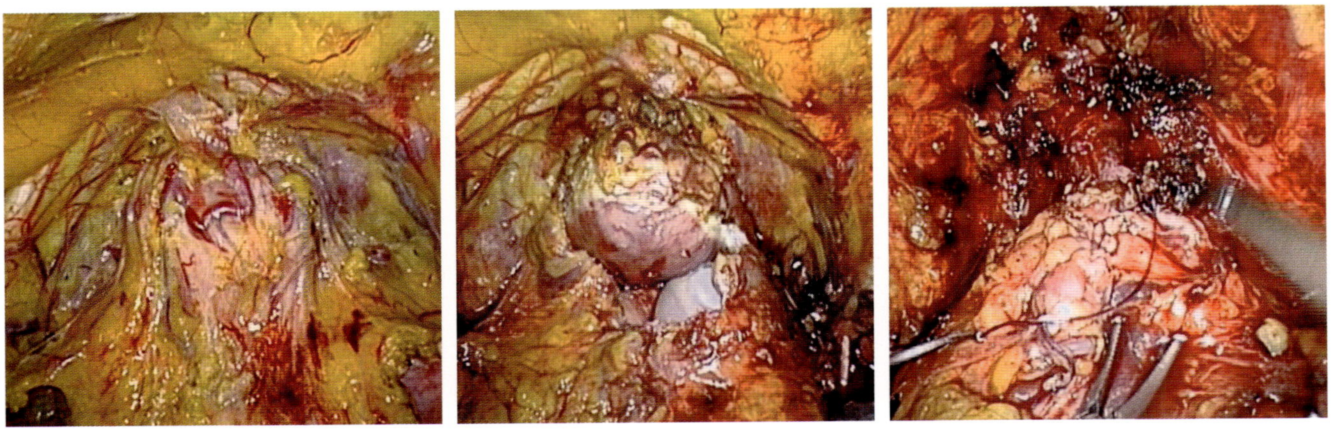

图 3-89-3 术中所见

参考文献

1. 陈杰. 副神经节瘤. 中华病理学杂志, 2006, 35: 494-496.
2. Kappers MH, van den Meiracker AH, Alwani RA, et al. Paraganglioma of the urinary bladder.Neth J Med, 2008, 66: 163-165.
3. Safwat AS, Bissada NK. Pheochromocytoma of the urinary bladder. Can J Urol, 2007, 14: 3757-3760.
4. Siatelis A, Konstantinidis C, Volanis D, et al. Pheochromocytoma of the urinary bladder:report of 2 eases and review of literature. Minerva Urol Nefrol, 2008, 60: 137-140.

第四部分

梗阻性疾病

4-1　长段输尿管缺损——回肠代输尿管术

一、临床资料

【病史】

男性患者，52 岁，主因“左腰痛半年”来诊。超声及静脉尿路造影提示：双肾结石、左输尿管结石、左肾积水。患者于 2 个月前在外院行经左侧输尿管镜气压弹道碎石术，术中发生输尿管损伤，结石未取出。术后短期内发热伴左肾积水加重。遂在局麻下行左侧经皮肾穿刺造瘘术。术后 2 周行膀胱镜检查未找到左输尿管口。遂转到我院诊治。

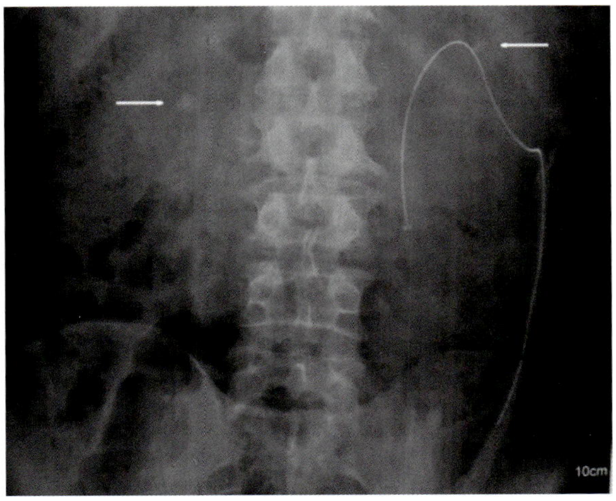

图 4-1-1　腹平片
双肾区可见结石（箭头）

【体格检查】

生命体征平稳，一般情况良好，心、肺查体无异常发现。左侧留置肾盂穿刺造瘘引流管，引流尿液清亮。余泌尿系统查体无异常发现。

【辅助检查】

（1）腹平片（图 4-1-1）及左侧肾造瘘管造影（图 4-1-2）示：双肾区可见结石（箭头所示），左肾盂扩张，左输尿管上段闭锁。

（2）泌尿系增强 CT（图 4-1-3）：双肾盂、双肾盏内可见多发大小不等不规则结石影，最大者位于右肾盂内，大小 11mm × 8mm，另可见左输尿管上段一类圆形结石，直径约 8mm。左肾盂、左输尿管上段扩张，左肾盂内可见造瘘管。左输尿管中下段及第三腰椎以下的上段输尿管呈条索状，管腔消失。

（3）肾动态检查示：左肾血流灌注减低，功能受损，左侧上尿路引流未见不畅（肾造瘘管开放状态），右肾血流灌注和功能正常，右侧上尿路引流欠通畅。GFR 值：左侧 28ml/min，右侧 40 ml/min。

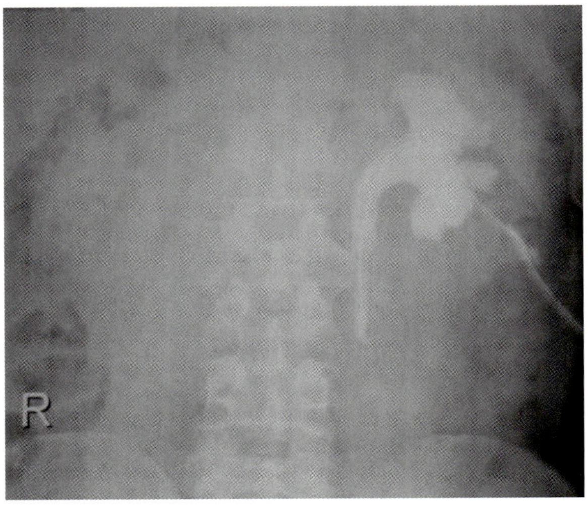

图 4-1-2　左侧肾造瘘管造影

（4）麻醉下膀胱镜检查：左输尿管附近可见瘢痕，未找见左输尿管口。

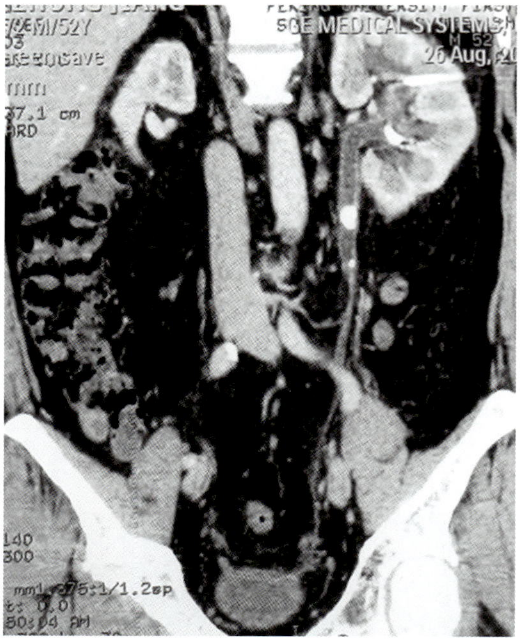

图 4-1-3 泌尿系增强 CT

【初步诊断】

左输尿管损伤，左肾积水，左肾穿刺造瘘术后。

二、病例讨论

【鉴别诊断】

左输尿管损伤，左肾积水，左肾穿刺造瘘术后：结合患者输尿管镜碎石病史及目前影像学所见，考虑该诊断基本成立。

【治疗方案】

患者为左输尿管结石气压弹道碎石术致输尿管损伤。结合术前肾盂造瘘管造影、泌尿系 CT 检查估计输尿管缺损长度为 20cm 左右，为长段输尿管缺损。不适合行输尿管膀胱再吻合术及输尿管膀胱瓣吻合术（Boari 手术）。可考虑的手术方式有长期肾造瘘、自体肾移植、回肠代输尿管术以及肾切除术。长期肾造瘘术后增加感染风险，需定期更换造瘘管，且影响患者生活质量。患侧肾切除术无法挽救相应肾功能，患者拒绝行肾切除手术。输尿管损伤后左肾周尿外渗所致炎症粘连，自体肾移植切取供肾难度较大，且可供膀胱吻合的输尿管长度较短。综合考虑，决定行回肠代输尿管手术。

三、手术及术后恢复情况

选择正中切口进腹，打开左侧结肠旁沟。触及输尿管结石后游离显露粘连严重之输尿管，取出输尿管结石。探查结石远端输尿管完全闭锁。测量输尿管损伤段长约 20cm。切取 25cm 回肠段，保留回肠段系膜。于降结肠系膜开窗，将回肠段拉过窗口进入腹膜后腔隙，关闭系膜裂孔，注意避免狭窄，并确保回肠段由上至下为顺蠕动方向。

肠段上端达输尿管断端，下段达盆腔，避免系膜张力过大。近端输尿管斜行剪开与回肠断端吻合。膀胱左后壁开口，膀胱全层与肠管断端间断吻合，之后间断缝合第二层，稍作套叠，因患者为肾结石患者，不做抗反流回肠乳头结构。关闭系膜与后腹膜间隙，将肠袢置于降结肠后。

术后 4 周软膀胱镜观察并拔除左侧 DJ 管（回肠乳头详见视频 4-1-1）。因右肾结石梗阻右输尿管，同时留置右侧 DJ 管。术后 45 天行左肾造瘘管造影示（图 4-1-4）：左侧回肠代输尿管通畅，吻合口无狭窄，左肾积水明显改善。拔除左肾造瘘管。

视频 4-1-1

术后 2 个月行右肾结石体外冲击波碎石术（ESWL），拔除右侧 DJ 管。术后 2 个月行静脉尿路造影检查示双肾区结石影消失，双侧无肾积水，左侧回肠代输尿管通畅（图 4-1-5）。

术后 65 天膀胱反流造影示膀胱充盈时及排尿时造影剂轻度反流至左侧代输尿管回肠下端，未进入肾盂（图 4-1-6）。

术后 3 个月复查肾动态：左肾 GFR 39ml/min，右肾 GFR 41ml/min。双侧上尿路引流通畅。

手术前后比较生化指标无明显改变（表 4-1-1）。

表 4-1-1 术前与术后的生化检查指标

	术前3天	术后4天	术后1月
血肌酐（μmol/L）	72	69	93
尿素 (mmol/L)	7.8	4	3.5
钠离子 (mmol/L)	137.8	129.6	135.5
氯离子 (mmol/L)	107.4	96.6	105.6
碳酸氢根 (mmol/L)	23.3	20	23.2

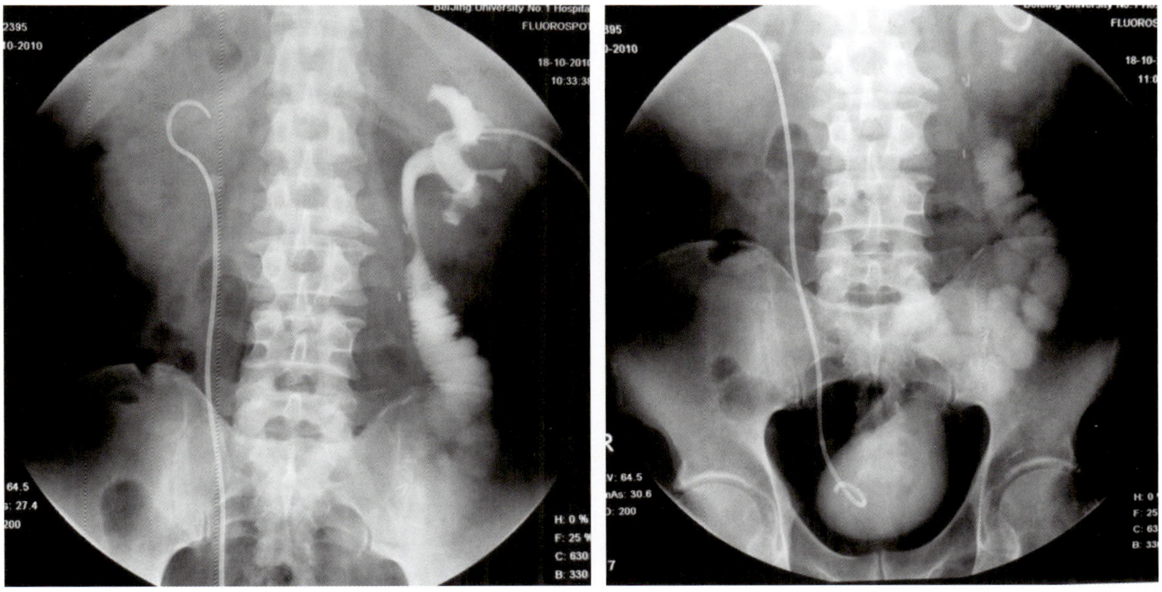

图 4-1-4 术后 45 天行左肾造瘘管造影

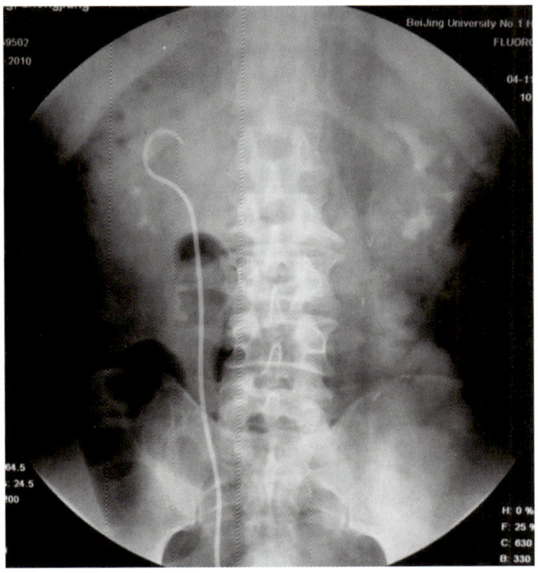

图 4-1-5 术后 2 个月行静脉尿路造影

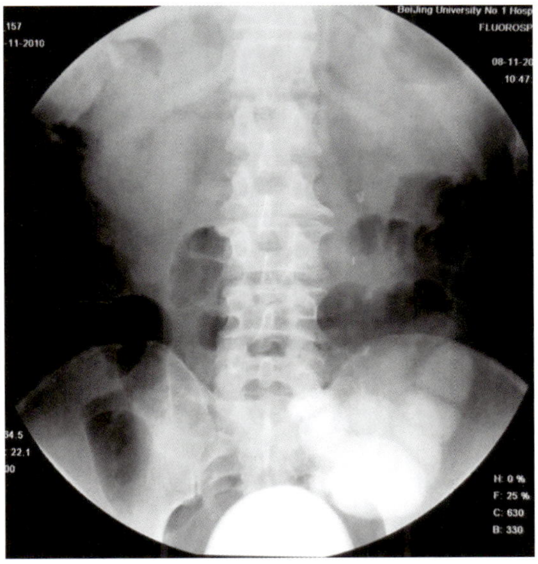

图 4-1-6 术后 65 天膀胱反流造影

四、最后诊断

左输尿管损伤，左肾积水，左肾穿刺造瘘术后。

五、专家点评

对于输尿管的损伤，临床上首选应用自身尿路组织进行重建修复。但如果输尿管缺损长度不能用自身尿路组织进行替代时回肠代输尿管术就是一项可供选择的有效治疗方式。能达到维持尿路连续性，保存和改善肾功能的目的（图 4-1-7）。但回肠代输尿管术有比较严格的适应证和禁忌证，手术技术有一定难度，国内开展较少。

1906 年，由 Shoemaker 报道了第一例回肠代输尿管手术治疗女性泌尿系结核患者。其后有一系列临床和基础研究对回肠代输尿管术进行评价。1958 年，Hinman 等在狗的模型上研究回肠代输尿管术的

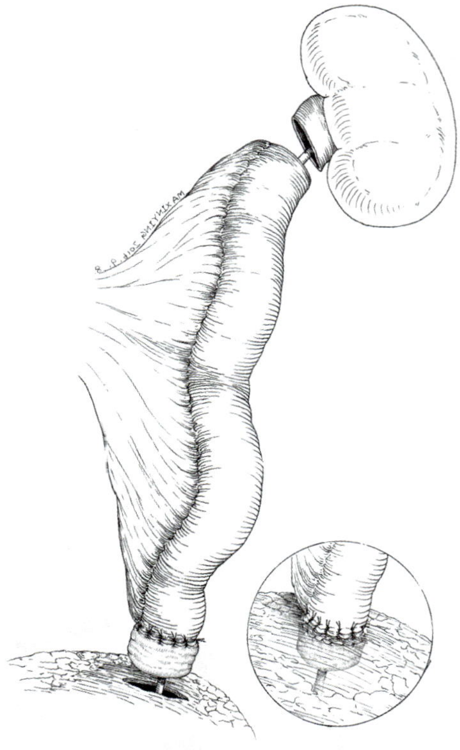

图 4-1-7　回肠代输尿管术模式图

表 4-1-2　回肠代输尿管术适应证[1,7-13]

适应证	患者数量	比例(%)
输尿管手术损伤	124	22.8
反复发作性结石	69	12.7
血吸虫病	66	12.2
放疗所致输尿管狭窄	56	10.3
腹膜后纤维化	49	9
先天性梗阻	41	7.6
妇科手术损伤	35	6.5
多种病因	25	4.6
尿路上皮癌	24	4.4
普外科手术损伤	11	2
结核	9	1.7
血管手术损伤	14	2.6
恶性肿瘤累及输尿管	10	1.8
间质性膀胱炎	2	0.4
外伤	3	0.55
其他	4	0.74
总计	542	100

生理和代谢影响。该项技术在 20 世纪 70、80 年代后进一步成熟，国外有较多的临床应用文献进行了报道[1-2]。但在国内这项手术开展较少。

回肠代输尿管术的适应证通常为长段输尿管病变而不能用自身尿路组织替代者。输尿管具体病变有多种疾病，对以往文献报道进行荟萃分析（表 4-1-2）发现该术式的前 5 位病因为泌尿外科手术致输尿管损伤（22.8%）、反复发作性结石（12.7%）、血吸虫病（12.2%）、放疗所致输尿管狭窄（10.3%）、腹膜后纤维化（9%）。随着时代的变迁，行回肠代输尿管手术的疾病谱也在发生变化，最明显的是放疗所致输尿管狭窄、外科手术致输尿管损伤所占的比重越来越多，而因结石及吸虫病接受该术的越来越少。Armatys 等于 2009 年报道了 91 例回肠代输尿管手术，其中外科手术致输尿管损伤 43 例，放疗致输尿管狭窄 17 例，腹膜后纤维化 11 例，结石仅为 3 例，没有血吸虫病例[1]。

肠代输尿管的肠段有小肠和结肠。小肠由于游离、吻合方便，术中供应血管易于识别而更多地应用于该手术。结肠由于其潜在的多种病变，如溃疡性结肠炎、憩室病、吸虫病等限制了其使用，但对于有放射性小肠炎病例、短肠患者，结肠仍是一个可考虑的选择。

回肠代输尿管手术的相对禁忌证包括基础肾功能不全，血清肌酐大于 2mg/dl；膀胱功能障碍或膀胱出口梗阻；炎性肠病或放射性小肠炎。Boxer 等[2]报告 89 例回肠代输尿管术的术前肾功能正常患者中只有 12% 术后出现比较明显的代谢问题。Chung 等[3]报道的 6 例术前血肌酐均在 2.0mg/dl 以上患者，术后肾功恶化 3 例，酸中毒 3 例。术前肾功能不全患者，应术前行肾造瘘等方式改善肾功能，术中选用较短的肠段能够减少术后代谢并发症的出现[4]，术后应密切随访。本文报道的病例为左输尿管结石气压弹道碎石术后输尿管长段损伤。术前肾动态检查示左侧 28ml/min，右侧 40 ml/min。术前血肌酐正常范围，且行左肾行肾造瘘术，改善左肾积水。术后患者左肾积水改善，无明显代谢紊乱（表 4-1-1）。

回肠代输尿管的手术要点包括：肠段以顺蠕动方式替代输尿管，保证无张力吻合，术后代输尿管段放置合适的支架及膀胱放置引流。手术是否有必要采用抗反流方式仍存有争议。Shokeir 等[5]报道一项 42 例患者参与的前瞻性随机对照试验。抗反流组采用回肠膀胱交界处乳头结构。结果认为抗反流术式能够明显减少术后反流的发生的，但是有21.7%（5/23）的回肠乳头结构术后脱套叠。1999 年，Waldner 等[6]前瞻性地研究了 19 例回肠代输尿管病例中出现反流和肾功能的关系。9 例术后出现膀胱回肠反流，但所有病例术后肾功能均得到改善。作者认为术后反流对肾功能无明显影响，只要所取回肠段大于 15cm 可以避免反流至肾盂，抗反流的吻合方式并非必要。2003 年，Brain 等[7]报道的 16 例接受无抗反流术式的病例，亦没有患者出现患侧肾功能及总体肾功能的恶化。另有文献报道回肠代输尿管术后，上尿路结石更容易通过，并有助于减轻上尿路结石患者的症状[8]。因此对于结石病患者行该术，一般不行抗反流术式。本文病例左侧行回肠代输尿管手术，采用无抗反流方式，且所取回肠段 25cm。术后仅出现轻度膀胱回肠反流。左肾积水明显改善，肾功能无明显恶化。

回肠代输尿管术后肾功能的改善、并发症等在不同文献报道中并不一致，这与基本病变、术者经验和手术方式、术前肾功能等有明显关系。

回肠代输尿管术后由于肠黏膜对尿液的重吸收作用及尿路结构的改变，常出现高氯性酸中毒。另外吻合口瘘、吻合口狭窄、泌尿系感染也是常见并发症。

国内曹正国[9]及陈嵘[10]等报道的 21 例回肠代输尿手术，术后血肌酐均恢复正常，2 例发生高氯性酸中毒、1 例发生尿路感染者，均经药物对症治疗后痊愈出院，1 例术后发生轻度膀胱回肠反流。

Brain 等[6]报道 16 例患者（18 侧）行回肠代输尿管手术，术后肾功能均稳定或改善，仅 2 例出现泌尿系感染。Verduyckt 等[11]报道的 18 例回肠代输尿管手术患者的长期随访结果。短期并发症（<3 个月）包括输尿管 - 回肠吻合口瘘 2 例，长期并发症（>3 个月）包括代谢性酸中毒 2 例，反复性泌尿系感染 6 例，回肠输尿管吻合口纤维化 4 例。术后 65 个月随访时，15 例（83%）患者肾功能得到改善，2 例患者分别因为反复血尿和多发动静脉畸形行患侧肾切除。

Chung 等[3]随访了 56 例肠代输尿管手术患者，平均随访 6.04 个月（中位 3.2 月）。10 例（17.9%）术后出现轻度并发症，包括肾盂肾炎、不明原因发热、反复发作尿路结石、切口疝及深静脉血栓等。6 例（10.5%）患者发生较重并发症，包括吻合口狭窄、代输尿管肠段梗阻、伤口裂开及慢性肾衰竭。53 例（94.6%）患者肾功能稳定或得到改善。

Armatys 等[1]随访了 91 例（99 侧）回肠代输尿管病例。平均随访 36 个月。39 例（42.9%）患者术后短期内出现并发症（术后 30 天内），由于部分患者有多项并发症，并发症累积达 76 项，其中泌尿系感染 14 例，伤口感染 9 例。21 例（23%）在长期随访中观察到并发症。其中吻合口狭窄 3 例（3.3%），吻合口瘘 6 例（6.6%），均接受再次手术。另有高氯性代谢酸中毒 3 例，需口服碳酸氢钠纠正。68 例（74.7%）术后血肌酐降低或保持稳定。

上述多篇临床研究结果可以证实回肠代输尿管术的远期效果良好，大部分患者肾功能有改善，并发症发生率可以接受。

随着腔镜技术的发展和成熟，腔镜手术逐渐覆盖到了泌尿外科的各个领域，并且取得了较好的治疗效果。2000 年，Gill 等[12]最早报道了腹腔镜回肠代输尿管术。Stein 等[13]比较了 7 例腹腔镜和 7 例开腹回肠代输尿管术的围术期疗效差异。所有患者肾功能好转。相对于开腹手术，腹腔镜手术患者术后恢复时间明显缩短（4 周比 5.5 周）、麻醉性镇痛药使用剂量明显减少（平均用量分别为 38.9mg 和 322.2mg）。另外，腹腔镜组平均住院时间较短（分别为 5 天和 8 天），但平均手术时间延长（分别为 470 分钟和 383 分钟），虽然没有达到统计学差异。两组术后并发症及生化、电解质变化无明显差异。

埃及的 Ali-el-Dein 等[14]报道了 10 例 Yang-Monti 法裁剪带蒂回肠代输尿管术。该术式将一小段回肠段进行裁剪再成形后替代输尿管。术后平均随访 9.6 个月，肾功能均稳定或改善，代输尿管引流通畅无梗阻，只有 1 例出现反流。该术式使用的回肠段较短 (4～5cm)，减少肠黏膜面积，术后没有病例出现高氯性代酸和电解质紊乱。另外裁剪后的代输尿管管径较为合适，较少了术后发生反流的可能性。国内杨建军等[15]开展了以家兔为对象的对照试验，认为基于 Yang-Monti 原则的裁剪带蒂回肠替代输尿管术可以适应长段输尿管缺损的替代要求，且对肠道的正常生理功能干扰小，术后并发症少，是一种较为理想的替代长段输尿管缺损的手术方法。

近期北大泌尿外科研究所创新性地开展了 Bori 瓣联合回肠替代输尿管术治疗全长输尿管损伤的患者（图 4-1-8）。该方法可以缩短回肠段的长度，以期减少高氯性代酸和电解质紊乱的发生，初步的观

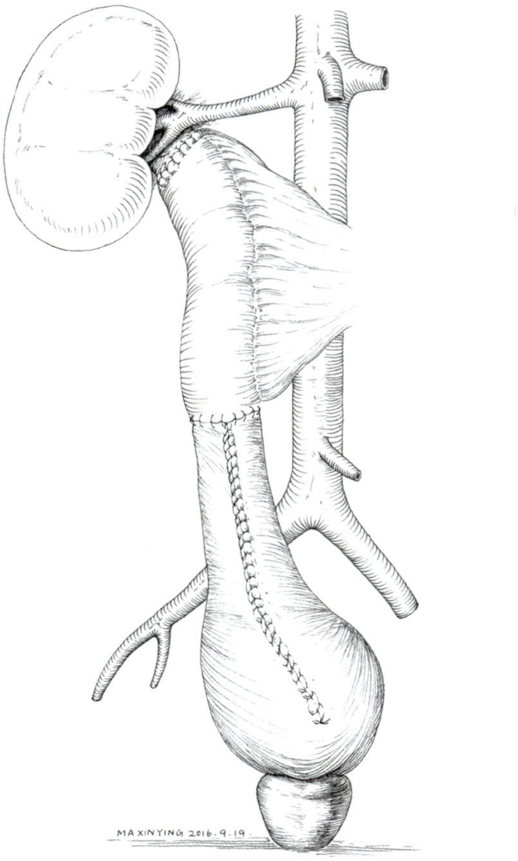

图 4-1-8 Bori 瓣联合肠代输尿管术治疗全长输尿管损伤

察显示效果良好，但还需要更大宗的病例，长期的观察。

综上所述，回肠代输尿管手术以带血管蒂的肠段替代缺损的长段输尿管，对于选择合适的病例有较好的治疗效果，大多数患者术后肾功能能得到有效改善。术后并发症发生率可以接受，包括吻合口瘘、吻合口狭窄、泌尿系感染、膀胱回肠反流以及代谢紊乱等。

参考文献

1 Armatys SA, Mellon MJ, Beck SD, et al. Use of Ileum as Ureteral Replacement in Urological Reconstruction. J Urol, 2009, 181(1): 177-181.

2. Boxer RJ, Fritzsche P, Skinner DG et al. Replacement of the ureter by small intestine: clinical application and results of the ileal ureter in 89 patients. J Urol, 1979, 121 (6): 728-731.

3. Chung BI, Hamawy KJ, Zinman LN et al. The Use of Bowel for Ureteral Replacement for Complex Ureteral Reconstruction: Long-Term Results. J Urol, 2006, 175(1): 179-184.

4. Smith JJ, Libertino JA. Ileal ureter.\\Reconstructive Urologic Surgery. Libertino JA. St. Louis: Mosby-Year Book Publishers, 1998:227–233.

5. Shokeir AA, and Ghoneim MA. Further experience with the modified ileal ureter. J Urol, 1995, 154(7): 45-48.

6. Waldner M, Hertle L, Roth S. Ileal ureter substitution in reconstructive urological surgery: is an antireflux procedure necessary? J Urol, 1999, 162(2), 323-326.

7. Brain RM, Ojas DS, Lois J, et al. Assimos. Ileal ureter substitution: A contemporary series. Urology, 2003, 62 (6): 998-1001.

8. Schmidt J, Madersbacher S, Hochreiter WW, et al. Simultaneous replacement of both ureters with small intestinal in a woman with cystinuria. J Urol, 2001, 166(12), 2315-2316.

9. 曹正国, 诸禹平, 孙友文, 等. 改良回肠代输尿管术的临床应用(附10例报告). 临床外科杂志, 2007, 15(7): 469-470.

10. 陈嵘, 徐月敏, 乔勇, 等. 抗反流技术的回肠代输尿管治疗腹膜后纤维化引起肾积水的疗效观察. 同济大学学报(医学版), 2009, 30(6): 66-68.

11. Verduyckt FJ, Heesakkers JP, Debruyne FM et al. Long-term results of ileum interposition for ureteral obstruction. Eur Urol, 2002, 42(2): 181-187.

12. Gill IS, Savage SJ, Senagore AJ, et al. Laparoscopic ileal ureter. J Urol, 2000, 163(4): 1199–1202.

13. Stein RJ, Turna B, Patel NS, et al. Laparoscopic Assisted Ileal Ureter: Technique, Outcomes and Comparison to the Open Procedure. J Urol, 2009, 182(12): 1032-1039.

14. Ali-el-Dein B, Ghoneim MA. Bridging long ureteral defects using the Yang-Monti principle. J Urol, 2003, 169 (5): 1074-1077.

15. 杨建军,王晓明. 带蒂回肠替代输尿管长段缺损的研究. 中华实验外科杂志, 2009, 26(12): 1759.

4-2 双侧长段输尿管损伤——回肠代输尿管术

一、临床资料

【病史】

女性患者，32 岁，主因“间断腰痛 11 个月，发现肾功能异常 3 月余”入院。患者 1 年前行“宫颈癌根治术”，术后行放射治疗。11 个月前出现间断腰痛，就诊外院行 B 超检查发现双肾积水，行输尿管镜检查 + 双侧输尿管 DJ 管置入术，后每 3 个月定期更换 DJ 管，期间肾功能正常，无血尿，无尿频、尿急、尿痛，无排尿困难等症状。3 个月前患者再次腰痛，入院查肾功能肌酐示 398μmol/L，行双肾造瘘术，术后腰痛缓解。今为进一步诊治入院。既往 15 年前因阑尾炎行“阑尾切除术”，5 年前行剖宫产术，1 年前因“子宫颈癌”行宫颈癌根治术，术后行规范放化疗。

【体格检查】

一般情况可，右下腹、下腹部正中处可见术后瘢痕，长度分别为 5 cm、15 cm，泌尿外科专科查体未发现异常。

【辅助检查】

（1）肾造瘘管造影：双侧肾盂及输尿管上段积水扩张，双侧输尿管中下段狭窄（图 4-2-1）。

（2）血清肌酐：398μmol/L，其他入院血常规、尿常规及凝血功能未发现异常。

【初步诊断】

双肾积水伴双侧输尿管狭窄，双侧 DJ 管置入术后，双肾造瘘术后。

二、术前讨论

【鉴别诊断】

患者有腰痛、双肾积水情况，考虑输尿管梗阻性病变，需要鉴别的疾病包括：

（1）输尿管肿瘤：可有血尿及上尿路积水表现，

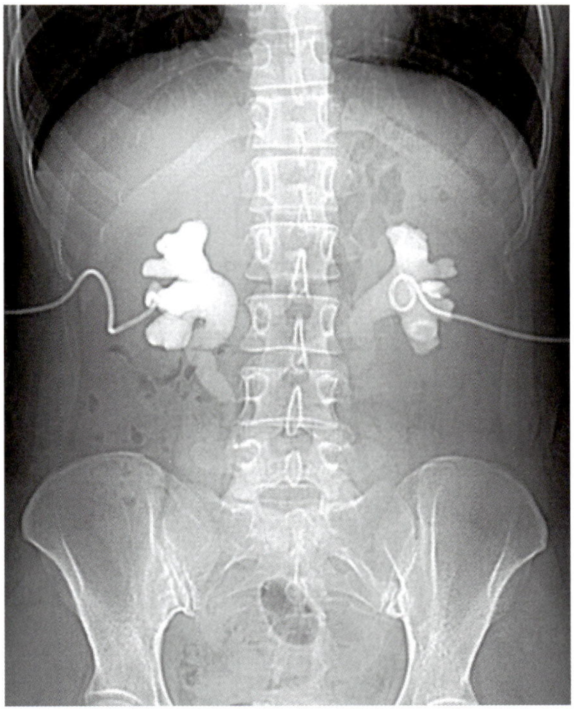

图 4-2-1 术前顺行造影示双肾积水，双输尿管中下段长段损伤

CT 可发现输尿管实性占位性病变，行输尿管镜检可明确诊断，此病例暂不考虑。

（2）输尿管结石：可有血尿、肾绞痛、肾积水等表现，B 超及 CT 可发现输尿管结石，此病例暂不考虑。

【治疗方案】

此例患者治疗过程中双侧 DJ 管置入术后肾积水无明显缓解，血清肌酐持续上升，故考虑先行双肾造瘘，待肾功能后稳定行外科手术干预。

对于双侧长段输尿管损伤，可以采取长期肾造瘘或尿路修复重建方法。长期肾造瘘术后增加感染风险，需定期更换造瘘管，影响患者生活质量，且患者自身手术治疗意愿强烈，拒绝接受长期肾造瘘术。常见的尿路修复或重建方法包括输尿管端 - 端吻合术、膀胱瓣输尿管下段成形术、自体肾移植术、回肠代输尿管术等，前三者修复长度有限，在长段输尿管病变治疗中存在一定的局限性，而回肠代输尿管术可不受输尿管长度限制，综合考虑，我们选择回肠代输尿管术治疗此例患者。

三、手术及术后恢复情况

全身麻醉下，取腹正中切口长约30cm，打开双侧结肠旁沟，显露腹膜后间隙。于左侧肾下极水平小心游离输尿管至病变近端，于病变上方切断输尿管，游离近端待吻合输尿管或肾盂约1cm并剪裁成鱼口状备吻合用。游离右侧输尿管，于病变上方离断狭窄段。于距回盲部约15cm处选取长约25cm的回肠，缝线标记肠管远端，关闭系膜裂孔。将切断的回肠断端使用直线切割缝合器吻合，恢复肠管连续性。使用稀碘附水浸泡游离肠段，向代输尿管内置入支架管，肠段远端以倒“7”形顺蠕动靠近膀胱，将代输尿管近端断面与左侧匙状输尿管用4-0可吸收线间断缝合，右侧输尿管与回肠端-侧吻合，远端采用乳头套叠缝合，切开患侧膀胱侧前壁，使用3-0可吸收线将肠壁及膀胱壁全层间断缝合（图4-2-2）。腹腔内留置引流管2根，膀胱内留置导尿管。

手术顺利，手术时间180分钟，术中出血100ml，术后第8天拔除腹腔引流管，术后第9天拔除尿管，术后2个月拔除输尿管支架管。术后随访时长8个月，患者腰痛症状缓解，监测血、尿常规、电解质及肾功能未见明显异常，无代谢性酸中毒等并发症。术后2个月复查肾造瘘管尿路造影、泌尿系CT（图4-2-3）示双侧肾积水改善，双侧输尿管显影基本正常，吻合口无狭窄，术后6个月复查泌尿系B超示双肾积水进一步改善。

四、最后诊断

双肾积水伴双侧输尿管狭窄，双侧DJ管置入术后，双肾造瘘术后。

五、专家点评

1. 回肠代双侧输尿管术临床应用

双侧长段输尿管损伤可采取长期肾造瘘或尿路修复重建的方法治疗。长期肾造瘘术后增加感染风险，需定期更换造瘘管，影响患者生活质量。常见的尿路修复或重建方法包括输尿管端-端吻合术、膀胱瓣输尿管下段成形术、自体肾移植术、回肠代输尿管术等[1]，前三者修复长度有限，在双侧长段输尿

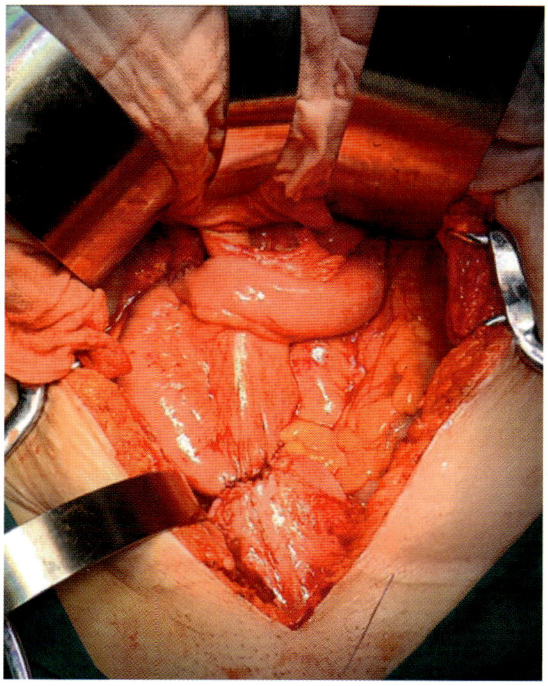

图4-2-2 肠管以倒“7”形顺蠕动与双侧输尿管和膀胱行端-侧吻合

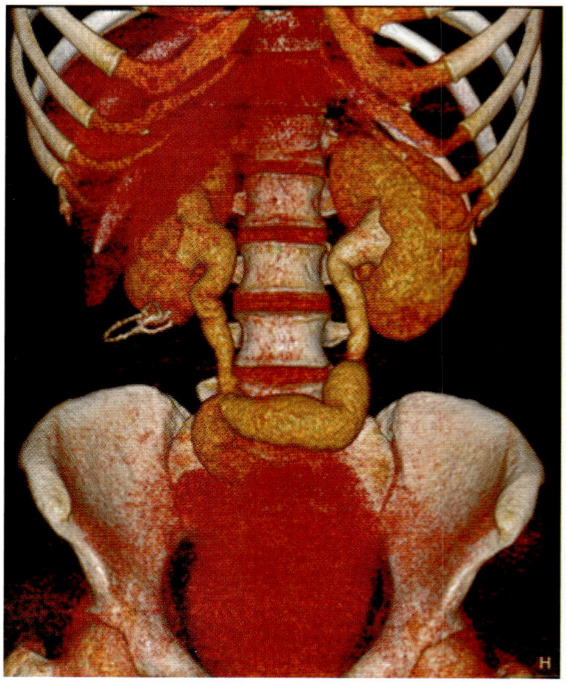

图4-2-3 术后CTU，示双肾积水改善，双侧输尿管显影基本正常

管病变治疗中存在一定的局限性。回肠代输尿管术是取一段带系膜的游离回肠襻替代病变输尿管，其已成为长段输尿管病变治疗较为成熟的方法[2]。回肠代双侧输尿管术可不受输尿管长度限制，适用于双侧长段输尿管缺损不能用膀胱尿路组织替代的患者。

通过对既往文献分析，回肠代输尿管术常用于治疗医源性因素、泌尿系结核、结石、血吸虫病、肿瘤及腹膜后纤维化等引起的输尿管梗阻[3]。近年来，随着泌尿内镜技术的普及，内镜手术所致的输尿管损伤逐渐增多，医源性因素已成为回肠代输尿管术的最常见病因[4]。然而，回肠代双侧输尿管术适应证存在一定特异性，其常与慢性炎症反应引起的腹膜后纤维化相关[5]。对既往文献报道中回肠代输尿管术治疗双侧长段输尿管损伤患者病因进行荟萃分析[5-9]，其中58.6%为原发性腹膜后纤维化，27.6%为放化疗引起的双侧输尿管梗阻，仅有6.9%患者为手术相关医源性损伤。本例患者1年前曾接受宫颈癌根治术并行术后放疗，考虑为术后放疗后引起长期输尿管炎症，继发输尿管纤维化，从而造成双侧输尿管梗阻。

1906年Shoemaker首次成功应用回肠代输尿管术，1959年Goodwin详细描述了手术步骤并将这一术式成功推广[10]。对于回肠代双侧输尿管术，1958年Crassweller[11]首次报道了回肠代输尿管术治疗双侧输尿管癌患者，采用游离回肠与双侧输尿管“U”形缝合，术后随访患者一侧肾积水缓解，另一侧无明显改变。此后，回肠代双侧输尿管术在很多中心均有开展。Matlaga等[3]采用两段独立回肠襻分别替代双侧梗阻输尿管，取得良好疗效。Armatys等[12]则分别采用回肠与双侧输尿管及膀胱“7”形和“倒7”形吻合替代双侧梗阻输尿管，从而实现一段肠管替代双侧输尿管。2011年，Ramalingam[13]等首次应用腹腔镜下回肠代输尿管术治疗双侧输尿管梗阻患者，术后患者恢复快，治疗效果好。目前尚无机器人辅助下回肠替代双侧输尿管手术相关报道。回肠代输尿管术在国外开展较广泛，在国内却因其手术技术较为复杂以及对疗效存在的争议而鲜有开展，而回肠代输尿管术治疗双侧输尿管损伤在国内更为少见。

2. 回肠代双侧输尿管术手术经验

在术前对患者手术指征及禁忌证严格筛选前提下，目前报道中回肠代输尿管术均有较好疗效[14]，目前尚缺乏文献专门针对回肠代双侧输尿管术患者进行远期疗效分析。对于此例患者，我们结合自身临床实践经验，围术期严格管理，手术过程采取开放性术式，手术时间为180分钟，术中失血少，术后住院时间短。术后短期随访患者症状消失，肾功能正常，双肾积水较术前明显减轻，未出现代谢性酸中毒、膀胱输尿管反流、吻合口狭窄等并发症，手术效果好。

结合我中心既往回肠代输尿管术治疗经验[15]，整个手术过程，我们认为回肠代双侧输尿管术手术要点包括：①游离双侧输尿管至正常位置，游离过程中确保保留段输尿管血运良好；②术中选取合适长度的替代肠管，选取回肠时可视情况多留取5cm，肠段以倒“7”形顺蠕动方式与双侧输尿管和膀胱做端-侧吻合；③严格把握保证双侧输尿管与回肠、回肠与膀胱3个吻合口均无张力吻合，吻合后输尿管内尿液可无阻力流出；④术后代输尿管段放置合适的支架管及膀胱放置引流。目前对于回肠代输尿管术是否需要采用抗反流设计仍存在一定争议，Bonfig等[16]认为抗反流设计可减少术后泌尿系感染风险，尤其适用于术前肾功能异常患者；另一方面，许多学者认为抗反流设计并非必要[17-18]，Waldnerd等[17]发现当肠管>15cm时，肠道的顺向蠕动即可达到一定的抗反流作用。对于回肠代双侧输尿管术是否采用抗反流设计，既往文献尚缺乏充分讨论。我们认为远端吻合口抗反流是必要的，双侧输尿管回肠近端吻合可不做抗反流设计，确保近端吻合口尽量宽大，使尿液可无阻力流出，而回肠膀胱远端吻合采用乳头套叠缝合抗反流，但吻合过程需警惕远端吻合口狭窄问题。

回肠代输尿管术常见后并发症包括反复泌尿系感染、回肠膀胱吻合口狭窄、代谢性酸中毒、肾盂回肠吻合口尿瘘等[3]。回肠代输尿管术治疗双侧长段输尿管损伤需要更长的替代肠管，将增加回肠黏膜对尿液的重吸收，增加代谢性酸中毒的风险；同时，更长的替代肠管将增加黏液分泌，不利于尿液排出，从而加重肾积水，影响肾功能。因此，为减少术后并发症，提高手术成功率，回肠代输尿管术治疗双侧输尿管梗阻的围术期管理显得尤为重要。术前应严格控制血肌酐，避免因肾功能不全而引起高氯性代谢性产物迅速堆积，若术前肾功能不全，需通过DJ管置入、肾造瘘等方式，待肾功能改善后再考虑手术治疗。术后应预防性使用抗生素并口服碱性药物，保持引流通畅，定时检查导尿管，必要时可用生理盐水冲洗，谨防代谢性酸碱平衡紊乱。

参考文献

1. 姜永明, 李炯明, 徐鸿毅, 等. 输尿管长段撕脱伤的处理. 中华泌尿外科杂志, 2008, 29: 408-410.
2. 毕革文, 谭毅. 长段输尿管缺损临床治疗与组织工程的研究进展. 中国临床新医学, 2013, 6:595-598.
3. 陈晓鹏, 汤坚强, 李学松, 等. 回肠代输尿管术治疗长段输尿管缺损一例报道并文献复习. 中华临床医师杂志(电子版), 2011, 8:2410-2413.
4. 徐月敏, 加藤靖朗, 钱麟, 等. 近端抗反流技术回肠代输尿管术后患者的长期疗效观察. 中华泌尿外科杂志, 2013, 34: 595-598.
5. Zhvania G, Mshvildadze S, Ujmajuridze A, et al. The use of bowel for bilateral ureter substitution: a case report and review of literature. Georgian Med News, 2015, 249:14-20.
6. Ordorica R, Wiegand LR, Webster JC, et al. Ureteral replacement and onlay repair with reconfigured intestinal segments. J Urol, 2014, 191: 1301-1306.
7. Xu YM, Feng C, Kato H, et al. Long-term outcome of ileal ureteric replacement with an iliopsoas muscle tunnel antirefluxing technique for the treatment of long-segment ureteric strictures. Urology, 2016, 88: 201-206.
8. Matlaga BR, Shah OD, Hart LJ, et al. Ileal ureter substitution: a contemporary series. Urology, 2003, 62:998-1001.
9. Gomez-Gomez E, Malde S, Spilotros M, et al. A tertiary experience of ileal-ureter substitution: Contemporary indications and outcomes. Scand J Urol, 2016, 50:192-199.
10. Goodwin WE, Winter CC, Turner RD. Replacement of the ureter by small intestine: clinical application and results of the ileal ureter. J Urol, 1959, 81(3):406-418.
11. Crasswelier PO. Bilateral primary carcinoma of the ureter with use of ileal graft for ureteral replacement: case report. Br J Urol, 1958, 30:152-160.
12. Armatys SA, Mellon MJ, Beck SD, et al. Use of ileum as ureteral replacement in urological reconstruction. J Urol, 2009, 181: 177-181.
13. Ramalingam M, Senthil K, Murugesan A, et al. Laparoscopy assisted 'U' configuration bilateral ileal ureter in pelvic lipomatosis with bilateral ureteric obstruction. Urol J, 2013, 10: 1007-1010.
14. Knight RB, Hudak SJ, Morey AF. Strategies for open reconstruction of upper ureteral strictures. Urol Clin North Am, 2013, 40:351-361.
15. 刘沛, 吴鑫, 朱雨泽, 等. 回肠代输尿管术治疗医源性长段输尿管损伤. 北京大学学报(医学版), 2015, 47: 643-647.
16. Bonfig R, Gerharz EW, Riedmiller H. Ileal ureteric replacement in complex reconstruction of the urinary tract. BJU Int, 2004, 93:575-580.
17. Waldner M, Hertle L, Roth S. Ileal ureteral substitution in reconstructive urological surgery: is an antireflux procedure necessary?. J Urol, 1999, 162:323-326.
18. Verduyckt FJ, Heesakkers JP, Debruyne FM. Long-term results of ileum interposition for ureteral obstruction. Eur Urol, 2002, 42:181-187.

4-3　输尿管子宫内膜异位

一、临床资料

【病史】

女性患者，48 岁，主因“体检发现左肾积水 1 个月”来诊。患者于 1 个月前在外院体检行泌尿系 B 超检查发现左肾积水，患者无任何不适症状，否认腰痛、腹痛，否认尿频、尿急、尿痛及肉眼血尿，无发热。在该院进一步行泌尿系 CT 平扫 + 增强提示：左输尿管下段占位性病变——性质待查，腺瘤？输尿管癌？继发左肾及输尿管积水；子宫多发肌瘤；左侧卵巢结节性病变可能——性质待定。后来我院就诊，查左侧逆行造影提示：可见左肾及输尿管上段扩张积水，输尿管下段充盈缺损。既往子宫肌瘤病史 7 年，肝囊肿、胆囊息肉病史 3 年，均未系统治疗；颈椎病病史 1 年，左臂上抬受限，药物治疗。21 年前有绝育手术史。月经婚育史：4 ~ 5/30，量适中，G3P2。否认其他既往病史。

【体格检查】

体温 36.7℃，心率 78 次 / 分，呼吸 17 次 / 分，血压 120/80mmHg；心、肺、腹部查体未发现异常。泌尿外科专科查体未发现异常。

【辅助检查】

（1）入院查血常规及肝肾、凝血功能均未发现异常。尿常规：白细胞 3 ~ 5/HPF，红细胞 0 ~ 2/HPF。

（2）泌尿系 B 超：左肾积水—原因待查；肝囊肿；胆囊息肉样病变。

（3）泌尿系增强 CT：左输尿管下段占位性病变——性质待查，腺瘤？输尿管癌？继发左肾及输尿管积水；子宫多发肌瘤；左侧卵巢结节性病变可能——性质待定（图 4-3-1）。

（4）膀胱镜 + 左侧逆行造影：膀胱镜各壁黏膜未发现异常。双侧输尿管开口裂隙样，喷尿清；左侧导管上行 22cm 受阻，而后可继续上行至 30cm，逆行注药拍片，可见左肾及输尿管上段扩张积水，输尿管下段充盈缺损（图 4-3-2）。

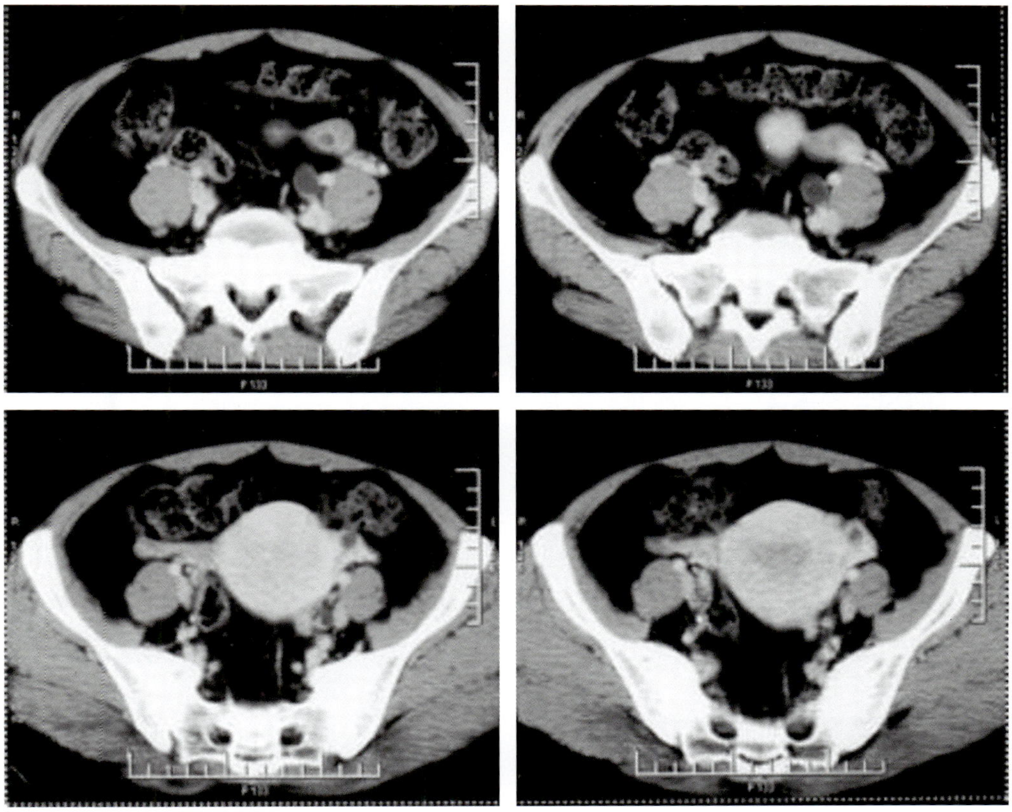

图 4-3-1 患者泌尿系增强 CT，提示左输尿管下段占位性病变

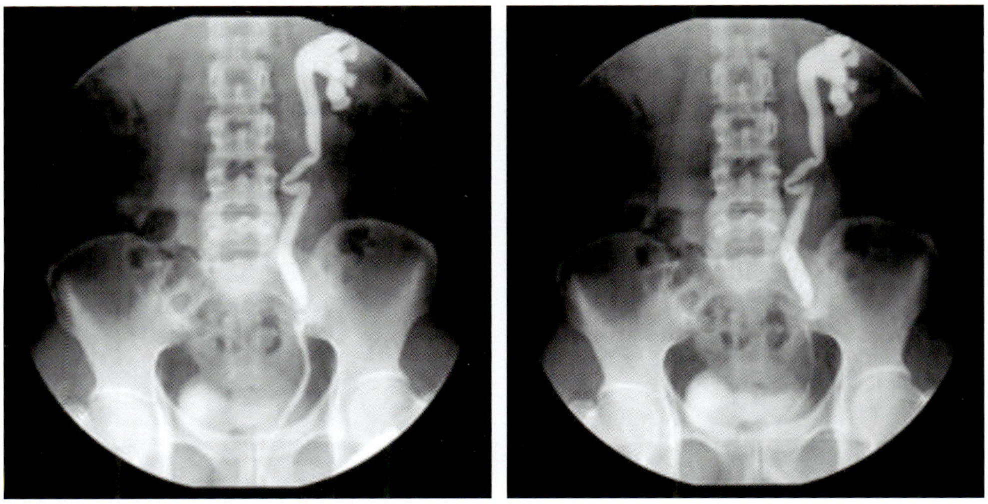

图 4-3-2 患者左侧逆行造影，提示左肾及输尿管上段扩张积水，输尿管下段充盈缺损

【初步诊断】

（1）左输尿管下段肿瘤，输尿管癌？

（2）左肾积水；

（3）子宫多发肌瘤。

二、病例讨论

【鉴别诊断】

（1）左输尿管下段肿瘤，输尿管癌：患者体检偶然发现左侧肾积水，行CT检查发现左侧输尿管下段占位性病变，结合影像学特点，考虑输尿管肿瘤诊断成立，但性质不确定，需要进一步检查明确病变性质。

（2）左肾积水：影像学检查结果提示，诊断明确。

（3）子宫多发肌瘤：影像学检查结果提示，诊断明确。

【治疗方案】

行输尿管镜检查，明确病理性质之后进行进一步处理。

三、手术及术后恢复情况

完善检查后，于联合麻醉下取截石位行输尿管镜检术。术中见膀胱内无明显异常，双侧输尿管口无喷血，向左输尿管口内置入导丝，沿导丝向左输尿管口内置入输尿管镜，观察左输尿管下段可见乳头状肿物（图4-3-3），基底窄，表面光滑，大小约1cm，活检钳取瘤组织4块送病理，随后电刀头切除肿瘤，深达肌层，并灼烧基底周围黏膜，留置DJ管，术毕。术后患者复查KUB，提示DJ管位置良好，于1周后出院。术后病理（图4-3-4）提示：（左输尿管）输尿管子宫内膜异位。免疫组化：PR（+），CA125（+），ER（+）。

术后未有明显不适，1个月后于我院膀胱镜室顺利拔除DJ管。术后3个月患者感左腰部胀痛，间断发作，与月经周期同步，遂于我院复查腹部超声，提示左肾积水。后再次留置DJ管，腰痛缓解，1个月后拔除并复查超声，未见明显积水。后患者就诊于妇科门诊，给予激素药物治疗至今，患者未再出现腰痛，偶感左腰部不适。

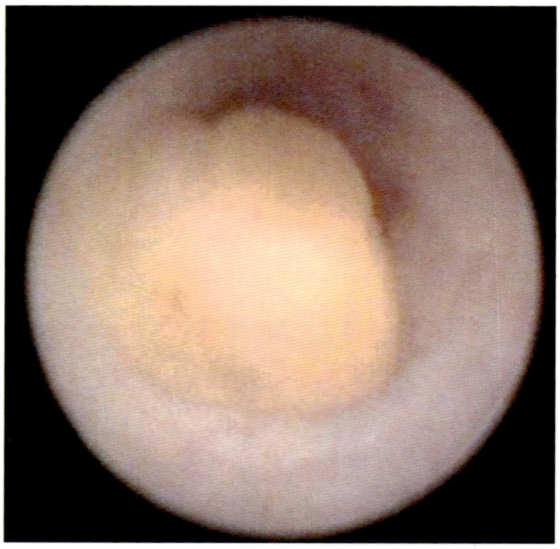

图4-3-3 输尿管镜下见左输尿管下段乳头状肿物

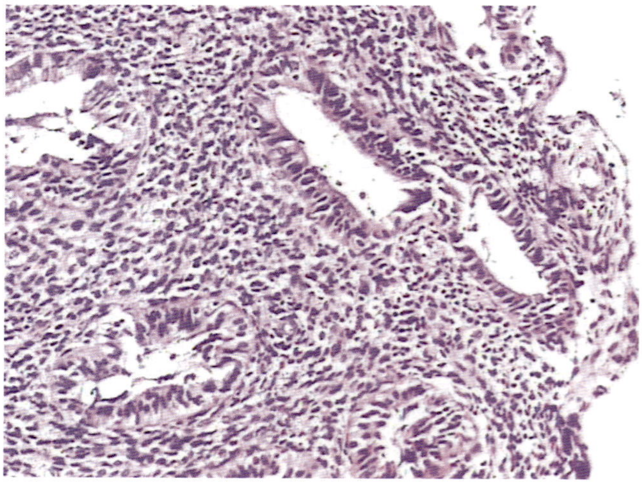

图4-3-4 术后病理光镜下表现

四、最后诊断

术后病理提示：（左输尿管）输尿管子宫内膜异位。免疫组化：PR（+），CA125（+），ER（+）。

五、专家点评

子宫内膜异位症（endometriosis，EMS）是育龄妇女中常见的妇科疾病，病变多局限于卵巢、盆腔腹膜、阴道直肠膈和宫骶韧带，发生在输尿管较为少见。输尿管EMS常缺乏典型症状，临床上容易误诊漏诊。

EMS是育龄妇女中常见的妇科疾病，发生率为4%~15%[1]，其中发生于尿路累及膀胱者约占84%，输尿管10%，肾4%，尿道2%[2]。1917年Cullen等[3]首次报道因EMS导致的尿路梗阻。根据目前报道，输尿管EMS发生率为0.01%~1%[4]。

目前，其发病机制尚未阐明，主要病因学说有盆腔手术、免疫学说、体腔上皮化生学说及子宫内膜种植与播散学说[5]。根据输尿管EMS发生的部位，可将其分为两类[6-8]：①腔外型，约占80%，多数由邻近子宫内膜异位灶累及主韧带、阔韧带及后腹膜后蔓延至输尿管处，浸润输尿管外周组织引起输尿管及其周围组织纤维化，进而狭窄最终导致输尿管梗阻、肾积水。②腔内型，约占20%，少见，病变发生于输尿管黏膜、肌层及管腔内。输尿管EMS最常见于左侧输尿管下段，可能与直肠和乙状结肠为经血逆流的子宫内膜细胞提供一个解剖的屏障，减少或避免了被腹膜及巨噬细胞清除有关[9]。本例患者属于腔内型输尿管EMS，且其病变位于左侧输尿管下段。

输尿管EMS临床表现较为隐匿，或不具有特异性。50%以上的患者无明显症状[10]，本例患者即为体检发现，并无自觉症状。1/3的患者表现为痛经、性交痛、盆腔疼痛、不孕、反复的尿路感染和腰痛[10]。对于慢性周期性发作的腰痛患者，应高度怀疑输尿管EMS[11]。同时，该病需与术后粘连、盆腔静脉曲张、间质性膀胱炎和肠易激综合征鉴别[12]。另外，约60%的腔内型可出现血尿，需与输尿管肿瘤相鉴别[13]。

尽管输尿管EMS较为罕见，但其却是无症状肾功能损伤的主要病因[10]，因此早期诊断极为重要，但由于其临床表现的隐匿性和非特异性，如何早期诊断一直是泌尿外科及妇产科医师探讨的问题。目前，卢扬柏等[11]认为，腹部超声可早期发现此病引起的肾积水及输尿管扩张的情况，一旦腹部超声怀疑此病，可用尿路造影、CT及MRI协助确诊。尿路造影可以确定腔内梗阻病变的位置，常表现为局部充盈缺损，狭窄段以上输尿管扩张，肾及输尿管积水。本例患者行左侧逆行尿路造影发现左肾及输尿管上段扩张积水，输尿管下段充盈缺损。CT同样可以确诊病变的位置，包括腔内、腔外及周围的解剖关系。MRI具有高敏感性及特异性，可以分辨清楚腔内型及腔外型，可同时了解输尿管狭窄的部位及周围的解剖情况，更重要的是可以了解狭窄部位病变性质。输尿管内膜异位MRI常表现为T1相高信号，T2相低信号。影像学上，输尿管EMS需与输尿管肿瘤、炎性狭窄及输尿管结核相鉴别。浸润乳头状移行细胞癌CT平扫上显示为输尿管及肾盂上的软组织密度影，较尿液的密度高，较肾实质的密度低，CT值为8~30 Hu，增强CT值可增加至18~55 Hu[14]。输尿管炎性狭窄常表现为病变部位管壁均匀增厚，未见软组织肿块，向心性狭窄，增强扫描无明显差异。输尿管结核CT上可表现为肾盏坏死、肾实质的破坏及钙化形成，集合系统的增厚变形。输尿管常明显增厚，病变范围广泛。

输尿管EMS治疗的原则是解除梗阻、消除症状、保护肾功能。本病的治疗方法主要有药物治疗、手术治疗[15]。输尿管EMS的治疗药物主要包括黄体酮、内美通、达那唑、促性腺激素释放激素激动剂（gonadotropin releasing hormone agonist，GnRHa），以3个月为1个治疗周期[7]。其中以丹那唑和GnRHa使用最多，两者在疗效上无明显差异[16-17]。目前，药物治疗的目的主要用于术前减少组织水肿，缩小病灶，为手术切除干净提供条件[18]，或者用于术后辅助治疗，减少复发[19]。对于由EMS导致的梗阻性输尿管受累，首先应当考虑手术治疗[20]。手术治疗术式主要有输尿管粘连松解、部分输尿管切除、输尿管切除后端-端吻合、输尿管切除后输尿管膀胱吻合，肾功能丧失后可考虑患侧肾及输尿管切除[21]。目前，在手术方式的选择上并无定论。大多数学者推荐首选手术方式为输尿管粘连松解[22]，Bosev等[23]认为，输尿管粘连松解术对绝大多数患者，甚至中重度输尿管肾积水患者亦适用。然而，另一部分学者则认为，粘连松解术仅适于影像学无输尿管梗阻征象，对于中重度输尿管梗阻患者，推荐切除受累输尿管段以防止复发[22, 24-25]。此外，输尿管EMS多合并盆腔其他EMS，其复发率不仅与手术类型有关，还与浸润病灶是否能够完切除有关，因此同时治疗盆腔EMS十分重要[20]。

输尿管EMS是一种罕见病，临床表现隐匿，对肾功能影响严重，临床中应提高警惕，防止漏诊。该病首选手术治疗，辅以适当的药物治疗，以保护肾功能，防止复发。临床诊疗中应加强泌尿外科医师和妇科医师之间的协作，共同完成对输尿管EMS的诊疗。

参考文献

1. Schwartzwald D,Mooppan U,Ohm HK,et al. Endometriosis of bladder. Urology, 1992, 39: 219-222.
2. Dones J, Spada F, Squifflet J, et al. Bladder endometriosis must be considered as bladder adenomyosis. Fertil Steril, 2000, 74: 1175-1181.
3. Cullen TS. Adenomyoma of the tect-vaginal septum. Bull Johns Hopkins Hosp, 1917, 28: 343.
4. Donnez J, Brosens I. Definition of ureteral endometriosis? Fertil Steril, 1997, 68: 178-180.
5. 高鹏, 丁强, 凡杰, 等. 输尿管子宫内膜异位症12例报告. 中华泌尿外科杂志, 2006, 27(11): 745-747.
6. AntonelliA, Simeone C, Frego E, et al. Surgical treatment of ureteral obstruction from endometiosis: our experience with thirteen cases. Int Urogynecol J Pelvic Floor Dysfunction, 2004, 15:407-412.
7. Yohannes P. Ureteral endometiosis. J Urol, 2003, 170:20-25.
8. Donnez J, Nisolle M, Squifflet J, et al. Ureteral endome-triosis: a complication of rectovaginal endometriotic (adenomyotic) nodules. Fertility and Sterility, 2002, 77:32-37.
9. Stamatiou K,Petrakos G,Alevizos A,et al. Endometriosis of ureter induced recurrent urinary tract infections in a premenopausal woman-case report. Clin Exp Obstet Gynecol, 2007, 34: 63-64.
10. Comiter CV. Endometriosis of the urinary tract. Urol Clin North Am, 2002, 29: 625-635.
11. 卢扬柏, 湛海伦, 汤飞, 等. 输尿管子宫内膜异位症的诊治特点. 中华临床医师杂志(电子版), 2011, 5(12): 3614-3617.
12. Vercellini P, Somigliana E, Viganò P, et al. Chronic pelvic pain in women: etiology,pathogenesis and diagnostic approach. Gynecol Endocrinol, 2009, 25: 149-158.
13. Jimenez RE, Tiguert R, Hurley P, et al. Unilateral hydronephrosis resulting from intraluminal obstruction of the ureter by adenosquamous endometrioid carcinoma arising from disseminated endometriosis. Urology, 2000, 56(2): 331.
14. Wang J,Wang H,Tang G,et al. Transitional cell carcinoma of upper urinary tract vs. benign lesions: distinctive MSCT features. Abdom Imaging, 2009, 34: 94-106.
15. Berlanda N, VercelliniP, CarmignaniL, et al. Ureteral and vesical endometriosis: two different clinical entities sharing the same pathogenesis. Obstet Gynecol Surv, 2009, 64: 830-842.
16. Jepsen JM, Hansen KB. Danazol in the treatment of ureteral endometriosis. J Urol,1988, 139(5): 1045-1046.
17. Gantt PA, Hunt JB, McDonough PG. Progestin reversal of ureteralendometriosis. Obstet Gynecol, 1981, 57(5):665-667.
18. Rivlin ME, Miller JD, Krueger RP,et al. Leuprolide acetate in the management of ureteral obstruction caused by endometriosis. Obstet Gynecol, 1990, 75(3 pt 2): 532-536.
19. Li L, Leng JH, Lang JH, et al. Diagnosis and treatment of ureterendometriosis. Zhonghua Fu Chan Ke Za Zhi, 2011, 46 (4): 266-270.
20. 戴毓欣,朱兰. 输尿管子宫内膜异位症的治疗进展. 国际妇产科学杂志, 2011, 38(4):279.
21. Nezhat CH, Malik S, Nezhat F, et al. Laparoscopic ureteroneocystostomy and vesicopsoas hitch for infiltrative endometriosis. JSLS, 2004, 8(1):3-7.
22. Camanni M, Bonino L, Delpiano EM,et al. Laparoscopic conservative management of ureteral endometriosis: a survey of eighty patients submitted to ureterolysis Reprod Biol Endocrinol, 2009,7: 109.
23. Bosev D, Nicoll LM, Bhagan L, et al. Laparoscopic management of ureteral endometriosis: the Stanford University hospital experience with 96 consecutive cases. J Urol, 2009, 182(6): 2748-2752.
24. Scioscia M, Molon A, Grosso G, et al. Laparoscopic management of ureteral endometriosis. Curr Opin Obstet Gynecol, 2009, 21(4):325-328.
25. Chapron C, Chiodo I,Leconte M, et al. Severe ureteral endometriosis: the intrinsic type is not so rare after complete surgical exeresis of deep endometriotic lesions. Fertil Steril, 2010, 93(7): 2115-2120.

4-4 巨输尿管

一、临床资料

【病史】

女性患者，28 岁，主因“间断全程无痛性肉眼血尿伴左肾盂输尿管扩张 10 年”入院。患者 10 年来间断发作全程无痛性肉眼血尿，无尿频尿痛等不适，偶有左侧腰痛。泌尿系 B 超及增强 CT 均提示：左肾盂输尿管全程扩张。为求进一步治疗入院。

【体格检查】

查体未见异常。

【辅助检查】

（1）泌尿系 B 超：左肾盂输尿管全程扩张积水，符合左侧巨输尿管。

（2）KUB + IVP（图 4-4-1）：左肾盂输尿管全程扩张积水，右侧未见明显异常。印象：左侧巨输尿管。

（3）泌尿系增强 CT（图 4-4-2）：左肾盂输尿管全程扩张积水，输尿管膀胱入口处狭窄。符合左侧巨输尿管（图 4-4-3）。

（4）肾动态：GFR：左 42 ml/min，右 52ml/min，左侧上尿路梗阻。

【初步诊断】

左侧巨输尿管。

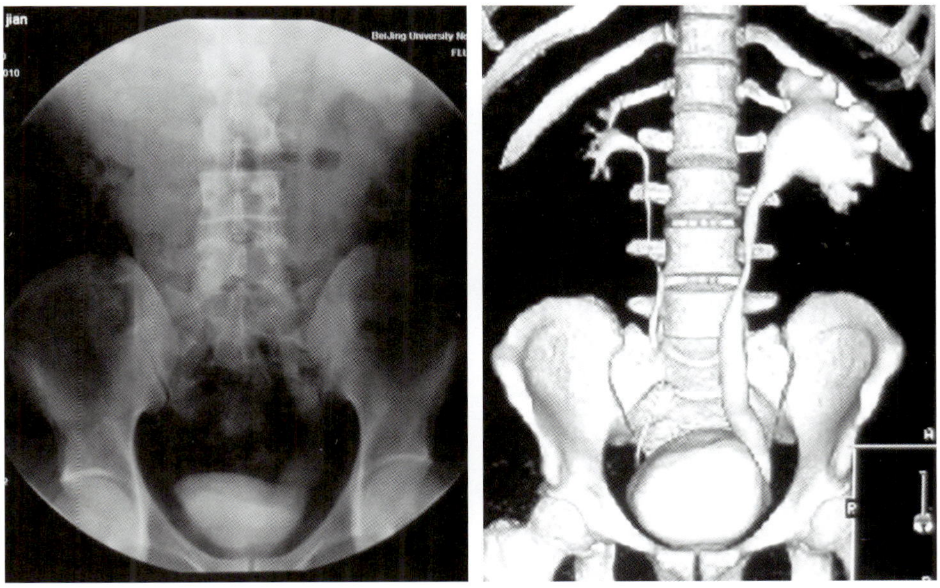

图 4-4-1　KUB+IVP

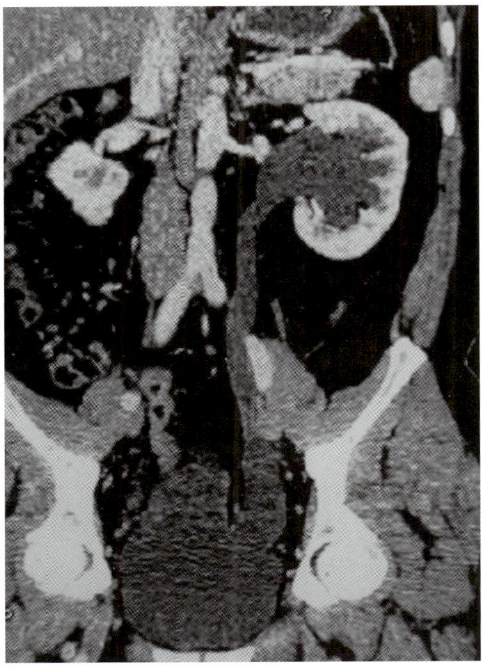

图 4-4-2　泌尿系增强 CT

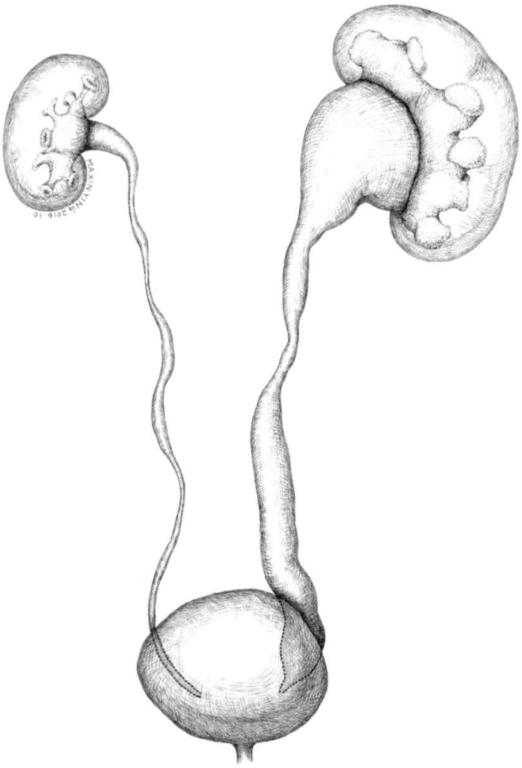

图 4-4-3　左侧巨输尿管模式图

二、病历讨论

【鉴别诊断】

左输尿管末端肿瘤：症状符合间歇性无痛全程肉眼血尿。由于该患者的 CT 及 IVP 未提示占位性病变，与该诊断不符。

左输尿管末端结石：患者会有腰痛症状，且 KUB 及 CT 会提示高密度影。与该诊断不符。

【治疗方案】

由于患侧肾功能好，患者较为年轻，与患者沟通后考虑积极手术，拟行经腹腹腔镜巨输尿管裁剪膀胱再植术。

三、手术及术后恢复情况

麻醉满意后，患者头低位，左侧抬高。取脐下 1cm 小切口，切开皮肤直达腹腔，置入气腹针，充气压力至 14mmHg。置入 12mm 套管针，引入腹腔镜。分别于双侧腹壁略低于脐水平各相距约 5cm、左侧髂前上棘内侧 4cm 取 3 个小切口，呈弧形分布（图 4-4-4）。引入分离钳及超声刀。打开左侧后腹膜，将降结肠牵至内侧，游离显露左侧中下段输尿管，将其保护。游离至近膀胱处，Hem-o-lok 钳夹远端后切断。经左侧套管针小切口牵出腹壁。裁剪输尿管外侧，外翻乳头（图 4-4-5，图 4-4-6），置入 28cm

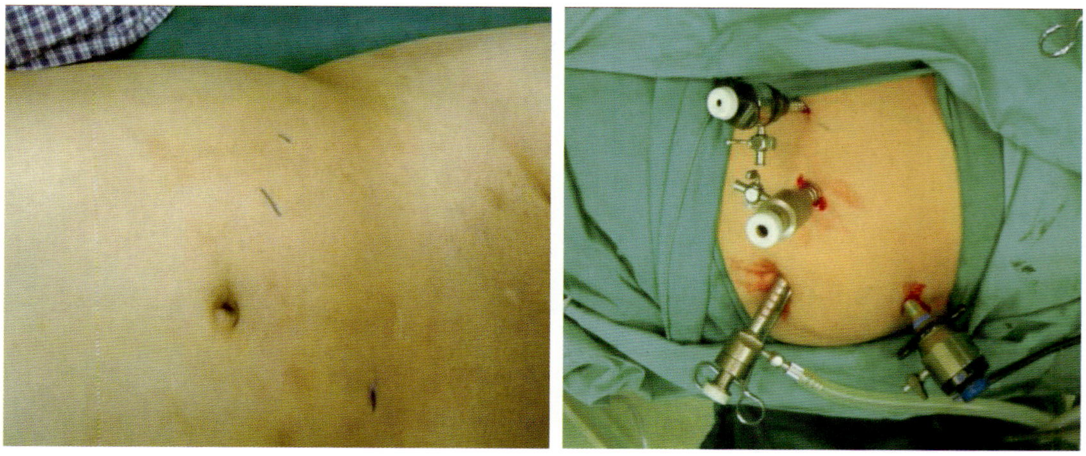

图 4-4-4　分别于双侧腹壁略低于脐水平各相距约 5cm、左侧髂前上棘内侧 4cm 取 3 个小切口

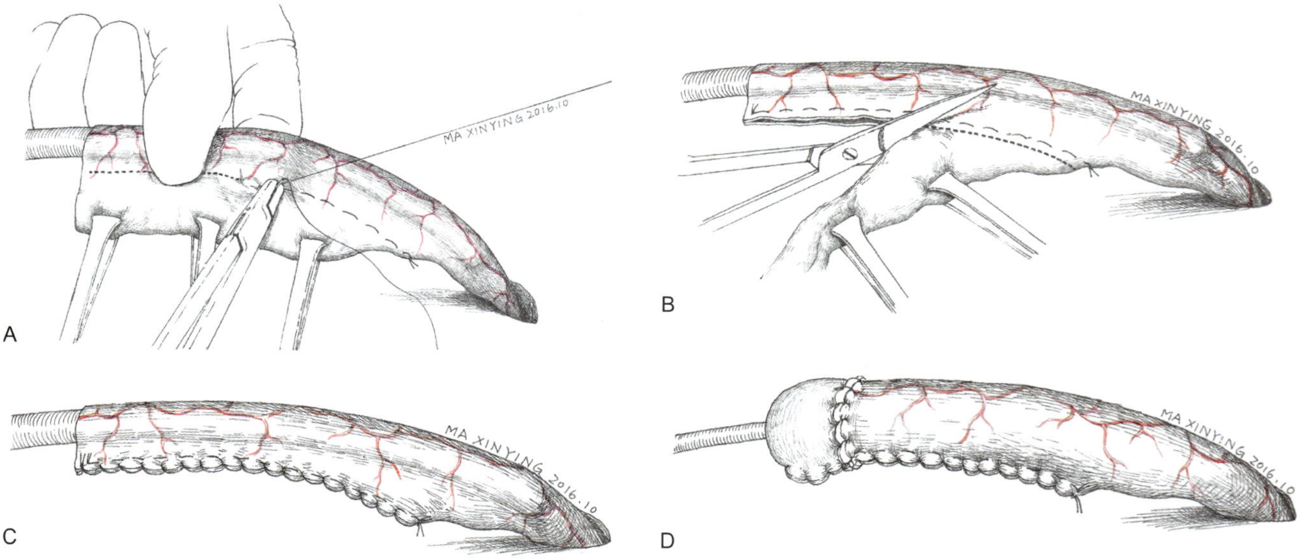

图 4-4-5　A. 连续水平褥式缝合输尿管外侧壁；B. 裁剪输尿管；C. 再次连续缝合输尿管裁剪边缘；D. 外翻乳头成形并更换 F7 双猪尾管

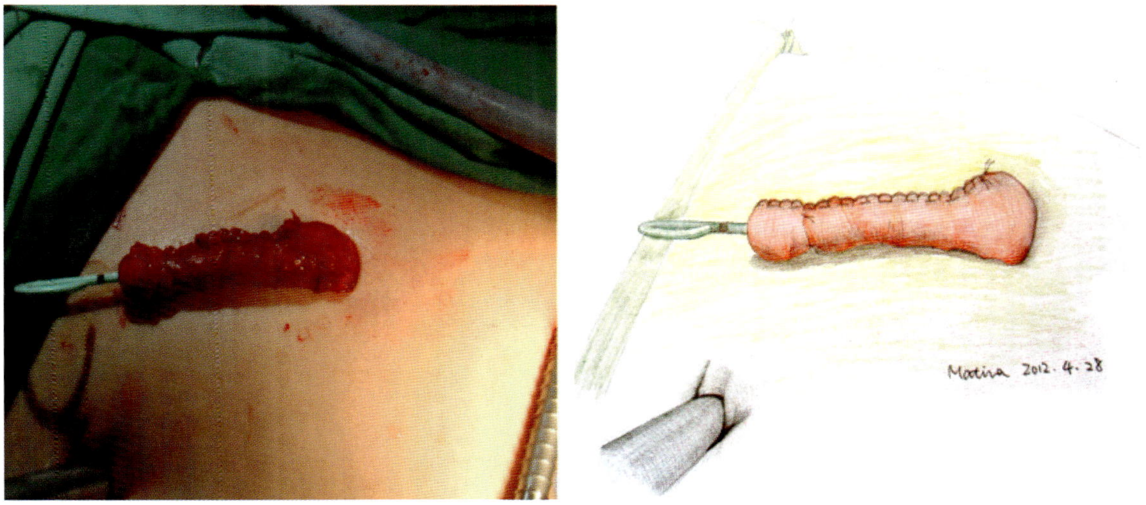

图 4-4-6 外翻乳头

的 F7 DJ 管后重新置入腹腔，在膀胱左侧壁开口后将乳头植入膀胱内（手术操作详见视频 4-4-1），注意输尿管走行在输卵管和阔韧带后方（图 4-4-7）。左侧盆腔留置 F20 引流管，由左侧一小切口引出。缝合并黏合各切口、固定引流管，清点器械敷料无误，术毕。手术过程顺利。用时约 100 分钟，出血 10ml。

视频 4-4-1

患者术后恢复良好，无并发症发生。术后 6 小时饮水，术后第 1 天进食，术后第 3 天拔除盆腔引流管出院，一周后拔出尿管。术后 3 个月随访，CT 显示左肾积水较前好转（图 4-4-8）。膀胱镜 +IVP 如图 4-4-9 所示；输尿管镜复查视频详见视频 4-4-2（非本例患者手术过程视频，仅供参考）。

视频 4-4-2

四、最终诊断

左侧巨输尿管。

五、专家点评

巨输尿管是由于输尿管末端肌肉结构发育异常（环形肌增多、纵行肌缺乏），导致输尿管末端功能性梗阻、输尿管甚至肾盂严重扩张、积水。该病的

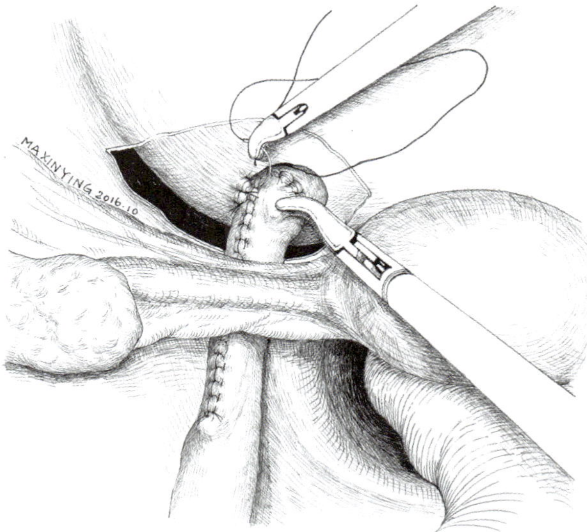

图 4-4-7 乳头成形后输尿管与膀胱吻合模式图

特点是输尿管末端功能性梗阻而无明显的机械性梗阻，梗阻段以上输尿管扩张并以盆腔段为最明显，又称为先天性输尿管末端功能性梗阻[1]。

巨输尿管症并无特异性的临床表现，大多以腰酸、胀痛为主诉就诊，偶有因腰部包块、血尿、顽固性尿路感染、肾功能不全就诊者[2]。

对于巨输尿管的治疗取决于输尿管扩张和肾功能损害的程度。①对输尿管扩张程度较轻而肾积水不明显者可随访观察，部分病例可选择保守治疗。②对重度肾积水、肾功能损害严重者应行肾输尿管切除术，伴有感染时可先行肾造瘘引流，待控制感染后再行肾输尿管切除术。③对于输尿管扩张明显

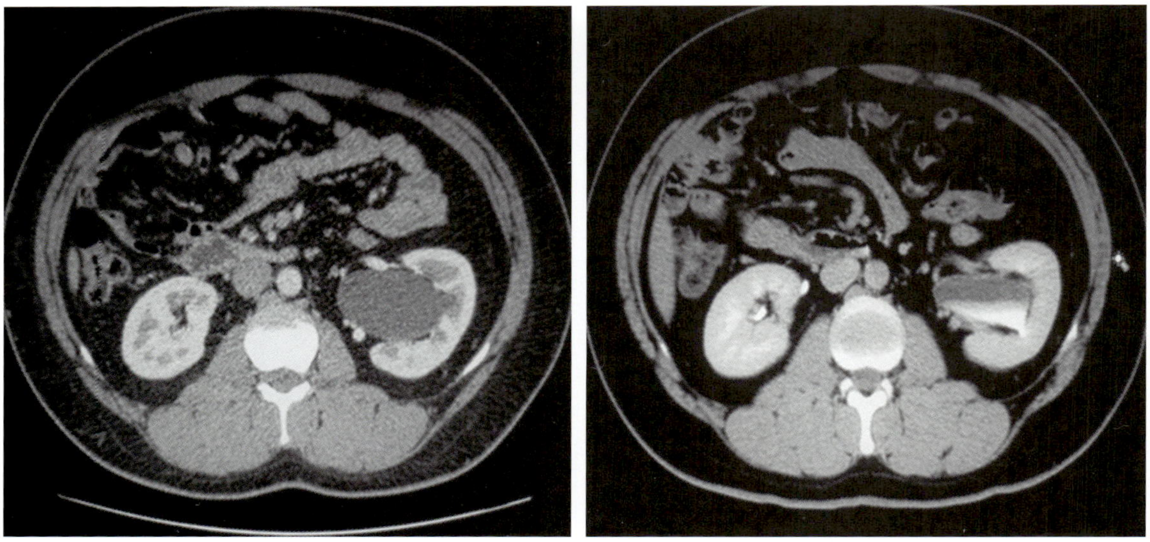

图 4-4-8　术后三个月随访，CT 显示左肾积水较前好转

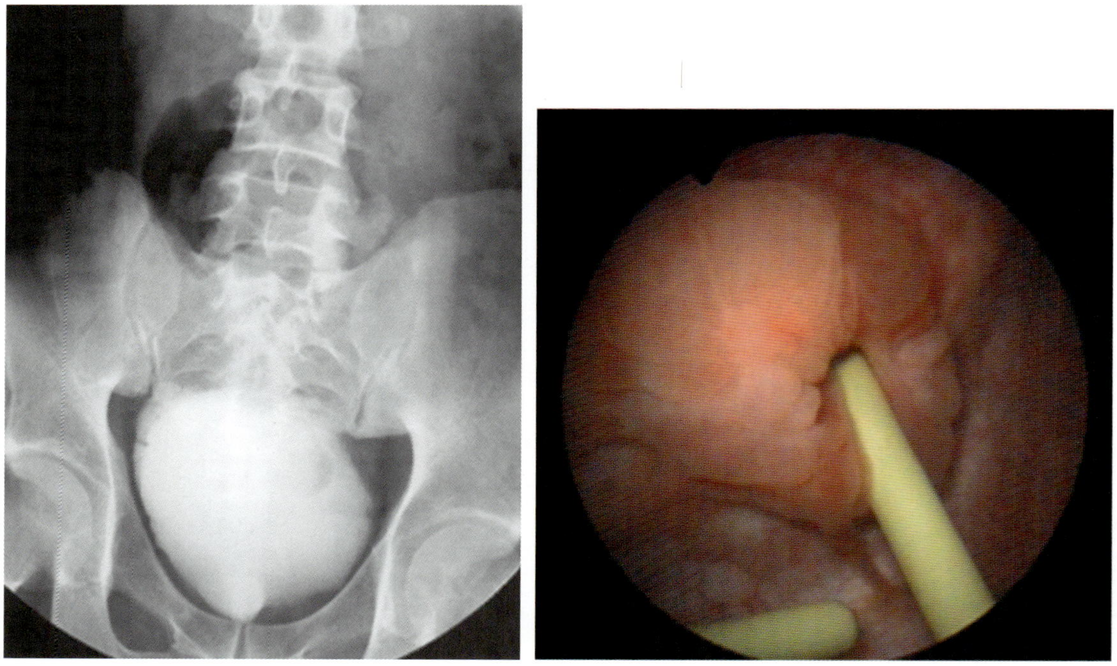

图 4-4-9　患者膀胱镜 +IVP 所见

而肾功能损害不重者可行输尿管成形后膀胱再植术。包括：①传统的开放输尿管裁剪再植；②开放的输尿管翻乳头直接再植；③腹腔镜或机器人辅助体内输尿管裁剪再植；④体外裁剪，腹腔镜体内隧道再植等[3-5]。

上述这些手术方式或者不符合微创要求，或者操作技术难度太大，限制了其临床应用。故笔者将上述方法进行了融合，又融入北大泌尿外科研究所（IUPU）对乳头成形的理解，改良为：体外裁剪输尿管，外翻乳头，腹腔镜体内再植术，并将手术方法和步骤进行了标准化和程序化，以利于教学和总结。在此手术方法的初期，即 2010—2012 年，笔者用此种方法治疗 10 例患者，手术时间平均 193 分钟，中位随访 17 个月，9 例积水减轻，1 例稳定。我们将研究结果投稿至 *Urology* 的 *Surgical technique in Urology* 栏目。评审的 3 个审稿专家中有两位认为，该手术方式为“Unique”（独一无二），优先发表。

目前此项技术在国内多家医院正在进行多中心的临床研究，希望能去除术者因素的影响，客观的评价其手术效果。

参考文献

1. Simoni F, Vino L, Pizzini C, et al. Megaureter: classification, pathophysiology, and management. La Pediatria medica e chirurgica: Med Surg pediat, 2000, 22(1): 15.
2. Hemal A K, Ansari M S, Doddamani D, et al. Symptomatic and complicated adult and adolescent primary obstructive megaureter—indications for surgery: analysis, outcome, and follow-up. Urology, 2003, 61(4): 703-707.
3. Keating M A, Escala J, Snyder Ⅲ H M, et al. Changing concepts in management of primary obstructive megaureter. J Urol, 1989, 142(2 Pt 2).
4. Shokeir A A, Nijman R J M. Primary megaureter: current trends in diagnosis and treatment . BJU int, 2000, 86(7): 861-868.
5. Ansari M S, Mandhani A, Khurana N, et al. Laparoscopic ureteral reimplantation with extracorporeal tailoring for megaureter: a simple technical nuance. J Urol, 2006, 176(6): 2640-2642.
6. He R, Yu W, Li X, et al. Laparoscopic ureteral reimplantation with extracorporeal tailoring and direct nipple ureteroneocystostomy for adult obstructed megaureter: a novel technique. Urology, 2013, 82(5):1171-1174.

4-5 双侧梗阻性巨输尿管症——输尿管球囊扩张术

一、病例摘要

【病史】

男性患者，27 岁，主因“3 年前无明显诱因出现肉眼血尿，不伴尿痛、腰痛等不适”来诊。患者 3 年前无明显诱因出现肉眼血尿，不伴尿痛、腰痛等不适，当地医院查泌尿系 B 超及腹部 CT 示双肾积水，左输尿管中段扩张，左肾结石。肾图提示左肾 GFR 46.1ml/min，右肾 GFR 41.5ml/min，双肾排泄不畅为非机械性梗阻。后间断复查泌尿系 B 超，示肾结石坠入输尿管，积水无明显加重，患者无明显不适。4 天前复查泌尿系 CT 平扫示左侧输尿管中下段扩张积水，伴左侧输尿管下段结石，右肾结石，右输尿管下段局限性扩张。查利尿肾动态显像提示左肾 GFR 47ml/ml，右肾 GFR 57ml/min。

【体格检查】

一般情况可，生命体征平稳。泌尿外科专科查体未见明显异常。

【辅助检查】

（1）泌尿系 CT 平扫：左侧输尿管中下段扩张积水，伴左侧输尿管下段结石，左侧输尿管末端狭窄不除外，右肾结石，右输尿管下段局限性扩张。

（2）利尿肾动态显像提示左肾 GFR 47ml/ml，右肾 GFR 57ml/min。

【初步诊断】

巨输尿管症，左输尿管结石，右肾结石。

二、术前讨论

【鉴别诊断】

（1）巨输尿管症：患者血尿，B 超及 CT 提示双肾积水，同时双侧下段输尿管扩张，且最初为非机械性梗阻，考虑该诊断基本成立。需要与以下疾病鉴别：①输尿管狭窄，可有肾积水表现，但多见单侧，且表现为输尿管有明确狭窄段，且多为机械性梗阻，暂不考虑该诊断。②肾盂输尿管连接部梗阻，可有双侧肾盂积水表现，但是输尿管下段不表现为扩张，故暂不考虑该诊断。

（2）左输尿管结石，右肾结石：病史影像学提供，诊断明确，无需鉴别。

【治疗方案】

患者既往巨输尿管症病史 2 年，此次伴左输尿管下段结石，中段扩张；右肾多发结石，双肾积水，达到手术指征。为了防止肾功能进一步下降，拟行双侧输尿管球囊扩张术和左侧输尿管结石取出术。

三、手术及术后恢复情况

患者全身麻醉麻满意后，取截石位，常规消毒铺巾。尿道内注入稀释碘附，置入输尿管镜，过程顺利，观察膀胱内未及异常，双侧输尿管口明显狭窄，向左输尿管口内置入金属导丝，过程顺利。直视下沿导丝用输尿管扩张导管先扩张输尿管口至F12，再置入巴德输尿管球囊扩张导管，扩张输尿管末端至F24，压力20kPa，维持约3分钟，观察见左侧输尿管口及末端扩张满意。继续上镜观察左输尿管腔明显扩张，其内可见大小约0.5cm不规则小结石，异物钳取出。同法扩张右侧输尿管口及末端。双侧输尿管分别内置入两枚F6 DJ管。撤除输尿管镜，尿道内留置F18双腔尿管，术毕。患者安返病房。手术过程参见图4-5-1和视频4-5-1。

V4-5-1

视频 4-5-1

四、最终诊断

巨输尿管症，左输尿管结石，右肾结石。

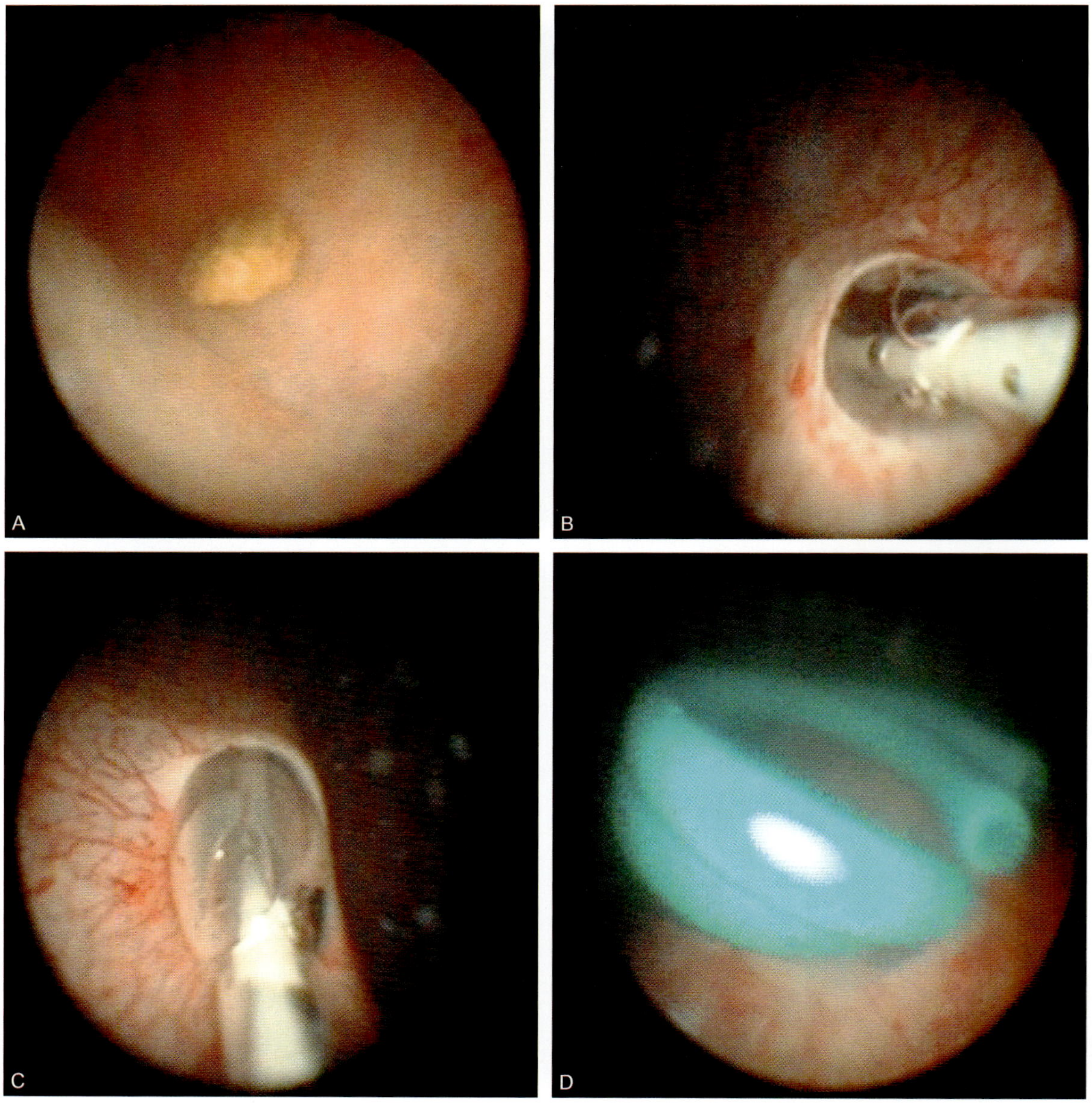

图 4-5-1　球囊扩张手术步骤

A. 输尿管镜下左侧输尿管结石；B. 左侧输尿管球囊扩张；C. 右侧输尿管球囊扩张；D. 置入两根 F6 DJ 管

五、专家点评

巨输尿管症是由多种原因引起的以输尿管扩张、迂曲为主要表现的相对少见的输尿管疾病。巨输尿管症包括原发性（先天性）和继发性，前者指膀胱输尿管连接处的功能或解剖异常；而后者通常由膀胱流出道梗阻、膀胱压力升高引起[1]。1976 年泌尿学会按不同原因将巨输尿管分为 4 种类型：①梗阻型；②反流型；③非梗阻非反流型；④梗阻反流型[2]。临床上常用肾图检查中肾排泄一半造影剂所用时间（T1/2）延长来定义梗阻[3]，梗阻包括继发性和功能性。继发性梗阻包括非泌尿系统恶性病变[4]、腔内真菌团块阻塞[5]及医源性因素[6]等。功能性梗阻指输尿管近膀胱处的无动力节段引起蠕动波无法传导、尿流受阻，而其中输尿管无动力节段产生的原因包括：Ⅰ型、Ⅲ型胶原增生，影响胞间传导；内层纵行平滑肌（主要传导蠕动）萎缩、外层环形平滑肌增生压迫以及输尿管发育尚未成熟[7-8]。

原发性梗阻性巨输尿管症多数有临床症状，且结石形成、泌尿系感染、肾功能下降等并发症发生率高，因此，该疾病早期诊断尤为重要。泌尿系 B 超、经静脉尿路造影术（IVU）和逆行尿路造影、泌尿系 CT 及泌尿系 MRI 都是诊断该疾病的重要方法。多层螺旋 CT 扫描三维重建可以依据断层面确定病变的位置，并能排除重叠组织结构影像的干扰，可以更好地明确病变具体部位及梗阻的原因。

在确定梗阻存在并排除继发因素情况下，成人原发梗阻性巨输尿管症推荐在诊断早期手术治疗，以避免远期并发症并保护肾功能。巨输尿管症手术治疗方式包括开放手术，腹腔镜手术及腔内手术。开腹输尿管裁剪、输尿管膀胱再植术曾是治疗梗阻性巨输尿管症的金标准，随着腹腔镜技术的普及，腹腔镜术式成为治疗巨输尿管症的首选。近年来，腔内泌尿外科技术的发展迅速，腔内 DJ 管置入术、球囊扩张、输尿管镜下冷刀切开、钬激光内切开等微创治疗方法广泛应用于临床。

输尿管球囊导管扩张治疗是使膀胱输尿管连接处狭窄部纤维瘢痕断裂，使输尿管腔内径增大。1998 年，Angulo 等人[9]第一次报道了输尿管球囊扩张术在原发性梗阻型巨输尿管症当中的应用。此后，输尿管球囊扩张术以其损伤小、操作简单、并发症少及恢复时间短等优势成为巨输尿管症手术干预的热点。然而，球囊扩张术因为没有根除梗阻段，其术后复发问题仍饱受争议。目前，球囊扩张术主要适用于小儿巨输尿管症患者，综合文献报道，球囊扩张术成功率在 DJ 管置入术及输尿管膀胱再植术两者之间，其成功率可达 85%～100%[10-12]，但其远期疗效仍待进一步观察。本例患者为双侧巨输尿管症继发泌尿系结石，采用输尿管镜可同时解决结石和梗阻，结合我中心既往经验，我中心常规球囊扩张至 F24，扩张时间为 5 分钟，球囊扩张术后常规放置两根 DJ 管，一方面 DJ 管对输尿管狭窄段起支撑作用，另一方面 DJ 管可充分引流以防止因输尿管壁水肿或血块阻塞输尿管。

总体而言，原发性梗阻性巨输尿管症早期诊断及治疗非常重要，输尿管球囊扩张术在巨输尿管症治疗中损伤小、操作简单、恢复时间短，但目前远期疗效仍待进一步观察。

参考文献

1. Al-Marhoon M S, Venkiteswaran K P, Shareef O W. Urolithiasis in an adult with primary obstructive megaureter: a case report. Oman medical journal, 2013, 28(5): 357-359.
2. Abraham G P, Das K, Ramaswami K, et al. Laparoscopic reconstruction for obstructive megaureter: single institution experience with short-and intermediate-term outcomes. Journal of Endourology, 2012, 26(9): 1187-1191.
3. Koff S A, Campbell K. Nonoperative management of unilateral neonatal hydronephrosis. The Journal of urology, 1992, 148(2 Pt 2): 525-531.
4. Chow P M, Hsu J S, Wang S M, et al. Metallic ureteral stents in malignant ureteral obstruction: short-term results and radiological features predicting stent failure in patients with non-urological malignancies. World journal of urology, 2014, 32(3): 729-736.
5. Najafi N, Shokohi T, Basiri A, et al. Aspergillus terreus-related ureteral obstruction in a diabetic patient. Iranian journal of kidney diseases, 2013, 7(2): 151-155.
6. Şencan A, Yıldırım H, Özkan K U, et al. Late Ureteral Obstruction After Endoscopic Treatment of Vesicoureteral Reflux With Polyacrylate Polyalcohol Copolymer. Urology, 2014, 84(5): 1188-1193.
7. Shokeir A A, Nijman R J M. Primary megaureter: current trends in diagnosis and treatment. BJU international, 2000, 86(7): 861-868.
8. Hodges S J, Werle D, McLorie G, et al. Megaureter. The Scientific World Journal, 2010, 10: 603-612.
9. Angulo J M, Arteaga R, Rodriguez A J, et al. [Role of retrograde endoscopic dilatation with balloon and derivation

using double pig-tail catheter as an initial treatment for vesico-ureteral junction stenosis in children]. Cir Pediatr, 1998, 11(1):15-18.
10. Torino G, Collura G, Mele E, et al. Severe primary obstructive megaureter in the first year of life: preliminary experience with endoscopic balloon dilation. J Endourol, 2012, 26(4): 325-329.
11. Angerri O, Caffaratti J, Garat J M, et al. Primary obstructive megaureter: initial experience with endoscopic dilatation. J Endourol, 2007, 21(9):999-1004.
12. Garcia-Aparicio L, Blazquez-Gomez E, de Haro I, et al. Postoperative vesicoureteral reflux after high-pressure balloon dilation of the ureterovesical junction in primary obstructive megaureter. Incidence, management and predisposing factors. World J Urol, 2015, 33(12): 2103-2106.

4-6 双侧输尿管口膨出

一、临床资料

【病史】

男性患者，30岁，主因“体检发现左肾积水2个月”入院。患者2个月前体检发现左肾积水，无腰痛，无尿频尿急尿痛肉眼血尿，无发热。就诊于我院行CT检查示：左肾肾盏内可见多个高密度结节，最大者直径约0.4cm，左侧肾盂扩张积水，左侧输尿管扩张。行利尿肾动态检查示：左肾血流灌注减低，功能受损，左侧上尿路引流不畅，考虑非机械性梗阻；右肾血流灌注功能正常，右侧上尿路引流欠通畅，考虑为非机械性梗阻。患者为行进一步诊治收入我院。患者自发病以来，精神睡眠良好，大便正常，小便同前所述，体重无明显改变。既往无特殊病史。

【体格检查】

体温36.4℃，心率84次/分，呼吸18次/分，血压121/83mmHg；心、肺查体未见明显异常，腹软，无压痛、肌紧张，未触及包块，未见肠型；肠鸣音4次/分钟。泌尿外科查体：双肾区叩击痛阴性，输尿管走行区无压痛。

【辅助检查】

（1）实验室检查：血常规生化未见异常；尿常规红细胞5～8/HPF，尿培养阴性；

（2）胸片、心电图均未见异常。

（3）泌尿系统B超：左肾轻度扩张积水。

（4）泌尿系统CT：左肾多发结石，左侧肾盂扩张积水，左侧输尿管扩张。请结合临床。

（5）利尿肾动态：左肾血流灌注减低，功能受损，左侧上尿路引流不畅，考虑非机械性梗阻；右肾血流灌注功能均正常，右侧上尿路引流欠通畅，考虑为非机械性梗阻。

（6）KUB+IVP：左侧输尿管扩张，左输尿管口膨出。

【初步诊断】

左肾积水，左肾多发小结石，左侧输尿管口膨出。

二、病历讨论

【鉴别诊断】

患者青年男性，因“体检发现左肾积水2个月”入院。CT检查示：左肾积水，左侧输尿管全程扩张。利尿肾动态显示左侧上尿路引流不畅，考虑非机械性梗阻。入院后查IVP显示左肾积水，左输尿管开口处圆形充盈缺损，考虑存在左侧输尿管口膨出可能。该病需与输尿管膀胱连接处狭窄鉴别，输尿管膀胱连接部狭窄多为机械性梗阻，影像学检查仍是鉴别本病的主要手段，B超和CT检查可显示肾和输尿管积水情况，如输尿管显影不良者可行逆行造影。

【治疗方案】

治疗可采用膀胱镜及输尿管镜检术，若为输尿管口膨出，可行输尿管口膨出电切术。如为输尿管膀胱连接处狭窄，则可行输尿管膀胱再植术。患者左肾内结石考虑为继发结石，因体积较小，无需处理。

三、手术及术后恢复情况

入院后在腰麻 - 硬脊膜外联合阻滞麻醉下行电视镜下双侧输尿管口膨出切开术加双侧输尿管镜检术。术中见双侧输尿管口膨出，左侧明显，直径约2cm，右侧直径约5cm，随喷尿膨大缩小。电切双侧膨出壁，显露输尿管口，更换输尿管镜，行双侧输尿管镜检，见输尿管黏膜光滑（图4-6-1）。术后第2天顺利出院。手术过程详见视频4-6-1。

V4-6-1

视频 4-6-1

四、最后诊断

双侧输尿管口膨出，左肾积水，左肾多发小结石。

五、专家点评

输尿管口膨出也称输尿管囊肿，为先天性输尿管口狭窄或功能性挛缩及输尿管壁发育不全，以致输尿管下端各层形成一膨出突入膀胱之内。故膨出的外层为膀胱黏膜，内层为输尿管黏膜，两者之间是薄的输尿管肌层。按输尿管口位置与膨出的关系分为单纯型与异位型。前者输尿管口较正常位置略有偏移，膨出常较小，影响少，多见于成人；异位型输尿管膨出多较大且并发重肾双输尿管畸形，下半肾部输尿管开口于膀胱三角区，合并输尿管膨出，上半肾的输尿管多位于下半肾的输尿管口内下方，可开口于膀胱颈或后尿道[1]。

本例患者双侧均为正位输尿管口膨出。此类患者的输尿管开口解剖异常包括：①输尿管壁内段呈球囊状扩张，输尿管口呈针孔状，多位于球囊的下方。②囊状扩张进一步加重，将三角区浅肌抬高，可使对侧的输尿管膀胱壁内部受压移位，引起继发性梗阻，囊状扩张一般止于三角区的融合处，局限于膀胱内。③输尿管继发扩张使膀胱裂孔扩大，尿液排空障碍引起输尿管、肾积水、囊内结石形成。

输尿管口膨出临床症状无特异性，本例患者因体检发现肾积水就诊。少数患者以尿路梗阻并发感染为主要症状，表现为反复发热、脓尿及不同程度的排尿困难，尿线中断、血尿，甚至结石[2-3]。其诊断主要依靠影像学及膀胱镜检查，相互结合可以提高诊断率。B超检查影像学表现为：囊肿为形态规则的囊性无回声区，呈圆形或椭圆形，囊壁薄，边缘光滑，囊性暗区可呈周期性增大或缩小。静脉尿路造影：膀胱内透明的圆形充盈缺损，边缘光滑；在膀胱造影剂与囊内充盈造影剂衬托下，囊壁呈光晕征，加之输尿管下端扩张，患侧输尿管酷似头向下潜入膀胱内的“眼镜蛇头”，此为输尿管囊肿的典型X线征象。膀胱镜检查：镜下可见患侧输尿管开口部位呈球形或卵圆形囊肿，表面光滑，半透明状，覆盖正常膀胱黏膜，呈节奏性膨胀和回缩[4]。

成人输尿管囊肿的治疗原则是解除梗阻，防止反流，处理并发症及保护肾功能。手术是治疗输尿管囊肿的唯一有效方法。手术方法应根据术前对患

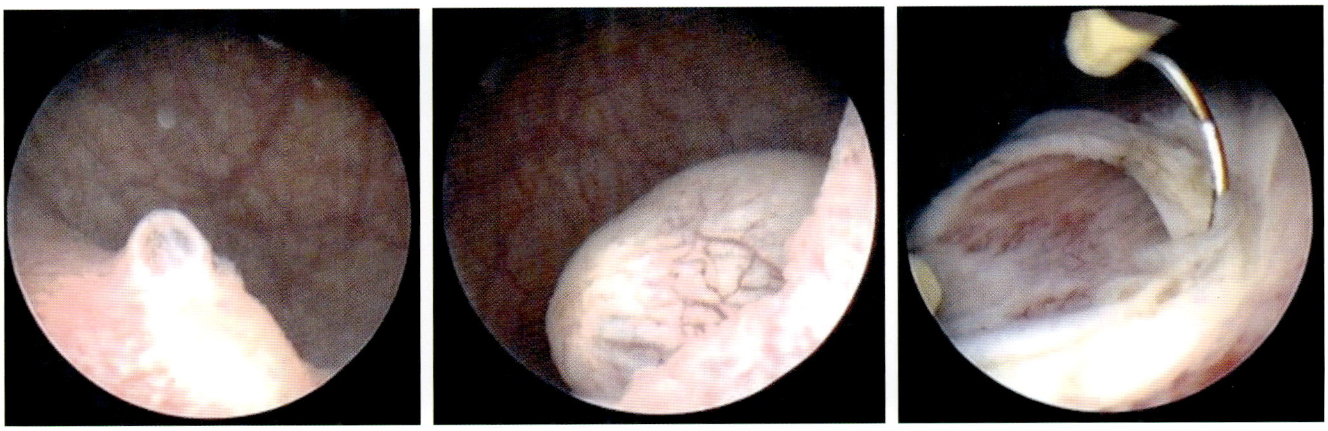

图 4-6-1 术中所见

侧肾功能、积液情况、有无尿液反流、囊肿大小等情况做出正确及完善的评估，视具体情况而制定不同的手术方式。对伴有异位或重复输尿管畸形的成人输尿管囊肿以开放手术为宜。而对于直径较小，无异位或重复输尿管畸形的成人输尿管囊肿，经尿道囊肿切开术疗效满意，是治疗输尿管囊肿的首选方法[5]。手术中应先电切除输尿管囊壁的两侧壁，再切除后壁，要尽量保留输尿管囊肿的前壁，使之形成活瓣，以防止尿液反流，避免上尿路积水及该肾功能进一步损害。术后应定期行B超、静脉肾盂造影检查。观察患侧上尿路积水的变化情况。如积水进一步加剧，要考虑行输尿管膀胱再植术。

参考文献

1. Ziylan O, Oktar T, Korgali E, et al. Lower urinary tract reconstruction in ectopic ureteruceles. Urel Int, 2005, 74(2): 123-126.
2. Zougkaa K, Kalafatis P, loannidis S, et al. Assessment of obstruction in adult uretetocele hy means of color Doppler duplex sonography. Urol Int, 2005, 75(3): 239-246.
3. 高健刚, 夏溟, 李汉忠, 等. 输尿管口囊肿的微创手术治疗. 中华泌尿外科杂志, 2006, 27(4): 269-271.
4. 姜涛, 郭玉芬, 宋希双, 等. 输尿管囊肿28例报告. 中国内镜杂志, 2004, 10(2): 29-30.
5. Chang SY, Meldrum K, Docimo SG. Laparoscopic assisted reconstructive surgery: a 7-year experience. J Urol, 2004, 171(1): 372-375.

4-7 腹膜后纤维化

一、临床资料

【病史】

男性患者，55岁，主因“间断腹痛1年，少尿伴腰痛1周”入院。患者1年前无明显诱因出现腹痛，伴腹胀、食欲减退，无恶心、呕吐、腹泻、发热等不适，患者未行诊治。1周来患者尿量减少至每天200～400ml，伴双侧腰部酸痛，食欲明显减退。就诊于我院，查血肌酐856μmol/L，血沉45mm/h；B超提示双肾中度积水，CT示腹膜后肿物包绕腹主动脉及双侧髂总动脉，双肾积水、双侧输尿管上段扩张。为求进一步治疗入院。

【体格检查】

腹软无压痛，双侧肾区轻微叩痛，双侧输尿管走行区及耻骨上区无压痛，双侧下肢可凹性水肿，余查体未见异常。

【辅助检查】

（1）血肌酐856μmol/L，血沉45mm/h。

（2）泌尿系B超：双肾积水，双侧输尿管上段扩张。

（3）静脉尿路造影（图4-7-1）：双肾积水，双侧输尿管上段扩张，双侧输尿管中上段交界处受压变窄并向中线移位，双侧输尿管中下段未显影。

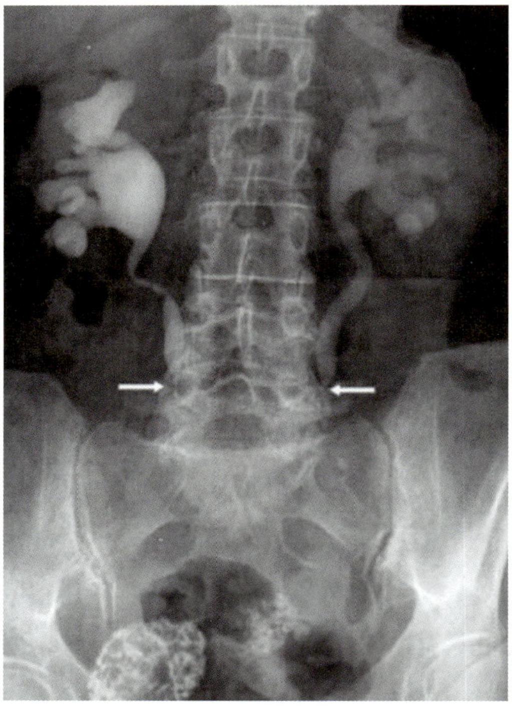

图 4-7-1 就诊时 IVU
输尿管受压部位（箭头）

（4）泌尿系增强CT（图4-7-2）：腹膜后肿物包绕腹主动脉及双侧髂总动脉，双肾积水、双侧输尿管上段扩张。印象：腹膜后纤维化。

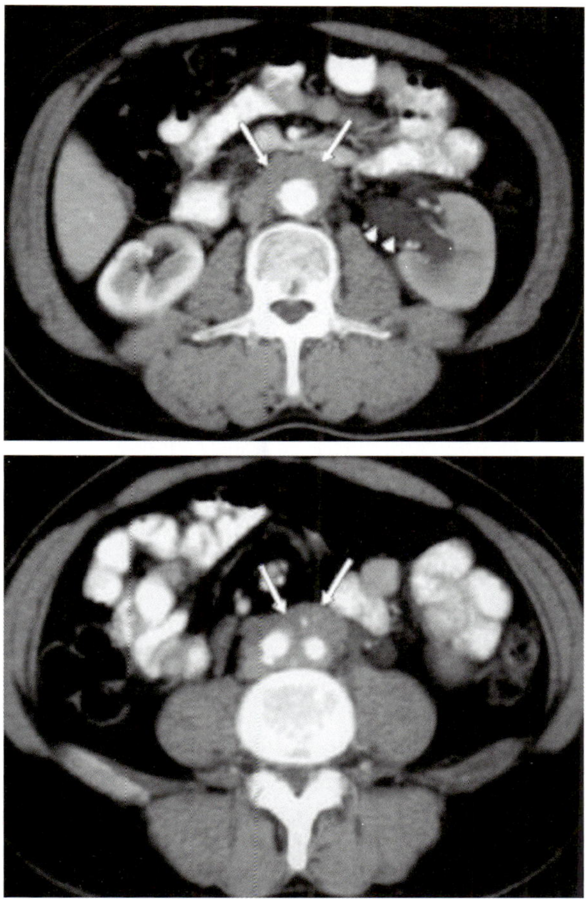

图 4-7-2 就诊时 CT
腹膜后肿物包绕腹主动脉及双侧髂总动脉（箭头）

【初步诊断】

（1）腹膜后纤维化；
（2）双肾积水；
（3）急性肾功能不全。

二、病例讨论

【鉴别诊断】

（1）原发性腹膜后恶性肿瘤或恶性肿瘤腹膜后淋巴结转移：恶性肿瘤腹膜后淋巴结转移常有肿瘤原发病灶的相关临床表现，CT、MRI 以及 PET-CT 等影像学检查以及肿瘤标志物检测可帮助寻找发现恶性肿瘤病灶。某些原发性腹膜后恶性肿瘤的鉴别相对困难，通常形成结节位于大血管周围并将输尿管向外侧推挤，而原发性腹膜后纤维化显示腹膜后软组织较均匀包绕主动脉和髂总动脉，并逐渐延伸包绕输尿管。鉴别困难时可取活检，依靠病理诊断。

（2）输尿管疾病：本病与输尿管肿瘤、炎性狭窄等均可引起肾盂和输尿管积水，应注意二者相鉴别。

（3）动脉瘤：主动脉瘤或主动脉髂动脉瘤周围可形成纤维化环包绕动脉瘤或向侧面生长包绕并引起输尿管梗阻。影像学显示被包绕的主动脉呈瘤样扩张，而腹膜后纤维化所累及的主动脉和髂总动脉则可显示有光滑、不规则狭窄改变。

【治疗方案】

治疗分为外科治疗和内科治疗两方面。外科治疗解除梗阻，保护肾功能，但不能阻止疾病进展，所以内科治疗对于控制该病显得更加重要。

三、手术及术后恢复情况

急诊行膀胱镜下双侧输尿管 DJ 管置入术，过程顺利。术后患者尿量恢复，血肌酐逐渐降至 115μmol/L。

患者收住风湿免疫科，每天给予泼尼松 60mg，他莫西芬 20mg 治疗。1 个月后患者自觉双侧腰部酸痛缓解，食欲明显好转。复查血沉 3mm/h，将泼尼松减量至每日 55mg，此后每 2 周减 5mg，减至每日 25mg 时每 2 周减 2.5mg，减至每日 15mg 时每 4 周减 2.5mg 至每天 10mg 维持，持续他莫西芬每天 20mg 治疗。治疗后半年复查腹部 CT 示腹膜后纤维化范围缩小，双肾无明显积水，顺利拔除双侧输尿管 DJ 管。继续药物治疗 1 年，复查 CT 病变基本消失，逐渐停药。

四、最终诊断

（1）腹膜后纤维化；
（2）双肾积水；
（3）急性肾功能不全。

五、专家点评

腹膜后纤维化（retroperitoneal fibrosis，RPF）由法国泌尿外科医生 Albrran 在 1905 年首先报道并使用了腹膜后纤维化这一概念，直到 1948 年 Ormond 报道了 2 例腹膜后纤维化后，有关本病的报道才逐渐增多并被越来越多的临床医师所认识。该病的病理改变以腹膜后纤维组织增生并导致腹膜后广泛纤维化为特征。临床表现与腹膜后组织或脏器（如输尿管）受压与否及严重程度关系密切。

腹膜后纤维化为临床少见疾病，因多为个案报道，发病率尚不清楚，有报道约为 1.38/100 000。可发生于任何年龄，但以 40～60 岁者多见，约占 2/3。男性发病较多见，是女性的 2～3 倍。

约 2/3 的腹膜后纤维化发病原因不明，临床上将其称为特发性腹膜后纤维化（idiopathic retroperitoneal fibrosis，IRF）；另 1/3 病例的发病原因可能与某些药物（如麦角衍生物）、肿瘤、外伤或手术、出血、尿外渗、辐射、非特异性胃肠炎症（如 Crohn 病）、阑尾炎、憩室炎，各种感染（如结核、组织胞浆菌病、梅毒、放线菌病）等因素有关，故称为继发性腹膜后纤维化。对继发性腹膜后纤维化，针对病因选择治疗方法有时可获得良好疗效。对于特发性腹膜后纤维化，目前尚无特异性治疗手段，治疗方法包括内科治疗和外科治疗。

腹膜后纤维化临床缺乏特异性表现，早期极易误诊。诊断往往在一些模糊症状出现后数月甚至数年才能作出。患者常因腹膜后广泛纤维化、输尿管与大血管受压出现肾积水或肾功能不全时才就诊，而延误治疗。当出现原因不明的中下腹痛、腰背痛，伴有肾盂、输尿管积水或肾功能受损时，应想到本病的可能，及时行影像学检查，以早期正确诊断。确诊有赖于病理组织学检查。已有应用 CT 引导穿刺来获取病理诊断本病的报告，也可经腹腔镜活检或剖腹探查。

本病的病变主要以腹主动脉为中心、多发生于腰骶部腹膜后，上缘可达肾上腺，下缘延至骨盆壁，也可以越过膈肌与纵隔纤维化连成一体。纤维化通常始于骶骨岬附近的主动脉分叉或以下部位，从中线向一侧或双侧不对称生长，然后沿腹膜后的主动脉及分叉向周围生长，下可到盆腔髂血管，上可至肾蒂。腹主动脉、下腔静脉、髂总血管被其包绕，纤维化向两侧延伸，输尿管、性腺血管也可被累及。纤维组织包绕并将输尿管拉向中线，致使输尿管折叠、扭曲和受压梗阻，造成肾盂积水，一侧或双侧输尿管在其全长范围内均可受累，但最常见的是中 1/3 段。少数不典型病例可累及腰大肌、十二指肠、结肠、膀胱及上腹部，骶前区、肠系膜、胆管、胰腺和肝血管也可被侵及，但较少[1]。

纤维化形成的纤维板块呈细密灰白色，边界不清，无包膜，厚度 2～6cm 不等。镜下主要呈不同程度的炎症反应改变，早期呈慢性主动脉周围炎表现，主动脉周围脂肪小叶外围多灶性脂肪细胞变性坏死，继而有大量的淋巴细胞、浆细胞、单核细胞、嗜酸性细胞和巨噬细胞浸润。中期炎症细胞减少，脂肪组织坏死灶周围出现较多的成纤维细胞、胶原纤维和毛细血管增生，形成肉芽组织并逐渐吸收取代坏死组织。成纤维细胞及胶原束构成的框架中仍有淋巴细胞、浆细胞、单核细胞等浸润，组织满布小血管。后期炎性细胞、成纤维细胞和新生血管消失，肉芽肿形成和机化，并形成大量致密纤维瘢痕，内有玻璃样变及钙化，炎症现象大大减少，仅见散在性血管周围淋巴细胞浸润。以上不同病理变化在一些病例中可同时存在。恶性腹膜后纤维化表现为炎症浸润同时有散在的恶性细胞巢，恶性细胞常常分化良好，呈低度恶性[2]。

实验室检查：

（1）血常规：2/3 的患者可出现轻度贫血。

（2）尿常规：1/3 的患者有蛋白尿。

（3）血沉：超过半数的患者可发现血沉增快。

（4）肾功能：可能有半数以上的患者在就诊时出现肾功能不全，表现为血肌酐、尿素氮升高。

影像学检查：

（1）B 超：可发现腹膜后纤维化斑块，提示肾盂及输尿管积水的程度。腹膜后纤维化肿块典型的超声特征为，从双肾动脉水平至下腰椎或骶骨岬前缘可见边界清晰的低回声肿块，内部回声较均匀。腹主动脉前方及两侧被片状低回声包绕，腹主动脉壁内有时可见钙化斑块强回声。病变前缘边界较清，后缘与腹主动脉前壁密不可分，两侧因与后腹膜腔后壁粘连且受肠气影响显示欠佳。被累及输尿管以上的肾盂和输尿管扩张积水。早期腹膜后纤维化，因改变轻微和受肠气或肠腔内液体的影响易漏诊。

（2）静脉尿路造影（IVU）：由于腹膜后纤维化最常见的症状为输尿管受压迫所致，故一旦怀疑本病，应考虑静脉尿路造影。可表现为典型的三联征：①肾盂积水伴有上部输尿管扩张迂曲。②中段输尿管向中线移位。③双侧输尿管在第 3～5 腰椎水平受外压变窄。曾有文献报道，90% 以上的患者可显示异常，2/3 的成人病例和 1/2 儿童病例双侧输尿管受累。但静脉尿路造影难以诊断早期病例，现多被 CT 替代。

（3）CT：CT 不仅可以了解腹膜后纤维化的范围，而且在尿路梗阻之前，就可发现明显的病变，是腹膜后纤维化诊断及随访的最主要手段之一。

腹膜后纤维化的CT表现多种多样，通常表现为单个或多个均匀密度的大小不一软组织肿块影，前缘清楚而后缘不清，包绕主动脉及下腔静脉。从肾门至骶骨岬两侧包绕输尿管并有不同程度的肾盂积水。肿块不仅仅在主动脉前延伸，还可造成在肿块及附近的腰大肌之间脂肪垫的闭塞。早期的腹膜后纤维化血管增生活跃，板块血运丰富。因此，静脉注射造影剂后，肿块玥显强化，晚期则强化程度很弱。少数病例CT可无明显异常发现

（4）MRI的优点不仅能显示腹膜后纤维化所形成肿块的形态，而且能显示血管狭窄程度和CT上表现为正常的硬化区域，能通过血管内的流空现象来确定肿块与这些大血管之间的关系。此外，其T2加权像可为鉴别病变的良恶性提供依据。

腹膜后纤维化是有一定自限性而进展较缓慢的疾病，预后较好。对继发性腹膜后纤维化，针对病因选择治疗方法有时可获得良好疗效，如：甲基麦角胺类药物引起的腹膜后纤维化，停用药物后多能使纤维化肿块缩小，常常能解决由肿块引起的输尿管梗阻问题；各种特异性或非特异性感染病引起的腹膜后纤维化，以及恶性疾病引起的腹膜后纤维化，应以治疗原发疾病为主，如发生梗阻可手术治疗[3]。

对于特发性腹膜后纤维化，目前尚无特异性治疗手段，治疗方法包括药物治疗和手术治疗。临床资料表明，手术治疗只能解决腹膜后纤维化所累及的组织或器官（输尿管）发生的梗阻问题，但不能解决炎症和纤维化的继续进展；自1958年Ross首次报道应用皮质激素治疗特发性腹膜后纤维化并获得成功以来，药物治疗已成为临床医师治疗本病的主要方法之一。近年来认为特发性腹膜后纤维化的发病与免疫因素关系密切，故目前多选用药物，如皮质激素和（或）免疫抑制剂等，抑制免疫性炎症的进一步发展。但对于药物（如激素）的应用剂量和疗程依然存在争议。多数学者认为：轻、中度的特发性腹膜后纤维化和不能耐受手术者，以及术后巩固性治疗者，可单纯药物治疗；药物治疗有禁忌或不能耐受药物治疗者可单纯手术治疗；严重的特发性腹膜后纤维化阻塞伴肾功能不全者，可选择药物治疗和手术联合治疗[4-5]。

药物治疗：

（1）皮质激素：皮质激素具有抗感染及促纤维组织成熟作用，对有活动性炎症的早、中期腹膜后纤维化疗效明显，有效率达75%，但对后期形成纤维化的患者并无多大疗效。如治疗6～8周后，复查CT、MRI肿块不缩小或增大，应考虑恶性腹膜后纤维化或其他疾病。

（2）免疫抑制剂：常用的免疫抑制剂有氨甲蝶呤、硫唑嘌呤或环磷酰胺等。与皮质激素联合应用效果更好。

（3）三苯氧胺（他莫昔芬）：该药具有抑制脂蛋白氧化，减少蜡样质产生，促进生长抑制因子B的合成与分泌等作用，故能缓解病症。

手术治疗：

外科手术治疗主要是解除腹膜后纤维化肿块引起的压迫症状，其中最主要的是针对输尿管压迫的手术，目的在于解除梗阻、改善肾功能、防止输尿管再次梗阻。手术方式应依据病变部位、范围、程度而定。常用手术方法：

（1）输尿管DJ管置入术：该法简单易行，但输尿管没有避开纤维化环境，需要配合药物治疗。适用于出现轻中度肾积水的病例。

（2）输尿管松解置入腹腔术：主要用于病变范围广泛的严重纤维化、尤其是药物治疗效果欠佳的患者。手术将输尿管从纤维化斑块中松解后置入腹腔，将后腹膜在输尿管后方关闭，是输尿管避开纤维化环境，可取得良好手术效果。但手术创伤较大，术中剥离常较困难，还需注意保护输尿管血供，可以用带蒂大网膜包裹游离的输尿管，改善其血供。需要指出，术中可同时进行活检，明确病理。应在几个不同部位深取组织，以排除恶性肿瘤。

参考文献

1. 蔡林，周利群，何志嵩，等. 腹膜后纤维化26例的诊治分析. 中华外科杂志，2008，46(10): 749-751.
2. Scheel PJ Jr, Feeley N. Retroperitoneal fibrosis. Rheum Dis Clin North Am. 2013, 39(2): 365-381.
3. Gómez García I, Sánchez Castaño A, Romero Molina M, et, al. Retroperitoneal fibrosis: single-centre experience from 1992 to 2010, current status of knowledge and review of the international literature. Scand J Urol. 2013, 47(5): 370-377.
4. Pipitone N, Vaglio A, Salvarani C. Retroperitoneal fibrosis. Best Pract Res Clin Rheumatol. 2012, 26(4): 439-448.
5. Kermani TA, Crowson CS, Achenbach SJ, et al. Idiopathic retroperitoneal fibrosis: a retrospective review of clinical presentation, treatment, and outcomes. Mayo Clin Proc, 2011, 86(4): 297-303.

4-8 骨髓移植后输尿管狭窄——回肠代输尿管术

一、临床资料

【病史】

女性患者，25岁，主因“发现右输尿管狭窄、右肾积水伴腰痛5年，右肾造瘘术术后3个月”收住我院。患者5年前骨髓移植术后1月余出现右下腹部胀痛不适，向会阴部放射，当时伴尿频、尿急、尿痛，肉眼血尿，轻度发热，无恶心、呕吐，考虑出血性膀胱炎，予膀胱冲洗及抗感染治疗后症状好转。后腹痛间断发作，入院查CT示右输尿管狭窄，右肾积水，右肾结石，因移植后一般状况不佳，仅予口服药物对症处理。4年前三系基本正常后行右侧DJ管置入术，症状好转，后每3个月定期更换DJ管，期间肾功能正常，无明显尿路感染症状，无血尿，无尿频、尿急、尿痛，无排尿困难等症状。4个月前更换DJ管后，腰痛不减缓反而加重。3个月前行右肾造瘘术，术后腰痛缓解。既往7年前患急性B细胞性淋巴细胞白血病，规律化疗后行骨髓移植术，移植后口服免疫抑制剂及激素，定期复查骨穿，已停药。否认其他既往病史。

【体格检查】

体温36.5℃，心率72次/分，呼吸18次/分，血压120/70mmHg。心、肺、腹部查体未发现异常。泌尿外科专科查体未发现异常。

【辅助检查】

（1）术前查血、尿常规、生化、凝血功能未发现异常，血肌酐、尿素氮、电解质水平均在正常范围内。

（2）血清巨细胞病毒抗体、腺病毒抗体：骨髓移植术后多次阴性。

（3）泌尿系B超：右肾积水，右输尿管上段扩张。

（4）泌尿系增强CT：右肾盂及输尿管上段积水扩张伴输尿管上段管壁增厚，局部毛糙（图4-8-1，图4-8-2）。

（5）肾盂造瘘管造影：经置管注入造影剂，右肾盂肾盏扩张，右输尿管上段狭窄，造影剂未能通过，右输尿管下段未显影（图4-8-3）。

【初步诊断】

右输尿管狭窄，右肾积水，右肾造瘘术后，急性B细胞性淋巴细胞白血病，异基因造血干细胞移植术后（母供女，HLA3/6相合）。

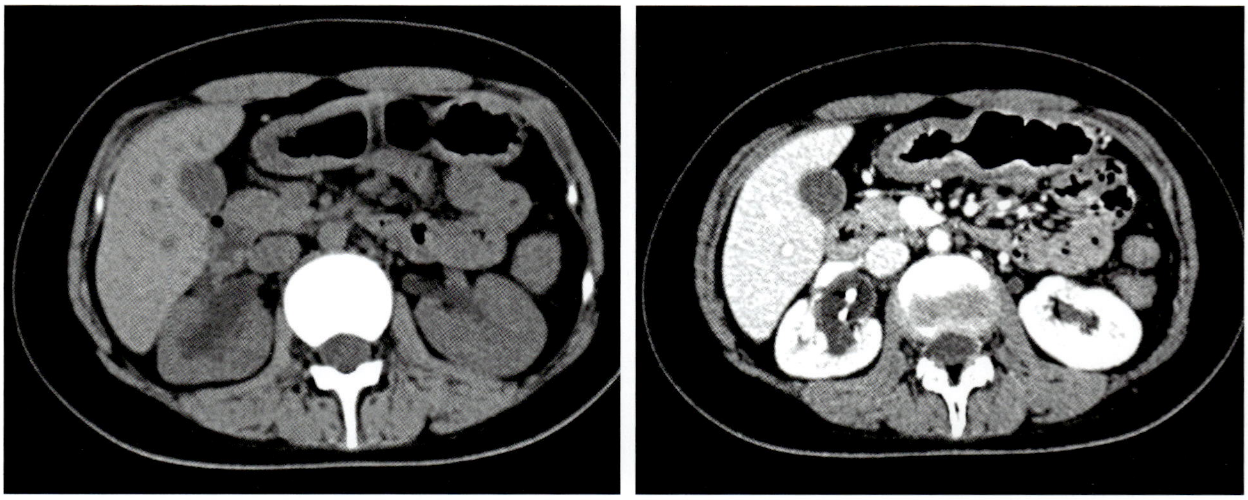

图4-8-1 泌尿系CT，提示膀胱右肾积水，右输尿管上段扩张

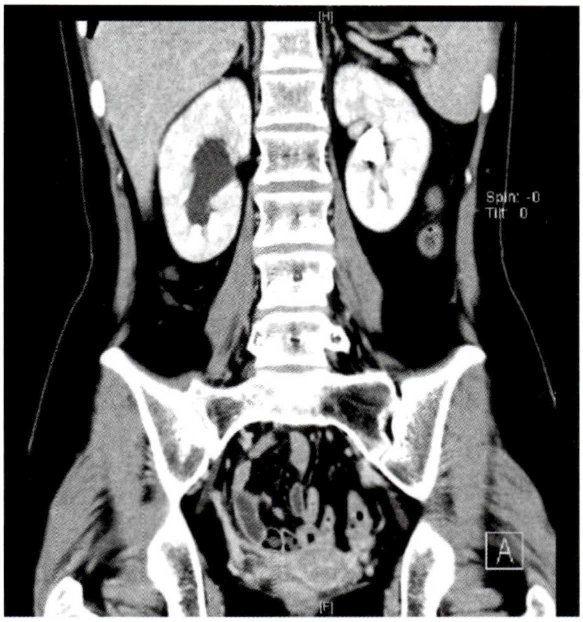

图 4-8-2 CT 冠状面重建图形

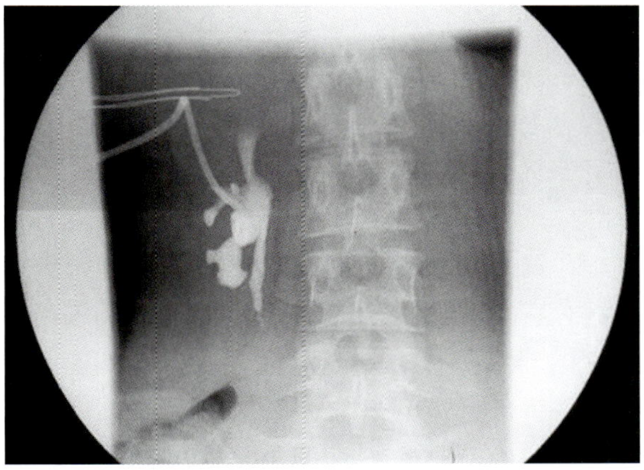

图 4-8-3 肾盂造瘘管造影，右输尿管上段完全梗阻

二、病例讨论

【鉴别诊断】

（1）输尿管先天性狭窄：患者因右下腹部胀痛不适，行 B 超及 CT 提示右输尿管上段扩张，曾查 B 超提示右肾积水，右输尿管上段扩张，故不除外输尿管先天性狭窄引起上段扩张积水可能。

（2）右输尿管结石：患者 5 年前出现右下腹部胀痛不适，向会阴部放射，当时腹部 B 超及 CT 提示右输尿管上段扩张，查 B 超仍提示右肾积水，右输尿管上段扩张，考虑输尿管扩张可能由右输尿管结石所致梗阻引起，但患者近期 B 超未见输尿管走行区域内有强回声，CT 无典型结石表现，考虑该诊断可能性不大。

（3）输尿管恶性肿瘤：输尿管肿瘤常导致尿路梗阻继发肾积水，但患者为年轻女性，病程较长，病程中无明显血尿，无体重下降等表现，考虑恶性肿瘤可能性不大，需结合术后病理以明确诊断。

【治疗方案】

考虑患者为右输尿管上段长段狭窄，肾功能正常，保守治疗后肾积水无明显缓解，患者手术治疗意愿强烈，综合考虑选择右侧回肠代输尿管手术治疗。

三、手术及术后恢复情况

全麻后常规消毒铺巾，取腹正中切口逐层切开进入腹腔，游离右侧输尿管至狭窄近端，于病变上方切断输尿管，游离近端待吻合输尿管约 1cm 并剪裁成匙状。测量输尿管损伤段长约 20 cm，距回盲部约 15cm 处选取略长约 25cm 有独立血供的回肠，回肠断端使用直线切割缝合器吻合，使用稀碘附水浸泡游离肠段，在结肠系膜上开孔，将游离肠段经该孔穿出，进入腹膜后隙，肠段远端靠近膀胱，关闭系膜裂孔。向代输尿管内置入 DJ 管，将代输尿管近端断面与匙状输尿管用 4-0 可吸收线间断缝合，远端采用乳头套叠缝合。切开患侧膀胱侧前壁，使用 3-0 可吸收线将肠壁及膀胱壁全层间断缝合，将肠袢近端固定至后腹壁以减少张力（详见视频 4-8-1 及图 4-1-7）。

V4-8-1
视频 4-8-1

患者术后安返病房，术后体温正常，引流量无异常，肌酐保持稳定，无发热及代谢性并发症，4 天后拔除胃管，术后 9 天拔除近远端吻合口旁引流，术后 10 天顺利出院。

术后 1 个月复查右肾造瘘管造影显示右侧输尿管回肠吻合口及回肠膀胱吻合口通畅，详见视频（视频 4-8-2）。

V4-8-2
视频 4-8-2

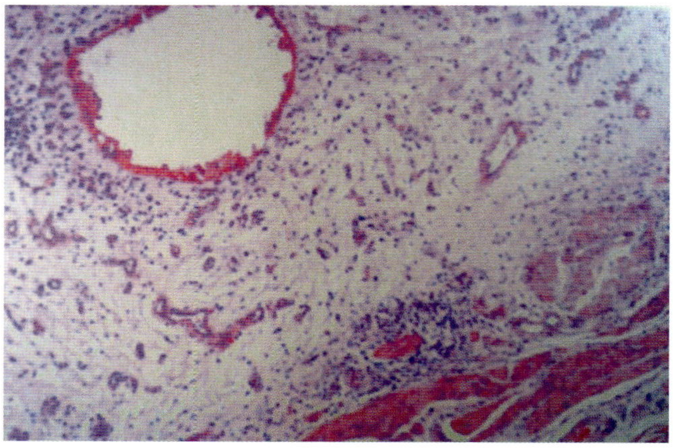

图 4-8-4 术后病理标本光镜下所见

四、最后诊断

术后病理结果回报：右输尿管梗阻段局部管腔极小，肌层局部结构不规则，可见增生平滑肌组织长入周围脂肪，可见黏膜固有层及肌层炎细胞浸润，伴血管增生，并可见厚壁血管（图 4-8-4）。

五、专家点评

本例患者为骨髓移植术后出现单侧输尿管狭窄，国内外文献鲜有报道。对既往文献进行分析发现肾积水为骨髓移植术后一种较为常见的并发症[1]，然而骨髓移植后出现输尿管狭窄的病例却比较罕见。骨髓移植后引起的输尿管狭窄常为双侧狭窄，原因可能与移植后迟发型出血性膀胱炎有关。迟发型出血性膀胱炎出现时间大于移植后 72 小时，常与人类 BK 病毒（BK virus，BKV）、腺病毒、巨细胞病毒等病毒感染相关[2]。Hiraoka 等在 1989 年第一次报道了急性髓系白血病骨髓移植后出现出血性膀胱炎、输尿管梗阻、继发肾积水的 1 例患者[3]。近期文献报道主要为 BKV 感染后出血性膀胱炎继发输尿管梗阻[4-6]，可能原因为迟发型出血性膀胱炎继发输尿管炎，炎症刺激引起管壁纤维化，从而导致狭窄。其中一例患者为双侧输尿管口肿物导致的输尿管梗阻，肿物病理提示 BK 病毒感染，考虑为病毒感染后炎症慢性刺激引起肿瘤[6]。此外，有文献报道骨髓移植后 BKV 血症可直接导致输尿管损伤[7]，其发病机制为移植后机体处于免疫抑制状态，输尿管局部 BKV 大量复制，对尿路上皮细胞产生直接致病效应，导致输尿管炎症和溃疡形成，造成瘢痕和输尿管狭窄，从而引起了输尿管梗阻，此类患者目前多见于肾移植术后，骨髓移植后 BKV 直接导致的输尿管狭窄少见[8]。本例患者骨髓移植后 1 个月出现血性膀胱炎，为迟发型出血性膀胱炎，考虑病毒感染可能性大，其右侧输尿管狭窄原因可能与病毒感染长期炎症刺激有关。

治疗选择上患者考虑病毒感染后右侧输尿管瘢痕狭窄，目前急性炎症已缓解，无泌尿系外病毒感染表现，DJ 管置入治疗后肾积水无明显缓解，考虑外科手术干预。结合术前肾盂造瘘管造影、泌尿系 CT 检查估计输尿管损伤为长段输尿管缺损。长段输尿管损伤通常采取长期肾造瘘，肾切除术，尿路修复或重建等方法。对于此患者，长期肾造瘘术后增加感染风险，需定期更换造瘘管，影响患者生活质量，且患者自身手术治疗意愿强烈，拒绝接受长期肾造瘘术。患者右肾功能正常，右侧肾切除术无法挽救肾功能，暂不选择该术式。常见的尿路修复或重建方法包括输尿管端 - 端吻合术、膀胱瓣输尿管下段成形术、自体肾移植术、回肠代输尿管术等，前三者修复长度有限，在长段输尿管病变治疗中存在一定的局限性。综合考虑，我们选择回肠代输尿管术治疗该患者右侧输尿管长段狭窄。

1906 年 Shoemaker 首次报道回肠代输尿管术在结核病患者中的应用，1959 年 Goodwin 详细描述了手术步骤并成功将这一术式推广[9]。回肠代输尿管术目前在国外开展较广泛，在国内却因其手术技术较为复杂以及对疗效存在的争议而鲜有开展。北大泌尿外科研究所自 2010 年 8 月至 2015 年 3 月应用回肠代输尿管术治疗长段输尿管病变 10 例，其中 9 例（90%）患者术后肌酐水平稳定或有提高，另 1 例患者为孤立肾，术后肌酐略有升高，截至随访血清肌酐水平趋于稳定。

通过对既往文献分析，回肠代输尿管术常用于医源性因素引起的输尿管病变、泌尿系结核、结石、血吸虫病、肿瘤及腹膜后纤维化等[10]。近年来，医源性因素已成为最常见的病因之一，此例患者即为骨髓移植后引起的输尿管病变。回肠代输尿管术的禁忌证包括基础肾功能不全，肝功能不全，可供选择肠段长度不足，膀胱功能障碍或膀胱出口梗阻，炎症性肠病及放射线小肠炎等。在术前对患者手术指征及禁忌证严格筛选前提下，目前报道中回肠代输尿管术均有良好疗效[11]。对于整个手术过程，我们认为手术要点包括：①游离输尿管至正常位置，游离过程中确保输尿管血运良好；②肠段以顺蠕动方式替代输尿管；③保证无张力吻合，吻合后输尿管内尿液可无阻力流出；④术后代输尿管段放置合适的支架管及膀胱放置引流[12]。回肠代输尿管术常见后并发症包括反复泌尿系感染、回肠膀胱吻合口狭窄、代谢性酸中毒、肾盂回肠吻合口尿瘘等[13-14]，我中心完成回肠代输尿管术患者中仅1例出现泌尿系感染，口服抗生素后控制，其余患者术后效果满意，并无吻合口狭窄发生。本例患者术后腰痛症状缓解，未出现尿液反流，肌酐保持稳定，无发热及代谢性并发症，出院后嘱规律随访。

综上，骨髓移植术后出现输尿管狭窄在临床上少见，且常为双侧输尿管狭窄。本例为骨髓移植术后单侧输尿管狭窄，临床上鲜有报道，考虑其由病毒感染长期炎症刺激引起输尿管狭窄。本例患者采用回肠代输尿管术治疗，术后症状缓解，治疗效果满意，无明显并发症。

参考文献

1. Saddadi F, Hakemi MI. Chronic kidney disease after hematopoietic cell transplantation: frequency, risk factors, and outcomes. Transplant Proc, 2009, 41(7):2895-2897.
2. Seber A, Shu X T, Sencer S, et al. Risk factors for severe hemorrhagic cystitis following BMT. Bone Marrow Transplantation, 1999, 23(1): 35-40.
3. Hiraoka A, Teshima H, Mitsui H, et al. Ureteric obstruction after allogeneic bone marrow transplantation: an unusual complication. Bone Marrow Transplantation, 1989, 4(4):449-451.
4. Gaston KE, Gabriel DA, Lavelle JP. Rare cause of ureteral obstruction. Urology, 2005, 66(5): 1110.
5. Smith SP, Crawley CR, See TC, et al. A case of bilateral ureteric obstruction in an allogeneic stem cell transplant recipient. J Clin Virol, 2013, 56(1):1-4.
6. Basara N, Rasche FM, Schwalenberg T, et al. Hydronephrosis Resulting from Bilateral Ureteral Stenosis: A Late Complication of Polyoma BK Virus Cystitis? J Transplant, 2010, 2010: 5591-5602.
7. Hwang YY, Sim J, Leung AY, et al. BK virus-associated bilateral ureteric stenosis after haematopoietic SCT: viral kinetics and successful treatment. Bone Marrow Transplant, 2013, 48(5): 745-746.
8. Hirsch HH, Steiger J. Polyomavirus BK. Lancet Infectious Diseases, 2003, 3(10): 611-623.
9. Goodwin WE, Winter CC, Turner RD. Replacement of the ureter by small intestine: clinical application and results of the ileal ureter. J Urol, 1959, 81(3): 406-418.
10. Armatys SA, Mellon MJ, Beck SD, et al. Use of Ileum as Ureteral Replacement in Urological Reconstruction. J Urol, 2009, 181(1): 177-181.
11. Knight RB, Hudak SJ, Morey AF. Strategies for open reconstruction of upper ureteral strictures. Urol Clin North Am, 2013, 40(3): 351-361.
12. 陈晓鹏,汤坚强,李学松,等. 回肠代输尿管术治疗长段输尿管缺损一例报道并文献复习. 中华临床医师杂志(电子版), 2011, 05(8): 2410-2413.
13. Verduyckt FJ, Heesakkers JP, Debruyne FM. Long-term results of ileum interposition for ureteral obstruction. Eur Urol, 2002, 42(2): 181-187.
14. Matlaga BR, Shah OD, Hart LJ, et al. Ileal ureter substitution: a contemporary series Urology, 2003, 62(6): 998-1001.

4-9　输尿管镜碎石术后继发右侧输尿管下段狭窄——腹腔镜下膀胱 Boari 瓣再植联合腰大肌悬吊术

一、临床资料

【病史】

男性患者，34 岁，8 个月前因“右侧输尿管结石”于当地医院行右侧输尿管镜碎石治疗，术后留置右侧 DJ 管 40 天。2 个月前于当地医院复查，CT 检查（图 4-9-1）提示：①右侧肾盂、肾盏及右侧输尿管中、上段扩张积水；考虑：右侧输尿管下段狭窄。②左侧输尿管中段结石伴左侧肾盂、肾盏及输尿管上段扩张积水。再次给予左侧输尿管镜碎石联合右侧 DJ 管置入术，术中置入右侧 DJ 管失败，给予右肾穿刺造瘘处理。

【体格检查】

一般情况可，生命体征平稳。泌尿外科专科：查体腹平软，双肾未及，右腰部可见肾造瘘管，引流尿液色清。双侧输尿管走行区无压痛，膀胱区无压痛。

【辅助检查】

（1）泌尿系 CT（图 4-9-1）：①右侧肾盂、肾盏及右侧输尿管中、上段扩张积水；考虑：右侧输尿管下段狭窄。②左侧输尿管中段结石伴左侧肾盂、肾盏及输尿管上段扩张积水。

（2）肾动态显像：①左肾血流灌注及肾功能显像未见明显异常。②右肾血流灌注减低，肾摄取及清除功能受损。③肾小球滤过率 95.3ml/min，左侧：77.8ml/min 右侧：17.5ml/min。

（3）入院查血常规、尿常规及肝肾、凝血功能均未发现异常。

【初步诊断】

右侧输尿管下段狭窄，双侧输尿管镜碎石术后，右肾造瘘术后。

二、术前讨论

【鉴别诊断】

（1）输尿管狭窄：患者有输尿管镜碎石术史，术后出现肾积水，行逆行插管失败，CT 提示右侧输尿管下段狭窄，此病例首先考虑。

（2）输尿管肿瘤：可有血尿及上尿路积水表现，CT 可发现输尿管实性占位性病变，行输尿管镜检可明确诊断，此病例暂不考虑。

【治疗方案】

患者右侧输尿管镜碎石后出现右侧上尿路积水，结合 B 超及 CT 检查，目前首先考虑右侧输尿管下段狭窄。应给予狭窄段切除，输尿管膀胱吻合，解除梗阻，保护肾功能。拟行腹腔镜右输尿管下段切除联合膀胱 Boari 瓣再植联合腰大肌悬吊术。

三、手术及术后恢复情况

完善常规术前检查，拟行腹腔镜右输尿管下段切除联合腰肌悬吊及膀胱瓣再植术。患者取平卧位，右侧垫高，常规消毒铺巾。取脐部 1cm 小切口，切开腹壁各层，置入气腹针，注气压力至 14mmHg，穿刺 12cm 套管，引入腹腔镜。监视下分别于平脐右侧腹直肌旁，正中线脐下 6cm 处另置入 2 个 12mm 套管。游离显露右侧输尿管，髂血管水平切断输尿管，去除病变中下段输尿管。将输尿管从右侧小切口提出。置入 F7 DJ 管。游离膀胱，缝合悬吊至腰肌腱弓上。切取膀胱瓣，与劈开输尿管进行吻合。Q 线连续缝合膀胱裂口。由

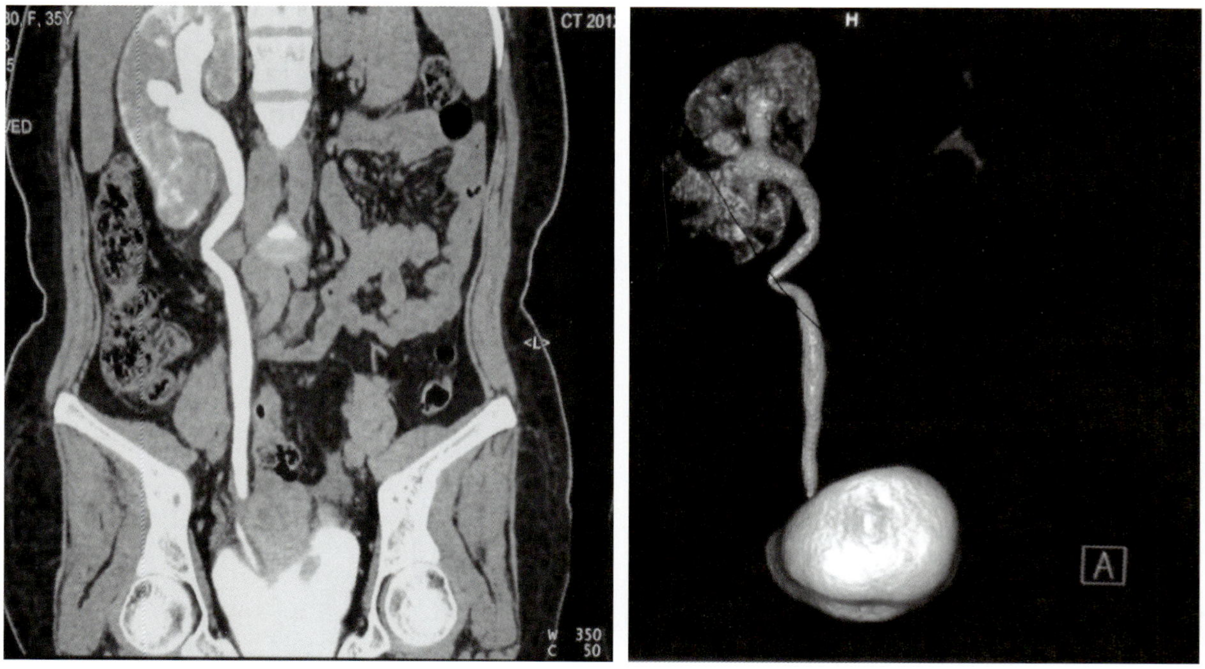

图 4-9-1　泌尿系增强 CT 示右侧输尿管下段狭窄

右下腹小切口置入 F20 引流管。缝合并黏合各小切口，术毕。

V4-9-1
视频 4-9-1

术中顺利，术后安返病房，切除部分输尿管标本送病理。术后患者病情平稳，恢复良好，术后 6 天正常顺利出院。详细手术步骤见图 4-9-2 及视频 4-9-1。

四、最后诊断

术后病理结果回报：（右）送检小段输尿管，管腔狭小，固有层及肌间纤维结缔组织明显增生。

五、专家点评

输尿管狭窄的常见病因包括缺血、医源性损伤、输尿管周围纤维化、先天畸形，其他导致输尿管狭窄的原因包括放射性损伤、腹主动脉瘤、感染、子宫内膜异位症等。原因不明的输尿管狭窄应当进行 CT 检查一排除输尿管恶性肿瘤或输尿管外部病变压迫等因素。近年来，随着疾病谱的改变，结核等感染性疾病所致的输尿管狭窄逐渐减少，医源性因素成为输尿管狭窄的常见原因[1]。本例患者为泌尿系结石，输尿管镜取石后继发的输尿管狭窄。Roberts

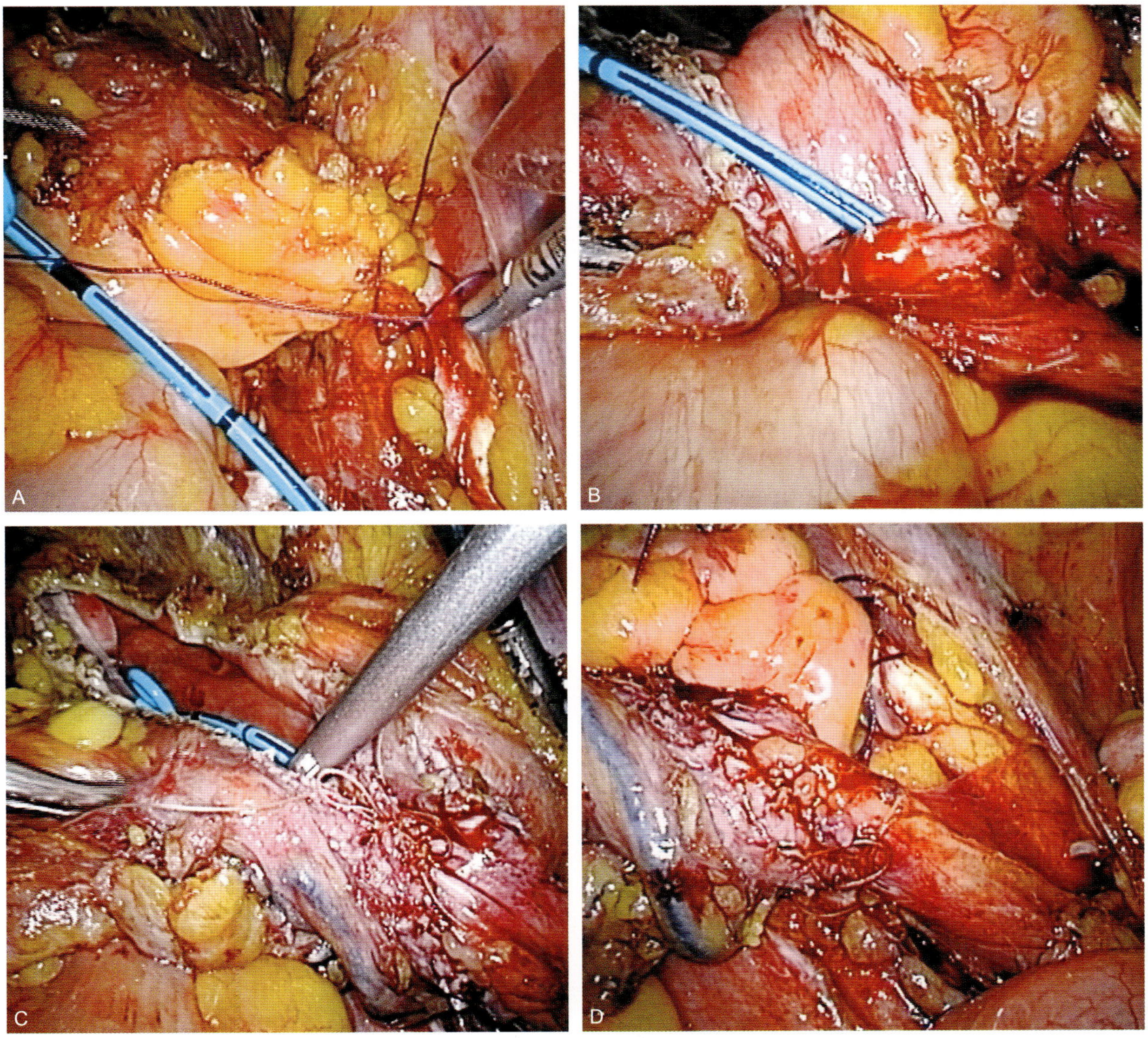

图 4-9-2 腹腔镜下手术操作步骤
A. 悬吊膀胱；B. 吻合膀胱瓣及输尿管；C. 关闭膀胱；D. 吻合完毕

等[2]在研究中发现结石嵌顿时间大于2个月的患者中24%发生输尿管狭窄，而所有经输尿管的内镜操作均可能造成输尿管狭窄。Romero等[3]研究发现过去20年间随着泌尿内窥镜技术的普及，输尿管镜下碎石术已经取代了开放性妇产科手术成为医源性输尿管狭窄的主要手术。

常见的尿路修复或重建方法包括输尿管端-端吻合术、膀胱瓣输尿管下段成形术、自体肾移植术、回肠代输尿管术等。在条件允许下，应尽可能使用自身尿路组织替代输尿管缺损段以减少术后并发症。因此，结合本例患者，输尿管下端缺损且病变输尿管较长、输尿管中上段粘连致活动受限，不能行无张力的输尿管吻合，而自体肾移植操作难度大，创伤大，手术复杂。综合考虑，我们采用膀胱Boari瓣再植+腰大肌悬吊术替代病变输尿管段。

1947年，Ockerblad等[4]报道首例膀胱Boari瓣再植术治疗输尿管远端缺损，此后，越来越多中心开始采用膀胱Boari瓣再植术治疗输尿管下段病变[5-6]。然而，对于病变范围较长的输尿管中下段缺损，单一的膀胱Boari瓣可能无法保证输尿管替代后无张力吻合。因此，Kelami等[7]在1973年首次成功应用膀胱Boari瓣再植联合腰大肌悬吊术治疗长段输尿管下段损伤患者。该术式在建立膀胱瓣后，用缝线将膀胱瓣远端固定在腰肌肌腱上以减少吻合口张力。1986年，Olsson等[8]报道6例患者应用该联合术式，所有患者症状缓解，肾功能较术前改善，手术取得了100%成功率。膀胱Boari瓣再植联合腰大肌悬吊术能重建桥接10～15cm的输尿管缺损，螺旋的膀胱瓣在某些情况下能达到肾盂，尤其是在右侧。然而，膀胱瓣再植术前需评估膀胱功能，术前合并膀胱容积过小、膀胱出口梗阻、神经源性功能障碍等，均应谨慎选择该术式。

目前，膀胱Boari瓣联合腰大肌悬吊术由于对术者技术要求较高，手术较复杂，其术式仍以开放为主，腹腔镜膀胱瓣输尿管成形术报道较少。Kavoussi等[9]首次报道3例经腹腹腔镜下膀胱Boari瓣再植术，手术效果良好。应用与开放手术相同的方法制作膀胱成形片，在无张力、无尿液的条件下，通过支架完成与输尿管吻合，腹腔镜手术可顺利完成8～12cm输尿管成形，效果可与开放手术媲美[10]。

结合此前文献报道及术者丰富的腹腔镜操作经验，本例患者行腹腔镜下Boari瓣再植联合腰大肌悬吊术，手术顺利，患者术后恢复顺利，手术疗效满意。膀胱瓣再植常见的并发症包括吻合口狭窄、膀胱尿漏及吻合口瘘等[11]，为减少手术并发症，总结手术经验，我们认为：①游离输尿管过程应注意保持血供，避免游离过度导致输尿管缺血，导致术后输尿管膀胱吻合口漏尿及术后瘢痕狭窄；②充分游离膀胱，设计足够膀胱瓣长度，减少吻合口张力，减少术后出现尿漏的风险。③膀胱壁全层缝合，术中我们将膀胱切口及膀胱壁瓣用倒刺线分两层缝合，第一层全层连续缝合，第二层连续缝合浆肌层，有效预防漏尿的发生。④术后留置尿管2周以上，充分减小膀胱内压力，减少膀胱尿漏风险。

总体来说，膀胱Boari瓣再植联合腰大肌悬吊术利用自身尿路组织替代病变输尿管，在输尿管中下段损伤治疗中优势明显，然而因手术过程复杂，该术式仍以开放为主。在术者丰富腹腔镜技术经验前提下，腹腔镜下Boari瓣再植联合腰大肌悬吊术可减少手术创伤，术后恢复快，能取得满意疗效。

参考文献

1. 徐月敏，加藤靖朗，钱麟，等. 近端抗反流技术回肠代输尿管术后患者的长期疗效观察. 中华泌尿外科杂志，2013，34(8): 595-598.
2. Roberts WW, Cadeddu JA, Micali S, et al. Ureteral stricture formation after removal of impacted calculi. J Urol, 1998, 159(3):723-726.
3. Romero V, Akpinar H, Smith JR, et al. Changing patterns in iatrogenic ureteral injuries. Rev Urol, 2011, 13(4): e179-e183.
4. Ockerblad NF. Reimplantation of the ureter into the bladder by a flap method. J Urol, 1947, 57(5): 845-847.
5. Thompson IM, Ross GJ. Long-term results of bladder flap repair of ureteral injuries. J Urol, 1974, 111(4): 483-487.
6. Mauck RJ, Hudak SJ, Terlecki R P, et al. Central role of Boari bladder flap and downward nephropexy in upper ureteral reconstruction. J Urol, 2011, 186(4): 1345-1349.
7. Kelami A, Fiedler U, Schmidt V, et al. Replacement of the ureter using the urinary bladder. Urol Res, 1973, 1(4):161-165.
8. Olsson CA, Norlen LJ. Combined Boari bladder flap-psoas bladder hitch procedure in ureteral replacement. Scand J Urol Nephrol, 1986, 20(4): 279-284.
9. Fugita OE, Dinlenc C, Kavoussi L. The laparoscopic Boari flap. J Urol, 2001, 166(1): 51-53.
10. Castillo OA, Litvak JP, Kerkebe M, et al. Early experience with the laparoscopic boari flap at a single institution. J Urol, 2005, 173(3): 862-865.
11. 王强，周磊，陈宇东，等. 腹腔镜膀胱肌瓣代输尿管术治疗输尿管长段狭窄24例. 山东医药，2014(39): 75-76.

4-10 膀胱憩室

一、临床资料

【病史】

女性患者，63 岁，主因“尿频、尿不尽感 7 年”入院。患者 7 年前无明显诱因出现尿频、尿不尽感，偶伴尿痛，无发热及腰痛等。5 年前上述症状逐渐加重并出现不能排尿。外院行泌尿系 B 超示残余尿增多，予间断导尿及抗感染治疗，疗效差。外院行泌尿系 CT 提示膀胱憩室，尿动力学检查提示逼尿肌肌力弱，膀胱感觉减退。为进一步治疗收入我院。患者既往体健。

【体格检查】

泌尿科专科查体无特殊。

【辅助检查】

（1）血常规、尿常规：未见明显异常。

（2）泌尿系 B 超示：膀胱左侧壁探及液性暗区 6.53cm，与膀胱有开口。双肾、输尿管未见异常（图 4-10-1）。

【初步诊断】

膀胱憩室。

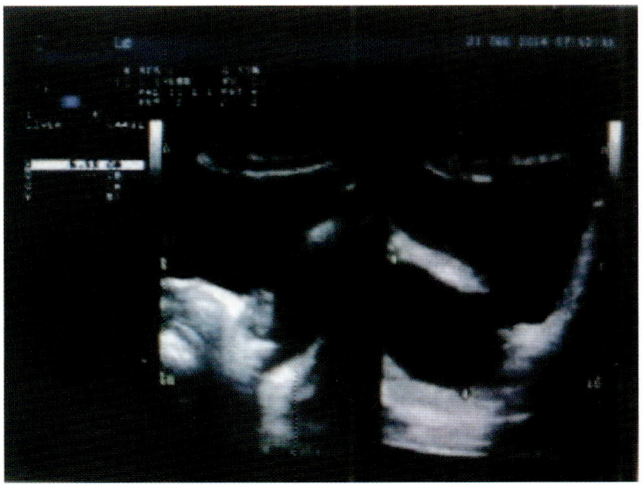

图 4-10-1　泌尿系 B 超膀胱左侧壁探及液性暗区 6.53cm

二、病例讨论

【鉴别诊断】

（1）泌尿系感染：患者老年女性，慢性病程。主要症状表现为尿频、尿不尽感，应考虑泌尿系感染，但患者无发热等症状，尿常规未见明显异常，抗生素治疗症状改善不明显，不支持此诊断。

（2）膀胱肿瘤：患者老年女性，为肿瘤高发人群，但患者无明显间断无痛血尿，泌尿系 CT 未见明显膀胱占位性病变，暂不支持。

【治疗方案】

患者目前膀胱憩室诊断较为明确，保守治疗症状改善不明显，患者治疗态度积极，故术者决定行腹腔镜联合膀胱镜下膀胱憩室切除术。

三、手术及术后恢复情况

麻醉满意后，患者截石位，常规消毒、铺巾，先置入膀胱镜观察，膀胱内多发憩室，较大者位于左后壁，内有多发泥沙样结石，用冲洗器将结石全部冲出，找到双侧输尿管开口，左输尿管口与膀胱憩室开口较为临近，遂向其内置入 F5 输尿管导管予以标记。而膀胱憩室内置入 F14 Foley 导尿管气囊注水 30ml，标记憩室，另在膀胱腔内置入 F14 Foley 导尿管 1 根。在脐下做小切口，逐层切开进入腹腔内，建立气腹，置入 30° 腹腔镜，在左下腹置入 5mm 套管针 1 个，右下腹置入 10mm 套管针和 5mm 套管针各 1 个。切开盆底腹膜，依次游离膀胱前壁和两侧壁，辨认膀胱憩室位置，游离憩室至憩室颈部，在颈部环形切开憩室壁，撤出标记憩室之尿管，2-0 可吸收线连续缝合膀胱壁 2 遍，膀胱注水检查无渗漏，切除离断的部分憩室黏膜送病理检查，完善止血，留置伤口引流管 1 根，清点器械及敷料无误，逐层缝合各切口，术毕。

手术顺利，术毕患者安返病房。切除标本送病理，术后患者恢复情况好，术后未发生并发症，术后 3 天出院。

四、最终诊断

膀胱憩室。

病理结果（图 4-10-2）：膀胱送检移行上皮黏膜，伴慢性炎，黏膜固有层小血管增生、扩张充血、肌层菲薄，可符合膀胱憩室。

五、专家点评

获得性膀胱憩室通常不会有特殊症状。如果存在症状和体征，通常是由于尿液停滞于憩室内引起下腹部和盆腔的包块。患者膀胱排空不完全、下腹胀满感和二次排尿可能是由于较大的膀胱憩室所引起的，然而这种症状是非特异性的，前列腺增生、梗阻，或其他泌尿系疾病也可引起类似的症状[1]。膀胱憩室的诊断，通常是在检查非特异性下尿路症状、血尿、感染，成在放射线和内镜检查时意外被发现的。先天性膀胱憩室通常存在尿路感染，以及血尿、腹痛、腹部包块等症状。

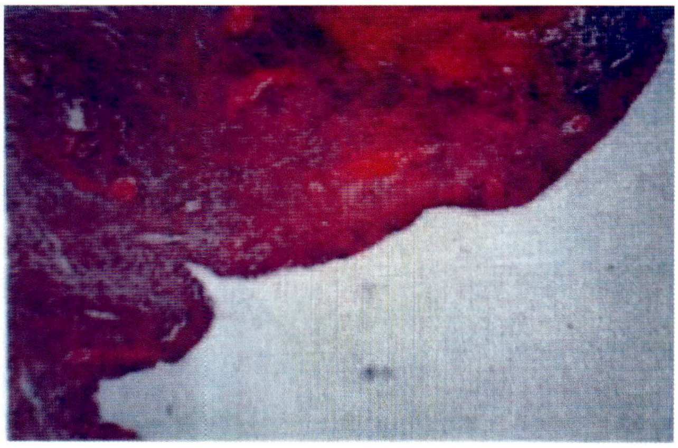

图 4-10-2　病理镜下所见

由经膀胱实施的膀胱憩室切除术通过前壁打开膀胱，给予适当的牵引暴露憩室颈部。为了切除较小的憩室，可通过憩室颈部钳子器械；憩室的基底部被抓起，向内牵拉翻转入膀胱。在没有膀胱外粘连和炎症的情况下，一个小的憩室可用这种方式完全被翻转入膀胱。沿憩室颈部环形切开，然后切除整个憩室。可吸收线双层缝合切口[2]。

膀胱内和膀胱外的联合术式对有大型憩室或明显憩室周围炎症患者[3]，单纯的经膀胱内术式并不可行。另外，憩室内输尿管或包绕输尿管的严重憩室周围炎症可能已改变输尿管的正常走行，有发生损伤输尿管的危险。因此，可以采用经膀胱内和膀胱外的联合术式，通常方法是放置输尿管导管来防止输尿管损伤，像作经膀胱憩室切除术那样切开膀胱，环形切除憩室颈部。在膀胱外环形切开憩室颈。然后将憩室壁从周围组织中分离。有时外科医生的手指前端可以打开憩室，在假性包膜和上皮之间进行分离而行完全的膀胱外切除。在某些病例，有必要分离同侧上方膀胱韧带以方便暴露和移动憩室。如果在暴露憩室时碰到另外的困难，原先的膀胱切口可被延伸和扩大成 T 形以暴露憩室颈部。再像前所描述那样关闭膀胱。

参考文献

1. Tamas EF, Stephenson AJ, Campbell SC, et al. Histopathologic features and clinical outcomes in 71 cases of bladder diverticula. Arch Path Lab Med, 2009, 133(5): 791-796.
2. Faramarzi-Roques R, Calvet C, Gateau T, et al. Surgical treatment of bladder diverticula: laparoscopic approach. J Endourol, 2004, 18(1): 69-72.
3. Powell C R, Kreder K J. Treatment of bladder diverticula, impaired detrusor contractility, and low bladder compliance. Urol Clin North Am, 2009, 36(4): 511-525.

4-11　神经源性膀胱

一、临床资料

【病例摘要】

女性患者，20 岁。主因“先天性脊柱裂伴尿失禁 17 年”入院。患者 17 年前发现腰部软组织膨出，未予诊治，伴尿失禁，精神紧张时加重，活动、咳嗽等腹压增加时亦加重。患者尿失禁症状逐渐加重。7 年前就诊外院诊为“腰骶椎脊柱裂，脊髓拴系综合征”，行腰部脂肪瘤切除联合脊髓拴系松解术，术后患者尿失禁有所恢复，但随后腰部软组织再次膨出，患者尿失禁症状再次加重，2 年来需要佩戴尿垫，夜间也有尿液不自主流出。1 个月前出现腰痛、高热、尿频、尿痛，就诊外院诊断为肾盂肾炎。行 B 超检查提示左肾盂中度积水、左输尿管扩张。膀胱壁增厚、小房小梁形成。腰椎 MRI 提示腰骶脊柱裂、脊髓拴系综合征。尿动力提示：最大膀胱顺应性、膀胱感觉基本正常，未见急迫性尿失禁，膀胱容量 430ml，排尿期间未见逼尿肌收缩，呈现腹压排尿模式。患者发病来食欲睡眠良好，小便如前所述，便秘，右足下垂。

【体格检查】

生命体征平稳，心、肺、腹部查体未见异常。腰部可见软组织膨出，直径约 20cm，腰部可见陈旧手术瘢痕。专科检查：双肾区无隆起，双肾下极未触及，双肾区未触及包块。双肾区无叩击痛。双侧输尿管走行区无压痛，耻骨上膀胱区未见充盈及未发现压痛。正常成年女性外阴，外生殖器无畸形。尿道口可见尿液不自主流出。

【辅助检查】

（1）入院查血常规及肝肾、凝血功能均未发现异常。

（2）膀胱造影：膀胱体积缩小，肌肉小梁增生、肥厚，呈“松塔”样（图 4-11-1）。

（3）CT：膀胱壁不规则增厚，呈“松塔”样外观（图 4-11-2）。

【初步诊断】

神经源性膀胱。

二、病例讨论

本例患者为青少年女性，幼儿期起病，患有先天性脊柱裂，脊髓拴系综合征。伴随出现排尿障碍，尿失禁。曾行脊髓拴系松解术，术后排尿症状出现缓解。后腰部脂肪瘤再度出现，伴发排尿症状再次加重。神经源性膀胱治疗的主要目的在于降低膀胱内压力，保护上尿路功能，其他目标还包括尽可能使膀胱维持控尿及排尿功能，保证患者生活质量。保守治疗无效的神经源性膀胱患者，可以选择手术治疗。治疗方法包括膀胱扩大术、尿流改道术和膀胱替代术等。本例患者后续考虑行尿流改道术，综合患者年纪较轻，生活质量要求高等多方面考虑，决定施行回肠膀胱术。

【鉴别诊断】

综合患者神经系统疾病病史，典型膀胱失功表现，除外其他膀胱病变，考虑神经源性膀胱诊断明确。

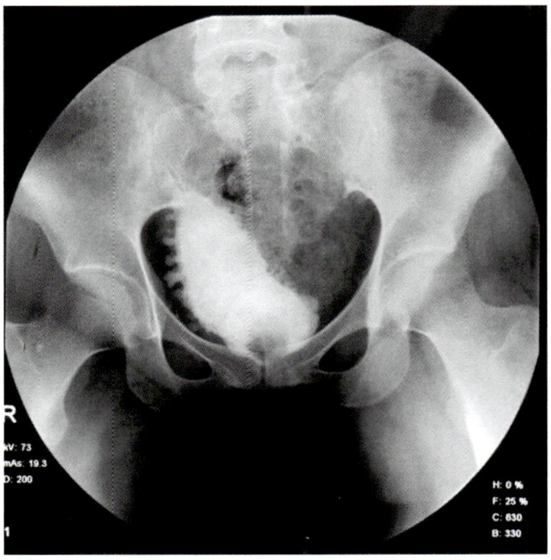

图 4-11-1 膀胱造影
膀胱体积缩小，肌肉小梁增生、肥厚，呈“松塔”样

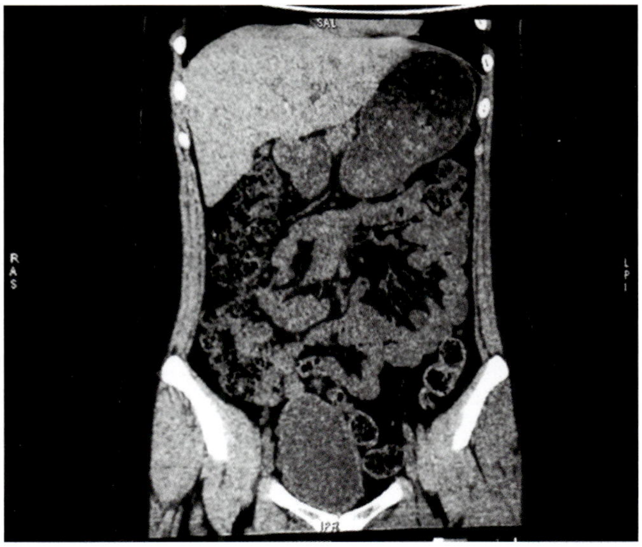

图 4-11-2 CT 检查
膀胱壁不规则增厚，呈“松塔”样外观

【治疗方案】

回肠膀胱术。

三、手术及术后恢复情况

麻醉满意后，取下腹部正中切口，逐层切开入腹，分别在两侧腹膜后找到输尿管，向下游离至膀胱入口处切断，远端结扎，近端输尿管内置入F7输尿管支架管，缝线固定。将左侧输尿管经骶前送至右侧腹膜后。距回盲部约15cm取15cm有独立血供的肠袢作输出道。处理系膜，切断肠管，肠袢内注入链霉素盐水。端-端吻合小肠，以3-0可吸收线连续缝合后，再以3-0丝线浆肌层缝合加固一层，吻合口不窄，关闭系膜。冲洗肠袢，将输尿管支架管从近端向远端引入肠袢，以可吸收线将输尿管做并腔缝合后与肠袢近端作端-端吻合。于右下腹做直径3.5cm圆形造口切口，切除皮肤、浅筋膜，肌膜和腹膜十字切开至可容两指，缝合肌膜和腹膜。肠袢内置造瘘管，将肠袢远端连同输尿管支架管和回肠造瘘管自造瘘口引出。用缝合肌膜之线固定肠袢，将肠袢远端和皮肤间做乳头外翻缝合。并覆以油纱包扎。固定各管。将输出道吻合口置于腹膜后，关闭肠袢系膜和肠袢与侧腹壁间隙。留置伤口引流，逐层关腹，术毕。

术后患者恢复顺利，术后2天排气并拔除胃管，逐步恢复进食，术后8天出院。

四、最终诊断

神经源性膀胱。

五、专家点评

正常排尿活动由脊髓反射中枢和脊髓上反射中枢（脑干、小脑、基底神经核、边缘系统、丘脑、视丘下部和大脑皮层）和交感神经、副交感神经、体神经共同配合完成。任何与排尿相关的神经受到损伤都会引起膀胱功能障碍[1]。儿童脊髓发育不良（如本例的脊髓膨出患者）导致的神经源性膀胱较为常见。正常膀胱和括约肌的储尿和排尿反射通过骶副交感神经、脊柱胸腰段交感神经和骶躯体神经发挥作用。上述相关中枢和神经的损伤会引起神经源性膀胱功能障碍。本例患者因脊髓拴系综合征导致支配膀胱神经受到牵拉挤压损伤，导致膀胱功能受损。因膀胱排尿功能的损伤导致上尿路出现损害，本例患者即已出现肾积水。并且因长期上尿路排尿不畅而出现了肾盂肾炎的表现。

神经源性膀胱的膀胱容量可能出现增加或降低、膀胱感觉敏感或消失、逼尿肌收缩能力受损，尿道括约肌控尿功能受损，出现尿失禁。本例患者尿动力学检查提示最大膀胱顺应性、膀胱感觉、容量基本正常，排尿期间未见逼尿肌收缩，呈现腹压排尿模式。该患者逼尿肌收缩功能消失，依赖腹压排尿，同时可能伴有尿道括约肌功能的损伤。本例患者已经出现严重尿失禁，神经源性尿失禁已较严重。

神经源性膀胱治疗的主要目的在于降低膀胱内压力，保护上尿路功能，其他目标还包括尽可能使膀胱维持控尿急排尿功能，保证患者生活质量[2]。本病应积极处理神经系统原发病，儿童神经系统发育畸形应尽早纠正，对后续膀胱功能的存留具有益处。保守治疗无效的神经源性膀胱患者，可以选择手术治疗。治疗方法包括膀胱扩大术、尿流改道术和膀胱替代术等[3]。本例患者后续行尿流改道术，术后恢复良好。

参考文献

1. Zommick JN, Simoneau AR, Skinner DG,et al. Continent lower urinary tract reconstruction in the cervical spinal cord injured population. J Urol, 2003, 169(6):2184-2187.
2. Ginsberg DA. Indications and complications of cystectomy in patients with neurogenic bladder. J Urol, 2010, 184(1):10-11.
3. Patel DP, Elliott SP, Stoffel JT, et al. Patient reported outcomes measures in neurogenic bladder and bowel: A systematic review of the current literature. Neurourol Urodyn. 2016, 35(1):8-14.

4-12 前列腺增生——经尿道前列腺电切术

一、临床资料

【病史】

男性患者，62 岁，主因“进行性排尿困难 1 年，加重 5 个月”来诊。患者 1 年前无明显诱因出现排尿困难，尿等待，尿线细、无力，伴夜尿增多，每晚 3 次，无尿急、尿痛及肉眼血尿，无发热、腹痛等不适。之后未治疗，排尿困难等症状进行性加重，伴夜尿增多，每晚 4～5 次。5 个月前排尿困难加重，伴尿频、尿急，无尿痛及肉眼血尿，就诊于我院。泌尿系超声提示“前列腺增生”，化验示：tPSA 11.36ng/ml，诊断为“前列腺增生症、PSA 升高”，先后于 5 个月、2 个月前行前列腺穿刺活检术，术后病理均未见癌组织。予口服“保列治”、“哈乐”及“托特罗定”治疗，症状较前缓解。1 周前尿动力检查示“膀胱出口梗阻”，最大尿流率 6ml/s。既往体健。

【体格检查】

体温 36.6℃，心率 80 次 / 分，呼吸 18 次 / 分，血压 138/86mmHg；心、肺、腹部查体未发现异常。泌尿外科专科查体未发现异常。直肠指检：前列腺增大，Ⅲ度肿大，中央沟消失，质韧，未触及结节，无触痛，指套无染血。

【辅助检查】

（1）入院查血常规、尿常规及肝肾功能、凝血功能检查均未发现异常。

（2）tPSA 8.55ng/ml，fPSA 1.21ng/ml，f/t 0.14。

（3）泌尿系 B 超：前列腺 6.0cm×5.6cm×5.8cm（左右 × 前后 × 上下径），体积 101ml。前列腺明显增大，向膀胱内凸出，被膜完整，回声欠均匀。残余尿 80ml。双肾、输尿管、膀胱未见异常。提示：前列腺增生。

（4）盆腔增强 MRI：前列腺体积增大，大小约 5.9cm×4.7cm×4.6cm（左右 × 前后 × 上下）。前列腺增生，前列腺右侧外周带炎症可能，前列腺中央腺体左侧 DWI 略高信号，性质待定，建议复查或进一步检查（图 4-12-1）。

（5）尿动力学：充盈期膀胱感觉敏感，顺应性可，有明显不稳定表现，测压容积偏小；排尿期最大逼尿肌压力约为 150cmH$_2$O，最大尿流率为 5ml/s，膀胱出口梗阻，逼尿肌过度活动。

【初步诊断】

良性前列腺增生症，PSA 升高。

二、病例讨论

【鉴别诊断】

（1）前列腺癌：多为老年男性，伴排尿困难、尿不尽，并进行性加重，查体表现为前列腺触诊质地坚硬，有结节，辅助检查中血清 PSA 升高。患者 PSA 较正常值较高，曾于 5 个月、2 个月前于我院行前列腺穿刺活检术，病理未见前列腺癌组织，考虑诊断可能性小，但不能完全除外，必要时复查前列腺穿刺。

（2）膀胱肿瘤：膀胱颈附近肿瘤可表现为膀胱出口梗阻，但多伴有血尿症状。患者目前病情不支持该诊断，必要时可复查泌尿系 B 超或行膀胱镜检查以明确。

（3）尿道狭窄：多有会阴部外伤史、反复泌尿系感染或尿道操作史，结合患者病史，暂不考虑此诊断。

【治疗方案】

考虑尿路梗阻严重，药物治疗无明显好转，前列腺体积较大，行经尿道前列腺电切术。

三、手术及术后恢复情况

全身麻醉后摆截石位。置入电切镜，观察间前列腺左右两侧叶及中叶均增生显著，突入膀胱内，后尿道迂曲变形呈裂隙状；膀胱内小梁形成明显，电切增生的前列腺组织深至包膜，远端至前列腺边

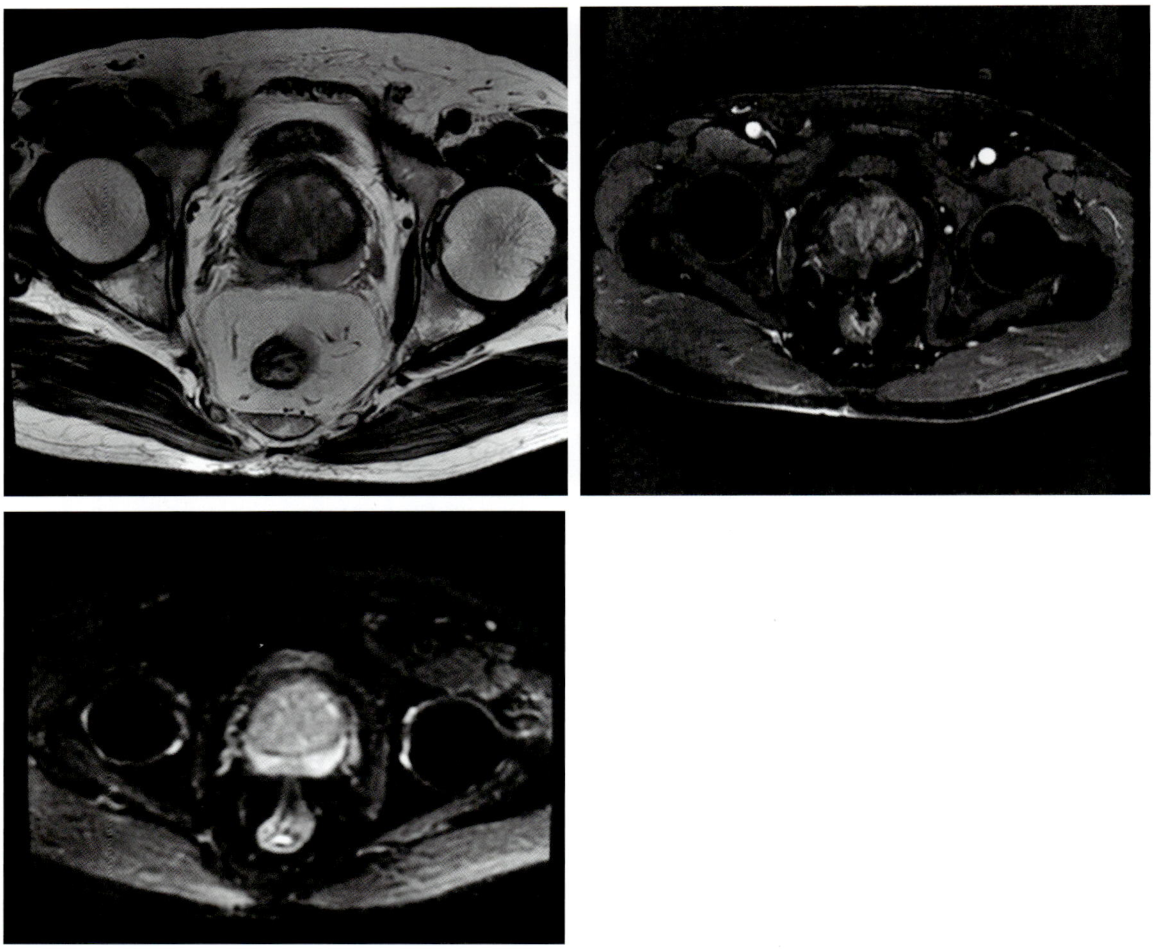

图 4-12-1　患者盆腔增强 MRI

缘，避免损伤尿道括约肌，仔细电凝各出血点。检查术区无渗血，清除膀胱内前列腺组织块，退镜，压迫耻骨上膀胱区，排尿通畅，放手可止，留置 F20 三腔气囊导尿管，气囊内注水 60ml，尿管引流通畅。切除前列腺组织共 34g。术后膀胱痉挛明显，予托特罗定解痉对症治疗。

四、最后诊断

术后病理结果回报：良性前列腺增生，以腺性、腺肌性增生为主，伴间质慢性炎症。

五、专家点评

良性前列腺增生（BPH）是前列腺移行带的平滑肌细胞和上皮细胞增生，伴有前列腺解剖学体积增大，导致膀胱出口梗阻，引起成年男性下尿路症状（lower urinary tract symptoms，LUTS）较为常见的疾病。经尿道前列腺电切术（transurethral resection of prostate，TURP）作为治疗良性前列腺增生相关下尿路症状的标准疗法已有数十年之久[1]。

BPH 患者多以下尿路症状就诊，包括储尿期症状（尿频、尿急、尿失禁、夜尿增多）、排尿期症状（排尿等待、排尿困难及间断排尿）和排尿后症状（排尿不尽、尿后滴沥）[2]。近期研究表明，LUTS 的病因除 BPH 外，还包括膀胱或远端输尿管结石、膀胱过度活动、神经源性膀胱、异物、夜尿增多、前列腺炎、尿失禁、尿道狭窄、尿路感染、泌尿系肿瘤等多种疾病[1]。对于因 LUTS 就诊的患者，可首先考虑 BPH 可能，临床上常以直肠指诊、B 超明确诊断，前列腺 B 超可以明确前列腺大小，计算体积，评估膀胱残余尿量，并且初步鉴别是否合并前列腺癌，肾盂 B 超可术前明确是否合并肾积水。对于 B 超怀疑泌尿系肿瘤患者，可完善尿常规、CT、MRI 等检查进一步鉴别；通过尿常规检查可以鉴别于糖尿病引起神经损害导致神经源性膀胱；尿动力学检查包括膀胱测压及最大尿流率检测，可以明确排尿困难是否为膀胱出口梗阻[3]。

目前，良性前列腺增生的手术治疗仍以经尿道前列腺电切术为主。手术适应证包括：BPH 引起中 - 重度 LUTS，合并肾功能不全，反复泌尿系感染，BPH 引起肉眼血尿、合并膀胱结石或其他治疗方案无效[4]。术前应常规检查肾功能，计算 eGFR，评估术后肾功能变化情况[3]。研究显示，TURP 术随着前列腺体积增加其术后并发症风险升高，应通过前列腺 B 超明确前列腺体积，对于前列腺体积小于 30ml 的患者，可行经尿道前列腺切开术，前列腺体积 30 ~ 80ml 的患者可行 TURP 术，大于 80ml 的前列腺患者多推荐行前列腺摘除术。但是，随着医生手术技术的提高，可适当放宽前列腺体积的限制[1, 4]。双极 TURP 与传统单极 TURP 的短期疗效、尿道狭窄、膀胱颈挛缩发生率无显著差异，并且提高了围术期安全性和症状缓解率，降低了出血量和输血率，缩短了膀胱冲洗时间、尿管留置时间及住院时间，逐步取代单极 TURP 术成为主要术式[5]。

良性前列腺增生是引起成年男性排尿困难最常见的疾病，经尿道前列腺电切术是目前较为有效的治疗方法，术前明确前列腺体积对于制定手术方式十分重要。TURP 术具有较多的并发症。随着技术不断进步，TURP 术的并发症发生率可逐渐下降。

参考文献

1. Oelke M, Bachmann A, Descazeaud A, et al. EAU guidelines on the treatment and follow-up of non-neurogenic male lower urinary tract symptoms including benign prostatic obstruction. Eur Urol, 2013, 64(1):118-140.
2. Zimmerman IJ, Biron RE, MacMahon HE. Pheochromocytoma of the urinary bladder. New Engl J Med, 1953, 249:25–26.
3. Samaan NA, Hickey RC, Shutts PE. Diagnosis, localization, and management of pheochromocytoma. Cancer, 1988, 62: 2451–2460.
4. Gittes RF, Mahoney EM. Pheochromocytoma. Urol Clin North Am, 1977, 4: 239–252.
5. Paul M. Kozlowski, Fredrick Mihm, et al. Winfield, Laparoscopic management of bladder pheochromocytoma. Urology, 2001, 57 (2):365.

4–13 尿道狭窄——尿道内切开

一、临床资料

【病史】

男性患者，36 岁，主因“排尿困难 16 年，尿潴留 5 月余”入院。患者 16 年前无明显诱因出现排尿困难，表现为排尿等待，尿线变细，尿不尽，并需施加腹压以促进排尿。无尿频、尿急，夜尿 0 ~ 1 次 / 晚。就诊于外院，行尿常规检查，提示尿白细胞阳性 (具体不详)，诊断为“前列腺炎”，给予抗菌药物治疗，效果欠佳，复查尿常规仍提示白细胞阳性。行泌尿系 CT 检查，提示“左肾钙化灶”，但未予特殊处理。后小便费力症状逐渐加重，15 年前患者于外院行“前列腺热疗”1 次，后患者自觉排尿困难症状显著加重，且开始出现乏力、盗汗、午后低热症状，体温波动 38℃上下；14 年前就诊于外院，行泌尿系 CT 提示“左肾结核”，尿找抗酸杆菌阳性，抗结核治疗 1 个月后行左肾切除术。术后每年间断服用抗结核药物治疗，结核全身中毒症状迅速好转，但排尿困难症状仍进行性加重。患者自述膀胱容量尚可，每次排尿量约 300ml。5 个月前患者再次就诊于外院，行泌尿系 B 超提示右肾积水，行尿道造影提示“前尿道狭窄”，尿道造影后患者出现尿潴留，遂留置膀胱造瘘至今。目前患者仍间断服用抗结核药物，无发热等全身症状。现为行进一步诊治转诊我院。

【体格检查】

体温 36.7℃，心率 84 次 / 分，呼吸 16 次 / 分，血压 127/76mmHg。一般情况良好，心、肺、腹部查体未发现明显异常。泌尿外科查体：左腰部陈旧手术瘢痕，双肾下极未触及，双肾区无叩击痛；双输尿管走行区无压痛，耻骨上留置膀胱造瘘管，引流尿液清亮。膀胱未充盈，尿道口无红肿、畸形，未及异常分泌物。双侧睾丸、附睾触诊未发现异常。前列腺指诊：前列腺体积不大，质韧，未及结节。无明显触、压痛。

【辅助检查】

（1）入院查血常规及肝肾、凝血功能均未发现异常。尿常规：红细胞 1 ~ 2/HPF，白细胞 25 ~ 30/HPF，尿 pH 6.0。尿找抗酸杆菌 3 次，均未见抗酸杆菌。

（2）泌尿系 B 超（膀胱造瘘之前）：右肾盂及输尿管轻度扩张积水。肾实质厚度 1.7cm，膀胱容量 883ml，膀胱黏膜呈小梁小室改变。前列腺体积 10ml。残余尿 794ml。

（3）泌尿系增强 CT：左肾切除术后，膀胱壁不规则增厚，合并膀胱多发憩室，考虑膀胱炎性病变可能性大，需除外结核，右肾微小结石。

（4）尿动力学检查：充盈期膀胱感觉良好，顺应性好，未见逼尿肌过度活动，测压容积正常。排尿期最大逼尿肌压力 114cmH_2O，尿流滴沥。P-Q 图提示：膀胱出口梗阻。综合考虑：慢性尿潴留，膀胱出口梗阻。

（5）尿道造影：膀胱留置耻骨上膀胱造瘘管，前尿道狭窄，未见造影剂充盈（图 4-13-1）。

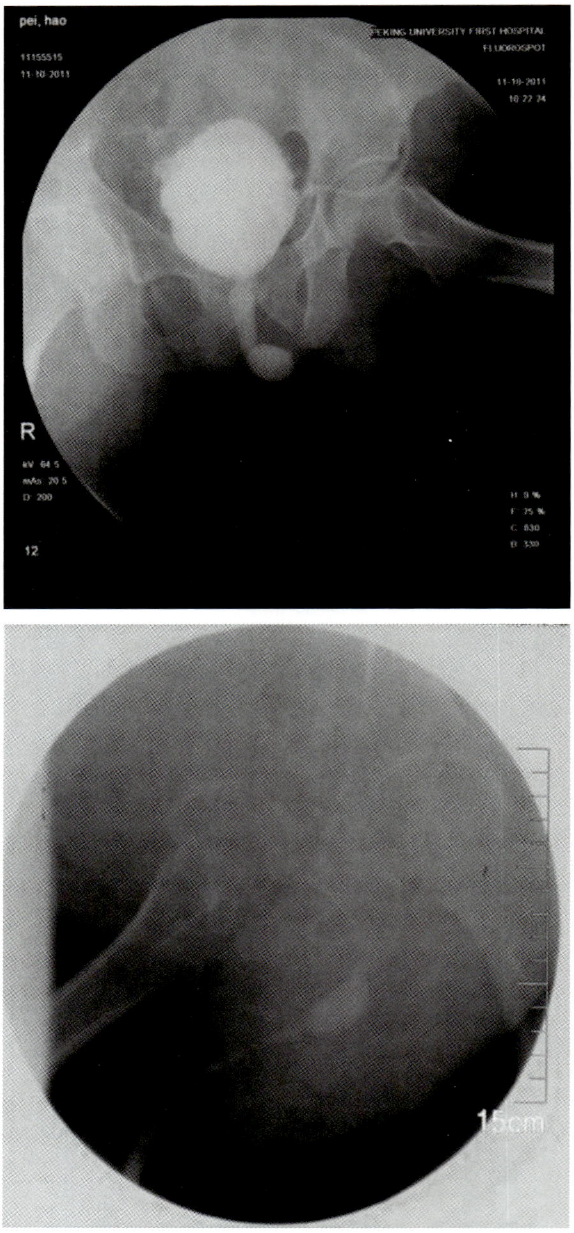

图 4-13-1 尿道造影
膀胱留置耻骨上膀胱造瘘管，前尿道狭窄，未见造影剂充盈

【初步诊断】

前尿道狭窄，尿道结核？膀胱出口梗阻，尿潴留，膀胱造瘘术后，左肾结核，左肾切除术后。

二、病例讨论

【鉴别诊断】

（1）尿道狭窄：患者病史中有明显的排尿梗阻症状，尿动力学结果提示膀胱出口梗阻，行尿道造影提示前尿道存在狭窄，故考虑该诊断。可进一步行尿道镜明确。

（2）尿道结核：患者既往有泌尿系结核的病史，泌尿系结核可以累及整个泌尿系统。患者出现的排尿梗阻症状，以及尿道造影所见，不能够完全排除尿道结核。考虑到本例患者尿常规中仍可见到白细胞，但患者 3 次尿找抗酸杆菌结果均为阴性，故可进一步行尿道镜明确。

【治疗方案】

拟行尿道内切开治疗。

三、手术及术后恢复情况

完善术前相关检查并排除手术禁忌后行尿道内切开尿道扩张术。以输尿管镜观察前尿道见多处狭窄，输尿管镜可通过，近球部尿道可见孔状狭窄，有假道，导丝不能通过。拔除膀胱造瘘管，以软输尿管镜通过造瘘口进入膀胱，膀胱黏膜尚好，通过膀胱颈进入球部尿道，见针孔样狭窄，插入导丝可前进 2cm，通过尿道输尿管镜观察可见导丝。沿导丝输尿管镜进入膀胱，置入斑马导丝，丝状探子扩张至 F16，F18，F20，阻力不大，沿导丝留置 F18 Foley 导尿管，膀胱造瘘留置 F18 Foley 导尿管。患者术后恢复良好，于术后 7 天出院。术后继续规律抗结核治疗，间断扩张尿道。

四、最后诊断

尿道狭窄，膀胱出口梗阻，尿潴留，膀胱造瘘术后，左肾结核，左肾切除术后。

五、专家点评

尿道狭窄最早文字记载出现在古希腊及古埃及时期 [1]，是泌尿系统常见病，多见于男性，其主要原因有外伤性、炎症性及先天性 3 种 [2]，外伤性尿道狭窄多因损伤初期处理不当所致。炎症性尿道狭窄，常因尿道管腔感染所致。先天性尿道狭窄多因尿道瓣膜或精阜肥大引起。

排尿困难是尿道狭窄最常见的首发症状，偶见首发症状为泌尿系感染、尿道出血、前尿道脓肿，尿道皮肤瘘 [3]。排尿困难初起表现为排尿费力，排尿时间延长，尿液分叉。后逐渐尿线变细，射程变短甚至呈滴沥状。当逼尿肌收缩而不能克服尿道阻力时，残余尿增多甚至充溢性尿失禁或尿潴留。尿道狭窄时常伴慢性尿道炎。此时可在尿道外口见到脓性分泌物。长期排尿困难可引起上尿路积水、并导致肾功能不全。

本疾病术前诊断较容易，患者常自述有外伤、泌尿系反复感染、留置尿管、尿道扩张及经尿道手术操作史。此外患者多有进行性加重的排尿困难，术前膀胱尿道造影及内镜检查基本能明确尿道狭窄部位，对于部分骨盆骨折后的患者，MRI 现象可清晰显示后尿道受损情况 [4]。

该病的治疗以手术治疗为主。手术方式的选择主要取决于狭窄的位置以及狭窄段的长度。手术方式包括尿道吻合术、尿道内切开扩张术、尿道套入术及尿道替代成形术（所选替代材料，替代材料多取阴茎阴囊带蒂皮瓣或游离自体口腔黏膜）[3]。对于狭窄段小于 2cm 的（包括周围的海绵体纤维化）患者，尿道吻合术为推荐术式，远期效果较为满意 [5]。有文献报道扩大对于狭窄段较长无法行吻合术的患者推荐行尿道背侧镶嵌术。患者术后处理主要为药物抗感染及局部糖皮质激素的应用。

虽术前诊断较易，但尿道狭窄手术是较为困难的手术。术前须行充分准备，精确设计并施行手术方案，术中应切除全部病变尿道，否则手术失败率可达 71%[6]。术后为预防修补部位再次出现瘢痕狭窄，可定期扩张尿道。

参考文献

1. Attwater HL. History of urethral stricture. Br J Urol, 1943, 15: 39.
2. 章咏裳. 应用腔内泌尿外科技术治疗尿道狭窄. 中华泌尿外科杂志, 1999, 1: 175-176.
3. Peterson AC, Webster GD. Management of urethral stricture disease: developing options for surgical intervention. BJU Int, 2004: 94: 971.
4. Dixon CM, Hricak H, McAninch JW. Magnetic resonance imaging of traumatic posterior urethral defects and pelvic crush injuries. J Urol, 1992, 148: 1162-1165.
5. Santucci RA, Mario LA, McAninch JW. Anastomotic urethroplasty for bulbar urethral stricture. Analysis of 168 patients. J Urol, 2002, 167: 1715-1719.
6. Barbagli G, Lazzeri M, Palminteri E, et al. Lichen sclerosis of male genitalia involving anterior urethra. Lancet, 1999, 354: 429.

第五部分

外伤性疾病

5-1　孤立肾伴肾撕裂伤

一、临床资料

【病史】

男性患者，27 岁，主因“右腰腹部外伤 2 周，无尿、喘憋 11 天”就诊于我院。就诊 2 周前，患者因车祸致右腰腹外伤，急诊入外院，查 CT 示头颅、脊柱无异常发现，腹部 CT 示右肾孤立肾，肾撕裂伤，肾筋膜囊内血肿，肝周、脾周及盆腔积液，肠系膜脂肪水肿，双侧胸腔积液，双肺下叶后基底段不张。予平卧、补液处理。11 天前起出现无尿、喘憋，查血肌酐升高至 860μmol/L，遂予血液透析治疗，同时再予输血、补液。后再出现喘憋症状，入我院急诊继续治疗。

【体格检查】

体温 37℃，心率 111 次 / 分，呼吸 28 ~ 30 次 / 分，血压 177/80mmHg，全身皮肤稍黄染，双肺呼吸音粗，右下肺呼吸音减低，双肺少量湿罗音。右上腹部可及巨大包块，轻压痛，肠鸣音 1 ~ 2 次 / 分。余无特殊。

【辅助检查】

（1）血常规：白细胞 29.67×10^9/L，NE%89.2%，血红蛋白 58g/L，血小板 511x10^9/L；

（2）血生化：血肌酐（serum creatinine，Scr）：1099μmol/L，AMY：268IU/L，ALT 46IU/L，总胆红素（Tbil）：176μmol/L，直接胆红素（Dbil）：108μmol/L；

（3）凝血功能：血浆凝血酶原时间（prothrombin time，PT）：18.71s，D- 二聚体（D-Dimer）：6mg/L，纤维蛋白降解产物（FDP）：80mg/L。

（4）血气分析：pH 7.43，PCO_2 29mmHg，PO_2 56mmHg，Lac 0.5mmol/L。

（5）胸片示双侧胸腔积液，右侧为著，右肺下叶不张，心影增大。

（6）腹部 CT：右肾孤立肾，肾撕裂伤，肾筋膜囊内血肿，肝周、脾周及盆腔积液，肠系膜脂肪水肿，双侧胸腔积液，双肺下叶后基底段不张（图 5-1-1）。

【初步诊断】

全身性炎症反应综合征（systematic inflammatory response syndrome，SIRS），多器官功能衰竭（multiple organ failure，MOF）；右孤立肾，肾撕裂伤，肾周血肿，急性肾功能不全，尿毒症期；Ⅰ型呼吸衰竭，双下肺实变，双侧胸腔积液，右下肺不张；肝功能不全，黄疸；重度失血性贫血；凝血功能异常。

二、病例分析

【鉴别诊断】

患者 2 周前因车祸，即钝器伤就诊于外院，查体生命体征平稳，行 CT 示头颅、脊柱等无异常，腹部 CT 评价右肾孤立肾，肾撕裂伤，肾筋膜囊内血肿；双侧胸腔积液，双肺下叶基底段肺不张，余检验结果不详。此时诊断为：右孤立肾撕裂伤，Ⅲ ~ Ⅳ级，双侧胸腔积液。经保守治疗 3 天后出现无尿伴喘憋症状，查血肌酐显著上升，予抗感染补液血液透析治疗后症状仍渐加重入我院急诊，急诊经辅助检查考虑患者诊断为：SIRS，MOF；右孤立

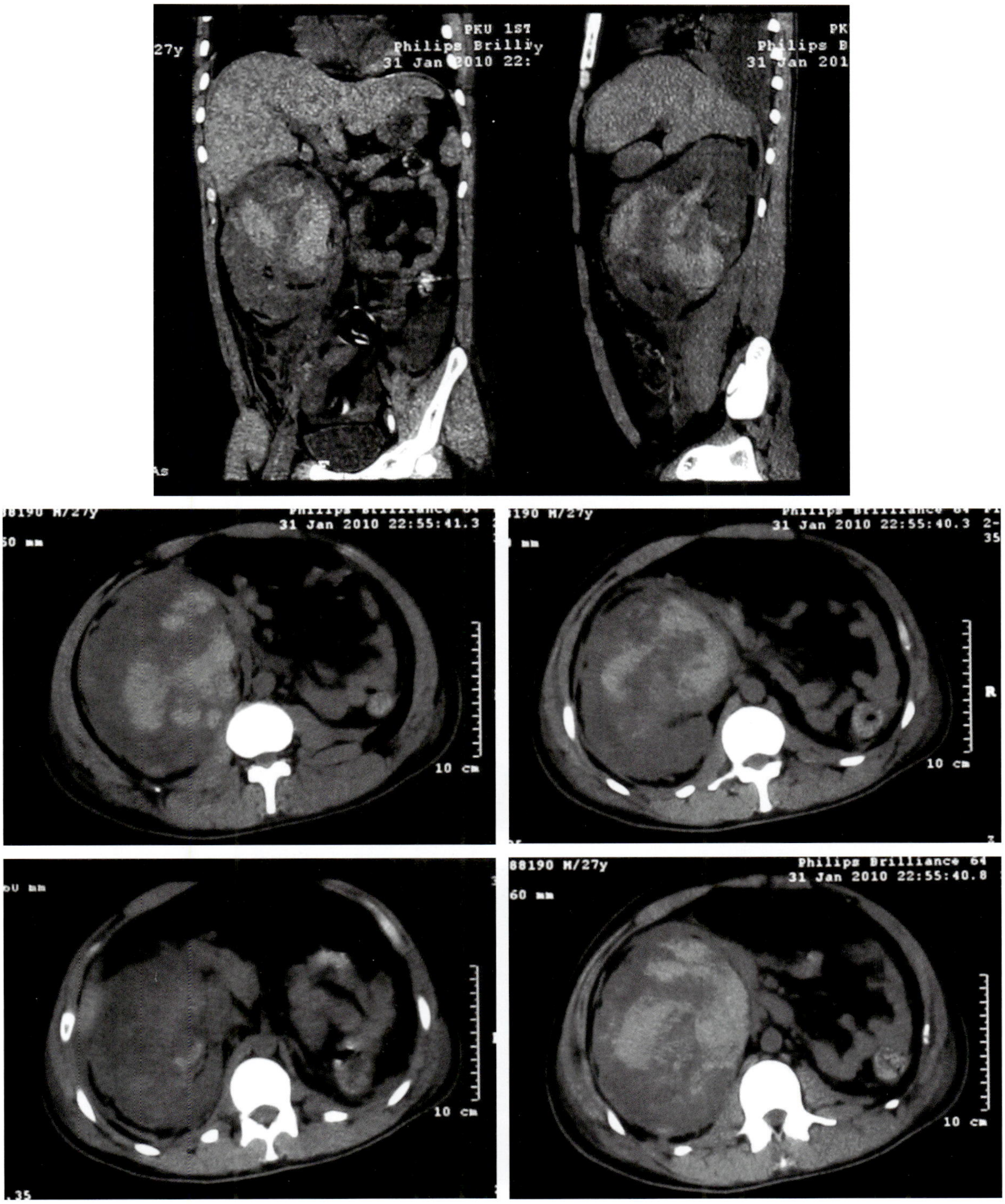

图 5-1-1　腹部 CT

右肾孤立肾，肾撕裂伤，肾筋膜囊内血肿，肝周、脾周及盆腔积液，肠系膜脂肪水肿，双侧胸腔积液，双肺下叶后基底段不张

肾，肾撕裂伤，肾周血肿，急性肾功能不全，尿毒症期（血液透析）；I 型呼吸衰竭，双下肺实变，双侧胸腔积液，右下肺不张；肝功能不全，黄疸；重度失血性贫血；凝血功能异常。此时复查 CT 示血肿较前增大，不除外活动性出血可能，行血管造影示肾动脉分支活动出血，此时由于患者病情危重且为孤立肾，考虑不予急诊肾切除治疗，而行肾动脉超选择栓塞术止血治疗。后入监护室行连续性肾替代疗法（continuous renal replacement therapy，CRRT）、抗感染、液体复苏、对症支持治疗后，患者全身炎

症反应好转，各器官恢复可，但由于肾损伤较重、缺血时间较长，加之肾周血肿张力较高压迫肾，进一步加重了肾缺血，故肾功能损失严重，尽管出院后对患者随访示患者无尿症状好转，但肾功能已出现不可逆损伤，需要维持血液透析治疗。

【治疗方案】

对症维持治疗；透析治疗；选择性肾动脉栓塞止血。

三、治疗及恢复情况

给予禁食水、静脉补液、输血、对症支持及床旁血滤治疗，血肌酐及血钾有所下降，但仍无尿，复查腹部CT示肾周血肿较前有所增大，不除外活动性出血。患者就诊急诊5小时后血管介入科行肾动脉造影检查示肾动脉分支仍存在活动性出血，予肾动脉超选择栓塞术治疗（图5-1-2），手术后入外科监护室。予CRRT、抗感染、补液、输血、支持治疗后，患者黄疸及胸腔积液好转，血白细胞逐渐将至正常范围，血培养阴性，仍无尿，后患者返回外院继续治疗，出院后患者入外院维持血液透析治疗。间断随访患者，后无尿症状缓解，每日尿量可，但仍需间断血液透析治疗。

四、最后诊断

SIRS，MOF；右孤立肾，肾撕裂伤，肾周血肿，急性肾功能不全，尿毒症期（血液透析）；I型呼吸衰竭，双下肺实变，双侧胸腔积液，右下肺不张；肝功能不全，黄疸；重度失血性贫血；凝血功能异常。

五、专家意见

严重外伤后MOF的发生率约为25%。钝器伤后出现MOF的概率大于穿通伤，死亡率也更高。在所有的发生MOF的患者中，迟发者占60%。创伤后发生MOF者在2～7年的死亡率较未出现MOF者高6倍。通常发生MOF的器官顺序为肺、心脏、肝和肾。这些器官的功能衰竭通常发生在3天

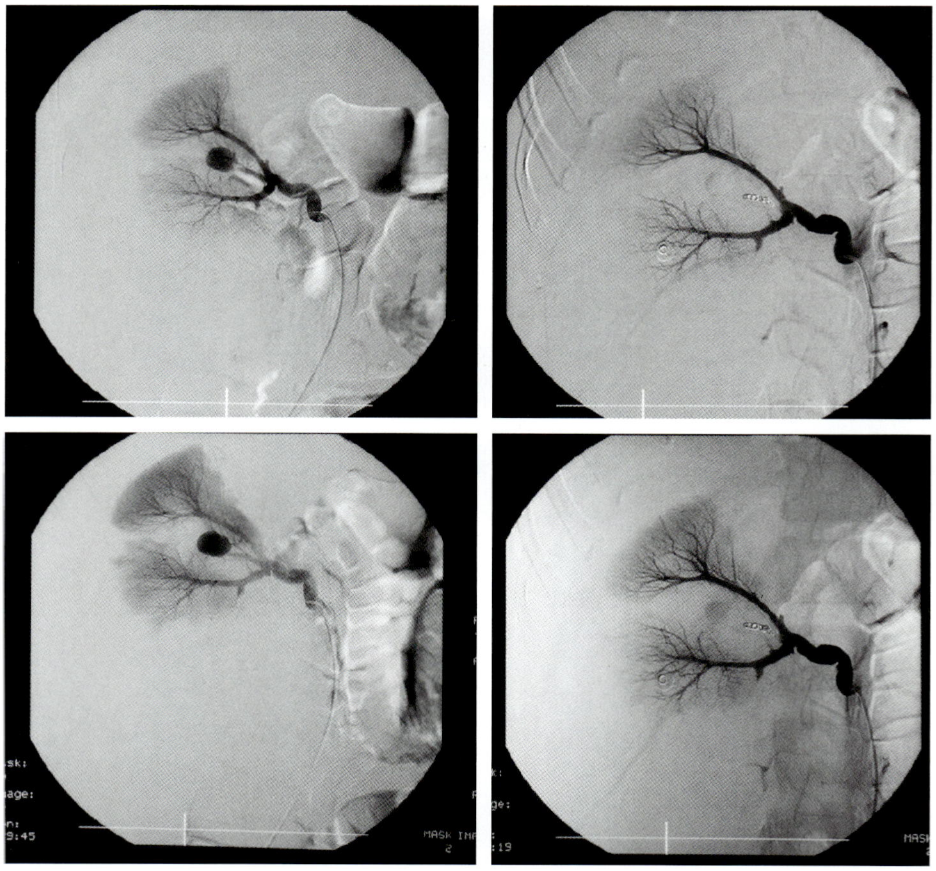

图5-1-2　超选择肾动脉栓塞术

之后。迟发 MOF 因出现代偿性抗炎症反应综合征（compensatory anti-inflammatory response syndrome，CARS）而常合并有脓毒血症，但其死亡率较早发 MOF 低。

SIRS：诊断应当至少符合以下两条：①体温 <36℃或 >38℃；②心率 >90 次 / 分；③呼吸频率 >20 次 / 分或 PCO_2<32mmHg；④白细胞 <4000/ml 或 >12 000ml 或超过 10% 的杆状核[1]。

目前对于 MOF 的诊断标准没有金标准，但有多个可供使用的评分系统。最常使用的是 Denver MOF 评分（表 5-1-1），其定义为：在重大外伤 48 小时后，2 个或 2 个以上的器官的功能障碍加重。故在重大外伤 48 小时后应当每日进行评分。单个器官系统衰竭定义为大于 1 分；涉及多系统衰竭、且评分大于 3 分则定义为 MOF。

创伤性休克指由于失血和组织机械性损伤，导致组织供血不足或细胞无法利用氧气。这会进一步导致炎症级联反应、凝血级联反应、补体系统激活、固有免疫和特殊免疫反应。在液体复苏过程中还会涉及缺血 - 再灌注损伤。

MOF 的发生机制非常复杂且与患者、创伤和治疗三方面因素有关。由创伤直接导致失血性休克和复苏所引起的早期 MOF 被称为一次打击模型。但也有较轻的损伤，导致患者低血压并接受补液治疗，这一过程会激活整个机体的促炎症反应，而二次打击则会导致不可控制的炎症反应和器官损伤。潜在的二次打击因素可能为感染、机械通气、输血、长骨固定、二次手术和脂肪栓塞。

缺血的肠道经过再灌注后会产生细胞因子，促炎症脂质和蛋白质。这些促炎因子通过肠系膜淋巴结进入血液循环系统，这些因子会使多形核中性粒细胞（polymorphonuclear neutrophils，PMNs）处于预激活状态。这些 PMNs 进入血液循环中，导致创伤后 3 小时发生严重高中性粒细胞血症。在高中性粒细胞存在期间，二次打击的发生会使患者发生 MOF。如果在这一期间没有发生二次打击，则高中性粒细胞血症会在 36 小时内自发缓解，不会产生 MOF[2-3]。

对于已经发生 MOF 的患者，PMNs 会移动到各个器官中，通过脱粒、NO 释放和活性氧释放导致局部细胞毒性反应。除局部反应之外，还可通过释放促炎症细胞因子进入血液循环而产生远处作用，这些细胞因子有 IL8，IL6，TNF-α 等[4]。

在发生全身炎症反应时，机体还会发生 CARS。如果抗炎症性细胞因子诱导过强，就会由免疫抑制转为过敏，形成易感染性，最终导致 MOF。雌激素在 MOF 的发生中可能起到保护机体作用，小于 50 岁的女性患者 MOF 的发生风险和循环细胞因子水平均低于同年龄组男性。

创伤后 24 小时内输血会增加 SIRS 的发病风险、死亡率和 ICU 住院时间。减少输血量能够降低患者的 MOF 发病率、改善预后。此外，所输血液的存放时间对患者的预后也有影响，因为库存血中的促炎症因子会随存放时间延长不断增加。在创伤最初 6 小时内输入存放 3 周以上的血液会使 MOF 发病率升高。输入去白红细胞、血小板和血浆也不能够消除输血的二次打击作用。

外科临床上急性腹内压升高常见于急性腹膜炎、急性胰腺炎急性肠梗阻等重症腹腔内感染伴感染性休克，重症腹部外伤、腹主动脉瘤破裂、腹腔内急性出血或腹膜后血肿、腹腔填塞止血术后失血性休克或肝背侧大出血腹腔填塞止血术，经足量液体复苏后急性进行性内脏水肿等。发生腹腔间隙综合征（abdominal compartment syndrome，ACS）后，比起 2 小时内或 18 小时后进行剖腹减压术，8 小时时行手术的患者死亡率更高。

表 5-1-1 Denver 创伤后多器官衰竭评分

功能异常	0分	1分	2分	3分
肺 PaO_2/FiO_2 比值	>250	250～200	200～100	<100
肾 血肌酐（μmol/L）	<159	160～210	211～420	>420
肝 总胆红素（mmol/L）	<34	34～68	68～137	>137
心脏	无强心药	小剂量使用一种强心药	中剂量使用任一种强心药或小剂量使用>1种强心药	大剂量使用任一种强心中剂量使用>2种强心药

每日的最差评分作为当日评分值。>3分定义为多器官功能衰竭。

发生创伤后 MOF 的高危因素：① 12 小时内输血 >6 个单位；年龄 >55 岁；②输入血液的存储时间较长；③肥胖；④ ACS；⑤男性。认识和评估这些早期预测因素能够估计 MOF 的发生概率并尽早采取预防措施。一旦发生 MOF，则缺乏有效的治疗方法，只能对症支持和保护器官功能。

参考文献

1. Matsuda N, Hattori Y. Systemic inflammatory response syndrome (SIRS): molecular pathophysiology and gene therapy. J. Pharmacol Sci, 2006, 101 (3): 189-198.
2. Deitch EA. Simple intestinal obstruction causes bacterial translocation in man. Arch Surg, 1989, 124: 699-701.
3. McIlroy DJ, Jarnicki AG, Au GG, et al. Mitochondrial DNA neutrophil extracellular traps are formed after trauma and subsequent surgery. J Crit Care, 2014, 29 (6): 1133.
4. Kabay B, Kocaefe C, Baykal A, et al. Interleukin-10 gene transfer: prevention of multiple organ injury in a murine cecal ligation and puncture model of sepsis. World J Surg, 2007, 31 (1): 105–115.

5-2 肾横断

一、临床资料

【病史】

男性患者，26 岁，主因“左腹外伤，腹痛 1 小时”入院。患者 1 小时前于快速奔跑中跌倒，左腹撞击于台阶，后出现持续性左上腹疼痛，不能起身，遂至我院急诊，血压 90/50mmHg，心率 100 次 / 分，血红蛋白 87g/L，腹部 B 超示左肾中下部低回声包块，腹腔积液。腹部 CT 示脾破裂出血，伴左肾巨大血肿。急诊予补液扩容治疗，为求进一步治疗收入我院。

【体格检查】

全身皮肤黏膜苍白、湿冷。左腹淤斑，大小 6cm × 8cm。上腹软，明显压痛，反跳痛不明显，移动性浊音阳性。

【辅助检查】

（1）腹部 B 超：左肾中下部结构模糊，可见一不均质低回声包块，大小约 14.5cm × 6.7cm，内未探及明确血流。肝周及下腹肠间隙可见少量液性暗区，最大深度 1.2cm。印象：左肾中下部低回声包块（结合病史，考虑血肿）；腹腔积液。

（2）腹部平扫 CT（图 5-2-1）：脾结构欠清，实质内可见大片状不规则低密度灶。左侧肾形态欠规则，左侧肾截断，实质密度减低，边界不清，局部

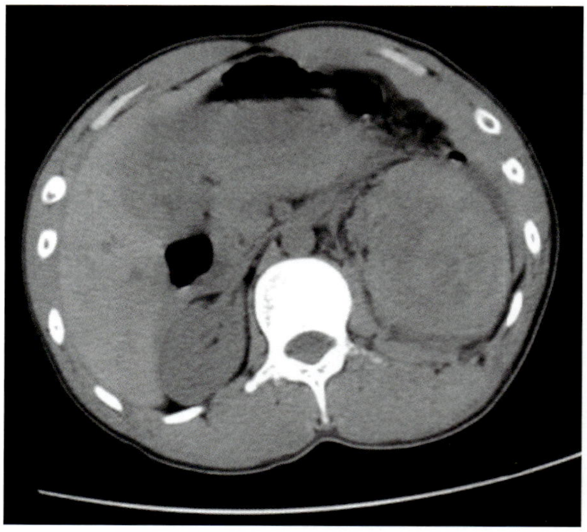

图 5-2-1 腹部平扫 CT 所见
左侧肾形态欠规则，左侧肾截断，实质密度减低，边界不清，局部肾窦结构不清，肾门结构不清，肾周可见大量稍高密度灶积聚

肾窦结构不清，肾门结构不清，肾周可见大量稍高密度灶积聚，平均 CT 值约 51Hu。肝周可见液体密度积聚。腹腔、盆腔可见稍高密度灶积聚。印象：脾破裂。左肾破裂，伴肾周血肿。腹腔、盆腔积血可能性大。

【初步诊断】

外伤性脾破裂、肾破裂。

二、病例讨论

【鉴别诊断】

（1）肾裂伤：患者肾实质表浅裂伤，若肾被膜完整，可表现为被膜下血肿；若被膜损伤出现破口，可表现为肾周血肿；若被膜和集合系统同时损伤，则表现为肾周血肿伴尿外渗。

（2）肾盂裂伤：在腹部闭合性损伤中较少出现，多见于开放性损伤、手术过度牵拉、腔镜检查治疗时。肾盂破裂可使尿液积存于肾周间隙。如伴有腹膜破裂，尿液进入腹腔，可产生尿性腹膜炎，出现腹膜刺激征及移动性浊音。

【治疗方案】

由于患者腹腔内出血，生命体征不稳定，影像学示脾、肾损伤，肾横断，手术指征明确，行急诊开腹探查探查术。

三、手术及术后恢复情况

常规消毒铺巾，取左上腹肋缘下切口，逐层切开进腹，护皮。探查见腹腔无粘连，吸出血性液约1800ml，左侧腹膜后巨大血肿，肾周筋膜内血肿形成，张力高；脾下极破裂，部分脾组织离断，脾被膜部分撕裂。决定行脾切除术、左肾切除术。脾后方以纱垫填塞压迫，松解结肠脾曲，沿胃结肠韧带左侧打开，进入小网膜囊，显露胰腺体、尾部，于胰体上缘找见脾动脉，以丝线悬吊控制，游离脾周围韧带，分次结扎、切断脾胃韧带、胃短血管，依次处理脾结肠韧带、脾膈韧带、脾肾韧带，至脾门处分次结扎切断脾动、静脉，移除脾标本，脾门血管以 5-0 prolene 线缝合止血。游离左肾周围筋膜，显露并游离左肾动、静脉，以 10 号丝线结扎左肾动、静脉，结扎并切断左肾上腺静脉，沿肾周筋膜游离左肾，结扎、切断左输尿管，完整切除左肾及肾周筋膜。冲洗腹盆腔，手术野充分止血，手术野留置引流管 1 根自左上腹部引出。清点敷料、器械无误，逐层关闭切口，钉合皮肤，术毕（图 5-2-2）。

患者术后恢复良好，无并发症发生。术后第 1 天饮水，进流食。术后第 3 天拔除导尿管，术后第 5 天拔除引流管，术后第 7 天出院。

四、最终诊断

病理诊断（图 5-2-3）：（左）肾切除标本：肾破裂，中间横断，断面可见出血及炎性渗出 。

五、专家点评

肾解剖位置深，有腰肌、膈肌、肋骨、脊椎及腹腔内脏器的保护，另外肾周围有丰富的脂肪组织保护，且肾有一定的活动度，一般不易受损。但是肾是一实性器官、质脆、血供丰富，在受到剧烈外

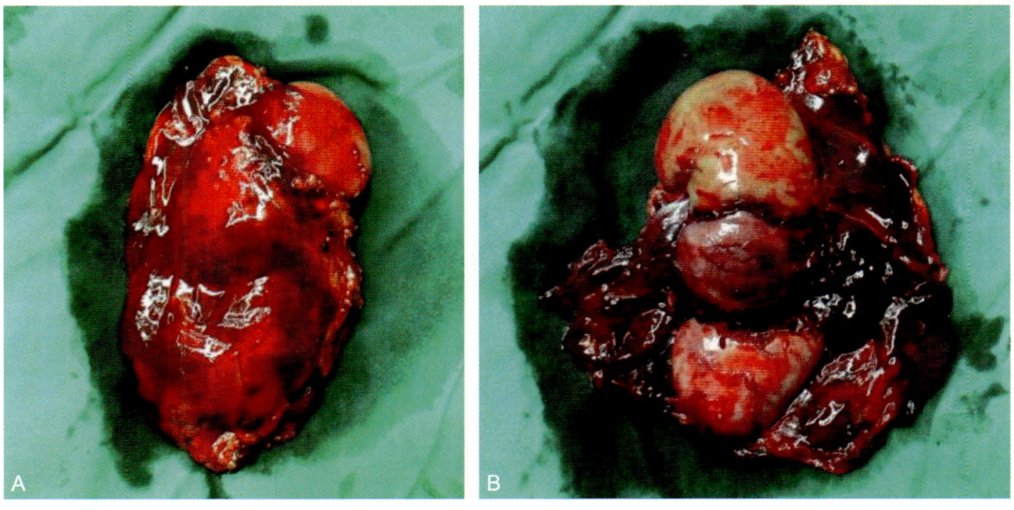

图 5-2-2 术后标本所见

A. 左肾下极游离，肾周筋膜积血；B. 剖开标本：左肾上极裂伤，左肾下极横断游离

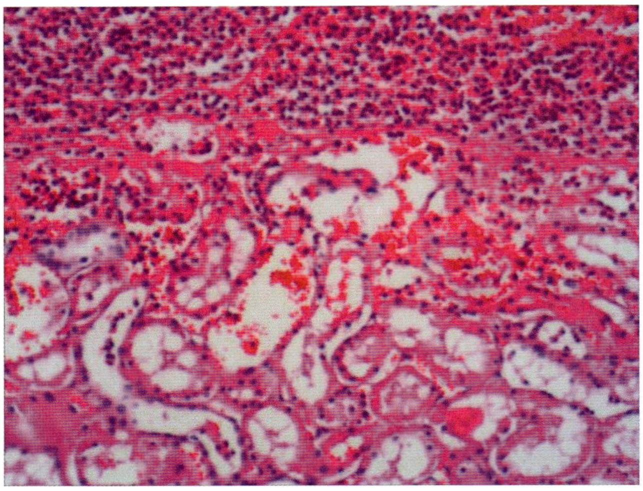

图 5-2-3 病理标本镜下所见

力后仍可发生损伤。

目前肾损伤按美国创伤外科协会的标准分为5级[1]：Ⅰ：肾挫伤：镜下或肉眼血尿，泌尿系检查正常；血肿：包膜下血肿，无肾实质损伤。Ⅱ：血肿：局限于腹膜后、肾区的肾周血肿；裂伤：肾实质裂伤、深度小于1.0cm，无尿外渗。Ⅲ：裂伤：肾实质裂伤深度超过1.0cm，无集合系统破裂或尿外渗。Ⅳ：裂伤：肾损伤贯穿肾皮质髓质和集合系统；血管损伤：肾动、静脉主要分支损伤伴出血。Ⅴ：裂伤：肾破裂；血管损伤：肾门血管撕裂、离断伴肾无血供。对于Ⅲ级损伤，如为双侧肾损伤，应算为Ⅳ级肾损伤表现。此分级对指导临床治疗具有较高的实用价值，据美国创伤协会统计，Ⅰ级和Ⅱ级肾损伤死亡率为9.5%，手术率为4.5%；Ⅲ级肾损伤死亡率为18.6%，手术率为16.0%；Ⅳ级肾损伤死亡率为23.8%，手术率为40.3%；Ⅴ级肾损伤死亡率为39.9%，手术率为70.6%[2]。

肾损伤的绝对手术指征为：①血流动力学不稳定，危及伤者生命时；②肾周血肿进行性增大或肾周血肿具有搏动性时；③肾蒂损伤（Ⅴ级肾损伤）；④肾盂输尿管连接部损伤[3]。对于出现尿外渗及失活肾组织的，肾损伤合并其他脏器损伤的以及后期发现肾血管损伤的也应行手术治疗。

手术治疗的切口选择一般为经腹切口，在打开后腹膜前先探查及处理腹腔损伤脏器。后腹膜切口可选择腹主动脉肠系膜上动脉旁切口，这样可以快速找到肾门。应在探查肾前控制肾蒂，伤侧肾通常会形成腹膜后血肿，早期控制肾门可以减少肾出血。肾出血是肾损伤患者中肾切除的主要原因之一。尽早控制肾血管可以使肾切除率从56%降至18%[3]。

对于病情不稳定的患者，如对侧肾形态功能正常，可行患侧肾切除术。肾切除术的指征为：①肾严重碎裂伤，大出血无法控制者；②严重肾蒂裂伤或肾血管破裂无法修补或重建者；③肾内血管已有广泛血栓形成者；④肾创伤后感染、坏死及继发性大出血者。

术后应留置肾周或肾窝引流，以引流外渗尿液及残存积血。

参考文献

1. Moore EE, Shackford SR, Pachter HL, et al. Organ injury scaling: spleen, liver, and kidney. J Trauma, 1989, 29(12): 1664-1666.
2. Tinkoff G, Esposito TJ, Reed J, et al. American Association for the Surgery of Trauma Organ Injury Scale I: Spleen, Liver, and Kidney, Validation Based on the National Trauma Data Bank. J Am Coll Surg. 2008, 207(5):646-655.
3. Wein AJ, Kavoussi LR. Campbell-Walsh urology. 10 ed. Philadelphia: Elsevier Inc, 2012.

5-3 肾出血并发肾动静脉瘘

一、临床资料

【病史】

女性患者，51岁，主因“发现蛋白尿、血压升高13年”入院。患者临床表现为：水肿、高血压、血尿、蛋白尿。2012年3月5日为行肾穿刺收住我院肾内科，于3月8日行肾穿刺，穿刺后患者出现腰背部疼痛、腹胀、全程肉眼血尿，经保守治疗后症状无缓解，生命体征尚平稳，于3月9日急查肾B超提示右肾周围可见11.2cm×1.2cm血肿，膀胱内可见大量沉淀物，考虑血块可能性大，予以患者行导尿治疗。后因患者诉右腰部疼痛较前加重，保留导尿仍见肉眼血尿，遂请我科医生会诊，考虑为活动性出血可能性大，3 月 9 日于介入科行超选择性肾动脉造影及肾动静脉内瘘栓塞治疗。栓塞后造影提示无活动性出血。治疗后腰背痛逐步减轻、血尿消失，复查 B 超提示右肾血肿逐步吸收。余无特殊。

【体格检查】

生命体征平稳，心、肺、腹部查体无特殊异常发现。

【辅助检查】

（1）血常规、血肌酐、血压、心率，见表 5-3-1。

（2）肾 B 超：肾穿刺前（图 5-3-1）：右肾 10.6cm × 5.3cm × 4.2cm，肾实质厚度 1.6cm。左肾 10.8cm × 5.0cm × 4.0cm，肾实质厚度 1.5cm。双肾轮廓左肾不清晰，右肾欠清晰，被膜不光滑，实质回声偏强，内部结构不清晰，肾盂、输尿管无扩张。左肾上极囊肿。

肾穿刺后介入治疗前：右肾周可及 11.2cm × 1.2cm 偏低回声带。

介入治疗后：右肾下极被膜下可见液性暗区，累计范围约 2.0cm × 0.5cm，局部肾周亦可见液性暗区，最大厚度约 1.0cm。膀胱内可见留置管及偏强回声团块，边界不清。

术后 3 天：右肾周可及一个 7.4cm × 1.2cm 偏低回声带。膀胱充盈欠佳，其后壁可及一个 3.5cm × 1.4cm 偏强回声团。

术后一周：右肾下极可见 5.3cm × 5.7cm 低回声区，边界欠清（图 5-3-2）。

术后 2 周：右肾下极被膜外可及一 2.6cm × 1.1cm 稍强回声。膀胱充盈尚好，壁稍毛糙，其内未见异常声像图（图 5-3-3）。

【初步诊断】

左肾穿刺术后出血。

表 5-3-1 血常规、血肌酐、血压、心率

	肾穿刺前	肾穿刺后介入治疗前			介入治疗后
日期	2012-3-6	2012-3-8	2012-3-9晨	2012-3-9	2012-3-10
白细胞（10^9/L）	4.01	6.56	10.20	10.41	11.74
红细胞（10^{12}/L）	3.92	3.52	3.72	3.85	4.12
血红蛋白 (g/L)	129	115	123	122	133
血肌酐（μmol/L）	82.9	-	130.3	-	120.80
血压(mmHg)	130/90	160/100	149/96	130 ~ 150/80 ~ 100	142/81
心率(次/分)	74	78	70	70 ~ 78	70 ~ 85

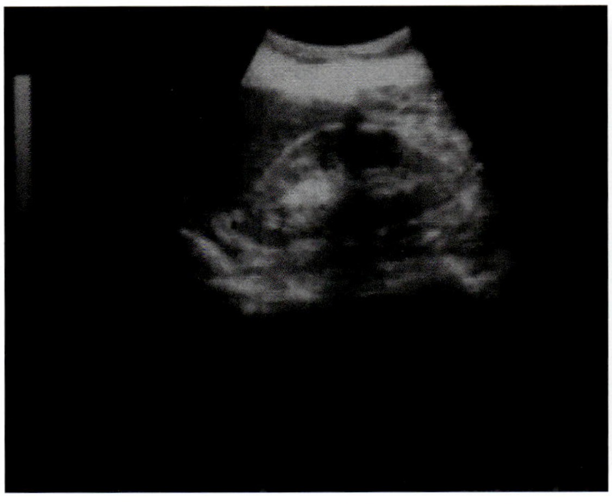

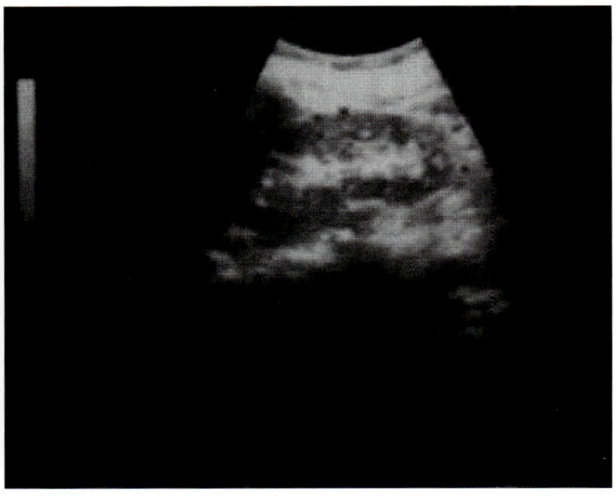

图 5-3-1 肾内科 B 超示双肾结构不清晰

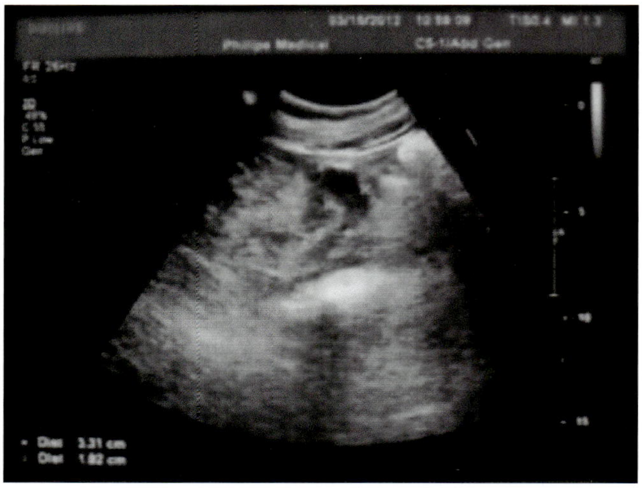

图 5-3-2 腹部 B 超示右肾下极低回声，考虑血肿

二、病例分析

【鉴别诊断】

右肾穿刺术后出血：结合患者肾穿刺病史及穿刺之后一系列表现，包括血色素下降、血尿以及影像学所见，考虑该诊断成立。

【治疗方案】

本例患者肾穿刺后出现肉眼血尿，保守治疗后效果不佳。我科会诊后高度怀疑肾穿后活动性出血，为明确诊断及后续治疗，综合会诊意见及患者本人意愿等考虑，决定行超选择性肾动脉造影，必要时行栓塞治疗。

三、手术及术后恢复情况

患者仰卧位，右腹股沟常规消毒铺巾，2% 利多卡因局麻后，以 Seldinger's 法穿刺右股动脉，置入 F5 鞘管及造影导管。行腹主动脉造影示（图 5-3-4）：双侧肾动脉开口如常，未见明确右肾副动脉，双侧腰动脉走行如常，未见明显造影剂外渗。引入 F5 Cobra 导管行右肾动脉造影术见右肾实质偏下部一

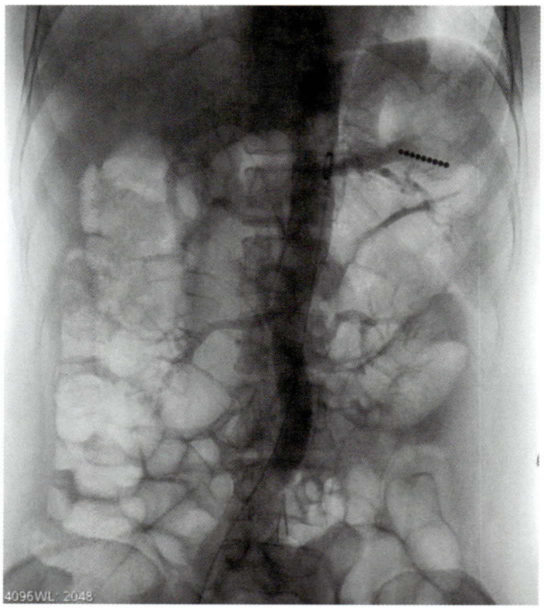

图 5-3-4 肾穿刺活检术后腹主动脉造影

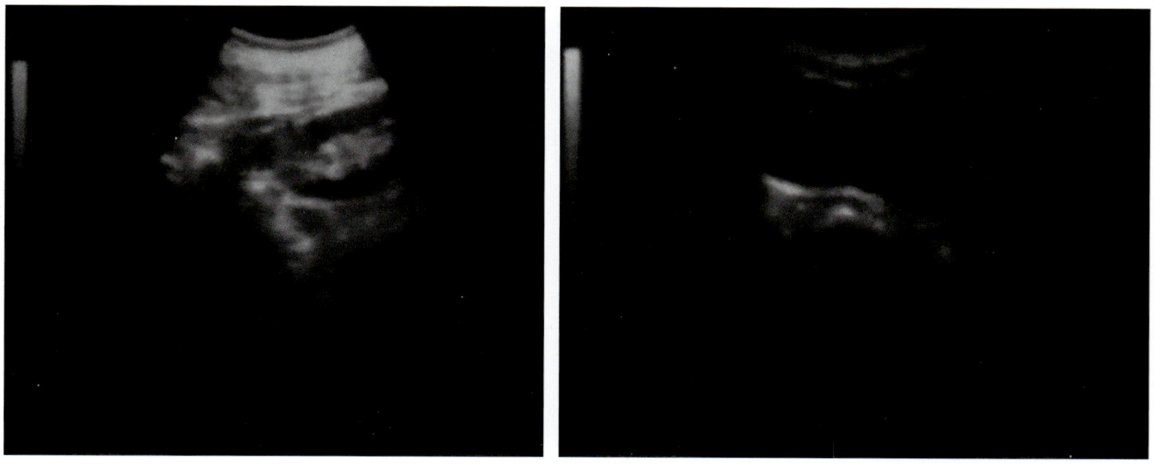

图 5-3-3 腹部 B 超示右肾周小血肿，膀胱未见明显异常

叶间动脉远端可见动静脉瘘（arteriovenous fistula，AVF）病变，肾静脉提前显影（图 5-3-5）。交换微导管，将微导管远端超选择性进入该叶间动脉（图 5-3-6，图 5-3-7），造影确定位置无误后，将 3/2 螺旋钢圈释放于 AVF 近端的叶间动脉，后造影见叶间动脉呈残根状，未见明确 AVF 及肾静脉提前显影（图 5-3-8），余肾动脉分支显影良好（图 5-3-9）。栓塞完毕后拔管，穿刺部位 15 分钟压迫止血后加压包扎。手术过程顺利，用时约 1.5 小时，造影剂碘克沙醇注射液（威视派克，Visipaque）150ml，术中未输血。

术后患者安返病房。嘱平卧 24 小时，栓塞后常规给予抗感染等对症处理，并观察患者尿液颜色变化及生命体征。行 B 超观察右肾血肿吸收情况。留

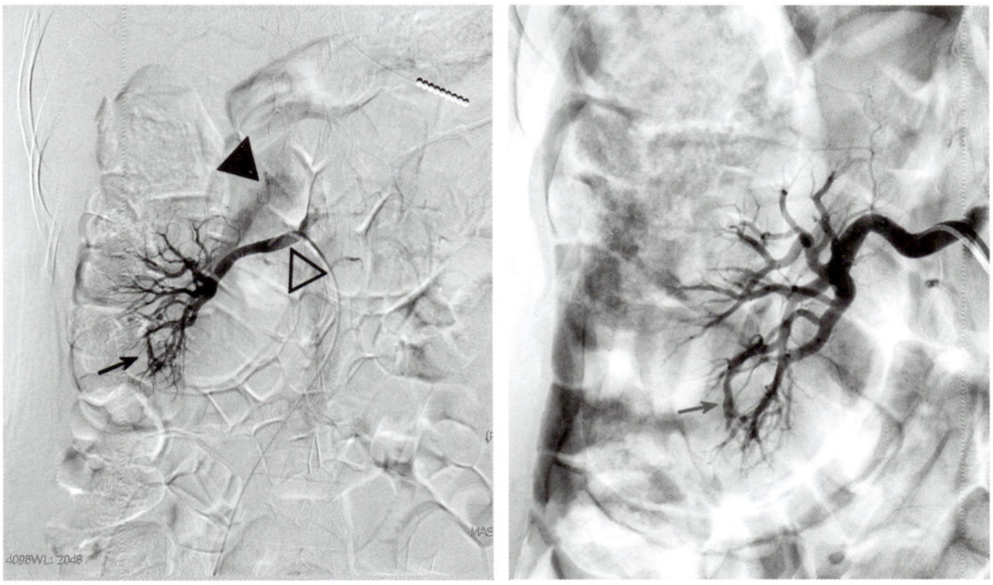

图 5-3-5 右肾下部一叶间动脉显影、动静脉瘘及肾静脉提前显影
△：肾动脉；▲肾静脉；↑：动静脉瘘

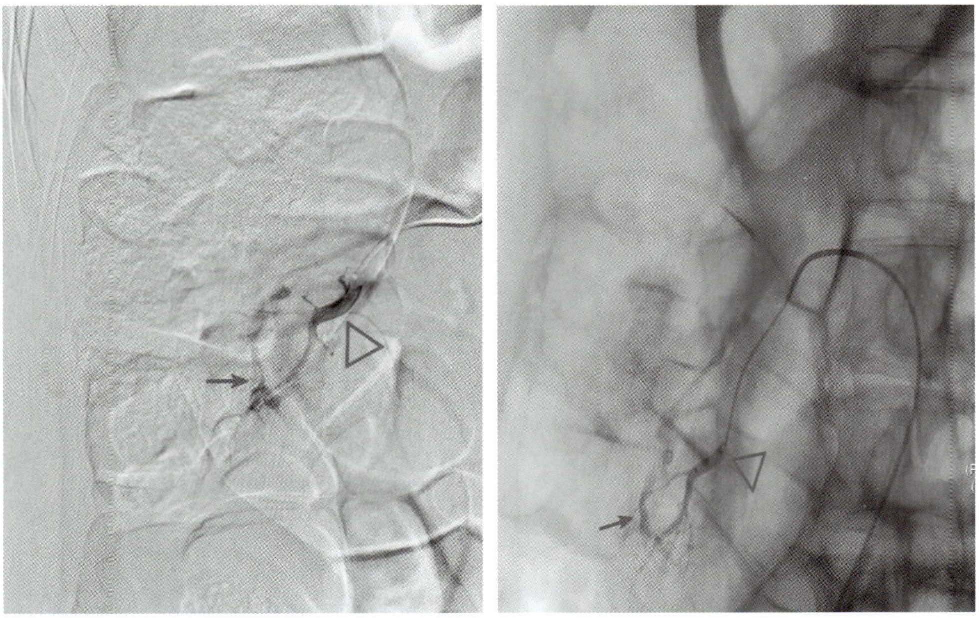

图 5-3-6 微导管超选择性肾动脉显影
↑：动静脉瘘；△：肾动脉

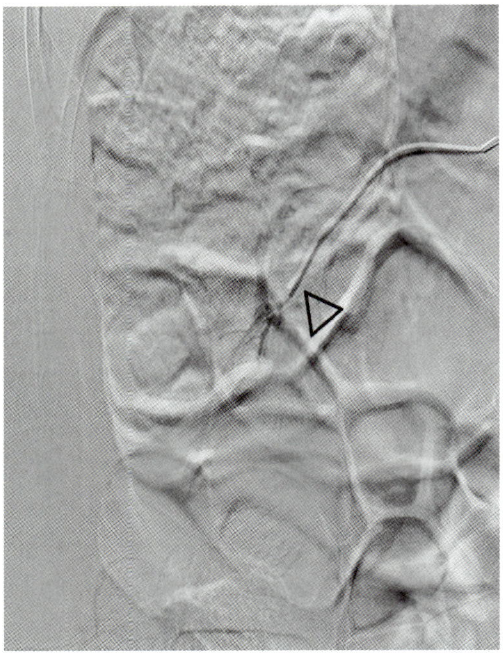

图 5-3-7 微导管远端超选择性进入叶间动脉
△：肾动脉

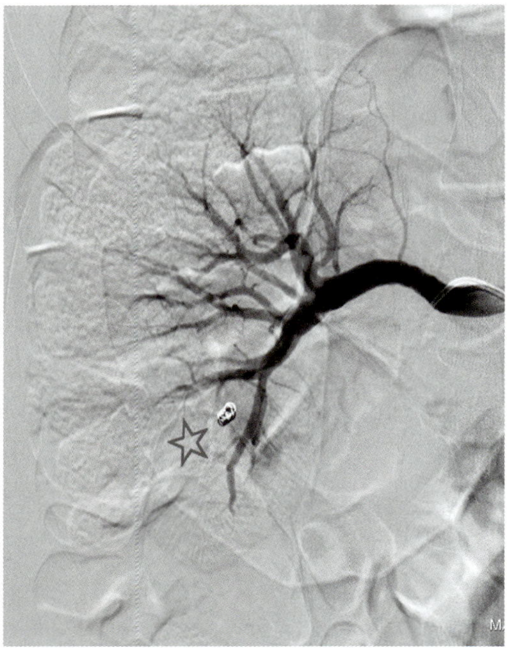

图 5-3-8 金属微弹簧圈超选择栓塞 AVF 近端的叶间动脉，未见明确 AVF 及肾静脉提前显影
☆：弹簧钢圈

置尿管行膀胱冲洗。观察肾功能情况。患者栓塞术后 2 天肉眼血尿转清，后仍有少量陈旧性血凝块排出，10 天后尿色完全转清血尿消失。

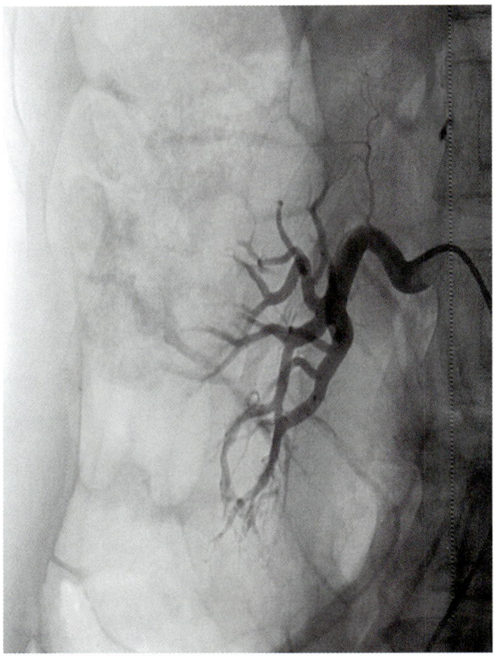

图 5-3-9 栓塞后，其余肾动脉分支显影良好

四、最终诊断

左肾穿刺术后出血；肾出血并发肾动静脉瘘。

五、专家点评

肾穿刺活检对各种肾病明确诊断、指导治疗及判断预后十分重要，但肾穿刺活检是一项创伤性检查，术后可出现血尿、出血、感染、腰痛、尿潴留和动静脉瘘等并发症[1]。其中并发动静脉瘘有临床症状者占肾穿刺病例的 0.1%～0.5%[1-2]。典型表现为严重血尿或（和）肾周血肿（偶呈延迟性出血）、进行性心力衰竭及腰腹部血管杂音[2]。曾经以外科手术结扎动静脉瘘的动脉血管、部分肾切除或全部肾切除为主要治疗，而现在多应用超选择性肾动脉栓塞治疗[3]。

经皮肾穿刺活检目前在国内外开展十分普遍。由于肾活检能提供肾各种病理类型，各个病期病变，对临床诊断、治疗、修正诊断、判断愈后及研究肾疾病成为不可缺少的方法[4]。国内外报告肾活检后肉眼血尿发生率为 3%～16%[5-6]。其中并发动静脉瘘发生率为 0.1%～0.5%[1-2]。

近年来，随着介入放射学的发展，超选择动脉栓塞治疗肾出血已广泛应用于临床。肾段动脉之间没有或很少有吻合支存在，在进行肾动脉栓塞介人止血手术时，要最大限度的超选插管至肾段动脉及其分支，保证超选择性栓塞。Benson 等[7]认为超选择性肾动脉栓塞具有侵袭性小、成功率高、安全有效等优点，可大大降低手术风险及肾损伤的外科手术切除率，已逐渐成为肾损伤大出血的首选治疗，并已得到患者及临床医师认可。Heyns 等[8]报道 98 例行开放手术治疗肾刀刺伤，结果其中有 5 例行肾切除术，4 例行半肾切除术，术后延迟出血 13 例。其中 7 例因出血不止最终切除肾，说明手术探查并不能防止继发出血的发生。刘璋等[9]报道超选择肾动脉栓塞治疗外伤性肾出血具有对病变部位、范围、血管解剖及形态作出准确判断，操作简便安全，创伤小，能准确显示损伤血管，有效地栓塞出血血管。

超选择栓塞材料有吸收性明胶海绵、自体血凝块、聚乙烯醇（PVA 颗粒）、弹簧钢圈等。吸收性明胶海绵、自体血凝块等可溶性材料，虽有利于血管再通，因术后可降解，病变复发率高。PVA 颗粒属于永久性栓塞材料，栓塞后不容易血管再通，对末梢小血管的出血栓塞效果较好，但对较大的血管分支出血不容易栓塞成功，在动静脉瘘中可出现颗粒直接进入静脉造成异位栓塞。金属弹簧钢圈具有规格齐全，操作简单，定位准确，栓塞效果确切的特点。且不透 X 线，栓塞中易于监控、示踪，反流少，且属于中央性的栓塞材料，对较大血管分支的损伤，尤其合并动静脉瘘或假性动脉瘤形成时，首选弹簧钢圈栓塞[10]。吸收性明胶海绵可作为弹簧钢圈超选择栓塞后的补充栓塞，血管损伤较重或伴有动静脉瘘时，弹簧圈超选择栓塞后局部仍有少量造影剂外溢．可选用吸收性明胶海绵栓塞上一级动脉分支。以减少出血点局部压力、促进止血。局部愈合后，吸收性明胶海绵随后降解，不至影响周围正常肾动脉分支出血。

超选择性肾动脉栓塞术的并发症发生率低，主要并发症为：①栓塞后综合征，表现为腰部疼痛、发热、恶心呕吐等。文献报告栓塞后综合征的发生率约为 10%[11]。②异位栓塞，主要是栓塞剂对非损伤肾血管、非目标血管的误栓等。肾穿刺活检的患者多有基础肾病，为了最大限度保存肾功能，一定要超选择插管至出血的肾段以下小动脉，在导丝的引导下尽可能插到出血的血管末端，距出血的部位越近越好，最大限度地减少肾梗死范围，达到止血目的，避免肾实质受损。本例患者栓塞后出现低热、患侧腰痛等症状，给予对症处理后均缓解。未出现异位栓塞、败血症、肾脓肿、肾功能不全等严重并发症。

超选择肾动脉栓塞技术要求：①治疗时机的选择，肾出血临床诊断已明确者，保守治疗 6 小时 或伤情恶化危及生命者，应行急诊栓塞治疗。②全面造影，肾动脉分为前后两支，造影时导管端置于肾动脉近端即可，可发现所有出血部位，避免遗漏。③为了最大限度保存肾功能，超选择微导管头端尽量靠近出血点。应选用非离子型对比剂，减少对肾功能的损害。④首选微弹簧钢圈，动静脉瘘可用少量吸收性明胶海绵补充。栓塞前要了解对侧肾功能，若对侧肾功能差，患侧出血又位于主干者，则放弃栓塞或仅用吸收性明胶海绵栓塞。⑤注射栓塞剂时，要在透视下进行，压力要轻，以免栓塞剂反流引起异位栓塞。栓塞间隔时间为 15 分钟，造影观察效果。术后肾动脉造影压力不宜太低，避免遗漏。

超选择栓塞治疗肾穿刺活检术后肾出血并发肾动静脉瘘，定位准确，止血迅速，效果好，创伤小，方法简便，可成为治疗肾穿刺活检术后肾出血的首选方法。

参考文献

1. 陈香美.肾内科主治医400问. 北京:中国协和医科大学出版社, 2000: 31-41.
2. 谌贻璞,俞雁平.经皮穿刺活检的并发症1000例分析. 中华内科杂志, 1993, 32(6):392.
3. Almkuist RD, Buckalew VM. Techniques of renal biopsy. Urol Clins N Am, 1979, 6(3) :503.
4. 王海燕. 肾病学, 第2版. 1996: 412 ~ 419.
5. 俞雨生, 黎磊石, 等. 1000例经皮肾活检术的副作用及并发症分析. 江苏医药, 1988, 1: 30 ~ 32.
6. Parrish AE. Complications of percutaneous renal biopsy: a review of 37 years' experience. Clin Nephrol, 1992, 38:135.
7. Benson DA, Stockinger ZT,McSwain NJ. Embolization of an acute renal arteriovenous fistula following a stab wound:case report and review of the literature.Am Surg, 2005,71 (1): 62-65.
8. Heyns CF,Van Vollenhoven.Increasing role of angiography and segmental artery embolization in the managgment of renal stab wounds. J Urol, 1992, 147: 1231-1234.
9. 刘璋, 汤建荣, 林成业, 等.介入放射技术在肾损伤诊疗中的应用价值. 中国介入影像与治疗, 2006, 3(3): 663-665.
10. 佟小强, 邹英华, 孙晓伟, 等.微钢圈对急性出血性疾病的栓塞治疗作用. 中华放射学杂志, 2003, 37: 1087-1091.
11. Ginat DT, Saad WE, Turba UC. Transcatheter: renal artery embolization: clinical applications and techniques. Tech Vasc Interv Radiol, 2009, 12(4): 224-239.

5-4 外伤后肾动静脉瘘

一、临床资料

【病史】

男性患者，42 岁，主因“右腰部外伤 2 个月，突发无痛性肉眼血尿 6 天”来诊。患者于 2 个月前右腰部受伤，为钝器打伤，受伤部位主要位于右侧腰、背部及胸部、头部。受伤后自觉腰痛，为钝痛，不伴肉眼血尿、尿急、尿频、尿痛、发热等情况，不向其他部位放射，就诊于外院，完善头颅、胸部 CT 等检查，均无特殊阳性发现，但当时未行腹部影像学检查。于外院对症保守治疗 4 天后出院。后自觉无特殊不适，故未进一步复诊。6 天前患者无明显诱因出现肉眼血尿，呈暗红色，伴有血块及“组织块”排出，不伴腰痛、发热、尿频、尿急、尿痛、排尿困难等症状，就诊于外院，行 B 超检查提示：右肾低回声囊实性混合性肿物，分界不清，遂行 CT 检查，提示右肾假性动脉瘤，但肾肿瘤不除外。于外院留置三腔尿管持续膀胱冲洗，为行进一步诊治来我院就诊。既往：14 岁时因先天性隐睾行睾丸下降固定术。

【体格检查】

血压 130/93mmHg，心率 90 次 / 分钟，体温 36.8℃，一般情况良好，右腰部局部 4cm 左右外伤瘢痕，心、肺、腹部查体未见其他异常。双肾区无隆起，无压痛及叩击痛，双输尿管走行区无压痛，耻骨上区无压痛，叩诊鼓音，正常男性外生殖器。留置 F20 三腔尿管接持续膀胱冲洗，冲洗液清亮。

【辅助检查】

（1）血常规：白细胞 8.86×10^9/L，NE%64.3%，血红蛋白 145g/L。

（2）血生化：血肌酐 84 μmol/L，血尿素 6.6mmol/L。

（3）尿常规红细胞 70～80/HPF，白细胞 8～10/HPF。

（4）彩色多普勒超声：右肾动脉 RI 减低，右肾静脉血流速度增加，符合肾内动静脉瘘表现。右肾中部无回声区，考虑外伤性动静脉瘘。

（5）外院 CT 我院会诊意见：右肾中部肾轮廓内的软组织密度结节，直径 4cm，已累及肾窦，平扫稍高密度，不均质，注药后早期显著强化，强化程度与左肾皮质相似（右肾灌注减少），晚期相对较低密度，以来源于肾柱的右肾癌可能性大，血供异常丰富，可能已累及肾盂。右肾动静脉未见异常。后腹膜未见肿大淋巴结（图 5-4-1）。

（6）外院 MRI 平扫我院会诊意见：右肾体积略增大，实质略增厚，皮髓质信号分界不清，右肾门水平可见一处不规则异常信号，范围 2～4cm，T1WI 呈低信号，T2WI 呈高信号，病灶内侧可见斑片状 T2WI 低信号，病灶与周围肾实质分界尚清，左肾未见明显异常信号。考虑右肾门水平异常信号，伴出血，考虑血管来源病变可能性大，建议增强 MRI 进一步检查。

（7）我院增强 MRI：右肾占位性病变，性质待定，考虑：肾癌不除外，请进一步检查除外其他（图 5-4-2）。

（8）我院血管造影：右肾动静脉血管畸形（图 5-4-3）。

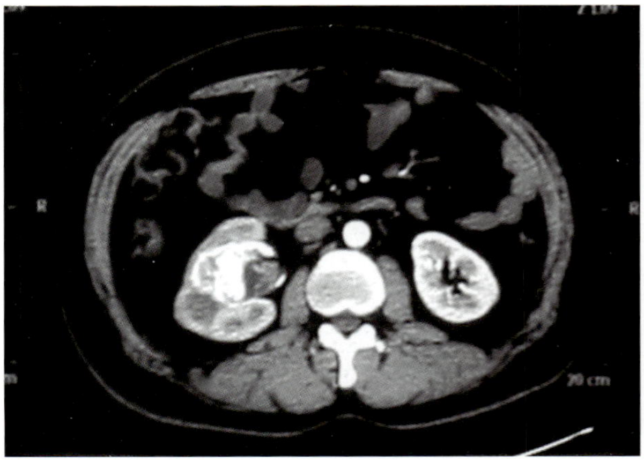

图 5-4-1 增强 CT
疑似右肾占位性病变，早期显著强化，强化程度与左肾皮质相似

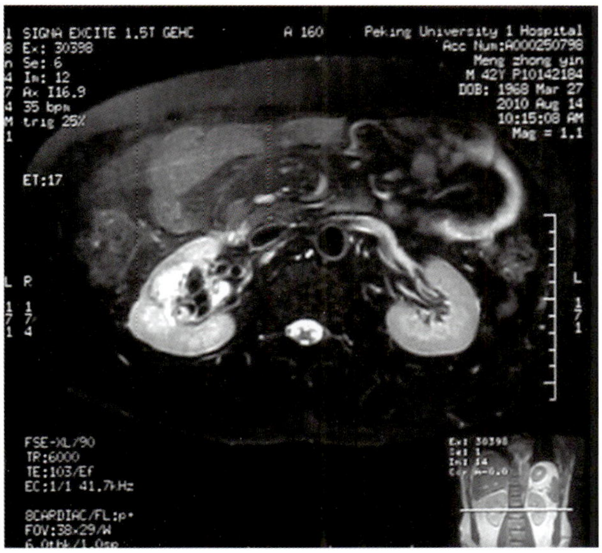

图 5-4-2　增强 MRI
右肾疑似占位性病变

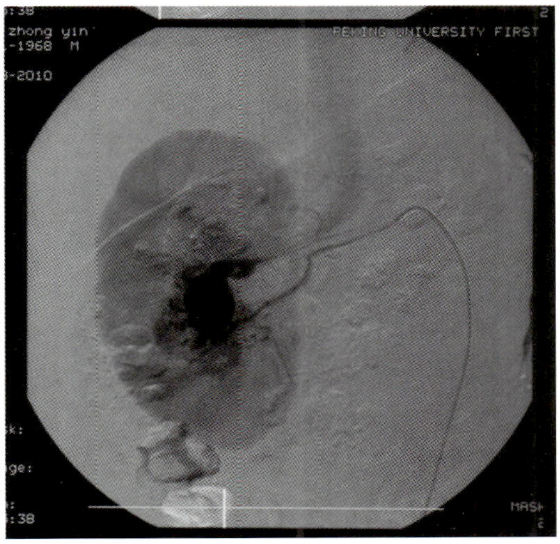

图 5-4-3　肾血管造影
右肾动静脉畸形，造影剂很快随肾静脉入下腔静脉，符合肾动静脉瘘表现

【初步诊断】

右肾动静脉瘘？假性动脉瘤？肾肿瘤？

二、病例讨论

【鉴别诊断】

（1）右肾动静脉瘘：患者以血尿为首发表现就诊，既往曾有过患侧外伤史，血管造影发现明确的血管畸形，需考虑该诊断之可能。

（2）假性动脉瘤：假性动脉瘤亦是外伤之后常见的血管并发症，需要进行鉴别。但血管造影、彩色多普勒超声和其他影像学所见表现均不典型。

（3）右肾肿瘤：患者行 CT 检查提示右肾区占位性病变，增强扫描之后强化明显，需要鉴别是否为肾肿瘤。但 CT 及其他影像学检查表现均不似典型肾肿瘤之特点，故该诊断证据不充分，有待进一步检查予以明确。

【治疗方案】

先行保守观察治疗；如症状进行性加重可考虑选择性血管栓塞术；最终可考虑行患侧肾切除。

三、治疗及恢复情况

患者入院后继续保持三腔导尿管持续膀胱冲洗，同时口服抗生素预防感染。入院后第 7 天行肾动脉造影，入院第 9 天已无血尿，观察至入院后第 12 天无血尿，亦无腰痛、发热等不适，予以拔除尿管。经多次测量患者血压稳定在 130/80mmHg 左右，而且无胸闷、心悸等心衰表现，准予患者出院。出院后定期随访半年余，患者出院后未再出现肉眼血尿症状。

四、最后诊断

右肾动静脉瘘。

五、专家点评

肾动静脉瘘是相邻动静脉之间形成的异常交通，可伴肾的缺血性萎缩，诱发肉眼血尿及不同程度的患侧腰部胀痛或绞痛，在临床上较少见。

肾动静脉瘘根据病因及肾动脉造影表现分为原发性、继发性及特发性三类。原发性动静脉瘘又称先天性动静脉瘘，占 14% ~ 27%[1]，肾动脉造影表现为曲张的血管团，内有多支动静脉瘘，一般位于集合系统黏膜下的固有层中，因而易破溃入集合系统引起血尿[2]。继发性动静脉瘘相对多见，占肾动静脉瘘的 70% ~ 80%[1]，肾动脉造影表现为单支动脉通过一个扩张的血管腔与静脉直接相通，病变部位不定，与病因有关。早期最多见的病因为创伤。近年来随着经皮肾手术的开展，手术已成为最主要的病因：肾部分切除、肾实质切开取石均可引起肾动静脉瘘，而经皮肾手术，包括经皮肾镜、经皮肾穿刺活检导致肾动静脉瘘者更多见。特发性动静脉瘘的肾动脉造影表现类似继发性动静脉瘘，但无明显诱因，约 2.8%，一般认为是肾的假性动脉瘤破溃入邻近静脉而形成[3]。

由于病变性质和部位不同，不同类型动静脉瘘的临床表现不同。原发性动静脉瘘的症状以肉眼血尿为主，72 % 的患者首发症状为肉眼血尿，出现高血压者约 20%[4]，而继发性动静脉瘘出现肉眼血尿的比例仅为 21%，常见症状为高血压 59%，另外可出现心脏扩大、充血性心力衰竭等。肾动静脉瘘引起高血压及心力衰竭的机制可能是动静脉瘘导致瘘远端的肾组织相对缺血，引起肾素分泌增加[4]。本例患者以肉眼血尿为主要症状，不伴有高血压、心力衰竭等情况。结合 2 个月前有腰部外伤病史，查体可见右腰部外伤瘢痕，故考虑为外伤后继发性肾动静脉瘘。

在肾动静脉瘘的诊断方法中，彩色多普勒超声占有一定地位。彩色多普勒超声（简称：彩超）对血流变化敏感，可以发现动静脉瘘所产生的血流动力学变化，从而达到诊断目的[5]。彩超属于无创检查，成本低廉，在国外成为动静脉瘘的首选检查，但对仪器和检查者的水平要求较高。本例患者彩超发现：右肾动脉 RI 减低，右肾静脉血流速度增加，符合肾内动静脉瘘表现。右肾中部无回声区，考虑外伤性动静脉瘘。对找到确切诊断有很大提示作用。增强 CT 可显影肾病变，可以粗略评估双肾功能大致情况。核磁检查可应用于对造影剂过敏患者，但仅能显示较大动脉分支处的动静脉瘘[6]，对肾段动脉以下分支发生的瘘管不能显示。在本病例中增强核磁与 CT 检查均不能良好鉴别肾动静脉瘘和肾肿瘤，显示其在诊断本病中具有局限性。

肾动脉造影是诊断肾动静脉瘘的金标准，可发现很小的动静脉瘘，并且可以在诊断的同期进行介入治疗，故而具有不可替代的地位。本例患者行右肾动脉造影，发现动脉管腔扩张，静脉提前显影，动静脉畸形符合肾动静脉瘘表现。

肾动静脉瘘的治疗原则是在解除症状的同时尽可能保留肾功能。继发性肾动静脉瘘自愈可能性较大，主张先保守治疗，观察血尿变化之外还应密切注意血流动力学改变如高血压、心力衰竭等，如长时间瘘管不愈合则需要进一步治疗。原发性肾动静脉瘘症状明显且难以自愈，多需要积极处理。对保守治疗无效的患者处理方法包括介入治疗和手术。超选择性肾动脉栓塞近年来常用于肾动静脉瘘的治疗，可供选择的栓塞材料有自体血块、无水酒精、吸收性明胶海绵、钢丝弹簧圈等多种，钢丝弹簧圈适用于瘘管较大者。动脉栓塞治疗具有一定再通可能，主要的并发症是由于栓塞物反流入循环系统引起，如栓塞其他肾动脉分支导致肾栓塞、栓塞肠系膜血管致肠缺血以及肺栓塞等，但发生率很低；另一种并发症可称为栓塞后综合征，表现为栓塞部位疼痛、恶心、呕吐及低热，一般持续 5 天左右，可自行缓解[7]。对于不能除外肾肿瘤的患者可行手术治疗，肾部分切除亦有导致新动静脉瘘的可能，对于患侧肾皮质薄，分肾功能下降明显，对侧肾功能尚可者可行患侧肾切除治疗。

本例患者经过 18 日的持续膀胱冲洗，结合平卧休息、口服抗生素等保守治疗，血尿消失，无腰痛、发热等症状，血流动力学稳定，无高血压、心力衰竭等情况。经过与其探讨，患者愿意出院，暂不行手术和介入治疗，密切随访，定期复查。

参考文献

1. McAlhany JC,Black HC,Hanback LD,et al. Renal arteriovenous fistula as a cause of hypertension. Am J Surg, 1971, 122: 117-120.
2. Klimberg I,Wilson J,Davis K,et al. Hemorrage from congenital renal malformation in pregnancy. Urology, 1984, 23: 381-384.
3. Imray TJ,Cohen AJ,Hann L. Renal arteriovenous fistula associated with fibromuscular dysplasia. Urology, 1984, 23:378-380.
4. Takaha M,Matsumoto A,Ochi K,et al. Intrarenal arteriovenous malformation. J Urol, 1980, 124:315-318.
5. Takebayashi S,Aida N,Matsui K. Arteriouvenous malformations of the kidney:diagnosis and follow-up with color Doppler sonography in six patients. AJR, 1991, 157: 991-995.
6. Bagga H,Bis KG. Contrast-enhanced MR angiography in the assessment of arteriouvenous fistula after renal transplant biopsy. AJR, 1999, 172:1509-1511.
7. Crotty RA,Orihucla E,Warren MM. Recent advances in the diagnosis and treatment of renal arteriovenous malformations and fistulas. J Urol, 1993, 1355-1359.

5-5 急性肾外伤——肾切除术

一、临床资料

【病史】

男性患者，32 岁，主因“骑车摔伤后右侧腰背部疼痛 36 小时，呼吸困难 1 小时”入院。患者 36 小时前骑车意外摔倒，右腰部撞击后出现右侧腰背疼痛，伴血尿，无意识障碍、恶心呕吐，无头晕、头痛等。就诊外院考虑“肾挫伤”送我院急诊泌尿外科密切留观，予心电监护并输血治疗；急诊行平扫 CT 提示：右肾损伤伴肾周血肿。1 小时前患者突发呼吸困难，周身大汗、心悸。考虑病情恶化而急诊收入病房。既往史无特殊。

【体格检查】

体温 36.9℃，心率 142 次 / 分，呼吸 26 次 / 分，血压 150/100mmHg。患者精神烦躁，痛苦不安；右肾区饱满，全腹膨隆，右腹部触痛强阳性，尿管暗红色血性液伴少量血块流出；听诊双肺呼吸音清，右下肺呼吸音弱。

【辅助检查】

（1）泌尿系 B 超：右肾皮质不连续，右肾周不均匀回声，考虑肾裂伤伴肾周大量血肿。

（2）泌尿系平扫 CT：右肾损伤伴肾周血肿。

（3）入院血气分析：pH 7.15，PCO_2 62 mmHg，PO_2 75 mmHg，Na^+ 127 mmol/L，K^+ 4.4 mmol/L，血红蛋白 5.6 g/dL。

（4）血常规：白细胞 $19.4 \times 10^9/L$，红细胞 $2.44 \times 10^9/L$，血红蛋白 66g/L，NE%77.5%。

（5）生化指标：ALT 80 IU/L，AST 57 IU/L，ALB 24.6 g/L，血肌酐 176.1 μmol/L，尿素 8.39 mmol/L。

【初步诊断】

右肾重度损伤，失血性休克，代谢性酸中毒，低钠血症，气促待查。

二、病例讨论

【鉴别诊断】

患者外伤后出现血尿明显且出现休克症状，考虑失血较多，分型应为重度肾损伤；患者目前心率快，血气及血常规回报血色素低，考虑失血性休克，不除外仍存在活动性出血的可能；另外，患者肾损伤后尿液外渗，存在感染风险，目前体温虽正常，但血象高，需警惕感染风险；患者新出现气促，听诊右下肺呼吸音弱，不除外合并肺部损伤及血、气胸等，胸外科会诊后建议完善胸片及血气分析，继续密切观察。

【治疗方案】

患者监测生命体征、密切保守观察过程中出现气促、心率增快，血色素不稳定，不能除外仍有活动出血的情况；遂联系介入血管外科行患侧肾动脉栓塞止血治疗，同时，考虑患肾破损严重，同时存在血管损伤的可能，栓塞止血后紧急入手术室联合普外科行剖腹探查术，向家属交代切除患肾的准备，紧急联系血库备足量同型血（>2000ml），并预备外科重症监护室准备监护治疗。

三、手术及术后恢复情况

麻醉后，患者平卧位，右侧稍垫高，常规消毒、铺单，取腹部正中绕脐部切口长约 30cm，逐层切开进入腹腔。保护切口并由助手牵开，探查见右侧腹膜后巨大血肿，腹腔内未见活动性出血。于升结肠旁沟切开分离，游离结肠肝曲，肾周血肿严重，显露右侧肾轮廓欠清晰，吸引器吸出较多淤血块，再探查右肾，发现多处背膜破裂，右肾背侧近肾门处实质破裂，肾活性消失，决定行右肾切除术。湿纱布包裹肠管后拉向内侧，显露右侧精索静脉，分次结扎切断。沿肾周向肾下极游离，找到并切断结扎右输尿管，提起肾下极，从肾周筋膜内游离肾至肾上极，遇纤维结缔组织或血管予切断结扎。显露下腔静脉及右肾静脉，注意保护十二指肠，见右肾静脉有长约 0.8cm 裂口，于其后上方可见右肾动脉变细。因外伤导致肾蒂组织及周围血肿，单独分离处理肾蒂血管困难，上三把肾蒂钳，用 4-0 poly 线连续缝合肾蒂血管及组织确切，完整切除患肾后送病理（图 5-5-1）。普外科台上会诊，探查肝、胆、胰、脾及肠管无明显异常，冲洗伤口，充分止血，右肾窝留置引流管，逐层减张缝合关闭切口，患者送外科重症监护室监护治疗。

患者术后于重症监护室监护治疗，抗休克、抗感染后病情稳定，遂转入普通病房，身体恢复良好，术后无并发症发生，于术后第 7 天顺利出院，术后病理回报肾局部挫裂伴肾静脉破裂（图 5-5-2）。

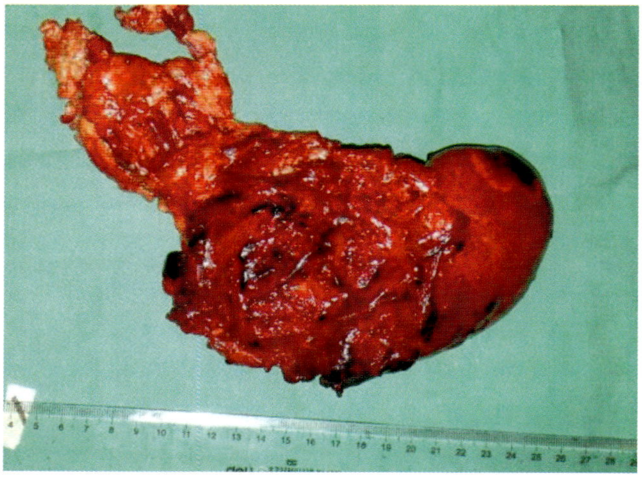

图 5-5-1　切除的患肾标本，可见肾实质表面大部分区域缺血坏死后颜色灰白，可见肾周脂肪颜色发黑

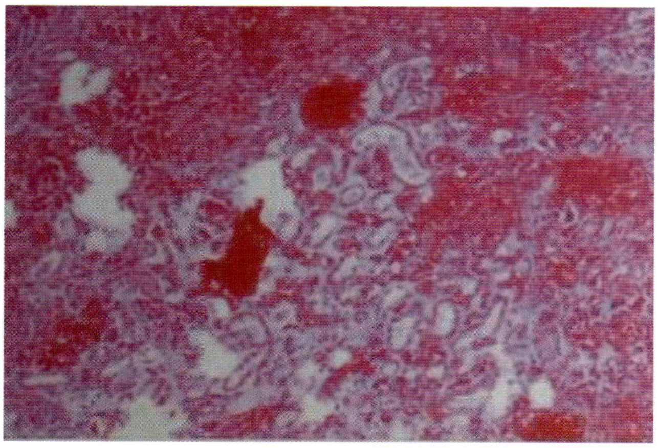

图 5-5-2　术后病理

肾组织局部挫裂，表面破损面积约：4cm × 1.2cm。可见明显出血及炎性细胞浸润，伴肾静脉破裂，肾门血管腔内可见凝血

四、最终诊断

右肾重度损伤，伴肾静脉撕裂。

五、专家点评

肾位于腹膜后，解剖位置隐蔽，不易受到损伤，但肾实质脆弱，对来自腰部、背部、上腹部及下胸的暴力挤压也会受损。肾损伤是常见的泌尿系损伤之一，仅次于尿道损伤位居第 2 位[1]。

依据损伤机制不同可将肾损伤分为：闭合性损伤、开放性损伤及医源性损伤。外力撞击、车祸等是闭合性损伤的主要原因。高处落下或突然减速引起肾急剧移位也可是肾动脉被动牵拉、血管内膜撕裂等，儿童因此多发肾盂输尿管交界处撕裂；若肾本身存在囊肿、肿瘤等病变，有时肾区的轻微外力也会导致“自发性”肾破裂。开放性损伤多由利器、子弹等所致，可发生肾实质、集合系统及血管的明显损害。当然，医疗操作过程中，如经皮肾穿刺、腔内泌尿外科检查或治疗时，也可发生肾损伤。本例案例为骑车途中意外摔倒外力撞击所致，属于闭合性损伤。

根据明确的外伤病史、肾区疼痛或包块，大部分患者还伴随肉眼血尿（血尿程度并不与肾损伤程度一致），再结合 B 超、CT 等检查可基本明显诊断。尤其是在保证生命体征的前提下，尽快行平扫 CT 检查对于病情判断有很重要的作用。国内关于肾损伤的 CT 检查数据显示，CT 诊断率可达到 100%[2]。

按照 CT 检查结果，可将肾损伤分为轻度肾损伤（表浅撕裂伤、包膜下血肿、肾挫伤）和重度肾损伤（集合系统撕裂伤，肾动、静脉撕裂伤，肾粉碎伤）。美国创伤外科协会又将肾损伤按严重程度递增依次分为Ⅰ ~ Ⅴ级[3]。病情的判断对于后续治疗尤为重要，准确的病情判断、及时而有效的处理方案是处理肾损伤的关键。治疗的目标是在保证生命安全的情况下尽可能地保留肾。

随着介入外科的发展及保守治疗措施的完善，大部分肾损伤患者都以保守治疗为主。一般认为，对于严重肾损伤的急诊剖腹探查指征如下：①有急腹症表现者；②怀疑合并腹腔脏器损伤者；③全身情况恶化，血压不断下降，可以活动性出血者；④影像学提示Ⅳ级以上损伤或严重肾周血肿者[4]。

依据病情不同，对于Ⅰ～Ⅲ级肾损伤患者，如病情稳定，无休克及其他脏器损伤者，首选保守治疗，以绝对卧床2～4周，监测生命体征，预防性抗感染治疗，维持水电解质平衡，2～3个月内杜绝重体力劳动。而对于Ⅳ级和Ⅴ级患者，如患者情况稳定、条件允许情况下，可建议行保守治疗，但一旦出现以上剖腹探查指征，则需要泌尿外科医师决策行患侧肾切除术[5-6]。

参考文献

1. 金亘冶，夏丹. 肾外伤的治疗探讨. 中华急诊医学杂志，2004. 13(11): 779-780.
2. 杜培南. 探讨肾外伤CT诊断的临床价值. 中国实用医药，2015(17): 136-137.
3. Moore EE, Cogbill TH, Jurkovich GJ, et al. Organ injury scaling: spleen and liver (1994 revision). J Trauma, 1995, 38(3): 323-324.
4. 王增军. 186例外伤性肾损伤的诊治总结. 中华泌尿外科杂志, 2001, 22(6): 353-355.
5. Lanchon C, Fiard G, Arnoux V, et al. High Grade Blunt Renal Trauma: Predictors of Surgery and Long-Term Outcomes of Conservative Management. A Prospective Single Center Study. J Urol, 2016, 195(1):106-111.
6. Fiard G, Rambeaud JJ, Descotes JL, et al. Long-term renal function assessment with dimercapto-succinic acid scintigraphy after conservative treatment of major renal trauma. J Urol, 2012, 187(4):1306-1309.

5–6 膀胱破裂

一、病例摘要

【病史】

男性患者，59岁，主因“摔倒后下腹疼痛伴血尿10小时”入院。患者10小时前醉酒后摔倒，具体受伤过程不能复述。随后出现下腹部疼痛，伴有血尿，尿色鲜红。有口渴、乏力症状。腹部平扫CT：腹腔内直径10cm左右中高密度团块，紧压膀胱，疑似间质瘤破裂出血。膀胱充盈，可见其内尿管。急诊入院后予以导尿、膀胱冲洗处理。

【体格检查】

神智欠清，对答不切题，心率105次/分，血压90/60mmHg，呼吸急促，眼睑苍白，下腹部肌紧张，压痛明显，拒按。直肠指诊：未触及肿物、息肉，前列腺大小质地正常，退出指套无染血。膀胱注水试验：通过三腔大气囊尿管向膀胱注入200ml盐水，可回抽约200ml血性液体。

【辅助检查】

（1）血常规入院时血红蛋白136g/L，5小时后复查血红蛋白98g/L。

（2）腹部平扫CT（图5-6-1）：腹腔内直径10cm左右中高密度团块，紧压膀胱，疑似间质瘤破裂出血。膀胱充盈，可见其内尿管。

【初步诊断】

血尿待查，腹腔肿瘤破裂出血？膀胱破裂？

二、病历讨论

【鉴别诊断】

（1）血尿待查，间质瘤破裂出血？腹腔较大的肿瘤，可能在外力作用下破裂出血，破入膀胱会导致血尿。CT提示腹腔内中高密度团块，不除外间质瘤可能。

（2）膀胱破裂：患者有醉酒后摔倒病史，此时膀胱常在充盈状态，易于破裂。但膀胱注水试验阴性，需要进一步明确。

【治疗方案】

急诊予以导尿、膀胱冲洗处理，但血尿持续存在，血色素进行性降低，患者出现休克症状。故补液、输血纠正休克。在普通外科协助下进行开腹探查手术。

三、手术情况

麻醉满意后，患者平卧位。取下腹正中切口，

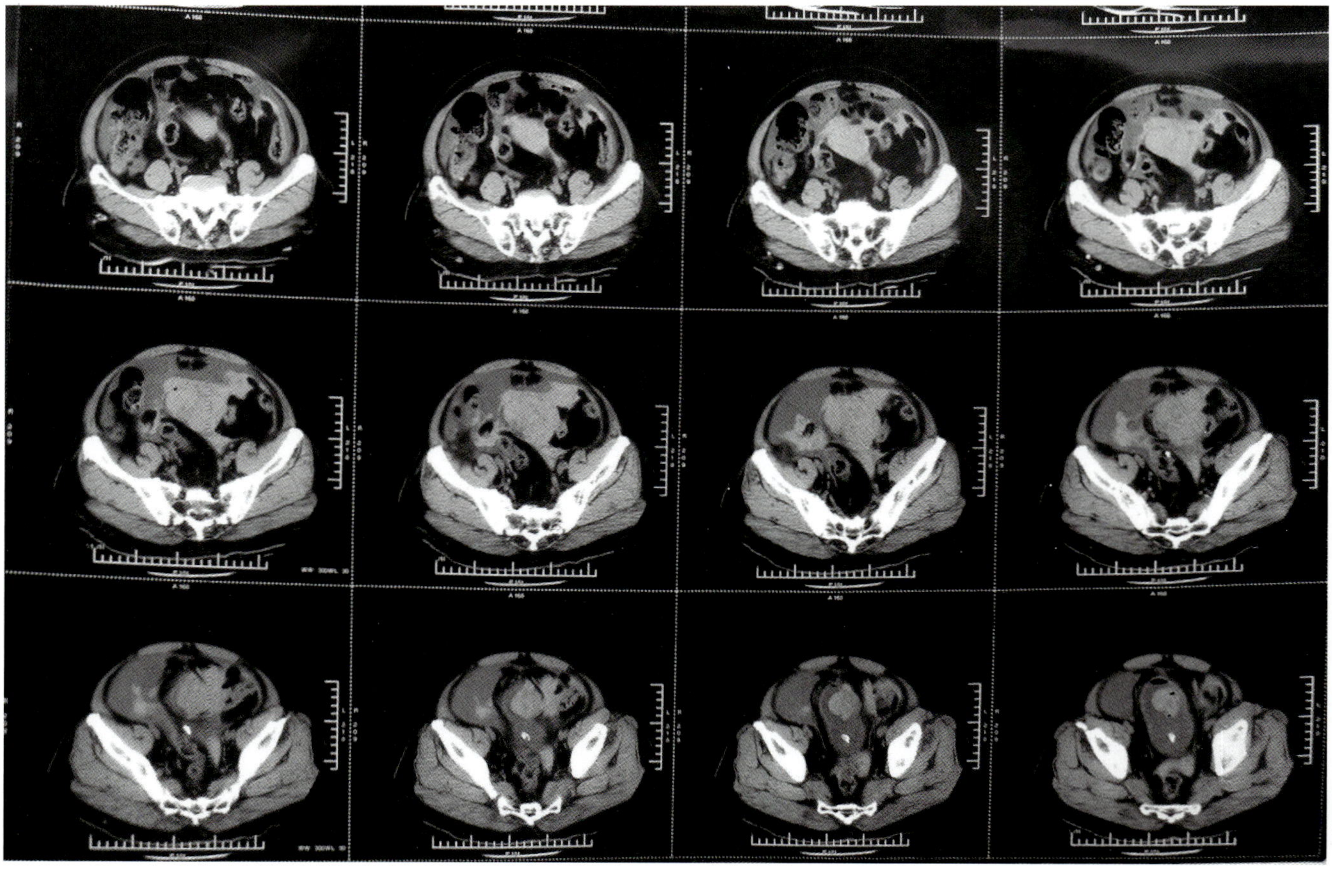

图 5-6-1 腹部平扫 CT

逐层打开腹壁，抽吸腹腔内大量血块后，仔细探查腹腔脏器，见肠道完整连续，无破损，未见肿瘤。膀胱顶壁有一长 5cm 破口，膀胱全层裂开，可见其内尿管（图 5-6-2）。充分止血后，清洗腹腔，用可吸收线锁边缝合膀胱裂口，留置膀胱造瘘管。按照层次关闭腹腔。

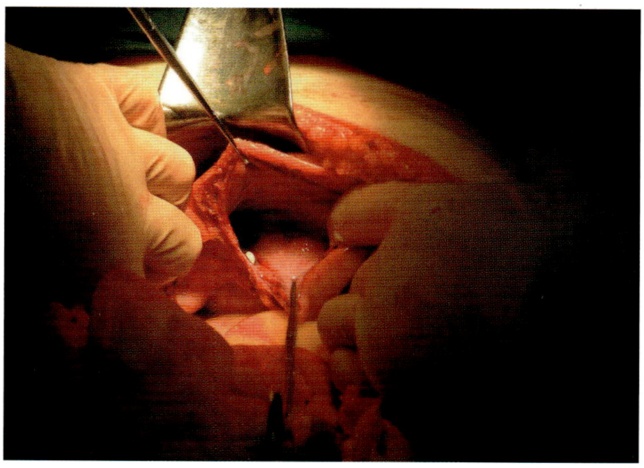

图 5-6-2 术中见膀胱破口，内有尿管，双侧输尿管开口未受累

患者术后恢复良好。术后 6 小时饮水，术后第 1 天进流食，术后第 14 天拔除膀胱造瘘管。

四、最终诊断

膀胱破裂。

五、专家点评

膀胱破裂是泌尿外科急症，临床上容易漏诊，或者误诊为消化道穿孔、腹膜炎等其他急腹症，如果处理不及时，死亡率较高[1]。自发性膀胱破裂的发生有两个条件，即膀胱膨胀和腹内压骤升[2]。醉酒后膀胱破裂是一种特殊的自发性膀胱破裂，其发病机制有：①乙醇的渗透性利尿作用加上饮酒后肾血流灌注增多，使得短时间内尿液增多。②乙醇对大脑皮层的高级神经中枢有抑制作用，同时对脊髓初级排尿中枢有间接抑制作用，使膀胱逼尿肌松弛，尿道括约肌收缩，膀胱易于充盈。③患者醉酒后呕吐、跌倒、撞击等会使膀胱内压骤升，发生膀胱破裂[3]。

本病例在开腹探查前，诊断存在疑虑，考虑与以下几个因素有关：①患者醉酒，故病史陈述不清。②可能由于血块堵塞膀胱破口，膀胱内注入的盐水不能进入腹腔，故膀胱注水试验出现假阴性结果。③平扫 CT 不能良好的鉴别腹腔肿瘤和血块，故为诊断带来困难。

从本病例中得到的经验教训是：怀疑膀胱破裂，保守治疗无效，开始出现休克表现者，应果断进行开腹探查手术。平扫 CT 对膀胱破裂的诊断准确率只有约 60%[4]，故怀疑膀胱破裂时，可创造条件使用膀胱造影、增强 CT 等辅助检查术前明确诊断。

参考文献

1. Harrahil M. Bladder trauma: a review. J Emerg Nurs, 2004, 30(3): 287-288.
2. Mellema CT, Henneman O, Leenarts JA, et al. Spontaneous rupture of the bladder. Ned Tijdschr Geneeskd, 2004, 148(15): 735-740.
3. 朴勇瑞 董秀哲.醉酒后膀肌破裂12 例报告.中国社区医师, 2008, 10(16): 56-57.
4. Hsieh CH, Chen RJ, Fang JF, et al. Diagnosis and management of bladder injury by trauma surgeons. Am J Surg, 2002, 184 (2):143-147.

5–7 膀胱异物

一、临床资料

【病史】

男性患者，63 岁，主因“排尿时下腹疼痛，血尿 1 个月”入院。患者 1 个月来出现排尿时下腹疼痛，血尿。无其他不适。KUB 提示：盆腔针状高密度影，泌尿系增强 CT 提示：针状物体穿过膀胱左侧壁。为求进一步治疗入院。

【体格检查】

查体未见异常。

【辅助检查】

（1）尿常规：红细胞 3～4/HPF；白细胞 10～15/HPF。

（2）泌尿系 B 超：膀胱左侧壁可探及长约 4cm 针状强回声。

（3）KUB（图 5-7-1）：盆腔内膀胱区偏左侧可见长约 4cm 针状致密影。

（4）泌尿系 CT（图 5-7-2）：盆腔可见针状物体穿过膀胱左侧壁，肠道及血管未见异常。

【初步诊断】

膀胱异物。

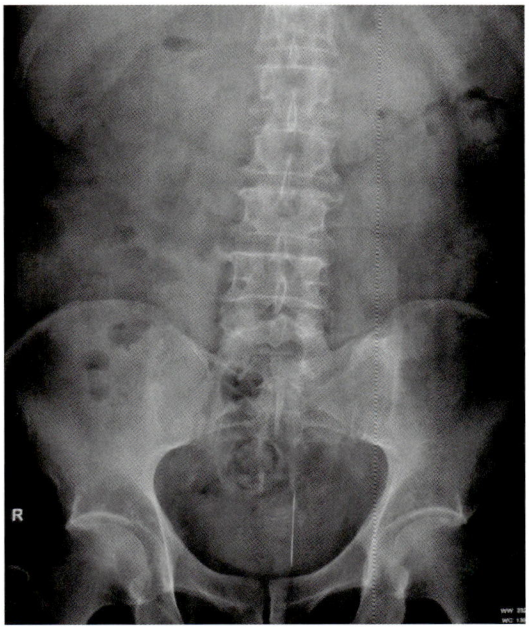

图 5-7-1 患者 KUB 所见

二、病历讨论

【治疗方案】

诊断考虑膀胱异物，首先可尝试膀胱镜取出异物，如不成功，可进行经腹腹腔镜探查或开腹探查。

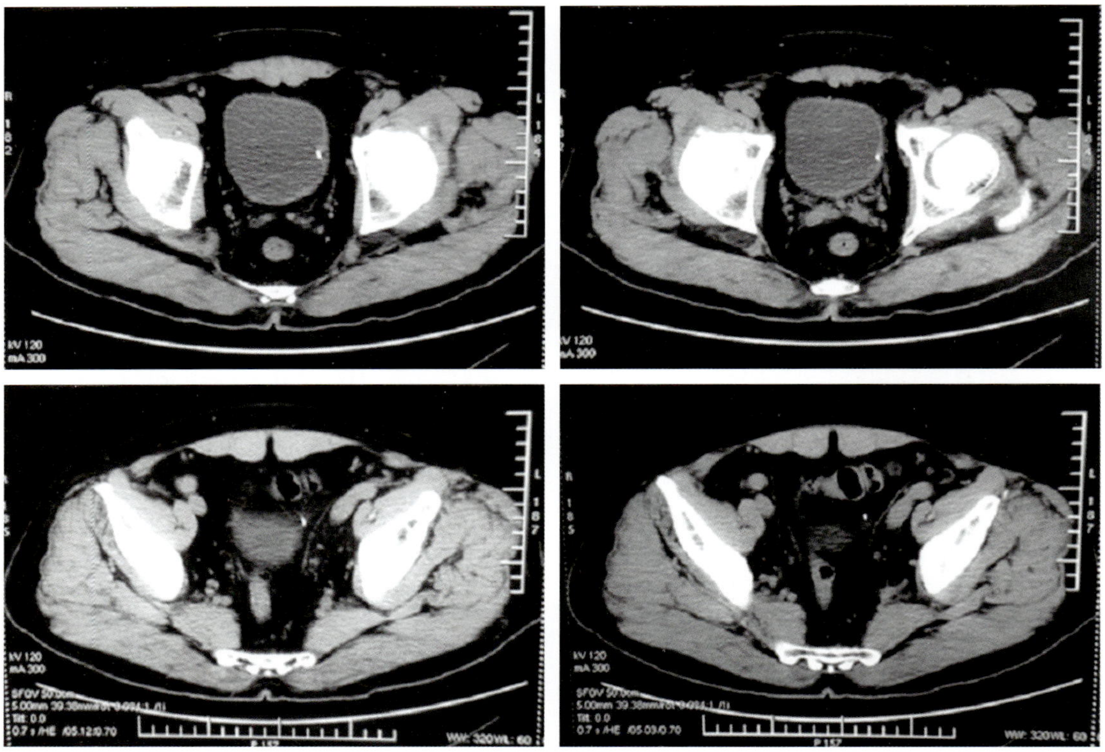

图 5-7-2　患者泌尿系 CT 所见

三、手术及术后恢复情况

麻醉满意后，患者取截石位，置入硬性膀胱镜，膀胱左侧壁可见一枚生锈铁针穿过，周围膀胱黏膜可见炎症滤泡形成。慢慢排空膀胱使针体远离膀胱壁并朝向膀胱颈方向，使用异物钳夹持铁针，连同镜身缓慢从外鞘拔出（图 5-7-3），并留置 F16 双腔尿管。

患者术后恢复良好，无并发症发生。术后第 2 天拔出尿管后出院。

四、最终诊断

膀胱异物（钢针）。

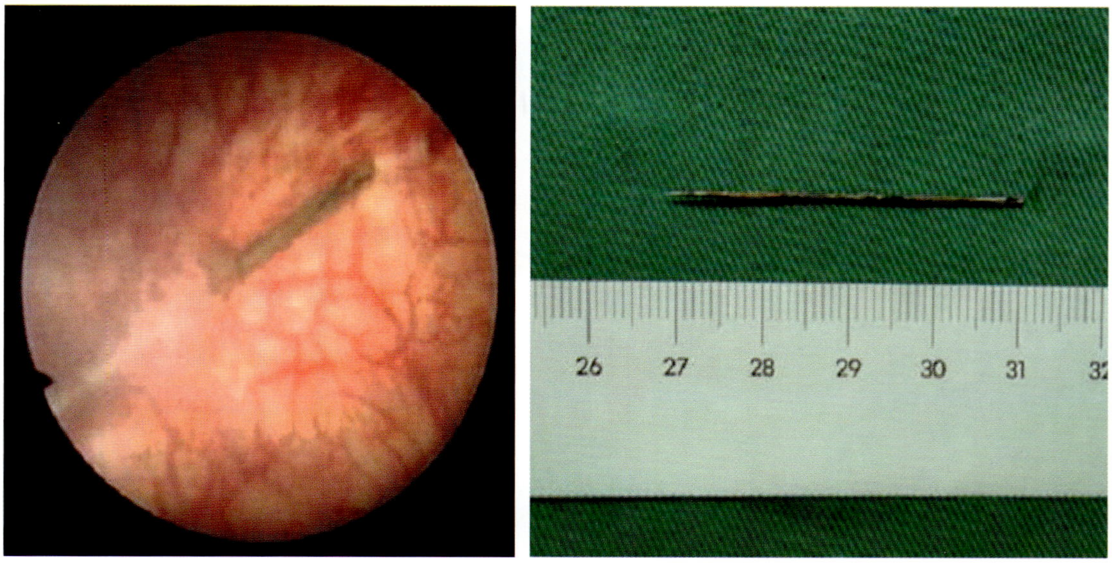

图 5-7-3　术中所见及术后取出异物

五、专家点评

膀胱异物是泌尿外科急诊令人感兴趣的话题，男性较为多见。常见的原因为医疗失误、外伤及自我置入。最常见的动机是性满足，某些情况下可能与心理疾病相关。因此，这类异物令人惊讶，比如：电线、温度计、铁丝、铅笔、豆角、玻璃棒等[1-2]。如果就医时间晚，异物表面会形成结石外鞘，增加了手术的难度。常见的症状为血尿、泌尿系感染、尿痛、排尿困难、尿潴留等。可通过 KUB 及 CT 或膀胱镜明确诊断。一般建议 CT 为必须检查，可明确异物是否损伤周围脏器。如果异物较小，可通过膀胱镜取出，如果异物较大，可以使用 YAG 激光切割后取出，如果覆盖结石，可先进行碎石。如果取出困难，可中转腹腔镜或开腹手术[3-4]。

参考文献

1. Eckford SD, Persad RA, Brewster SF, et al. Intravesical Foreign Bodies: Five-year Review. British journal of urology, 1992, 69(1): 41-45.
2. Pal D K, Bag A K. Intravesical wire as foreign body in urinary bladder. International braz J Urol, 2005, 31(5): 472-474.
3. Rafique M. Intravesical foreign bodies: review and current management strategies. J Urol, 2008, 5(4): 223-231.
4. Kochakarn W, Pummanagura W. Foreign bodies in the female urinary bladder: 20-year experience in Ramathibodi Hospital. Asian J Surg, 2008, 31(3): 130-133.

5-8 医源性膀胱异物致膀胱子宫瘘

一、临床资料

【病史】

女性患者，27 岁，主因“剖宫产术后 18 个月，经前血尿 6 个月”入院。患者于 18 个月前行剖宫产手术，术后右侧下腹部间断疼痛，未行系统治疗，6 个月前出现月经前血尿，抗炎对症治疗后好转，但血尿反复出现，于当地医院查 CT 及膀胱镜检查提示：膀胱异物病灶与子宫关系密切，患者发病以来无心慌气短，无咳嗽咳痰，无厌食消瘦，大便如常，为求进一步治疗来我院，门诊以“膀胱异物”收入院治疗。

【体格检查】

双侧肾区无隆起，无叩击痛，双侧输尿管走行区无压痛，膀胱区无隆起，无压痛，外生殖器发育正常，尿道外口无红肿，无异常分泌物。妇科查体（ - ）。

【辅助检查】

（1）泌尿系 B 超：膀胱后壁探及高回声实性结节 1.43cm，未见声影，不随体位移动。双输尿管未见扩张。提示：膀胱腔内高回声实性包块。

（2）盆腔增强 MRI（图 5-8-1）：宫腔下部与膀胱后上壁粘连，局部腔内可见结节状突起，轮廓不明显，呈条状、絮状，各序列呈低信号，增强扫描未见明显强化。膀胱中央可见一条状 T2WI 高信号，与宫腔相连。大小约 1.5cm × 0.5cm。印象：剖宫产术后；宫颈峡部与膀胱后上壁粘连，二者间可疑瘘管形成，膀胱后壁局限性增厚，钙质沉积？

【初步诊断】

膀胱异物，膀胱子宫瘘？

二、病例讨论

【鉴别诊断】

（1）膀胱肿瘤：患者以经前血尿为主要表现，需考虑膀胱癌可能。膀胱肿瘤是最常见的泌尿系肿瘤，多位于膀胱侧壁和三角区近输尿管开口处，可为单发性或多发性，最常见的良性肿瘤为乳头状瘤，呈菜花样或海藻样向腔内凸出。恶性程度较高的肿瘤多无蒂，基底宽，突出于黏膜表面，并向壁内做不同程度的浸润，可由溃疡形成、出血和伴发感染。术前泌尿系 B 超、盆腔增强 CT 无支持证据，待术后病理以明确诊断。

（2）宫颈癌：患者青年女性，以经前血尿为主

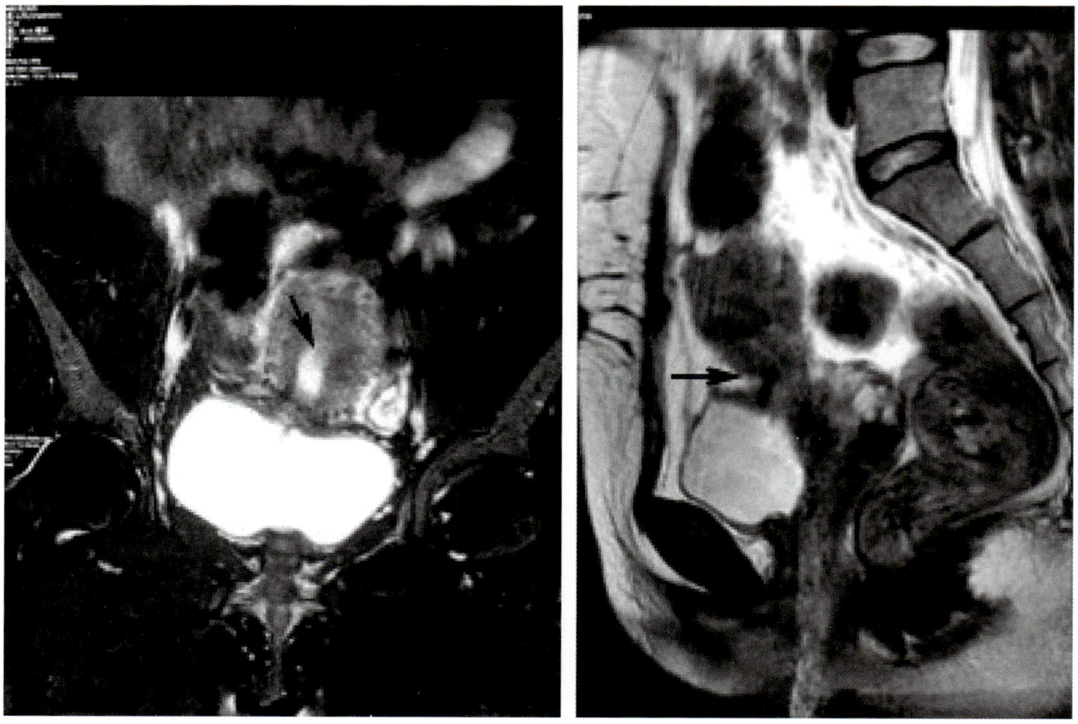

图 5-8-1 盆腔增强 MRI

A. MRI 示膀胱中央一 1.5cm × 0.5cm 的 T2WI 高信号条状物（箭头所指）；B. 条状物似于宫腔相连（箭头所指）

要表现，需考虑妇科疾患。目前宫颈癌患者群出现年轻化趋势，需考虑宫颈癌直接侵犯邻近膀胱或尿道导致血尿的可能。但患者无接触性出血病史，妇科查体（–），盆腔增强 CT 未提供相关提示，故考虑此可能性不大。

【治疗方案】

由于术前已完善泌尿系 B 超、盆腔增强 MRI，基本可确定异物体积较小，预估可经尿道取出，且术者具有丰富的膀胱镜手术经验，决定于腰麻下行膀胱镜探查术。

三、手术及术后恢复情况

麻醉满意后，取截石位，常规碘附消毒铺单，稀释碘附液清洁尿道。接好各导线、导管、光源及监视器，输出功率电切 130W，电凝 70W。

经尿道置入 Olympus F24 12° 电切镜，观察，可见膀胱后壁明显异物（图 5-8-2），结合既往手术病史，考虑异物为手术缝线可能性较大，且异物基底部较深，不排除膀胱子宫间窦道形成。改换膀胱镜继续观察，用膀胱镜异物钳分次将缝线拔除，至视野中无明确缝线可见，并用活检钳钳取异物周围膀胱组织两块。再次改换为电切镜，电凝异物基底及周围 1cm 范围内正常膀胱黏膜。检查术区无渗血，清除膀胱内所有异物组织。留置 F20 三腔气囊导尿管，气囊内注水 20cm，尿管引流通畅，色清。清点器械、敷料无误，结束手术。手术过程详见视频 5-8-1。

视频 5-8-1

手术过程顺利，出血不多，麻醉满意，术中血压平稳，术后患者安返病房。切除之异物缝线及膀胱组织送病理活检。

患者术后 6 小时进半流食。手术当日夜间来月经，出现血尿，尿色暗红，考虑患者血尿为经血通过窦道流入膀胱所致。术后第 1 天予保留尿管出院观察，出院后留置导尿管 4 周，经期行膀胱冲洗治疗，嘱必要时行二期膀胱子宫瘘修补术。

四、最终诊断

病理诊断：膀胱异物：送检物为线结，其上附少许黏膜组织，伴炎细胞浸润。免疫组化：CK（–），

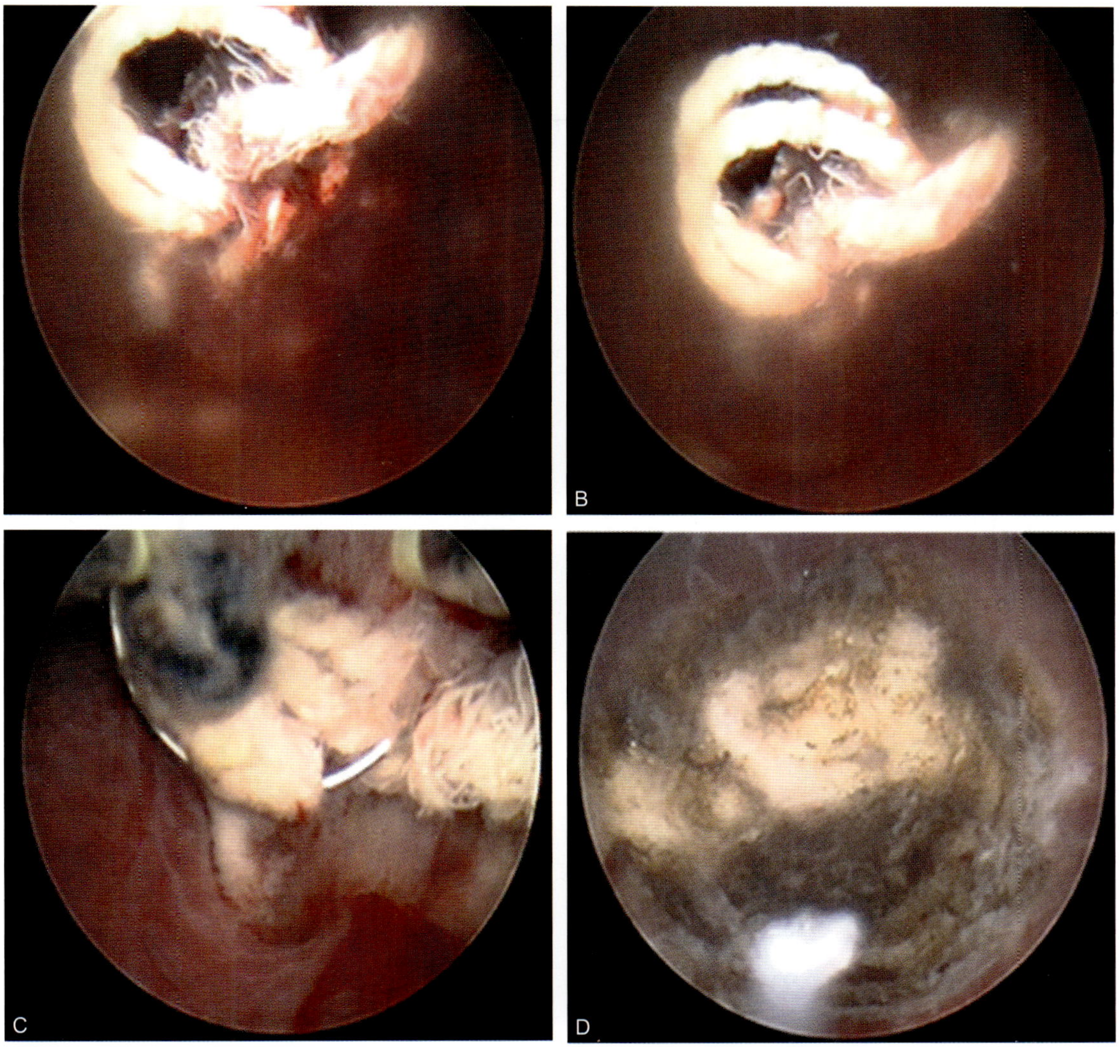

图 5-8-2 术中所见
（A）（B）膀胱后壁异物，缝线可疑；（C）异物基底较深；（D）异物拔除后膀胱壁

CA-125（-）；膀胱后壁黏膜（图 5-8-3）：黏膜固有层可见较多炎细胞浸润，大部分被覆上皮脱落。

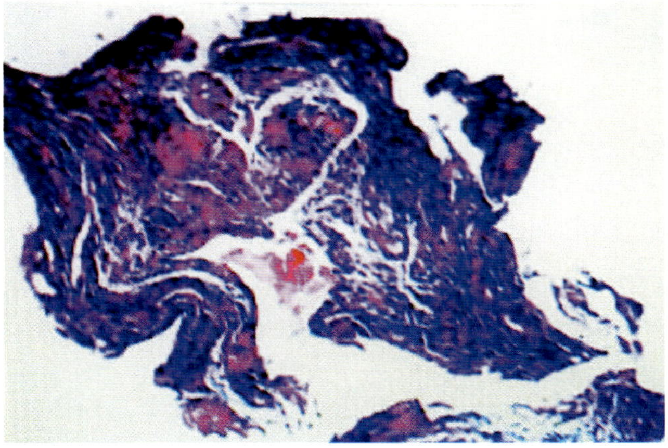

图 5-8-3 膀胱后壁黏膜

五、专家点评

膀胱异物临床上较为罕见，异物形式多种多样，其进入膀胱途径亦多样，异物在膀胱内停留的时间可长可短，常继发感染及膀胱结石。膀胱异物因异物的不同特点，其在临床处理方法亦不尽相同。

1. 病因

异物进入膀胱的途径有多种，包括由自己或他人经尿道放入膀胱（最常见原因，很多与性行为相关）、经开放伤口进入膀胱、由膀胱外迁移进入膀胱，以及医源性膀胱异物等[1]。怀疑下尿路疾患时，若患者对性生活史问诊、妇科检查、直肠指诊等极度排斥时须联想到自行置入异物可能。同时，月经史、手术史的问诊也有助于发现并发症及异物来源。韩曙光等[2]对158例自行或他人置入的尿道及膀胱异物患者致病行为分析发现，患者以男性（89.9%）、无配偶者（77.9%）、小学文化程度以下（69.6%）为主，大多患者因好奇、手淫、精神障碍等将异物放入尿道。在医源性膀胱异物中，国外曾有数据统计，医源性尿路异物发生率高达1/1500[3]，部分患者因剖宫产、膀胱手术或前列腺手术缝线缝入膀胱内，有患者因DJ管拔出部分残留膀胱内，也有患者行膀胱冲洗时，误冲导尿管气囊至气囊破裂，部分气囊壁残留膀胱内从而引起膀胱异物[4]。本例患者系剖宫产术后手术缝线向膀胱迁徙，与膀胱壁炎性粘连，膀胱壁糜烂破溃，异物进入膀胱内并形成膀胱子宫瘘管。

2．临床表现

膀胱异物最常伴发尿路感染及以异物为核心的膀胱结石，其可以血尿、脓尿、排尿困难及尿失禁为首发症状，也可无任何特异临床表现，加之患者常讳疾忌医，因而导致大多膀胱异物患者直至出现并发症才来医院就诊。虽然此病并不致命，但可形成严重的并发症，如慢性或反复的尿路感染、尿路结石、膀胱阴道瘘（vesico-vaginal fistula，VVF）、膀胱穿孔等，甚至可因并发脓毒血症造成死亡。Dardamanis等[5]曾发表过一例以尿闭、贫血、肾衰竭为首发症状的膀胱异物，原因是一智力迟滞患者误将体温计置入膀胱导致尿路梗阻。Mukerji等[6]曾报道膀胱异物引起慢性泌尿系感染从而诱发膀胱鳞状细胞癌患者1例。本例患者膀胱异物史2年，主要表现为经期血尿，其在诊断时已并发膀胱子宫瘘。

3．辅助检查

辅助检查方面，泌尿系平片（KUB）在诊断X线不可穿透异物时的敏感性为43.8%～70.0%。除非是射线可透过的异物，静脉尿路造影（IVU）很少提供进一步的信息。超声的敏感性较前两者都要高，约为93.8%，但前提是经验丰富的影像科大夫。盆腔CT及MRI在以往报道中都曾应用于膀胱异物的诊断，但并非常规检查。膀胱镜即可诊断异物的位置、形态，又可作为治疗手段，在临床应用中地位较高，但并非确诊的必要检查。

4．治疗方式

膀胱异物的治疗目的是在减少并发症的前提下尽可能完全取出异物。针对异物取出，膀胱镜探查术为一线方案，但个体化手术方式的选择取决于异物的体积、位置及比重和尿道的直径、形态。对于较轻的异物，如爆裂的气囊壁，我们可在膀胱半充盈状态下以异物钳去除；对于可塑性较强的异物，可以以管状吸引器进入镜鞘，借助负压取出；而对于玻璃体温计等长度较长，可塑性较差的异物，应充分充盈膀胱，调整异物长轴方向与出口一致后迅速取出[7]。异物取出后，应再次行膀胱镜检，确保异物完全取出，其次，对异物存留时间较长的异常膀胱黏膜取活检，以防止长期慢性炎症所致膀胱黏膜癌变。本例患者成功接受膀胱镜手术，异物取出后留取膀胱黏膜活检，未出现术中术后并发症，术中出血少，术后第一天即留置尿管出院，其充分体现了膀胱镜手术在膀胱异物治疗中高效而微创的特点。

对于异物体积较大、形态不规则或尿道水肿等情况，我们需要行开放性手术取出异物[8]。而对于并发症的治疗，大多尿闭、肾衰竭患者在异物取出后无需特殊治疗肾功能即可迅速恢复，尿路感染需及时应用抗生素，而罹患膀胱阴道瘘、膀胱子宫瘘的患者需要长期留置尿管或膀胱穿刺引流，以利于瘘道关闭，若无法自行愈合，可行二期修补术。

综上，膀胱异物可分为自行置入、医源性、外伤性。需注重手术史、外伤史、性生活史及月经史。查体需关注泌尿外科、妇科专科查体。术前完善血常规、肾功能等化验，合理选用KUB、超声、CT、MRI等影像学检查或膀胱镜明确诊断，再根据异物的部位、性质、体积来确定治疗方案。在膀胱异物及患者尿路条件允许的情况下，首选膀胱镜探查术。若有瘘道形成，可于术后长期留置尿管或行耻骨上区穿刺引流。

参考文献

1. Van Ophoven A, de Kernion JB. Clinical management of foreign bodies of the genitourinary tract. J Urol. 2000, 164(2): 274-287.
2. 韩曙光. 158例尿道及膀胱异物患者致病行为分析.中国行为医学, 2003, 12(2):183.
3. Rafique M. Intravesical foreign bodies, review and current management strategies. Urol J 2008, 5: 223-231.
4. 陈林, 昌建明, 刘晨波等. 医源性膀胱异物7例分析. 现代医学, 2010, 38(3):291-292.

5. Dardamanis M, Balta L, Zacharopoulos V, et al. An Unexpected Foreign Body (a Thermometer) in the Bladder: A Case Report. Urol Case Rep, 2014, 2(2): 65–66.
6. Mukerji G, Rao AA, Motiwala H. Self-introduction of foreign body into urinary bladder. J Endourol, 2004, 18(18): 123-125.
7. 张振声，许传亮，杨庆，等. 五例膀胱异物的处理. 中华腔镜泌尿外科杂志，2008，2(2):59.
8. Mannan A, Anwar S, Qayyum A, et al. Foreign bodies in the urinary bladder and their management: A Pakistani experience. Singapore Med J, 2011, 52: 24-28.

5-9 尿道膀胱异物

一、病例摘要

【病史】

男性患者，39 岁，主因“4 天前因感觉排尿不畅而自行经尿道插入橡胶管，出现尿道疼痛及下腹部胀痛，不能排尿”来诊。1 天前于我院急诊行“耻骨上膀胱穿刺造瘘术”。现感觉尿道疼痛，无发热。既往否认高血压、冠心病、糖尿病病史，否认肝炎、结核病史。无输血史、手术史及药物过敏史，为手术治疗收入院。

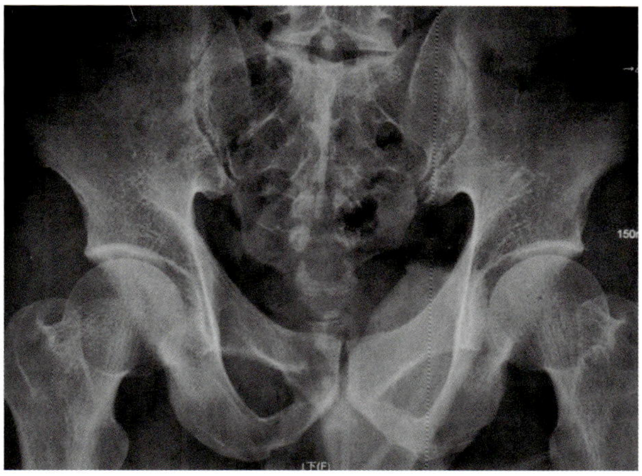

图 5-9-1 术前腹平片

【体格检查】

生命体征平稳，双肾区无异常隆起，无叩击痛，双输尿管走行区无压痛，耻骨上 2cm 可见留置膀胱造瘘管，膀胱区无膨隆，外生殖器发育正常。

【辅助检查】

（1）血常规、生化全项及凝血功能未见明显异常。

（2）尿常规：红细胞 60 ~ 70/HPF，白细胞 2 ~ 4/HPF。

（3）胸片、心电图未见明显异常。

（4）腹平片（图 5-9-1）：尿道异物。

（5）泌尿系 CT（图 5-9-2）：尿道异物。

【入院诊断】

尿道异物。

二、病例讨论

【鉴别诊断】

（1）尿道膀胱结石：患者排尿困难，需考虑尿道膀胱结石可能。B 超、X 线有助于明确诊断，目前可排除。

（2）尿道肿瘤：可有排尿困难，多有尿道外口滴血，B 超及尿道镜检可以明确。

（3）尿道结核：慢性病史，多有泌尿系结核病史，可表现为脓尿、终末肉眼血尿等，尿找抗酸杆菌可明确，该诊断基本排除。

【治疗方案】

根据患者病史、影像学检查，可行经尿道输尿管镜异物取出或经膀胱造瘘口肾镜异物取出，如上述方法失败，则行膀胱切开异物取出术。

三、手术及术后恢复情况

麻醉满意后取截石位，常规碘附消毒铺单，稀碘附冲洗尿道。接好各导线、导管、光纤及监视器。

尿道外口可见黄色橡胶条状异物，直视下经尿道置入 F8/9.8 12° 输尿管镜，见尿道异物位于尿道

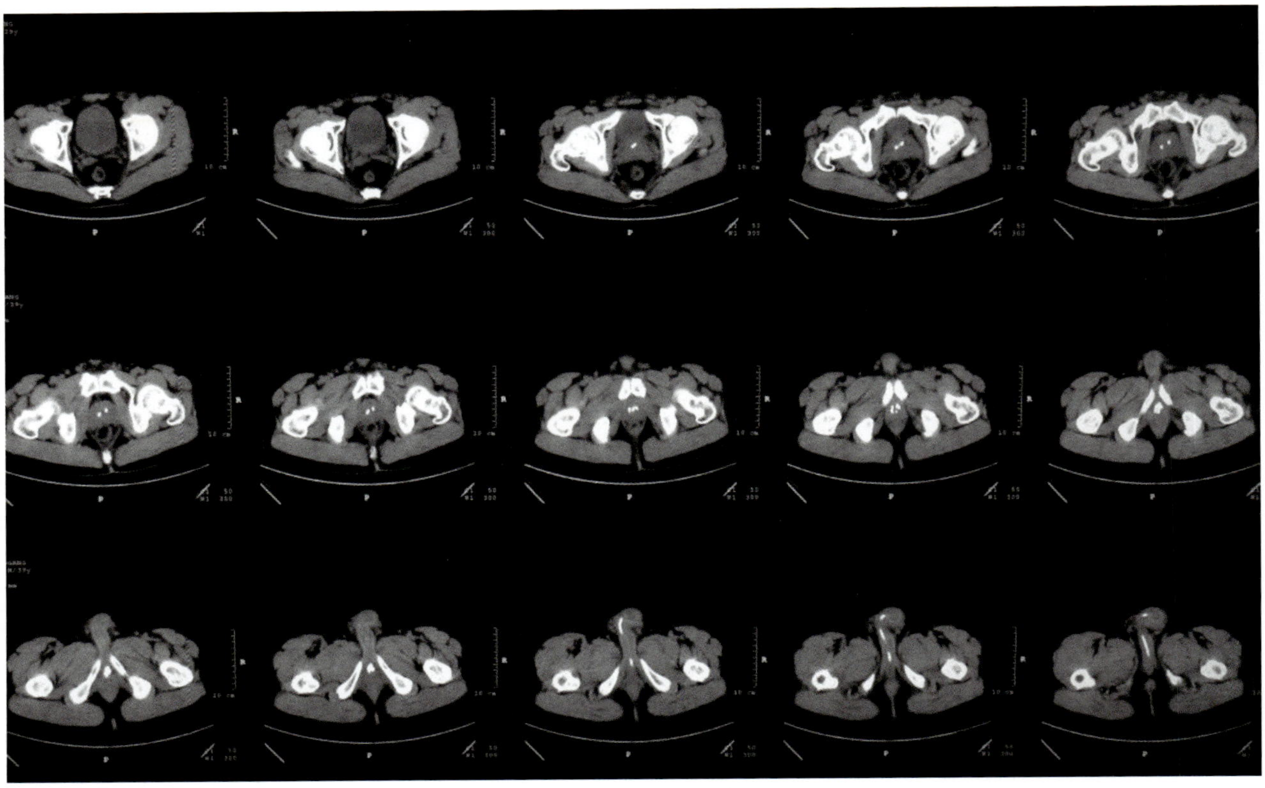

图 5-9-2　术前泌尿系 CT

全长，并于膜部打结。尿道膜部黏膜受损。用输尿管镜将异物推入膀胱，可见膀胱造瘘管（图 5-9-3）。反复尝试经尿道通过输尿管镜、尿道内切开镜和肾镜将两段异物完整顺利取出（图 5-9-4）。留置 F18 Foley 导尿管。清点无误，结束手术。

术后患者恢复顺利，无并发症发生，术后 6 小时进饮食，术后第 1 天拔除膀胱造瘘管，术后第 2 天带尿管出院，术后 2 周拔除尿管。

四、最终诊断

尿道异物。

五、专家点评

泌尿系异物以膀胱异物常见，尿道异物次之[1]。异物种类很多，诸如温度计、竹签、发卡及塑料电线等。18～35 岁中青年居多，儿童及老年人少见，多因对生殖器官好奇及手淫等自行置入，部分则因为智力低下或精神障碍[2-3]，少数异物系被他人置入尿道后成为膀胱异物。尿道异物常见于男性，而膀胱异物于男女均常见。本例患者为 39 岁男性，因排尿不畅自行向尿道置入橡胶管。

膀胱及尿道异物的症状与体征多与置入异物的大小、形状、性质、位置、置入时间的长短、是否继发感染及其他并发症有关。多表现为尿频、尿急、尿痛、血尿、排尿困难、排尿中断等。少数膀胱异物因较小而存留数月至数年并以其为核心而形成结石[4]。本例患者因尿道异物出现急性尿潴留就诊。影像学检查可行尿道及膀胱 B 超、X 线及尿道逆行造影，亦可行尿道镜或膀胱镜检查可确诊。

膀胱及尿道异物治疗首选微创治疗。多数塑料管或电线类可于内镜下用异物钳钳夹其一端顺势拉出[3]。体温计等较粗大异物可以采用经皮肾镜经尿道取出。前尿道异物可以直接用取石钳钳夹取出，部分后尿道异物可用尿道探子推入膀胱后镜下取出[4-5]。部分内镜下取出困难或穿破膀胱可行膀胱切开取出。本例患者即采用内镜下推入膀胱于打结处切断分别经尿道取出。

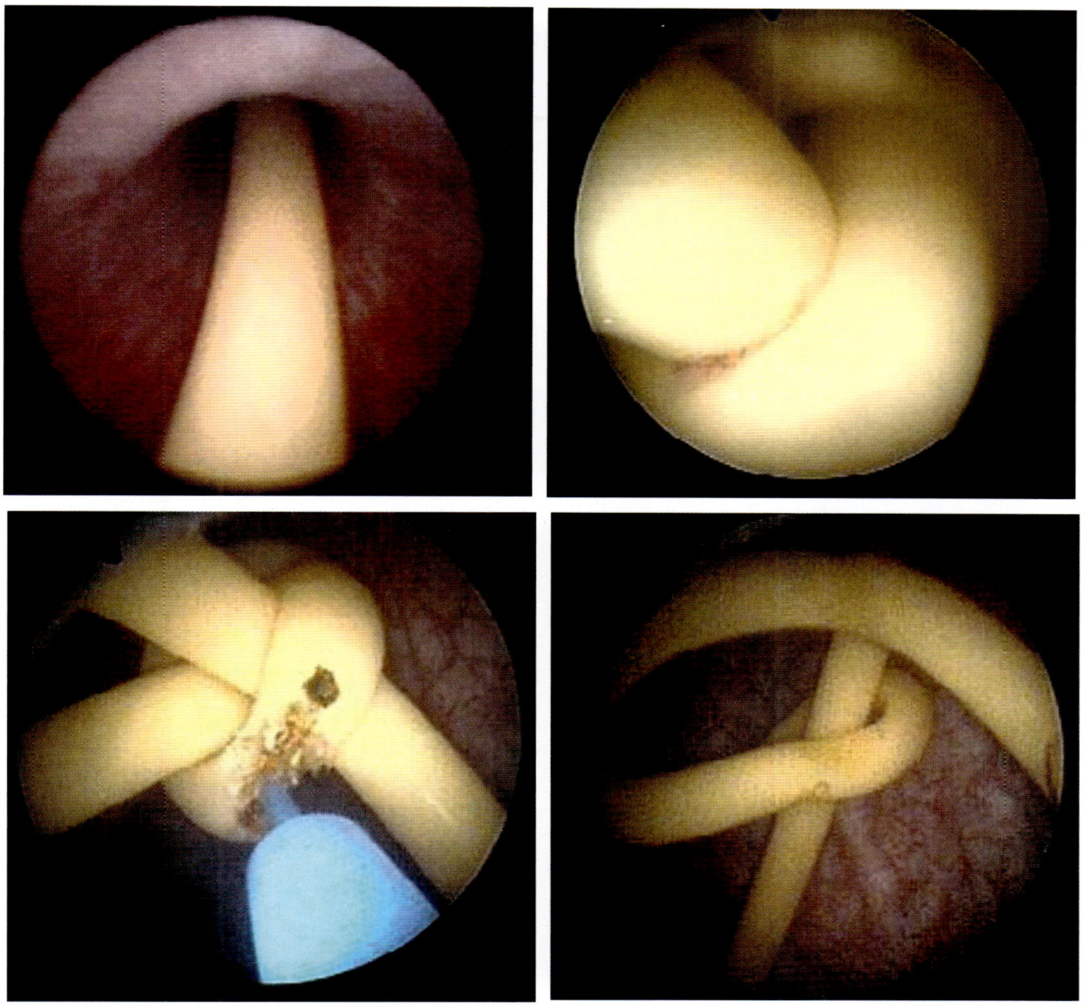

图 5-9-3 术中照片

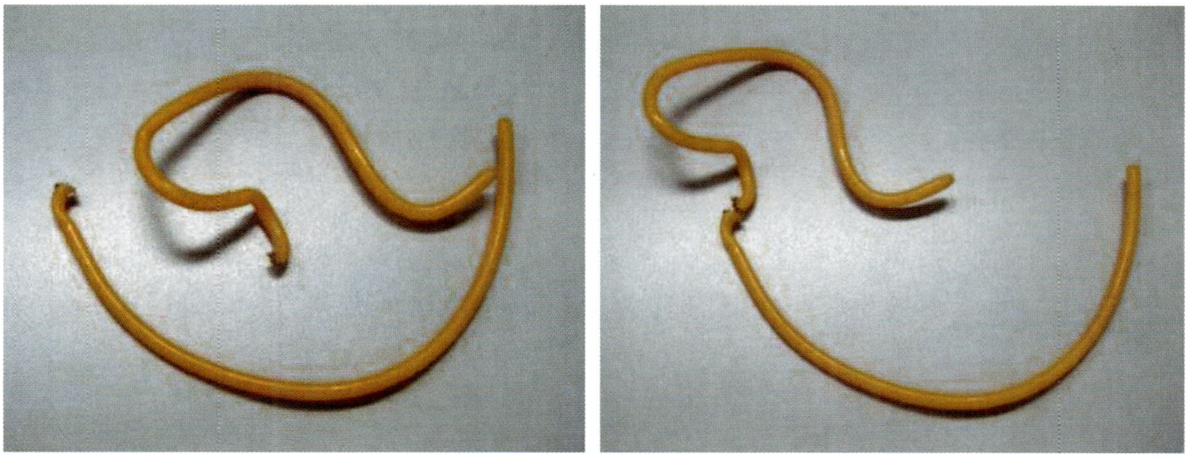

图 5-9-4 取出异物

参考文献

1. 吴阶平. 吴阶平泌尿外学. 济南:山东科学技术出版社, 2005: 1943-1945.
2. Sukkarieh T, Smaldone M, Shah B. Multiple foreign bodies in the anterior and posterior urethra. Int Braz J Urol, 2004, 30 (3): 219-220.
3. Van Ophoven A, deKernion JB. Clinical management of foreign bodies of the genitourinary tract. J Urol, 2000, 164 (2): 274-287.
4. Recasens Guinjuan JR, Flores Gonzales JJ, Samso Pinol JM, et al. Vesico-urethral lithiasis secondary to foreign body. Actas Urol Esp, 2002, 26 (2): 136-138.
5. 魏其琛, 李忠随. 膀胱尿道异物12例报告. 福建医药杂志, 2003, 25 (6): 189.

5-10　外伤后尿道狭窄——尿道套入术

一、临床资料

【病史】

患者青年男性，主因“外伤后排尿困难 7 个月”入院。患者 7 个月前因外伤致右耻骨骨折，伤后排尿困难，试行导尿不成功，外院诊为膀胱破裂、尿道断裂，行手术修补膀胱并留置膀胱造瘘，行尿道会师术并留置导尿管，4 个月后拔除导尿管出现排尿困难，行膀胱镜见尿道狭窄，导丝不能通过，1 周前行尿道造影，见后尿道狭窄。现为进一步诊治就诊于我院。既往有输血史，无其他病史。

【体格检查】

体温 36.4℃，心率 70 次 / 分，呼吸 16 次 / 分，血压 111/64 mmHg。一般情况良好，心、肺、腹部查体未发现明显异常。泌尿外科查体：下腹正中陈旧手术瘢痕，双肾下极未触及，双肾区无叩击痛；双输尿管走行区无压痛，耻骨上留置膀胱造瘘管，引流尿液清亮。膀胱未充盈，尿道口无红肿、畸形，未及异常分泌物。双侧睾丸、附睾触诊未发现异常。前列腺指诊：前列腺体积不大，质韧，未及结节。无明显触、压痛。

【辅助检查】

（1）入院查血常规、尿常规及肝肾、凝血功能均未发现异常。

（2）泌尿系 B 超：全泌尿系统扫查未发现异常。

（3）泌尿系 CT 检查未见明显异常。

（4）尿道造影提示后尿道狭窄。

（5）膀胱镜检查见后尿道闭锁。

【初步诊断】

后尿道狭窄，膀胱破裂修补术后。

二、病例讨论

【鉴别诊断】

（1）后尿道狭窄：患者既往有骨盆骨折病史，伤后排尿困难。结合患者外伤病史以及尿道镜、尿道造影检查所见，首先考虑该诊断。

（2）神经源性膀胱：患者拔除尿管之后出现排尿困难，除考虑梗阻性因素以外，亦需要考虑动力性因素。因为患者有外伤病史，如果损伤支配膀胱的自主神经，亦可以造成排尿功能异常。必要时可以行尿动力学检查明确。

【治疗方案】

拟行尿道套入术。

三、手术及术后恢复情况

完善术前相关检查并排除手术禁忌后行尿道套入术，在坐骨结节内则做倒 Y 形切口，切开 Colles 筋膜，显露球海绵体肌，纵向切开球海绵体肌暴露尿道海绵体，向远端游离尿道海绵体 4～5cm，F8 尿管牵拉，向近端游离尿道海绵体至球膜部瘢痕处，经尿道口插入 F20 探子至狭窄处，在狭窄远端切断尿道，经膀胱插入 F20 尿道探子确定狭窄闭锁近端，狭窄瘢痕约 2cm，切除瘢痕使尿道探子可顺利通过尿道近端，于远端尿道断端均匀缝线共 4 针，经尿道口置入 F20 硅胶双腔尿管，将尿管头端于缝线一起送入膀胱，使远端尿道的断端通过膜部后达到后尿道近膀胱颈处，固定尿管，经膀胱造瘘将张力缝线固定至耻骨上皮肤。3-0 丝线缝合球海绵体肌及 Colles 筋膜。患者术后恢复良好，于术后 2 周出院。术后继续间断扩张尿道。

四、最终诊断

后尿道狭窄；膀胱破裂修补术后。

五、专家点评

骨盆骨折后，骨折断端的移位会造成剪切力，容易造成后尿道受损，尿道外括约肌撕裂[1]。由于后尿道特殊的解剖位置，使得该处的会师手术相对困难，修复失败率较高。且前期尿道介入操作次数越多，修复失败率越高[2]。尿道套入术是一种相对简单，较为成熟的手术方式，适用于无法进行尿道吻合的患者。文献证实尿道套入术对各种原因造成的后尿道狭窄有效率为 76.6%。术后 86.3% 患者恢复至正常尿道直径，术中只需切除瘢痕及狭窄段尿道，游离远端尿道，不需进行尿道吻合，减少了术后再次狭窄的发生率[3]。

参考文献

1. 陈海文, 石涛, 王子明,等. 尿道套入术治疗后尿道狭窄100例报告. 临床泌尿外科杂志, 1999, (12): 550-550.
2. Netto NR. The surgical repair of posterior urethral strictures by the transpubic urethroplasty or pull-through technique. J Urol, 1985, 133(3): 411-412.
3. Netto R, Goes GM, Freire J. A pull-through operation for the treatment of lesions of the posterior and bulbar urethra. Int Urol Nephrol, 1973, 5(4): 383-391.

5-11 阴茎折断

一、临床资料

【病史】

男性患者，43 岁，主因“性交时阴茎损伤 12 小时”来诊。患者 12 小时前性交时因为体位不当导致阴茎损伤，伴阴茎疼痛，阴茎皮下血肿形成。阴茎无持续勃起，无排尿困难。既往体健，否认其他疾病史。

【体格检查】

体温 36.8℃，心率 76 次 / 分，呼吸 19 次 / 分，血压 130/80mmHg；心、肺、腹部查体未发现异常。泌尿外科专科查体：阴茎皮肤完整，腹侧可见血肿，阴茎腹侧及阴囊皮肤淤紫。

【辅助检查】

（1）入院查血尿常规及肝肾、凝血功能均未发现异常。

（2）阴茎 B 超：阴茎海绵体腹侧可见 2cm 白膜中断。

【初步诊断】

阴茎折断。

二、病例讨论

【鉴别诊断】

（1）阴茎折断：患者在性交过程中体位不当出现阴茎疼痛，血肿形成，结合阴茎彩色多普勒超声（彩超）可见海绵体白膜连续性中断，该诊断的可能性大。

（2）尿道损伤：尽管没有肉眼血尿和排尿困难，需要警惕尿道损伤的可能。

（3）该病需要与阴茎异常勃起相鉴别，阴茎异常勃起表现为阴茎持续勃起，伴阴茎疼痛，海绵体血气分析和阴茎 B 超可以明确诊断。

【治疗方案】

血肿清除，白膜缝合。

三、手术及术后恢复情况

于手术室腰麻，向尿道内留置 F16 尿管，在血肿最明显处做包皮的半环形切口，清除血肿，在右侧阴茎海绵体中部靠近尿道发现一长约 2cm 的横行裂口，同时检查尿道未发现损伤。彻底清除血肿，修剪海绵体白膜裂口，用 2-0 可吸收 Vicryl 线间断缝合白膜裂口，止血满意后逐层缝合切口，阴茎加压包扎。术后 3 天伤口换药，血肿消失。术后 1 周伤口愈合。术后 1 个月可以正常过性生活。

四、最后诊断

阴茎折断。

五、专家点评

阴茎在勃起状态下收到直接的外力作用，可造成阴茎海绵体白膜的破裂。性交时发生阴茎折断多由于勃起阴茎撞在女方耻骨、会阴，抽动时脱出撞在床板上，或用比较奇特的性交姿势或急剧改变性交体位时。采用女上男下的性交体位易发生阴茎折断。另外手淫用力挤捏或扭曲，或在阴茎勃起时受到外力打击也可发生阴茎折断[1]。

阴茎疲软时白膜厚度为 2mm，勃起时白膜变薄，只有 1/4～1/2mm 厚，且失去弹性，易发生损伤。受伤时可有响声，患者会诉说在损伤时听到“咔擦”的折断声，伴有剧痛，随即阴茎疲软。由于白膜破裂出血，形成血肿，局部迅速肿胀，皮肤呈青紫色。血肿一般局限于阴茎，但若 Buck 筋膜破裂，出血可沿阴囊、会阴和大腿内侧延伸。阴茎变形偏向健侧。排尿一般无异常，但有报道伴尿道损伤者占 20%。当尿道口流血、尿血或排尿困难时应考虑有尿道损伤。最常见的损伤部位为阴茎海绵体远侧 1/3 侧面，多为一侧海绵体损伤，呈横向线状裂口。触诊可发现白膜裂口处[1]。

大多数阴茎折断可根据临床症状和体征做出诊断，也可以通过超声检查白膜是否完整来诊断。超声可以发现白膜破裂的位置和大小，但超声未发现白膜裂口也不能排除阴茎折断，因为血肿可能影响超声的检查。

治疗多主张早期手术探查行阴茎白膜修补术，避免血肿扩大、长期不吸收、继发感染，纤维瘢痕形成、导致疼痛和阴茎成角畸形，从而使功能恢复更好，不影响性生活。手术要求清除血肿，寻找并缝合破裂的白膜。同时探查尿道有无损伤，如有损伤可一期修补，并留置尿管。如白膜破裂口小、血肿局限也可以采用保守治疗。保守治疗以阴茎加压包扎、冷敷，观察血肿消除情况及阴茎功能。

多数阴茎折断患者行手术修补后仍可以摸到结节，但勃起功能可以保持正常[2]。保守治疗可能的并发症高于手术治疗，如硬结、勃起功能障碍等[2]。

参考文献

1. Majzoub AA, Canguven O, Raidh TA. Alteration in the etiology of penile fracture in the Middle East and Central Asia regions in the last decade: a literature review. Urol Ann, 2015, 7(3): 284-288.
2. Nale Dj, Nikić P, Vuković I, et al. Surgical or conservative treatment of penile fracture. Acta Chir Iugosl, 2008, 55(1): 107-114.

肾移植疾病

6-1 移植肾排斥与积水

一、临床资料

【病史】

男性患者，45 岁，已婚，汉族，主因“亲体同种异体肾移植术后 2 个月，血肌酐升高 1 周”于外院泌尿外科就医。2 个月前行亲体同种异体肾移植术，术后第 3 天肾功恢复正常。1 周前出现血肌酐升高达 400 μmol/L，外院考虑为“肾移植术后急性排斥反应”，给予注射用甲泼尼龙琥珀酸钠连续 3 天冲击，剂量分别为 1000mg、500mg、500mg。冲击效果不明显，血肌酐升至 800 μmol/L，入院前每天尿量约 2000ml。既往“糖尿病”7 年，血糖控制尚可；饮酒史 10 年，平均每天半斤；已婚，配偶因“脑出血”已逝世，育有 1 女体健。否认家族性遗传病、传染病及恶性肿瘤病史。

【体格检查】

右下腹可见一个长约 15cm 手术瘢痕，腹平坦，无血管怒张，未见肠型及蠕动波，腹平软，肝、脾肋下未触及，全腹无压痛及反跳痛，膀胱区空虚，无压痛，外生殖器发育正常。

【辅助检查】

血常规：白细胞 8.6×10^9/L，NE% 75.5%，LY% 14.1%；血红蛋白 96g/L，血小板 125×10^9/L。

血生化：血糖 9.00mmol/L，血清尿素氮 23.90mmol/L，肌酐 687μmol/L，尿酸 689 μmol/L。

尿常规：白细胞 0 ~ 3 个 /HPF；红细胞 10 个 /HPF。

移植肾彩色多普勒超声（彩超）：移植肾大小 11.7cm × 7.5cm × 5.8cm，集合系统可见囊性结构，大小约 4.5cm × 2.9cm，移植肾血流丰富，血流指数正常，肾周围未见异常回声，肾门处动静脉及髂动静脉吻合处血流通畅。考虑：移植肾集合系统内囊性结构。（图 6-1-1）

【初步初诊】

（1）肾移植术后急性排斥反应？

（2）移植肾功能不全；

（3）肾性高血压；

（4）移植肾盂积液；

（5）糖尿病。

二、病例讨论

【鉴别诊断】

（1）诊断：依据患者病史、体格检查及辅助检查结果，初步诊断较为明确。入院后给予兔抗人胸腺细胞免疫球蛋白连续 5 天冲击，剂量分别为 75mg、75mg、75mg、75mg、75mg，降低免疫抑制剂使用剂量（原剂量 2/3），对症支持治疗（心电监护、抗感染、病房隔离消毒）。治疗后血肌酐下降至 123 μmol/L，冲击第 2 天尿量明显增多，最多时达到 4875ml/ 天，所以患者肾移植术后急性排斥反应诊断明确，证据充分。但是，在排斥反应控制后患者再次出现尿量减少，血肌酐升高，抗排斥反应治疗效果不佳，经移植肾穿刺明确诊断为移植肾小管损害，给予内置支架引流后患者疾患得到缓解。因此患者移植肾积水，输尿管狭窄诊断同样成立。

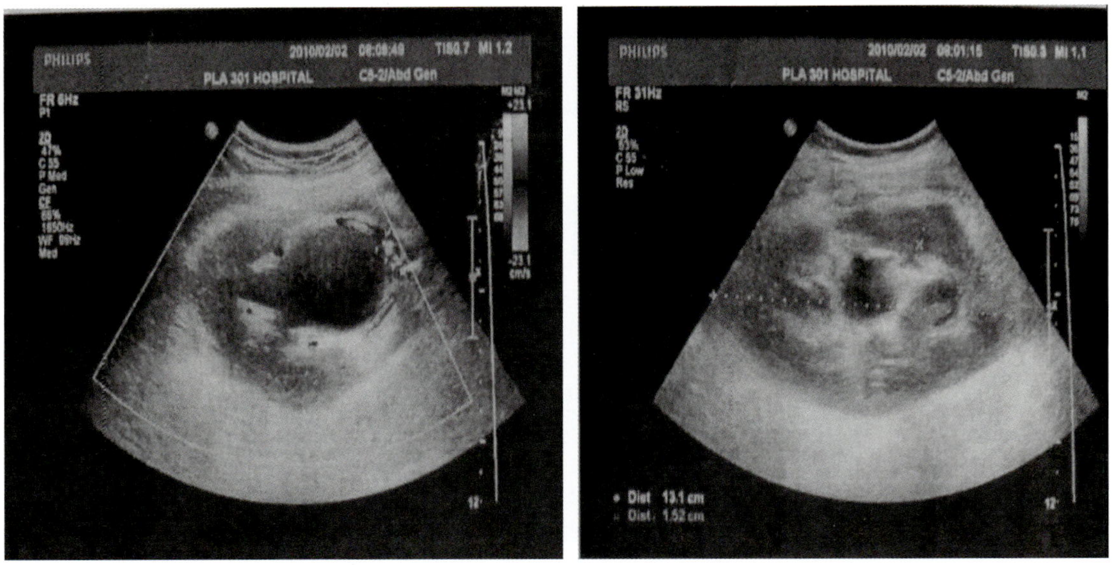

图 6-1-1 入院时移植肾彩超检查

（2）鉴别诊断：由于肾移植术后早期急性排斥反应与肾小管坏死的处理上存在差异，因此对二者的鉴别诊断显得尤其重要。目前主要是通过综合以下几方面的检查信息进行鉴别诊断：①症状体征。由于环孢素 A 等新型免疫抑制剂的问世，排斥反应的临床表现也越来越不典型，如同时伴有急性肾小管坏死存在，使排斥反应的诊断及鉴别诊断更为困难。②实验室检查。肾移植术后少尿、无尿的原因很多，常见的有急性排斥反应、急性肾小管坏死及环孢素中毒，其中急性排斥反应的发生率为 26%～30%，急性肾小管坏死的发生率为 30%～40%。③ B 超、彩超。超声是检查移植肾的主要工具，可起到鉴别诊断的作用。④穿刺活检。穿刺活检是最近几年用于移植肾病理诊断区别急性排斥反应和急性肾小管坏死的最具有诊断价值的检查。在诊疗过程中应注意以下情况：①肾灌注不良：血容量不足、肾血管栓塞、肾动脉吻合口狭窄、肾周围血肿、淋巴囊肿压迫肾血管时，肾灌注受限，肾缺血可致肾移植术后少尿。但有其相应表现，一般不难鉴别。②尿路梗阻：膀胱输尿管吻合口狭窄或血块堵塞、导尿管堵塞等，可在术后 24～48 小时内尿量突然减少或无尿。通过冲洗导尿管、膀胱镜检查或插入输尿管导管等，可以鉴别。③感染体内有感染灶时，虽不严重，但因机体抵抗力低，亦可引起发冷发烧、尿量减少、血肌酐、尿素氮升高等改变，并可诱发急性排斥反应。常发生于术后 3 个月之内。多为肺部感染、泌尿系感染，亦可为全身感染。应作肺部 X 线检查、尿培养、血培养等，仔细寻找可能存在之感染灶，以免贻误治疗。

（3）药物毒性反应：某些药物，如庆大霉素、卡那霉素、先锋霉素等，有一定肾毒性。肾功能尚未稳定时，如应用不当，可致肾功能损害，出现尿少、尿闭，血肌酐、尿素氮升高。有用药剂量较大、时间较长的病史，尿改变明显，蛋白、管型较多，不难鉴别。

【治疗方案】

（1）移植肾穿刺（患者拒绝）；

（2）改用强效冲击药物（兔抗人胸腺免疫球蛋白）。兔抗人胸腺细胞免疫球蛋白连续 5 天冲击，剂量分别为 75mg、75mg、75mg、75mg、75mg，降低免疫抑制剂使用剂量（原剂量 2/3），对症支持治疗（心电监护、抗感染、病房隔离消毒）。

三、手术及术后恢复情况

复查 B 超提示：肾移植术后：移植肾大小为：12.3cm×6.6cm×6.8cm，皮髓质分界清晰，血流信号未见明显异常。肾盂可见积液，范围：

6.4cm × 3.3cm × 5.1cm。于肾门处测得肾动脉内径 0.6cm，收缩期最高流速 100cm/s，阻力指数（resistance index，RI）0.74；测得段动脉收缩期最高流速 66cm/s，RI= 0.63；测得叶间动脉收缩期最高流速 44cm/s，RI=0.52。移植肾周围右侧及下方可见低回声区，范围：3.1 cm × 1.3 cm × 4.2cm，形态不规则，边界欠清，彩色多普勒速度图（CDV）未见明确血流信号。印象：移植肾周围低回声区：血肿可能，移植肾肾盂积液。

疗效评价：冲击第 2 天肌酐明显下降，冲击治疗后肌酐最低降至 123 μmol/L，冲击第 2 天尿量明显增多，最多时达到 4875ml/d，考虑：急性排斥反应得到逆转。

但是，在冲击治疗后第 11 天患者再次出现尿量急剧减少，患者血肌酐再次出现上升。复查移植肾 B 超：移植肾大小为：13.6 cm × 6.8 cm × 8.4cm，（较前增大 12.3 cm × 6.6 cm × 6.8cm）皮髓质分界清晰，肾内血流充盈良好，肾盂可见积液，范围：6.3 cm × 3.8 cm × 4.8cm。血肌酐检测：350μmol/L。行移植移植肾部位泌尿系水成像检查提示在移植肾输尿管距膀胱吻合口 3cm 处狭窄（图 6-1-2）。

考虑患者再次出现急性排异反应，给予“注射用甲泼尼龙琥珀酸钠”连续冲击 3 天，剂量分别为 1000mg、500mg、500 mg，肌酐下降至 188μmol/L。

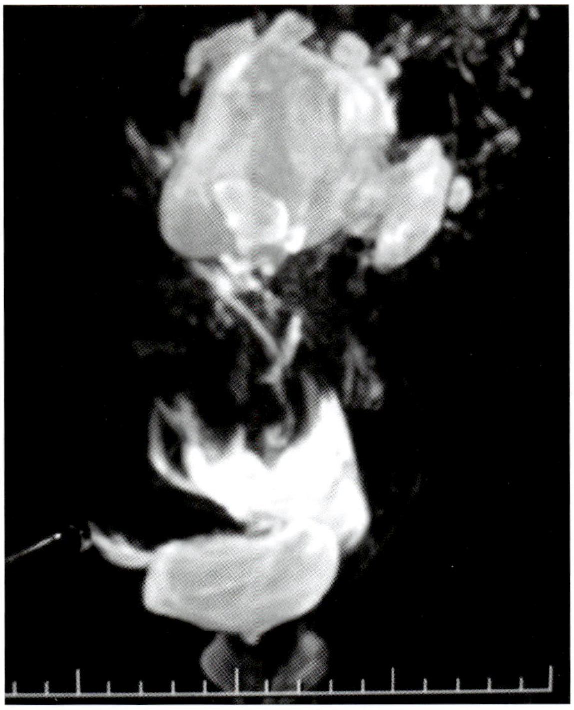

图 6-1-2　移植肾泌尿系水成像检查

后肌酐再次上升至 455 μmol/L，考虑患者出现难治性急性排斥反应，再次行冲击治疗（抗人 T 细胞猪免疫球蛋白 500mg × 5 天），疗效不佳。肌酐波动于（435 ~ 650μmol/L）给予调整免疫抑制药物，透析等治疗。疗效仍不佳。经反复与患者沟通后，患者同意行移植肾穿刺检查。移植肾穿刺：病理回报示：肾小球形态正常，近曲小管灶性嗜酸性变，肾间质少量淋巴细胞为主的炎细胞浸润，未见血管纤维素样坏死。示急性重度肾小管损伤，未见排斥反应病变。

考虑患者肌酐升高的原因为移植肾输尿管狭窄，遂在输尿管软镜检查配合膀胱镜下移植肾输尿管狭窄扩张联合输尿管支架置入术（图 6-1-3），术后定期行支架管更换联合扩张手术（每 3 ~ 6 月 1 次），1 年半后拔除支架管，患者肾功能正常。

四、最终诊断

移植肾输尿管排斥，移植肾积水，移植肾输尿管狭窄。

五、专家点评

肾移植术后输尿管梗阻发生率为 2.4% ~ 16.6%[1]，通常发生在肾移植术后 6 个月以内。梗阻可分为急性和慢性，其常见原因有：①远端输尿管坏死或纤维化；②移植肾或血肿压迫输尿管；③输尿管扭曲；④吻合口狭窄；⑤血凝块阻塞；⑥精索纠搭；⑦腹膜后纤维化；⑧脓肿；⑨淋巴囊肿；⑩肾盂输尿管扭曲；⑪真菌团梗阻；⑫结石梗阻等。B 超可以提示移植肾肾盂扩张、积水，梗阻的部位有无外界压迫等，具有早发现、无创伤、明确诊断等优点。静脉肾盂造影（IVP）检查用于肌酐小于 200μmol/L 者；膀胱造影用于可能有反流者；经皮肾盂穿刺造影或逆行肾盂造影在明确诊断的同时可以了解输尿管梗阻程度。在肾移植病例中输尿管长段坏死情况原因较多。取肾时输尿管周围脂肪组织过度分离，可造成输尿管供血分支血管损伤，致供血障碍。修肾过程中，修整肾下极、肾盂、输尿管“三角区域”时可损伤供应输尿管血管主干。输尿管周围的严重

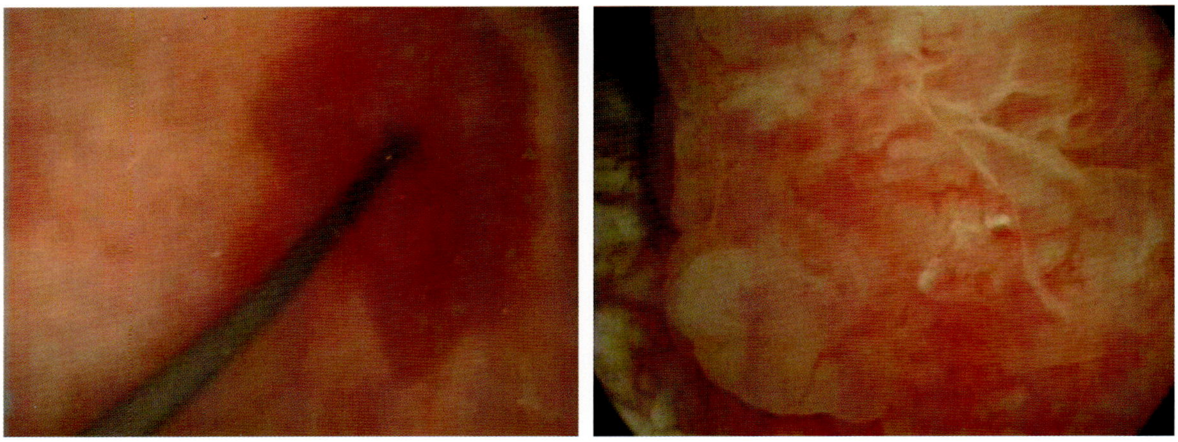

图 6-1-3　术中所见

感染。移植肾急性排斥反应，经激素冲击治疗后，输尿管血管发生栓塞等。而因输尿管血运障碍致输尿管坏死，多见于术后 10 天左右，且部位多为输尿管末端。本例发生在术后 2 个月，之前出现过急性肾排斥反应。与郭应禄等报道的病例相似。同时，本例出现移植肾上尿路梗阻情况较晚，移植肾输尿管周围已有明显粘连，临床出现上尿路明显梗阻积水现象。我们认为，发生早期移植肾排斥反应后出现尿外渗并上尿路梗阻征象，在排除术中操作因素造成的输尿管成角损伤、吻合口狭窄等外在因素影响及明显感染征象后，应高度警惕移植肾输尿管排斥坏死反应之可能，有条件者应行泌尿系 MRI 检查，既无需注入造影剂，不影响肾功能，无痛苦，又可以清晰显示尿路形态。

输尿管长段坏死的处理应根据坏死长度及部位采取相应措施，以恢复尿路连续性和挽救肾功能为原则。移植肾输尿管与自体输尿管吻合术，膀胱壁瓣输尿管吻合术，经皮肾穿刺造瘘及肠代输尿管术等术式均有运用并取得较好效果 [1-3]。输尿管因排斥反应坏死是全段坏死，而不是局部节段性坏死。所以当发现移植肾积水并且存在肾功能损害时需尽早处理。但是移植术后大量使用免疫抑制剂及部分患者因血肌酐升高被诊断为移植肾排斥反应而多次行冲击治疗，虽然部分患者会有一定的治疗效果，但是移植肾功能仍然会受到严重损害，而且因治疗周期过长导致患者一般状况较差，如果强行外科手术修复会引起较多并发症。而微创治疗具有创伤小、适应证宽且同时具有诊断和治疗的双重作用，能够在保证患者安全的前提下解除移植肾积水问题，为下一步治疗争取时间，因此我们对该患者采用微创治疗 [4-5]。

自 1964 年 Marshall 首次运用输尿管软镜观察到输尿管结石以来，输尿管软镜及相关辅助设备的制造技术有了快速的进展，镜体从 F13 发展为至今的 F7.5，尤其是光纤技术的发展、主动弯曲技能的设计和工作通道的出现，提高了输尿管软镜在尿路疾病诊治中的使用价值。因移植肾输尿管膀胱吻合开口多位于膀胱顶壁，普通输尿管硬镜及膀胱镜很难对其进行操作，而输尿管软镜特有的主动弯曲功能能够很好地进行操作。

逆行输尿管软镜径路可采用输尿管通道鞘，输尿管通道鞘（10F ~ 14F）是类似经皮肾手术中使用的 Peel-away 鞘。使用方法也是先向输尿管内插入导丝，再顺导丝将带有长的筋膜扩张器内芯的输尿管通道鞘插入输尿管口内，退出扩张器，从而使输尿管通道鞘形成一个从尿道外口至输尿管口的通道。输尿管通道鞘使软镜进入输尿管内变得更为方便，特别适合于软镜需反复进入输尿管的操作。

导丝通过输尿管狭窄处是进行输尿管成形术成功的关键 [6]。我们采用亲水膜的超滑黑泥鳅导丝与球囊扩张相互配合的方法，可以使导丝通过大多数的狭窄部位。经实践证明输尿管软镜具有安全、创伤较小等优点，值得在临床实践中进一步推广。这些方法对于狭窄段位于输尿管膀胱吻合口处的局限性狭窄最为有效，而对于其他部位的狭窄或狭窄段较长的患者来讲，因为导丝无法通过，治疗效果就很差了。

发生早期移植肾排斥反应后出现尿外渗并上尿路梗阻征象，在排除术中操作因素造成的输尿管成角损伤、吻合口狭窄等外在因素影响及明显感染征象后，应高度警惕移植肾输尿管排斥坏死反应之可能。输尿管坏死的处理应根据坏死长度及部位采取相应措施，以恢复尿路连续性和挽救肾功能为原则。

移植肾输尿管狭窄行球囊扩张术后有很高的再狭窄率[1]。国内外学者认为输尿管行球囊扩张后留置支架管的时间一般在 6 周 ~3 个月，但拔除支架管后再狭窄率仍旧高达 50%[7]。分析其原因可能为取肾时网状分布的输尿管血管受损，输尿管在移植后因缺血出现感染及纤维化，肾移植后早期有 DJ 管作为支架，拔除后缺血坏死的纤维管道闭锁而引起梗阻。本例患者行球囊扩张成功后均植入 DJ 管，手术半年以后拔除 DJ 管，随访 2 年均未发现有再狭窄，但是上述患者仍有再次出现狭窄可能，仍需定期复查 B 超观察移植肾积水变化。

参考文献

1. Shoskes DA, Hanbury D, Cranston D, et a1. Urological complications in 1000 consecutive renal transplant recipients. J Urol, 1995, 153: 18-21.
2. 杨勇, 洪宝发, 何群, 等. 移植肾输尿管全长坏死的诊断与治疗. 中华外科杂志, 2002, 40: 254-255.
3. Barbaric ZL, Thomson KR. Pereutaneous nephropyelostomy in the management of obstructed renal transplants. Radiology, 1978, 126: 639-642.
4. 刘树硕. 可弯性膀胱镜检查术的操作体会.临床泌尿外科杂志, 2000, 4(15):231-233.
5. Faenza A, Nardo B, Carena F, et a1. Ureteral stenosis after kidney transplantation. A study on 869 consecutive transplants. Transpl Int, 1999, 12: 334-340.
6. 陈根生, 刘伟, 曾群, 等. 输尿管狭窄支架置入术的临床应用. 介入放射学杂志, 2006, 15: 169-171.
7. Benoit G, Alexandre L, Moukarzel M, et a1. Pereutaneous antegrade dilation of ureteral stricture in kidney transplants. J Urol, 1993, 150: 37-39.

6–2 移植肾同侧上尿路移行细胞癌经腹腹腔镜治疗

一、临床资料

【病史】

女性患者，54 岁，主因“同种异体肾移植术后 9 年，左肾输尿管全长切除术后 3 年余，体检发现右肾积水 1 个月”收入院。患者因肾功能不全，尿毒症于 9 年前于我院接受“同种异体肾移植术”。术后长期服用免疫抑制剂，移植肾功能稳定。3 年前因左肾积水在我院接受后腹腔镜下左肾输尿管全长切除术。术后病理示：肾重度萎缩，肾盂扩张积水。术后恢复满意。1 个月前体检发现右肾积水，为进一步治疗入院。既往曾经间断服用中药“龙胆泻肝丸”。

【体格检查】

体温 36.8℃，心率 75 次 / 分，呼吸 17 次 / 分，血压 110/80mmHg；右下腹、左下腹均可见手术瘢痕。右下腹可触及移植肾。其余无特殊阳性发现。

【辅助检查】

（1）血常规、生化均未发现异常。尿常规镜检未见异常。

（2）B 超检查：移植肾大小约 12 cm × 6.3 cm × 5.5cm，集合系统轻度分离，肾盂最大宽度为 0.8cm，移植肾内血流灌注良好，肾内主动脉：RI 0.13 ~ 0.65，PI 1.04 ~ 1.12，移植肾动脉血流充盈良好，最大流速 11.5，移植肾周未见积液。右肾体积萎缩，实质变薄，回声弥漫性增强，右肾盂重度扩张伴积水，肾实质变薄，厚度 0.11cm。左肾切除术后。提示：移植肾集合管轻度分离；右肾萎缩，右肾积水；左肾切除术后。

（3）泌尿系增强 CT：右肾体积变小，形态不规则，右肾实质显著变薄，右侧肾盂输尿管上段扩张积水，右输尿管走行迂曲，输尿管中段明显变窄，管壁增厚，强化明显（图 6-2-1）。

（4）膀胱镜：膀胱尿道黏膜未见异常。术前拟行右侧逆行造影，但输尿管导管上行受阻明显，无法造影观察。

【初步诊断】

右肾积水，同种异体肾移植术后，左肾输尿管全长切除术后。

二、病例讨论

【鉴别诊断】

右肾积水，同种异体肾移植术后，左肾输尿管全长切除术后：根据患者病史及影像学所见，考虑该诊断成立；右肾积水梗阻原因不明确，但结合患者“马兜铃酸”相关药物服用史以及曾行肾移植术，考虑恶性肿瘤不能够完全排除。

【治疗方案】

行右侧肾输尿管全长切除术。

三、手术及术后恢复情况

对于该患者选择完全经腹腹腔镜手术治疗。患者取左斜侧卧位，以便于术中显露右肾（图 6-2-2）。脐下正中做纵向小切口，建立气腹；之后根据术中情况依次建立 5 个操作孔道，各操作孔道位置详见图 6-2-3。首先显露结肠旁沟，切开侧腹膜并游离结肠；分离输尿管及生殖血管（图 6-2-4），继而向上显露并游离肾；处理肾蒂（图 6-2-5）；同侧肾上腺予以保留，肾完全游离之后；操作者转换操作方向，继续向下游离输尿管下段；以超声刀锐性及钝性分

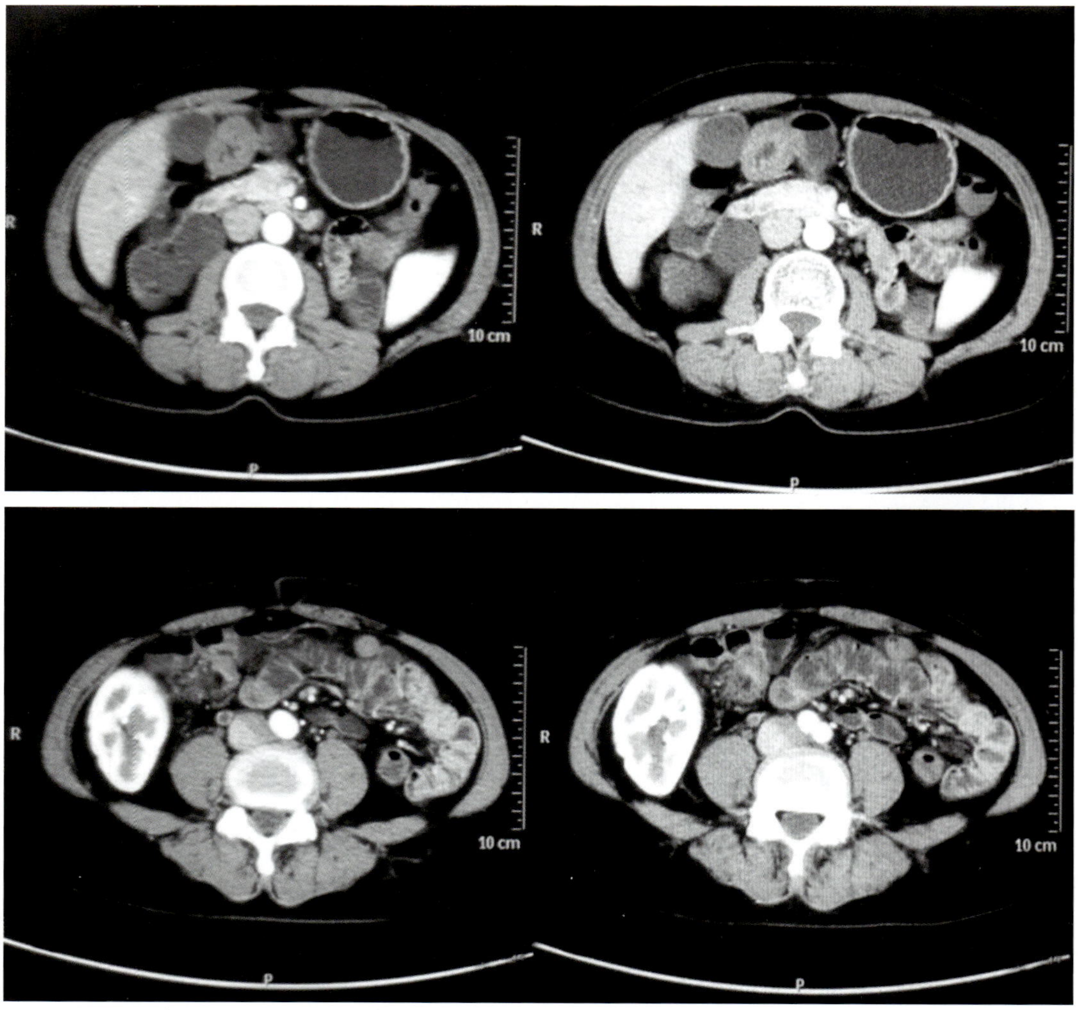

图 6-2-1　泌尿系增强 CT 结果。右肾体积变小，形态不规则，右肾实质显著变薄，右侧肾盂输尿管上段扩张积水，右输尿管走行迂曲，输尿管中断明显变窄，管壁增厚，强化明显

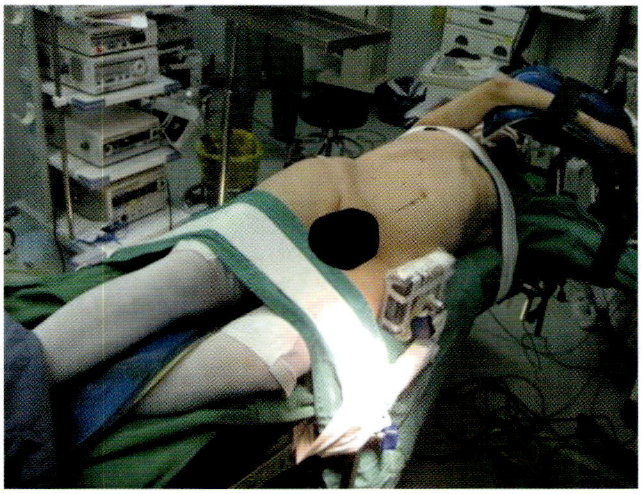

图 6-2-2 患者手术体位示意，取斜侧卧位，便于术中显露

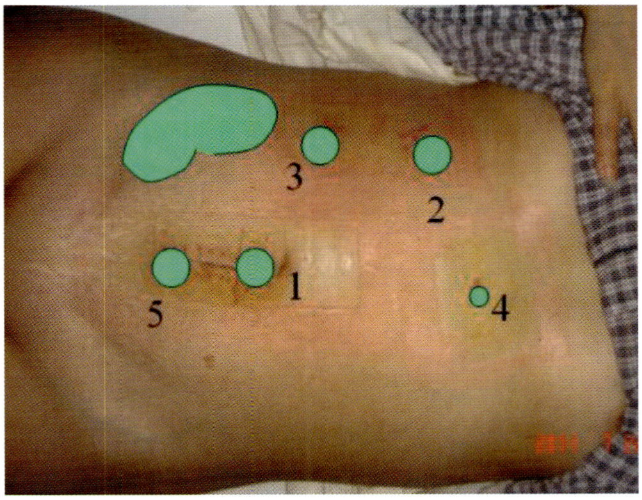

图 6-2-3 显示术中套管针位置

1. 脐下—观察镜；2. 肋缘下锁骨中线；3. 平脐腹直肌外侧；4. 剑突下—辅助操作；5. 脐下 4cm。最终连接 1 和 5 两孔连线做小切口取出手术标本。右下腹所示为移植肾之位置

离，一直游离输尿管至末段膀胱壁内段（图 6-2-6），Hem-lock 钳夹之后切断。将手术标本置于标本袋内，下腹正中小切口取出标本。术后患者恢复满意，第 2 天恢复饮食，术后 5 天出院。

术后患者定期接受 B 超、尿细胞学等检查，目前已经随访半年余，未发现肿瘤复发、转移迹象，移植肾功能维持稳定。复查膀胱镜可见原右输尿管口切除完整（图 6-2-7）。

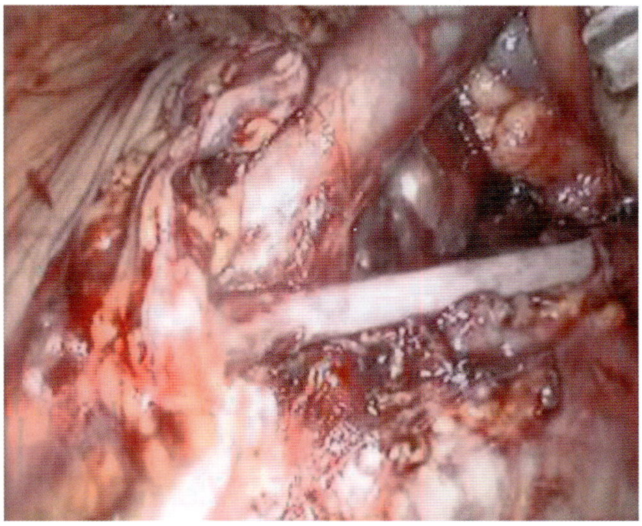

图 6-2-4 显露生殖血管及输尿

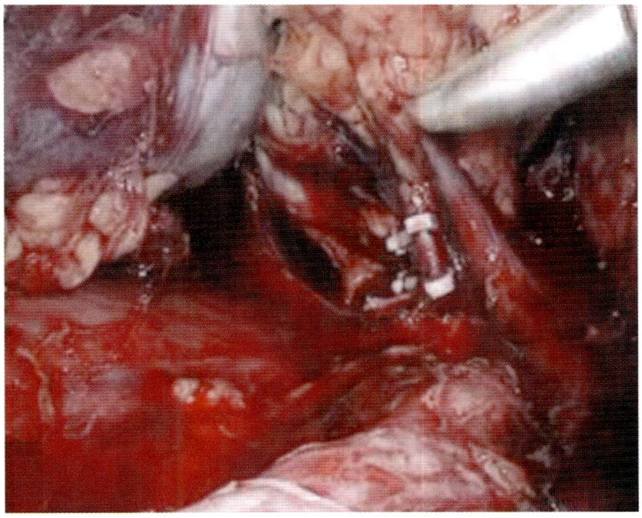

图 6-2-5 处理肾蒂

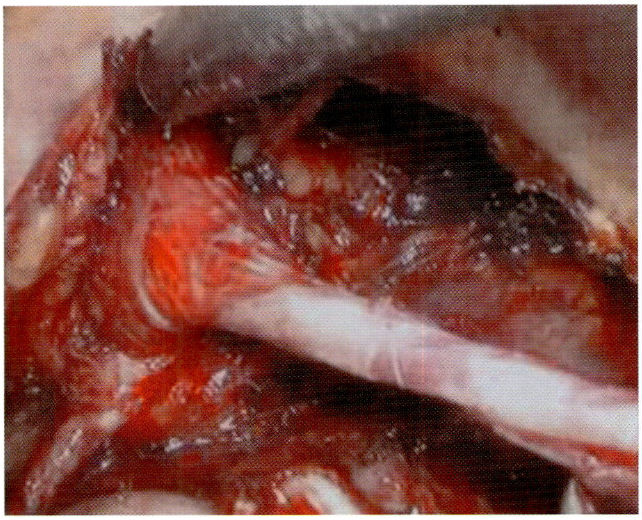

图 6-2-6 游离输尿管末段

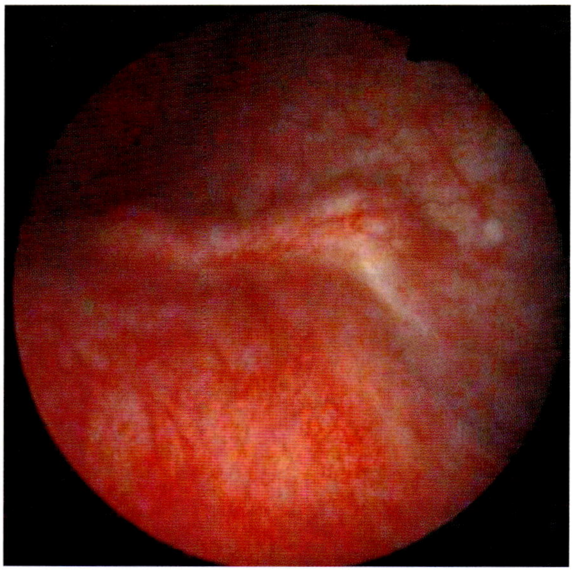

图 6-2-7 术后复查膀胱镜，示原右输尿管开口部位

四、最后诊断

术后病理示：（右）肾盂乳头状浸润性细胞癌，G3（高级别尿路上皮癌），大小 1.2cm × 1.0cm × 0.6cm，浸润肌层，pT2，肾盂黏膜被覆处可见原位癌，手术断端未见癌，肾萎缩，间质可见慢性炎细胞浸润，伴多发囊肿形成。

五、专家点评

同种异体肾移植术是治疗终末期肾病的重要手段，可以给患者带来较好的长期生存以及生活质量。但肾移植后发生继发肿瘤的风险显著升高。国外报道肾移植术后发生肿瘤的概率为 3% ~ 6%，国内比例略低，据北京大学第一医院统计，肾移植术后发生继发肿瘤的比例约为 4%；国外文献当中，移植术后发生最多的是皮肤恶性肿瘤，其次是淋巴瘤。但在中国，则以泌尿系统肿瘤居多，约占移植术后肿瘤的 40%，而国外仅占 15.3%。这可能与中国移植患者中，罹患马兜铃酸肾病者较多明显相关。使用含有马兜铃酸的中草药是肾移植患者发生泌尿系统肿瘤的危险因素之一。马兜铃酸在体内形成 AADNA 加合物，后通过 AADNA 加合物使原癌基因 ras 基因发生突变而活化，以及抑癌基因 P53 基因突变失去正常功能，从而引起促增殖信号的增强和细胞分化的异常，进而导致肿瘤的发生[1]。长期使用镇痛药也可能增加发生上尿路移行细胞癌的危险性，此病因在国外病例中相对多见。

国外曾有学者对马兜铃酸肾病患者进行过 1 项研究[1]，选取 39 例马兜铃酸相关慢肾衰竭的患者，其中 31 例为肾移植患者，8 例为透析治疗者。对这些患者预防性切除原肾及输尿管并对膀胱进行随机活检，结果发现，39 例患者当中，18 例患有尿路上皮肿瘤（46%），其中上尿路肿瘤 17 例，下尿路肿瘤 1 例。余下 21 人中有 19 人尿路上皮发育异常。可见，对于马兜铃酸肾病的患者，尿路上皮癌发生比例极高。故对于肾移植术后患者，如果有龙胆泻肝等药物服用史，影像学或实验室检查异常（原肾积水、血尿、尿细胞学异常）应该积极手术治疗，除外尿路上皮癌可能。

对于肾移植后发生的尿路系统肿瘤，仍然建议手术治疗。传统腹腔镜手术治疗上尿路移行细胞癌多采用腹腔后镜切除肾，再通过其他手术方式（开放、内镜等）切除下段输尿管。但对于肾移植后移植肾同侧上尿路的移行细胞癌，由于移植肾与下段输尿管的密切关系，传统后腹腔镜手术方法的应用受到一些限制。根治性肾输尿管全长切除及膀胱袖状切除术是治疗上尿路移行细胞癌的标准术式。移植肾多位于髂窝，对于同侧下段输尿管的显露及操作带来一定的困难。如操作不慎，可能会对移植肾带来损伤。传统的开放手术需先经腰部作切口切除肾及输尿管上中段，再经腹部切口行输尿管下段及输尿管口周围膀胱壁袖状切除。该方法需离断腰部三层肌肉及腹部肌肉，手术创伤较大，术后并发症多，恢复时间长，并且术中需重新摆体位，麻醉及手术时间长。随着腹腔镜微创手术技术的发展，目前国内外已广泛地应用腹腔镜技术来处理上尿路移行细胞癌，如先用腹腔镜切除肾[2-5]，其后再应用各种开放或者继续内镜方法进行输尿管及膀胱袖状切除。各种方法手术入路、输尿管末端处理、标本取出等步骤有所不同。以往经后腹腔途径的后腹腔镜移植肾同侧原肾切除方法常需联合电切镜[6,7]，首先摆截石位，通过电切镜将输尿管周围的膀胱壁呈袖状切除，再摆侧卧位，经后腹腔切除患肾及输尿管全段。McDonald 等[8]最早应用的经尿道输尿管剥脱术，可减小下腹部的手术切口。Shalhav 等[9]运用膀胱镜“去顶”联合使用内镜缝合切割器（Endo GIA™）完成袖状切除。Gill 等[10]描述了经膀胱腹腔镜切除末端输尿管的方法。上述方法存在如下缺点：①术中需变换体位；②手术相对创伤较大；③术中切破膀胱输尿管连接部，存在肿瘤种植风险；④对于输尿管下段肿瘤不适宜。故上述几种做法均不是这类患者的最佳选择。

我院采用的经腹腔路径完全腹腔镜下移植肾同侧原肾输尿管全长切除术式有以下优点：①术中无需改变患者体位，与经腹膜后路径的侧卧位相比患者更舒适，术后不会出现因长时间侧卧导致的腰背部不适。②经腹操作空间大，解剖标志清晰，术中可轻易辨认重要的解剖结构，即使移植肾与同侧输尿管下段解剖关系密切，也可避免损伤。③取下腹部正中切口直视下建立气腹，即使患者存在腹腔粘连，也不会因穿刺导致腹腔脏器及移植肾的损伤。另外下腹部正中切口不切断肌肉，不损伤肋间神经，患者术后疼痛少，下床活动早，有利于尽早康复。④这种方法达到了切除全段输尿管及输尿管口周围膀胱黏膜的目的，又简化了膀胱壁袖状切除再缝合的步骤，缩短了手术时间，降低了术后漏尿的发生率；同时输尿管末段的处理及标本装袋取出可减少肿瘤种植的机会，更符合无瘤原则[11-12]。⑤近似平卧位的体位最大限度地减少了手术对移植肾的影响。此外，经腹腔路径进行手术时，术者可以立位亦可坐位实施手术，操作方便；整个手术过程均在密闭的腹腔进行，对腹腔内环境干扰小，胃肠亦未暴露于体外，术后胃肠功能恢复快，住院时间短。

综上所述，我们的经验初步显示，经腹腔路径完全腹腔镜下移植肾同侧原肾输尿管全长切除术治疗肾移植后上尿路移行细胞癌患者的方法合理，术后短期效果满意，是一种安全有效的微创手术方法。

参考文献

1. Nortier JL, Vanherweghem JL. Renal interstitial fibrosis and urothelial carcinoma associated with the use of a Chinese herb (Aristolochia fangchi). Toxicology, 2002, 181-182:577-580.
2. Clayman RV, Kavoussi LR, Figenshau RS, et al. Laparoscopic nephroureterectomy: initial clinical case report. J Laparoendosc Surg, 1991, 1(6):343-349.
3. Hattori R, Yoshino Y, Gotoh M, et al. Laparoscopic nephroureterectomy for transitional cell carcinoma of renal pelvis and ureter: Nagoya experience. Urology, 2006, 67(4): 701-705.
4. Tsujihata M, Nonomura N, Tsujimura A, et al. Laparoscopic nephroureterectomy for upper tract transitional cell carcinoma:comparison of laparoscopic and open surgery. Eur Urol, 2006, 49(2): 332-336.
5. Bariol SV, Stewart GD, McNeill SA, et al. Oncological control following laparoscopic nephroureterectomy: 7-year outcome. J Urol, 2004, 172: 1805-1808.
6. 陈策，孙颖浩，许传亮. 后腹腔镜联合膀胱电切镜治疗上尿路移形细胞癌. 中国内镜杂志, 2005, 11(5): 474-478.
7. 程晓冬，施卫国，杨春，等. 后腹腔镜联合尿道电切镜治疗肾盂癌. 中国内镜杂志, 2005, 11(9): 965-969.
8. McDonald HP, Upchurch WE, Surdevant CE. Nephroureterectomy: a new technique. J Urol, 1952, 67(6): 804-809.
9. Shalhav AL, Elbahnasy AM, McDougall EM, et al. Laparoscopic nephroureterectomy for upper tract transitional-cell cancer: technical aspects. J Endourol, 1998, 12(4) : 345-353.
10. Gill IS, Soble JJ, Miller SD, et al. A novel technique for management of the en bloc bladder cuff and distal ureter during laparoscopic nephroureterectomy. J Urol, 1999, 161(2): 430-434.
11. Howerton LW, Lich R Jr, Goode LS, et al. Transvesical ureterectomy. J Urol, 1970, 104(6) : 817-820.
12. Kume H, Teramoto S, Tomita K, et al. Bladder recurrence of upper urinary tract cancer after laparoscopic surgery. J Surg Oncol, 2006, 93(4): 318-322.

尿路结石疾病

7-1 甲状旁腺功能亢进致上尿路结石

一、临床资料

【病史】

男性患者，42 岁。主因“反复发作双侧上尿路结石 14 年，发现右肾积水 2 个月”来诊。14 年前，患者突然发作左肾绞痛，外院检查发现左输尿管上段结石，大小 1cm 左右，行体外碎石无效，行左侧输尿管切开取石术。后间断发作左侧或右侧腰腹疼痛，有时呈肾绞痛发作，伴肉眼血尿，无尿路刺激症状，经保守治疗或体外碎石治疗，有排石。未行结石分析。2 个月前体检时 B 超发现双肾结石、右肾积水。为进一步治疗入院。

既往于 3 年前摔伤后左前臂骨折，保守治疗恢复。家族史无类似尿路结石患者。发现肾结石后注意增加饮水，每日饮水量约 2500ml。饮食无特殊习惯。自述发病以来，身高缩短约 5cm。

【体格检查】

体温 36.5℃，心率 72 次 / 分，呼吸 16 次 / 分，血压 121/76mmHg；心、肺查体未见明显异常；右肾区轻度叩击痛，双侧输尿管走行区无压痛，腹软无肌紧张。其余未见异常。

【辅助检查】

（1）实验室检查：血白细胞 6.2×10^9/L，血红蛋白 137g/L；尿白细胞 3 ~ 6/HPF，红细胞 8 ~ 12/HPF，尿培养阴性。

24 小时尿成分分析：尿钙 415mg（升高），尿草酸 67mg（升高），尿磷 714mg、尿镁 65mg、尿尿酸 647mg、尿枸橼酸 106mg（正常）。

血生化指标：肝功能 AST、ALT 正常；肾功能血肌酐值正常；血钙（2.86mmol/L）升高（正常值 2.12 ~ 2.75mmol/L）、磷（0.78mmol/L）降低（正常值 0.96 ~ 1.62mmol/L）、镁（0.9mmol/L）正常、尿酸（362μmol/L）正常、碱性磷酸酶 ALP191IU/L（正常值 40 ~ 160IU/L）。甲状旁腺激素正常 297pg/ml 升高（正常值 15 ~ 65pg/ml）。

（2）胸片、心电图正常。

（3）泌尿系统 B 超：左肾大小形态肾实质及回声正常，左肾下盏可见 2cm 强光团伴声影；右肾肾盂肾盏及输尿管上段扩张，下盏可见 1cm 强光团伴声影，右输尿管上段距离肾盂出口约 2cm 可见强光团伴声影。

（4）KUB：右肾区可见 1cm × 1cm 致密影，左肾区可见 1.6cm × 1.1cm 致密影，腰 2 锥体右侧横突部位可见条状致密影 3.5cm × 1.5cm（图 7-1-1A）；IVU：左肾盂肾盏输尿管显影良好，KUB 上左肾盂致密影位于左肾下盏；右肾盂输尿管未显影，肾盏呈囊肿扩张，肾区致密影位于下盏，腰 2 右侧致密影较前无变化（图 7-1-1B）。

（5）泌尿系统 CT 平扫：左肾大小实质厚度正常，可见下盏结石；右肾盂肾盏输尿管上段扩张、肾实质变薄（图 7-1-2A），可见输尿管上段大结石（图 7-1-2B，图 7-1-2C）。

（6）颈部 CT 平扫加增强（图 7-1-3）：可见右侧甲状腺下方背侧肿瘤，大小约 2cm × 1cm，平扫密度低于甲状腺，增强时明显强化，CT 值 168Hu，但强化程度低于甲状腺。

（7）同位素甲状旁腺显像（图 7-1-4）：甲状腺右叶下方可见放射性延迟浓聚，甲状旁腺腺瘤可能性大。

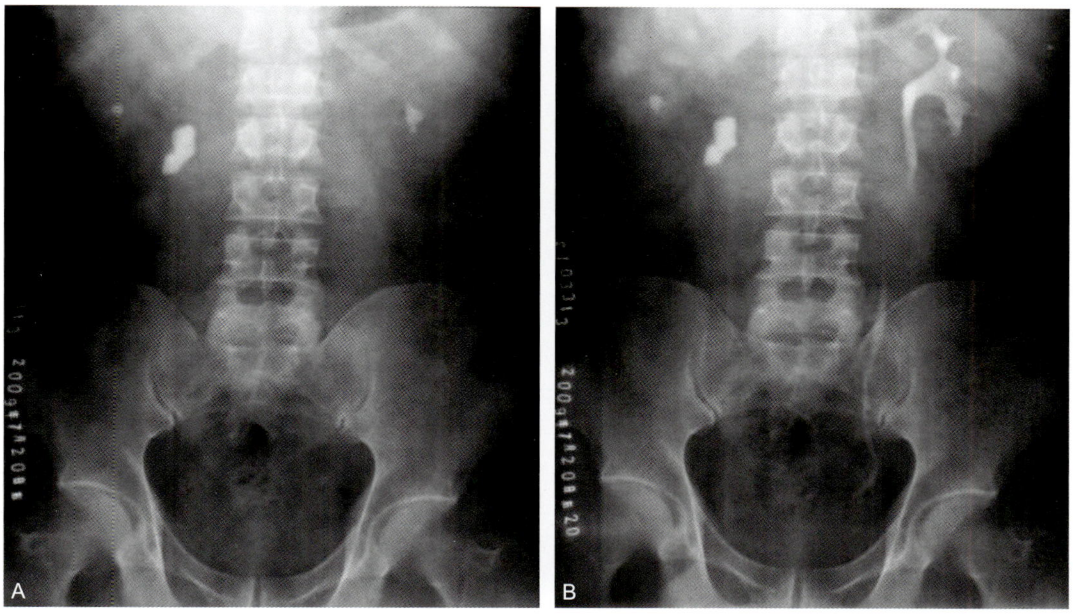

图 7-1-1 KUB 所见

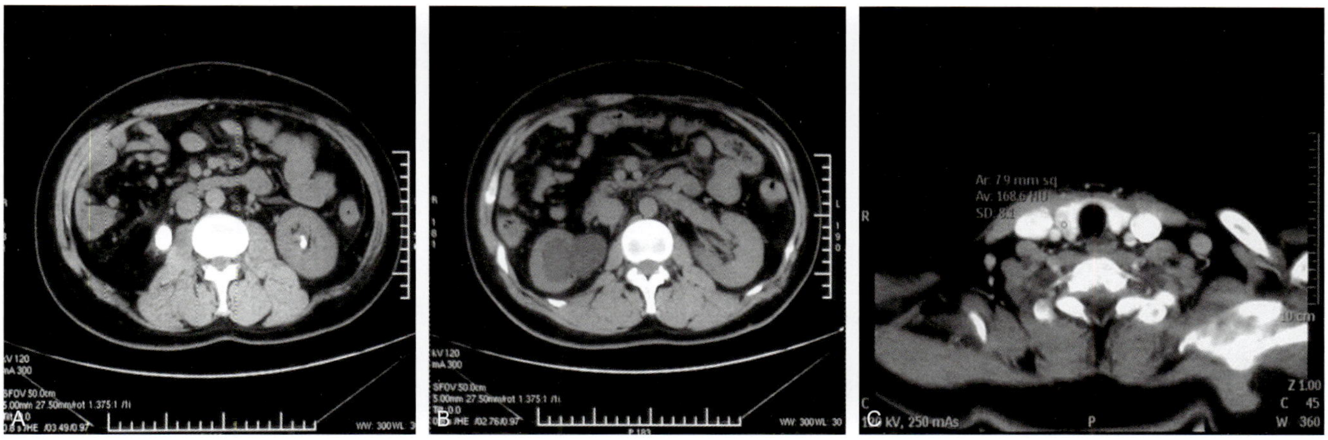

图 7-1-2 泌尿系统 CT 平扫所见

（8）骨密度测定：重度骨质疏松。

【初步诊断】

双肾结石、右输尿管上段结石、右肾积水；原发性甲状旁腺功能亢进，右下甲状旁腺腺瘤。

二、病历讨论

【鉴别诊断】

根据患者反复发作尿路结石的病史、有手术取石和排石史以及近期影像学检查，尿路结石的诊断明确。根据 KUB/IVP、CT 等检查，诊断双肾结石、右侧输尿管上段结石是明确的。

尿路结石的诊断处理要明确结石的部位、大小、数目之外，还要考察结石对患者的影响，如肾功能情况、是否存在肾积水、是否合并尿路感染。该患者合并右肾积水、右侧肾实质萎缩、功能受损，但因未行同位素肾动态检查，不知分肾功能。总肾功能正常，IVP 上右肾有显影，有功能。该患者目前没有明确尿路感染。

此外，还要估计结石成分和病因，可以通过血、尿中结石相关因素和结石分析来明确。该患者反复发作尿路结石病史 14 年，一定要注意寻找结石的病因。检查发现患者血钙、尿钙升高，血甲状旁腺激素水平明显升高，达到正常值上限的 5 倍，高度怀疑甲状旁腺功能亢进。颈部 CT 及同位素甲状旁腺

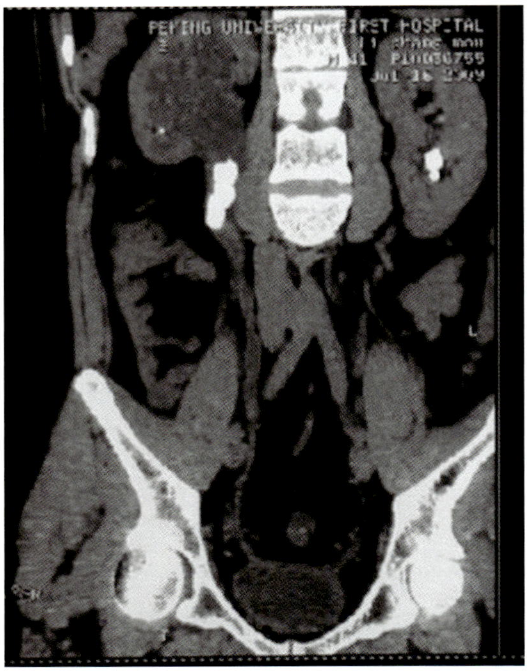
图 7-1-3　颈部 CT 平扫加增强所见

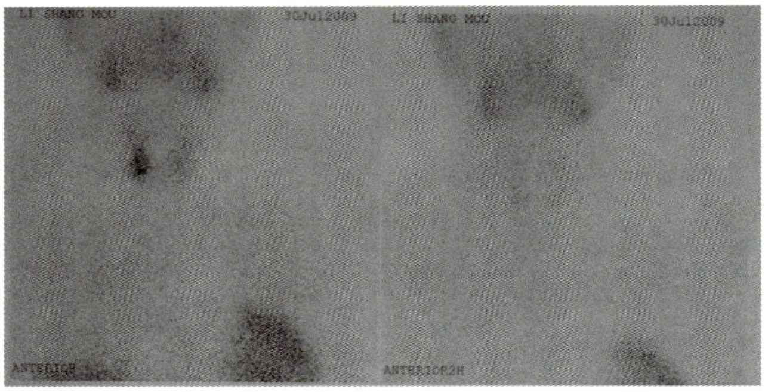
图 7-1-4　同位素甲状旁腺显像

显像高度怀疑右下甲状旁腺腺瘤的可能性。

上述各种因素对于治疗方案的选择有重要意义。

【治疗方案】

（1）先行右侧经皮肾镜取石手术。因为右肾积水、同时存在肾结石和输尿管上段结石，且输尿管上段结石体积较大，长径约 3cm，最佳选择为 PCNL。

（2）择期行甲状旁腺腺瘤切除术。

三、手术及术后恢复情况

在腰麻 - 硬脊膜外联合阻滞麻醉下行右侧Ⅰ期 PCNL 术。右侧第 11 肋间腋后线穿刺右肾中后盏，建立 F18 操作通道，钬激光碎石取石，取出肾下盏和输尿管上段结石。手术过程顺利，复查 KUB，右侧上尿路结石取净（图 7-1-5）。留置 DJ 管，术后第 2 天拔除肾造瘘管和尿管，患者体温正常，出院。结石成分：草酸钙。

2 个月后，患者返院，拔除右侧 DJ 管。全麻下行甲状旁腺腺瘤切除术（图 7-1-6）。颈部低领弧形切口，切开颈白线，于甲状腺右侧叶背侧下方找到甲状旁腺，呈棕红色，与甲状腺界限清楚，包膜完整，大小约 2cm × 1cm × 1cm，给予完整切除。

四、最后诊断

肿瘤大体标本（图 7-1-7）。病理结果：甲状旁腺腺瘤，细胞增生活跃，肿瘤大小 2cm × 1cm × 1cm（图 7-1-8）。

五、专家点评

（1）该患者双侧上尿路结石的诊断和治疗没有特殊之处。右侧肾结石、输尿管上段大结石、右肾积水，选择 PCNL 取石是合理的治疗方案。该病例的特点在于结石病因。泌尿外科医生在处理尿路结石的同时，应当重视结石病因的寻找，尤其是对于

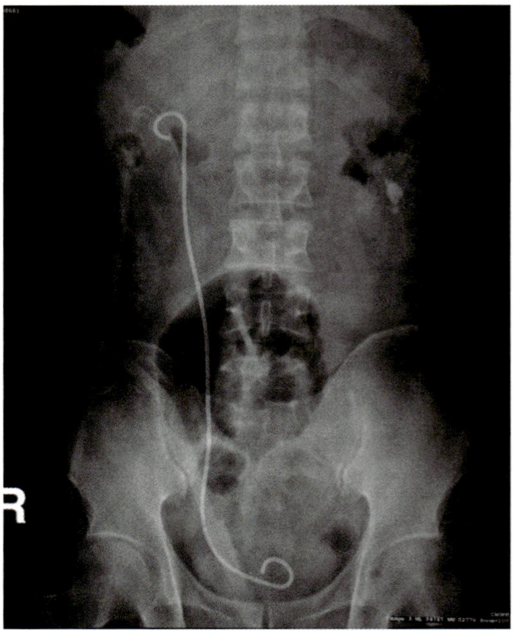
图 7-1-5　复查 KUB 所见

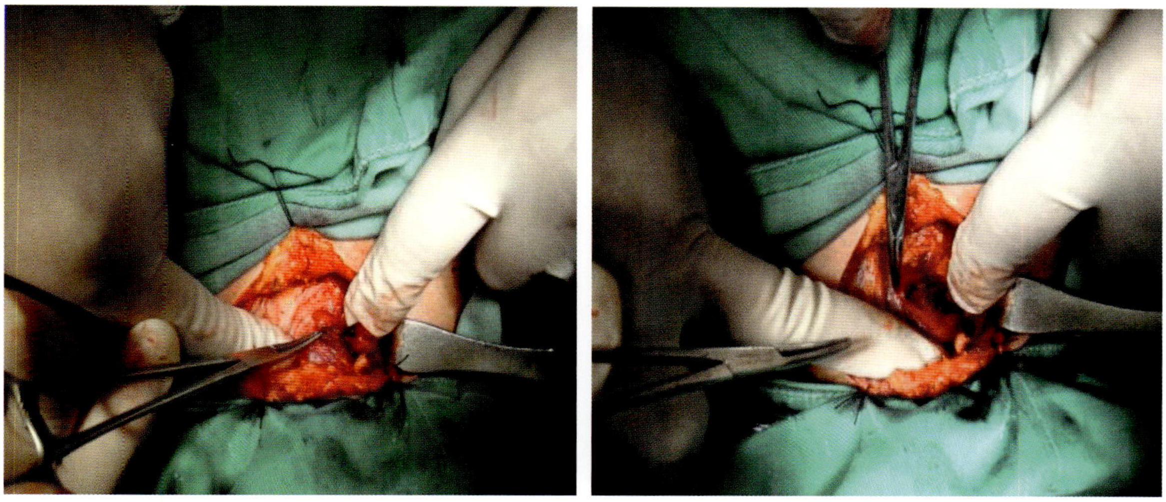

图 7-1-6 术中所见

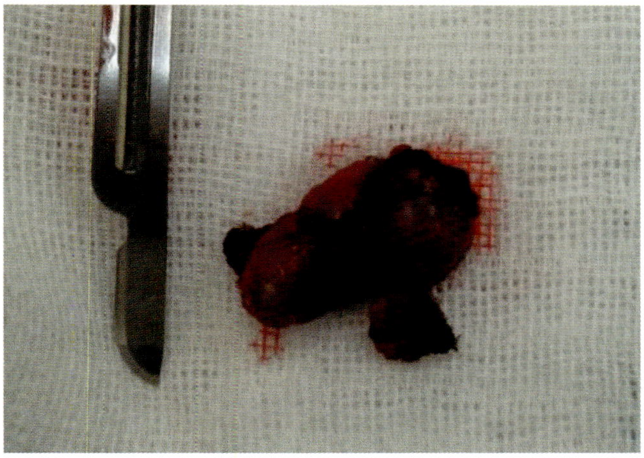

图 7-1-7 肿瘤大体标本

反复发作尿路结石、双侧尿路结石的患者更应重视这一点。该患者病史 14 年，在既往治疗过程中，没有进行结石病因的诊断，使患者得到全面的治疗。

（2）原发性甲状旁腺功能亢进（简称：甲旁亢）的诊断：甲旁亢是尿路结石的病因之一，文献报告占含钙结石的 1%～5%[1]。临床上原发甲旁亢的诊断可延误 3～4 年[2]。如血钙、血甲状旁腺激素（parathyroid hormone，PTH）超过正常，要高度怀疑甲状旁腺功能亢进的可能。但应注意，原发甲旁亢患者血钙并非都异常。部分患者由于长期钙质丢失，补充不足，血钙可在正常水平。一般血钙超过 2.5mmol/L，就要注意排查甲旁亢。

原发甲旁亢的定位诊断方法包括：颈部 B

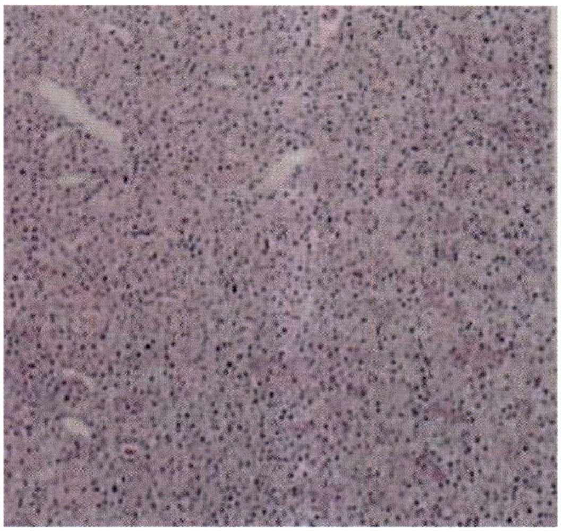

HE 10X

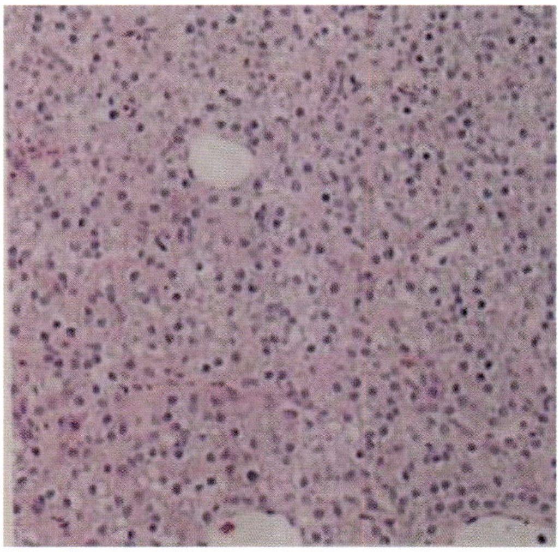

HE 20X

图 7-1-8 病理标本镜下所见

超、CT、MRI 和 ^{99m}TC-MIBI 显像。B 超敏感性为 45%～84%[3-4]，与检查者经验有关，而且不能发现食道后方和胸部、纵隔内的异位腺体。CT、MRI 和核素甲状旁腺显像都有较高的敏感性[4-5]，其中 ^{99m}TC-MIBI 显像敏感性达 80%～91%，还可定位异位腺体。我们认为 ^{99m}TC-MIBI 显像是最佳定位方法。各种检查联合应用可以明显提高定位诊断准确性[6]。

原发甲旁亢 85%～90% 为腺瘤、10% 增生（累及 4 个腺体）、甲状旁腺癌不到 1%[7]。95% 的腺瘤只累及单个腺体，其中 80% 发生于下甲状旁腺，异位腺体占 7.6%[3]。甲状旁腺自主性过多分泌 PTH，引起临床症状。其中骨病占 90% 左右，尿路结石出现在 30%～40% 的患者[3]。此外，还有消化道症状和精神症状等。PTH 促进肾产生 1，25- 羟化维生素 D3、促使肠道增加对钙的吸收、促进破骨细胞的作用、肾对钙的重吸收增加，最终造成血钙升高。同时，肾对钙的排泌增加，发生高尿钙，因而大大增加尿路含钙结石的发生[7]。原发甲旁亢患者合并尿路结石多为双侧或反复上尿路结石。

（3）原发甲旁亢的治疗：手术是治疗原发性甲旁亢的有效方法[8]。手术通常在普通外科施行，也可在泌尿外科施行。由于绝大多数腺瘤患者只累及单个甲状旁腺，根据术前定位检查，只探查病变部位即可。对于术前定位不明以及怀疑甲状旁腺增生或多发腺瘤者，术中快速检测 PTH，可以判断是否切除了目标腺体[2]。因为 PTH 半衰期仅 2 分钟，切除病变腺体后，PTH 下降 50% 以上。需要注意的是，我们有 2 例患者表现为血钙正常，血 PTH 轻度升高，手术探察并未发现异常的甲状旁腺。因此，对于血钙正常、PTH 增幅不大者，要谨慎决定探查手术。

（4）预后：有学者认为，原发性甲旁亢合并尿路结石者，在切除异常甲状旁腺之后，尿路结石可能逐渐消退。根据我们的随访经验，即使较小肾结石也没有完全消失者。这提醒我们，甲旁亢术后，仍需密切观察尿路结石的变化，对于需要外科治疗者，及时采取适当措施。

参考文献

1. Broadus AE. Primary hyperparathyroidism. J Urol, 1989, 141: 723-730.
2. 王深明, 李晓曦, 常光其, 等. 原发性甲状旁腺功能亢进症的外科治疗. 中华外科杂志, 2004, 42: 532-535.
3. 韩恩昆，刘子宽，朱理玮等. 原发性甲状旁腺机能亢进症101例分析. 中国实用外科杂志, 1998, 18: 147-149.
4. Koslin DB, Adams J, Andersen P, et al. Preoperative evaluation of patients with primary hyperparathyroidism: role of high-resolution ultrasound. Laryngoscope, 1997, 107: 1249-1253.
5. Kim CK, Kim S, Krynyckyi BR, et al. The efficacy of sestamibi parathyroid scintigraphy for directing surgical approaches based on modified interpretation criteria. Clin Nucl Med, 2002, 27:246-248.
6. Lumachi F, Zucchetta P, Marzola MC, et al. Advantages of combined technetium-99m sestamibi scintigraphy and high-resolution ultrasonography in parathyroid localization: comparative study in 91 patients with primary hyperparathyroidism. Eur J Endocrinol, 2000, 143:755-760.
7. Ariyan CE, Sosa JA. Assessment and management of patients with abnormal calcium. Critical Care Medicine, 2004, 32: 146-154.
8. Akerström G, Hellman P. Primary hyperparathyroidism. Current Opinion in Oncology, 2004, 16(1):1-7.

7-2 鹿角样结石——双通道经皮肾镜碎石取石与软镜取石术

一、临床资料

【病史】

男性患者，57 岁，主因“间断血尿，腰部不适半年”入院。半年前患者无明显诱因出现肉眼血尿两次，为全程肉眼血尿，伴双侧腰部隐痛，右侧显著，无尿频尿急尿痛、无恶心呕吐，无发热，此后患者间断发作上述症状，外院 B 超及我院 CT 检查，均提示双肾结石，患者为行进一步诊治入院。患者自发病以来，精神睡眠良好，大便正常，小便同前所述，体重无明显改变。既往：高血压病史 3 年，口服硝苯地平缓释片，血压控制良好。

【体格检查】

体温 36.6℃，心率 82 次 / 分，呼吸 18 次 / 分，

血压 106/72mmHg；心、肺查体未见明显异常，腹软，无压痛、肌紧张，未触及包块，未见肠型；肠鸣音 4 次 / 分钟。泌尿外科查体：双肾区叩击痛阳性，输尿管走行区无压痛。

【辅助检查】

（1）实验室检查：血常规未见异常；尿常规白细胞 10～15/HPF，红细胞 10～15/HPF，尿培养阴性；生化：血肌酐 98μmol/L，血尿酸 338μmol/L，血钙 2.22mmol/L。甲状旁腺素正常。

（2）胸片、心电图均未见异常。

（3）泌尿系统 B 超及 KUB（图 7-2-1）：双肾多发结石。

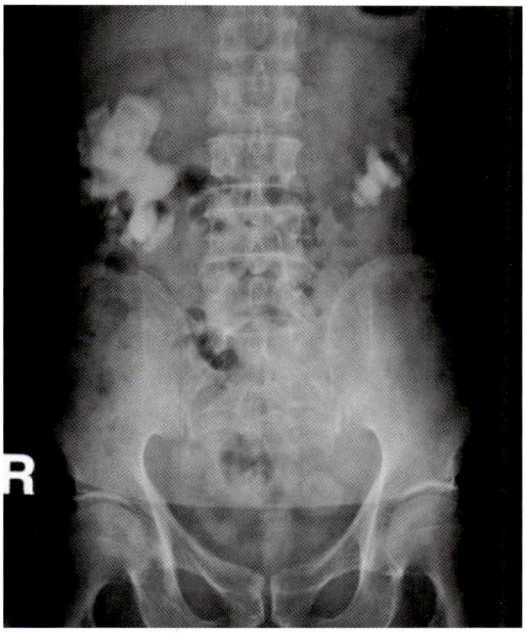

图 7-2-1 KUB 所见

（4）泌尿系统 CT（图 7-2-2）：双肾铸型结石，右侧 9cm × 4cm，左侧 3cm × 2cm。双肾灌注好。

（5）利尿肾动态：双肾血流灌注减低，功能轻度受损，双侧上尿路引流不畅。左侧 GFR 24ml/min，右侧 GFR 35ml/min。

【初步诊断】

双肾鹿角样结石，高血压病。

二、病例讨论

【鉴别诊断】

患者双侧鹿角样结石，实验室及影像学检查除外继发结石因素，考虑为特发性结石。

【治疗方案】

对于此患者，双肾结石应先处理肾功能较好的右侧，但右侧肾结石较复杂，可采取多通道 PCNL 加纤维软镜以提高术后无石率。

三、手术及术后恢复情况

入院后在腰麻 - 硬脊膜外联合阻滞麻醉下行 I 期右侧经皮肾镜碎石取石术，术中经尿道插入输尿管镜，观察见尿道球部狭窄如针孔（图 7-2-3），行尿道扩张至 F22 后留置右输尿管导管。取第 12 肋下腋后线穿刺点，B 超引导下穿刺肾中下后盏，逐级扩张至 F22 操作鞘。采用 F20 肾镜观察见肾盂肾盏

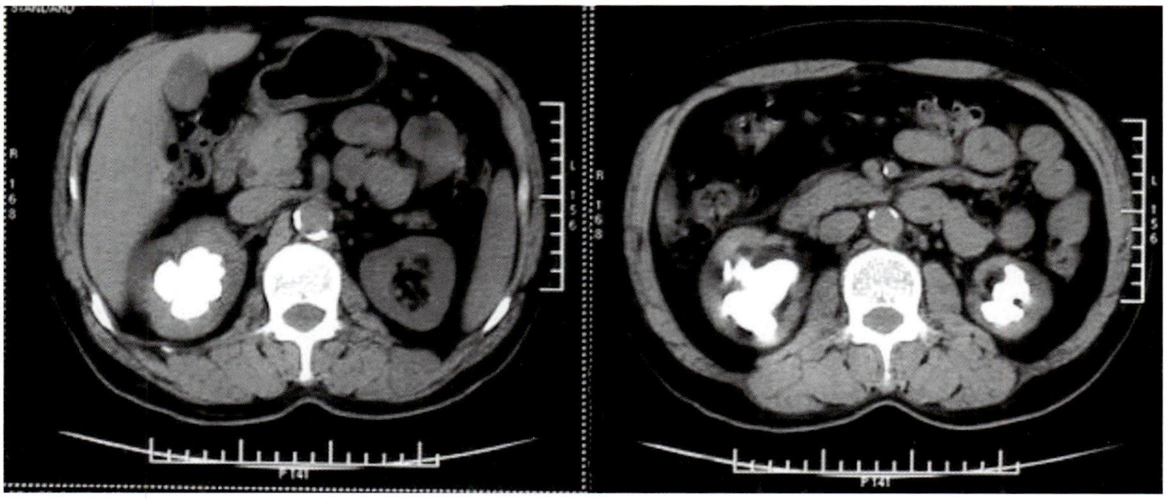

图 7-2-2 泌尿系统 CT

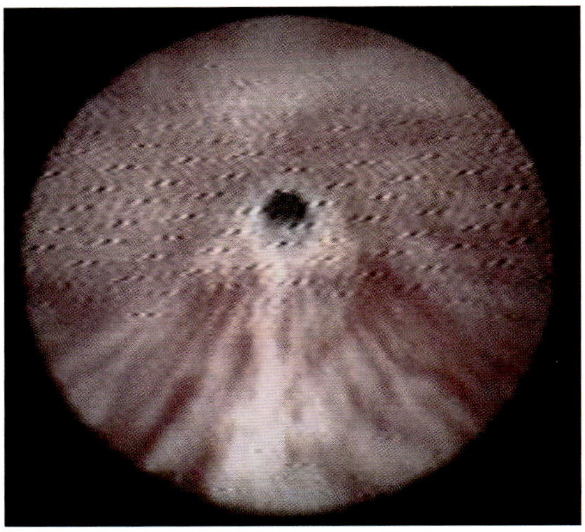

图 7-2-3　术中经尿道插入输尿管镜，观察见尿道球部狭窄如针孔

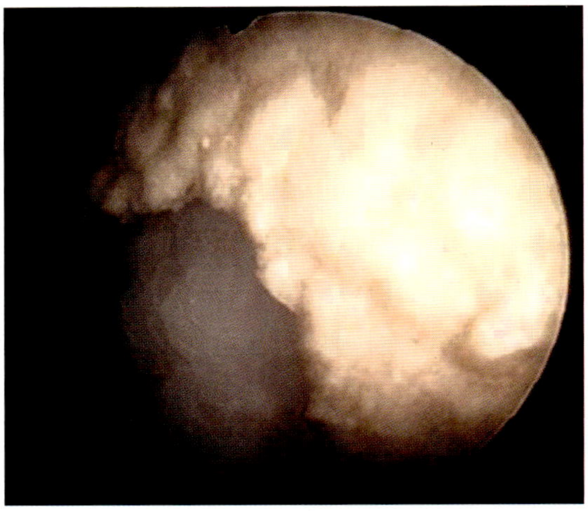

图 7-2-4　采用 F20 肾镜观察见肾盂肾盏内鹿角样结石，褐色，质地坚硬

视频 7-2-1

内鹿角样结石，褐色，质地坚硬（图 7-2-4）。采用超声及气压弹道碎石取石，观察见上后盏及下盏少许残留结石，硬镜难以取净。遂留置 F20 肾造瘘管。术后复查 KUB 示结石有残留（图 7-2-5）。手术过程详见视频 7-2-1。

1 周后在腰麻 - 硬脊膜外联合阻滞麻醉下行Ⅱ期右侧经皮肾镜碎石取石术。术中置入右侧输尿管镜，见输尿管中段小结石，激光击碎后冲入肾盂（图 7-2-6）。取俯卧位，原穿刺通道观察，并取出部分碎石。B 超引导下穿刺下盏，扩张至 F18 操作鞘，气压弹道击碎并取出结石。经下盏置入 F16 软膀胱镜见上后盏、中上后盏、中后盏残余结石，钬激光击碎并取净结石。仔细寻找肾盂、各肾盏未见残余结石，结束手术（图 7-2-7）。

3 个月后患者返院在在腰麻 - 硬脊膜外联合阻滞麻醉下行 1 期左经皮肾镜碎石取石术。术中见原尿道球部环状狭窄，予以扩张。更换俯卧位，B 超定位，取第 12 肋下肩胛下角线穿刺点，穿刺中下后盏结石。扩张至 F18 操作鞘，激光联合气压弹道击碎并取出结石（图 7-2-8，图 7-2-9）。

术后结石分析：草酸钙、碳酸磷灰石、磷酸镁铵。

四、最后诊断

双肾结石，尿道狭窄，高血压病。

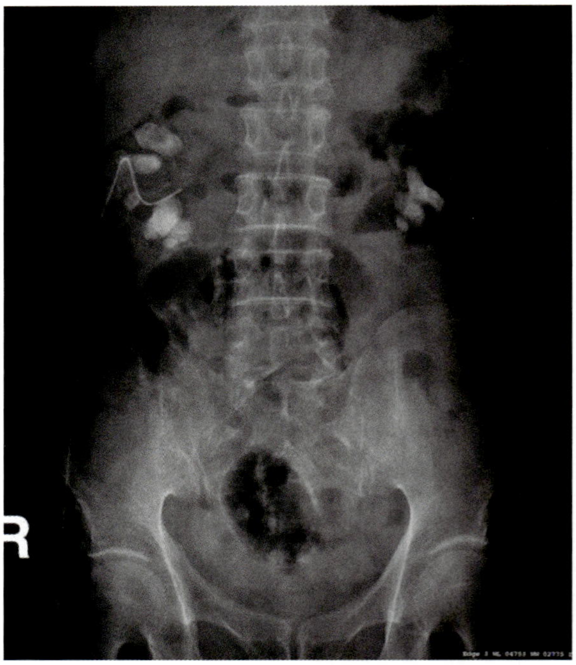

图 7-2-5　术后复查 KUB 示结石有残留

五、专家点评

经皮肾镜取石术（percutaneous nephrolithotomy，PCNL）已成为肾结石的主要治疗方法，彻底改变了传统开放手术的外科治疗方式。已经有数据显示，与开放取石术相比，其在手术失血、住院时间、结石清除率及肾功能远期影响等方面存在极大优越性[1]。

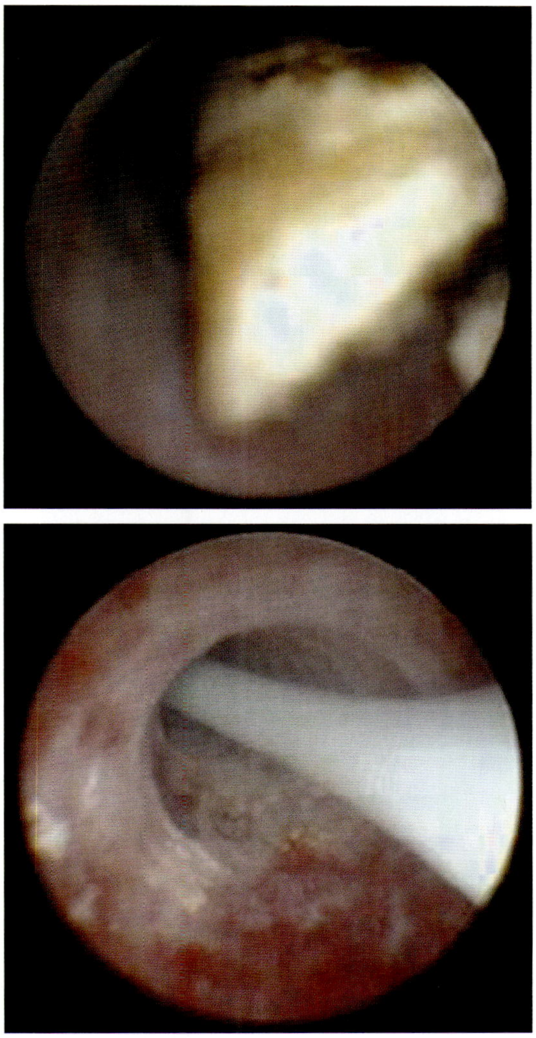

图 7-2-6 术中置入右侧输尿管镜，见输尿管中段小结石，激光击碎后冲入肾盂

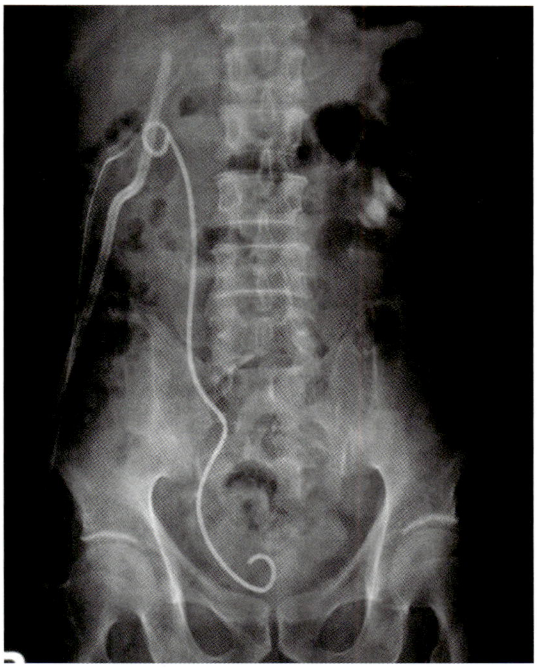

图 7-2-7 术后复查 KUB 所见

但是由于集合系统的独特解剖结构，再加上来自肋骨和皮肤脂肪厚度的限制，使通过单一经皮肾通道到达所有肾盏很困难；因此复杂肾结石，如鹿角样结石、多发肾结石在行 PCNL 治疗采取单一通道有可能导致明显的结石残留。在经皮肾碎石术中，20% ~58%患者采用多通道的方式[2]。多通道虽然能够较好解决结石残留问题，随着穿刺通道数目的

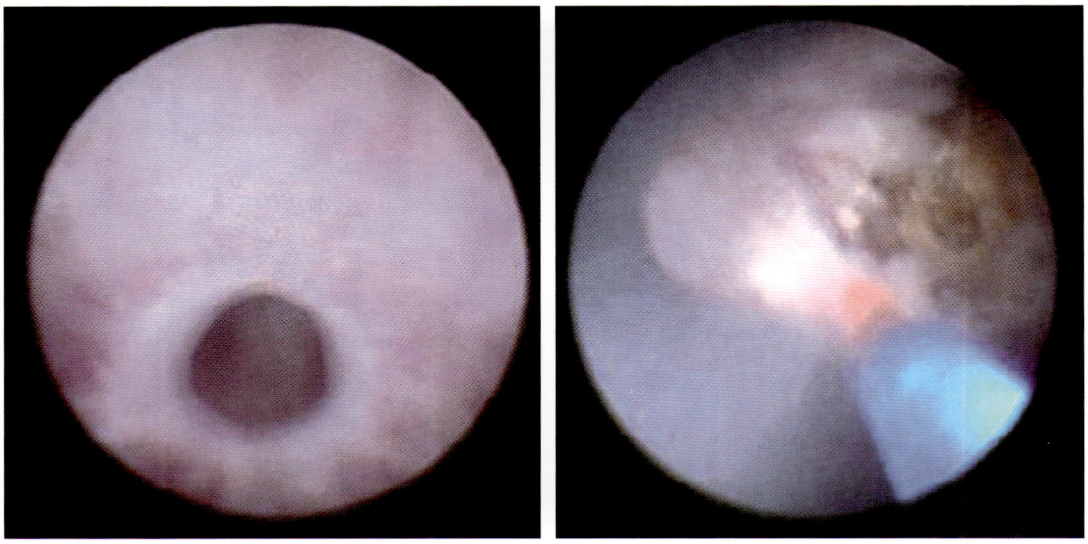

图 7-2-8 扩张至 F18 操作鞘，激光联合气压弹道击碎并取出结石

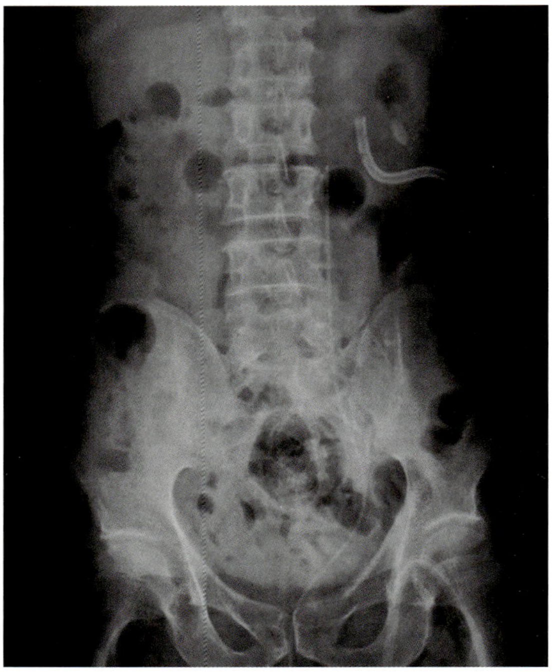

图 7-2-9 术后复查 KUB 所见

增多，术中出血量、术后并发症的发生概率也随之增加。PCNL 术中联合纤维软镜的应用可以明显提高无石率[3-5]。由于软镜可以弯曲，可比较方便地进入各个肾盏，拓展了硬性肾镜的视野，能较方便地处理鹿角样结石分支和碎石过程中散落于其他肾盏的结石，使肾结石清除率更高。经皮肾镜取石术结合软镜的治疗方法能有效减少经皮肾通道的数目，因而也减少了出血量，降低潜在发病率和多通道带来的不舒适，并能保持较高的结石清除率。

在判断鹿角样结石治疗效果的指标中，结石清除率是最重要的指标。结石清除率与结石的大小、部位、复杂程度和医师经验等诸多的因素有关。术前准确判断结石负荷从而采取有效的治疗方案可以增加结石清除率。通过螺旋 CT 进行三维重建可以更准确地估计出结石体积，并更直观地了解结石与肾的结构关系，从而制订更加合理的治疗方案。

参考文献

1. Unsal A, Koca G, Reşorlu B, et al. Effect of percutaneous nephrolithotomy and tract dilatation methods on renal function: assessment by quantitative single-photon emission computed tomography of technetium-99m-dimercaptosuccinic acid uptake by the kidneys. J Endourol, 2010, 24(9): 1497-1502.
2. Tomaszewski JJ, Ortiz TD, Gayed BA. Renal access by urologist or adiologist during percutaneous nephrolithotomy. J Endourol, 2010, 24(11): 1733-1737.
3. Zanetti G, Paparella S, Ferruti M,et al. High burden stones: the role of SWL. Arch Ital Urol Androl, 2010, 82(1): 43-44.
4. Ganpule AP, Desai M. Management of the staghorn calculus: multiple-tract versus single-tract percutaneous nephrolithotomy. Curr Opin Urol, 2008, 18(2):220-223.
5. Williams SK, Leveillee RJ. Management of staghorn calculus: single puncture with judicious use of the flexible nephroscope. Curr Opin Urol, 2008, 18(2): 224-228.

7-3 双肾铸型结石

一、临床资料

【病史】

男性患者，59 岁，11 年前外院 B 超提示“双肾结石”，后就诊于外院并行体外碎石，结石排出少许，后未予治疗。1 年前因活动后腰痛就诊于外院，行泌尿系 CT 提示“双肾铸型结石”。既往有糖尿病病史 10 年，口服药物控制可，否认冠心病、高血压病史，否认肝炎、结核病史。无输血史、手术史及药物过敏史，为手术治疗收入院。

【体格检查】

生命体征平稳，双肾区无异常隆起，无叩击痛，双输尿管走行区无压痛，外生殖器发育正常。

【辅助检查】

（1）血常规、生化全项及凝血功能未见明显异常。

（2）尿常规：红细胞 150～250/HPF，白细胞 2～4/HPF。

（3）胸片、心电图未见明显异常。

（4）泌尿系B超：右肾盂内探及一个长6.4cm强回声带伴声影，左肾盂内可见一个长6.7cm迂曲强回声带伴声影，肾盂肾盏扩张积水不明显，双肾实质厚度1.5cm。膀胱及前列腺未见异常。

（5）泌尿系平片（图7-3-1）：双肾铸型结石。

（6）泌尿系增强CT（图7-3-2）：双肾结石。左右分别大小约6.7cm×5.2cm，6.4cm×4.5cm，双肾无积水。

【初步诊断】

双肾结石，糖尿病。

二、病例讨论

【治疗方案】

结合患者年龄、结石大小及位置等因素，可先行一侧肾结石PCNL术，择期再行另一侧肾结石PCNL术。

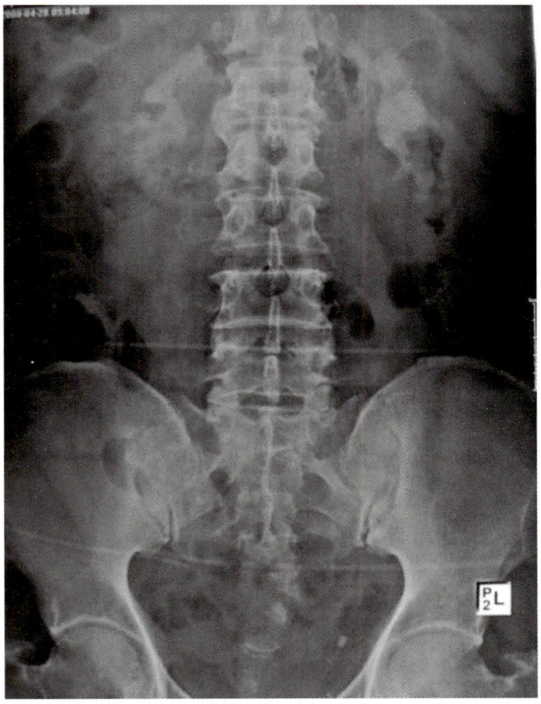

图7-3-1 术前KUB

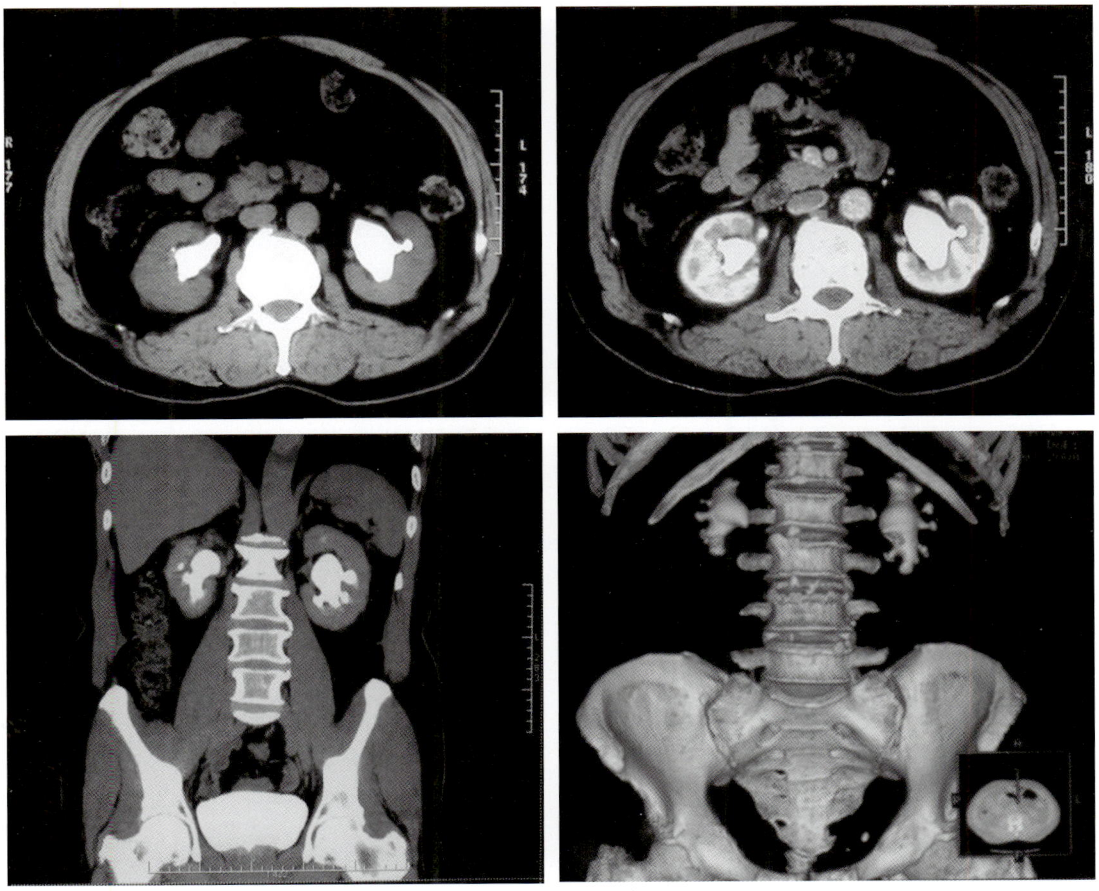

图7-3-2 术前泌尿系增强CT

三、手术及术后恢复情况

（1）第1次手术及术后恢复情况：麻醉满意后取截石位，常规碘附消毒铺单。在输尿管镜下经左输尿管口置入F5输尿管导管，留置F18双腔尿管。

改俯卧位，垫高腹部，常规碘附消毒铺单，贴膜。接好各导线、导管、光纤及监视器。B超见右肾铸型结石，肾盏无扩张。选第11肋间腋后线为穿刺点，穿刺肾中下后盏结石。经穿刺针向肾盂内置入斑马导丝，紧贴针鞘切开皮肤，在导丝引导下依次用扩张管进行扩张，最终置入F20扩张鞘。经扩张鞘置入F8/9.8Wolf输尿管镜（图7-3-3），见肾盂内多发黄色结石，钬激光结合超声气压弹道碎石机击碎结石，结石质硬，将结石取出。仔细寻找肾盂、肾盏及输尿管上段未见残余结石，B超下见结石取净。顺行留置F7 28cm DJ管。经操作鞘留置F20肾造瘘管，丝线缝合固定。清点辅料、器械无误，结束手术。

术后患者恢复顺利，无并发症发生，术后6小时进饮食，术后第1天复查KUB（图7-3-4）未见异常，第3天拔除造瘘管。

（2）第2次手术及术后恢复情况：麻醉满意后取截石位，常规碘附消毒铺单。在输尿管镜下经左输尿管口置入F5输尿管导管，留置F18双腔尿管。

改俯卧位，垫高腹部，常规碘附消毒铺单，贴膜。接好各导线、导管、光纤及监视器。B超见左肾铸型结石，肾盏无扩张。选第12肋下腋后线为穿刺点，穿刺肾中下后盏结石。经穿刺针向肾盂内置入斑马导丝，紧贴针鞘切开皮肤，在导丝引导下依次用扩张管进行扩张，最终置入F20扩张鞘。经扩张鞘置入F8/9.8Wolf输尿管镜，见肾盂内多发黄色结石，钬激光结合超声气压弹道碎石机击碎结石，结石质硬，将结石取出。上盏和下盏可见残余结石，

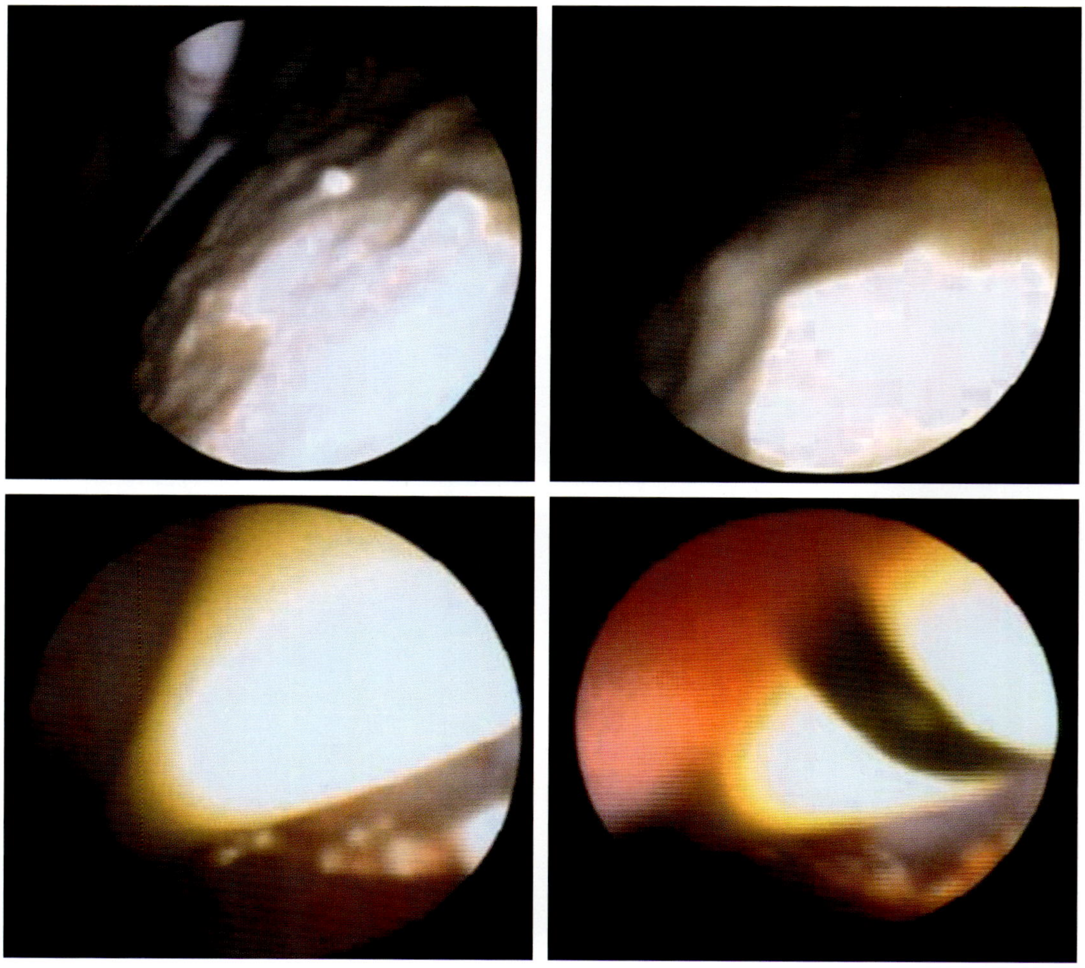

图7-3-3 第1次术中照片

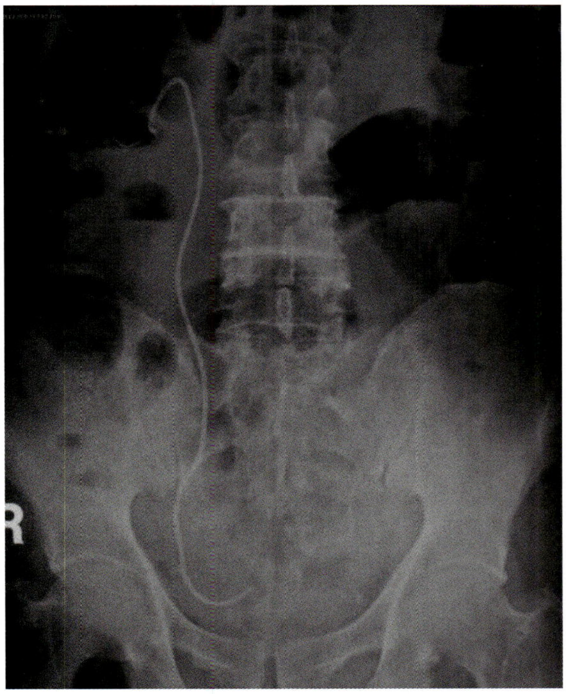

图 7-3-4 第 1 次术后 KUB

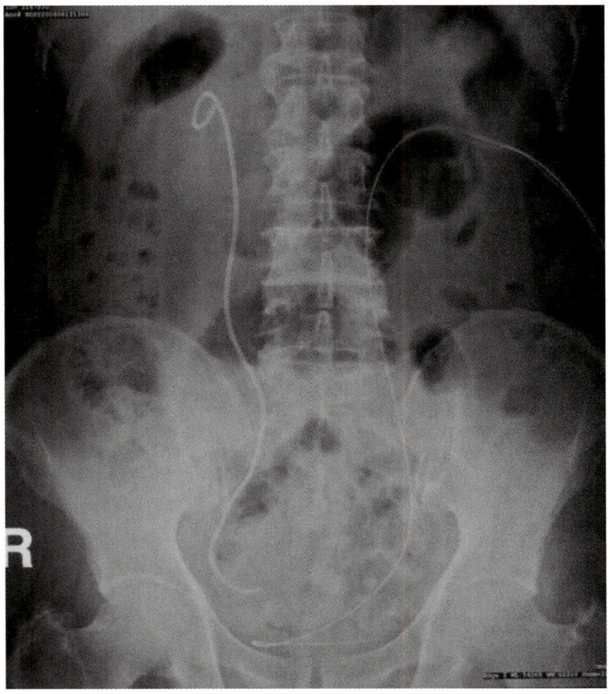

图 7-3-5 第 2 次术后 KUB

因角度大、手术时间长，决定Ⅱ期手术碎石。留置 F7 28cm DJ 管困难，遂顺行留置导丝。经操作鞘留置 F20 肾造瘘管，丝线缝合固定。清点辅料、器械无误，结束手术。术后患者恢复顺利，无并发症发生，术后 6 小时进饮食，术后第 1 天复查 KUB（图 7-3-5）未见明显异常。

（3）第 3 次手术及术后恢复情况：麻醉满意后取截石位，常规碘附消毒铺单。在输尿管镜下拔除右侧 DJ 管并经左输尿管口置入 F5 输尿管导管，留置 F18 双腔尿管。

改俯卧位，垫高腹部，常规碘附消毒铺单，贴膜。接好各导线、导管、光纤及监视器。经左肾造瘘管置入斑马导丝，用输尿管镜观察（图 7-3-6）窦道良好，推入 F20 操作鞘，见上前盏较大黄色结石和中前盏较小结石。钬激光结合超声气压弹道碎石机击碎结石，结石质硬，将结石取出。仔细寻找肾盂、肾盏及输尿管上段未见残余结石，B 超下见结石取净。顺行留置 F7 28cm DJ 管。经操作鞘留置 F20 肾造瘘管，丝线缝合固定。清点辅料、器械无误，结束手术。

术后患者恢复顺利，无并发症发生，术后 6 小时进饮食，术后第 1 天复查 KUB（图 7-3-7）未见异常，第 2 天拔除造瘘管，第 3 天拔除尿管出院。

四、最终诊断

双肾结石，糖尿病。

五、专家点评

经皮肾镜取石术（percutaneous nephrolithotomy，PCNL）是通过经皮肾盂通道对肾盏、肾盂和输尿管上段的疾病进行诊断和治疗的技术，是腔内泌尿外科的重要组成部分。腔内泌尿外科技术的不断发展，尤其是“微创经皮肾取石术”方法的提出[1]，患者的手术创伤减到最低，使一期行肾铸型结石治疗成为可行。Sahin 等通过 8 年的对比，得出 PCNL 术在肾结石治疗中是安全的[2]。随着腔镜技术的发展，肾铸型结石的治疗已逐渐由腔镜技术替代了传统的手术方式[3]。

采取微创经皮肾取石术治疗肾铸型结石时，经皮肾穿刺成功与否是手术成功的前提条件。初学者须具备空间立体感，能在 B 超监视下准确穿入术前设计的肾盏。本例患者手术中以穿入中盏的后组为佳，输尿管硬镜进入肾盂后视野操控性大，可以治疗中盏、肾盂、上盏、下盏和肾盂出口处的结石。

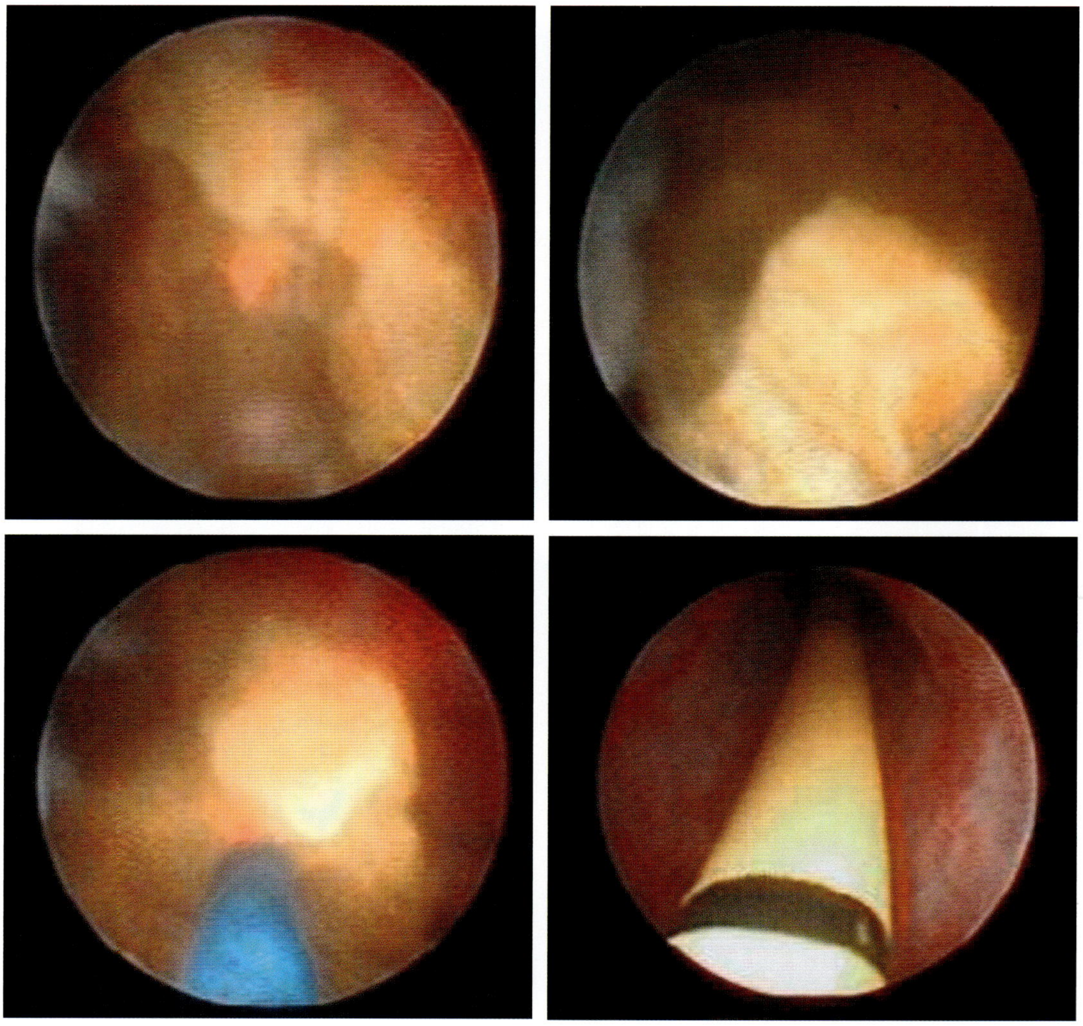

图 7-3-6　第 3 次术中照片

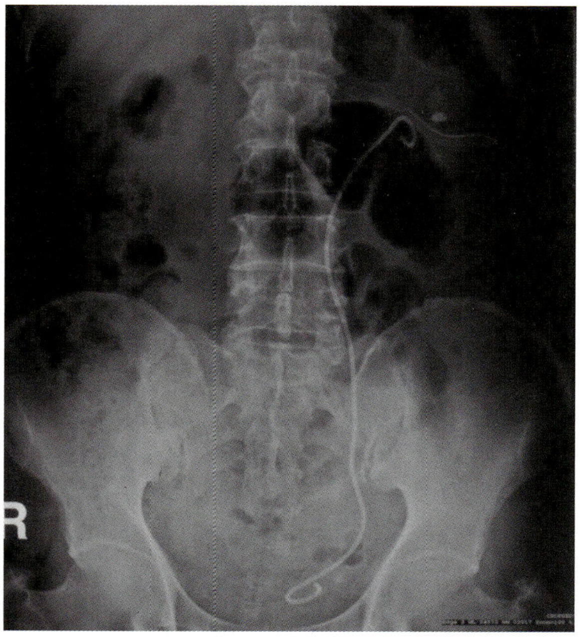

图 7-3-7　第 3 次术后 KUB

其次是穿刺方向性的选择，穿刺的路径从肾的外侧缘偏后的位置进入肾实质，沿肾盏轴线方向进入肾盏避免直接穿刺肾盂。没有经过肾实质的窦道容易发生灌注液外渗，造成肾的移位，术后容易形成尿囊肿。碎石方法一般是用碎石探杆抵住结石的边缘碎石，这样容易把结石打成碎末随灌注液冲出，较大碎石用异物钳夹出。铸型结石在碎完肾盂部分后可以边碎石边沿着肾盏的边缘将结石向肾盂方向拨动，可将肾盏的结石分支移入肾盂。术中应保持良好的液压灌注，不但能保持手术视野的清晰，还能利用水压将细微结石冲出体外。残余结石的处理方法：通过窦道能取的残余结石，5～7 天后Ⅱ期取石；通过窦道不易取的小结石，行 ESWL；通过窦道不易取的大残余结石，可穿刺第二通道碎石。本例患者右肾结石Ⅰ期全部取净，左肾结石Ⅰ期完全碎石难度较大，遂 5 天后经窦道Ⅱ期 PCNL 取净残存结石。

本例患者术中术后无大出血和周围器官损伤的并发症发生，这表明微创经皮肾取石术一期治疗双肾铸型结石安全、高效且住院时间缩短，是治疗双肾铸型结石的理想方法，可以替代开放手术。

参考文献

1. Li X, Wu KJ. Multiple-channel percutaneous nephrolithotomy in the treatment of complex renal calculi. Chinese J Urol, 1998, 19: 469-470.
2. Sahin A, Tekgul S, Erdem E, et al. Percutaneous nephrolithotomy in older children. J Pediatr Surg, 2000, 35 (9): 1336-1338.
3. Guo YL. Endo-cavity urinary surgery second edition. Beijing: People's Military Press, 1995:395-296.

7-4 双肾巨大结石——多通道经皮肾镜取石术

一、临床资料

【病史】

男性患者，39 岁。主因“右腰痛 4 年，发现双肾结石 1 年”来诊。患者 4 年前开始出现劳累后腰痛，呈阵发钝痛，无发热，休息后缓解。2 年前出现肉眼血尿 1 次，自行缓解，未诊治。1 年前行 B 超检查时发现双肾结石、肾积水，因结石较大，当地医院建议观察，服中药治疗。1 个月前因腰部不适加重，B 超检查发现双肾巨大结石、肾积水、肾功能不全，血肌酐 158μmol/L。前来我院就诊，寻求手术治疗。既往高血压病史 10 年，间断服药，控制不佳。有踝部外伤及输血史。

【体格检查】

体温 36.2℃，心率 82 次 / 分，呼吸 20 次 / 分，血压 145/90mmHg；心、肺查体未见明显异常，腹软，无压痛、肌紧张，未触及包块，肠鸣音正常。泌尿外科查体：肾区无叩击痛，输尿管走行区无压痛。

【辅助检查】

（1）实验室检查：血肌酐 145 μmol/L，血尿酸 522 μmol/L，血钙 2.36mmol/L，甲状旁腺激素 PTH 60 IU/L，血红蛋白 174g/L；尿白细胞阴性，红细胞满视野 /HPF，尿培养阴性。

（2）胸片、心电图均未见异常。

（3）泌尿系统 B 超：双肾结石、右肾重度积水，可见 3.3cm 强回声团伴声影，肾盏重度囊状扩张；左肾充满大小不等强回声伴声影。

（4）KUB：右肾区可见大小不等致密影，大者长度约 5cm；左肾区可见巨大鹿角形致密影，长度约 13.5cm（图 7-4-1）。

（5）泌尿系统 CT：右肾体积增大，皮质明显变薄，双肾盂肾盏内多发大小不等高密度灶，呈铸型，右肾盏明显扩张，左侧肾盂肾盏轻度扩张；诊断双肾铸型结石伴肾积水（图 7-4-2）。

（6）肾动态：右肾血流灌注减退，功能受损，肾图 c 段呈低水平延长型；左肾灌注正常，肾积水，肾图 c 段呈持续上升型，注射呋塞米后曲线下降；

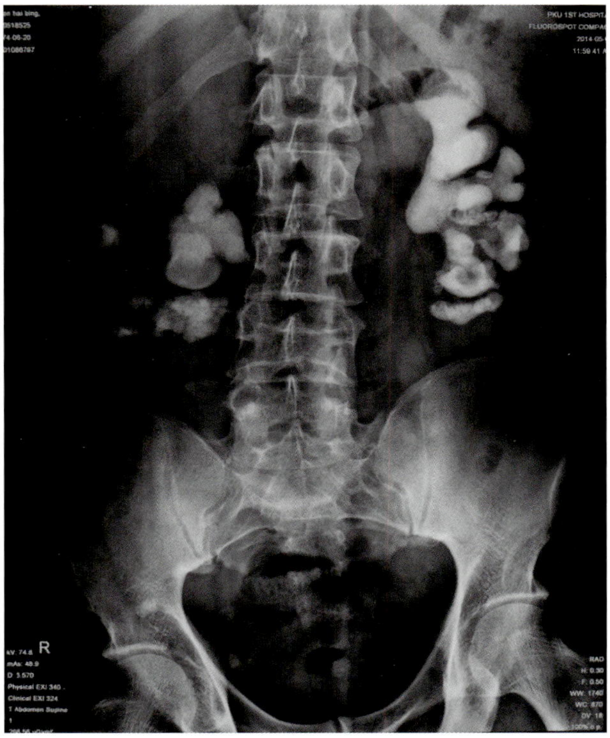

图 7-4-1 KUB 所见

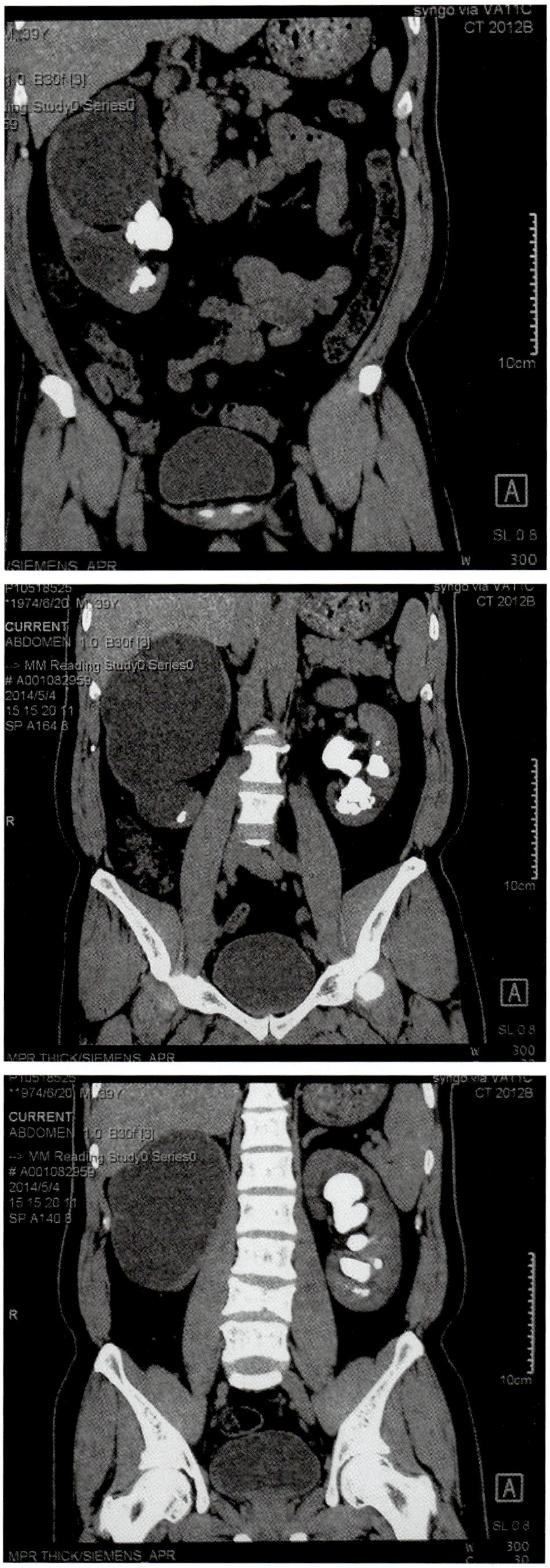

图 7-4-2 泌尿系统 CT

GFR 左 52，右 25。

【初步诊断】

（1）双肾巨大鹿角样结石；
（2）双肾积水；
（3）肾功能不全；
（4）高血压病。

二、病历讨论

【鉴别诊断】

根据病史、影像学检查，诊断明确。

【治疗方案】

分期行经皮肾镜取石术。先治疗右侧肾结石。

三、手术及术后恢复情况

全麻下行右侧经皮肾镜取石术。F24 双通道 PCNL，术中见右肾褐色结石（图 7-4-3），结石质地坚硬，采用气压弹道碎石（图 7-4-4），手术过程顺利，取出肾盂及大部分肾盏结石（图 7-4-5）。术后肾造瘘引流颜色较清亮，2 天后拔除肾造瘘管，出院。术后血红蛋白 156 g/L，血肌酐 137 μmol/L。结

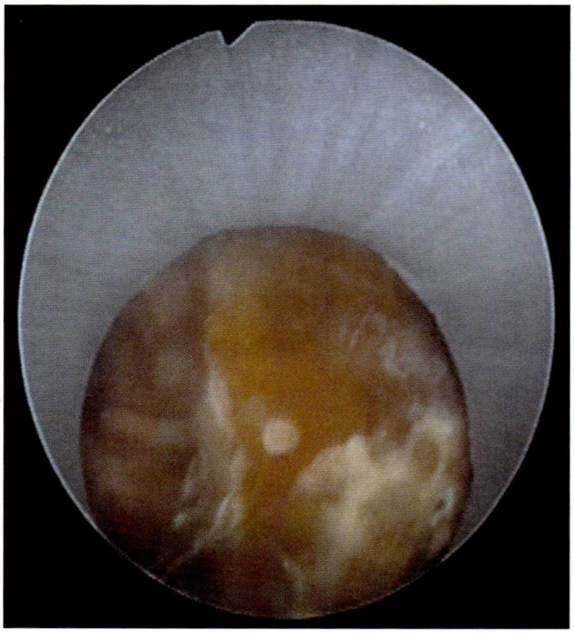

图 7-4-3 术中见右肾褐色结石

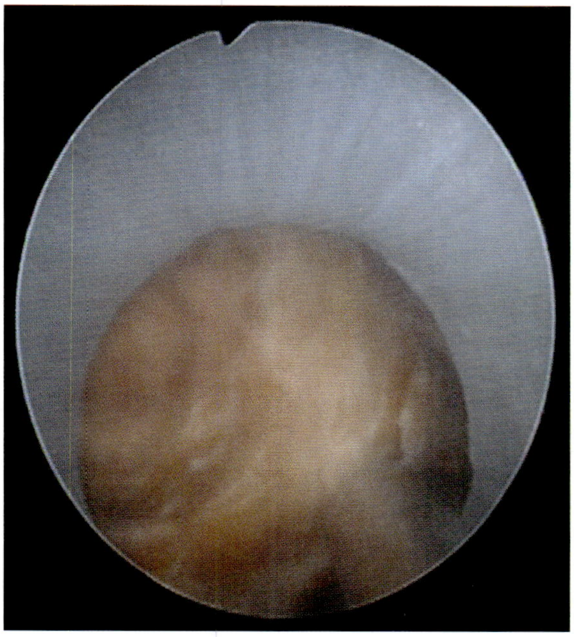

图 7-4-4 采用气压弹道碎石

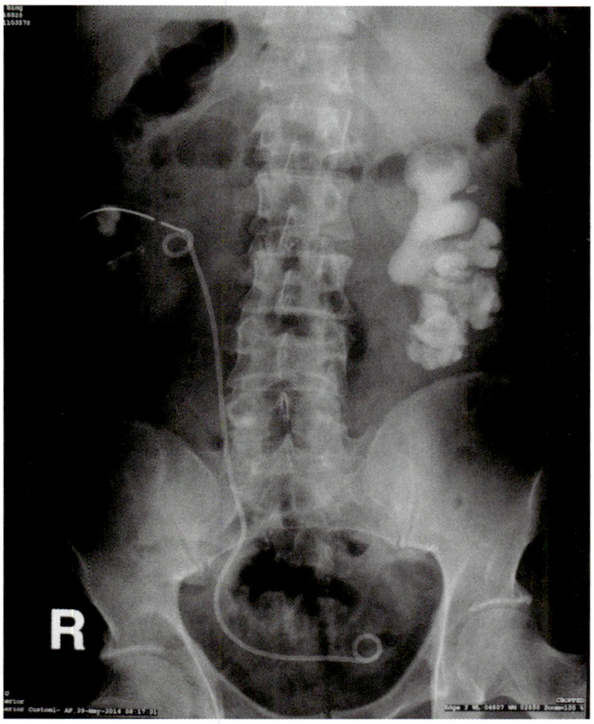

图 7-4-5 KUB 示已经取出右肾盂及大部分肾盏结石

石成分分析为草酸钙和碳酸磷灰石。

1 个月后，在全麻下行左侧经皮肾镜取石术。由于结石体积巨大、质地坚硬（图 7-4-6），经过两期 PCNL，共建立三个 F24 通道（图 7-4-7），采用气压弹道联合超声碎石（图 7-4-8），将大部分结石取出，

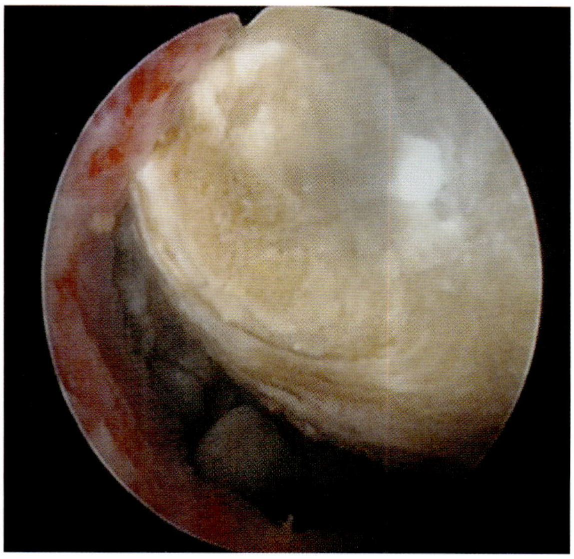

图 7-4-6 结石体积巨大、质地坚硬

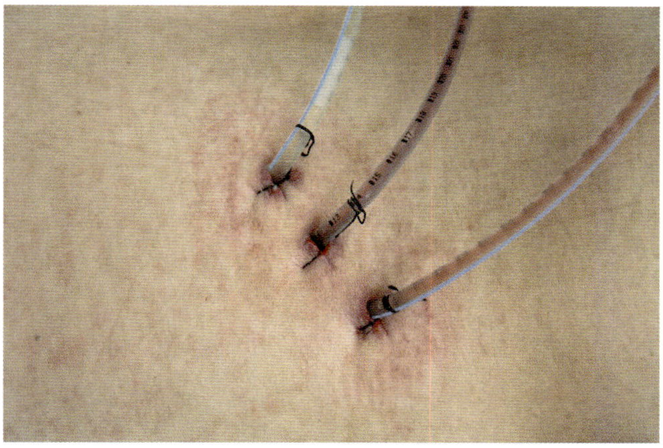

图 7-4-7 建立三个 F24 通道

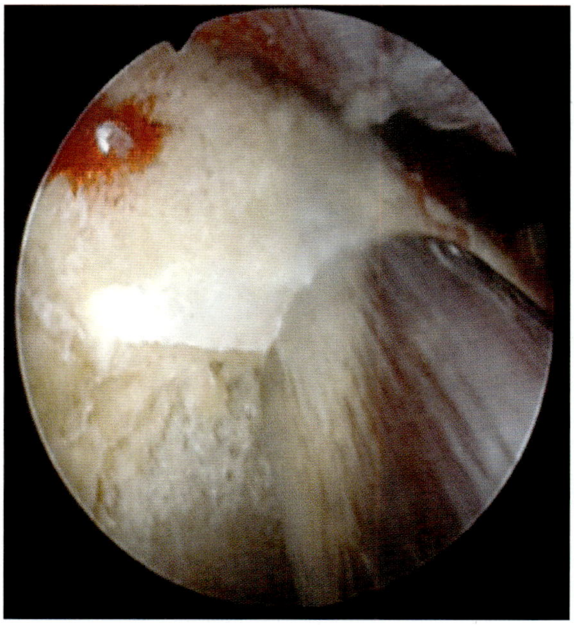

图 7-4-8 采用气压弹道联合超声碎石

术后复查 KUB，残余中上前盏结石及多个下盏结石（图 7-4-9），经原通道联合 F16 电子软膀胱镜钬激光碎石（图 7-4-10，视频 7-4-1），配合超声气压弹道碎石，将结石击碎取出。术后复查 KUB，左肾结石取净（图 7-4-11），左侧共取出结石 150g。术后复查血红蛋白 141g/L，血肌酐降至 111 μmol/L。

视频 7-4-1

四、最后诊断

双肾巨大铸型结石伴肾积水、肾功能不全。

五、专家点评

肾鹿角样结石的治疗是泌尿外科的一个难点。

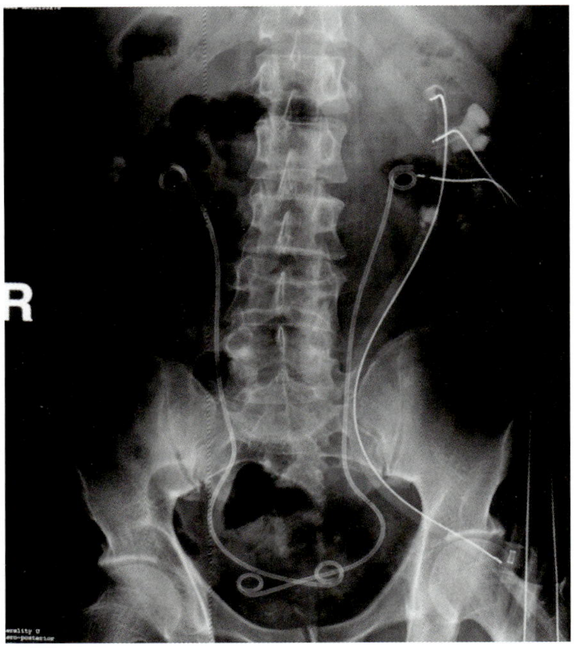

图 7-4-9　KUB 示残余中上前盏结石及多个下盏结石

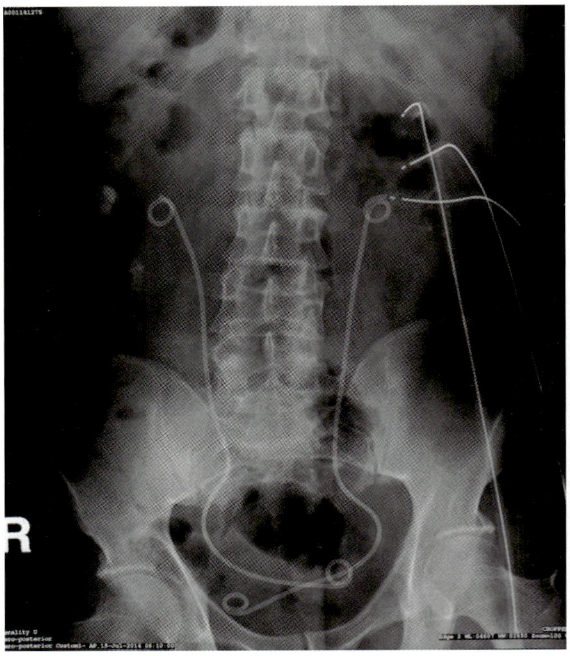

图 7-4-11　KUB 示左肾结石取净

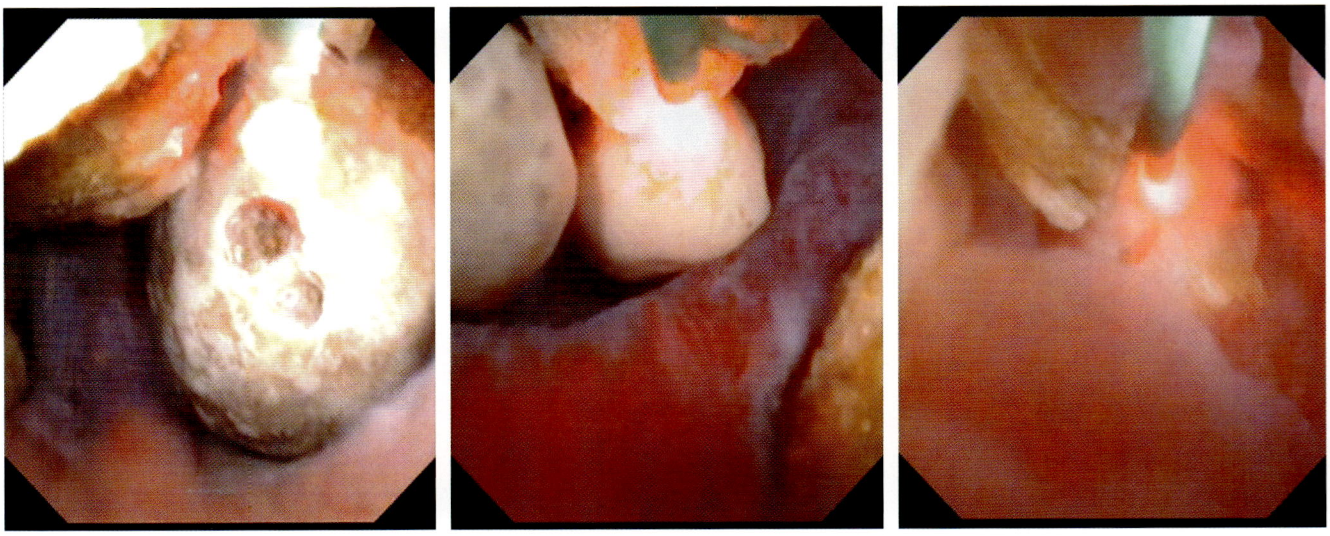

图 7-4-10　经原通道联合 F16 电子软膀胱镜钬激光碎石

困难在于既要选择合理的尽量少的穿刺通道，又要把分布于各个肾盏的结石取净，是一项艰巨而高超的技术。像该患者这样结石体积非常巨大、分布广泛（各盏均充满结石且盏颈较细）、结石质地坚硬的病例，经皮肾镜取石是耗时费力，对医生的意志力、技术、体力都是一种挑战。单通道取净结石理论上是不可能完成的任务。取石的策略是用较大的通道，一般选择 F24，采用碎石取石效率较高的气压弹道联合超声碎石取石，取出大部分结石，对于残余结石可以采用多镜联合碎石，用尽量少的通道，取净结石。

多镜联合处理鹿角样肾结石是各种内镜技术发展的必然结果。一般对于肾结石来说，多镜联合指经皮肾镜同时联合软膀胱镜碎石取石或斜仰卧截石位经皮肾镜联合逆行软性输尿管镜碎石取石。可以同期进行，也可以先后施行。广义的多镜联合可以包括任何形式的内镜技术组合，如输尿管镜联合经皮肾镜、经皮肾镜联合顺行软性输尿管镜、顺行软性输尿管镜联合电切镜、腹腔镜联合软性膀胱镜等。目的都是用最少损伤，治疗患者的疾病。

7-5 髓质海绵肾左肾盂输尿管连接部结石

一、病例摘要

【病史】

男性患者，64 岁，30 年前外院 B 超提示“双肾结石”，未予治疗，近 1 个月因间断肉眼血尿就诊外院。于当地行泌尿系 CT 提示“双肾多发结石，不除外合并海绵肾可能，左肾盂扩张，左输尿管上段结石”。IVU 提示“双肾多发结石，左肾中度积水，左肾输尿管连接部结石，左输尿管未显影”。既往有高血压病史 15 年，口服药物控制可，否认冠心病、糖尿病病史，否认肝炎、结核病史。无输血史及药物过敏史，5 年前行 TURP 术，3 年前行膀胱结石碎石术，为手术治疗收入院。

【体格检查】

生命体征平稳，双肾区无异常隆起，无叩击痛，双输尿管走行区无压痛，外生殖器发育正常。

【辅助检查】

（1）血常规、生化全项及凝血功能未见明显异常。

（2）尿常规：红细胞 50～60/HPF，白细胞 2～4/HPF。

（3）尿培养：大肠埃希菌，菌落计数 10^4cfu/ml。

（4）胸片、心电图未见明显异常。

（5）泌尿系 B 超：双肾内均探及散在多个强光团，右肾分别为 2.6cm、3.1cm、2.2cm，左肾最大 2.8cm，左肾中度扩张积水，双肾内血流未见异常。双输尿管未探及。膀胱及前列腺未见异常。

（6）IVU（图 7-5-1）：髓质海绵肾，双肾多发结石，左肾中度积水，左肾输尿管连接部结石，左输尿管未显影。

（7）泌尿系增强 CT（图 7-5-2）：双肾多发结石，不除外合并海绵肾可能，左肾盂扩张，左输尿管上段结石。

【初步诊断】

血尿，左肾输尿管连接部结石；双肾结石；髓

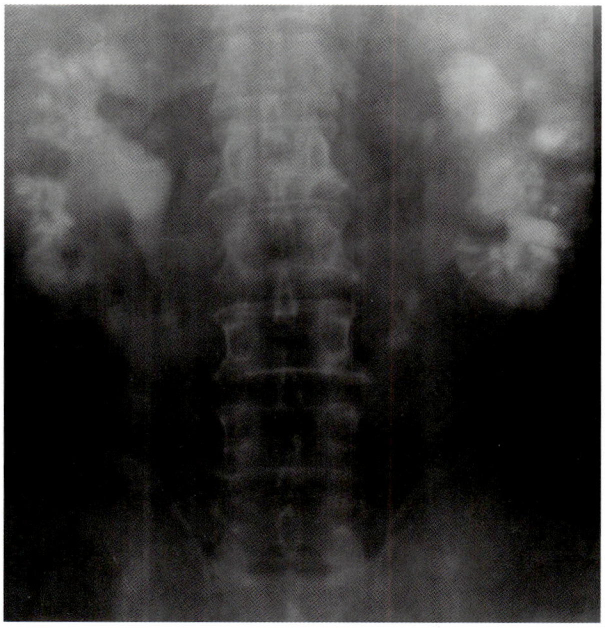

图 7-5-1 术前 IVP

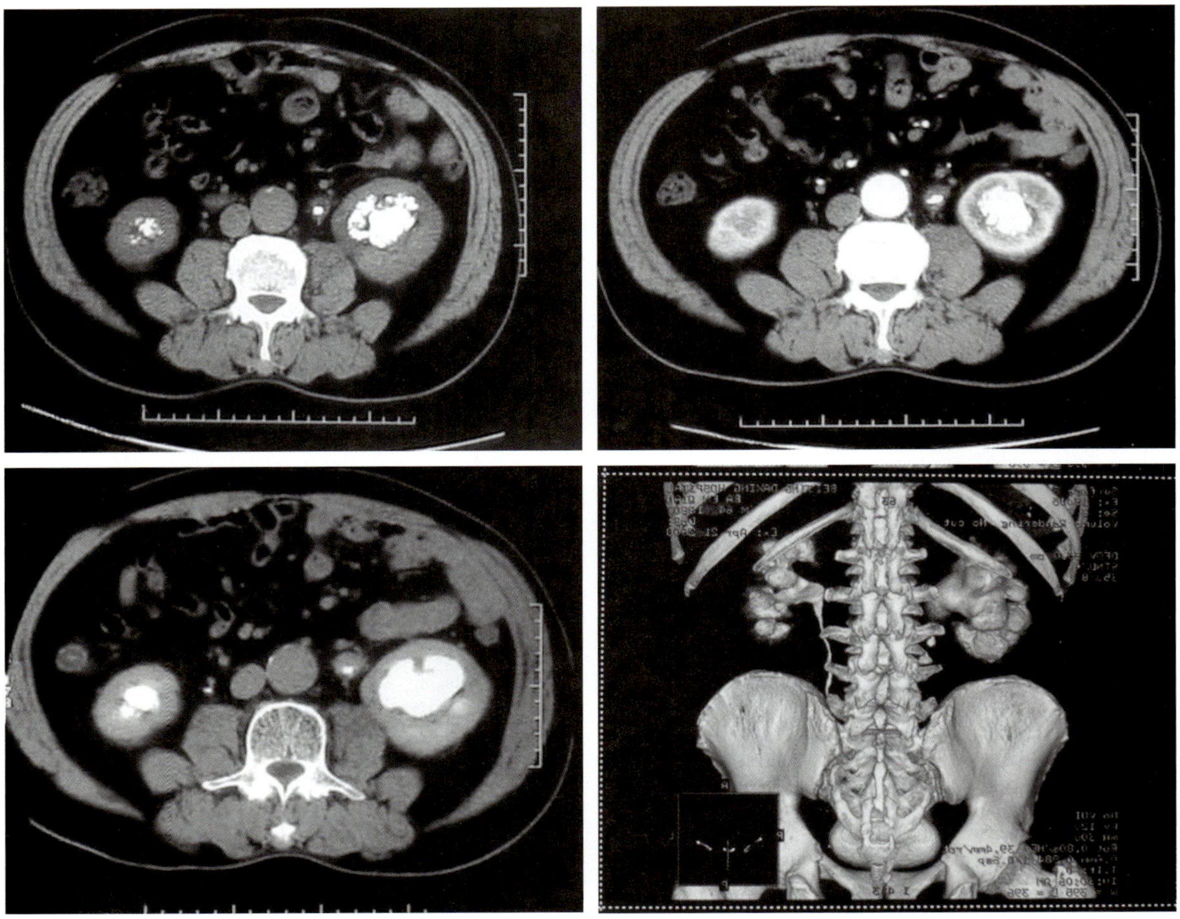

图 7-5-2 术前泌尿系增强 CT

质海绵肾；高血压病。

二、病历讨论

【鉴别诊断】

（1）泌尿系感染：泌尿系感染时可有血尿，但同时伴有尿频尿急尿痛，全身症状可有发热等。尿常规可见白细胞明显增高，尿培养往往为阳性。本例患者不具有泌尿系感染的基本症状，尿常规白细胞正常，可以除外。

（2）尿路上皮肿瘤：包括肾盂、输尿管及膀胱来源，此类肿瘤亦可在输尿管内造成梗阻并可能出现血尿症状。本例患者术前影像学表现可以除外。

【治疗方案】

结合患者年龄、结石位置等因素，右肾结石暂不予处理，主要解除左输尿管梗阻，去除左肾及肾输尿管连接部结石，可以尝试行Ⅰ期左 PCNL 术。

三、手术及术后恢复情况

麻醉满意后取截石位，常规碘附消毒铺单。在输尿管镜下经左输尿管口置入 F5 输尿管导管，留置 F18 双腔尿管。

改俯卧位，垫高腹部，常规碘附消毒铺单，贴膜。接好各导线、导管、光纤及监视器。B 超见左肾盂肾盏及连接部多发结石，肾盏扩张。选第 12 肋下腋后线为穿刺点，B 超引导下穿刺，流出清凉尿液证实。经穿刺针向肾盂内置入斑马导丝，紧贴针鞘切开皮肤，在导丝引导下依次用扩张管进行扩张，最终置入 F20 扩张鞘。经扩张鞘置入 F8/9.8 Wolf 输尿管镜（图 7-5-3），见肾盂肾盏内多发黄色结石，大小不等，气压弹道碎石机击碎结石，结石质硬，将结石取出。最后击碎肾盂输尿管连接部结石。仔细寻找输尿管上段未见残余结石。顺行留置 F7 26cm DJ 管。经操作鞘留置 F20 肾造瘘管，丝线

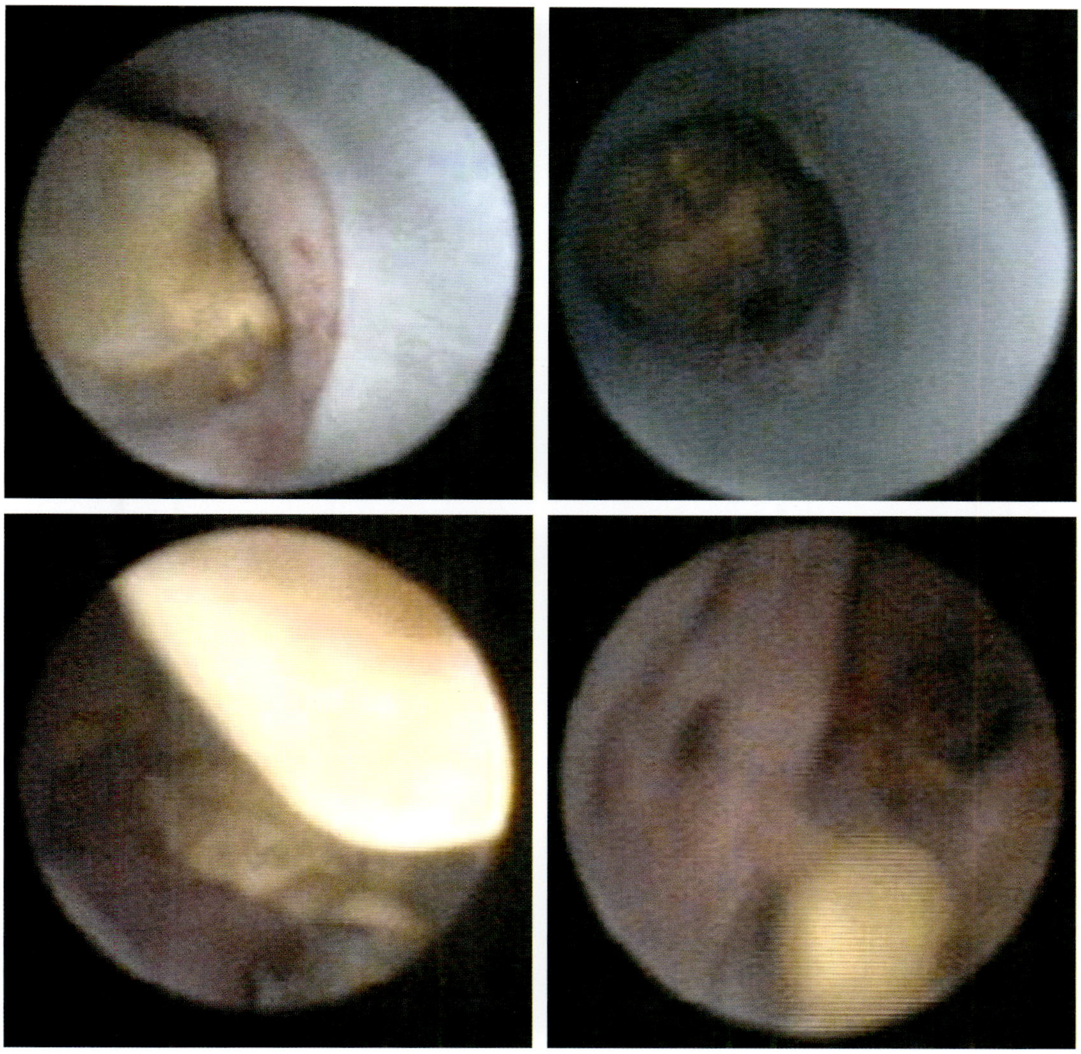

图 7-5-3 术中照片

缝合固定。清点辅料、器械无误，结束手术。

术后患者恢复顺利，无并发症发生，术后 6 小时进饮食，术后第 2 天复查 KUB DJ 管位置可（图 7-5-4），遂拔除造瘘管，术后第 3 天拔除尿管出院。

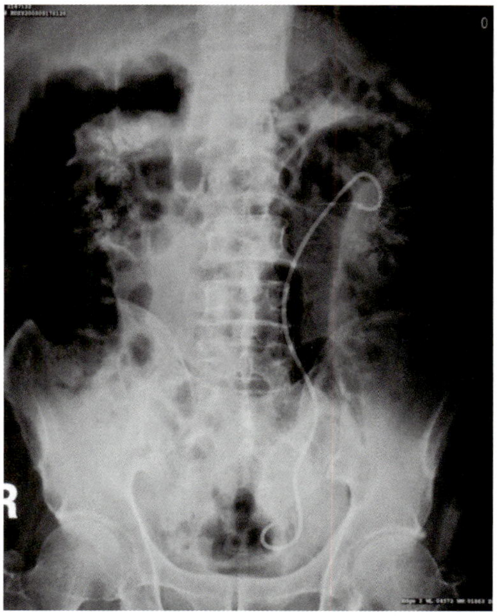

图 7-5-4 术后 KUB

四、最终诊断

血尿，左肾输尿管连接部结石；双肾结石；髓质海绵肾；高血压病。

五、专家点评

髓质海绵肾（medullary sponge kidney，MSK）是一种以肾髓质集合管和锥体部的乳头管呈梭形或小囊状扩张为特征的先天性肾髓质发育异常，多伴发肾钙质沉着和肾结石[1]。通常是非遗传性，约70%为双侧肾病变[2]，发病率为0.05‰～0.5‰[3]，3%～5%肾结石患者可能存在海绵肾，有的则报道高达20%[4]。本病病因及发病机制尚不明确，可能与肾乳头先天发育异常有关。

多数MSK患者肾功能正常，早期无症状，临床多以肾结石就诊，发病年龄多为30～50岁[5]，女性多见[6]。反复发作的肾结石和肾钙质沉着是MSK最常见临床表现，主要症状为肾绞痛（50%～60%），泌尿系感染（男5%，女35%），严重血尿及高尿钙。本例患者早期无明显症状，近期开始出现血尿的症状。

目前MSK的诊断主要依靠影像学检查，包括KUB平片、超声、IVU及CT检查。其中，IVU是诊断MSK的金标准，可显示肾锥体内结石及集合管扩张，呈"花束征"。本例患者IVU可见较为典型"花束征"。

MSK早期无症状可不必治疗，定期复查即可，而一旦继发结石梗阻和感染则需进行治疗。就MSK结石治疗，PCNL术目前是首选治疗方法。开放手术风险大，对肾功能损伤大；体外冲击波碎石成功率低，重复碎石率高，可造成肾不可逆损伤。PCNL术在直视下碎石，成功率高，具有创伤小、并发症少、复发率较低的特点，对肾功能损伤小，已成为处理较大结石或复杂性结石的一线治疗手段[7]。Krambeck等[8]发现PCNL术后结石复发率为36.8%，复发与残存结石有关，而体外冲击波碎石术后复发率为53.5%。

MSK合并结石梗阻是PCNL术的手术适应证之一。本例患者左肾已出现梗阻表现，故行左肾PCNL术，术后恢复好，复查无残存结石，但仍应继续密切随访，观察其结石进展及复发情况。因此，对MSK患者定期随访并及时治疗十分重要。

参考文献

1. Gambaro G, Feltrin GP, Lupo A, et al. Medullary Sponge Kidney (Lenarduzzi—Cacehi—Ricei Diseasc): A Padua Medical School Discovery in The 1930s. Kidney Int, 2006, 69: 663-670.
2. Michael JP. Medullary Sponge Kidney: Causes and Treatments. Br J Nurs, 2010, 19 (15): 972-976.
3. Carboni I, Andreucci E, Cqruso MR, et al. Medullary Sponge Kidney Associated with Primary Distal Renal Tubular Acidosis and Mutations of The H+ ATPase Genes. Nephrol Dial Transplant, 2009, 24(9): 2734-2738.
4. Yagisawa T, Kobayashi C, Hayashi T. Contributory Metabolic Factors in The Development of Nephrolithisis in Patients with Medullary Sponge Kidney. Am J Kidney Dis, 2001, 37 (6): 1140.
5. Rommel D, Pirson Y. Medullary Sponge Kidney- Part of A Congenital Syndrome. Nephrol Dial Transplant, 2001, 16: 634-636.
6. Parks JH, Coe FL, Stauss AL. Calcium Nephrolithisis and Medullary Sponge Kidney in Women. N Engl J Med, 1982, 306 (18): 1088-1091.
7. Skolarikos A, Aivizatos G, de la Rosette JJ. Percutaneousnep Nephrolithotomy and Its Legacy. Eur Urol, 2005, 47: 22-28.
8. Krambeck AE, Leroy AJ, Patterson DE, et al. Long-term Outcomes of Percutaneous Nephrolithotomy Compared to Shock Wave Lithotripsy and Conservative Management. J Urol, 2008, 179 (6): 2233-2237.

7-6 左肾结石合并囊肿

一、临床资料

【病史】

男性患者，60岁。主因"体检发现左肾结石10年，左腰痛7天"来诊。患者10年前体检发现左肾结石，无腰痛，无放射性疼痛，未予治疗。1个月前出现左腰部不适，就诊于外院，行泌尿系超声检查提示左肾数枚强回声伴声影，较大者约1.5cm×1.0cm，双肾囊肿。1周前出现左腰部绞痛，无尿频、尿急、尿痛，无发热。于外院行CT检查发现左肾结石，双肾囊肿，患者为进一步诊治来我院。既往肺结核及肝炎病史。

【体格检查】

体温36.4℃，心率82次/分，呼吸18次/分，血压137/90mmHg；心、肺查体未见明显异常，腹软，无压痛、肌紧张，未触及包块，未见肠型；肠鸣音4次/分钟。泌尿外科查体：左肾区轻度叩击痛，输尿管走行区无压痛。

【辅助检查】

（1）实验室检查：血常规及血生化电解质检查未见异常；尿白细胞 8～10/HPF，红细胞 40～50/HPF，尿培养阴性。

（2）胸片、腹部平片（图 7-6-1）、心电图均未见异常。

（3）泌尿系统 B 超（图 7-6-2）：左肾多发强回声光团，伴声影，大者约 1.5 cm×1.0cm，双肾各探及一个无回声区，边界清，左侧大小约 5.7 cm×4.2cm，右侧大小约 4.0 cm×2.4cm。印象：左肾多发结石，双肾囊肿。

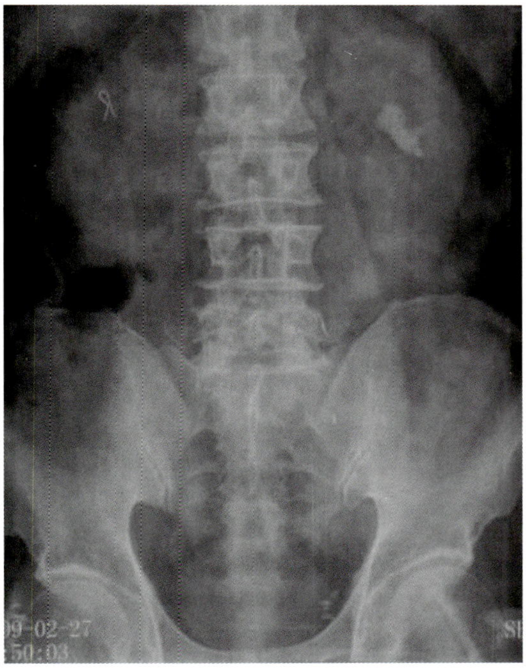

图 7-6-1 腹平片

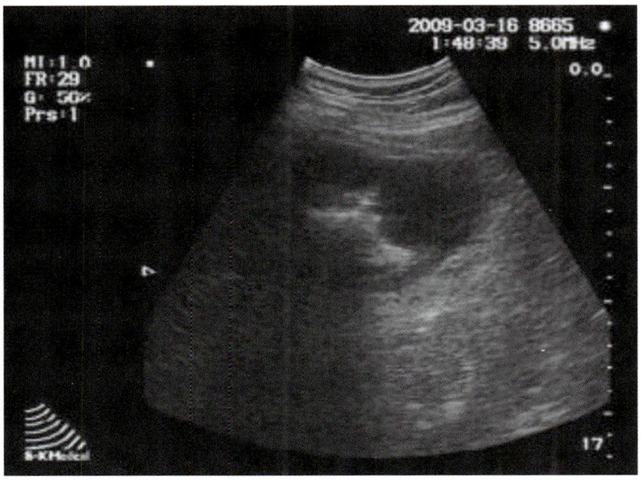

图 7-6-2 泌尿系统 B 超

（4）泌尿系统 CT（图 7-6-3）：双肾实质可见低密度灶，左肾下极约 5.0cm，增强后无强化，左肾盂内见鹿角状高密度灶，右肾盂旁见一个直径 2.7cm 类圆形液性低密度灶，边界清晰；左输尿管上段管壁增厚；双侧肾上腺区可见类圆形低密度区，右侧最大约 1.3cm×1.0cm，未见明显强化。印象：左肾盂结石，左输尿管管壁增厚，考虑炎症；右肾盂旁囊肿；双肾多发囊肿；双肾上腺囊肿？

【初步诊断】

左肾结石；双肾囊肿。

二、病例讨论

【鉴别诊断】

患者左肾结石合并左肾单纯性囊肿诊断较为明确。需注意除外复杂性囊肿、肾盏梗阻积水，以及肾结核可能，泌尿系增强 CT 有助于鉴别。如考虑结核，还应查尿涂片找抗酸杆菌。

【治疗方案】

肾结石合并囊肿并非罕见，对于大多数患者采用分期的处理方式。但分期手术也存在一定缺点，二者可能互相干扰，增加第二次手术的难度，而且患者的创伤和费用会相应增加。对于本例患者，可先行 PCNL 碎石，腔内观察囊肿病变特点，根据术中情况决定是否同期处理囊肿。根据术前 CT 检查，患者囊肿紧邻集合系统，如果在集合系统腔内能够辨别囊肿基底部，则Ⅰ期将囊肿与集合系统打通，形成内引流。如在腔内无法辨别囊肿，则留待Ⅱ期行腹腔镜囊肿去顶术，或超声引导下囊肿穿刺抽液并硬化剂治疗。

三、手术及术后恢复情况

腰麻 - 硬脊膜外联合阻滞麻醉下，先截石位以输尿管镜经尿道向左输尿管留置 F5 输尿管导管。而后改为俯卧位，在 B 超引导下穿刺下后肾盏结石，成功后留置导丝。而后在导丝引导下逐级扩张通道

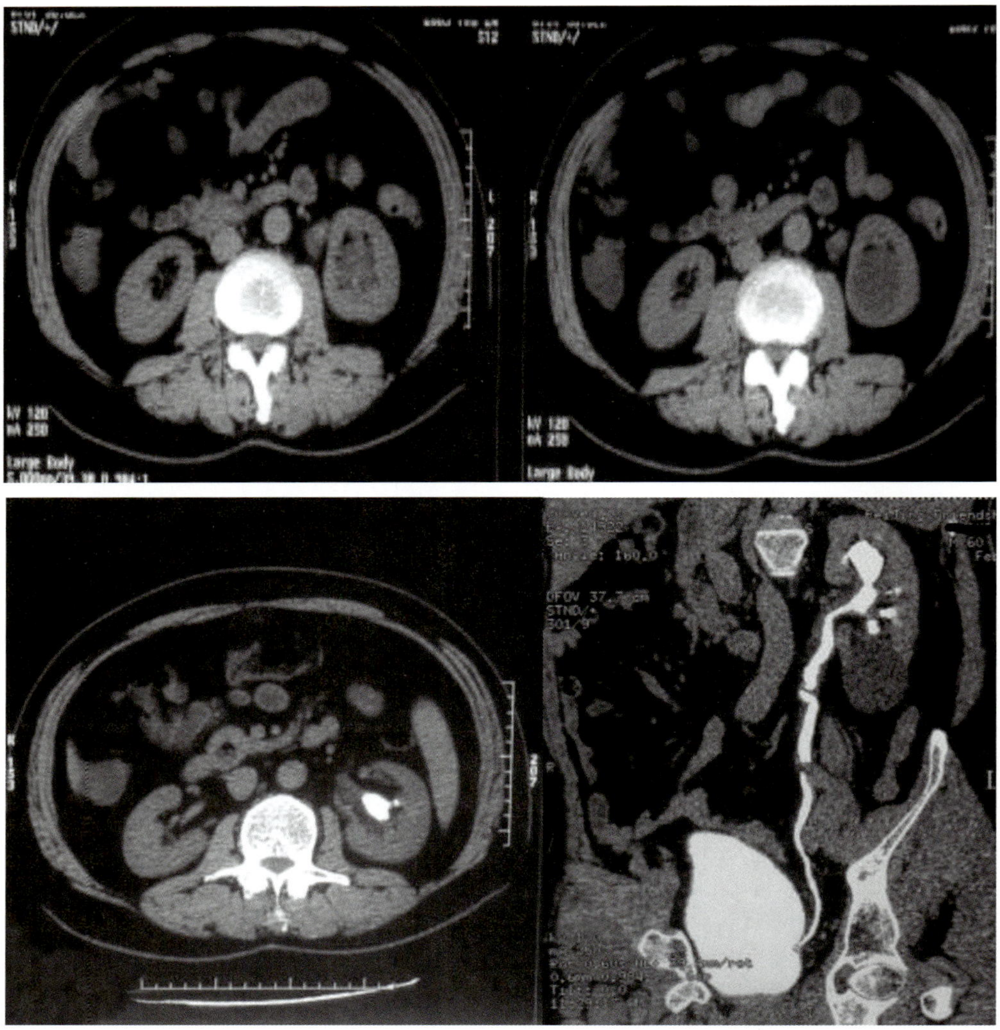

图 7-6-3 泌尿系统 CT

至 F18 并留置 F18 操作鞘。以 F8/9.8 输尿管镜探查，见肾下盏及肾盂内充满褐色结石，以钬激光 30W 将结石击碎，结石质地坚硬，取出全部碎石。再次进镜观察，可见下盏黏膜与下级囊肿之间为一层薄膜，以钬激光将该膜击穿，并扩大开口至 1cm，输尿管镜可顺利进入囊肿，观察囊肿内壁光滑无结节。再次检查无残石后，撤除输尿管导管，向输尿管顺行留置 F7-28cm DJ 管，操作通道留置 F16 肾造瘘管并妥善固定（图 7-6-4）。手术顺利，术后安返病房。手术过程详见视频 7-6-1。患者术后恢复顺利，轻度血尿，肾造瘘管术后 1 天拔除，术后第 2 天拔除尿管出院。输尿管内留置留 DJ 管 1 个月后拔除。术后 3 个月复查 CT 示囊肿消失（图 7-6-5）。术后随访 3 年左肾结石及囊肿无复发。

V7-6-1

视频 7-6-1

四、最后诊断

左肾结石；双肾囊肿。

五、专家点评

肾结石合并囊肿比较常见，通常采用分期手术进行处理，但无论先处理何种病变，都会对后继治疗产生影响。如先行 PCNL 治疗结石，则治疗后肾周的渗出会导致粘连，增加腹腔镜囊肿去顶术时游离肾的难度；而如果先行腹腔镜囊肿去顶术，则术后肾解剖位置的改变及肾周粘连致肾活动度的降低会增加 PCNL 治疗的难度，相应导致出血、副损伤

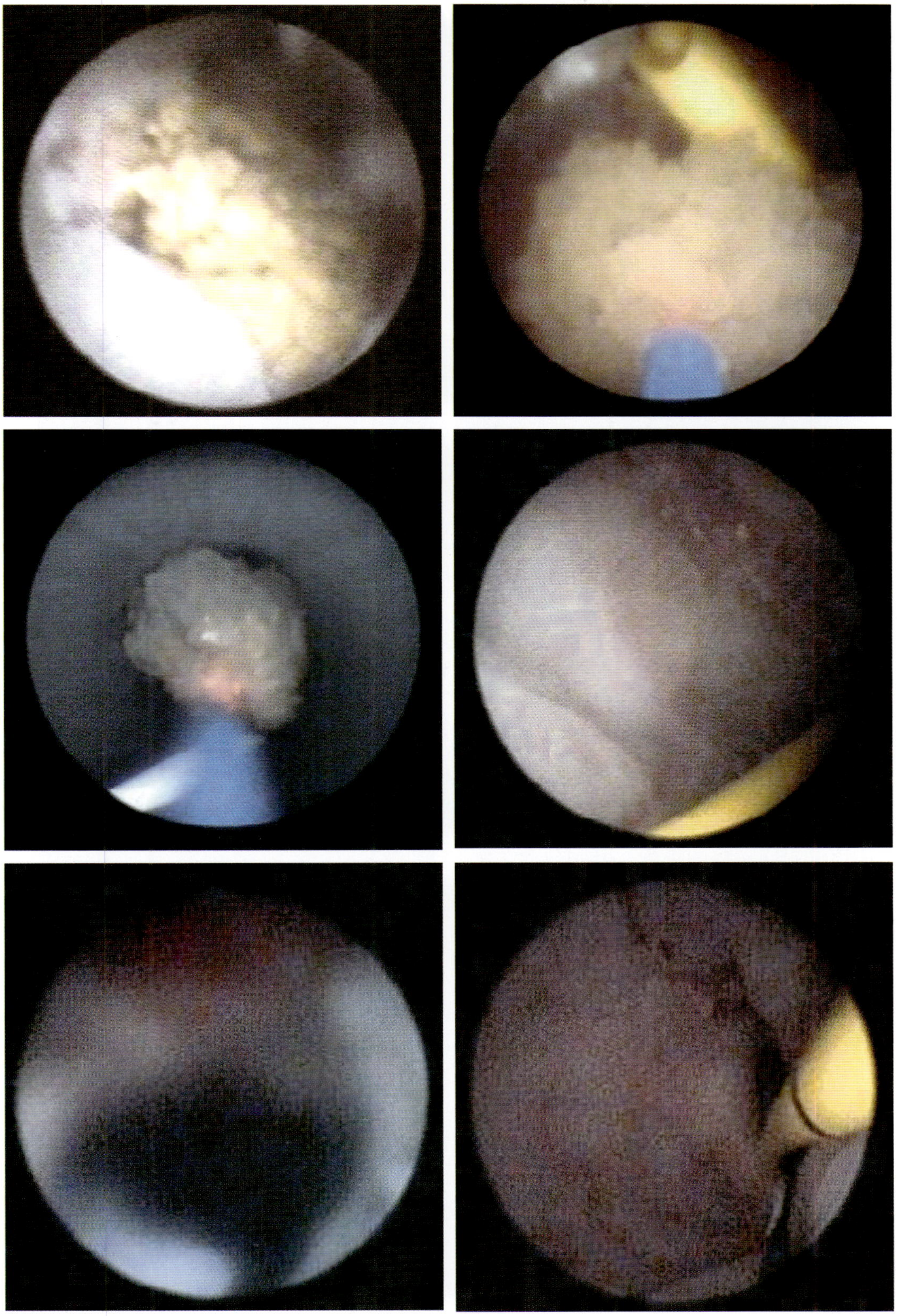

图 7-6-4 术中所见

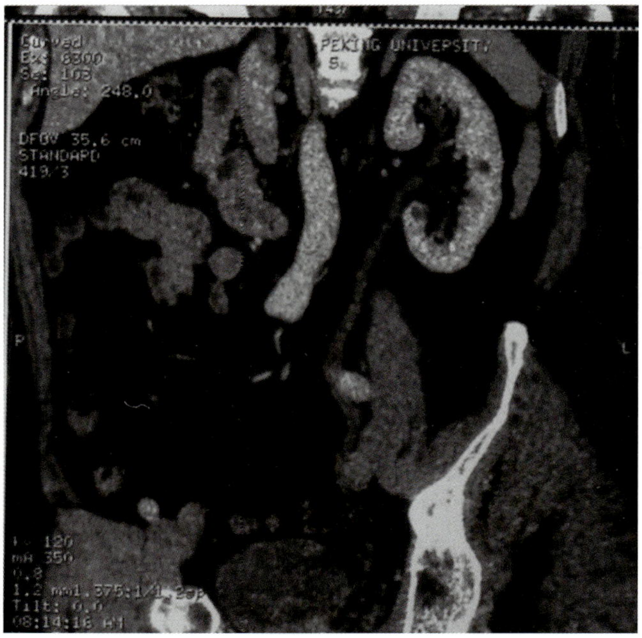

图 7-6-5 术后 3 个月复查 CT 囊肿消失

及残石率增加。而且分次手术会增加患者的创伤和医疗资源的消耗。所以，对于这两种疾病如果能同期治疗则比较理想，当然目前这仅限于严格选择的病例。

对于同期处理肾结石合并肾囊肿，文献可查的最早个案报告来自于 Surya，其对 2 例患者行 PCNL 治疗肾结石同时对肾囊肿进行腔内处理，术后恢复顺利，无并发症发生[1]。国内也有关于利用微创肾穿刺造瘘术治疗上尿路疾病的报告，其中包含 2 例肾结石合并囊肿的病例，通过内引流治疗囊肿，拓展了 PCNL 的适用范围[2]。还有利用输尿管软镜上行至肾盂，对囊肿内开窗形成腔内引流的报道[3]。这些报道提示在 PCNL 时对囊肿进行内引流在技术上可行，且短期效果良好，但目前仍缺乏长期随访的资料。此外，相关报道也证实了腹腔镜囊肿去顶术同时行 PCNL 治疗的可行性[4-6]，虽然肾穿刺可以在腹腔镜监视下进行，但由于缺少了超声的实时监控，对于大多数术者，其将带来结石定位的困境；而且，清洁手术与污染手术同时进行，增加了肾周感染的风险。上述几篇报道几乎实现了 100% 的结石清除率，而并发症发生率几乎为 0，但样本量都非常少，提示这些治疗仅限于严格选择的病例。此外，随访时间的过短，使我们无法对远期预后进行评估，所以这些治疗方式还需要更多的病例和严密的随访来进行评价。

此例患者的治疗较为成功，术后随访 3 年肾结石与肾囊肿均无复发；但该例患者有其特殊性，其下极囊肿紧邻集合系统，在腔内可轻易识别，这也是该例患者成功的保证。目前，对于囊肿与集合系统开窗的大小尚无量化指标；此外，对于较大囊肿在与集合系统开窗后是否会引起上尿路流体力学和动力学的改变仍然需要进一步探讨。

参考文献

1. Surya BV, Rothberg M, Schwarzman M, et al. Management of simple renal cysts during percutaneous nephrostolithotomy. Urology, 1989, 33(6): 472-474.
2. 李逊, 曾国华, 吴开俊,等. 微创经皮肾穿刺造瘘术治疗上尿路疾病. 中华泌尿外科杂志, 2004, 25(3): 169-171.
3. 张国玺, 徐辉, 邹晓峰, 等. 经尿道NOTES肾囊肿内切开引流术. 临床泌尿外科杂志, 2013, 28(2): 81-83.
4. 庞桂建, 刘成倍, 徐伟, 等. 腹腔镜下肾囊肿去顶减压同期直视下微创经皮肾镜取石术治疗肾结石合并肾囊肿. 中国内镜杂志, 2013, 19(4): 431-433.
5. Micali S, Pini G, Sighinolfi MC, et al. Laparoscopic simultaneous treatment of peripelvic renal cysts and stones: case series. J Endourol, 2009, 23(11): 1851-1856.
6. Qiu J, Wang D, Chen X, et al. Simultaneous treatment of renal cysts and stones with single-session retroperitoneoscopic renal cyst decortication and retroperitoneoscopy-assisted percutaneous nephrolithotomy. Urol Int, 2012, 88(4): 395-399.

7-7 右肾盂旁囊肿合并结石

一、临床资料

【病史】

男性患者，51 岁。主因“体检发现右肾囊肿 5 年”来诊。患者 5 年前体检 B 超发现右肾囊肿 4cm，无症状，未进行治疗。近期复查发现右肾囊肿增大至 9cm，合并右肾结石，无腰痛、血尿等症状。既往无特殊病史。

【体格检查】

一般情况良好；心、肺查体未见明显异常。腹软，无压痛、肌紧张，未触及包块，肠鸣音正常。泌尿外科查体：双侧肾区无隆起，无压痛及叩击痛，输尿管走行区无压痛。

【辅助检查】

（1）实验室检查：血常规及血生化检查未见异常；尿白细胞 1 ~ 3/HPF，尿红细胞 30 ~ 40/HPF，尿培养阴性。

（2）胸片、心电图均未见异常。

（3）泌尿系统 B 超：右肾内侧缘见液性区，9.1cm × 8.7cm × 8.7cm，压迫肾门肾窦，肾盂肾盏中度扩张，肾实质厚度 1.5cm。左肾下极液性区 1.5cm，向肾外突出。

（4）泌尿系统 CT：平扫见右肾体积增大，形态失常，肾盏内可见 3 枚高密度灶，长径各约 7mm，CT 值 532Hu，右肾见数个囊状低密度灶，较大者 9.6cm × 8.4cm × 7.9cm，左肾可见低密度灶，直径 1.4cm（图 7-7-1）；延迟扫描上述低密度灶结构未见强化，肾盂受压，肾盏扩张（图 7-7-2）；重建图像如图所示（图 7-7-3）。

【初步诊断】

双肾囊肿，右肾盂积水，右肾结石。

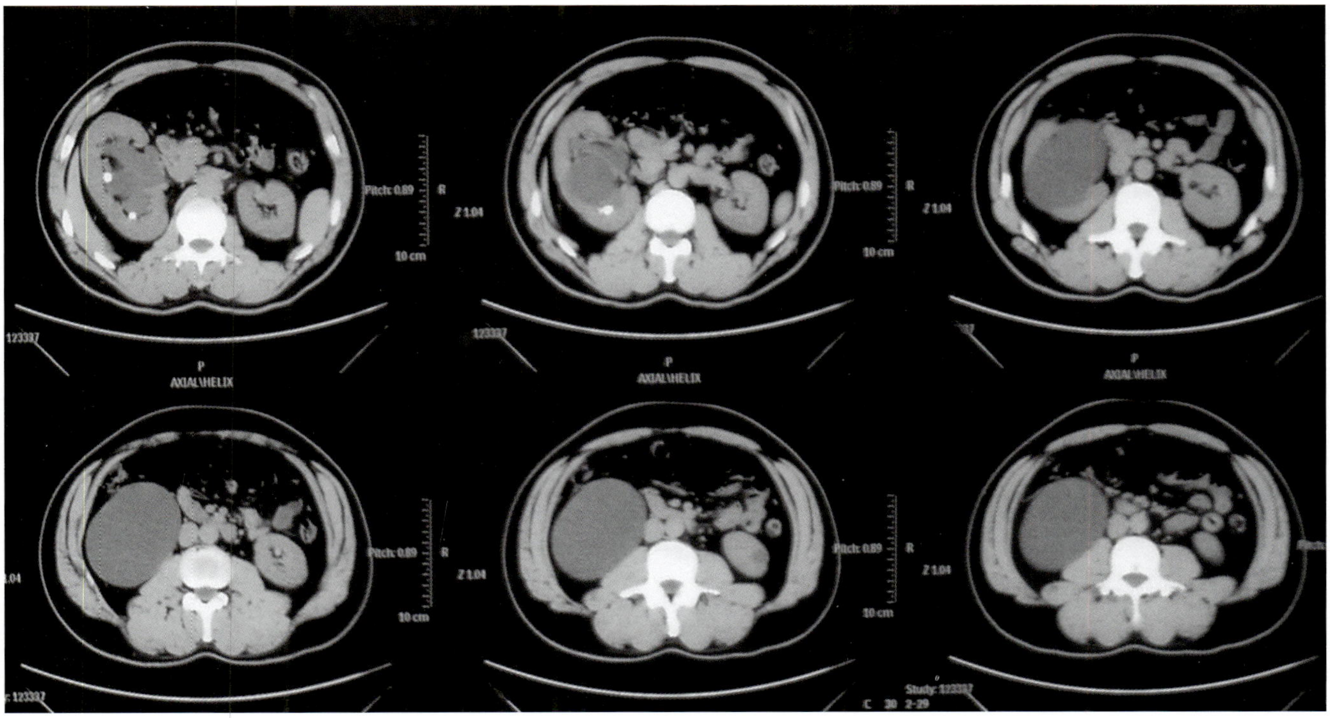

图 7-7-1 泌尿系统 CT 平扫

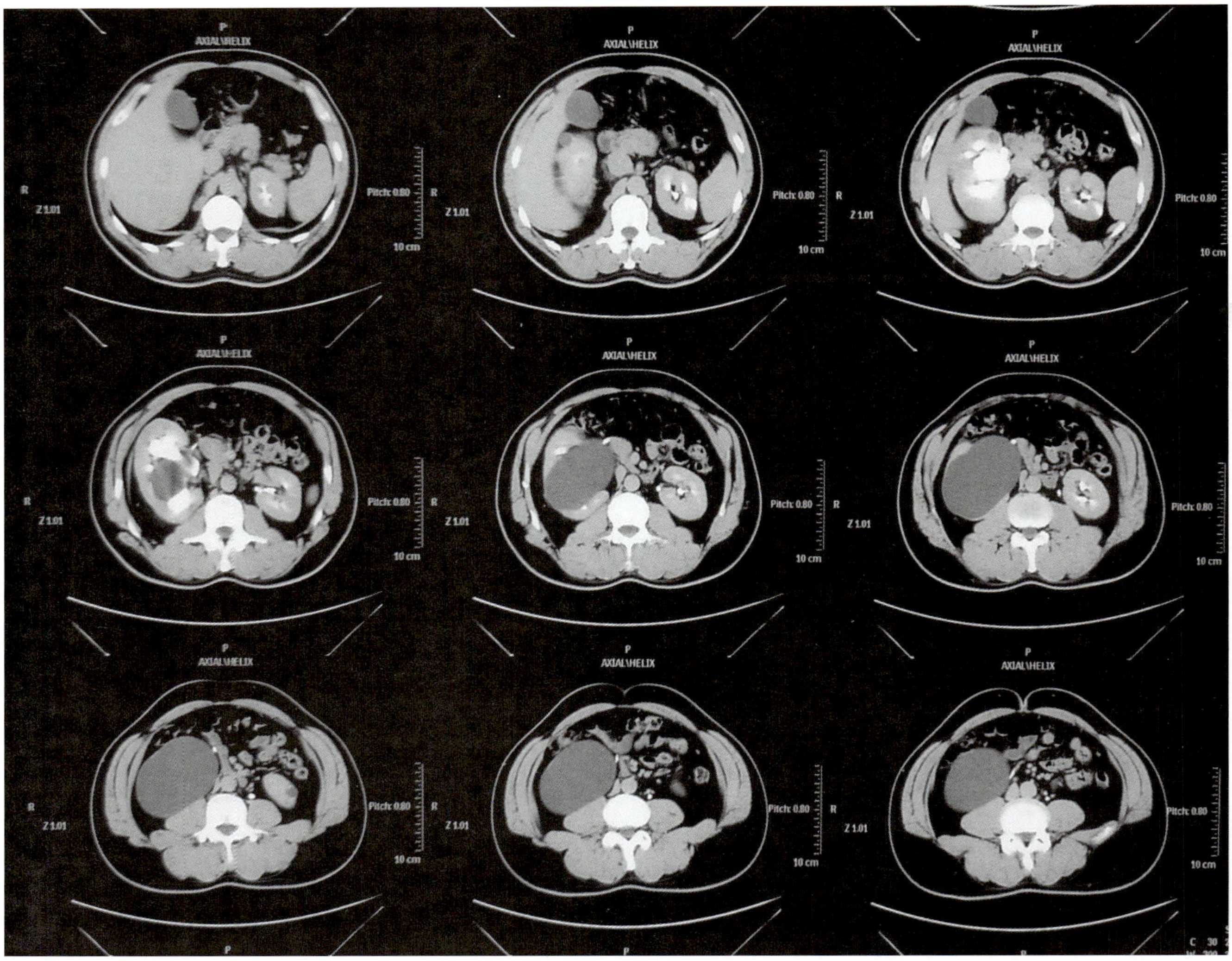

图 7-7-2　泌尿系统增强 CT

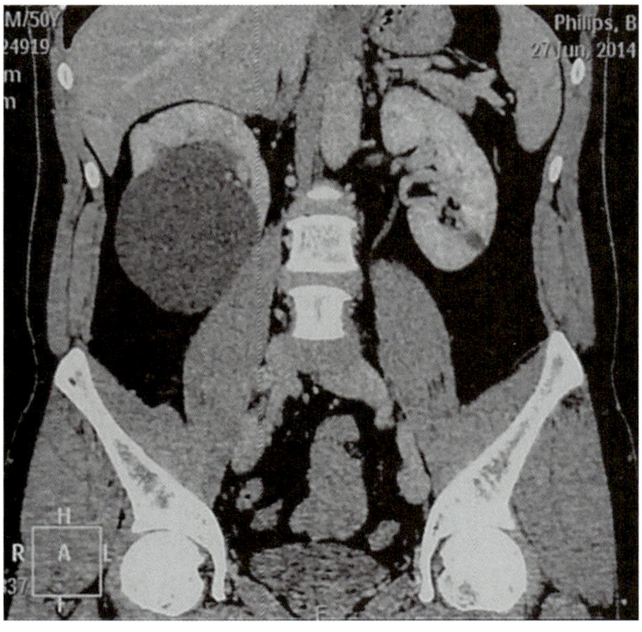

图 7-7-3　术前 CT 重建

二、病历讨论

【鉴别诊断】

（1）重复肾畸形：分为完全重复肾盂输尿管畸形及不完全性重复肾盂输尿管畸形两类。一般上肾梗阻积水较常见。临床症状可以伴有腰痛、肾结石等。需要鉴别。影像学检查，IVP 或 CT 增强扫描可见两套肾盂及输尿管，CT 延迟扫描可见不同程度的造影剂进入。本例患者右肾较大囊性成分位于肾中部至下极，且未见两套肾盂输尿管显影，基本不支持此诊断。但该患者不能完全排除此诊断。如果重复肾畸形中半肾梗阻及肾功能受损严重，也可能不显影。可以在输尿管镜检中进行鉴别。

（2）肾盏憩室：有小开口与集合系统相通，通常合并继发结石，大小 1 ~ 3cm，IVP 或 CT 增强延迟扫描可见造影剂进入。该患者右肾囊性部分巨大，在 CT 增强扫描上未见造影剂进入，基本不支持此诊断。但没有造影剂进入，并非排除此诊断的必要证据。但憩室内液应为尿液，可以穿刺抽取囊液，进行尿氨、尿蛋白、尿肌酐等监测，鉴别囊肿或肾盏憩室。

【治疗方案】

逆行纤维输尿管镜肾内手术，同期进行肾结石碎石及肾盂旁囊肿内切开引流。

三、手术及术后恢复情况

术前准备：提前留置右侧输尿管 DJ 管（图 7-7-4）。膀胱镜时注意观察右侧输尿管开口位置形态正常。反复寻找，未见异常右侧输尿管开口。1 周后准备在全麻下行逆行纤维输尿管镜肾内手术。手术当日先行 B 超引导下囊肿穿刺，抽取囊液 20ml 做囊液定性。囊液为淡黄色，清亮；尿氨阴性、尿蛋白阳性，证实为肾囊肿。同时注入造影剂 15ml 及亚甲蓝 0.5ml，以便术中透视及观察。

术中所见：术中拔除右侧 DJ 管，行输尿管镜检，未见异常。导丝引导置入 F12/14 输尿管导入鞘，经鞘置入 Olympus 电子纤维输尿管镜，观察肾

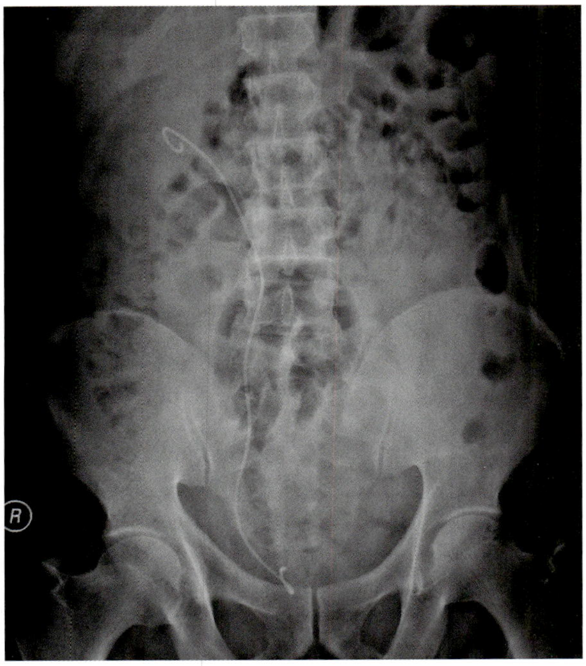

图 7-7-4 提前留置右侧输尿管 DJ 管

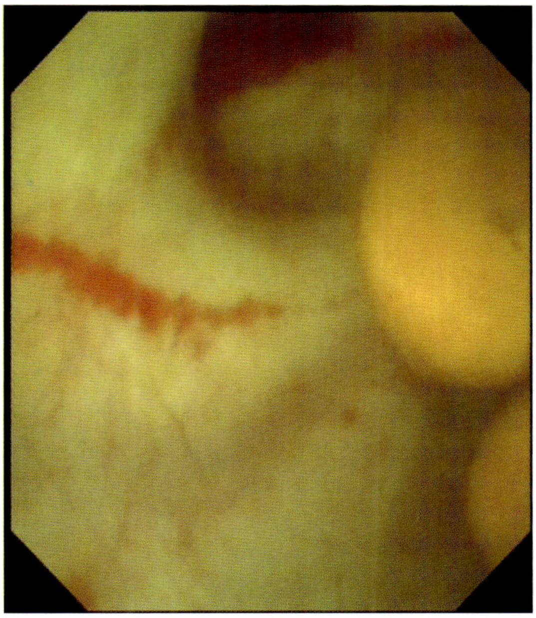

图 7-7-5 肾下盏内两枚金黄色结石

下盏内两枚金黄色结石（图 7-7-5），大小 5～7mm，中后盏内一枚金黄色结石，大小约 6mm，该盏内可见局部黏膜菲薄并呈现蓝色（图 7-7-6），考虑为肾盂旁囊肿。为防止碎石过程中切开肾盂旁囊肿，结石进入囊肿，先用取石网篮，将中盏结石取入下盏（图 7-7-7），用钬激光功率 1J × 10Hz 将结石击碎成 2～3mm 大小碎片（图 7-7-8），用取石网篮将大块碎石取出体外。然后，用钬激光功率 1J × 10Hz 将中盏内囊肿壁稍切开（图 7-7-9），可见带亚甲蓝颜色的蓝色囊液溢出，证实为肾盂旁囊肿。用激光将该处黏膜菲薄处切开约 8mm（图 7-7-10），将软镜伸入囊内观察，内壁光滑。切开部位无出血。将导丝留置于囊肿内，撤输尿管镜，导丝引导留置 F7 28cm DJ 管。手术过程详见视频 7-7-1。

V7-7-1

视频 7-7-1

术后情况：患者尿液呈淡粉色，无发热、腰痛等表现。1 天后拔除尿管出院。术后 4 周拔除 DJ 管。术后 3 个月复查 CT 平扫（图 7-7-11）及增强后重建（图 7-7-12），肾盂旁囊肿消失，肾结构及肾盂肾盏基本恢复正常。

四、最后诊断

右侧肾盂旁囊肿，合并肾盂积水及肾结石。

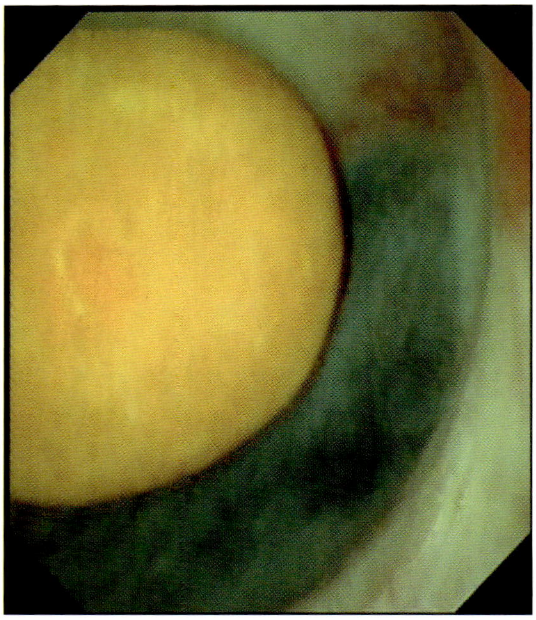

图 7-7-6 盏内可见局部黏膜菲薄并呈现蓝色

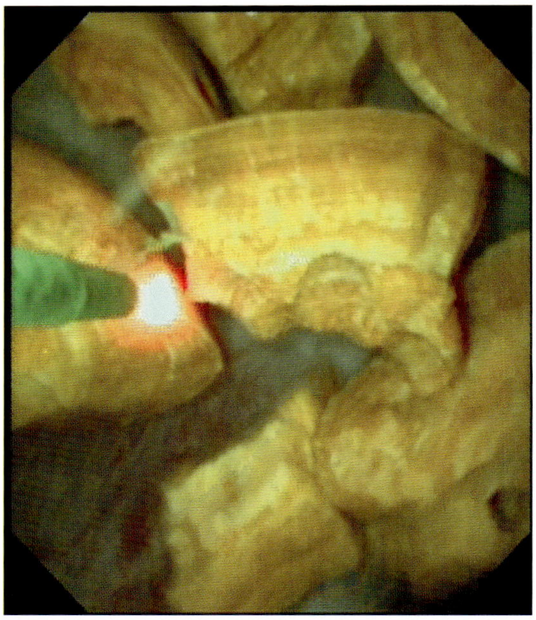

图 7-7-8 用钬激光功率 1J × 10Hz 将结石击碎成 2 ~ 3mm 大小碎片

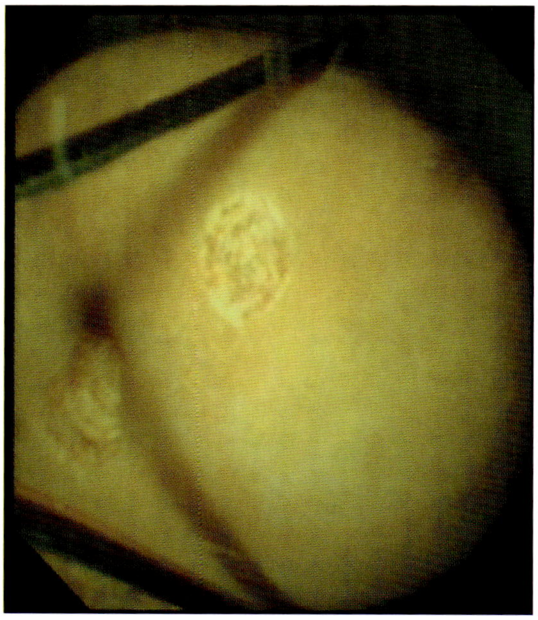

图 7-7-7 将中盏结石取入下盏

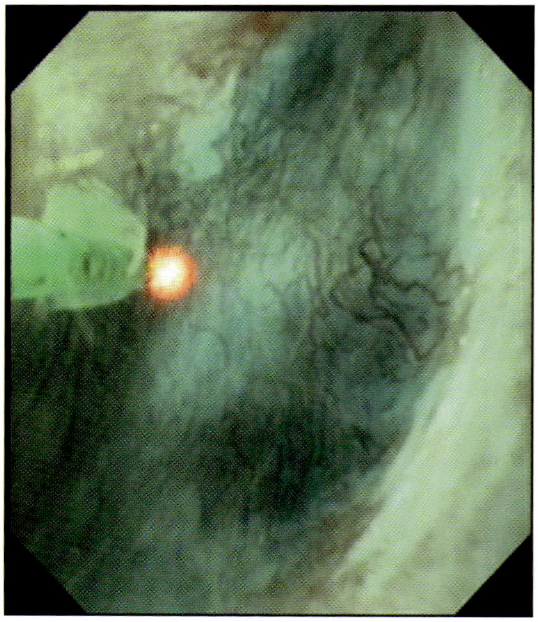

图 7-7-9 用钬激光功率 1J × 10Hz 将中盏内囊肿壁稍切开

五、专家点评

单纯性肾囊肿是临床上的常见疾病，通常不造成尿路梗阻。肾盂旁囊肿是一种特殊类型的肾囊肿，向肾窦内突出，可以压迫肾盂及（或）输尿管上段，造成尿路梗阻肾积水，有些患者还伴有肾结石发生。该患者即属于这种情况。

肾盂旁囊肿的诊断存在一定困难，B 超有时会误诊为肾积水。通常增强 CT 延迟扫描，囊肿内无造影剂充盈，而肾盏集合系统显影，从而明确诊断。但是，此特点并不能完全排除肾盏憩室及重复肾盂

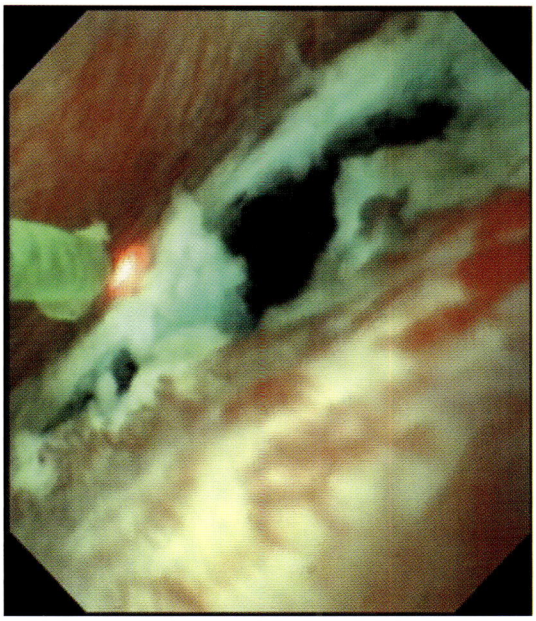

图 7-7-10 用激光将该处黏膜菲薄出切开约 8mm

输尿管的诊断。在很少见的情况下，肾盏憩室内压力高或重复肾盂部分肾功能极差时，CT 增强延迟扫描也可能没有造影剂进入。由于诊断不明确，有些肾盏憩室误诊为肾囊肿，而行肾囊肿去顶术，术后发生严重漏尿的并发症。所以，临床上遇到较大的肾囊性疾病，内侧与集合系统关系密切时，要进行鉴别。通过逆行造影有时可以诊断肾盏憩室，或膀胱镜发现异常输尿管开口而怀疑重复肾畸形。囊液穿刺测定尿氨、尿蛋白、尿肌酐等生化检查可以鉴别。囊肿液的尿氨阴性、尿蛋白阳性、尿肌酐较低；肾盏憩室或重复肾盂畸形中液体为尿液，检查结果与囊肿相反。

肾盂旁囊肿的治疗存在一定困难，有时囊肿既不向肾外突出，也不突出于肾门，无法行囊肿去顶

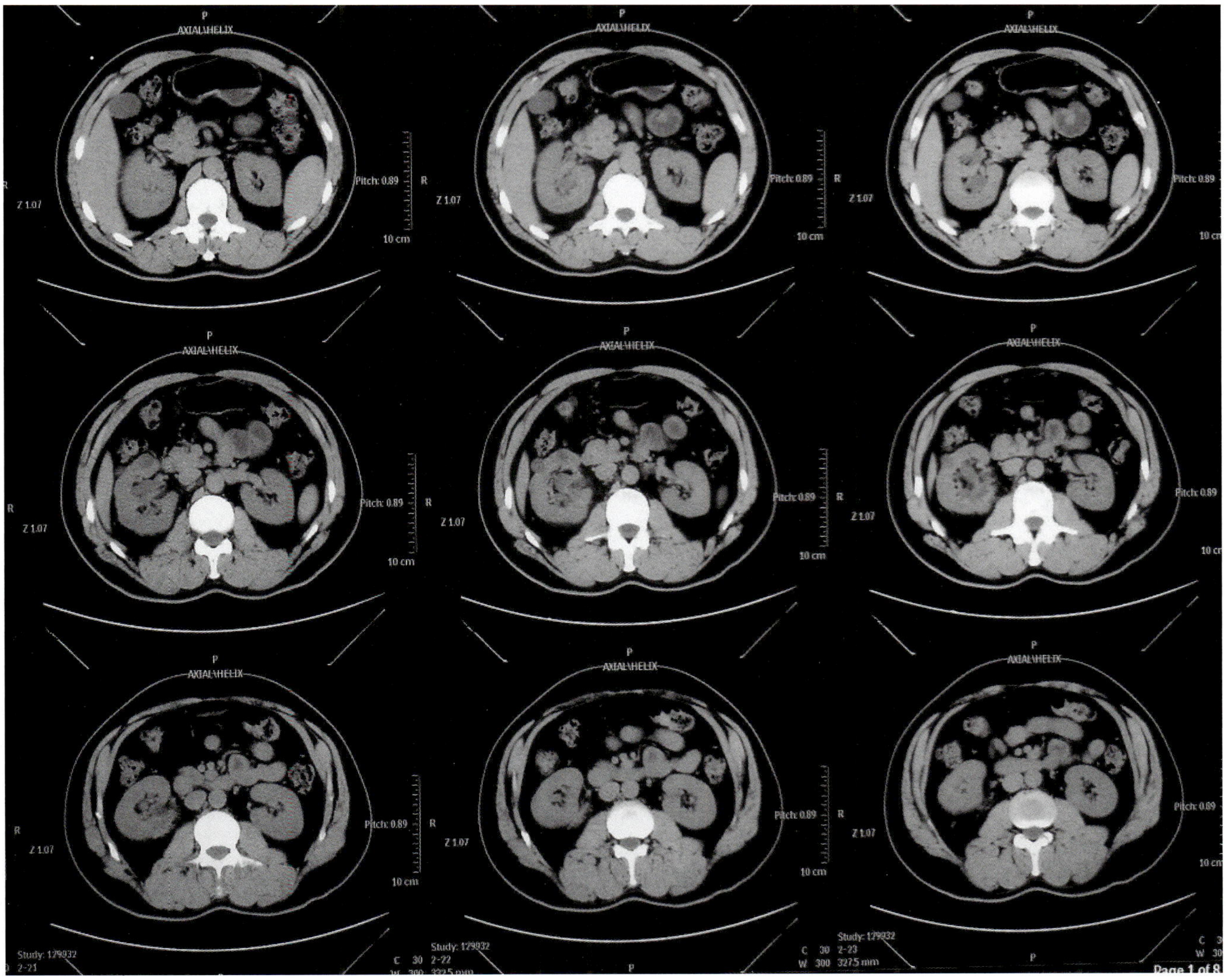

图 7-7-11 术后 3 个月 CT 平扫

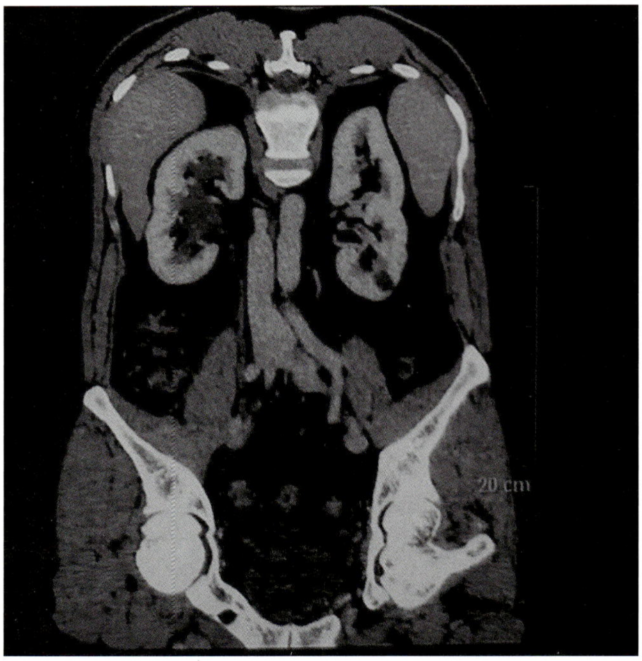

图 7-7-12　术后 3 个月 CT 重建

术。囊肿穿刺抽液加硬化剂治疗也存在一定风险，尤其是不能鉴别肾盏憩室或重复肾盂畸形时。在输尿管软镜技术成熟之后，逆行肾内手术使治疗成为可能，可以进行行囊肿内切开引流，同期可以处理肾结石。输尿管软镜的操作与一般软镜操作无异，预先留置 DJ 管是有益的。注意有压迫的囊肿，可以使输尿管上段狭窄迂曲，直接进镜困难。囊肿的寻找方向，需要术前根据 CT 延迟扫描分析，为了有利于术中寻找囊肿，可以术前囊肿内注入部分造影剂及亚甲蓝，便于透视或直视下观察，也可以术中辅以腰部 B 超监测。软输尿管镜下，一般可以在某个肾盏内找到薄壁的囊肿，在少血管部位用钬激光切开部分，切开的大小根据局部薄壁黏膜范围而定，一般 5mm 以上的开口即可解决问题。术后常规留置 DJ 管 2～4 周。

术后需要进行随访。复查也需要做增强 CT 延迟扫描，与术前进行对比。

7-8　左肾盏憩室合并结石感染

一、临床资料

【病史】

女性患者，52 岁。主因“左腰疼痛伴发热 1 个月”来诊。患者 1 个月前无诱因出现左腰胀痛，体温达 40℃，B 超及 CT 诊断左肾结石、尿路感染，给以静脉应用抗生素治疗，症状缓解，体温正常。来我院就诊。复查 CT 显示，左肾肾盏憩室合并结石。既往糖尿病 5 年，服药控制满意。无结石发作病史。

【体格检查】

体温 36.7℃，心率 71 次 / 分，呼吸 19 次 / 分，血压 100/65mmHg；心、肺检查未见明显异常，腹部无压痛、未触及包块，肠鸣音正常。泌尿外科查体：左侧肾区轻度叩击痛，输尿管走行区无压痛。

【辅助检查】

（1）实验室检查：血常规及血生化检查未见异常；尿常规正常。

（2）胸片、心电图均未见异常。

（3）泌尿系统 B 超：左肾盂内强回声，范围 1.1cm，后伴声影。肾盂肾盏无扩张。

（4）KUB：腰 2 椎体水平左侧肾区内可见不规则致密影，大小约 1.0cm × 0.6cm（图 7-8-1）。

（5）外院 CT 平扫（4 周前）：左肾盂内可见囊性结构，大小约 2cm，其内可见高密度影（图 7-8-2）。

我院 CT：双肾大小形态正常，增强扫描可见左肾实质内类圆形低密度灶，直径 0.8cm，肾盂内结节样高密度灶，大小 1.4cm × 0.7cm，CT 值 748Hu，诊断为左侧肾盏憩室合并结石（图 7-8-3）。延迟扫描三维重建可见肾盏憩室（图 7-8-4）。

【初步诊断】

左侧肾盏憩室合并结石、感染。

二、病历讨论

【鉴别诊断】

肾盏憩室需要与肾囊肿、肾结石相鉴别。该患

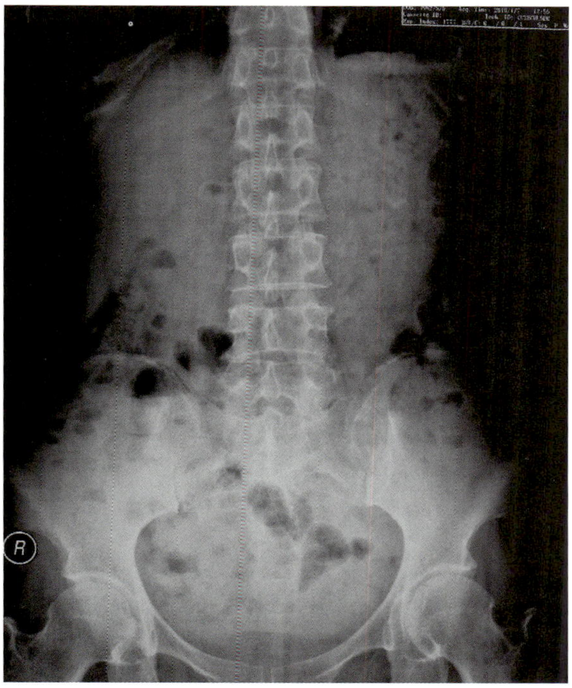

图 7-8-1 KUB 示腰 2 椎体水平左侧肾区内可见不规则致密影

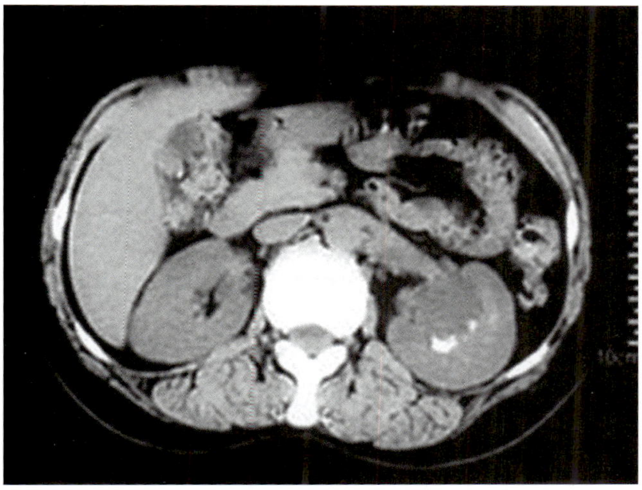

图 7-8-2 外院 CT 平扫结果

者发作左侧肾区疼痛及高热，极易诊断为肾结石合并梗阻感染。而肾囊肿与肾盏憩室通常无临床症状。该患者在我院 CT 三维重建的表现无肾盂肾盏扩展，集合系统内未见结石，结石均位于上盏部位一个憩室内，诊断明确。

【治疗方案】

纤维输尿管镜逆行肾内手术，切开憩室口，取出结石。

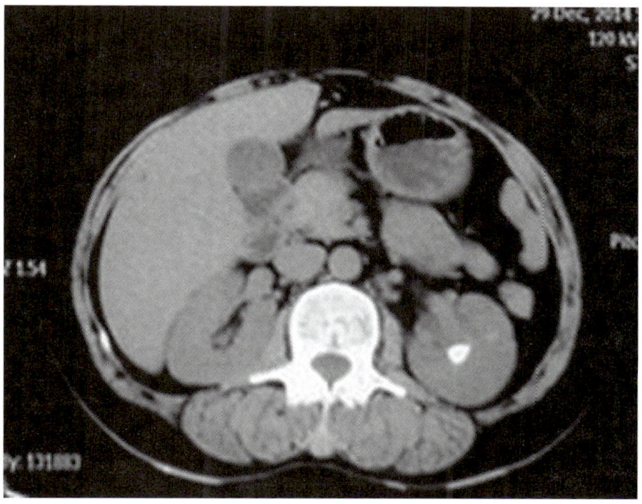

图 7-8-3 我院 CT 平扫结果

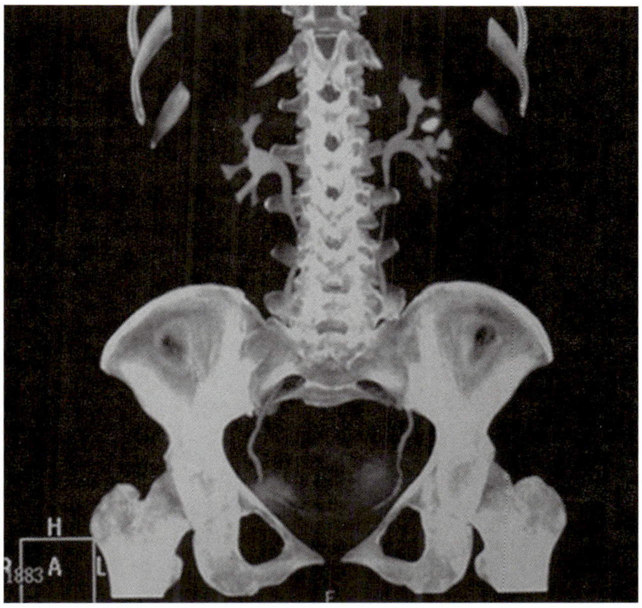

图 7-8-4 延迟扫描三维重建可见肾盏憩室

三、手术及术后恢复情况

全麻下行左侧输尿管镜检，F8 输尿管镜进入输尿管下段 5cm 发现输尿管管腔狭窄明显，导丝引导反复尝试，输尿管镜不能进入，遂留置 DJ 管。

2 周后再次手术，拔除左侧 DJ 管后，置入 F12/14 输尿管导入鞘，利用 F8 纤维输尿管镜，探查肾盂肾盏未见明显肾盏憩室。反复在肾盂及中、上盏附近寻找，于上盏盏颈部位见局部黏膜绒毛，其附近黏膜遂冲洗液起伏，发现肾盏憩室小口，位于图的右下部位（图 7-8-5）。用钬激光功率 1J × 10Hz 将局部黏膜切开约 5mm（图 7-8-6），探查其内可见大量小米粒样继发结石（图 7-8-7），用取石网篮取出部分结石，最大者直径不足 2mm（图 7-8-8）。反复用输尿管镜冲洗，将大部分结石从憩室内冲出。憩室内留置导丝（图 7-8-9），引导留置 26cm 的 F7 DJ 管。手术过程详见视频 7-8-1。

V7-8-1

视频 7-8-1

术后患者体温正常，无腰痛，术后第 1 天拔除尿管，术后第 2 天出院。

四、最后诊断

左侧肾盏憩室合并结石继发感染。

五、专家点评

肾盏憩室有很小开口与肾盂相通，由于引流不畅，常继发结石。其结石多为细小泥沙样结石。肾盏憩室的诊断主要靠 IVU 或泌尿系 CT，可见囊状结构通过细小开口与肾集合系统相连。通常肾盏憩室无明显症状。该患者出现腰痛高热症状与憩室合并感染有关。抗生素治疗前后 CT 片显示憩室大小有明显变化，治疗前憩室比治疗后大，进一步证实了憩室是与集合系统相通的。

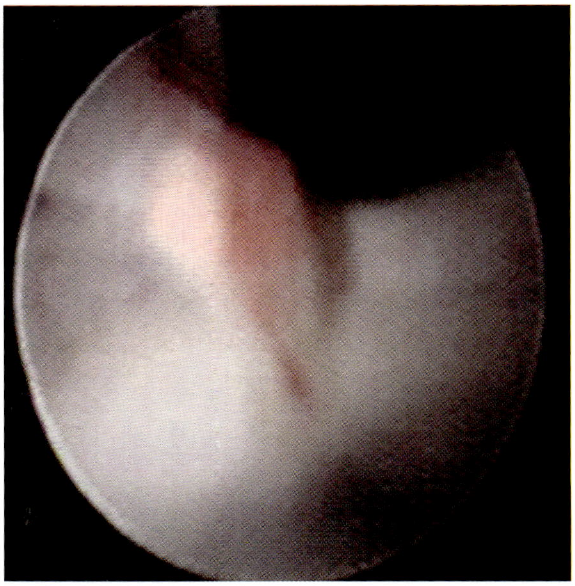

图 7-8-5　发现肾盏憩室小口，位于图的右下部位

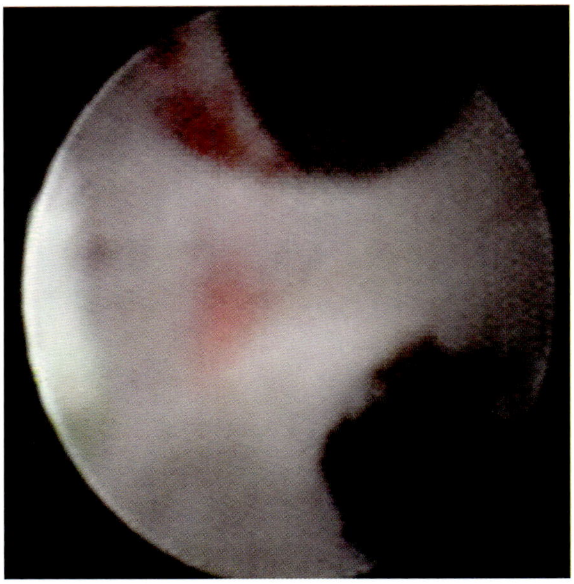

图 7-8-6　用钬激光将局部黏膜切开约 5mm

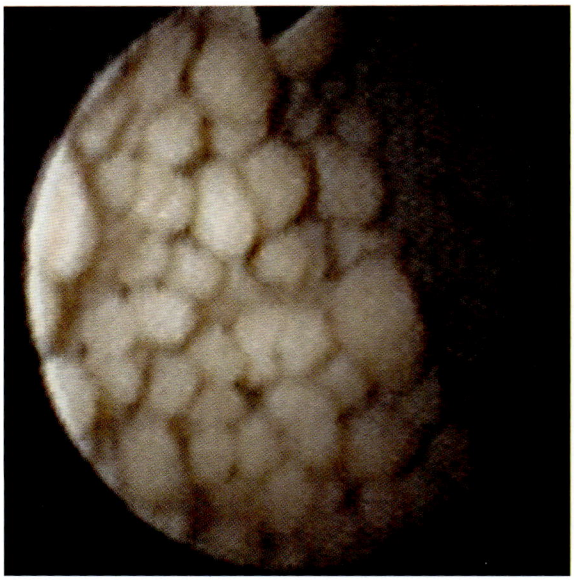

图 7-8-7　可见大量小米粒样继发结石

没有症状的肾盏憩室一般采用临床观察。有症状的肾盏憩室，可以采用经皮肾镜或软性输尿管镜手术治疗。位于肾盏背侧的较大憩室合并结石，可以采用经皮肾镜取石，术中找到憩室开口，采用扩张或切开方法扩大憩室口。这对于腹侧的憩室处理有较大风险。也有学者认为可以用电凝烧灼憩室黏膜，使其闭锁。这一点似无理论依据。

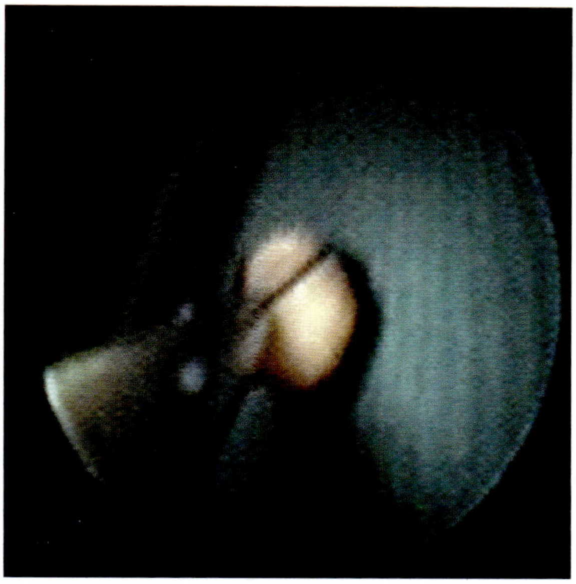

图 7-8-8 取出部分结石

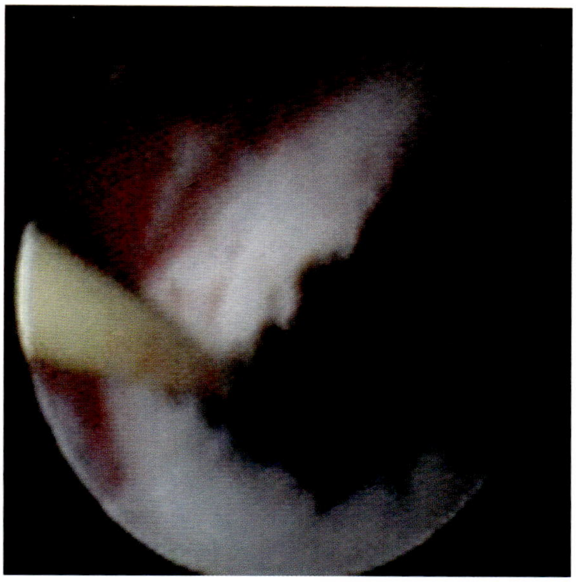

图 7-8-9 憩室内留置导丝

软输尿管镜治疗肾盏憩室，重点是寻找憩室开口。术前根据泌尿系 CT 初步判断憩室的位置。术中如果寻找憩室开口困难，可以经输尿管镜注入亚甲蓝使憩室染色，然后冲洗肾盂，亚甲蓝溢出的部位是憩室开口。也可以逆行注入造影剂，在 X 线透视辅助下，找到显影的憩室。如果憩室开口部位与肾盂肾盏之间比较薄，可以钬激光内切开。如其内较大或整块结石，需要钬激光碎石。如为泥沙样结石，则将其冲出即可。如果憩室颈部狭长，内切开存在出血的风险。为防止憩室口再狭窄，可以将 DJ 管近段置入憩室内。实际操作中，可以将导丝留置于憩室内，但 DJ 管最终是否留置于其内，很难控制。

7–9 盆腔异位肾合并肾结石

一、临床资料

【病史】

患者女性，32 岁。主因“发现左侧盆腔异位肾 4 年，间断腹痛伴肉眼血尿 2 年”来诊。患者 4 年前体检时 B 超发现左侧盆腔异位肾，肾盂肾盏扩张，无腹痛、发热等症状。2 年前间断出现腹痛伴痛后肉眼血尿，无发热、尿痛等表现。外院 CT 检查发现异位肾肾结石及肾积水，先后尝试软性输尿管镜碎石，均未见结石。先为进一步诊治来我院。既往无特殊病史。

【体格检查】

一般情况良好，心、肺体检未见异常。腹软，下腹部可触及包块，大小约 10cm × 7cm，有轻度压痛及叩击痛，无肌紧张，肠鸣音 4 ~ 6 次 / 分钟。泌尿外科查体：右侧肾区无叩击痛，输尿管走行区无压痛。

【辅助检查】

（1）实验室检查：血常规正常，尿白细胞 8 ~ 10/HPF，尿红细胞 80 ~ 100/HPF，尿培养阴性；血生化检查，血肌酐、血钙、尿酸、甲状旁腺激素水平均正常。

（2）胸片、心电图均未见异常。

（3）KUB：小骨盆内中线偏右侧见一直径约 0.5cm 的圆形高密度结节影，边缘清楚（图 7-9-1）。IVU 可见异位肾积水（图 7-9-2）。

（4）泌尿系统 CT：1 年前外院行软性输尿管镜

前留置左侧输尿管 DJ 管后 CT 平扫，可见 DJ 管及结石（图 7-9-3）。

我院 CT：左肾区未见正常肾。盆腔中线偏左可见肾结构，肾门朝向内侧，大小约 5.8cm × 6.5cm × 9.2cm，灌注良好，肾盂肾盏扩张，输尿管开口于左侧正常位置，肾盂输尿管连接部腔内见一结节状致密灶，大小约 0.6cm × 0.6cm × 0.7cm，CT 值约 1081Hu。右肾未见异常（图 7-9-4）。

【初步诊断】

左侧盆腔异位肾合并肾盂输尿管连接部结石、肾积水。

二、病历讨论

【鉴别诊断】

根据病史、CT 检查，诊断明确。

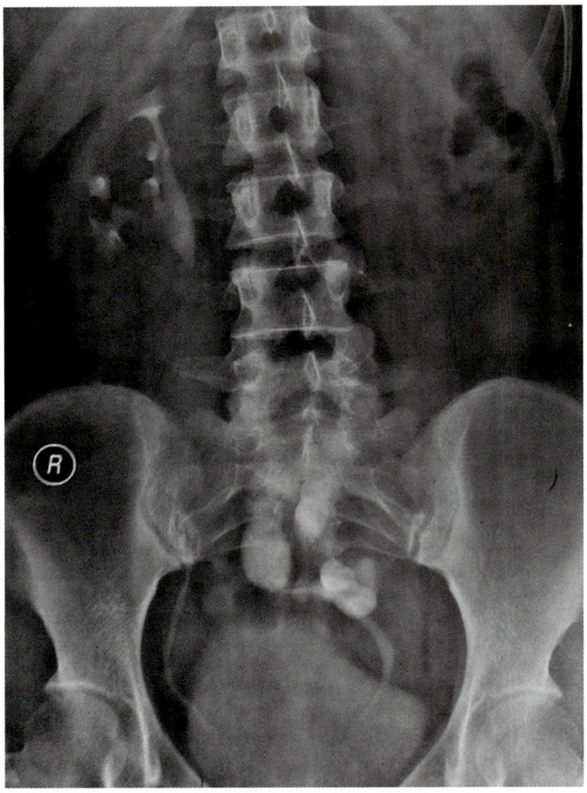

图 7-9-2　IVU 可见异位肾积水

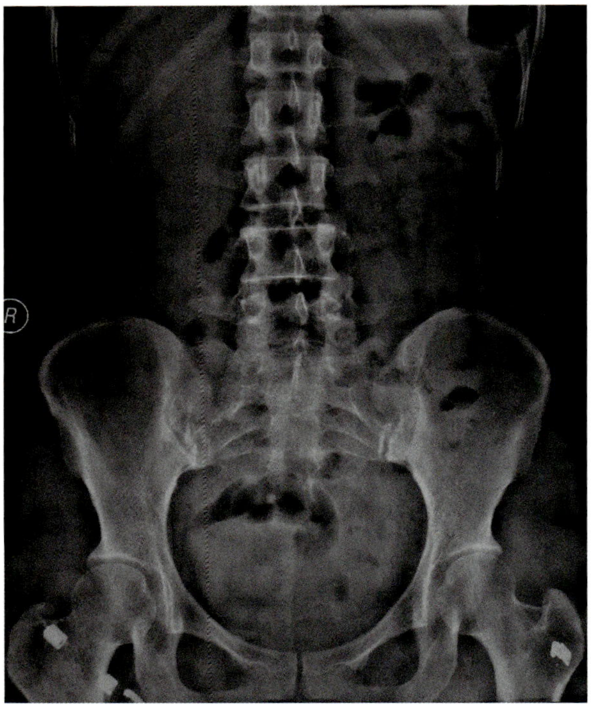

图 7-9-1　KUB 示小骨盆内中线偏右侧见一直径约 0.5cm 的圆形高密度结节影，边缘清楚

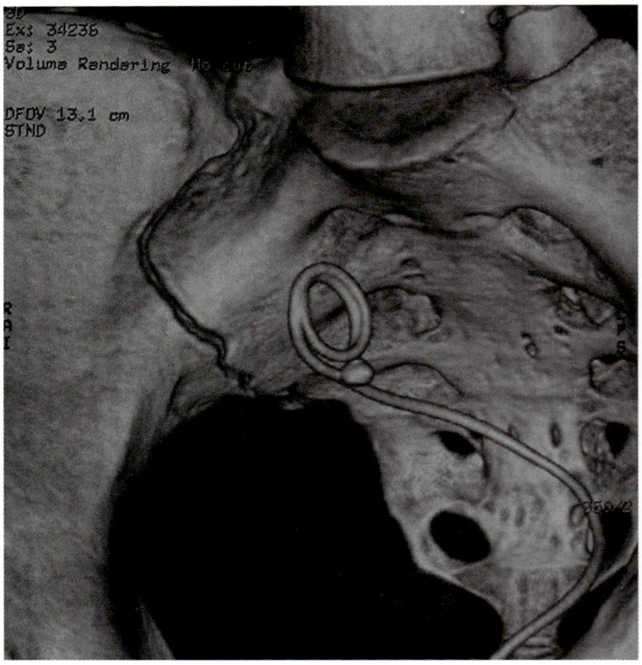

图 7-9-3　泌尿系统 CT 重建示 DJ 管及结石

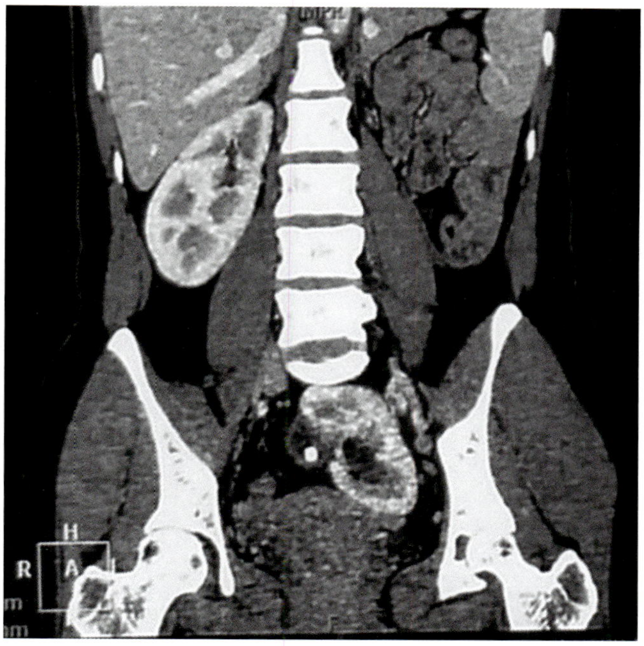

图 7-9-4 于我院 CT 检查示左肾区未见正常肾

【治疗方案】

软性输尿管镜碎石术。

三、手术及术后恢复情况

全麻下行左侧输尿管镜检，左侧输尿管口位置正常，F8 输尿管镜置入左侧输尿管口内进入 5cm 输尿管迂曲转向，继续进镜困难。考虑患者多次留置 DJ 管输尿管通畅，异位肾输尿管行程短且偏向盆腔右侧，为避免损伤，决定不放置输尿管通过鞘。超滑导丝引导置入软性输尿管镜，探查左输尿管至肾盂，可见肾盂输尿管连接部黏膜水肿，在水肿内仔细寻找，可见连接部结石，褐色桑葚样，将其推入肾盂，用 200μm 钬激光光纤，功率 0.6J × 20Hz，将结石击碎成 1 ~ 2mm 碎片，将较大块碎片用取石网篮取出部分。输尿管内留置留 F6 26cm DJ 管。术后患者轻度肉眼血尿，体温正常，术后第 1 天拔除尿管，术后第 2 天出院。术后 1 个月拔除 DJ 管。随访半年无腹痛血尿发生，复查 B 超盆腔异位肾积水较前明显缓解，未见结石复发。手术过程详见视频 7-9-1。

V7-9-1

视频 7-9-1

四、最后诊断

左侧盆腔异位肾合并连接部结石、肾积水。

五、专家点评

盆腔异位肾是一种少见的肾位置解剖畸形。可单侧发生，输尿管开口的位置通常在该侧正常输尿管口位置。也可能没有正常位置的肾，只有一个盆腔异位肾。由于解剖畸形，容易合并肾结石、肾积水。传统的治疗方法是行开放手术肾盂或输尿管切开取石术。随着软性输尿管镜技术的广泛成熟开展，可以避免开放手术带来的损伤。软性输尿管镜治疗盆腔异位肾结石与普通软镜碎石手术无太大差别，不同之处是异位肾输尿管走行短且迂曲，输尿管导入鞘置入困难，可以直接将软性输尿管镜置入输尿管进行手术。为提高手术成功率，建议术前提前留置 DJ 管 1 ~ 2 周。

有文献报道采用经皮肾镜手术治疗盆腔异位肾肾结石的报道，术前要根据 CT 检查选择安全的穿刺区域，B 超引导穿刺时可以将 B 超探头尽力下压以推开肠管，此时不推荐 X 线引导下穿刺。为避免穿刺过程中损伤肠管，也有文献报告腹腔镜监视下建立经皮肾镜通道，此时不能利用 B 超引导穿刺，可以在腹腔镜观察下利用 X 线引导穿刺。

第八部分

男科疾病

8-1　精囊结石并发顽固性血精

一、临床资料

【病史】

男性患者，45 岁。主因“反复精液中带血 10 余年”来诊。患者于 10 年前始无明显诱因出现精液中带血，有时呈鲜红色，有时呈暗红色，偶伴有陈旧性小血块。排尿通畅，尿液清亮，偶尔在射精后初次排尿时发现少量初段血尿。曾多次就诊于外院，诊断为顽固性血精，给予抗感染及对症处理，效果不明显，现于我院就诊。患者已婚已育，既往无高血压及凝血障碍性疾病。

【体格检查】

体温 36.7℃，心率 68 次 / 分，呼吸 15 次 / 分，血压 120/75mmHg；心、肺查体未见明显异常；第二性征发育正常，双侧睾丸、附睾未及异常，双侧输精管可触及。直肠指诊示前列腺体积不大，包膜光滑，质地稍韧，中央沟清晰可触及，无触痛，未触及结节。

【辅助检查】

（1）实验室检查：血尿常规正常；尿液、精液细菌培养阴性；凝血功能正常；精液常规示精液量 1.5ml，密度 13×10^6/ml，精子 a 级比例 1%，b 级比例 6%，红细胞满视野。

（2）经直肠超声和前列腺精囊 MRI 提示右侧精囊多发性结石，左侧精囊囊肿。

【初步诊断】

右侧精囊结石并发顽固性血精。

二、病历讨论

【鉴别诊断】

（1）男性性交后血尿：男性性交后血尿常与血精相伴随，在临床上容易相混淆。男性性交后血尿的出血部位多位于后尿道，如在射精前出血，则会合并血精，所带血液均为新鲜的；如在射精后出血，则精液中不会带血。而顽固性血精多为精囊内出血，精液中所带血液有时新鲜，有时陈旧，而且手淫和遗精时也会出现，通过这些可与性交后血尿相鉴别。性交后即刻行膀胱尿道镜检查常能发现尿道内出血部位。

（2）前列腺结石：前列腺结石是指原发性或内源性的，在前列腺腺泡和腺管内形成的真性结石，很少并发血精。这种结石可小如粟米，大如豌豆，可呈圆形或椭圆形，也可呈多面形，数目可以是一个，也可能是几百个，一般呈棕黄色、暗棕色或黑色，小结石常较光滑，大结石或多发结石可占据整个腺腔，质地坚硬。由于前列腺在冠状位与精囊有部分重叠，前列腺结石在 X 线平片上很容易误诊为精囊结石，此时可加拍侧位或斜位片，有利于进行鉴别。另外，经直肠超声检查（transrectal ultrasonography，TRUS）和 MRI 也对鉴别两者有帮助。

【治疗方案】

经前列腺小囊精囊镜取石术。

三、手术及术后恢复情况

体位：截石位。常规消毒，铺单。

术中所用器械：F4.5/6.5 输尿管镜，膀胱镜，F5

输尿管导管，异物钳。

直视下插入膀胱镜，观察精阜，辨认前列腺小囊开口（图 8-1-1）。

F5 输尿管导管扩张前列腺小囊开口（图 8-1-2）。

直视下改插精囊镜，经前列腺小囊开口进入前列腺小囊腔内，并观察小囊腔内情况。术中见前列腺小囊腔内有结石一枚，结石旁小囊右侧壁有破口（图 8-1-3）。

由破口处顺利进入右侧射精管，见射精管及精囊内大量颗粒状结石及陈旧性积血（图 8-1-4，图 8-1-5）。

先将右侧射精管及精囊内的结石冲到前列腺小囊腔内，取石钳将结石逐一取出（图 8-1-6）。

回撤精囊镜至前列腺小囊开口缘，寻找右侧射精管口，未找到（图 8-1-7，图 8-1-8）。于前列腺小囊左侧壁半透明区用点状电极电灼开窗（图 8-1-9）。

开窗后直接通向左侧射精管，与右侧相对称（图 8-1-10）。

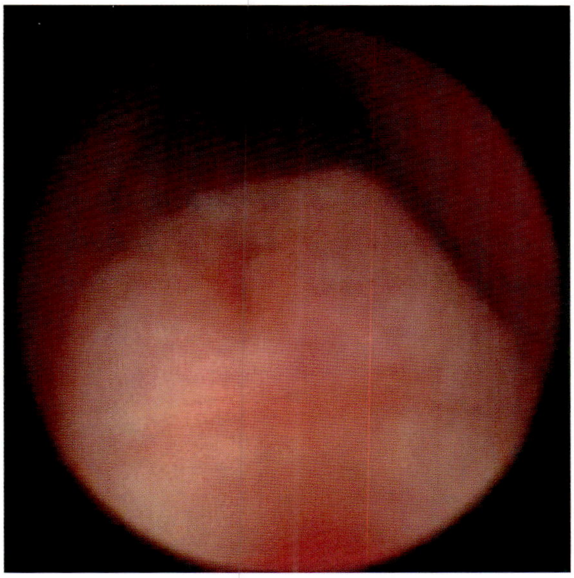

图 8-1-1 观察精阜，辨认前列腺小囊开口

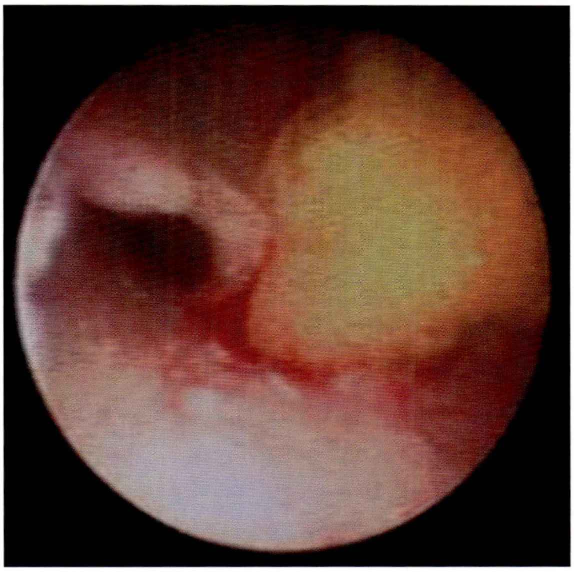

图 8-1-3 前列腺小囊腔内有结石一枚

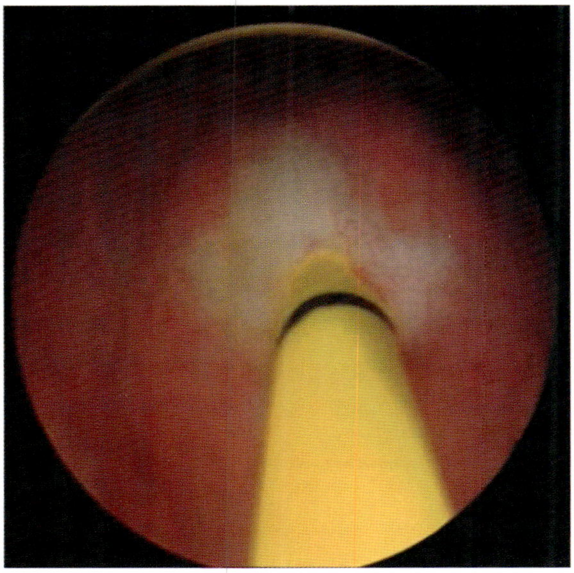

图 8-1-2 F5 输尿管导管扩张前列腺小囊开口

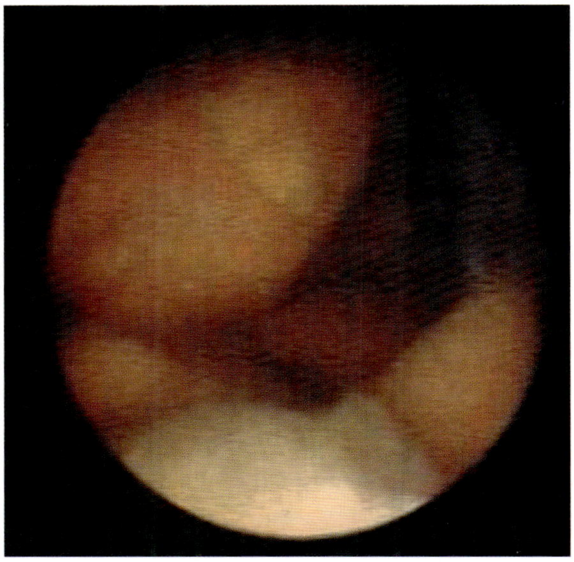

图 8-1-4 射精管及精囊内大量颗粒状结石

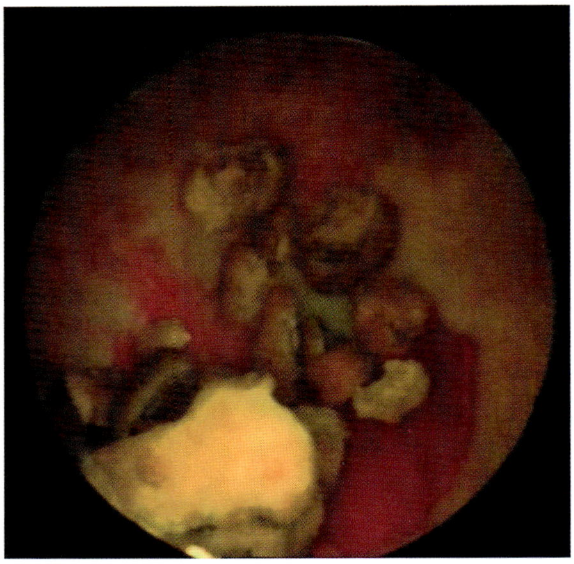

图 8-1-5 射精管及精囊内陈旧性积血

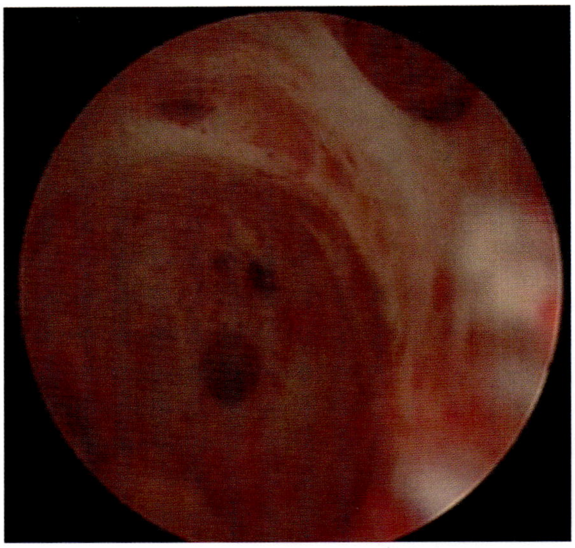

图 8-1-7 回撤精囊镜至前列腺小囊开口缘

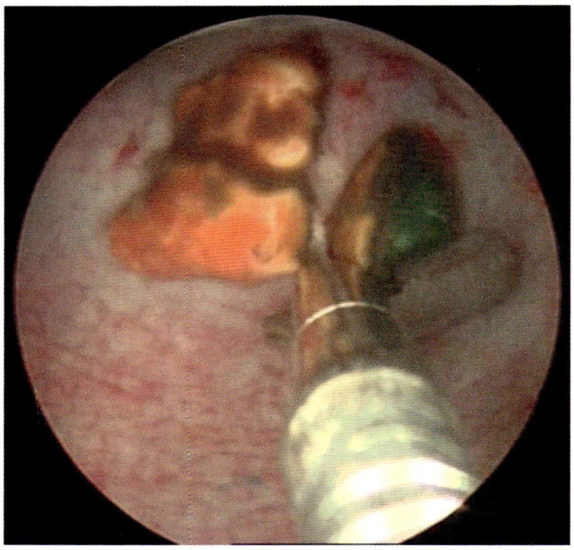

图 8-1-6 取石钳将结石逐一取出

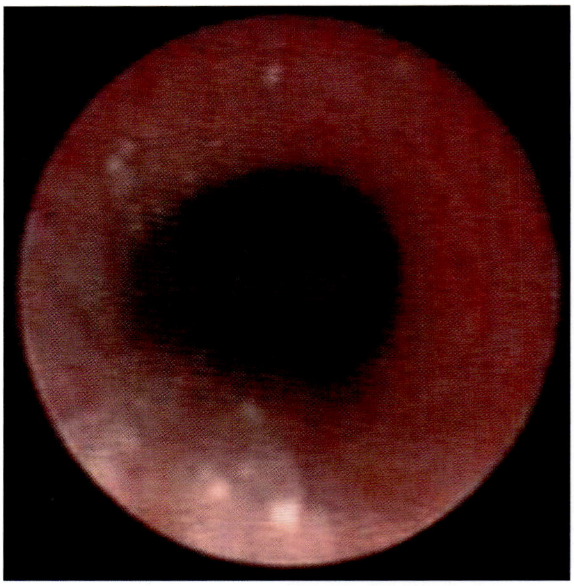

图 8-1-8 寻找右侧射精管口，未找到

精囊镜顺利进入左侧精囊。见左侧精囊内积存大量乳白色精液。冲洗后，见左侧精囊呈囊性扩张，未见积血及结石（图 8-1-11）。

来自右侧射精管及精囊内的结石（图 8-1-12）。

尿道内留置双腔尿管。

术后预防性应用抗生素 3 天，尿管留置 1 天后拔除，术后 2 周开始恢复规律排精，平均每周排精 1～2 次。术后 1 个月内精液中仍带有少量陈旧性血液，其后血精消失，随访 2 年未再出现血精。结石成分分析提示以磷酸镁胺为主。

四、最后诊断

精囊结石并发顽固性血精。

五、专家点评

精囊结石较为罕见，通常发生于精囊囊肿或精囊炎患者中，年龄常在 40 岁以上，16.2% 的血精患者同时存在精囊结石[1]，而精囊结石患者中则绝大

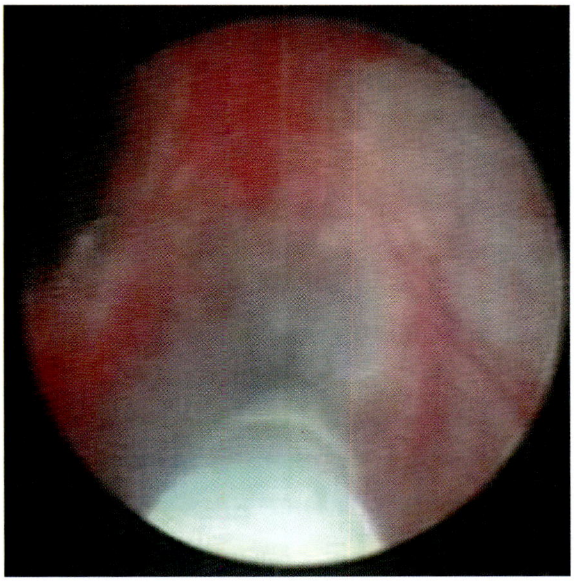

图 8-1-9 于前列腺小囊左侧壁半透明区用点状电极电灼开窗

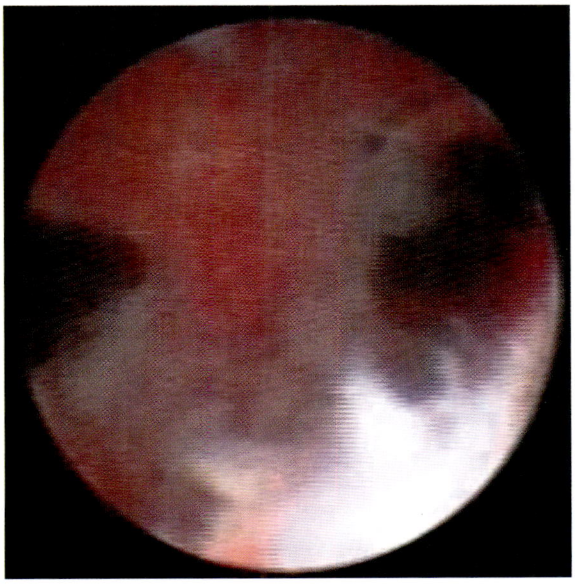

图 8-1-10 开窗后直接通向左侧射精管，与右侧相对称

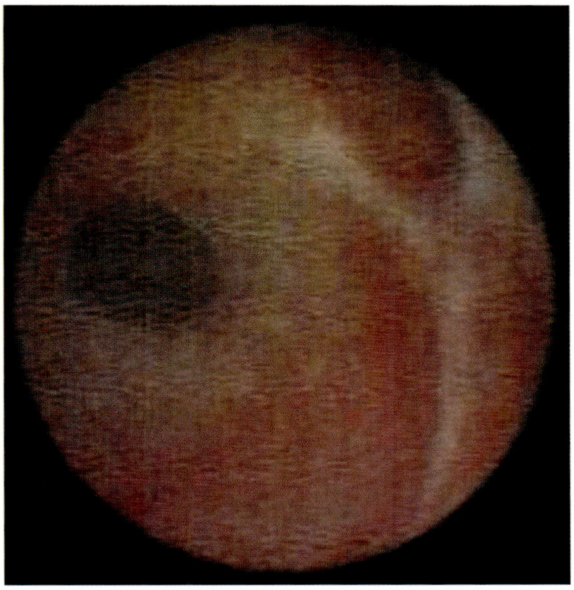

图 8-1-11 见左侧精囊呈囊性扩张，未见积血及结石

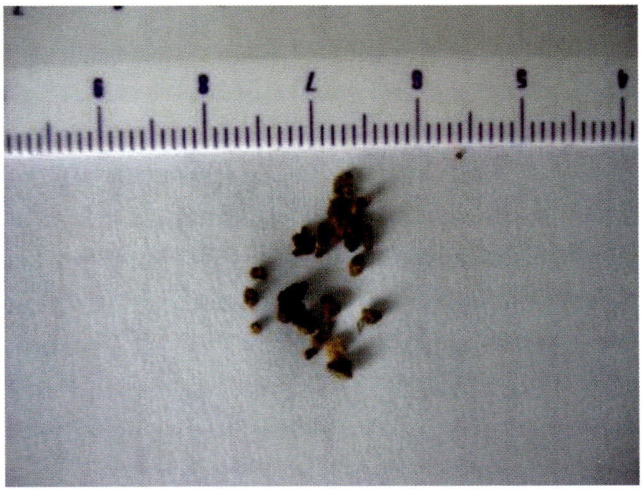

图 8-1-12 右侧射精管及精囊内的结石

多数都有血精病史。精囊结石形成的确切病因尚不清楚，可能与慢性精囊炎、射精管梗阻致精液淤积以及代谢紊乱等因素有关。慢性精囊炎较为常见，也是导致血精的主要原因，精囊中的血液如不能及时排出，则会与黏稠的精浆混合并发生机化，形成果冻样的凝血颗粒，大量的凝血颗粒不仅可以堵塞管径较细的射精管，还可形成结石核心，在其表面精囊分泌物和上皮碎屑不断积累，当外层沉着钙盐后即可形成结石。积血和结石造成射精管引流不畅，反过来会加重精囊内的炎症，导致精囊出血更为频繁，从而演变成顽固性血精，同时射精管梗阻也会引起精囊扩张、精液量减少，造成男性不育的发生。本例患者血精病史长达 10 年之久，右侧精囊内多发结石，精液量少，精子密度低，可能与长期积血形成结石并造成射精管不全梗阻有关。

精囊结石的诊断主要依据影像学检查，常用的有 X 线平片、超声检查、CT 和 MRI 等。X 线平片可以清晰显示精囊中含钙结石，如结石过小可能会显示不清，另外由于前列腺在冠状位与精囊有部分重叠，前列腺结石在 X 线平片上很容易误诊为精囊结石，此时可加拍侧位或斜位片，有利于进行鉴别。TRUS 对精囊结石的诊断帮助很大，但对较小的结石仍无能为力。MRI 在精囊结石诊断上有优势，由于对软组织分辨率较 CT 高，除显示结石外还能清晰显示精囊内的解剖结构，对病因判断有帮助。尽管如此，由于影像学技术在诊断精囊疾病时受到技术上的限制，触发人们应用更为直接的观察方法来了解精囊内部情况，在此背景下精囊镜技术应运而生。1997 年，Okubo 首次成功使用内镜体内直接观察精囊，患者因直肠截断后形成皮肤瘘管，医生借助该瘘管应用 F6 半硬式输尿管镜对精囊进行直接检查评估 [2]。2002 年，Yang 首次报道精囊内镜检查的大样本研究结果，证实经前列腺小囊精囊镜检查方法安全易行 [1]。本例患者应用经前列腺小囊精囊镜检查技术成功进入右侧射精管及精囊，直视下观察其内部结构和结石，通过体内直接观察使精囊结石的诊断更为准确。

精囊结石的治疗一直是个棘手的难题，既往以开放精囊切除术和经尿道电切为主。前者手术难度大，创伤大，并发症多，限制了其临床应用；而后者尽管属于微创手术，但术后仍有不少患者出现逆行射精和逆行感染等并发症 [3]。2005 年，Özgök 等 [4] 首次利用输尿管镜处理精囊结石取得成功，Cuda 等 [5] 首次用输尿管镜成功进行 1 例精囊结石钬激光碎石。陈杰等 [6] 采用经尿道精囊镜治疗精囊结石 18 例，获得了初步的治疗体会。本例患者应用经前列腺小囊精囊镜顺利取出精囊内结石，获得满意效果，患者术后恢复良好，无逆行射精及逆行感染等并发症出现，而且顽固性血精也同时得以治愈。

与文献中所介绍的精囊镜技术相比，我们根据自己的经验作了以下改进：①选用 F4.5/6.5 小儿输尿管镜进行操作，由于内镜更为纤细，操作时不容易伤及射精管，无需输尿管导管进行引导，从而避免不必要的射精管撕裂，对预防术后射精管梗阻有帮助；②先将结石冲洗进入前列腺小囊，在更大的空间内进行取石操作，用异物钳逐一夹取结石，从而减小对射精管及精囊的损伤，提高取石的方便度；③由于射精管壁与前列腺小囊侧壁在解剖上紧密相连，在操作中难免会将两者打通，从而使射精管直接与前列腺小囊相通，但是这种射精路径的改变对患者无任何不良影响，不会造成术后逆行射精、尿液反流及逆行感染的发生；④如结石体积较大，异物钳夹取困难，我们常改用套石篮取石，必要时可将前列腺小囊开口适当进行扩张，以方便较大结石通过；⑤因射精管壁及精囊壁很薄弱，在取石操作中尽量手法轻柔，不建议采用钬激光碎石，以防止造成精囊壁穿透。

总之，经前列腺小囊精囊镜取石术具有创伤小、效果好、术后并发症少等优点，是治疗精囊结石的有效方法，很有希望成为首选治疗手段。

参考文献

1. Yang SC, Rha KH, Byon SK, et al. Transutricularseminal vesiculoscopy. J Endourol, 2002, 16:343-345.
2. Okubo K, Maekawa S, Aoki Y, et al. In vivo endoscopy of the seminal vesicle. J Urol, 1998,159:2069-2070.
3. Sandlow JI, Williams R. Surgery of the seminal vesicles//Walsh PC, Retik AB, Vaughan ED Jr. Campbel's Urology. 8th ed. Philadelphia: WB Saunders, 2002:3869-3883.
4. Özgök Y, Kilciler M, Aydur E, et al. Endoscopic seminal vesicle stone removal. Urology, 2005, 65:591.
5. Cuda SP, Brand TC, Thibault GP, et al. Case report: Endoscopic laser lithotripsy of seminal vesicle stones. J Endourol, 2006, 20:916-918.
6. 陈杰, 高轶, 徐丹枫,等. 经尿道精囊镜治疗精囊结石症. 第二军医大学学报, 2009, 30(11):1297-1298.

8-2 慢性睾丸痛

一、临床资料

【病史】

男性患者，38 岁，主因“双侧睾丸持续疼痛 8 年”来诊。10 年前始患者无明显诱因出现双侧睾丸持续性疼痛，时轻时重，活动或休息时均有症状。患者表现为双侧睾丸持续钝痛，严重时疼痛范围可扩展至下腹部、会阴部及大腿根部。曾在多家医院进行诊治，行尿常规、尿培养、精液培养检查均呈阴性，体检及影像学检查未发现睾丸和附睾有异常，遂诊断为“慢性前列腺炎”，给抗生素、非甾体类消炎药、α 受体阻滞剂、抗抑郁药物进行治疗，效果不明显，给予经直肠、经尿道药物灌注和物理治疗，症状亦未减轻。患者因长期疼痛，严重影响生活质量，心理压力很大，经常出现烦躁、焦虑等情绪表现。既往无附睾炎、睾丸扭转、睾丸肿瘤、睾丸鞘膜积液、精液囊肿、尿路结石、精索静脉曲张等病史，否认阴囊外伤史，否认输精管结扎、腹股沟疝修补术等手术史。患者饮食无特殊习惯。已婚已育，性生活规律。

【体格检查】

体温 36.8℃，心率 77 次 / 分，呼吸 15 次 / 分，血压 128/83mmHg；心、肺查体未见明显异常；外生殖器发育正常，双侧睾丸大小对称，有轻度触痛，未触及肿物；双侧附睾张力不大，未触及硬结；双侧阴囊未触及曲张血管。直肠指诊示前列腺无明显增大，包膜光滑，弹性好，中央沟清晰触及，未及结节。其余未见异常。

【辅助检查】

（1）实验室检查：尿常规白细胞偶见，尿培养阴性；精液培养阴性；胸片、ECG 正常。

（2）阴囊超声：双侧睾丸大小正常范围，睾丸内部回声均匀，血流信号正常；双侧附睾未见异常回声；双侧精索静脉未见扩张，屏气无反流。

（3）泌尿超声：双肾大小形态正常，集合系统无扩张，膀胱充盈好，膀胱壁无异常回声；前列腺包膜稍有毛糙，其内回声欠均匀。双侧精囊大小对称，其内回声均匀。

（4）疼痛程度评分（visual analog scale）：左侧 8 分，右侧 9 分。

（5）诊断性精索封闭：在耻骨结节水平分别固定双侧精索，左侧精索内注射 2% 利多卡因 10ml，右侧精索内注射生理盐水 10ml 作为对照。注射 10 分钟后，患者再次进行疼痛程度评分，左侧为 1 分，右侧为 8 分。结果呈阳性。

【初步诊断】

双侧慢性睾丸痛。

二、病历讨论

【鉴别诊断】

（1）慢性前列腺炎：病程较长，有时也会以睾丸疼痛为主要表现。但多在休息或久坐时症状明显，活动或工作时症状反而减轻；精液培养有时可检出病原体；抗生素、消炎止痛、理疗等治疗有效；诊断性精索封闭呈阴性反应。依据上述特点很容易与慢性睾丸痛相鉴别。

（2）精索静脉曲张：患者可有阴囊坠胀疼痛，多于长久站立或活动后加重，平卧休息时可缓解，主要左侧发病，立位查体时可在阴囊见到或摸到蚯蚓状曲张的血管。精液检查可发现精子密度、活力、形态等参数异常。阴囊超声显示精索静脉增粗，屏气时可见明显反流。借助上述特点也很容易与慢性睾丸痛鉴别。

（3）慢性附睾炎：患者常有阴囊内疼痛，坠胀不适，疼痛可放射至下腹部及股部。附睾增大，有硬结，有时伴输精管增粗。超声可显示附睾硬结。

【治疗方案】

精索显微去神经术。

三、手术及术后恢复情况

腰麻 - 硬脊膜外联合阻滞麻醉成功后，患者取平卧位，在外环口处做皮肤切口（图 8-2-1），将精索游离后提出切口，于外环口水平找到髂腹股沟神经并予以切断（图 8-2-2）。神经近断端包埋于外环口筋膜下，以防止形成神经瘤。然后，固定精索，将手术显微镜挪至手术野，手术显微镜放大倍率为 8 倍（图 8-2-3）。切开精索筋膜，显露精索内结构，仅保留动脉、数条淋巴管以及输精管，其余结构均电凝断离或丝线结扎切断（图 8-2-4）。因输精管周围筋膜中富含神经纤维，应将输精管周围的筋膜剥除，剥除长度接近 1cm。所有的精索静脉均予以切断（图 8-2-5）。手术结束时，精索中仍保持连续性的结构，仅剩下 2 支精索动脉、5 支淋巴管和输精管（图 8-2-6）。

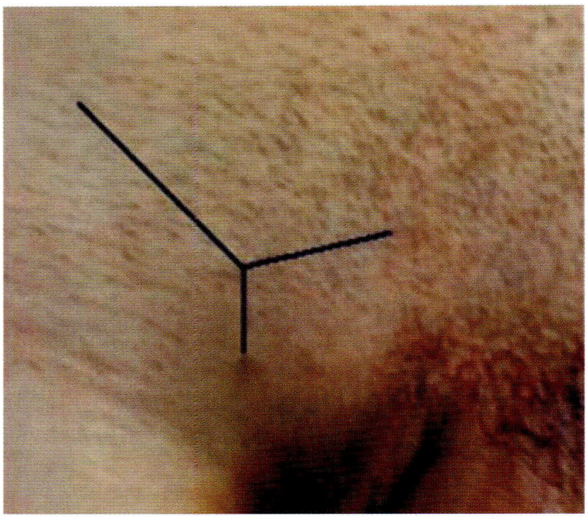

图 8-2-1　手术切口

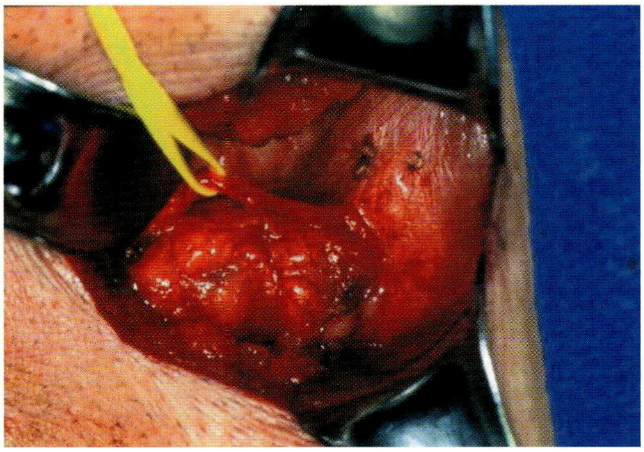

图 8-2-2　切断髂腹股沟神经

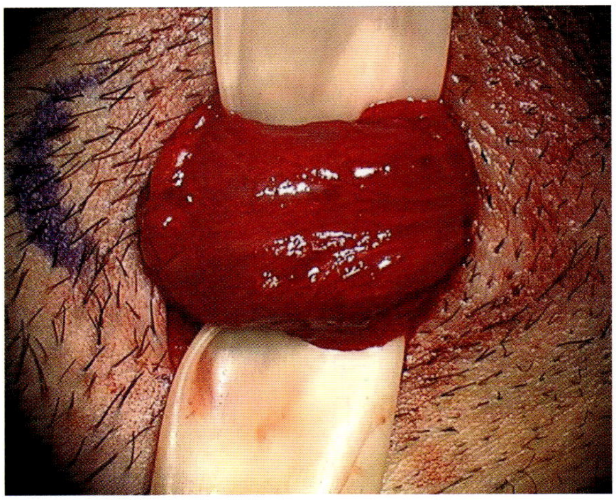

图 8-2-3　提出精索

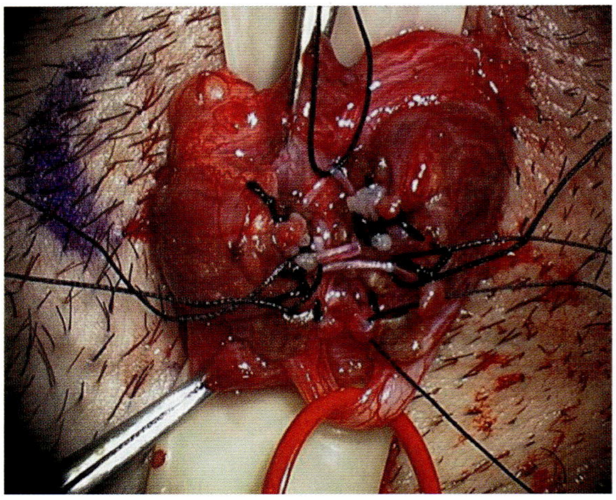

图 8-2-4　结扎精索静脉，保护动脉、淋巴管及输精管

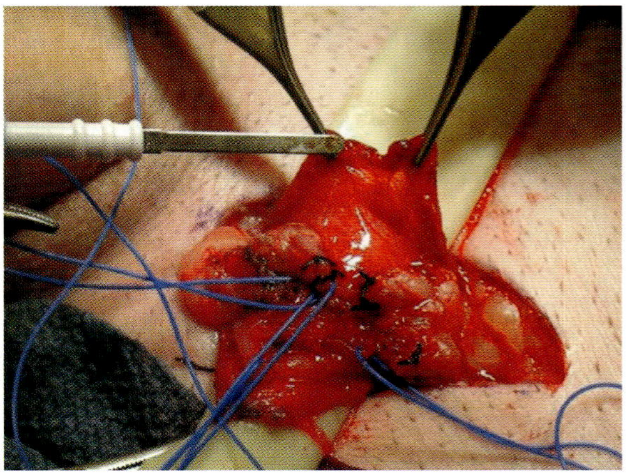

图 8-2-5　电刀切断精索其余结构

术后尿管保留 1 天，观察切口无渗出，无红肿，阴囊无肿大，阴囊彩超提示双侧睾丸血运良好。患者术后 3 天出院。术后 3 个月来门诊复查时患者主诉症状明显缓解，查体见伤口愈合良好，阴囊无肿大，双侧睾丸无触痛，阴囊彩色多普勒超声示双侧睾丸血运好，无睾丸鞘膜积液。患者再次进行疼痛程度评分，左侧为 1 分，右侧为 0 分。术后 2 年电话随访时患者主诉症状无复发。

四、最后诊断

双侧慢性睾丸痛。

五、专家点评

慢性睾丸痛（chronic testicular pain，orchialgia）定义为间断或持续性单侧或双侧睾丸疼痛不适，病程超过 3 个月，显著影响患者的日常生活[1]。由于疼痛部位不仅局限于睾丸，还可累及附睾、睾丸旁结构以及精索，因此有人认为将该病症命名为“慢性阴囊内容物疼痛（chronic scrotal content pain）”可能更为准确[2]。患者长时间因疾病困扰而容易产生抑郁和焦虑等精神症状，严重影响患者的生活质量。慢性睾丸疼痛可发生于任何年龄，但多数在 35～40 岁之间[3]。

睾丸的神经支配有两条路径：一是与睾丸血管伴行的肾和主动脉神经丛，二为与输精管伴随的起源于盆神经丛的睾丸传入和传出神经[4]。阴囊的传入神经起源自生殖股神经和髂腹股沟神经的生殖支（体神经分支），还有来自 T10～L1 副交感神经节的自主神经分支[5]。精索内部及周围的感觉神经发生改变或处于超过敏反应状态，是慢性睾丸痛发生机制中的一个主要因素。这些外周神经所表现的超过敏反应可能是由 Wallerian 变性所致。最近一项研究对慢性睾丸痛男性和正常男性的精索活检结果进行了比较，结果发现慢性睾丸痛组有 84% 的男性至少有一根上述神经存在 Wallerian 变性，而正常组则仅为 20%。存在 Wallerian 变性的神经分布于提睾肌纤维、输精管周围组织、输精管鞘以及精索后淋巴组织[6]。这一研究为精索内部及周围神经纤维的分布情况提供了解剖学和病理学依据。依据该研究结果，如果将分布于提睾肌、输精管外筋膜、动脉周围组织和精索周围脂肪组织中处于超激活状态的传入神经通路予以阻断，那么就可以大大缓解慢性睾丸痛的症状。

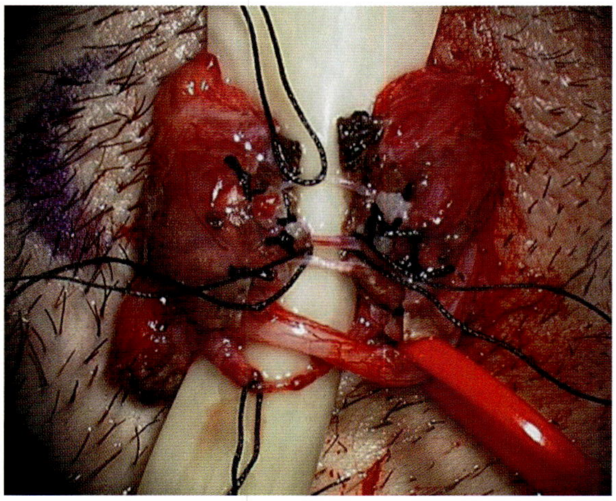

图 8-2-6　手术完成时所见

引起慢性睾丸痛的病因很多，包括阴囊内容物的感染、扭转、肿瘤、梗阻、外伤、精索静脉曲张、精液囊肿、鞘膜积液等，也可继发于输精管结扎或腹股沟疝修补术后。牵扯痛常起因于输尿管中段结石、腹股沟斜疝、腹主动脉或髂总动脉瘤、腰骶部疾病以及神经周围纤维化所致的神经卡压。此外，心理因素和癔症所致的慢性睾丸痛在鉴别诊断时也应引起重视。尽管如此，仍有近 50% 的慢性睾丸痛患者无法找到确切的发病原因[1]，临床上称其为特发性慢性睾丸痛。

慢性睾丸痛可以是单侧或双侧发病，持续性或间歇性的发作，可以自行发作或通过活动和局部挤压诱发。疼痛可局限于阴囊内，也可累及腹股沟、会阴部、背部或下肢。体检时睾丸可有轻度触痛，但多数不明显。长期疼痛可能伴发心理问题，应评估患者有无抑郁症的症状和体征。目前对于疼痛程度的判定尚无明确公认的金标准。Rabah 推荐使用简化的 McGill 疼痛问卷（visual analog scale），将疼痛程度分为 0～10 分，由患者依据自己的疼痛情况来选择分值，这种评分方法对比较治疗前后疼痛的变化有帮助[7-8]。

进一步的检查项目包括尿液分析、尿液或精液培养，以明确有无泌尿道或生殖道感染。阴囊彩色多普勒超声检查是首选的必查项目，该检查可了解睾丸结构有无异常，如发现血管高度密集区域则应考虑睾丸附睾炎。附睾囊肿在超声检查时较为常见，较小的囊肿可无任何症状，无需处理，较大的囊肿可能与患者的疼痛有关，需要进行处理[9]。CT 平扫是诊断泌尿生殖道结石的最好方法，如患者有背部或臀部疼痛史，则应行脊柱 CT 或 MRI 检查。最重要的诊断方法是精索封闭，方法是在耻骨结节水平向精索内注射 0.25% 丁哌卡因 20ml，禁忌配用肾上腺素，最好注射生理盐水作为对照。精索封闭前后让患者分别填写疼痛评分量表，以比较封闭前后患者疼痛程度的变化。

慢性睾丸痛患者一旦确诊，如果能够找到特异性的病因，则应针对病因进行治疗。如果找不到确切病因，即可诊断为特发性慢性睾丸痛，治疗方法包括保守治疗和手术治疗。

特发性慢性睾丸痛的非特异性保守治疗方法包括：非甾体类抗炎药、抗抑郁药、抗惊厥药、抗焦虑药、神经阻滞、物理治疗、植物疗法、麻醉药物、针灸和止痛药等[1, 10]。对于精索封闭呈阳性反应的慢性睾丸痛患者，精索神经阻滞不管是否加用类固醇，对缓解疼痛均有帮助，而且可以反复应用。有时经直肠盆丛封闭也可缓解疼痛症状[11]。嘱咐患者尽量抬高阴囊，卧床休息。心理咨询在帮助患者面对疼痛折磨时也有一定的效果。

当疼痛局限于附睾时，可行附睾切除，如疼痛继发于输精管结扎术则效果会更好[12-13]。附睾切除治疗慢性睾丸痛的总的有效率为 10% ~ 80%[30]。对于输精管结扎术后慢性睾丸痛患者，多数推荐行输精管 - 输精管吻合术，总的疼痛缓解率也可达到 69% ~ 84%[14]。睾丸切除术可作为慢性睾丸痛治疗的终极手段，但术后疼痛缓解率并不理想，为 20% ~ 70%[15]。

精索显微去神经术（microdenervation of the spermatic cord，MDSC）首次报道于 1978 年[16]，近十年来越来越受到人们的关注。最近一项研究对 79 例慢性睾丸痛患者实施精索显微去神经术，患者平均发病时间 62 个月，术后平均随访时间 20.3 个月。结果显示 71% 的患者疼痛完全缓解，17% 部分缓解，12% 疼痛程度与术前相比无改变，无一例比术前加重者[17]。Larsen 等[2]对 68 例慢性睾丸痛患者实施精索显微去神经术，经过 10 个月的随访后发现既往手术失败组的疼痛缓解率为 67%，而未曾手术组为 79%。这说明对于接受其他手术治疗失败的慢性睾丸痛患者，采用精索显微去神经术依然能够获得良好的效果。

精索显微去神经术的操作步骤与外环下显微精索静脉结扎术有点相类似，该手术的目的是要将精索中所有可能包含神经纤维的结构统统切断，仅保留动脉（睾丸、输精管动脉）、数条淋巴管（防止术后发生睾丸鞘膜积液）以及输精管。选择患者的主要依据是对精索封闭呈阳性反应，即精索内注射局麻药物后疼痛症状明显缓解。术前应告知患者，术后疼痛可能会继续存在，但极少会加重。术后可能的并发症有血肿、睾丸鞘膜积液、睾丸萎缩和性腺功能低下等。

总之，对于病因不清的特发性慢性睾丸痛患者，如精索封闭呈阳性反应，那么精索显微去神经术不失为一种安全、持久、有效的治疗方法。由于附睾切除术和睾丸切除术涉及器官的丢失问题，而且有效率高低差异较大，因此并不作为常规治疗手段。

参考文献

1. Davis BE, noble MJ, weigel JW, et al. Analysis and management of chronic testicular pain. J Urol, 1990, 143: 936-939.
2. Larsen SM, benson JS, levine LA. Microdenervation of the spermatic cord for chronic scrotal content pain: single institution review analyzing success rate after prior attempts at surgical correction . J Urol, 2013, 189(2): 554-558.
3. Wesselmann U, Burnett AL, Heinberg LJ. The urogenital and rectal pain syndromes. Pain, 1997, 73(3): 269-294.
4. Rauchenwald M, Steers WD, Desjardins C. Efferent innervation of the rat testis. Biol Reprod, 1995, 52(5):1136-1143.
5. Kumar P, Mehta V, Nargund VH. Clinical management of chronic testicular pain. Urol Int, 2010, 84(2): 125-131.
6. Parekattil SJ, Gudeloglu A, Brahmbhatt JV, et al. Trifecta nerve complex-potential anatomic basis for microsurgical denervation of the spermatic cord for chronic orchialgia . J Urol, 2013, 190: 265-270.
7. Melzack R. The short-form McGill Pain Questionnaire. Pain, 1987, 30: 191-197.
8. Rabah DM, Fabrozio. Postoperative pain: current management concepts. Contemp Urol, 2003, 15: 15-29.
9. Masarani M, Cox R. The aetiology, pathophysiology and management of chronic orchialgia . Br J Urol Int, 2003, 91: 435-437.
10. Tracy CR, Steers WD, Costabile R. Diagnosis and management of epididymitis . Urol Clin North Am, 2008, 35: 101.
11. Benson JS, Abern MR, Larsen S, et al. Does a positive

response to spermatic cord block predict response to microdenervation of the spermatic cord for chronic scrotal content pain ? J Sex Med, 2013, 10(3):876-882.
12. Hori S, Sengupta A, Shukla C, et al. Long-term outcome of epididymectomy for the management of chronic epididymal pain . J Urol, 2009, 182: 1407-1412.
13. West A, Leung H, Powell P. Epididymectomy is an effective treatment for scrotal pain after vasectomy . BJU Int, 2000, 85: 1097-1099.
14. Siu W, Ohl DA, Schuster TG. Long-term follow-up after epididymectomy for chronic epididymal pain. Urology, 2007, 70: 333-335.
15. Kavoussi PK, Costabile RA. Orchialgia and the chronic pelvic pain syndrome .World J Urol, 2013, 31(4): 773-778.
16. Devine C Jr, Schellhammer PF. The use of microsurgical denervation of the spermatic cord for orchialgia . Trans Amer Ass Genito-Uro Surg, 1978, 70: 149.
17. Strom K, Levine L. Microsurgical denervation of the spermatic cord for chronic orchialgia: long-term results from a single center. J Urol, 2008, 180:949.

8-3 睾丸扭转

一、临床资料

【病史】

患者男性，14 岁，主因“左侧阴囊肿痛 4 天”来诊。患者 4 天前跑步后突然出现左侧阴囊肿痛，无尿频、尿急、尿痛，无发热、肉眼血尿、腰痛，无排尿困难，就诊外院查阴囊彩超示：左附睾尾炎，双侧睾丸、右侧附睾未见明显异常，予消炎治疗后症状无明显好转。于 1 天前复查阴囊彩超示：左侧睾丸扭转可能，右侧睾丸未见明显异常，双侧附睾未见明显异常。后就诊我院急诊，查阴囊彩超示：左侧睾丸内未探及血流，双侧精索静脉曲张。后以“左侧睾丸扭转”入院。既往史、个人史、家族史无特殊。

【体格检查】

体温 37.1℃，心率 90 次 / 分，呼吸 18 次 / 分，血压 106/60mmHg；心、肺、腹部查体未发现异常。泌尿外科专科查体：双肾区无隆起，双肾下极未触及，双肾区未触及包块，双肾区无叩击痛。双输尿管走行区无压痛，耻骨上膀胱区无充盈及压痛。左侧睾丸肿大抬高，横位（图 8-3-1），左侧睾丸及附睾分界不清，轻触痛，托起左侧睾丸疼痛明显，右侧睾丸、附睾触诊未及明显异常。尿道口无红肿溢液。

【辅助检查】

（1）入院查血常规：白细胞 10.4×10^9/L，NE% 73.1，余无异常。

（2）肝、肾、凝血功能均未发现异常。尿常规未见明显异常。

（3）泌尿系 B 超：①左侧睾丸内未探及血流；②双侧精索静脉曲张（Valsalva 试验阳性）。

【初步诊断】

左侧睾丸扭转。

二、病例讨论

【鉴别诊断】

（1）左侧睾丸扭转：根据患者病史、专科查体，泌尿 B 超结果，考虑左侧睾丸扭转可能性大。

（2）需与以下疾病进行鉴别：①急性附睾炎：可表现为阴囊红肿、痛，伴白细胞升高，但多发病

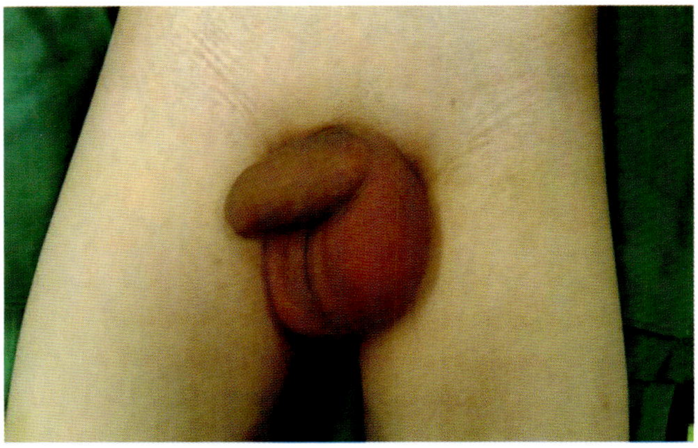

图 8-3-1 左侧睾丸肿大抬高，呈横位

较缓，有尿频、尿急，阴囊抬举试验（－），彩超提示睾丸血流丰富，目前不支持此诊断；②急性化脓性睾丸炎：可有阴囊红肿痛伴白细胞升高，常伴寒战、高热，睾丸增大，暂不支持此诊断；③嵌顿疝：腹股沟斜疝嵌顿时，可有阴囊部剧痛，明显触痛，但睾丸检查正常，移动时疼痛症状无改变，结合B超结果，暂不支持此诊断。

【治疗方案】

患者左侧睾丸扭转基本明确，发病已4天，彩超示睾丸无血流，需手术探查左侧睾丸，若睾丸已坏死，需行左侧睾丸切除联合右侧睾丸预防性固定术。

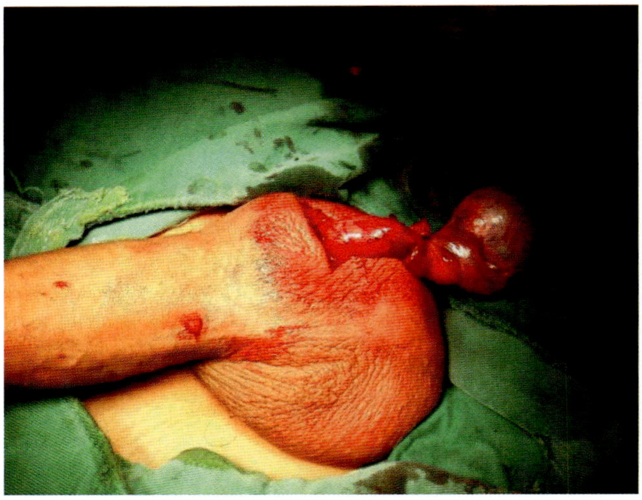

图 8-3-3 左侧睾丸上方约1cm处精索顺时针方向扭转720°

三、手术及术后恢复情况

患者仰卧位，常规消毒铺单后，于左侧睾丸表面绷紧阴囊皮肤，做4cm横切口，逐层切开皮肤、肉膜，可见肉膜及提睾肌组织水肿粘连严重，切开鞘膜囊，仔细分离粘连，推出左侧睾丸及附睾，见左侧睾丸肿胀，呈紫黑色，质韧，左侧睾丸上方约1cm处精索顺时针方向扭转720°（图8-3-2，图8-3-3），将扭转处复位后予温盐水热敷左侧睾丸及精索30分钟。同法探查右侧睾丸，见右侧睾丸及附睾颜色质地正常，用1号丝线将右侧睾丸1点、3点及5点三处固定于纵隔上，充分止血后逐层缝合肉膜及皮肤。复观察热敷后之左侧睾丸，颜色质地无明显变化，考虑睾丸扭转已坏死。于扭转处上方颜色正常处分离左侧精索及血管后，分束切断后予4号丝线结扎并缝扎各1道，切除左侧睾丸及附睾，充分止血，左阴囊内留置引流片1条，清点器械无误，缝合肉膜及皮肤，关闭切口。留置尿管，伤口加压包扎，术毕。术中出血量10ml。标本肉眼所见：左侧睾丸肿胀，大小约4cm×3cm，呈紫黑色，质韧，远侧精索水肿。术后予抗感染对症治疗。术后3天出院。

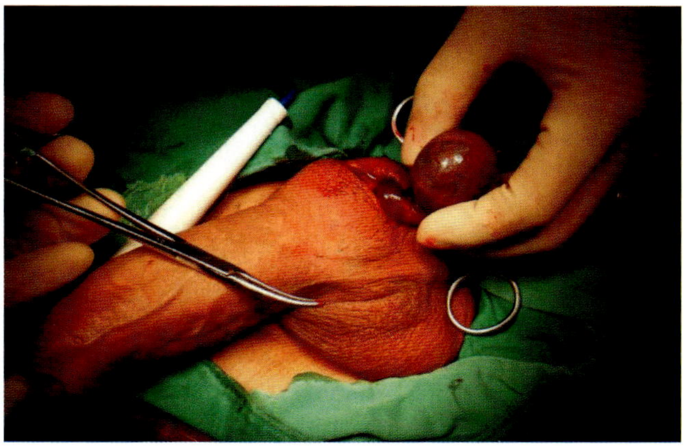

图 8-3-2 左侧睾丸肿胀，呈紫黑色，质韧

四、最后诊断

术后病理结果回报：左侧睾丸呈淤血性梗死，符合睾丸扭转改变。睾丸大小3.5cm×2.8cm×2.2cm，精索断端可见血管充盈。

五、专家点评

睾丸扭转为泌尿外科急诊常见疾病，各年龄均可发病，但以青少年最多见。65%患者年龄25岁及以下[1]。睾丸扭转分为鞘膜内型和鞘膜外型，鞘膜内型最常见，鞘膜外型多见于新生儿。

睾丸扭转起病急，典型症状为患者夜间休息或剧烈活动后阴囊持续性剧痛，可向腹股沟及下腹放射，可伴恶心呕吐。体格检查示睾丸上移呈横位，睾丸质硬，触痛，附睾可转至阴囊前。抬举阴囊时疼痛加剧，也称阴囊抬举试验阳性（Prehn征阳性），伴有提睾肌反射消失，为睾丸扭转特异性的体检表现[2-3]。

除症状和特异的体检表现，彩色多普勒血流动态显像（color doppler flow imaging，CDFI）检查可为诊断睾丸扭转提供依据。普通超声可显示睾丸肿大，回声不均或偏低，无明显特异性。而 CDFI 检查示睾丸血流减弱或消失，结合临床表现，诊断特异性高。但需引起注意的是，有些早期睾丸扭转血流不减少[4]，如临床怀疑扭转时必要时应考虑手术探查。

一旦确诊睾丸扭转，均应急诊手术探查。若扭转时间短，睾丸有活力，可行复位术。若扭转时间长，睾丸已坏死，则行患侧睾丸切除联合对侧睾丸预防性固定术。判断睾丸是否有活性通过观察睾丸的颜色，触诊质地，温盐水湿敷后再次观察。国外有研究分析了扭转时间与睾丸成活的关系：小于 6 小时，睾丸 90% 存活；扭转 24～48 小时，存活率仅 20%。而持续扭转角度也与睾丸坏死时间相关[5]。

总结：睾丸扭转为泌尿科急诊重要疾病。快速准确的诊断，及时手术探查复位尤为重要。若睾丸坏死，应行睾丸切除联合对侧睾丸预防性固定术。

参考文献

1. 吴阶平.吴阶平泌尿外科学. 济南;山东科学技术出版社, 2004: 1956-1957.
2. Ciftci AO, Senocak ME, Tanyel FC, et al. Clinical predictors for differential diagnosis of acute scrotum. Eur J Pediatr Surg, 2004, 14: 333-338.
3. Kapoor S. Testicular torsion: a race against time. Int J Clin Prac, 2008, 62: 821-827.
4. Lee SK, Shen CY, Gueng MK, et al. Using gray-scale and color Doppler ultrasound for testicular torsion diagnosis and outcome analysis. Ultrasound Med Biol, 2006, 32: 230-231.
5. Visser AJ, Heyns CF. Testicular function after torsion of the spermatic cord. Br J Urol Int, 2003, 92: 200-203.

8-4 男性性交后血尿

一、临床资料

【病史】

男性患者，48 岁。主因“性交后无痛性肉眼血尿 8 年”来诊。8 年前，患者在一次剧烈性交后首次排尿时发现肉眼血尿，初段尿血色较深，有时伴血块，其中 2 次因血块较多出现急性尿潴留，在行膀胱镜灌洗抽出血块后恢复正常排尿。精液多数时候为乳白色，偶尔可见新鲜血性精液。患者手淫或遗精后无血尿。外院多次行膀胱尿道镜检查均未发现膀胱尿道有异常，曾服用抗生素及抗凝药，但效果不明显。既往无血液病、尿路结石等病史，未曾应用阿司匹林等抗凝药，饮食无特殊习惯。因恐惧出血，性生活频率较低，平均每月 1 次。

【体格检查】

体温 36.5℃，心率 70 次 / 分，呼吸 16 次 / 分，血压 130/85mmHg；心、肺查体未见明显异常；外生殖器发育正常，尿道外口无狭窄。直肠指诊示前列腺无明显增大，包膜光滑，弹性好，中央沟清晰触及，未及结节。其余未见异常。

【辅助检查】

（1）实验室检查：血常规正常；尿常规红细胞 0～1/HPF，尿培养阴性；凝血功能正常；血 PSA 1.2ng/L；尿细胞学检查正常；胸片、ECG 正常。

（2）经直肠超声检查（TRUS）：双侧精囊大小对称，其内回声均匀；前列腺包膜稍有毛糙，其内回声欠均匀，有点片状强回声，其后不伴声影。

（3）膀胱尿道镜检查：在性生活激发出血后即刻行膀胱尿道镜检查，直视下进镜，调低冲水速度，见精阜及其附近尿道壁黏膜表面黏附少量新鲜血丝，局部黏膜血管扩张，精阜上缘尿道后壁可见一活动出血灶；膀胱各壁黏膜光滑，未见新生物及其他异常，双侧输尿管口对称，喷尿清。

【初步诊断】

性交后血尿。

二、病历讨论

【鉴别诊断】

（1）顽固性血精：有时也会伴有血尿，但顽固性血精多为精囊内出血，精液中所带血液有时新鲜，有时陈旧，而且手淫和遗精时也会出现，容易与性交后血尿相鉴别。

（2）后尿道血管瘤：较为罕见，可表现为初始或终末血尿，有时可有血精或性交后血尿。因尿液炎性及化学性刺激导致血管瘤破裂出血，阴茎勃起或排便时腹压升高导致尿道静脉回流受阻也会引起破裂出血。TRUS 和膀胱尿道镜检查是诊断尿道血管瘤的主要方法。膀胱尿道镜下典型表现为肿瘤深红色或青紫色，边界清楚，基底部较宽，病灶多隆起于尿道黏膜表面，瘤体周围黏膜正常。

（3）后尿道息肉：较为罕见，血精和血尿是该病最常见的症状，以血精就诊者最多，且多数为精液中带血，颜色鲜红，血尿多为间断无痛性终末血尿，出血量不大，多突发突止。膀胱尿道镜及组织病理学检查可以确诊。

【治疗方案】

经尿道电灼术。

三、手术及术后恢复情况

腰麻成功后，患者取截石位，电切镜插入尿道口，直视下进镜，见精阜及周围尿道黏膜轻度充血，局部尿道黏膜血管扩张，原活动性出血灶未见再出血（图 8-4-1）。选用点状电极，在 50W 电凝功率下对原出血灶及其周围扩张血管进行烧灼，深度达黏膜下层，在保证外括约肌不受损伤的前提下，可适当扩大烧灼面积。注意保护精阜。术后尿道内留置双腔尿管，并保留 1 周。

四、最后诊断

性交后血尿。

五、专家点评

男性性交后血尿（male post-coital hematuria）较为罕见，文献报道较少。来自正常志愿者的调查结果显示，在性生活后即刻行尿检，女性镜下血尿的阳性率明显高于男性[1]。男性性交后血尿常与血精共同出现，而且在临床诊断上很容易混淆。Leary 等[2]在 174 例血精患者中发现有 4.6% 为性交后血尿，而 Papp 等[3]在对 122 例血精患者进行研究时发现起因于性交后血尿的占 4% ~ 7%。

根据已发表的为数不多的文献统计，导致男性性交后血尿的原因有后尿道血管曲张[4-7]，后尿道息肉[8-9]，后尿道损伤[10]，后尿道血管瘤[11]，以及 BPH[12] 等。后尿道血管曲张多由慢性炎症、动静脉交通或局部血管变异所致，性生活时由于尿道充血和腹压的增大可进一步加重血管扩张，并最终导致血管破裂，这与后尿道血管瘤破裂的原因相类似。所谓后尿道损伤是指男性在剧烈的性行为中，由于姿势不正确或是交合角度太过勉强，有时候会造成尿道受伤，不少性交后血尿患者追忆病史时提到，最初发病是在某次异常剧烈的性生活之后。这种损

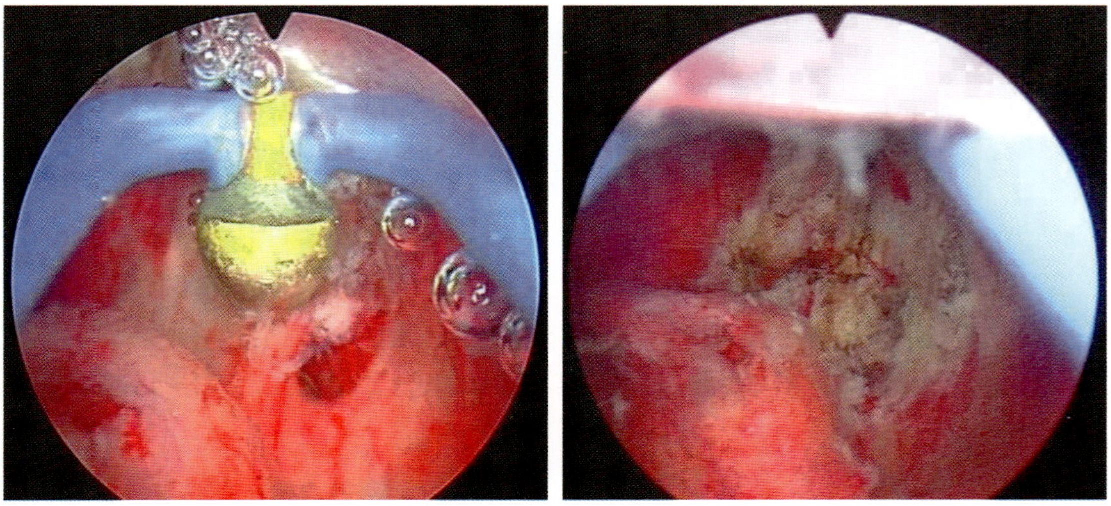

图 8-4-1　术中所见

伤大多不太严重，但在反复阴茎勃起充血的过程中可能会形成小的动静脉交通，当勃起时，充血压力变大，就会撑裂血管造成出血。至于 BPH 和前列腺癌造成血尿的报道已经很多，不再重复。本例患者最初发病也是在一次剧烈性交后，而且迁延不愈，膀胱尿道镜下可见血管明显曲张，这充分提示其发病可能与后尿道损伤形成动静脉交通有关。

男性性交后血尿的诊断主要在于排除恶性肿瘤，寻找出血部位和出血原因。既然是血尿，首先要排除泌尿生殖器官恶性肿瘤。尿细胞学检查对排除尿路上皮肿瘤有帮助；45 岁以上男性应常规检测 PSA，以排除前列腺癌；经直肠超声和 MRI 对于精囊出血原因的判断有帮助。男性性交后血尿的出血部位多位于后尿道，如在射精前出血，则会合并血精，如在射精后出血，则精液中不会带血；出血量较少时，血液完全积聚于后尿道内，则以初段血尿为主，如出血量较大，血液会逆流入膀胱，并形成较大血块，患者会出现全程血尿，有时血块堵塞还会造成急性尿潴留。当然，也有少数患者出血部位在前尿道，此时患者不仅有血尿，而且还会出现尿道溢血。膀胱尿道镜检查是寻找出血部位的最佳方法，但由于出血灶在不出血的状态下常常难以发现明显异常，故而阳性检出率较低。为提高检出率，最好选在性生活后立即检查。本例患者就是在这种情况下准确找到出血部位的。

男性性交后血尿的首选治疗方法是经尿道电灼术。Arnold 等 [13] 应用经尿道电灼联合尿道扩张术治疗性交后血尿的治愈率高达 86%。由于出血的部位多位于精阜附近，非常靠近外括约肌，术中电凝病变时应特别小心，以避免术后尿失禁的发生。本例患者在术中选择点状电极是为了减小与尿道壁的借助面积，提高烧灼的精准度，同时尽量选择较低的电凝功率，最大限度减小烧灼损伤。此外，经尿道激光治疗也不失为一种好的选择 [14]，应尽量选择穿透深度小和波长接近水吸收峰值的激光，如钬激光、铒激光和铥激光等 [15]。

参考文献

1. Hosseini SR, Mohseni MG, Atharikia D. Role of sexual intercourse in hematuria and proteinuria in males and females. Urol Int, 2008, 81: 271–274.
2. Leary FJ, Aguilo JJ. Clinical significance of hematospermia. Mayo Clin Proc, 1974, 49: 815.
3. Papp GK, Kopa Z, Szabó F, et al. Review Aetiology of haemospermia. Andrologia, 2003, 35(5):317-320.
4. Cattolica EV. Massive hemospermia: a new etiology and simplified treatment. J Urol, 1982, 128:151–152.
5. Redman JF, Young JW. Massive post-ejaculation hematuria. Urology, 1987, 30:73.
6. Kumar R, Kesarwani P, Shrivastava DN, et al. Post coital hematuria: presentation of an uncommon case. J Postgrad Med, 2004, 50:312–313.
7. Gkougkousis EG, Khan M, Terry TR, et al. Urethral venous malformation: an unusual cause of recurrent post-coital gross haematuria in association with haematospermia. Ann R Coll Surg Engl, 2009, 91: 532–534.
8. Tada K, Yamaha M, Tamura M, et al. Two cases of benign polyps of the posterior urethra (ectopic prostatic tissue). Acta Urol Jpn, 1990, 36:717–720.
9. Sasao T, Hirose T, Hattori A, et al. Prostatic-type polyp presented with urethral bleeding after ejaculation: a case report. Rinsho Hinyokika, 2002, 56:359–361.
10. Cheng YS, Lin JS, Lin YM. Isolated posterior urethral injury: an unusual complication and presentation following male coital trauma. Asian J Androl, 2006, 8:379–381.
11. Furuya S, Ogura H, Tanaka Y, et al. Hemangioma of the prostatic urethra: hematospermia and massive postejaculation hematuria with clot retention. Int J Urol, 1997, 4(5): 524-526.
12. Chen YH, Lin PY, Cheng YS, et al. Post-coital gross hematuria: an unusual presentation of benign prostatic hyperplasia. Asian J Androl, 2007, 9:856–858.
13. Arnold SJ, Goode R, Ginsburg A. Photostudies of urethral varices "hemorrhoids": a forgotten lesion. Urology, 1978, 11(1):19-27.
14. de León JP, Arce J, Gausa L, et al. Hemangioma of the prostatic urethra: holmium laser treatment. Urol Int, 2008, 80(1):108-110.
15. Pierre SA, Albala DM. Review The future of lasers in urology. World J Urol, 2007, 25(3):275-283.

8-5 非梗阻性无精子症

一、临床资料

【病史】

男性患者，29 岁，主因“发现精液中无精子 2 年余”来诊。2 年前因为结婚后配偶一直未怀孕在外院检查精液常规未发现精子，多处就诊口服中药治疗无效。于外院肌肉注射绒毛膜促性腺激素和尿促性腺激素治疗 3 个月，仍未发现精子。遂来我院就诊。既往无附睾炎和腮腺炎病史。

【体格检查】

阴茎发育正常，左侧睾丸 6ml，质地偏软，附睾细小，输精管可及，左侧精索静脉曲张Ⅱ级；右侧睾丸 7ml，质地偏软，附睾细小，输精管可及，右侧精索静脉未及曲张。

【辅助检查】

（1）生殖系统 B 超：左侧睾丸 6ml，右侧睾丸 6ml。

（2）性激素 5 项：FSH 19.4mIU/ml，LH 4.1mIU/ml，PRL 12ng/ml，E2 23pg/ml，T 3.3ng/ml。

（3）抑制素 B：18pg/ml。

（4）染色体核型分析：46，XY。

（5）Y 染色体微缺失检测：AZFa、AZFb 和 AZFc 区域未发现缺失。

（6）右侧睾丸活检病理结果：未见生精细胞，仅见支持细胞。

【初步诊断】

非梗阻性无精子症，唯支持细胞综合征。

二、病例讨论

【鉴别诊断】

（1）非梗阻性无精子症：患者精液常规从未发现过精子，双侧睾丸偏小，FSH 值偏高，抑制素 B 提示生精功能障碍，睾丸活检未发现生精细胞，因此诊断非梗阻性无精子症，根据睾丸活检结果为唯支持细胞综合征。

（2）梗阻性无精子症：患者精液中未发现精子，睾丸活检也没发现精子，该诊断可以排除。

【治疗方案】

显微镜下睾丸切开取精术。

三、手术及术后恢复情况

腰麻 - 硬脊膜外联合阻滞麻醉，取平卧位，做阴囊中隔切口，逐层切开，切开睾丸鞘膜，挤出睾丸。在睾丸的赤道极横行切开睾丸白膜（图 8-5-1），移入手术显微镜，在 16～25 倍率下，先检查切口下方的睾丸组织。如果未找到正常的曲细精管，用 2 把蚊氏钳夹住切缘的白膜，食指顶住上下极，将睾丸分开（图 8-5-2）。用显微双极分离曲细精管，寻找饱满的曲细精管（图 8-5-3）。将找到的曲细精管移交给生殖中心的医生寻找分离精子，并将精子进行微量冻存。止血彻底后用 6-0 尼龙线间断缝合睾丸白膜。手术过程参见视频 8-5-1。

V8-5-1

视频 8-5-1

术后 3 个月复查性激素睾酮水平 3.1ng/ml，患者无睾酮缺乏的症状。

四、最后诊断

非梗阻性无精子症。

五、专家点评

无精子症发病率约为 1%，占男性不育的比例最高可达 15%。非梗阻性无精子症（non-obstructive azoospermia，NOA）占无精子症的 60%，通常表现为小睾丸、FSH 水平增高和无精子[1]。在卵细胞内单精子注射（intracellular sperm injection，ICSI）和显微外科技术出现之前，此类患者只能接受供体受

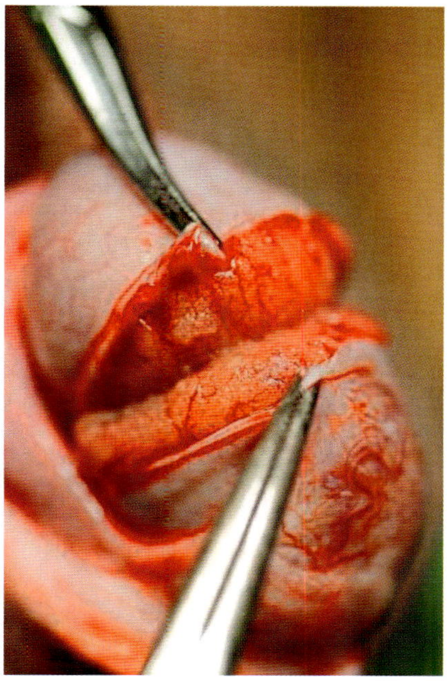

图 8-5-1 沿睾丸赤道极切开睾丸白膜

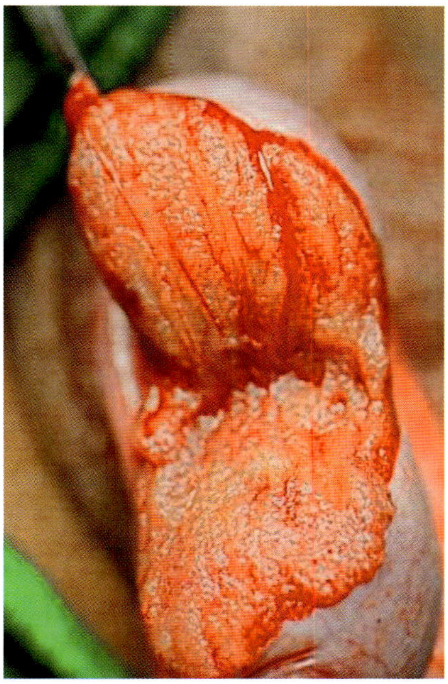

图 8-5-2 分开睾丸

精。NOA 是由于各种原因导致的睾丸生精功能障碍，如 Klinefelter 综合征、生精停止、精子生成过少、唯支持细胞综合征、隐睾、肿瘤放化疗后等。取精技术是精子获取和最后成功 IVF 的关键。已经出现了多种取精技术，包括细针穿刺抽吸（fine needle aspiration，FNA）、经皮活检、开放睾丸活检或睾丸精子提取术（testicular sperm extraction，TESE）和显

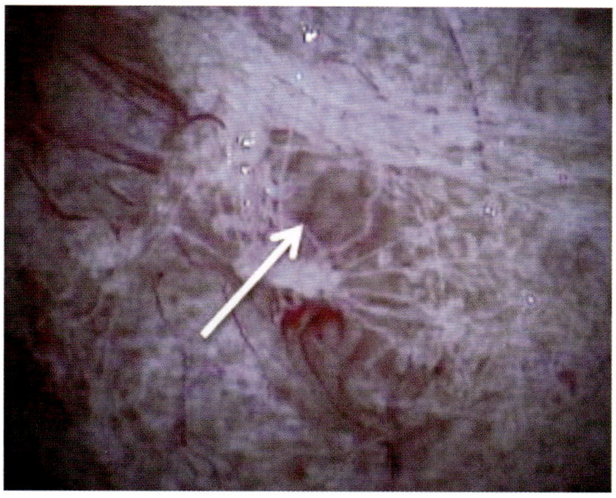

图 8-5-3 显微镜下曲细精管（25 倍率，箭头所指为含有精子的饱满曲细精管）

微分离睾丸精子获取术（micro-TESE）[2]。FNA 和经皮睾丸活检的主要优势是简单、费用低和创伤小。然而，与传统的 TESE 相比，这两种技术的精子获取率明显更低[3]。传统的 TESE 手术要求在白膜上做一个或多个随机切口并切取一定体积的睾丸组织来获得精子[4]，这些随机切口和大量的睾丸组织切取可能会导致睾丸血管损伤和萎缩。

1999 年美国 Cornell 大学 Schlegel 通过手术显微镜发现 NOA 患者有少部分曲细精管比较粗大，而这些粗大的曲细精管更有可能含有精子[5]，由此出现了显微镜下睾丸取精技术，使部分 NOA 症患者可以获得生物学上属于夫妻双方的孩子。

显微取精术创伤小、安全、对睾丸功能影响有限，取精率更高，成为 NOA 患者最合适的取精技术。在手术显微镜的引导下，睾丸血供可以看见并保留，有目的地去寻找可能含有精子的曲细精管。在一项回顾性比较研究中，显微取精术的取精率高于传统的 TESE，尤其在唯支持细胞综合征亚组中[6]。而且显微取精术的并发症更少[7]。从使用超声探查睾丸结构的结果来看，显微取精术造成的睾丸急性和慢性的改变更小。显微取精术后睾丸功能的评估显示术后 3～6 个月血清睾酮浓度仅下降 20%，术后 18 个月后可恢复至术前的 95%[8]

术前所有的患者都要进行很好的病史采集和体格检查，并做遗传学评估。Y 染色体微缺失和染色体核型分析可以发现高达 17% 的 NOA 患者的病因[9]，这些检测有诊断和预后价值。AZFc 缺失或 Klinefelter 综合征有很好的取精成功率，相反，

AZFa 和 AZFb 缺失患者的取精成功率很低[2]。而且，遗传学检测还可以用于辅助生殖技术前的遗传学咨询。对于些性腺功能低下者可以先采用药物治疗，如曲唑酮、氯米芬、他莫西芬和人促绒毛膜性腺激素等。Klinefelter 综合征患者术前药物治疗将睾酮水平提高至合理水平可能会提高显微取精的成功率。

显微取精术的关键是寻找含有精子的饱满曲细精管和保护小叶间的血供。显微取精术由于精细，因此手术时间比常规取精术明显延长。显微取精术的取精率明显高于其他的取精技术。一项包含 116 例患者比较性研究证实显微取精术的取精成功率达 47%，而常规取精术仅有 30%[10]。另一项比较性研究发现更大的差异，显微取精术成功率达 44.7%，而常规取精仅有 16.7%[11]。美国 Cornell 大学报到了 1414 次显微取精尝试，总体取精率 56%（794/1414），其中化疗后 48%，Klinefelter 综合征 65%，隐睾 64%，AZFc 缺失 72%[2]。显微取精术的成功很大程度上也取决于男科医生和生殖实验室技术人员的密切配合。

参考文献

1. Jarow JP, Espeland MA, Lipshultz LI. Evaluation of the azoospermic patient. J Urol, 1989, 142: 62-65.
2. Dabaja AA and Schlegel PN. Microdissection testicular sperm extraction: an update. Asian J Androl, 2013,15:35–39.
3. Hauser R, Botchan A, Amit A, et al. Multiple testicular sampling in non-obstructive azoospermia—is it necessary? Hum Reprod 1998, 13: 3081–3085.
4. Ezeh UI, Moore HD, Cooke ID. A prospective study of multiple needle biopsies versus a single open biopsy for testicular sperm extraction in men with non-obstructive azoospermia. Hum Reprod, 1998, 13: 3075–3080.
5. Schlegel PN. Testicular sperm extraction: microdissection improves sperm yield with minimal tissue excision. Hum Reprod, 1999, 14:131–135.
6. Okada H, Dobashi M, Yamazaki T, et al. Conventional versus microdissection testicular sperm extraction for nonobstructive azoospermia. J Urol, 2002, 168: 1063–1067.
7. Amer M, Ateyah A, Hany R, et al. Prospective comparative study between microsurgical and conventional testicular sperm extraction in non-obstructive azoospermia: follow-up by serial ultrasound examinations. Hum Reprod, 2000, 15: 653–656.
8. Ramasamy R, Yagan N, Schlegel PN. Structural and functional changes to the testis after conventional versus microdissection testicular sperm extraction. Urology, 2005, 65: 1190–1194.
9. Rucker GB, Mielnik A, King P, et al. Preoperative screening for genetic abnormalities in men with nonobstructive azoospermia before testicular sperm extraction. J Urol, 1998, 160: 2068–2071.
10. Donoso P, Tournaye H, Devroey P. Which is the best sperm retrieval technique for non- obstructive azoospermia? A systematic review. Hum Reprod Update, 2007, 13: 539–549.
11. Amer M, Haggar SE, Moustafa T, et al. Testicular sperm extraction: impact of testicular histology on outcome, number of biopsies to be performed and optimal time for repetition. Hum Reprod, 1999, 14: 3030–3034.

8–6　梗阻性无精子症

一、临床资料

【病史】

男性患者，28 岁，发现精液中无精子 1 年，患者 1 年前婚后准备生育时查精液常规未见精子，反复多次检查均未见精子。于外院口服中药治疗无效。外院睾丸活检可见精子。既往曾有左侧附睾炎病史。

【体格检查】

阴茎发育正常，双侧睾丸约 16ml，附睾饱满，双侧输精管可及，左侧轻度精索静脉曲张，右侧精索未发现异常。

【辅助检查】

（1）精液常规：精液量 3.2ml，pH 值 7.5，果糖（+），精子密度 0。

（2）性激素：FSH 4.2mIU/ml，LH 2.1mIU/ml，T 4.6ng/ml。

（3）生殖系 B 超：左侧睾丸 15ml，右侧睾丸 16ml，双侧附睾头、体、尾部均可见“网格样”改变。

【初步诊断】

梗阻性无精子症。

二、病例讨论

【鉴别诊断】

（1）梗阻性无精子症（obstructive azoospermia，OA）：患者反复精液常规检查未见精子，但睾丸活检可见精子，梗阻性无精子症诊断成立。患者既往有附睾炎病史，查体附睾饱满，B 超可见双侧附睾网格样改变，考虑附睾梗阻的可能性大。

（2）非梗阻性无精子症：非梗阻性无精子症是由于睾丸生精功能障碍所致，该患者睾丸活检可见精子，因此该诊断可以排除。

【治疗方案】

显微镜下输精管附睾吻合术。

三、手术及术后恢复情况

腰麻 - 硬脊膜外联合阻滞麻醉，采用平卧位，取阴囊正中切口（或阴囊旁正中切口），逐层切开，将睾丸挤出切口外，切开睾丸鞘膜，观察附睾饱满情况。游离约 5cm 输精管，用 G24 套管针穿刺输精管，注入亚甲蓝溶液，留置尿管观察尿色变蓝，证实输精管通畅。切断输精管，近附睾端结扎。将手术显微镜移入手术野，在附睾管饱满处剪开附睾被膜，分离附睾管，选取饱满的附睾管袢（图 8-6-1），在附睾管壁上留置 11-0 双针（图 8-6-2），在两针之间剪开附睾管壁（图 8-6-3），流出的附睾液送检可发现大量精子，拔出留置的缝针（图 8-6-4）。将输精管断端拖至附睾管处，用 8-0 尼龙线固定输精管鞘膜与附睾被膜（图 8-6-5）。采用 2 针纵向套入吻合法（图 8-6-6），将附睾管切口套入输精管腔内，吻合线自身打结（图 8-6-7）。用 8-0 尼龙线缝合输精管和附睾被膜，共 8～10 针（图 8-6-8）。缝合

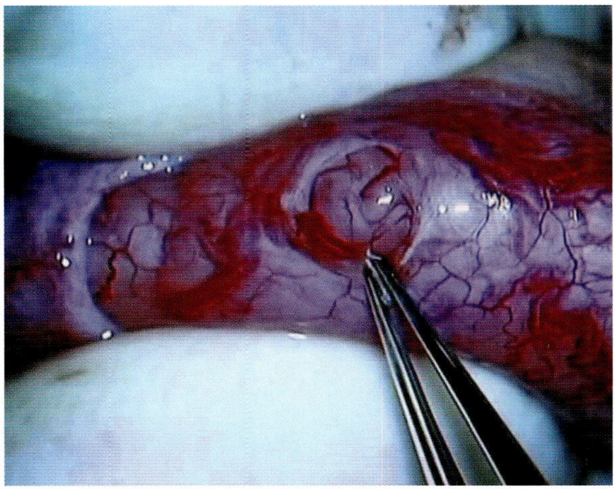

图 8-6-1 寻找饱满附睾管

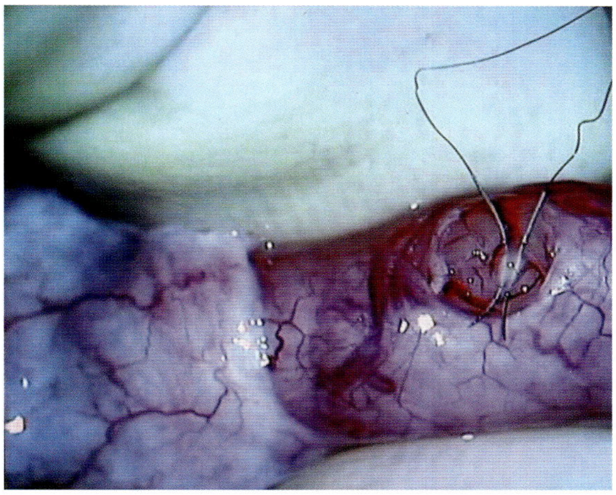

图 8-6-2 在附睾管上留置双针

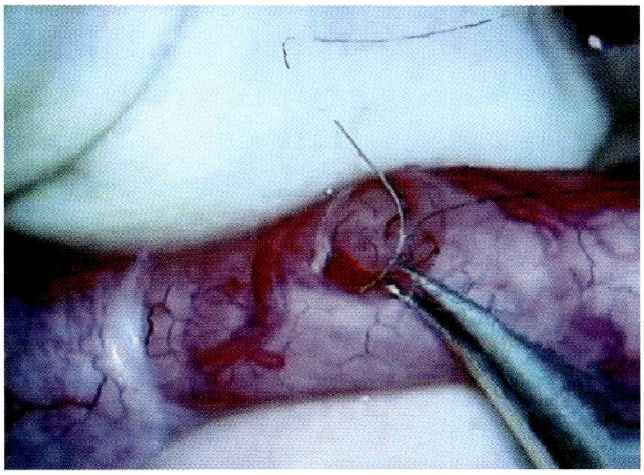

图 8-6-3 拔出双针

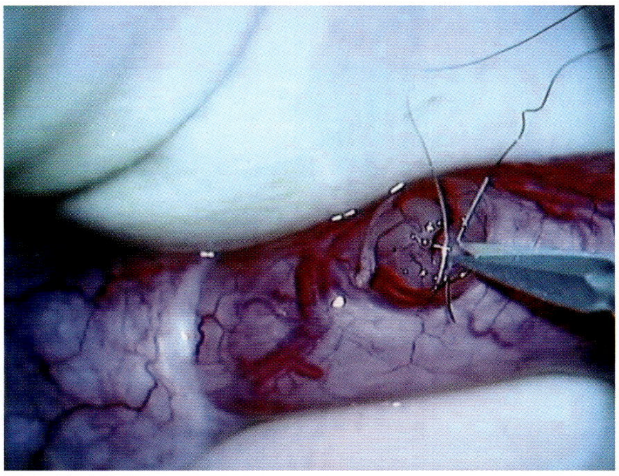

图 8-6-4 剪开附睾管

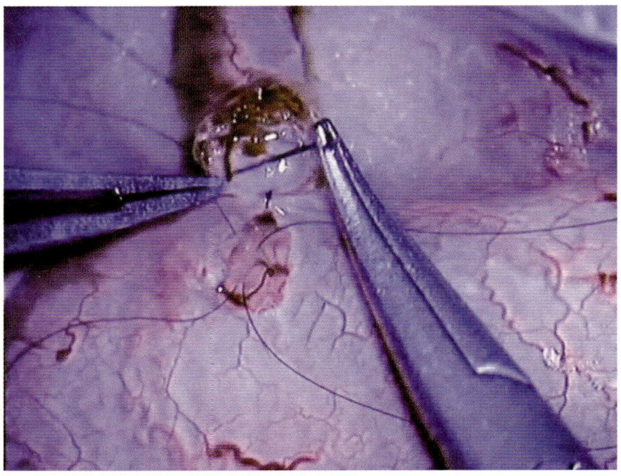

图 8-6-5　固定输精管与附睾包膜

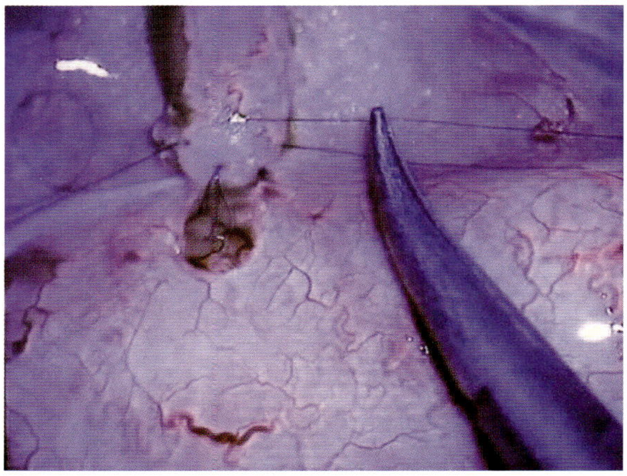

图 8-6-6　吻合

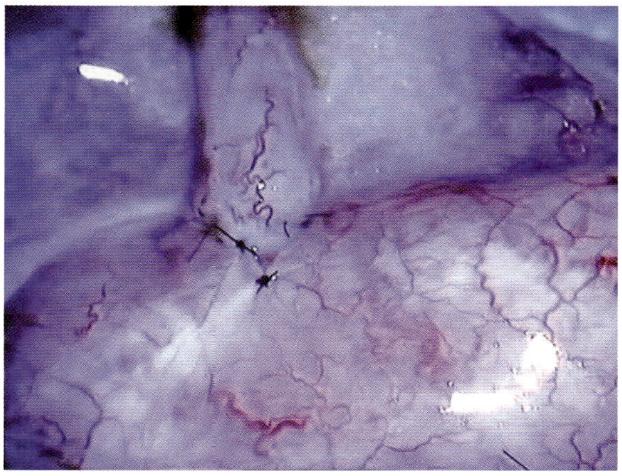

图 8-6-7　吻合线打结

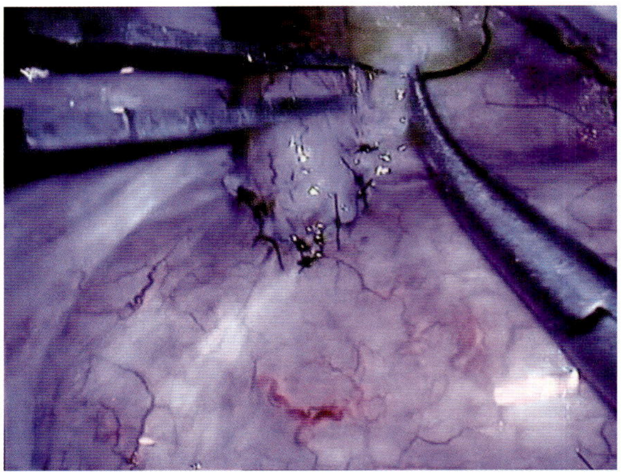

图 8-6-8　包埋吻合部位，固定输精管

视频 8-6-1

睾丸鞘膜（或翻转鞘膜），还纳睾丸，逐层缝合。手术过程参见视频 8-6-1。

术后 1 个月内禁止房事，避免重体力劳动和剧烈运动。3 个月复查精液常规，精子密度 4×10^6/ml。5 个月复查精液常规，精子密度 5×10^7/ml，前向活力 32%。14 个月时配偶怀孕。

四、最后诊断

梗阻性无精子症。

五、专家点评

无精子症占男性不育症的 10% ~ 15%，其中约 40% 是由于输精管管道梗阻导致的 [1]。附睾梗阻是梗阻性无精子症中最常见的原因 [2]，而且能通过外科手术治疗。自从 1978 年 Silber [3] 首先报道输精管附睾吻合术治疗梗阻性无精子症以来，这种显微重建手术逐渐成为辅助生殖技术以外的又一个重要选择。显微手术可以使女性避免药物对卵巢的刺激，并使男性避免反复取精的痛苦；而且显微手术可以使女性达到自然受孕。

随着显微手术技术的提高，输精管附睾吻合技术也在不断改良。Berger [4] 在 1998 年报道了 3 针输精管附睾端 - 侧套入吻合法，极大简化了手术过程并提高了术后复通率。Marmar [5] 又将 3 针法改良为 2 针横向套入吻合法，进一步有效地简化手术。Chan 等 [6] 提出 2 针纵向套入吻合法，并通过动物实验证实这种术式的术后复通率高于前两种术式，而精液漏的发生率却低于前两种术式。我中心自从 2005 年开始对所有的梗阻性无精子症患者采用 2 针纵向套入吻合法，获得较高的复通率 [7]。

输精管附睾吻合术可以治疗一部分梗阻性无精

子症患者，而且随着手术技术的改进，术后复通率逐渐提高。Schiff 等[8] 分析了 153 例输精管附睾吻合术的结果，比较了上述 4 种其中 2 针套入吻合 17 例，3 针套入吻合 38 例，端 - 侧吻合 32 例，端 - 端吻合 66 例。套入吻合（2 针套入吻合和 3 针套入吻合）的复通率分别为 80% 和 84%，常规吻合（端 - 侧和端 - 端吻合）的复通率分别为 74% 和 73%。套入吻合术后精液中出现活动精子分别为 67% 和 68%，高于常规吻合（37% 和 49%）。套入吻合的怀孕率分别为 44% 和 46%，明显高于常规吻合的怀孕率（40% 和 20%）。套入吻合的术后再梗阻率分别为 0% 和 7.6%，而常规吻合的术后再梗阻率高达 50% 和 30%。因此，套入吻合的术后效果优于常规吻合。Chan 等[9] 又报道了全部采用套入吻合术的 72 例患者结果，其中 38% 为常规重建失败的患者，总体复通率高达 92%，怀孕率达 31%。我中心在 2009—2010 年间共对 73 例特发性梗阻性无精子症患者施行显微镜下 2 针纵行套入输精管附睾吻合术，术后 53 例患者得到随访。总体复通率 72.7%（38/53），怀孕或曾经怀孕 17 例，怀孕率达 33.3%（17/53）[10]。

多种因素可能影响术后的复通率，如吻合方法、术者的手术技巧和经验、随访时间、术中情况等。我们分析了 73 例行输精管附睾吻合术的患者资料，其中 53 例患者资料进入分析[10]。研究发现双侧吻合的复通率高于单侧吻合（分别为 80.5% 和 41.7%）。头部、体部和尾部吻合的复通率分别为 38.5%、78.5% 和 100%，体部或尾部吻合的成功率明显高于头部。不同部位附睾管的管径不同，附睾体和附睾尾的管径明显大于头部，因此，体部或尾部的吻合比头部吻合相对容易。附睾液中找见活动精子可预示手术的成功。在我们的观察中，活动精子组的复通率为 79.1%，而不动精子组的复通率仅为 40%。患者的术中因素吻合数量、吻合部位和附睾液的情况对术后复通有明显影响，双侧吻合、附睾远端吻合和活动精子伴流动附睾液可提高手术成功率。Kumar 等[11] 也认为双侧吻合和附睾液中找到活动精子可预测手术成功。复通率直接影响配偶的怀孕率。此外，怀孕率还与精液质量、配偶年龄等因素有关。

与辅助生殖技术相比，显微镜下输精管附睾吻合术是一种效价比更高的治疗方法，应该成为一部分 OA 患者的首选治疗。我们对部分曾经行 ICSI 失败的附睾梗阻患者进行显微镜下输精管附睾吻合术同样可取得较好的效果[12]，因此建议生殖中心的男科医生需要对梗阻性无精子症进行病因诊断，对于附睾梗阻的患者建议首选显微重建手术。

参考文献

1. Jarow JP, Espeland MA, Lipshultz LI. Evaluation of the azoospermic patient. J Urol, 1989, 142(1): 62-65.
2. Peng J, Yuan YM, Cui WS, et al. Causes of suspected epididymal obstruction in Chinese men. Urology, 2012, 80: 1258-1261.
3. Silber SJ. Microscopic vasoepididymostomy: Specific microanastomosis to the epididymal tubule. Fertil Steril, 1978, 30(5): 565–571.
4. Berger RE. Triangulation end to side vasoepididymostomy. J Urol, 1998, 159(6): 1951-1953.
5. Marmar JL. Modified vasoepididymostomy with simultaneous double-needle placement, tubulotomy and tubular invagination. J Urol, 2000, 163(2): 483-486.
6. Chan PT, Li PS, Goldstein M. Microsurgical vasoepididymostomy. A prospective randomized study of 3 intussusception techniques in rats. J Urol, 2003, 169(5): 1924–1929.
7. 彭靖, 袁亦铭, 张志超, 等. 显微镜下输精管附睾吻合术治疗梗阻性无精子症的初步效果分析. 中华泌尿外科杂志, 2009, 30:710-713.
8. Schiff J, Chan PT, Li PS, et al. Outcome and late failures compared in 4 techniques of microsurgical vasoepididymostomy in 153 consecutive men. J Urol, 2005: 174, 651–655.
9. Chan PT, Lee R, Li PS, et al. Six years of experience with microsurgical longitudinal intussusception vasoepididymostomy (LIVE): a prospective analysis (abstract). J Urol, 2008, 179:591-592.
10. Peng J, Yuan YM, Zhang ZC, et al. Patency rates of microsurgical vasoepididymostomy for patients with idiopathic obstructive azoospermia: a prospective analysis of factors associated with patency--single-center experience. Urology, 2012, 79: 119-122.
11. Kumar R, Mukherjee S and Gupta NP. Intussusception vasoepididymostomy with longitudinal suture placement for idiopathic obstructive azoospermia. J Urol, 2010, 183: 1489-1492.
12. Peng J, Yuan Y, Zhang Z, et al. Microsurgical vasoepididymostomy is an effective treatment for azoospermic patients with epididymal obstruction and prior failure to achieve pregnancy by sperm retrieval with intracytoplasmic sperm injection. Hum Reprod, 2014, 29 (1): 1-7.

8-7 梗阻性无精子症

一、临床资料

【病史】

男性患者，32 岁。主因“婚后未采取避孕措施不育 6 年，发现无精子症 3 年”来诊。患者 6 年前结婚，夫妻同居一处，未采取避孕措施，规律性生活，2～3 次 / 周，妻子至今未孕，患者无尿频、尿急、尿痛。3 年前就诊于外院，多次检查精液未发现精子，睾丸活检病理提示：精曲小管发育良好，可见大量精子形成。曾于外院行 4 个周期卵细胞内单精子注射（intracellular sperm injection，ICSI），妻子未能受孕。既往 5 年前曾患急性附睾炎，无腮腺炎病史。

【体格检查】

体温 36.2℃，心率 72 次 / 分，呼吸 18 次 / 分，血压 105/85mmHg；心、肺、腹部体检未见明显异常；双肾区无隆起、无叩击痛。双侧输尿管走行区无压痛。耻骨上无压痛，膀胱未充盈。直肠指诊，前列腺 4cm × 3cm、中央沟存在，未及结节，指套退出无血染。外生殖器发育正常。阴囊无破溃。双侧睾丸各约 13ml，质地正常。双侧附睾略饱满，于双侧附睾尾部可及小硬结。双侧输精管于阴囊处可明确触及，无明显增粗及串珠样变。双侧精索未及明显增粗。其余未见异常。

【辅助检查】

（1）血、尿常规，便常规，生化、感染源筛查试验、凝血功能无明显异常。

（2）性激素五项：促卵泡激素（follicle-stimulating hormone，FSH）、促黄体素（luteinizing hormone，LH）、睾酮（testosterone，T）、雌二醇（estradiol，E2）、催乳素（prolactin，PRL）正常。

（3）精液检查：体积 2.0ml，pH 值 7.5，果糖试验（+），未见精子。

（4）超声检查：双侧睾丸各 13ml，双侧附睾体尾部呈网格样变。

（5）经直肠超声检查：前列腺 4cm × 3.3cm × 3.5cm，质地均匀，未及结节。双侧精囊大小回声均匀，双侧射精管未及扩张。

【初步诊断】

梗阻性无精子症。

二、病历讨论

【鉴别诊断】

（1）梗阻性无精子症：需要判断睾丸发育情况，精道包括精囊、输精管、附睾是否通畅及可能梗阻部位。

1）患者体格检查睾丸大小质地无异常，输精管可触及，提示睾丸、输精管发育正常。附睾头体部多有饱满感，B 超检查回报“双侧附睾体尾部呈网格样变”，多属附睾炎后表现，提示附睾尾部或远端精道存在梗阻。

2）精液常规体积正常，果糖试验阳性；经直肠超声检查回报精囊前列腺正常，未见射精管扩张，提示精囊、射精管发育正常。如出现精液体积小于 1.5ml，果糖试验阴性，多提示精囊、射精管段梗阻可能。

3）性激素水平正常，多表明下丘脑 - 垂体 - 睾丸轴功能正常。

4）睾丸活检病理提示精子生成正常。

（2）非梗阻性无精子症：睾丸体积多偏小，质地偏软；输精管可触及，无异常。性激素检查多有 LH、FSH、T 异常。B 超检查未发现附睾网格样变，经直肠超声前列腺、精囊、射精管多无异常。精液检查未发现精子，果糖试验多呈阳性。

【治疗方案】

（1）拟行手术：双侧输精管附睾探查、显微镜下双侧输精管附睾吻合术（图 8-7-1）。

（2）策略：手术中通过睾丸组织涂片镜检，可即时明确梗阻性无精子症的诊断。同时，可根据患者及配偶意愿，留取少量睾丸组织行精子冻存，以备术中无法行吻合手术及吻合手术未通之 ICSI 等辅助生育技术应用。

术中探查输精管，行输精管穿刺通液试验，可明确远端精道通畅情况。

术中由附睾尾部开始通过附睾管切开涂片镜检，明确附睾梗阻部位。

在明确输精管、精囊、射精管通畅，附睾尾部梗阻的情况下，可于附睾尾部切断输精管，与附睾梗阻部位之上行附睾输精管纵向双针套叠缝合术。

三、手术及术后恢复情况

患者入院后，积极完善术前检查，无手术禁忌，在腰麻 - 硬脊膜外联合阻滞麻醉下行显微镜下双侧输精管附睾探查吻合术，术中情况如下：

麻醉满意后，常规消毒铺单，于左侧阴囊作纵向切口，长约 5cm，逐层切开至鞘膜层，将睾丸挤出切口外。在近附睾尾处游离约 2cm 长的输精管，管径略细，用 G24 穿刺针穿刺输精管，向远端推注生理盐水行输精管通液试验，结果提示远端输精管通畅。切开鞘膜，挤出睾丸及附睾。观察见附睾发育可。于附睾尾部剪开直径约 0.3cm 的附睾包膜，寻找并游离一根合适大小的附睾管。用两根带双头针的 10-0 尼龙线垂直缝过附睾管壁，将针留置于附睾管壁上作为标记，于两针之间切开附睾管壁，流出少量附睾液，用载玻片蘸取附睾液，光学显微镜下检查发现精子，遂将此附睾管留作吻合用。在接近附睾尾部处切断输精管，近端结扎；在附睾表面的鞘膜下钝性分离出隧道，将远端输精管从隧道内牵出。用 8-0 Vicryl 线缝合鞘膜和输精管浆膜，固定并减少输精管的张力。用 8-0 尼龙线将输精管近切缘的浆膜与附睾被膜切缘缝合固定 3 针，减少吻合口张力。采用纵向两针套叠法行输精管附睾管端 - 侧吻合，使附睾管管壁套入输精管管腔内。缝合输精管和附睾被膜的对侧切缘。缝合关闭鞘膜，止血满意后，将睾丸还纳阴囊内，逐层缝合。同法处理右侧睾丸，右侧附睾发育可，于附睾体尾部交界处寻及并游离一根合适大小的附睾管，切开可见精子，11-0 尼龙线行两针套叠法输精管附睾吻合术。术毕，阴囊加压包扎。留置尿管接尿袋（图 8-7-2）。手术过程参见视频 8-6-1。

V8-6-1

视频 8-6-1

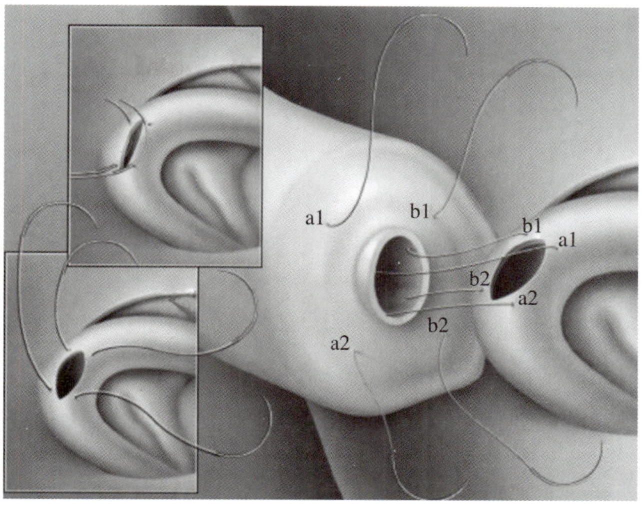

图 8-7-1 显微镜下双侧输精管附睾吻合术
吻合进出针位置如图所示，在图中 a1,a2,b1,b2 位置分别间断缝合 4 针

术后给予抗感染对症治疗，恢复顺利，于术后 3 日出院。嘱患者院外休养，1 个月内减少活动，多饮水，忌饮酒及刺激性食物。术后 1 个月开始同房，同房次数每周大于等于 2 次。

术后 3 个月（2012 年 1 月 31 日），患者于外院检查精液：体积 3.3ml，密度 5.5×10^8/ml，A 级 39%，B 级 16%，C 级 12%。2012 年 5 月，患者妻子自然受孕，并于 2013 年 2 月顺产 1 女婴。

四、最后诊断

梗阻性无精子症。

五、专家点评

无精症是一种男性常见疾病，男性人群中患病率 1% ~ 2%，其中梗阻性无精子症占到 20%，其定义为由于双侧精道梗阻造成的无精症。在梗阻性无精子症中，附睾梗阻占 1/3 ~ 2/3，这些患者中大多可以通过显微镜下输精管附睾吻合术获得精道复通，以致精液中出现精子并恢复正常精液质量，与正常男性一样，可以追求自然受孕，是一种可治愈性疾病。附睾梗阻大多由于既往的附睾炎造成，也有一部分患者原发的附睾某一部分发育不良，造成附睾管管腔狭窄梗阻，并造成梗阻部位之上的附睾出现扩张表现[1]。

梗阻性无精子症患者在进行手术治疗之前，需

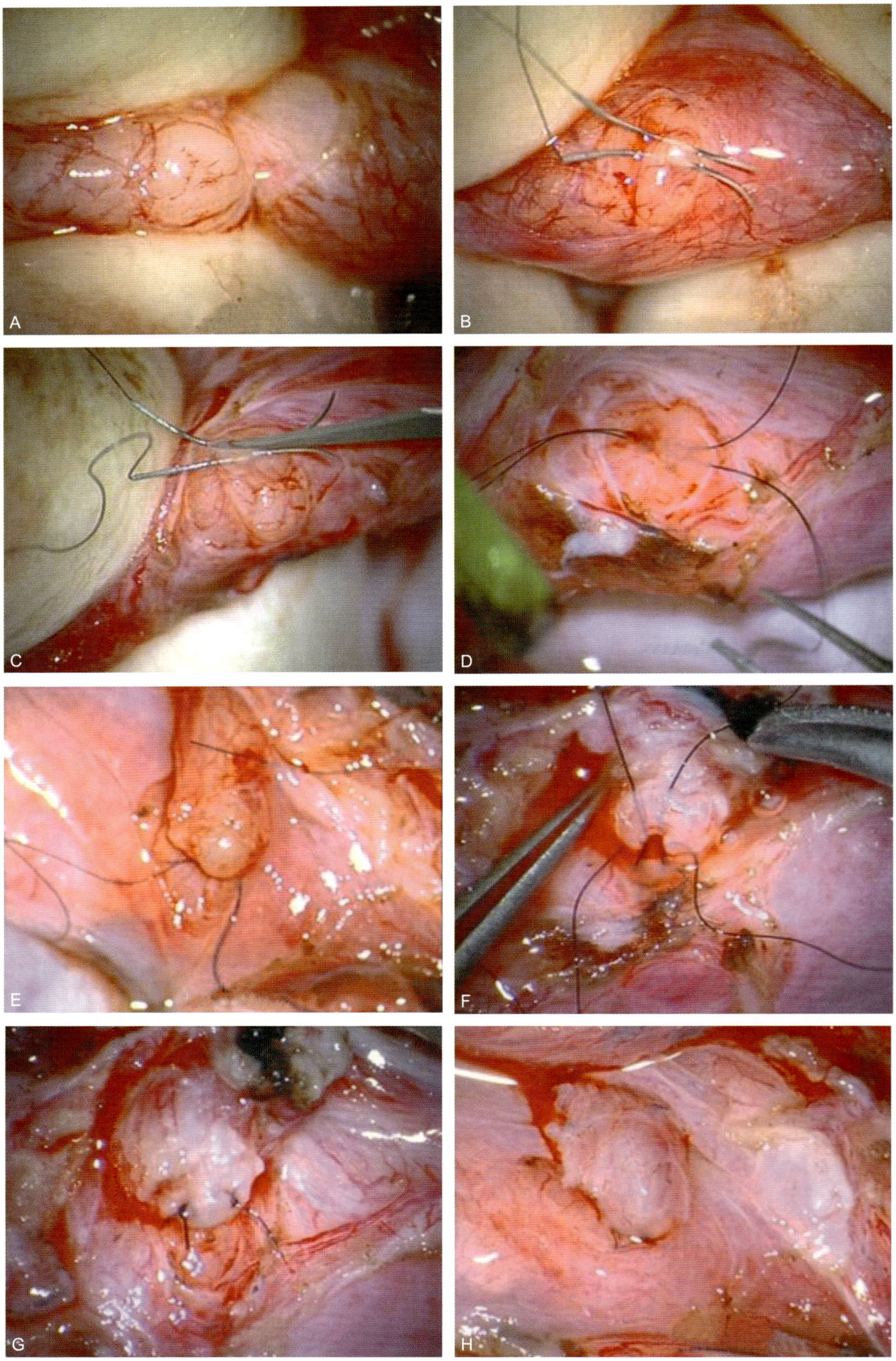

图 8-7-2 术中所见

A. 剪开附睾，近附睾尾端寻找旋窝一侧合适大小的附睾管；B. 10/10 尼龙线横向穿过附睾管；C. 切开附睾管；D. 拔出针体；E. 附睾表面的筋膜下钝性分离出隧道，将远端输精管从隧道内牵出；F. 横向两针套叠法输精管附睾管端 - 侧吻合；G 输精管附睾管端 - 侧吻合后外观；H. 输精管近切缘的浆膜与附睾包膜的切缘缝合固定数针，防止吻合口的张力要进行一些必要的术前检查，包括体格检查、精液常规、阴囊及前列腺精囊超声检查、性激素检查等。

无精症的专科查体非常重要，医生必须亲自进行阴囊触诊，尤其对于手术医生而言此项基础工作绝不能省略。怀疑梗阻的睾丸体积、质地大多正常，不能低于 12 ~ 15ml，因为睾丸体积偏小提示生精功能低下。附睾的触诊尤其关键，医生应该仔细触摸附睾大小及饱满程度，附睾梗阻的无精症患者，通常梗阻部位位于附睾尾部，触诊时经常触及质硬的炎性结节，而在梗阻部位的近端常出现附睾的扩张，表现为触诊饱满感。输精管的触诊也非常重要，必须触及明确的、质韧的输精管，同时排除扩张及串珠样改变，因为输精管扩张增粗可能提示高位精道梗阻或缺如，而串珠样改变也提示曾经有生殖道结核，这些患者输精管管腔通畅多处梗阻，行输精管附睾吻合手术较为困难。

精液常规检查是最常用的男性生育能力评价方法，无精症的确诊需要患者在不同时间段检查 3 ~ 4 次才能明确。附睾梗阻的无精症精液常规通常体积大于 2ml，pH 值 7.0 ~ 8.0，果糖检测阳性。精浆生化检查也很有意义，如 α 糖苷酶，是附睾分泌的一种酶类，如果精液中缺失，也可以帮助定位精道梗阻部位。

阴囊及前列腺精囊超声检查对于梗阻性无精子症而言，其主要目的是为了进一步明确梗阻部位。阴囊超声检查可以明确睾丸体积，附睾由于梗阻的缘故常表现为细网样改变，一些分辨率好的超声设备还能显示出输精管及其管腔，对于精道高位梗阻的患者，输精管超声检查可发现扩张的输精管管腔。前列腺精囊超声检查主要采取经直肠置入超声探头的方式，可以观察精囊、射精管的情况，是排除高位梗阻的主要方式。

输精管造影曾是判断是否存在精道高位梗阻的主要方式，但是由于该检查属于一种有创检查，并有可能造成新的梗阻，近年来已经很少在临床应用。

性激素检查主要评价下丘脑 - 垂体 - 睾丸性腺轴的功能，对于梗阻性无精子症患者而言，由于本身睾丸生精功能正常，促卵泡生成素（FSH）、促黄体生成素（LH）、泌乳素（PRL）、雌二醇（E2）和睾酮（T）均应在正常范围之内，其检查意义可以鉴别非梗阻性无精子症。

该病例患者男性，32 岁，婚后未采取避孕措施不育 6 年，3 年前就诊于外院，多次检查精液未发现精子，睾丸活检病理提示：精曲小管发育良好，可见大量精子形成。提示梗阻性无精子症诊断明确，结合既往 2005 年的急性附睾炎病史，提示附睾梗阻可能性大。专科体检双侧睾丸各约 13ml，质地正常；双侧附睾略饱满，于双侧附睾尾部可及小硬结；双侧输精管于阴囊处可明确触及，无明显增粗及串珠样变。精液检查体积 2.0ml，pH 值 7.5，果糖试验（+），未见精子。性激素检查 FSH、LH、T、E2、PRL 正常。超声检查发现双侧附睾体尾部呈网格样变，双侧精囊大小回声均匀，双侧射精管未及扩张。通过上述针对性的检查，该梗阻性无精子症患者的精道梗阻部位初步定位于附睾。

综合患者病史、既往史、体格检查和各项辅助检查结果后，我们为患者施行了腰麻 - 硬脊膜外联合阻滞麻醉下的显微镜下双侧输精管附睾探查吻合术。对于该手术，我们首先完成的是探查的工作，其目的也是进一步明确精道的梗阻部位。术中我们先用 G24 穿刺针穿刺输精管，通过向远端推注稀释的亚甲蓝液 5ml，行输精管通液试验，推注通畅，同时留置尿管引流尿液，发现由尿管引流出尿液呈蓝染，提示远端精道通畅，也更进一步明确了附睾梗阻。这时我们切开鞘膜，挤出睾丸及附睾，发现附睾饱满，附睾尾部可触及质硬的炎性结节，透过附睾被膜可以清楚地看到扩张的附睾管。考虑到吻合术后精道复通的成功率，我们通常选择靠近附睾尾部的区域探查是否存在精子，因为越靠近附睾尾部，其附睾管越粗大，吻合越确实，复通的概率也越高。在该病例，我们选择在附睾尾部切开附睾管，可以看到浑浊的附睾液持续流出，用无菌载玻片蘸取少许行光学显微镜下（100 ~ 200 倍）寻找，可见大量精子存在，提示从睾丸至此处精道通畅，也提示精道梗阻处位于附睾尾部。

找到了附睾结节近端、远端精道通畅的部位，接下来我们施行了显微镜下的纵向双套叠输精管附睾吻合手术。这一术式由美国学者于 2001 年首先报道了手术效果，其复通率 84%，相对于横向双针、精液池输精管附睾吻合术，效果更好。

术后患者恢复顺利，术后 1 个月恢复性生活，每周 1 ~ 2 次，术后 3 个月复查精液常规，其密度活力基本恢复正常，术后半年其妻子自然受孕，并足月顺产 1 女婴。

再回溯患者病史，曾经行 4 个周期 ICSI 助孕，均未成功，如果一开始先行男方的输精管附睾吻合手术，很有可能避免ICSI助孕治疗。对于男性梗阻性无精子症，尤其梗阻部位位于附睾的患者，该手术与目前应用普遍的体外受精（in-vitro fertilisation，IVF）、ICSI等助孕技术相比，具有诸多优势，比如花费低、重复性强、不涉及女方等，更重要的一点：这种手术可以治愈梗阻性无精子症，使患者重新获得精道的通畅，并有可能实现配偶的自然受孕，这是任何其他治疗方式无法得到的预后。

参考文献

1. Marc Goldstein. Surgical Management of Male Infertility// Wein AJ, Kavoussi LR. Campbell-Walsh urology. 10 ed. Philadelphia: Elsevier Inc, 2012, 649-687.

8-8 精索静脉曲张

一、临床资料

【病史】

男性患者，27岁，已婚，未育。主因“左侧阴囊坠胀不适2年”来诊。2年前出现久站或剧烈运动后左侧阴囊坠胀不适，平卧后症状可缓解。左侧睾丸下垂较右侧明显。

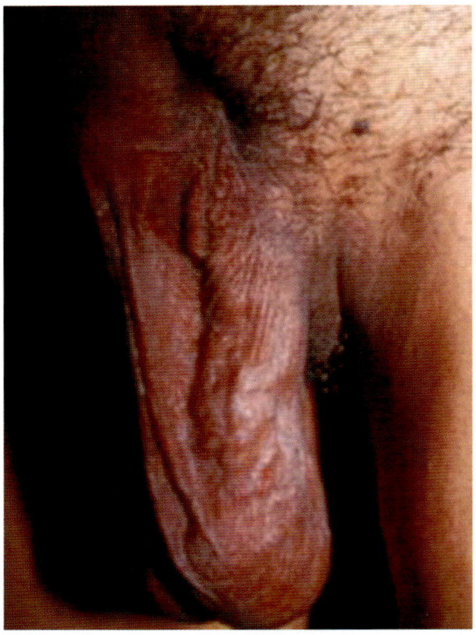

图 8-8-1 Ⅲ级精索静脉曲张

【体格检查】

体温37.1℃，心率68次/分，呼吸18次/分，血压120/80mmHg；心、肺查体未见明显异常；阴茎发育正常。左侧阴囊下垂，可见蚯蚓样血管团（图8-8-1），触诊可及曲张血管，左侧睾丸约12ml，附睾和输精管未及异常。右侧睾丸约15ml，附睾和输精管未触及异常，精索未触及曲张静脉。

【辅助检查】

（1）实验室检查：性激素5项：总睾酮4.1ng/ml，FSH 3.6 mIU/ml。精液常规：精子密度32.3×10^6/ml（正常参考值>20×10^6/ml），精子活力（a+b）18%（正常参考值>50%），畸形率84%（正常参考值<85%）。余项目正常。胸片、ECG正常。

（2）阴囊超声：左侧睾丸12ml，左侧精索静脉最大管径0.34cm，屏气后最大管径0.45cm，可见反流；右侧睾丸16ml，右侧精索静脉最大管径0.21cm，屏气后最大管径0.23，未见反流（图8-8-2）。诊断：左侧精索静脉曲张。

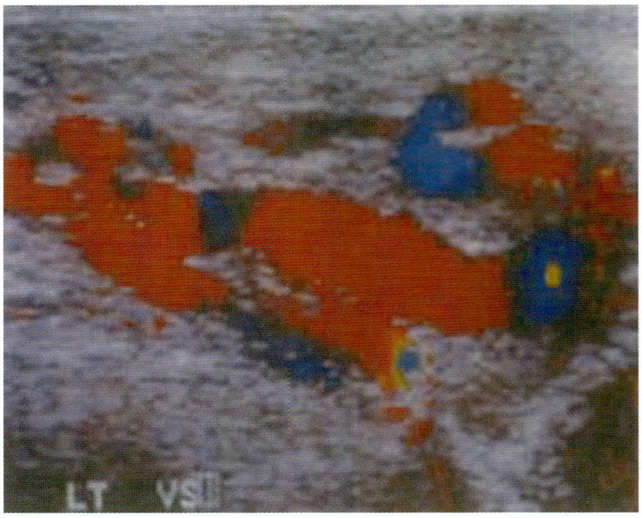

图 8-8-2 B超可见扩张的静脉

【初步诊断】

左侧精索静脉曲张（Ⅲ级）。

二、病例讨论

【鉴别诊断】

（1）精索静脉曲张：根据病史、体格检查及阴囊超声结果可明确诊断。

（2）睾丸鞘膜积液：精索静脉曲张的患者阴囊内可触及柔软的团块，有可能误认为睾丸鞘膜积液。但睾丸鞘膜积液一般为囊性，睾丸触及不清，B 超可以明确诊断。

【治疗方案】

显微镜下左侧精索静脉结扎术。

三、手术及术后恢复情况

在手术室腰麻下行显微镜下左侧精索静脉结扎术。在外环下做斜切口，长约 3cm，切开皮下组织，游离精索，提出睾丸，结扎并切断睾丸引带静脉和精索外静脉分支。剥除睾丸鞘膜表面粗大静脉。切开精索外筋膜和提睾肌筋膜，将输精管及周围血管丛分离，在其上方垫以乳胶片，保护输精管及血管丛（图 8-8-3）。移入手术显微镜，在 10～16 倍下分离精索内静脉，双线结扎并切断，电凝细小的静脉分支。游离并保护睾丸动脉及淋巴管。结扎彻底后仅保留睾丸动脉、淋巴管和输精管及周围血管丛（偶尔可保留精索神经）（图 8-8-4）。逐层缝合。术后第 2 天出院。手术过程参见视频 8-8-1。

V8-8-1

视频 8-8-1

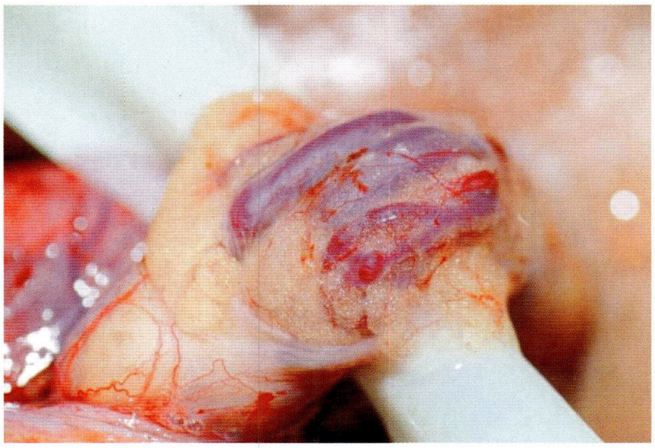

图 8-8-3 切开精索筋膜显露精索内血管

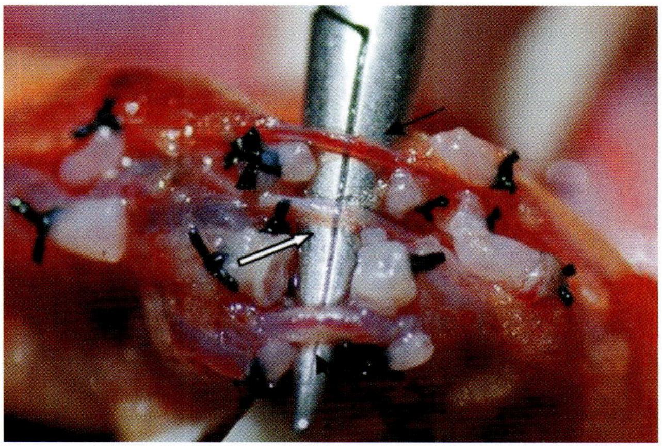

图 8-8-4 保留的睾丸动脉和淋巴管（黑色箭头所示为动脉，白色箭头所示为淋巴管）

术后 1 个月患者门诊复查，诉阴囊不适症状缓解。3 个月复查精液常规，精子密度 45×10^6/ml（正常参考值 >20×10^6/ml），精子活力（a+b）58%（正常参考值 >50%）。

四、最后诊断

左侧精索静脉曲张（Ⅲ级）。

五、专家点评

精索静脉曲张是导致男性不育的常见疾病，在普通人群中发病率约为 15%，而在原发性不育中发生率可高达 35%，继发性不育中达 75%[1]。精索静脉曲张被认为是男性不育中可手术治疗的最常见原因[2]，但精索静脉曲张引起生精功能受损的确切机制仍不清楚。许多研究已经证实，精索静脉结扎可以明显改善患者的精液质量，提高配偶的怀孕率[3-4]。精索静脉结扎的术式较多，有腹膜外的高位结扎、经腹股沟结扎、腹腔镜下结扎和显微镜下结扎。目前认为显微镜下精索静脉结扎术的术后并发症最少，术后配偶怀孕率最高，可作为精索静脉曲张治疗的“金标准”[5]。但在国内，泌尿外科医生还是最常采用腹腔镜下精索静脉结扎术治疗精索静脉曲张，而对显微镜下精索静脉结扎术的报道较少。

美国泌尿外科协会（American Urological Association，AUA）和欧洲泌尿外科协会（European Association of Urology，EAU）推荐对有临床症状的精索静脉曲张同时伴精液质量异常的患者进行精索静脉结扎术[6-7]。青少年有临床可触及的精索静脉曲张伴同侧睾丸体积缩小时也建议进行手术。除了精液质量异常外，精索静脉曲张还可导致精子 DNA 质量异常、睾丸萎缩、睾酮分泌减少和睾丸疼痛，在有这些情况时，尤其是对睾丸功能有进行性损伤时也建议进行精索静脉结扎。

精索静脉曲张手术是否比保守观察的自然怀孕率更高一直存在争议。2009 年的循证医学数据库得出的结论是没有证据表明精索静脉曲张治疗可以改善配偶的怀孕率[8]，但这个荟萃分析受到了质疑，因为它纳入了几个针对精液正常和亚临床型精索静脉曲张的研究[9]。近年来，一项包含 4 个随机对照研究的荟萃分析表明精索静脉结扎术对不明原因的少、弱精子症有改善作用[10]。Marmar 等[11]针对精液异常合并临床型精索静脉曲张患者进行的一项荟萃分析发现精索静脉结扎可以改善患者的怀孕率。另一项包含 14 篇文献的荟萃分析也显示，无论选择何种手术方式，精索静脉结扎都可明显改善精液质量[4]。多数研究认为精索静脉结扎可以改善不育症男性的精液质量，因此，AUA、EAU 和中华医学会泌尿外科学分会都推荐对合并精液质量异常和有临床症状精索静脉曲张的男性不育症患者应该进行精索静脉结扎术[6-7, 12]。

参考文献

1. Goldstein M. Surgical management of male infertility // Wein A, Kavoussi LR, Novick AC, et al. Campbell-Walsh Urology. Philadelphia: Elsevier Saunders, 2012: 648–687.
2. Redmon JB, Carey P, Pryor JL.Varicocele ——the most common cause of male factor infertility. Hum Repro Update, 2002, 8 (1): 53-58.
3. Abdel-Meguid TA, Al-Sayyad A, Tayib A, et al. Does varicocele repair improve male infertility? an evidence-based perspective from a randomized. Controlled Trial. Eur Urol, 2011, 59(3): 455-461.
4. Schauer I, Madersbacher S, Jost R, et al. The impact of varicocelectomy on sperm parameters: a meta-analysis. J Urol, 2012, 187(5): 1540-1547.
5. Mehta A, Goldstein M. Microsurgical varicocelectomy: a review. Asian J Androl, 2013, 15(1): 56-60.
6. The Male Infertility Best Practice policy Committee of the American Urological Association and The Practice Committee of the American Society for Reproductive Medicine: Report on varicocele and infertility. Fertil Steril, 2004, 82 (Suppl 1): 142–145.
7. Jungwirth A, Giwercman A, Tournaye H, et al, European Association of Urology Working Group on Male Infertility. European Association of Urology guidelines on Male Infertility: the 2012 update. Eur Urol, 2012, 62(2):324-332.
8. Evers JL and CollinsaJA. Surgery or embolisation for varicocele in subfertile men. Cochrane Database Syst Rev, 2004, 3: CD000479.
9. Ficarra V, Cerruto MA, Liguori G, et al. Treatment of varicocele in subfertile men: the Cochrane review—a contrary opinion. Eur Urol, 2006, 49(2): 258–263.
10. Baazeem A, Belzile E, Ciampi A, et al. Varicocele and male factor infertility treatment: a new meta-analysis and review of the role of varicocele repair. Eur Urol, 2011, 60(4): 796–808.
11. Marmar JL, Agarwal A, Prabakaran S, et al. Reassessing the value of varicocelectomy as a treatment for male subfertility with a new meta-analysis. Fertil Steril, 2007, 88(3): 639–648.
12. 那彦群, 叶章群, 孙光, 主编. 中国泌尿外科疾病诊断治疗指南手册(2011版), 北京: 人民卫生出版社, 478-488.

8–9 精索静脉曲张

一、病例摘要

【病史】

男性患者，25 岁，半年前无明显诱因出现左侧阴囊坠胀不适感，长久站立及活动后症状加重，休息后减轻，间断伴阴囊疼痛感，不伴腰痛、尿频、尿急、尿痛等不适。半年前就诊外院，行阴囊 B 超提示“左侧精索静脉曲张”，行精液检查提示：精子密度 4.4×10^6/ml，a 级 9.41%、b 级 21.25%、c 级 20.20%、d 级 49.14%。现为求进一步治疗入院。

既往体健。结婚 1 年余，配偶体健，未避孕未育。

【体格检查】

双肾区无异常隆起，双肾区无叩痛，双输尿管走行区无压痛，膀胱未充盈，耻骨上区无压痛。外生殖器发育正常，阴毛呈正常男性分布，尿道外口无红肿及异常分泌物，阴囊无红肿，阴囊内未触及包块，右侧睾丸大小约 15ml，未触及右侧精索静脉曲张，Valsalva 试验阴性；左侧睾丸大小约 12ml，可见精索静脉呈迂曲扩张状，Valsalva 试验阴性。双侧附睾未触及结节，双侧输精管未触及异常。直肠指诊：前列腺大小正常，质韧，表明光滑无结节，中央沟存在，指套退出无血染。

【辅助检查】

（1）泌尿系 B 超：双肾、输尿管、膀胱未见明显异常。

（2）生殖系 B 超：前列腺大小 4.2cm × 3.0cm × 3.8cm，体积 25.9ml。右侧睾丸体积 15ml，回声均匀，内部结构、血流未见异常声像图；附睾头探及无回声区，余未见异常声像图；精索静脉最大管径 0.2cm，未探及血流。左侧睾丸体积 12ml，回声均匀，内部结构、血流未见异常声像图；附睾未见异常声像图；精索静脉呈迂曲扩张改变，最大管径 0.32cm，未探及血流，屏气后可探及血流，最大管径 0.38cm。

【初步诊断】

左侧精索静脉曲张；少、弱精症。

二、病例讨论

【鉴别诊断】

继发性精索静脉曲张：多为肾肿瘤或其他肿瘤压迫肾静脉引起，患者青年男性，无肿瘤病史，行泌尿系 B 超未见肿瘤，故考虑该诊断可能很小。

【治疗方案】

患者青年男性，左侧精索静脉曲张诊断明确，有阴囊坠胀不适症状，且婚后未避孕未育，精液检查提示少、弱精症，有手术指征。目前精索静脉结扎手术主要有 3 种方式（注：除此之外还有硬化剂注射等方式）：①高位精索静脉结扎术。②腹腔镜精索静脉结扎术。③显微镜下精索静脉结扎术。充分告知患者 3 种手术方案各自利弊后，患者选择行显微镜下左侧精索静脉结扎术。

三、手术及术后恢复情况

麻醉满意后，常规消毒铺单。选择外环下切口，用手术刀切开皮肤约 2cm，电刀切开真皮层和皮下脂肪组织，注意避免损伤精索。用皮肤拉钩分开深筋膜，继续用拉钩或者组织剪分离深筋膜。到达精索层面时迅速找到精索。钝性分离精索表面与周围的脂肪组织，使得精索能够暴露在皮肤切口上方。用手指轻轻的分离精索，使精索完全与周围组织分开。在游离出精索后，用引流条垫在下方。在显微镜下，用电刀分离切开精索外筋膜、提睾肌和精索内筋膜。分离并结扎精索内的静脉，保留动脉和淋巴管。精索内动脉在静脉丛中的分布有规律，通常与静脉或淋巴管伴行。一旦将包含动脉的血管束游离出来以及将精索大致分离后，再仔细分离单个的血管束。在完全分离精索内筋膜下的血管结构并保留了输精管、输精管血管、淋巴管和精索内动脉之后，再处理精索筋膜和提睾肌上的静脉。最后逐层缝合精索外筋膜、提睾肌、皮下及皮肤。手术过程参见视频 8-8-1。

V8-8-1

视频 8-8-1

患者术后恢复良好，无并发症发生。术后 6 小时开始正常饮食，术后第 2 天出院。随访半年，患者阴囊坠胀症状消失，无复发。9 个月时随访患者妻子已怀孕。

四、最终诊断

左侧精索静脉曲张。

五、专家点评

精索静脉曲张可定义为蔓状静脉丛静脉的扩张或迂曲。精索静脉曲张在人群中的发病率大约为 15%，在初发的不育患者中发病率为 40%，而在继发性不育患者中发病率更高。精索静脉曲张是男性因素不育的最常见和可治疗的病因 [1-3]。Tulloch 在 1955 年首次针对生育力低下男性的精索静脉曲张进行了研究和治疗 [4]。以前，许多研究者认为精索静脉曲张的治疗只具有美容效果，或仅能够阻止睾丸的进一步损伤。从那以后，许多研究证明精索静脉曲张的手术治疗能够改善精液参数，提高受孕率。

精索静脉曲张影响精子生成或睾丸功能的确切机制尚不明确。引起睾丸功能下降的可能原因包括精索内静脉反流造成睾丸局部温度升高，减弱了睾丸与体温 / 直肠温度的差异，以及活性氧 / 氧化应激的影响。其他理论包括自身免疫疾病和肾上腺激素反流入蔓状静脉丛。在这些机制中，温度的影响可能是最大的，而且有证据表明结扎精索静脉之后睾丸的温度降低[5-8]。

精索静脉曲张可能造成 3 种后果：降低精子数量 / 质量，减弱睾丸的内分泌功能，以及疼痛。因此精索静脉曲张行精索静脉结扎术的绝对适应证是：①伴有明显的阴囊坠胀或疼痛症状；②伴有精子活力低、精子密度低；③伴有睾丸萎缩。而手术方法主要有以下几种（注：除此之外还包括经皮栓塞或硬化剂注射治疗）：①高位精索静脉结扎术。②腹腔镜精索静脉结扎术。③显微镜下精索静脉结扎术[9-12]。近年来，传统的高位精索静脉结扎术在临床应用已经越来越少。目前的手术方式主要显微镜或经腹腔镜途径。最近的随机临床试验表明开放手术、腹腔镜手术和显微镜手术在术后怀孕率和精液质量改善方面结果相近，但是显微镜外环下精索静脉结扎术后的复发率和睾丸鞘膜积液发生率最低，其他作者也得到了同样的结论。对于显微镜外环下精索静脉结扎术，术后精索静脉曲张的复发率小于 1%，鞘膜积液的发生率也小于 1%。非显微镜手术术后最常见的并发症包括精索静脉曲张未改善和复发（5%～20%），以及鞘膜积液形成（3%～39%）[13]。

尽管目前关于精索静脉结扎手术能否提高精液质量仍有争议，但精索静脉结扎术在男性不育方面的作用仍然值得重视。目前显微镜外环下精索静脉结扎术并发症发生率很低，手术创伤很小，部分患者精液参数能够得到改善，并有希望自然受孕。显微镜下精索静脉结扎术是一种创伤小、安全、有效的手术方式。

参考文献

1. Gorelick JI, Goldstein M. Loss of fertility in men with varicocele. Fertil Steril, 1993, 59(3):613–616.
2. Medicine, A.U.A.a.A.S.f.R. Report on varicocele and infertility. http://www.auanet. org (2001). Accessed 9 Jan 2011.
3. Dubin L, Amelar RD. Etiologic factors in 1294 consecutive cases of male infertility. FertilSteril, 1971; 22(8): 469–474.
4. Tulloch WS. Varicocele in subfertility; results of treatment. Br Med J, 1955, 2(4935): 356–358.
5. Wright EJ, Young GP, Goldstein M. Reduction in testicular temperature after varicocelectomyin infertile men. Urology, 1997; 50(2): 257–259.
6. Dada R, Gupta NP, Kucheria K. Spermatogenic arrest in men with testicular hyperthermia.Teratog Carcinog Mutagen, 2003, Suppl 1: 235–243.
7. Jung A, Schuppe HC. Influence of genital heat stress on semen quality in humans. Andrologia, 2007,39(6):203–215.
8. Pryor JL, Howards SS. Varicocele. Urol Clin North Am, 1987, 14(3): 499–513.
9. Goldstein M, et al. Microsurgical inguinal varicocelectomy with delivery of the testis: anartery and lymphatic sparing technique. J Urol, 1992, 148(6): 1808–1811.
10. Ramasamy R, Schlegel PN. Microsurgical inguinal varicocelectomy with and without testicular delivery. Urology, 2006, 68(6): 1323–1326.
11. Al-Kandari AM, et al. Comparison of outcomes of different varicocelectomy techniques: openinguinal, laparoscopic, and subinguinal microscopic varicocelectomy: a randomized clinicaltrial. Urology, 2007, 69(3): 417–420.
12. Watanabe M, et al. Minimal invasiveness and effectivity of subinguinal microscopic varico-celectomy: a comparative study with retroperitoneal high and laparoscopic approaches. Int J Urol, 2005, 12(10): 892–898.
13. Homonnai ZT, et al. Varicocelectomy and male fertility: comparison of semen quality andrecurrence of varicocele following varicocelectomy by two techniques. Int J Androl, 1980, 3(4): 447–458.

8–10 输精管结扎术后

一、临床资料

【病史】

患者男性，45 岁，15 年前因为避孕要求在当地行双侧输精管结扎术，术后复查精液常规无精子。1 个月前因为离异后再婚希望再次生育来诊。

【体格检查】

外生殖器发育正常，双侧睾丸大小约 15ml，双侧附睾饱满，双侧输精管可及结节。

【辅助检查】

（1）性激素：总睾酮 4.1ng/ml，FSH 3.5mIU/ml。

（2）精液常规：未见精子。

（3）阴囊超声：B 超见双侧睾丸 15ml，双侧附睾可见网格样改变。

【初步诊断】

双侧输精管结扎术后。

二、病例讨论

【鉴别诊断】

（1）输精管结扎术后：患者 15 年前曾因为绝育行输精管结扎术，体检可发现双侧输精管结节，精液常规未发现精子，该诊断明确。

（2）附睾梗阻：附睾梗阻是梗阻性无精子症中最常见的，输精管结扎 15 年以上者有近 60% 可发生附睾梗阻，该患者体检可发现双侧附睾饱满，需要术中探查才能明确有无附睾梗阻。

【治疗方案】

显微镜下双侧输精管吻合术。

三、手术及术后恢复情况

采用腰麻 - 硬脊膜外联合阻滞麻醉，在右侧阴囊做纵切口，将睾丸挤出切口外，将精索游离至阴囊根部。找见输精管结节，向上下分别游离 3cm，在结节两端分别切断输精管，检查附睾端流出的液体可见精子，精囊端通液试验证实通畅。用输精管固定钳固定拉拢两个输精管断端，分别标记缝合点（图 8-10-1），先缝合管腔上半部分 3 层，分别是黏膜层、肌层和浆膜层，每层 3 针（图 8-10-2，图 8-10-3），然后翻转输精管固定钳，缝合另一半（图 8-10-4，图 8-10-5）。缝合输精管鞘膜（图 8-10-6）。手术过程参见视频 8-10-1。

V8-10-1

视频 8-10-1

术后 1 个月复查精液常规，密度 2×10^6/ml。术后 3 个月复查精液常规，精子密度 36×10^6/ml，活力 34%。术后 10 个月患者配偶怀孕。

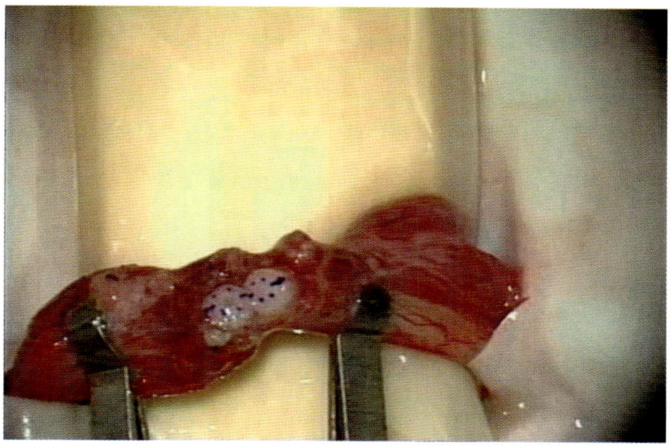

图 8-10-1　标记吻合位置

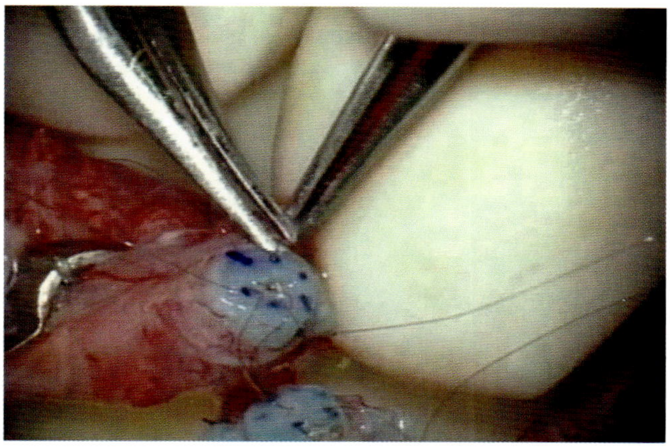

图 8-10-2　吻合黏膜层

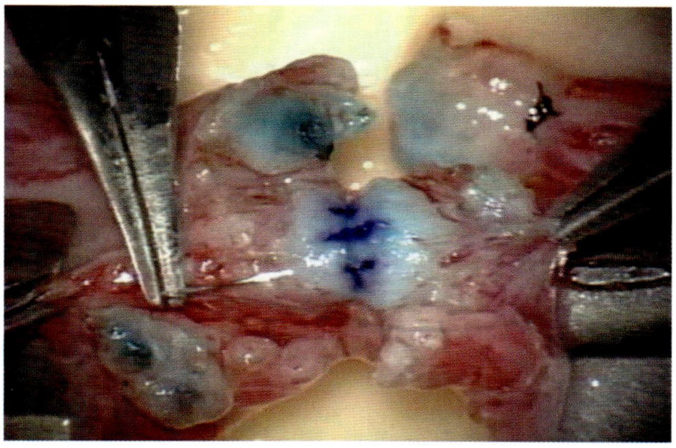

图 8-10-3　吻合肌层

四、最终诊断

双侧输精管结扎术后。

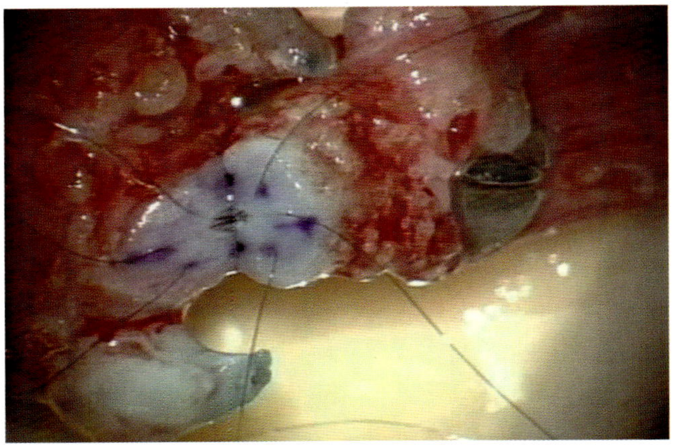

图 8-10-4　吻合对侧黏膜层

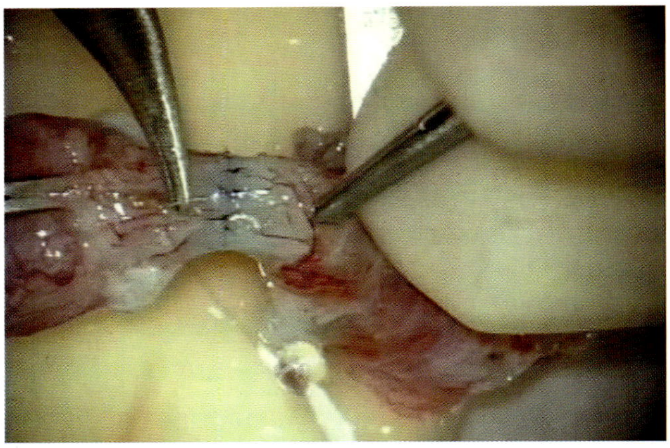

图 8-10-5　吻合对侧肌层

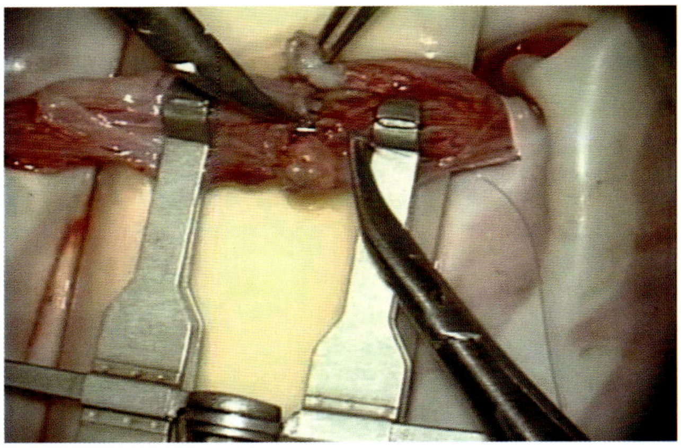

图 8-10-6　缝合鞘膜

五、专家点评

输精管结扎术是西方国家常见的男性避孕方式，在美国每年有 500 000 例输精管结扎病例，据估计有近 6%～8% 的输精管结扎患者要求复通[1]，显微镜下输精管吻合术后复通率和怀孕率较高，许多大样本的研究证实显微镜下输精管吻合术后的复通率一般为 75%～85%，怀孕率为 45%～70%[2-3]。从而该术成为治疗输精管梗阻效价比最高的方法。近年来随着我国显微外科技术的开展，显微镜下输精管吻合术逐渐取代传统的肉眼下输精管吻合术，但目前国内对显微镜下输精管吻合术治疗输精管梗阻尚无报道。

影响显微镜下输精管吻合术后复通的因素除了显微外科手术技术外，还有输精管梗阻时间。1991 年一个输精管输精管吻合小组分析了 1469 例显微镜下输精管输精管吻合术复通的结果，平均再通率为 86%，配偶怀孕率为 52%。其中输精管梗阻时间短于 3 年、4～8 年、9～14 年的术后复通率分别为 97%、88% 和 79%，而梗阻时间超过 15 年者术后复通率仅为 71%[2]。但也有研究认为，输精管梗阻时间长短不影响术后的复通率，但影响配偶的怀孕率，梗阻超过 15 年的患者复通后配偶怀孕率仅为 44%，而 15 年以下者怀孕率 >80%[4]。在我们的研究中，输精管梗阻在 15 年以内的复通率为 84%，而梗阻时间超过 15 年的复通率为 64%，接近国外报道的结果。但 2 组的怀孕率远低于国外报道，这可能与配偶年龄有关[5]，因为该组患者中多数为再婚后要求生育，配偶年龄偏大。另一个原因可能与长期的输精管梗阻造成睾丸生精功能降低有关[6]。因此，我们也认为长时间的输精管梗阻（>15 年）可影响术后的复通率和配偶怀孕率。

长时间的输精管梗阻可能造成附睾梗阻，输精管结扎术后是欧美国家附睾梗阻最常见的原因。Fuchs 和 Burt[7] 报道当输精管结扎 15 年以上者有 62% 需要行双侧或单侧的输精管附睾吻合术。在输精管吻合术过程中出现下列情况时需考虑进行输精管附睾吻合术：近端输精管内流出的液体稠厚、呈糨糊状，没有精子；流出的液体似奶油样，仅含有细胞碎片；断端挤出乳状物但没有液体流出，反复生理盐水冲洗未见精子[8]。David 等采用数学模型来计算输精管吻合术中进行输精管附睾吻合术的可能性，以便术前推测并告知患者[9]，发现梗阻时间和精子肉芽肿可很好的预测术中行输精管附睾吻合术的可能。因此，手术医生应该同时具备输精管吻合和输精管附睾吻合的手术技术[10]。在我们的患者中，输精管梗阻 10 年以上者中有 6 例患者行单侧或双侧输精管附睾吻合术，而 10 年以下者中仅有 1 例行单侧输精管附睾吻合术。

显微镜下输精管附睾吻合术后复通率较高，我们的经验证实术后复通率可达 70% 以上[11]，尤其附睾体尾部吻合的成功率更高，可达 80% 以上[12]。输精管结扎引起的附睾梗阻的部位多位于附睾尾部，附睾管管径较大，便于吻合，因此手术成功率更高。

总之，显微镜下的输精管吻合术是治疗输精管梗阻的有效方法。输精管梗阻时间影响着术后复通率。

参考文献

1. Potts JM, Pasqualotto FF, Nelson D, et al. Patient characteristics associated with vasectomy reversal. J Urol, 1999, 161: 1835-1839.
2. Belker AM, Thomas AJ Jr, Fuchs EF, et al. Results of 1,469 micro-surgical vasectomy reversals by the Vasovasostomy Study Group. J Urol, 1991, 145: 505-511.
3. Chan PT, Goldstein M. Superior outcomes of microsurgical vasectomy reversal in men with the same female partners. Fertil Steril, 2004, 81: 1371-1374.
4. Boorjian S, Lipkin M, Goldstein M. The impact of obstructive interval and sperm granuloma on outcome of vasectomy reversal. J Urol, 2004, 171:304-306.
5. Kolettis PN, Sabanegh ES, Nalesnik JG, et al. Pregnancy outcomes after vasectomy reversal for female partners 35 years old or older. J Urol, 2003, 169: 2250-2252.
6. Shirishi K, Naito K, Yoshida K. Vasectomy impairs spermatogenesis through germ cell apoptosis mediated by the p53-Bax pathway in rats. J Urol, 2001, 166,1565-1571.
7. Fuchs EF, Burt RA. Vasectomy reversal performed 15 years or more after vasectomy: Correlation of pregnancy outcome with partner age and with pregnancy results of in vitro fertilization with intracytoplasmic sperm injection. Fertil Steril, 2002, 77: 516-519.
8. Goldstein M. Surgical management of male infertility.//Wein A, Kavoussi LR, Novick AC, et al. Campbell-Walsh Urology, 11E. Philadelphia: Elsevier Saunders, 2012: 648–687.
9. David MF, Michael WK, Jesse NM, et al. Lipshultz. Nomogram to preoperatively predict the probability of requiring epididymovasostomy during vasectomy reversal. J Urol, 2012, 187: 215-218.
10. Chawla A, O' Brien J, Lisi M, et al. Should all urologists performing vasectomy reversals be able to perform vasoepididymostomies if required? J Urol, 2004, 172: 1048-1050.
11. 彭靖,袁亦铭,张志超, 等. 显微镜下输精管附睾吻合术治疗梗阻性无精子症的初步效果 中华泌尿外科杂志, 2009, 30:710-713.
12. Peng J, Yuan YM, Zhang ZC, et al. Patency rates of microsurgical vasoepididymostomy for patients with idiopathic obstructive azoospermia: a prospective analysis of factors associated with patency--single-center experience. Urology, 2012, 79: 119-122.

8–11 阴茎屈曲畸形

一、临床资料

【病史】

男性患者，22 岁，勃起时发现阴茎向下弯曲约 45°，性生活时无法插入女性阴道。

【体格检查】

疲软状态下阴茎发育正常，尿道外口位置正常，阴茎海绵体内未触及硬结。

【辅助检查】

阴茎彩色多普勒超声：海绵体内注射前列地尔 10mg，5 分钟后阴茎勃起Ⅳ度，阴茎向腹侧弯曲约 40°，海绵体内及白膜未见异常回声。左侧海绵体动脉收缩期峰值流速（peak systolic velocity，PSV）46cm/s，舒张末期速率（end-diastolic velocity，EDV）0cm/s，RI=1；右侧海绵体动脉收缩期峰值流速（PSV）42cm/s，舒张末期速率（EDV）0cm/s，RI=1。

【初步诊断】

阴茎屈曲畸形。

二、病例讨论

【鉴别诊断】

（1）先天性阴茎屈曲畸形：该患者从开始有勃

起反应即发现阴茎下弯畸形，体检阴茎未发现硬结，因此考虑先天性阴茎屈曲畸形可能。

（2）尿道下裂：尿道下裂患者常合并阴茎下弯畸形，查体尿道外口位置异常，常位于阴茎体部甚至阴茎根部或阴囊。该患者尿道外口位置正常，位于阴茎头顶端。

（3）阴茎海绵体硬结症合并阴茎弯曲：阴茎海绵体硬结症可以导致阴茎弯曲，硬结症多见于有性生活的中老年人，而且体检可以触及阴茎海绵体的硬结，同时可伴勃起疼痛。该患者年轻，没有性生活，无勃起疼痛，体检未发现海绵体硬结。

【治疗方案】

阴茎海绵体白膜折叠术。

三、手术及术后恢复情况

采用阴茎海绵体白膜折叠术。平卧位、腰麻，在冠状沟下方做环形切口，将包皮脱套至阴茎根部，向海绵体内注射前列地尔10μg，阴茎完全勃起起后观察阴茎向腹侧弯曲约40°（图8-11-1）。用亚甲蓝溶液做标记，在两侧海绵体的弯曲顶点及顶点的上下两端分别标记5点。用2-0多股尼龙线在两侧海绵体标记处分别缝合4针（图8-11-2），缝线两两打结，观察阴茎矫正情况，矫正满意后复位包皮（图8-11-3），缝合切口，阴茎加压包扎。如果阴茎不疲软，可以在包扎前向海绵体内注射盐酸去氧肾上腺素0.1～0.2mg。

术后1个月复诊，伤口完全愈合，勃起时阴茎完全伸直，患者对阴茎外形满意。

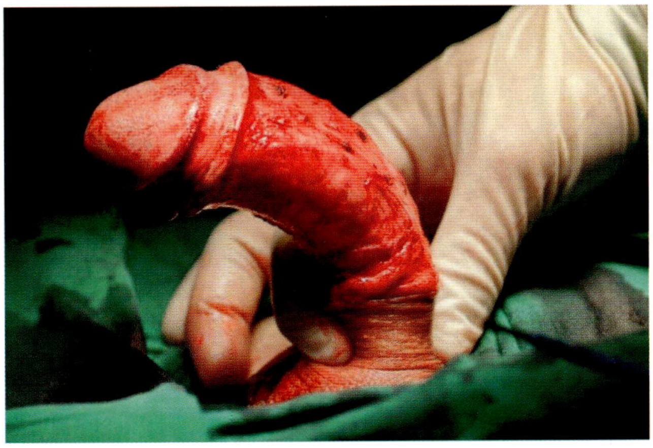

图8-11-1　注射前列地尔10μg阴茎勃起下弯

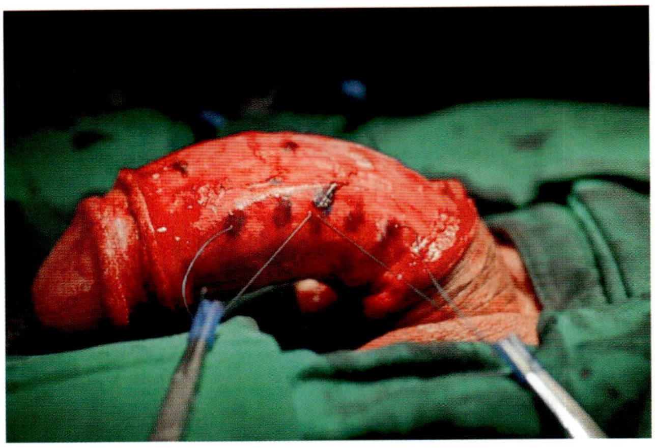

图8-11-2　沿标记点缝合

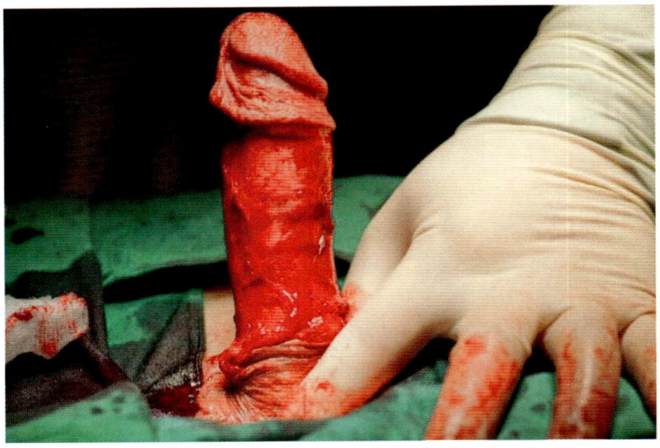

图8-11-3　矫正后阴茎完全伸直

四、最终诊断

阴茎屈曲畸形。

五、专家点评

阴茎屈曲畸形是阴茎常见的畸形，可分为先天性和获得性两种。先天性阴茎屈曲畸形多见于尿道下裂患者，也有部分不合并尿道下裂的先天性屈曲畸形。获得性阴茎屈曲畸形多见于阴茎外伤和阴茎海绵体硬结症患者，因为海绵体白膜纤维化斑块导致阴茎弯曲。

先天性阴茎屈曲畸形通常表现为腹侧弯曲或腹侧弯曲伴旋转。此类患者阴茎的长度比一般人群的阴茎平均长度更长。阴茎屈曲畸形的治疗根据屈曲程度来决定，阴茎屈曲严重影响性生活者可以手术治疗。手术治疗方式主要分为两种：①在腹侧白膜做横行切口并填以自体组织来延长阴茎腹侧部分；②提起血管神经束，在海绵体背侧椭圆形切除部分白膜组织，缝合缺损来缩短阴茎背侧（Nesbitt 术式）[1]。由于先天性屈曲畸形的患者阴茎勃起大小不是问题，因此多采用第二种术式。该术式恢复时间更短，不用考虑移植物的可变性，虽然不常见，移植物常可导致移植物诱导的静脉闭塞性功能障碍。Baskin 和 Lue 发明了海绵体白膜多重折叠术[2]，大大简化了手术过程。多重折叠术有如下优点：不用分离神经血管束或尿道海绵体，避免了并发症（如阳痿和尿道损伤）；可以在局麻下进行，并在 30 分钟内完成操作；缝线洞穿海绵体不太可能，因为海绵体的背侧最厚，因此是海绵体最强有力的区域；容易确定海绵体是否伸直，因为整个手术过程阴茎处于勃起状态。缺点有可以摸到不可吸收线的小结；术后可能需要抽血或注射去氧肾上腺素以防止阴茎异常勃起。2000 年在世界卫生组织的一个咨询委员会上，硬结症和先天性阴茎屈曲畸形委员会同意对于绝大多数的先天性阴茎屈曲畸形最好采用白膜折叠或海绵体成形术，而不是移植物技术[3]。

参考文献

1. Nesbit RM. Congenital curvature of the phallus. Report of three cases with description of corrective operation. J Urol, 1965, 93: 230-232.
2. Baskin LS, Lue TF. The correction of congenital penile curvature in young men. Br J Urol, 1998, 81(6): 895-899.
3. Jardin A, Wagner G, Khoury S, et al. Erectile Dysfunction. First International Consultation on Erectile Dysfunction. Co-sponsored by World Health Organization, International Society for Impotence Research, and Société Internationale d'Urologie, Paris, July 1-3, 1999. United Kingdom: Health Publications, 2000.

8-12 阴茎异常勃起

一、临床资料

【病史】

患者男性，45 岁。主因“阴茎持续勃起 72 小时”来诊。72 小时前出现阴茎持续勃起，不能疲软，于外院予阴茎海绵体内注射“间羟胺”及海绵体穿刺抽血治疗效果不佳，伴阴茎疼痛，无排尿困难、无肉眼血尿。既往高脂血症，于外院静脉输注“藻酸双酯钠”2 次，剂量不详，饮食无特殊习惯。

【体格检查】

体温 37.5℃，心率 70 次 / 分，呼吸 21 次 / 分，血压 130/90mmHg；心、肺查体未见明显异常；阴茎Ⅳ勃起（图 8-12-1），皮下可见淤血，阴茎触痛明显，无肌紧张。其余未见异常。

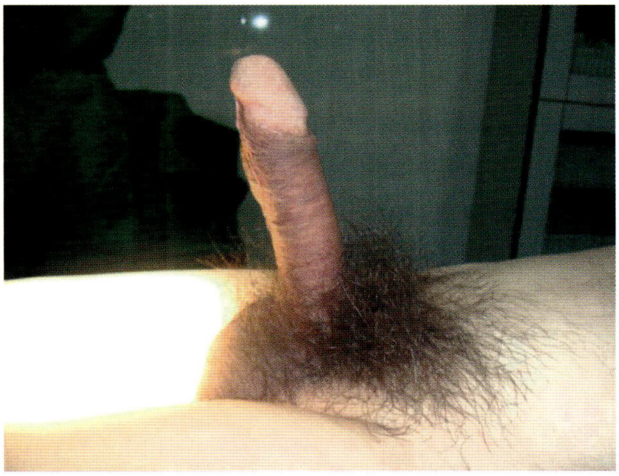

图 8-12-1 缺血性阴茎异常勃起

【辅助检查】

（1）实验室检查：血白细胞 9.5×10^9/L，血红蛋白 110g/L；尿常规正常；三酰甘油 15.6mmol/L（0.56~1.7mmol/L），总胆固醇 6.83mmol/L（3.4~5.2mmol/L），余项目正常；胸片、ECG正常。

（2）阴茎海绵体血气分析：抽出暗黑色血液，pH 值 6.8，PCO_2 114.2mmHg，PO_2 10.4mmHg。

（3）阴茎彩色多普勒超声：两侧阴茎海绵体内未见血流（图 8-12-2）。

【初步诊断】

阴茎异常勃起（低流量型）。

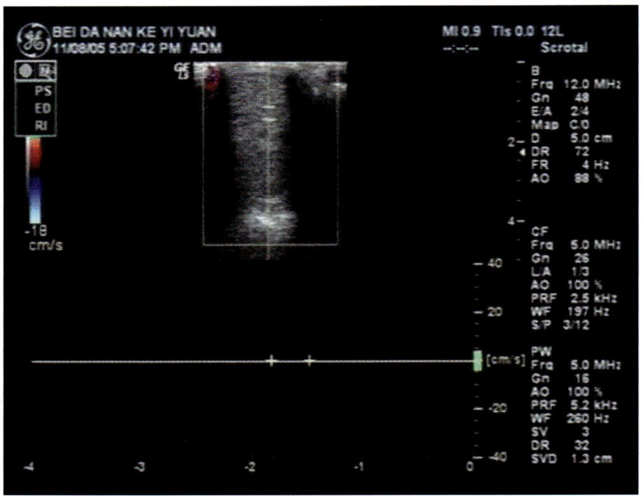

图 8-12-2　海绵体动脉未见血流

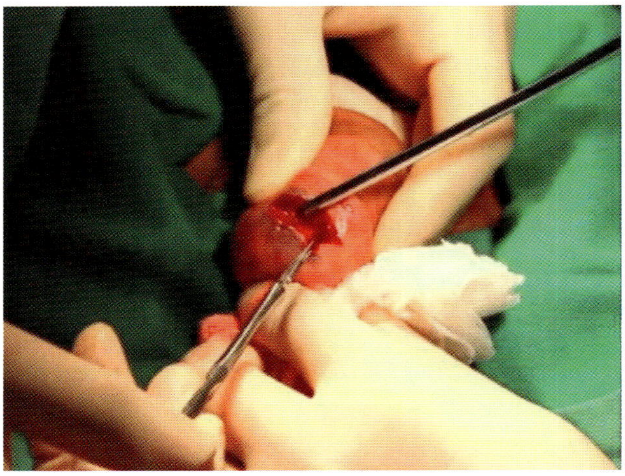

图 8-12-3　用尖刀片切开双侧海绵体

二、病例讨论

【鉴别诊断】

（1）低流量型阴茎异常勃起：根据病史、阴茎海绵体内血气分析结果及阴茎彩超结果可明确诊断。

（2）高流量型阴茎异常勃起：该型异常勃起患者都有会阴部骑跨伤史，阴茎多为Ⅱ ～ Ⅲ级勃起，阴茎海绵体血气分析证实为动脉血，阴茎彩超可发现动静脉瘘，因此该患者可以排除高流量型异常勃起的可能。

【治疗方案】

阴茎头阴茎海绵体分流术。

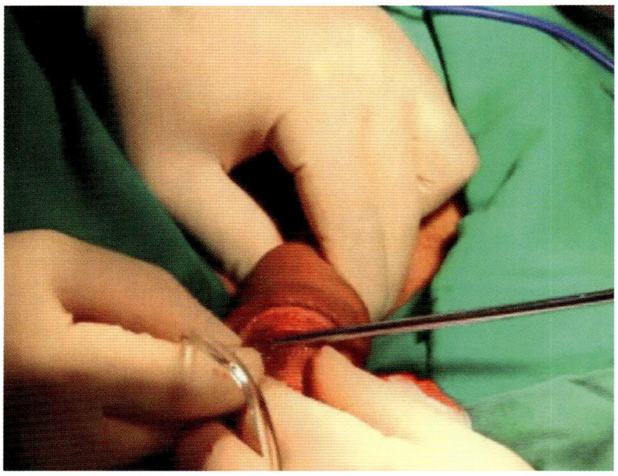

图 8-12-4　生理盐水冲洗海绵体腔

三、手术及术后恢复情况

急诊在手术室腰麻下行阴茎头阴茎海绵体分流术。在阴茎头横行切开约 3cm，分离至阴茎海绵体尖端，用剪刀片切开两侧海绵体（图 8-12-3），挤出黑色血液约 40ml，阴茎明显疲软。用生理盐水冲洗海绵体腔直至冲洗出鲜红色血液（图 8-12-4），缝合阴茎头切口。术后患者感阴茎疼痛明显减轻，海绵体因纤维化变硬。术后阴茎一直处于疲软状态，术后 3 天出院。

术后 1 个月患者门诊复查，诉阴茎勃起功能明显下降，性刺激下稍有勃起，无法完成性生活。予以口服小剂量 5 型磷酸二酯酶抑制剂（希爱力，每晚 5mg），可成功完成性生活。

四、最后诊断

阴茎异常勃起（低流量型）。

五、专家点评

阴茎异常勃起（priapism）是一种较少见的病理性勃起状态，可以发生于任何年龄段。由于缺血性阴茎异常勃起可引起严重后果，包括勃起功能障碍（erectile dysfunction，ED）、阴茎海绵体纤维化和阴茎畸形等，成为泌尿男科的急症之一。阴茎异常勃起发生率为每年 1.5/100 000，其发生高峰在 5 ~ 10 岁和 20 ~ 50 岁。

阴茎异常勃起是指与性欲和性刺激无关，持续

4 小时以上的阴茎持续勃起状态。可分为低流量型(静脉型、缺血性)(low-flow priapism，LFP)和高流量型(动脉型、非缺血性)(high-flow priapism，HFP)，其中以低流量型阴茎异常勃起较常见。

鉴别诊断主要依靠病史、体格检查、阴茎海绵体血气分析和阴茎彩超即可明确诊断。低流量型阴茎异常勃起患者阴茎海绵体内血液黏稠，由于缺氧而呈黑紫色，血量少，甚至难以抽出；血气分析的典型表现为 PO_2<30 mmHg，PCO_2>60 mmHg pH<7.25；高流量型阴茎异常勃起患者阴茎海绵体内血液充足，鲜红色，血气分析结果与正常动脉血相似。低流量型阴茎异常勃起患者的海绵体动脉和海绵窦血流速度缓慢或消失；而高流量型阴茎异常勃起患者的海绵体动脉和海绵窦之间有正常或高流速的血流，有时可显示海绵体动脉周围高速的动脉血湍流现象和动脉 - 海绵体瘘。

阴茎异常勃起的预后取决于不同的病因、类型、就诊的早晚和不同的治疗手段。尽管全身治疗有一定效果，但由于缺血性异常勃起单独通过全身治疗仅可以达到 35% 的缓解率，同时给予及时的阴茎局部治疗是明智的，可以明显提高治疗的疗效。镰状细胞贫血性疾病导致的缺血性阴茎异常勃起仅通过全身治疗，可以达到 0 ~ 37% 的缓解率；白血病引起的异常勃起，保守治疗往往疗效欠佳，针对病因治疗多可自行消退。

缺血性异常勃起的持续时间与海绵体纤维化程度以及日后阴茎勃起功能障碍密切相关。随着缺血时间的延长，阴茎海绵体组织病理改变逐渐加重，若缺血时间超过 6 小时，局部的进行性缺血、酸中毒将诱发海绵体组织的纤维化甚至坏死；持续勃起 12 ~ 24 小时，则出现间质细胞和小梁水肿，较轻的内皮损害，平滑肌细胞变性；持续勃起 24 ~ 48 小时，表现为内皮细胞破坏，血小板凝集，平滑肌细胞变性坏死；持续勃起超过 48 小时，表现为明显的血栓形成，白细胞浸润，平滑肌组织坏死纤维化，继而出现永久性 ED。因此，早期明确阴茎异常勃起的类型，迅速而有效地缓解阴茎异常勃起状态，是预防并发症发生、保持患者阴茎勃起功能的关键 [1]。

单纯阴茎海绵体抽吸或联合冲洗可以使约 30% 的缺血性异常勃起获得缓解，结合海绵体注射拟交感神经药物可以使 43% ~ 81% 的患者得到缓解。综合最新的文献报道，各种远端分流手术的有效率分别为：Ebbehoj 法 73%、Winter 法 66%、Al-Ghorab 法 74%，术后 ED 的发生率分别为：14%、25%、25% [2]。随着远端分流手术技术的改进，近端分流术由于可能合并尿道的损伤、阴茎海绵体炎、特别是肺栓塞等并发症，其应用已经明显减少；各种近端分流手术的有效率分别为：Quackles 法 77%、Grayhack 法 76%；术后 ED 的发生率为 49%、52%。

何时决定终止非手术治疗取决于异常勃起持续的时间及对上述治疗的效果。当异常勃起时间超过 24 小时，由于缺血和酸中毒损害了海绵体内平滑肌细胞对拟交感神经药物的反应性，可能会使得拟交感神经药物的效果明显降低。在上述治疗无效后，可考虑应用海绵体分流术。对于持续时间较长的阴茎异常勃起(>48 小时)，以上分流术常难以达到满意效果，采用 T 形分流联合海绵体隧道术或 Al-Ghorab 联合海绵体隧道术对长时间的异常勃起有较好效果，但此类术式对海绵体平滑肌有一定程度的损伤，术后 ED 的发生率高达 90%[3]。

长时间的异常勃起可导致海绵体平滑肌出现不可逆的纤维化，即便分流使阴茎疲软，但仍可因海绵体严重纤维化而导致阴茎短缩，给以后的阴茎假体植入术带来困难。因此，为了保留阴茎长度和减少手术并发症，可一期行阴茎假体植入术 [4]。

参考文献

1. Nehra A. Priapism. Pathophysiology and non-surgical management//Porst H, Buvat J, editors. Standard Practice in Sexual Medicine. Boston: Blackwell Publishing, 2006, 174-179.
2. Lian WQ, Lv JX, Cui ws, et al. Al-Ghorab shunt plus intracavernous tunneling for prolonged ischemic priapism. J Androl, 2010, 31:466–471.
3. Brant WO, Garcia MM, Bella AJ, et al. T-shaped shunt and intracavernous tunneling for prolonged ischemic priapism. J Urol, 2009, 181: 1699-1705.
4. Salem EA, Aasser OE. Management of Ischemic Priapism by Penile Prosthesis Insertion: Prevention of Distal Erosion. J Urol, 2010, 183:2300-2303.

8-13 高血流量阴茎异常勃起

一、临床资料

【病史】

患者青年男性，10余天前骑跨伤后持续阴茎勃起，伴有轻度疼痛，无排尿费力、尿频、尿急及肉眼血尿。

【体格检查】

外生殖器发育正常，阴茎Ⅱ～Ⅲ度勃起状态，阴茎皮肤颜色正常，龟头颜色正常。阴茎体较软，轻触痛，阴茎根部扪及一个硬币大小硬结。直肠指诊前列腺不大，中央沟存在，质韧，无压痛。

【辅助检查】

（1）超声：左侧阴茎脚部探及低回声区，动脉瘤？

（2）血气分析 pH 7.412，PO_2 91.0mmHg，PCO_2 36.1mmHg。

【初步诊断】

高血流量阴茎异常勃起。

二、病例讨论

【鉴别诊断】

患者骑跨伤病史，阴茎疼痛不明显，Ⅱ～Ⅲ度勃起状态。阴茎海绵体血气分析与动脉血气相近，无明显缺氧表现。结合超声结果。诊断为高血流量阴茎异常勃起。

【治疗方案】

患者院外采取休息、冰敷治疗后，症状无明显缓解。行超选择海绵体动脉栓塞。

三、手术及术后恢复情况

具体操作：左侧髂内动脉造影可见左侧阴茎脚部造影剂外溢，局部形成“假性动脉瘤”样改变（图8-13-1），载瘤动脉为左侧海绵体动脉。之后应用微导管超选前述载瘤动脉（图8-13-2），造影确认无误后予直径2mm的微钢圈4枚栓塞治疗。复查造影，前述病灶未显影（图8-13-3）。右侧髂内动脉造影未见异常（图8-13-4）。

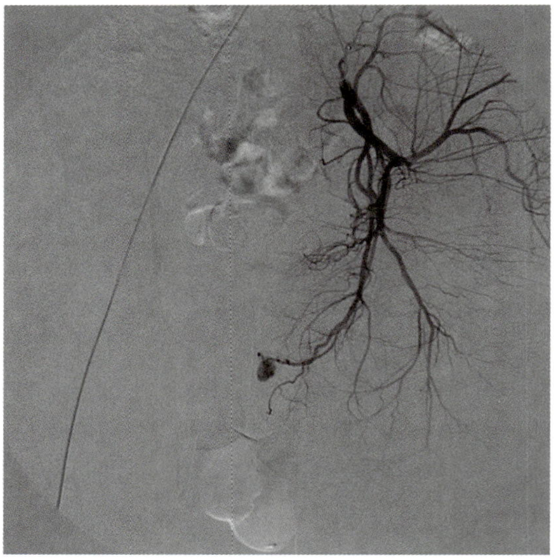

图 8-13-1 左侧髂内动脉造影显示造影剂外溢

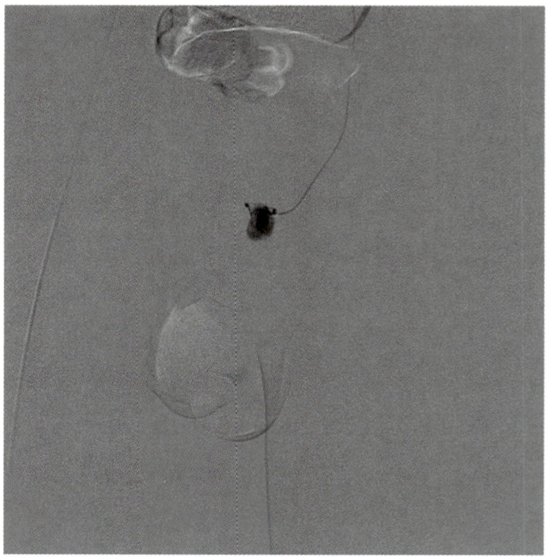

图 8-13-2 超选至载瘤动脉

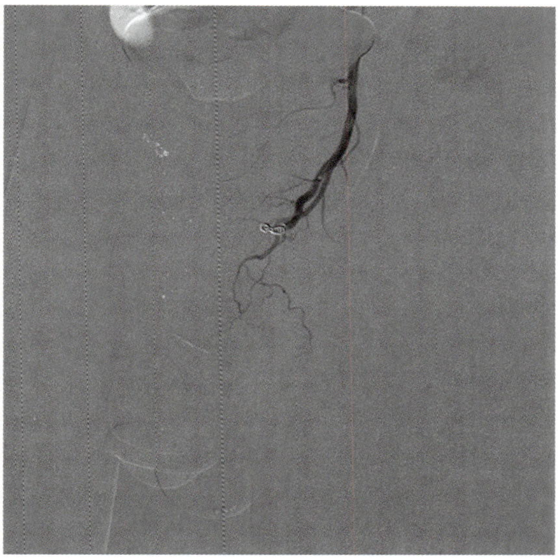

图 8-13-3 微钢圈栓塞后

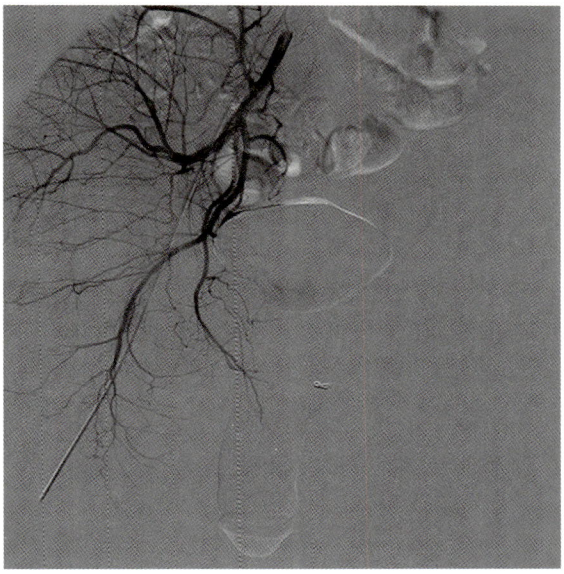

图 8-13-4 右侧髂内动脉造影

术后第 2 天，患者症状缓解，阴茎颜色正常，无压痛及其他不适。术后 1 个月复查，阴茎勃起正常。术后 3 个月、6 个月复查，无明显不适。

四、最终诊断

高血流量阴茎异常勃起。

五、专家点评

阴茎异常勃起是指与性刺激无关的，阴茎持续勃起时间超过 4 小时，并且不能通过射精缓解。通常分为：低血流量型、高血流量型和周期型[1]。高血流量阴茎异常勃起病生理为，患者通常是由于会阴部外伤，造成假性动脉瘤或动静脉瘘，使海绵体血供异常[2-4]。其发病率低于低血流量型阴茎异常勃起[5]。

高血流量阴茎异常勃起的患者除阴茎持续勃起外，通常无明显疼痛、无阴茎青紫、皮温减低[1]。阴茎血气值显示应与动脉血气无异，即 pH 为 7.4，PO_2 大于 90mmHg，PCO_2 小于 40mmHg。低血流量型 pH 小于 7.25，PO_2 小于 30mmHg，PCO_2 大于 60mmHg[6-7]。这也是同低血流量阴茎异常勃起重要的鉴别点。彩色多普勒超声有助于诊断[8]。彩超可以显示高流量阴茎异常勃起患者局部动脉血流正常或高于正常，损伤海绵体局部可以出现“晕症”有时可以直接扫查到动静脉瘘或假性动脉瘤[9]。超声造影也有助于显示动静脉瘘或假性动脉瘤[1]。MRI 可以更为直观地显示局部病变，但并不作为常规检查。

高流量阴茎异常勃起的治疗原则在于缓解症状，并尽可能不影响勃起功能。充分随访观察是必要的。因为高流量阴茎异常勃起患者中有 62% 可自行缓解，但有其中 1/3 的患者会出现勃起功能障碍[1, 3]。除此之外，保守疗法还包括冰敷和外伤处压迫[10-11]。超声有助于压迫定位[12-13]。急诊手术并不能改善患者预后，即不能提高缓解率，也不能减低勃起功能障碍的发生率[1]。经动脉栓塞是目前主要的手术方法。由于操作技术及器械工艺的进步，经动脉栓塞由起初的选择性阴部内动脉栓塞[14-15]，发展至目前的超选择海绵体动脉栓塞，最大限度地减少对阴茎血供的影响[3, 13]。目前使用的栓塞用物质主要分为两类：非永久性栓塞物和永久性栓塞物。非永久性栓塞物包括：自体凝血块、明胶海绵等。永久性栓塞物包括：钢圈、栓塞用凝胶等。文献报道永久栓塞物有效率为 78%，勃起功能障碍发生率为 39%；非永久性栓塞物的有效率为 74%，而勃起功能障碍发生率为 5%[3]。外科手术原则是修复损伤的动脉，由于其勃起功能障碍的发生率约为 50%，目前并不作为一线治疗方式，而仅在前述治疗方式效果不佳时使用[1, 9]。对于双侧海绵体动脉病变患者，仅在单侧动脉栓塞治疗无效的情况下行另一侧栓塞[16-17]。

结合病史、血气分析及超声，高血流量阴茎异常勃起不难作出正确诊断。对于患者充分的观察时间是必要的，经动脉超选择栓塞是首选的手术方法。

该疾病治疗后均存在复发及勃起功能障碍可能。

参考文献

1. Montague DK, Jarow J, Broderick GA, et al. American Urological Association guideline on the management of priapism. J Urol, 2003, 170: 1318–1324.
2. Burnett AL, Bivalacqua TJ. Priapism: new concepts in medical and surgical management. U rol Clin North Am, 2011, 38: 185-194.
3. Kadioglu A, Sanli O, Celtik M, et al. Practical Management of Patients with Priapism. EAU-EBU Update Series, 2006, 4: 150-160.
4. Bertolotto M , Zappetti R , Pizzolato R , et al. Color Doppler appearance of penile cavernosal-spongiosal communications in patients with high-fl ow priapism. Acta Radiol, 2008, 49: 710-714.
5. Pryor P, Akkus E, Alter G, et al .Priapism. J Sex Med, 2004, 1: 116-120.
6. Broderick GA, Harkaway R. Pharmacologic erection: time-dependent changes in the corporal environment. Int J Impot Res, 1994, 6: 9.
7. Berger R, Billups K, Brock G, et al. Report of the American Foundation for Urologic Disease (AFUD) Thought Leader Panel for evaluation and treatment of priapism. Int J Impot Res, 2001, 13(S5): 39-43.
8. LeRoy TJ, Broderick GA. Doppler blood flow analysis of erectile function: who, when, and how. Urol Clin North Am , 2011, 38: 147-154.
9. Ciampalini S, Savoca G, Buttazzi L, et al. High-fl ow priapism: treatment and long-term follow-up. Urology, 2002, 59: 110-113.
10. Yeng K, Daniel S, Kathryn R, et al. Acute management of priapism in men. BJU International, 2012, 9(supplement 3): 15-21.
11. Huang YC, Harraz AM , Shindel AW, et al. Evaluation and management of priapism: 2009 update. Nat Rev Urol, 2009, 6: 262-271.
12. Marotte JB, Brooks JD, Sze D, et al. Juvenile posttraumatic high-flow priapism: current management dilemmas. J Pediatr Surg, 2005, 40(4):25-28.
13. Sancak T , Conkbayir I . Post-traumatic high-flow priapism: management by superselective transcatheter autologous clot embolization and duplex sonography-guided compression . J Clin Ultrasound, 2001, 29: 349-353.
14. Belgrano E, Puppo P, Quattrini S, et al. Percutaneous temporary embolization of the internal pudendal arteries in idiopathic priapism: 2 additional cases. J Urol, 1984, 131(4): 756-758.
15. Walker TG, Crant PW, Boldstein I, et al. “High-flow” priapism: treatment with superselective transcatheter embolization. Radiology, 1990, 174(3 Pt 2): 1053-1054.
16. Langenhuijsen JF, Reisman Y, Reekers JA, et al. Highly selective embolization of bilateral cavernous arteries for post-traumatic penile arterial priapism. Int J Impot Res, 2001, 13: 346-354.
17. Dinkel HP, Hochreiter W, Triller J. Penile angiography and superselective embolization therapy in arterial priapism. Rofo, 2003, 175(8): 1120-1124.

8–14 阴茎硬结症

一、病例摘要

【病史】

男性患者，45 岁，1 年前无明显诱因出现阴茎勃起时向背侧弯曲，背侧可自行触及直径约 1cm 硬结，无触痛，症状进行性加重，逐渐导致勃起后不能插入。症状近半年来无明显进展。曾近期行两次体外冲击波治疗，效果不佳。既往有糖尿病病史，余无特殊。

【体格检查】

阴茎背侧中部可触及直径约 1.5cm 大小硬结，无触痛，不活动，勃起时可见阴茎向背侧弯曲约 50°。其余全身查体及专科查体无异常。

【辅助检查】

（1）阴茎彩色双功能超声多普勒检查（color duplex doppler ultrasound，CDDU）示：双侧阴茎海绵体中部纵隔探及强回声结节；阴茎海绵体中部至根部背侧白膜增厚，阴茎勃起Ⅱ度伴阴茎中部向背侧弯曲。

（2）阴茎海绵体造影示：阴茎海绵体静脉漏；阴茎海绵体远端 1/2 段向背侧弯曲，弯曲角度约为 52°（图 8-14-1）。

（3）其余术前常规检查未见异常。

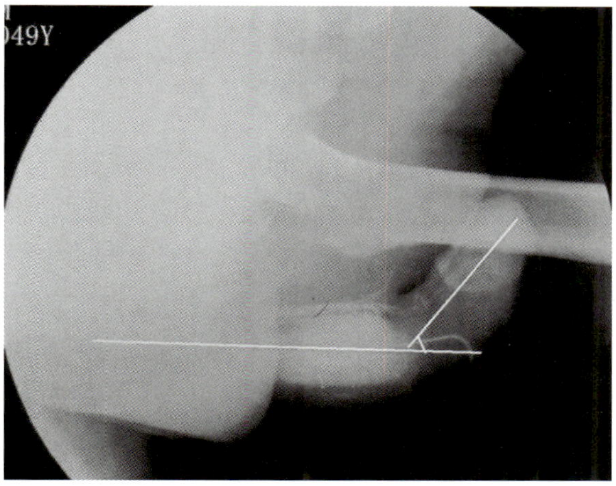

图 8-14-1 阴茎海绵体造影

【初步诊断】

阴茎硬结症，糖尿病。

二、病例讨论

【鉴别诊断】

（1）阴茎屈曲畸形：多为先天发育所致，可导致阴茎向各方向发生弯曲。主要鉴别点为是否能发现阴茎存在硬结。阴茎硬结症弯曲多偏向硬结同侧。

（2）阴茎癌：多为患者自行发现阴茎肿物，质硬。阴茎癌多有包茎或包皮过长病史，其位置位于龟头、冠状沟相对更多，且一般不会造成明显阴茎弯曲。

【治疗方案】

患者希望术后能够保留性行为能力。考虑到患者术前勃起功能尚可，暂不具备行阴茎起勃器置入指征；结合患者阴茎硬结为单发、弯曲角度约 50°，考虑到为其保留阴茎长度、保护勃起功能的目的，决定行白膜折叠术，并同期行阴茎背深静脉结扎术 + 阴茎悬韧带离断术。

三、手术及术后恢复情况

腰麻 - 硬脊膜外联合阻滞麻醉后患者取平卧位，术前首先于阴茎根部海绵体内注射凯时 10mg，待阴茎勃起后测量阴茎向背侧弯曲约 50°。于阴茎体部远端环行手术切口约 5cm，逐层切开行阴茎皮肤脱套

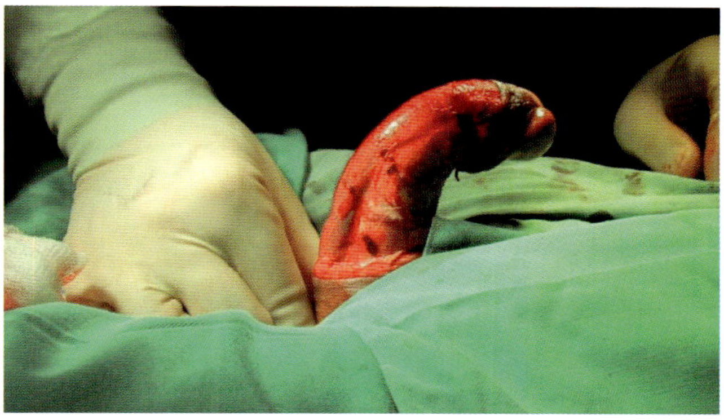

图 8-14-2 行阴茎脱套后

（图 8-14-2），暴露腹侧尿道海绵体、阴茎海绵体白膜，分离阴茎根部至阴茎悬韧带，离断阴茎悬韧带；分离阴茎背深静脉，以丝线结扎阴茎背深静脉（图 8-14-3）。用亚甲蓝在两侧海绵体白膜上做标记，用 2-0 多股尼龙线在标记线处间断缝合白膜各 4 针，打单节后钳夹固定，矫正阴茎的背侧弯曲（图 8-14-4），打紧线节。外形矫正满意后采用 Vicryl 线逐层缝合浅筋膜及皮肤，加压包扎。

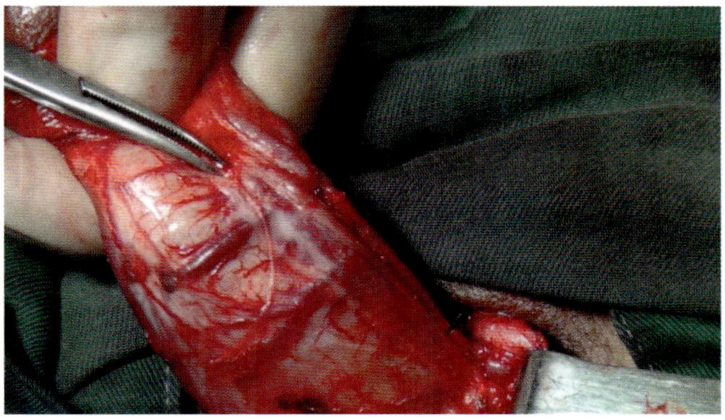

图 8-14-3 分离、结扎阴茎背深静脉

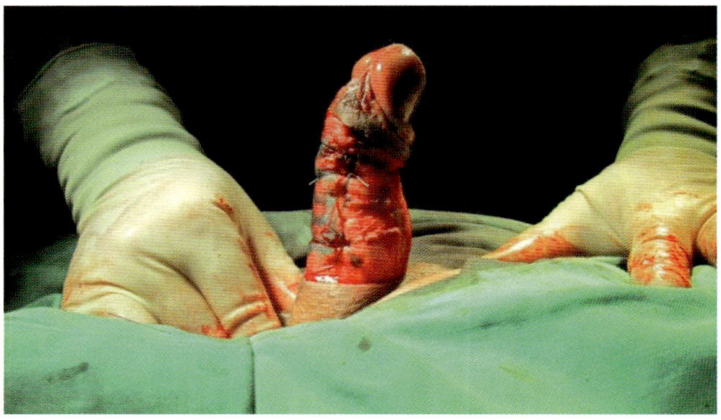

图 8-14-4 行白膜折叠后

术后患者恢复良好，无围术期并发症，术后2天顺利出院。术后短期随访患者无不适症状，对外观和性生活情况均满意。

四、最终诊断

阴茎硬结症，糖尿病。

五、专家点评

阴茎硬结症（Peyronie disease）又称为阴茎纤维性海绵体炎，是一种以阴茎白膜纤维性斑块为特征的泌尿男科疾病。围绕阴茎硬结症的治疗，国内近年来的研究不多，且多针对于非手术治疗，包括口服药物（如维生素E、秋水仙碱、西地那非）、局部注射药物（如得宝松、维拉帕米、醋酸曲安奈德等）治疗外，局部微波等物理治疗也有一定报道[1]。国外报道中除药物治疗外，针对体外冲击波治疗的报道较多，并且有了一些证据级别较高的研究。但以上治疗都仅能针对早中期、症状不严重的患者，且均存在容易复发的缺点[2]。

手术治疗仍为该病的主要治疗方法，一般认为其手术指征为：疾病处在稳定期（已6个月没有进展，阴茎弯曲基本稳定），难以进行性行为，存在硬结钙化，保守治疗无效，或患者希望病情得到快速稳定的缓解。术前检查需准确测量阴茎勃起时弯曲角度，并评估其勃起功能；此外术前应充分沟通术后阴茎长度缩短、硬度降低、发生ED可能等风险，并告知患者手术治疗的主要目的是保留患者的性功能，可能无法使患者的性功能恢复到患病前的最佳状态[3-6]。

传统方法为Nesbit法，即在最大弯曲的对侧凸面，切除椭圆形白膜，缝合白膜从而缩短对侧的阴茎海绵体，已达到消除阴茎勃起时弯曲的目的[7]。Yachia等人也相继对该手术进行了改良。术后会造成明显的阴茎短缩，因此一般适用于阴茎长度足够、勃起功能正常的患者[8]。

白膜折叠术是指并不切除对侧凸面的白膜，而仅采用缝合折叠改变其弯曲角度的方法。其作为Nesbit的改良手术，可以有效保持阴茎长度，减少对勃起组织的创伤，减少并发症。国外近期文章一般都认为针对弯曲角度不超过60°~70°、预期缩短的长度不超过20%的患者均可以采用白膜折叠术或Nesbit手术治疗[9-10]。

采用生物移植物进行白膜延长术近些年来报道较多，当病变较为严重时（如弯曲角度超过60°~70°、多处硬结钙化等）可考虑采用[11]。目前国际流行方法是斑块切开移植物补片法，最常用的移植物为自体大隐静脉。其改善阴茎弯曲手术效果较好，但手术过程复杂，手术时间长，并且术后勃起功能障碍发生率较高[12-13]。当患者合并严重勃起功能障碍、对常规治疗效果不佳时应考虑阴茎起勃器植入治疗[14-16]。

本例患者病程较长且已处于静止期，已无法进行性行为，保守治疗效果不佳，有手术治疗的意愿和保护勃起功能的要求，具备手术指征。考虑到患者弯曲的角度以及对保留性功能的要求，我们选择了白膜折叠术，既防止了斑块切除或切开术后勃起功能障碍，也避免了传统Nesbit术常见的术后阴茎缩短的并发症。出于改善患者勃起功能、保留阴茎长度的考虑，术中同期行阴茎悬韧带离断术及阴茎背深静脉结扎术。通过以上多种努力，力争最大限度保护患者的勃起功能。

综上，手术治疗是阴茎硬结症重要的治疗手段，手术指征和手术方案的选择需考虑到患者的病情严重程度、勃起功能情况及对性功能的要求。

参考文献

1. 董胜国，王晓，叶章群. 阴茎硬结症的研究进展. 临床泌尿外科杂志 2004; 19(1): 59-61.
2. Larsen SM, Levine LA. Review of non-surgical treatment options for Peyronie's disease. Int J Impot Res, 2012, 24(1): 1-10.
3. Segal RL, Burnett AL. Surgical Management for Peyronie's Disease. World J Mens Health, 2013, 31(1): 1-11.
4. Levine LA, Burnett AL. Standard operating procedures for Peyronie's disease. J Sex Med, 2013, 10(1): 230-244.
5. Mulhall J, Anderson M, Parker M. A surgical algorithm for men with combined Peyronie' s disease and erectile dysfunction: functional and satisfaction outcomes. J Sex Med, 2005, 2(1):132-138.
6. Levine LA, Larsen SM. Surgery for Peyronie' s disease. Asian J Androl, 2013, 15(1):27-34.
7. Nesbit RM. Congenital Curvature of the Phallus: Report of Three Cases with Description of Corrective Operation. J Urol, 1965, 93:230-232.
8. Yachia D. Modified corporoplasty for the treatment of penile curvature. J Urol, 1990, 143(1):80-82.
9. Rolle L, Tamagnone A, Timpano M, et al. The Nesbit operation for penile curvature: an easy and effective technical

modification. J Urol, 2005, 173(1):171-173.
10. Schwarzer JU, Steinfatt H. Tunica albuginea underlap--a new modification of the Nesbit procedure: description of the technique and preliminary results. J Sex Med, 2012, 9(11):2970-2974.
11. Gholami SS, Lue TF. Correction of penile curvature using the 16-dot plication technique: a review of 132 patients. J Urol, 2002, 167(5):2066-2069.
12. Adibi M, Hudak SJ, Morey AF. Penile plication without degloving enables effective correction of complex Peyronie's deformities. Urology, 2012, 79(4):831-835.
13. Levine LA, Lenting EL. A surgical algorithm for the treatment of Peyronie's disease. J Urol, 1997,158(6),2149-2152.
14. Ralph DJ, Minhas S. The management of Peyronie's disease. BJU Int, 2004, 93(2): 208-215.
15. Garaffa G, Minervini A, Christopher NA, et al. The management of residual curvature after penile prosthesis implantation in men with Peyronie's disease. BJU Int, 2011; 108(7): 1152-1156.
16. Mulhall J, Ahmed A, Anderson M. Penile prosthetic surgery for Peyronie's disease: defining the need for intraoperative adjuvant maneuvers. J Sex Med, 2004, 1(3): 318-321.

8-15 隐匿性阴茎

一、临床资料

【病史】

男性患者，22 岁，自觉阴茎短小 3 年余。3 年前患者始觉阴茎短小，心理悲观，要求手术治疗。

【体格检查】

肥胖体型，耻骨前脂肪垫厚，阴茎疲软时仅有 2cm，牵拉阴茎长度可达 8cm。包皮可上翻（图 8-15-1）。

【辅助检查】

阴茎 CDDU：注射前列地尔 10μg，待阴茎Ⅳ度勃起后，左侧 PSV: 61cm/s，EDV 0，RI=1；右侧 PSV 44cm/s，EDV 0，RI=1。

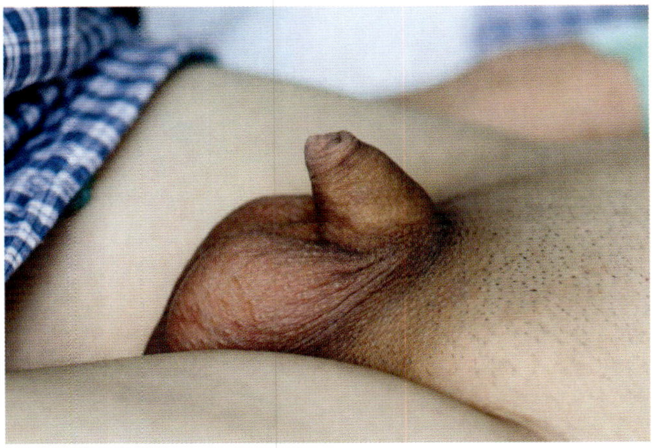

图 8-15-1 疲软时阴茎短小

【初步诊断】

隐匿性阴茎。

二、病例讨论

【鉴别诊断】

（1）隐匿性阴茎：多见于肥胖人，阴茎牵拉后长度正常，疲软时阴茎缩于皮下，阴茎发育正常。该患者阴茎查体符合该诊断。

（2）包皮过长：该患者疲软时阴茎缩于包皮内，龟头不能外露。

【治疗方案】

隐匿性阴茎延长术。

三、手术及术后恢复情况

腰麻满意后采用平卧位，标记皮肤的固定点，位于阴茎根部与阴囊根部的交界处（图 8-15-2，图 8-15-3）。于冠状沟下方 2cm 做环形切口，将包皮脱套至阴茎根部。在阴茎根部两侧分离筋膜至白膜，在左侧海绵体白膜 2 点和右侧海绵体 10 点位置，用 2-0 多股尼龙线，将白膜与皮肤标记点下真皮层缝合固定。止血满意后复位包皮，切除多余包皮（图 8-15-4），缝合切缘。

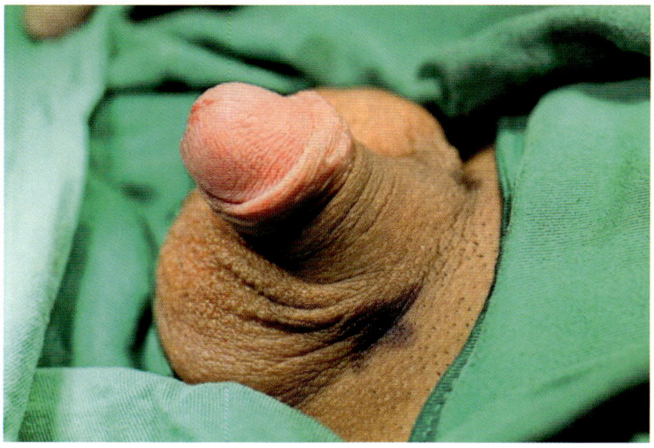

图 8-15-2 皮肤标记位点

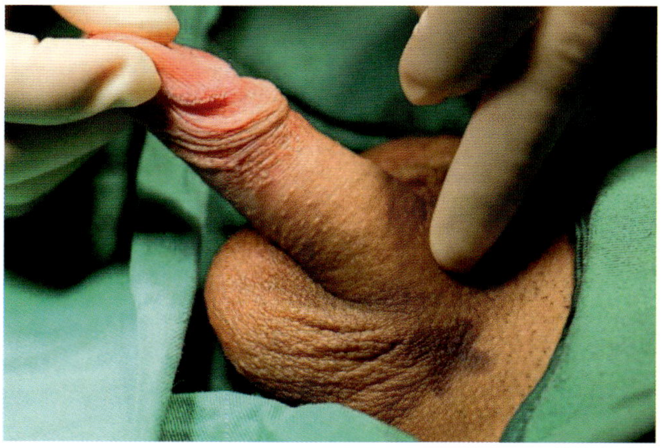

图 8-15-3 牵拉后阴茎长度

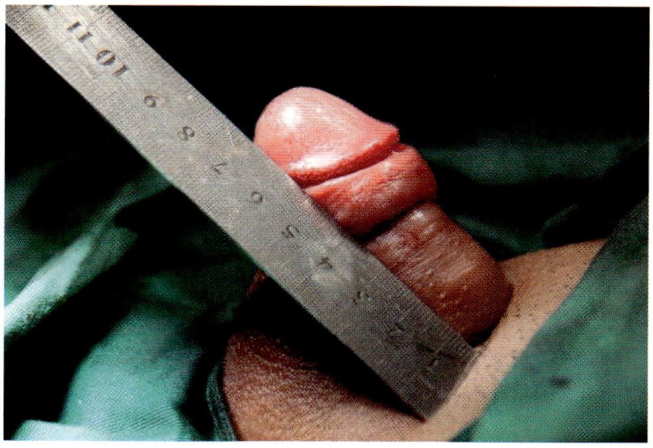

图 8-15-4 术后阴茎

【术后随访】

术后 1 周伤口愈合，勃起时固定点处感疼痛，术后 1 个月包皮水肿消退，患者对阴茎长度满意，自信心提高。

四、最后诊断

隐匿性阴茎。

五、专家点评

隐匿阴茎是一种少见疾病，确切的发病率不清楚。隐匿阴茎的发病原因、分类、治疗的必要性和手术技术都存在争议。隐匿阴茎发生的原因可能有：阴茎干的皮肤与阴茎附着不良；无弹性的纤维膜状组织牵拉使阴茎回缩；耻骨前脂肪垫过厚；包皮环切后瘢痕狭窄；阴茎阴囊交界处皮肤呈蹼状等[1]。目前没有统一的划分标准，常用 Maizels 分类[2]：①包埋阴茎（buried penis），②限制阴茎（trapped penis），③蹼状阴茎（webbed penis）。

隐匿阴茎的治疗包括观察和手术矫正两种。观察仅适用于 3 岁以下的婴幼儿，据报道自发缓解率可达 58%[3]。3 岁以上儿童、青少年和成人的隐匿阴茎建议手术治疗。

矫正隐匿阴茎的术式较多，主要是针对阴茎解剖上的缺陷而设计的，如皮肤与阴茎结合不良，无弹性的纤维肉膜等。Cromie 等[4]采用环切入路方法矫正 74 例隐匿阴茎患者，术中彻底切除没有弹性的膜状筋膜，并分别在阴茎耻骨交界部和阴茎中部的侧方 3 点和 9 点位置将白膜与皮肤真皮固定。术后平均随访 5 年所有患者的整形效果满意。这种方法可以恢复正常的解剖的关系，取得较好的整形效果，而且并发症少。Frenkl 等[5]对 Cromie 的术式进行改良，减少了固定的针数，仅在阴茎根部与耻骨交界处的 3 点和 9 点处分别固定一针，也能取得满意的整形效果。国内的程帆等[6]采用耻骨上“V”形切口入路矫正了 37 例隐匿阴茎，整形效果的满意度达 100%。Metcalfe 和 Rink[7]荟萃分析了多种术式认为，隐匿阴茎矫形成功的关键步骤有包皮脱套、切除无弹性的肉膜状筋膜、固定阴茎皮肤防止回缩。目前，针对隐匿阴茎的矫形手术没有统一的术式，手术方式的选择与术者的偏好有关。只要满足这几个原则的术式都能得到较满意的手术效果和较高的患者满意度。

我们曾比较环切入路和耻骨上入路矫正隐匿性阴茎的效果，两种术式对阴茎长度的改善相似。两组患者对术后阴茎长度改善都较满意（满意度分别为 83.3% 和 86.7%），与国外的报道相近[7]。这两种术式均能取得满意的整形效果，关键在于切除了无弹性的肉膜组织和固定阴茎根部皮肤。耻骨上入路术单纯切断阴茎悬韧带是不够的。环切入路的矫形术操作简单，平均耗时明显短于耻骨上入路的时间。环切矫形术后包皮水肿发生率较高，但经加压包扎保守治疗，所有患者在 1～3 个月内水肿均消退。V-Y 成形术后包皮水肿少见，但 V-Y 成形术由于需要切开耻骨上脂肪垫，并分离耻骨前的脂肪组织，可能导致伤口脂肪液化。根据我们的经验，预防脂肪液化的关键在于处理好耻骨前脂肪间隙。我们在手术过程中减少电流对脂肪组织的损伤，碘附溶液浸泡和清洗耻骨前脂肪间隙，用自体脂肪组织填塞耻骨前间隙，严密缝合皮下组织防止形成无效腔。通过这些措施可以明显降低伤口发生脂肪液化的可能。环切入路和耻骨上入路均能有效地矫正隐匿阴茎，患者对整形效果的满意度高。手术成功的关键在于切除没有弹性的肉膜组织和固定阴茎根部皮肤。环切入路切口小，操作简单，耗时少，且没有严重的术后并发症[8]。

参考文献

1. Casale AJ, Beck SD, Cain MP, et al. Concealed penis in childhood: a spectrum of etiology and treatment. J Urol, 1999, 162(3 Pt 2): 1165-1168.
2. Maizels M, Zaontz M, Donovan J, et al. Surgical correction of the buried penis: description of a classification system and a technique to correct the disorder. J Urol, 1986, 136(1 Pt 2):268-271.
3. Radhakrishnan J, Razzaq A, Manickam K. Concealed penis. Pediatr Surg Int, 2002, 18: 668-672.
4. Cromie WJ, Ritchey ML, Smith RC, et al. Anatomical alignment for the correction of buried penis. J Urol, 1998, 160: 1482-1484.
5. Frenkl TL, Agarwal S, Caldamone AA. Results of a simplified technique for buried penis repair. J Urol, 2004, 171(2 Pt 1): 826-828.
6. 程帆, 张孝斌, 刘修恒, 等。隐匿型阴茎的手术治疗(附63例报告). 中华男科学, 2004, 10: 100-102。
7. Metcalfe PD, Rink RC. The concealed penis: management and outcomes. Curr Opin Urol, 2005, 15: 268-272.
8. 彭靖,张志超,袁亦铭,等. 环切入路和耻骨上入路隐匿阴茎矫正术疗效比较. 中华泌尿外科杂志, 2009, 30(8): 559-561.

血管性疾病、自身免疫性疾病

9-1 腹腔镜治疗双肾被膜下积液致 Page 肾

一、临床资料

【病史】

女性患者，23 岁。3 个月前休息时突发头晕，伴恶心、呕吐及视物模糊。查血压 160/110mmHg(既往基础血压约 100/60mmHg)，服用利血平降压效果不佳。腹部 B 超及 CT 示双肾被膜下积液。于外院行右侧肾被膜下穿刺引流术，引流出暗红色血性液体约 400ml，每日引流量约 20ml，引流 3 ~ 4 天后无引流液流出。复查血压 140 ~ 150/100mmHg，偶有头晕发作。2 个月前复查 B 超示右肾被膜下中等量积液。行超声引导下经皮右肾被膜下积液穿刺引流，引流出陈旧性血性液 200ml。持续引流每天约 10ml 清亮淡黄色液体。同期予贝那普利控制血压，监测血压维持于 130/90mmHg 左右，未诉头晕发作。持续引流 50 余天后引流管自行脱落，复查 B 超示双肾周积液，右肾受压。考虑患者肾被膜下积液反复发生，为行手术治疗收入我院。自发病以来，患者无发热、腰痛、下尿路刺激征及肉眼血尿。双肾区无叩击痛。否认外伤史及相关医源性操作史。

【体格检查】

生命体征平稳，心、肺、腹部查体无异常发现。泌尿外科专科查体无异常发现。

【辅助检查】

(1) 引流液化验检查：比重 >1.030，黎氏试验阳性，蛋白质 (+)，红细胞 (++)，总蛋白 33.5g/L，葡萄糖 1.72mmol/L，LDH 206 IU/L。

(2) 利尿肾动态示：双肾血流灌注及功能正常，双侧上尿路引流通畅。

(3) 泌尿系增强 CT：双肾被膜下积液，肾实质受压变薄 (图 9-1-1)

(4) B 超：右肾正常形态消失，肾内结构紊乱不清，肾被膜下积液 8.48cm × 5.39cm；左肾形态基本正常，被膜下少量积液。

【初步诊断】

双肾被膜下积液，Page 肾可能性大。

二、病例讨论

【鉴别诊断】

双肾被膜下积液，Page 肾可能性大：患者因血压升高为首发表现就诊，行影像学检查，考虑双侧肾被膜下积液诊断成立。肾受压明显，高血压可能与其相关，故考虑 Page 肾诊断可能性较大。

【治疗方案】

该疾病优先考虑穿刺引流治疗；本例患者引流效果欠佳，故考虑手术切除患侧肾被膜。

三、手术及术后恢复情况

患者在全麻下行经腹腹腔镜双肾被膜开窗引流联合右肾周大网膜包裹联合右肾穿刺活检术。术中见右肾被膜增厚，被膜下呈囊性质感 (图 9-1-2A)。打开右肾被膜，吸出大量清凉黄色积液。右肾压迫变形，表面苍白。于右肾下极穿刺活检两条肾组织。共切除 8cm × 4cm 增厚肾被膜，将大网膜填入残余肾被膜及肾空隙内包裹右肾，缝线固定肾被膜及大

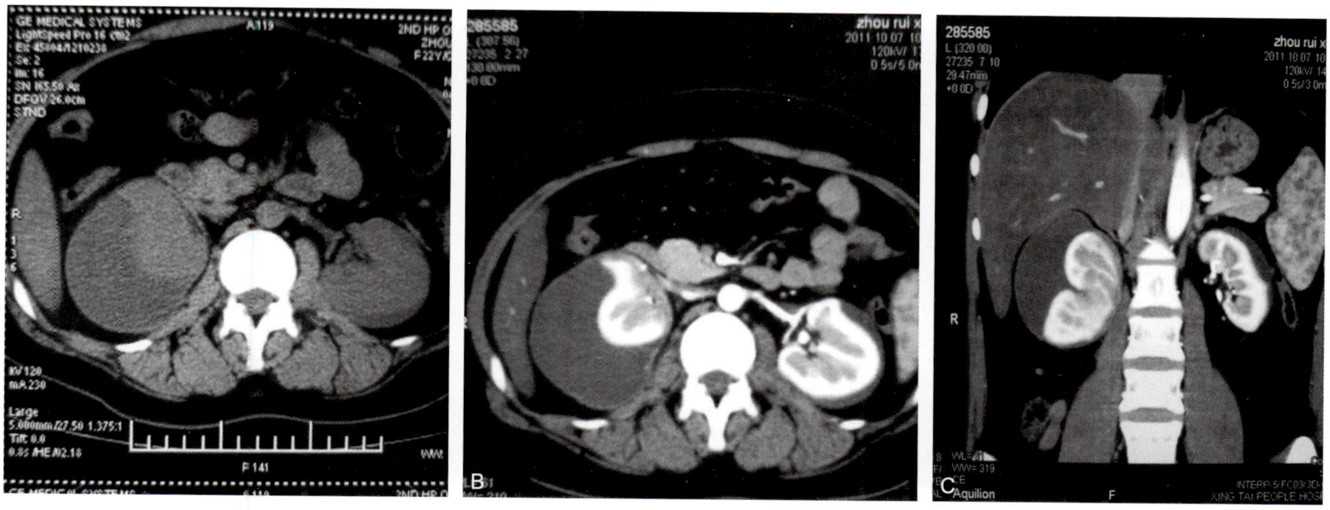

图 9-1-1 术前影像学资料
A.CT 平扫；B.CT 增强扫描，双肾被膜下积液，右肾被膜局部增厚，右肾受压变形。双肾灌注尚可；C. 冠状面重建，右肾明显受压变形

视频 9-1-1

网膜（图 9-1-2B）。再行左侧肾被膜开窗术，切除左肾腹侧被膜，引流积液为清亮黄色。手术过程详见手术视频 9-1-1。

术后监测患者血压，未服降压药情况下维持在 120/80mmHg 左右，未诉头晕。肾被膜病理结果：可见纤维组织增生，局部纤维化伴炎细胞浸润，血管扩张出血伴灶状出血。肾活检病理，光镜：肾小球、肾小管、肾间质小动脉无明显病变；电镜：肾小球基底膜轻度增厚，上皮下散在分布块状电子密度物沉积，上皮足突大部分融合。肾小管上皮溶酶体增多。肾间质无明显病变。符合 I 期膜性肾病。

四、最后诊断

I 期膜性肾病，双肾被膜下积液，Page 肾。

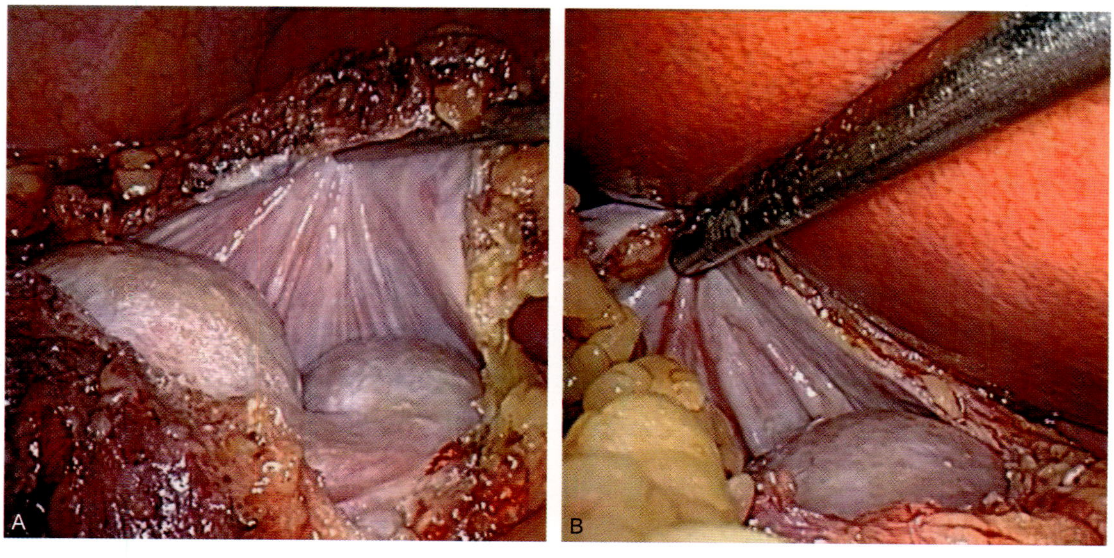

图 9-1-2 手术过程图片
A. 右肾被膜增厚，右肾受压变形，表面苍白。切除 8cm × 4cm 增厚右肾被膜；B. 大网膜包裹裸露肾实质表面

五、专家点评

肾被膜下积液是指肾纤维膜与肾实质之间积液（多为积血或积尿），其发病原因及机制尚不明确。由于肾实质受压导致继发性高血压，此现象被称为Page肾，由Irwin Page于1939年首先报道[1]。

肾被膜与肾实质间存在潜在腔隙，由于各种原因造成此间隙液体聚积称为肾被膜下积液。此病较为罕见，国内外均限于少量病例报道。既往多认为其病因与尿路梗阻导致的积尿或外伤所致的积血有关。近年来随着医学技术的进步，由体外超声波碎石、经皮肾镜或肾移植所致的肾被膜下积液逐渐增多[2]。另可见肾病综合征、肺动脉高压、血友病、多发性结节性动脉炎等罕见病因报道[3-5]。本例患者无明确外伤及医源性操作史，影像学检查未见尿路梗阻征象，且患者双侧发病，考虑特发性可能性大。特发性肾被膜下积液发病原因不明，约占所有被膜下积液的1/5[6]。有国内学者认为，在致病因素作用下肾毛细血管扩张，通透性增加，液体渗出增加并积聚在肾被膜下[7]。有国外学者提出可能与肾近曲小管瘘有关，或由肾血管变态反应性病变引发[8]。患者肾活检电镜检查提示Ⅰ型膜性肾病。膜性肾病病理表现为肾小球基膜损伤，滤过膜通透性增高，小分子和大分子蛋白均可滤过，常表现为非选择性蛋白尿，是引起成人肾病综合征的最常见原因。但患者无大量蛋白尿及低蛋白血症等肾病综合征临床表现，且本病例仅为个案报道，其是否与本病的发病机制有关仍需后续研究以资证明。

肾被膜下积液性质不一，继发性最多见为积血或积尿。本例患者在外院及本院行穿刺时最初引流液体均为暗红色，考虑为陈旧性出血。但持续引流液外观呈淡黄色清亮液体，化验结果提示为渗出液。有别于既往报道中所说引流液性质与原尿成分相似[9]。这也从一方面反映了肾被膜下积液的成因可能是多样的。肾内部由弓状动脉发出皮质放射动脉（叶间动脉），部分延续为放射动脉穿囊支，穿出肾实质从而营养肾被膜。在被膜下积液形成过程中，随着积液量增加，肾被膜与肾实质分离，穿囊支动脉牵拉破裂，从而形成本例中陈旧性出血现象。而持续引流液则考虑为肾本身病变导致毛细血管通透性增强，形成的渗出性积液。

肾被膜下积液多表现为腰痛、腰部不适等症状[10]，且有约20%患者无任何临床表现。本例患者以头晕、恶心、呕吐等高血压急症表现起病。患者既往血压不高，行肾被膜下积液穿刺引流后血压可降低，故考虑高血压由积液引起。这种由于肾实质受压导致继发性高血压的现象被称为Page肾。首先由Irwin Page在1939年进行报道，他通过玻璃纸包裹试验犬类肾，成功诱导出继发性高血压模型[1]。1955年Engle和Page报道了首例临床病例，一名运动员外伤后导致肾被膜下血肿，继而出现高血压症状[11]。常见病因包括肾被膜下或肾周积液、肿瘤压迫或肾周炎症等。大多数研究者认为Page肾是由于肾实质受压，造成肾微血管缺血，继而激活肾素-血管紧张素-醛固酮途径（RAAS），导致血压升高。有研究显示，患侧肾肾静脉内肾素水平较对侧明显升高[2]，并且应用血管紧张素酶抑制剂后患者血压可得到有效改善。但近年来有学者提出Page肾的发病机制可能与肾小管间质炎症改变有关，并且利用免疫抑制剂霉酚酸酯后，血压可以得到有效改善[12]。但此结论仅限于动物实验结果，此患者肾活检病理未见明显间质改变。

本病的诊断并不困难，B超和CT常作为首选诊断方法。泌尿系增强CT可以提供更多的临床信息，如肾实质结构、肾被膜厚度以及积液性质的鉴别。被膜下积液在影像学上多表现为被膜下新月形低回声区。有国外学者根据超声表现对积液程度进行分级[13]：1级为肾周少量积液，积液厚度3～10mm；2级为中等量积液，积液厚度1～5cm，并可见肾皮质回声增强、皮髓质分界不清等肾实质受压表现；3级为包绕整个肾的大量积液，积液厚度大于5cm伴肾实质严重变形。另外，利尿肾动态检查对于分肾功能的评估对本病的治疗选择也有较大指导意义。

Page肾的治疗目标为控制血压、保留肾功能。可根据患者具体情况，综合采用药物、穿刺引流及手术等治疗方案。对于有尿路梗阻、肿瘤等明确病因者，应积极治疗原发病，在解决原发疾病后绝大多数患者积液可自行吸收[14]。特发性积液患者，在症状不明显、积液较少且肾功能未受损情况下，可选择等待观察。继发性高血压患者首选药物治疗，可针对激活的RAAS途径应用血管紧张素酶抑制剂（angiotensin-converting enzyme inhibitor，ACEI）或血管紧张素受体抑制剂（angiotensin receptor blocker，ARB），多可取得较好的降压效果。部分患者血压控制不理想、积液进行性增多或出现肾功能损害，则需采取有效措施及时解除积液对肾实质的压迫。推荐采用B超引导下经皮肾被膜下积液穿刺引流，并保留引流管持续引流，大多数患者在解除压迫后，血压可逐渐降至正常水平。但有报道称，近1/3既往无高血压患者即使在解除压迫后，仍可发展成为慢性高血压，因此有必要对所有患者进行长期血压监测[10]。少数患者积液反复形成，或由于肾被膜在积液刺激下纤维组织增生，被膜增厚，即使解除积液压迫，增厚的被膜组织仍可持续压迫肾实质[15]。过去曾采用肾切除术治疗本病，但这显然是过于激进的治疗方法。目前，肾被膜切除术已成为手术治疗肾被膜下积液的首选术式。有学者主张应尽可能多的切除增厚肾被膜组织，以防止积液复发[15]。大网膜具有强大的吸收能力，在肾被膜开窗基础上，利用大网膜包裹裸露肾实质，消除潜在腔隙，可以更好地预防复发[9, 16]。近年来利用腹腔镜技术行肾被膜切除，不但创伤小，且术后恢复快，已成为肾被膜下积液外科治疗的首选方法。单侧肾被膜下积液多选用经腹膜后入路，双侧积液者可选择经腹腔途径以更好地兼顾两侧肾手术。

本病例亦存在一些不足之处。患者在术前及术后均未行肾素、醛固酮等激素水平检测，缺乏证据证明RASS系统激活导致患者血压升高的假说。由于仅为个案报道，且肾活检并非本疾病的常规检查项目，既往文献资料亦十分有限，在此我们无法对Ⅰ型膜性肾病和本病的发生之间的关系进行深入的解释。另外，此患者的随访时间较短，其远期疗效仍有待观察。

肾被膜下积液临床较为少见，其中部分患者因积液压迫肾实质，出现继发性高血压，称为Page肾。本病的治疗以控制血压、保留肾功能为主，可采用药物、穿刺引流及手术等多种治疗方案。腹腔镜肾被膜切除联合大网膜包裹术可取得较为满意的治疗效果。

参考文献

1. Page I. The production of persistent arterial hypertension by cellophane perinephritis. JAMA, 1939, 113:2046-2048.
2. Dopson SJ, Jayakumar S, Velez JC. Page kidney as a rare cause of hypertension: case report and review of the literature. Am J Kidney Dis, 2009, 54:334-339.
3. Wani NA, Mir F, Gojwari T, et al. Subcapsular fluid collection: an unusual manifestation of nephrotic syndrome. Am J Kidney Dis, 2010, 56:181-184.
4. Polzl G, Lhotta K, Tiefenthaler M, et al. Bilateral perirenal fluid accumulation associated with Eisenmenger's syndrome. Nephrol Dial Transplant, 2004, 19:1928-1929.
5. Pintar TJ, Zimmerman S. Hyperreninemic hypertension secondary to a subcapsular perinephric hematoma in a patient with polyarteritis nodosa. Am J Kidney Dis, 1998, 32:503-507.
6. 牛会清, 张金山. 肾包膜下积液1例及文献复习. 现代泌尿外科杂志, 2009, 14:462-463.
7. 张荣明, 沈周俊, 张翀宇,等. 肾被膜下积液的临床分析. 临床泌尿外科杂志, 2008, 23(5):329-330.
8. Mackie GC, Davies PF, Challis DR, et al. Renal infarction secondary to a subcapsular haematoma following percutaneous renal biopsy. Australas Radiol, 2004, 48:207-210.
9. 刘俊敏, 李青. 大网膜包裹治疗肾包膜下积液. 中华外科杂志, 1997, 35:38-40.
10. Smyth A, Collins CS, Thorsteinsdottir B, et al. Page kidney: etiology, renal function outcomes and risk for future hypertension. J Clin Hypertens (Greenwich), 2012, 14:216-221.
11. Engel WJ, Page IH. Hypertension due to renal compression resultingfrom subcapsular hematoma. J Urol, 1955, 73:735–739.
12. Vanegas V, Ferrebuz A, Quiroz Y, et al. Hypertension in Page (cellophane-wrapped) kidney is due to interstitial nephritis. Kidney Int, 2005, 68:1161-1170.
13. Haddad MC, Medawar WA, Hawary MM, et al. Perirenal fluid in renal parenchymal medical disease ('floating kidney'): clinical significance and sonographic grading. Clin Radiol, 2001, 56:979-983.
14. Wanic-Kossowska M, Kobelski M, Oko A, et al. Arterial hypertension due to perirenal and subcapsular hematoma induced by renal percutaneous biopsy. Int Urol, Nephrol 2005; 37: 141-143.
15. 陈善闻, 沈周俊, 杨国胜等. 肾包膜下积尿的发生原因与处理. 临床泌尿外科杂志, 2006, 21:264-266.

9–2 肾动脉性高血压

一、临床资料

【病史】

女性患者，45 岁。主因“血压升高 2 月余”就诊。患者 2 个月前体检发现血压升高，172/104mmHg，无头痛、头晕，无视物模糊，无肢体偏瘫及无力，无晕厥及意识障碍，未予特殊处理。后自行监测血压，最高达 190/100mmHg，就诊于外院，给予口服降压药物，血压控制欠佳。1 个月前，患者为求进一步诊治就诊于外院，予调整降压药物，血压控制仍不满意，进一步行肾动脉彩超检查提示：左肾动脉狭窄。为求手术治疗就诊于我院。

【体格检查】

双臂血压 170/100mmHg，泌尿系统专科查体未见明显异常，腹部听诊未及明显杂音。

【辅助检查】

（1）肾动脉彩超（图 9-2-1）：左肾缩小，皮质变薄，皮髓质界限欠清。右肾大小正常，实质回声均匀。右肾动脉起始处宽约 5mm，脉冲多普勒检查（pulsed wave Doppler，PW）：PSV=107cm/s，EDV=35cm/s，RI=0.67，左肾动脉起始处宽约 2mm，PW：PSV=83cm/s，EDV=31cm/s，RI=0.62。造影所见：左肾动脉起始部狭窄，内膜未见明显增厚及充盈缺损。右肾动脉起始处造影剂充盈好，未见明显局限性狭窄或充盈缺损征象。

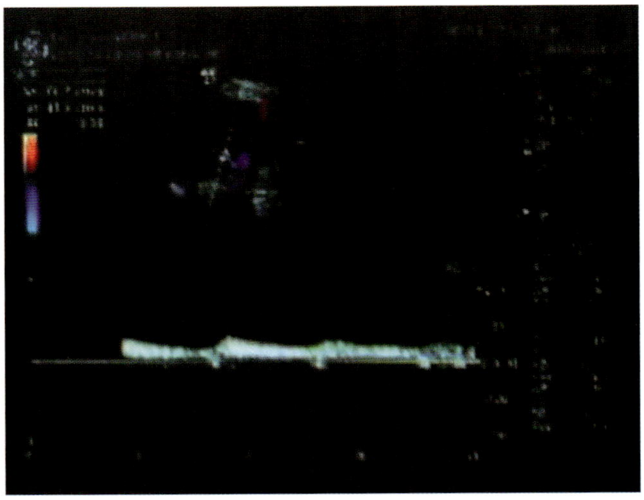

图 9-2-1 肾动脉彩超示左肾动脉起始部狭窄

（2）肾动脉 CT 血管造影检查（CT angiography，CTA）：左肾动脉起始部管腔重度狭窄，最狭窄处狭窄程度为 80%～90%，累及长度约 14mm。

【初步诊断】

左肾动脉狭窄，肾动脉性高血压。

二、病例讨论

【鉴别诊断】

（1）嗜铬细胞瘤：肿瘤释放出大量儿茶酚胺，引起血压升高和代谢紊乱。高血压可为持续性，亦可呈阵发性。阵发性高血压发作的持续时间从十多分钟至数天，间歇期亦长短不等。发作频繁者一天可数次。发作时除血压骤然升高外，还有头痛、心悸、恶心、多汗、四肢冰冷和麻木感、视力减退、上腹或胸骨后疼痛等。年轻人难以控制的高血压。

（2）原发性醛固酮增多症：①难治性高血压；②高血压伴无法解释的低血钾、应用利尿剂后出现的低血钾，或有发作性肌无力、肌病、手足搐搦麻木甚至瘫痪而疑与低血钾有关；③多尿或夜尿增多、口渴、尿比重降低、碱性尿和蛋白尿；④直系亲属有早发高血压和脑卒中病史；⑤伴有肾上腺偶发瘤。

（3）库欣综合征：由肾上腺皮质分泌过量糖皮质激素（主要为皮质醇）所致。90% 的患者有高血压。典型的患者有向心性肥胖、满月脸、水牛背、宽大皮肤紫纹、多血质外貌、痤疮、骨质疏松、糖 尿病或糖代谢异常、低血钾和高血压表现。

【治疗方案】

患者左肾动脉狭窄诊断明确，降压药物治疗效果差，患者治疗态度积极，故术者决定行肾动脉造影＋腔内成形术。

三、手术及术后恢复情况

患者仰卧位，右腹股沟区常规消毒铺巾，2% 利多卡因局麻后，以 Seldinger's 法穿刺右股动脉，置入 F5 鞘管及 F5 猪尾巴造影导管，行腹主动脉下段及肾动脉造影示：所见腹主动脉下段及右侧肾动脉及其分支显影良好，管腔未见明显狭窄及扩张，内壁光滑，未见明显充盈缺损，右肾实质期显影良好；左肾动脉主干近段明显狭窄，狭窄程度 >80%，左肾动脉主干远端呈轻度扩张，左肾动脉分支未见明显异常，左肾实质期缓慢显影，浓度较淡，左肾较小。

治疗：用 0.014inch 导丝配合 F5 Corbra 导管置入 F7 导引导管，顺利通过左肾动脉狭窄段，将导丝头端置于左肾动脉分支内，退出导管。随后沿 0.014 inch 导丝送入 F7 导引导管，将导管头端置于左肾动脉狭窄段开口处，沿导丝导入 Ultra-soft ™ SV MONORAIL ™ 3.0mm × 20mm 球囊预扩张（10atm，1min），扩张后造影见左肾动脉狭窄部分扩张，血管内壁欠光滑，可见部分充盈缺损，遂退出球囊沿导丝导入 BLUE ™ PB 1860PPX 球扩式支架（6.0mm × 18mm），扩张球囊，精确释放（支架近端位于左侧肾动脉开口处，远端位于狭窄段远端），造影示：左肾动脉及其分支未见明显狭窄，血流通畅，支架位置好，肾实质显影明显改善。

术毕拔管，缝合血管，包扎，术中过程顺利，患者未诉不适。右下肢制动 6 小时。

四、专家点评

肾动脉狭窄是引起肾血管性高血压的重要原因。肾动脉狭窄引起的高血压与肾动脉狭窄程度成正比，肾动脉狭窄 >70% 时肾血流量明显减少，肾素 - 血管紧张素系统激活[1]，外周血管阻力增高，水、钠潴留致血压升高。部分动脉粥样硬化所致的肾动脉狭窄者血压可正常，主要表现为缺血性肾病（患侧肾缺血、肾小球硬化、小管萎缩及间质纤维化）。

肾动脉狭窄所致高血压的特点是病程短、舒张压升高明显（常 >110mmHg）。与原发性高血压相比，高血压家族史阳性率较低。中年起病，尤其是合并其他器官动脉粥样硬化者，应考虑动脉粥样硬化所致的肾血管性高血压[2]。40% 患者有腹部血管杂音。实验室检查尿常规可正常或有轻度蛋白尿，部分患者有低钾血症。

肾动脉造影是诊断肾动脉狭窄的“金标准”，可准确显示肾动脉狭窄的部位、病变范围及狭窄程度并提示肾动脉狭窄的病因。

血管成形术是肾动脉狭窄的主要治疗方法。此方法包括经皮肾动脉球囊扩张和放置血管支架[3-4]。由于此方法安全可靠，已成为首选的治疗方法。适用于各种病因引起的肾动脉狭窄，尤其是纤维肌性发育不良患者。常见的并发症有穿刺部位的血肿、造影剂引起的肾功能损害和胆固醇栓塞。

参考文献

1. Textor SC, Lerman LO. Renal artery stenosis: medical versus interventional therapy. Curr Cardiol Rep, 2013, 15(10):1-7.
2. 倪钧, 沈卫峰, 张瑞岩, 等. 冠心病患者肾动脉介入治疗后尿微球蛋白的变化. 中华内科杂志, 2004, 43(1): 22-25.
3. 罗友海, 庞鹏飞, 关守海, 等. 介入治疗动脉粥样硬化引起的肾动脉狭窄性高血压30 例分析. 当代医学, 2011, 17(14):18-20.
4. 汤曾耀, 郑泽琪, 梅寒颖, 等. 动脉粥样硬化性肾动脉狭窄介入治疗与药物治疗的临床分析. 检验医学与临床, 2013, 10(22): 2939-2942.

9-3 左肾静脉受压综合征

一、临床资料

【病史】

男性患者，14 岁，主因“间断腰痛 4 年余，伴头晕、头痛 2 年”入院。患者 4 年前无明显诱因间断出现双侧腰部疼痛，多为绞痛及刺痛等锐痛，约每半年一次，每次发作持续约数分钟至数十分钟不等，发作与进食、体位改变、劳累、活动无明显相关，发作时按压疼痛部位可至疼痛加重，疼痛不伴放射、转移，不伴尿频、尿急、尿痛、尿色改变等不适，每天排小便 3～5 次，每次尿量 200～300ml，患者未予重视，未诊治。2 年前患者间断出现晨起时头痛，为前额及枕骨部位搏动性疼痛，每次持续数小时不等，伴头晕、恶心、大汗、心悸等不适，不伴黑蒙、视物旋转、意识丧失，不伴呕吐、腹痛、腹泻等不适，头痛发作与体位改变、运动、情绪激动等无明显相关，平卧休息头痛无明显好转。患者未规律诊治，多于疼痛明显时自服止痛片治疗。1 年前患者坐位休息时突发明显前额及枕部疼痛，性质同前，伴有恶心、心悸等不适，仍不伴视物旋转等不适，持续约 7 小时后就诊于外院，测量血压 150/100mmHg，嘱患者休息，未予特殊治疗。后患者仍间断出现类似症状，性质、持续时间、发作频率均同前。4 个月前患者无明显诱因间断双侧腰部明显刺痛，左侧为著，伴有大汗、心悸等不适，平卧休息、按压疼痛部位疼痛均未能缓解，疼痛持续数小时至数日不等，期间疼痛可自行稍减轻，伴有浓茶色尿、尿中泡沫增多等改变，排小便次数较前稍减少，2～3 次 / 天，偶有双侧眼睑水肿、双下肢无力等不适。为进一步治疗收入院。

【体格检查】

患者一般情况良好，血压 135/70mmHg，心率 88 次 / 分，体温 36.4℃，呼吸 18 次 / 分，心、肺、腹部查体无异常发现。双肾区无异常隆起，双肾区无叩痛，双输尿管走行区无压痛，膀胱未充盈，耻骨上区无压痛。外生殖器发育正常，阴毛呈正常男性分布，尿道外口无红肿及异常分泌物。

【辅助检查】

（1）尿常规：蛋白（+）、隐血（++）、白细胞（+）；血常规、血沉、风湿因子、抗核抗体谱未见明显异常。

（2）肾血管 CTA：双侧肾动脉走行正常，未见变异，管腔未见明显狭窄，肠系膜上动脉及腹主动脉夹角约 19.1°，左肾静脉可见通过夹角处受压改变，最狭窄处前后径约 4.2m 左肾静脉最大直径约 11.1mm。

【初步诊断】

左肾静脉受压综合征（胡桃夹综合征）。

二、病例讨论

【鉴别诊断】

胡桃夹综合征的诊断是排除性诊断，即典型的临床症状和辅助检查能够证明存在“胡桃夹”结构，同时排除其他可能引起临床症状的病因（如肿瘤、结石、感染、畸形和肾小球疾病等）。

【治疗方案】

患者胡桃夹综合征诊断明确，长时间观察及内科对症治疗症状无缓解，且出现腰酸、头晕、乏力并发症。家属治疗态度积极，故术者决定行手术治疗。

三、手术及术后恢复情况

行腹腔镜下左肾静脉人造血管外支架固定术，术中见左肾静脉近端明显扩张增粗，近下腔静脉侧明显受压变窄，游离左肾静脉至下腔静脉，分离结扎左肾上腺中心静脉、生殖静脉，游离松解肠系膜上动脉，见肠系膜上动脉从左肾静脉前方跨过，寻及左肾动脉并彻底游离，Bulldog 钳阻断左肾动脉，可见左肾静脉变细，取直径 1cm 长约 4cm 带外支撑环的 e-FIFE 人造血管（英国 Vascutek）纵行剪开，将左肾静脉置放入人造血管，形成一隧道样外支架结构，抵抗肠系膜上动脉对左肾静脉的压迫，3-0 无损伤线缝合人造血管固定于肠系膜上动脉鞘、左肾静脉上方腹主动脉鞘。

手术顺利，术毕患者安返病房。术后患者恢复情况好，术后未发生并发症，术后 3 天出院。

四、最终诊断

左肾静脉受压综合征（胡桃夹综合征）。

五、专家点评

胡桃夹综合征产生的解剖变化是各种原因导致的肠系膜上动脉与腹主动脉之间的夹角变小，穿行于两者之间的左肾静脉受压，导致血液回流障碍，继而出现一系列病理生理上的变化[1-3]。胡桃夹综合征好发于儿童和青少年，且以男性多见，发病高峰期一般在 4～40 岁[2]。本病例符合该诊断：非肾小球源性血尿，尿钙排泄量比正常，膀胱镜示左侧输尿管口喷血；肾穿刺活检无明显异常；彩超和 CT 提示左肾静脉扩张、血液回流受阻等。

胡桃夹综合征的治疗主要有保守治疗、介入治疗和手术治疗[3]。对于症状轻微的年轻患者建议保守治疗，随着年龄增长及体重增加，肠系膜上动脉与腹主动脉之间的夹角处脂肪及结缔组织增多或侧支循环的建立，左肾静脉受压程度减轻，左肾淤血状态可以得到一定改善，血尿、蛋白尿等症状可缓解或消失。对于长期反复较重的血尿、蛋白尿患者，且出现腰痛、精索静脉曲张或盆腔淤血综合征等并发症时可考虑介入或手术治疗。本病例患者采用手术治疗，手术方式为腹腔镜下左肾静脉血管外支架置入固定术，该手术利用人造血管的带外支撑环抵抗肠系膜上动脉的压迫，同时松解其周围的血管鞘，扩张其与腹主动脉夹角。

参考文献

1. Segawa N, Azuma H Y, Sakamoto T, et al. Expandable metallic stent placement for nutcracker phenomenon.. Urol, 1999, 53(3):631–633.
2. Kurklinsky AK, Rooke TW. Nutcracker phenomenon and nutcracker syndrome.. Mayo Clinic Proceedings, 2010, 85.
3. Lin WQ, Huang HF, Ming LI, et al. Diagnosis and therapy of the nutcracker phenomenon: long-term follow-up. Zhonghua Wai Ke Za Zhi, 2003, 41(12):889-892.

9-4 间质性膀胱炎

一、临床资料

【病史】

女性患者，59 岁，主因“尿频 10 年，加重 4 年余”来诊。患者 10 年前无明显诱因出现尿频，昼夜无明显差异，每天 10 余次，伴尿急，不伴发热、寒战，不伴尿痛、血尿、排尿困难，不伴恶心、呕吐、乏力、低热、盗汗等不适。就诊于外院行尿常规检查，诊断“泌尿系感染”，未见报告，泌尿系 B 超未见异常，予抗生素治疗后症状无好转。后持续出现尿频，性质同前，7 年前起口服中药治疗（具体不详），未见好转。4 年前自觉尿频加重，昼夜仍无差异，每天 30～40 次，查尿常规“泌尿系感染”，泌尿系 B 超仍未见异常，膀胱容量正常，抗生素及中药治疗仍无好转。后尿频进一步加重，每天 50～60 次。半月前于我院就诊，泌尿系 B 超示：膀胱呈球形，膀胱容量 99ml，挛缩膀胱。查泌尿系增强 CT 提示：膀胱壁增厚、毛糙，伴异常强化，考虑炎性可能性大。既往高血压病史 12 年，目前口服利血平控制血压，10 年前因胆囊结石行胆囊切除术。否认其他既往病史。

【体格检查】

体温 36.8℃，心率 76 次 / 分，呼吸 18 次 / 分，血压 161/99mmHg；心、肺、腹部查体未发现异常。泌尿外科专科查体未发现异常。

【辅助检查】

（1）入院查血常规及肝肾、凝血功能均未发现异常。尿常规：白细胞 7.9/HPF，红细胞 0.9/HPF。

（2）泌尿系 B 超：膀胱呈球形（张力较大），膀胱容量约 99ml，残余尿 56ml，膀胱挛缩。

（3）泌尿系增强 CT：膀胱壁增厚、毛糙，伴异常强化，周围脂肪间隙模糊，腔内未见阳性结石及占位征象，分泌期未见充盈缺损，考虑炎症可能性大（图 9-4-1，图 9-4-2）。

【初步诊断】

间质性膀胱炎。

二、病例讨论

【鉴别诊断】

（1）腺性膀胱炎：患者尿频症状明显，需与此病鉴别。但患者无血尿、尿痛等不适，考虑可能性较小，待随机活检病理结果明确。

（2）泌尿系感染，结核可能：患者中老年女性，尿频症状突出，尿常规示可见少量白细胞，需考虑

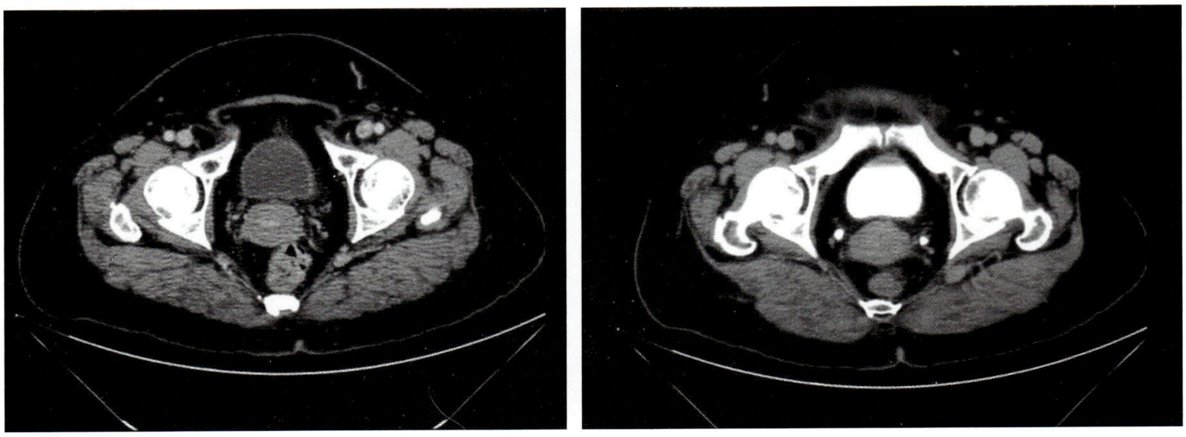

图 9-4-1 患者泌尿系增强 CT

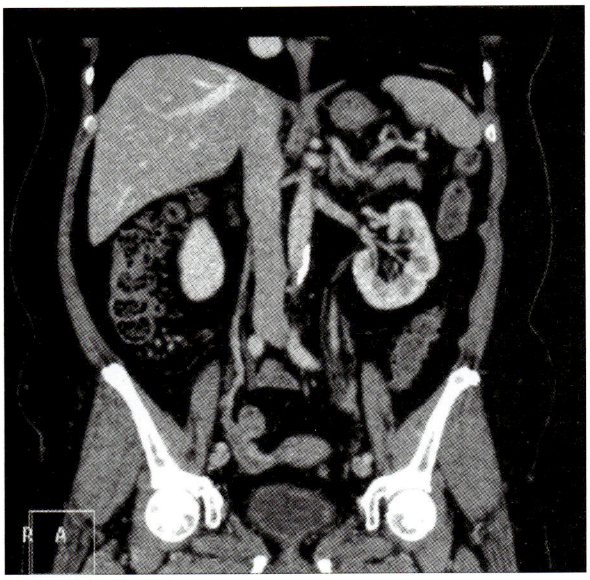

图 9-4-2 CT 冠状面重建图形

泌尿系感染可能，并且抗生素治疗效果欠佳，需考虑非特异性感染如泌尿系结核可能，但患者无结核全身中毒症状，既往无结核病史，尿常规白细胞数量较少，考虑此病可能性较小。

【治疗方案】

患者尿频症状明显，影响生活，手术指征明确，泌尿系 B 超示膀胱容量较小，膀胱挛缩，选择膀胱水扩张，并联合随机活检术明确病变性质。

三、手术及术后恢复情况

膀胱水扩张联合随机活检术：患者摆截石位，膀胱镜下见膀胱颈、三角区及双侧输尿管口未见异常。膀胱各壁未见异常。灌注压力在 80cmH_2O 下，充盈膀胱，见膀胱各壁出现点状出血，以左侧壁、后壁及右侧壁为著，部分区域片状出血，伴黏膜微小裂口，纤维素样渗出。扩张膀胱后测量膀胱容量为 260ml。分别切取三角区、左右侧壁和前后壁组织，随机活检。电凝止血。留置 F20 三腔气囊导尿管，气囊内注水 15ml。手术结束，活检标本分别送病理。术后经三腔尿管给予膀胱冲洗，冲洗液颜色清亮，术后第 1 天拔除尿管，尿量可，无不适，第 2 天出院。

四、最后诊断

术后病理结果回报：（膀胱活检标本）黏膜固有层水肿，可见炎细胞浸润，以淋巴细胞为主及嗜酸性粒细胞为主，可见淋巴滤泡形成，被覆上皮脱落，可见个别上皮细胞核大，浓染。

五、专家点评

间质性膀胱炎（又称膀胱疼痛综合征）是一种较为常见的膀胱疾病。美国泌尿外科学会（AUA）将其定义为“持续超过 6 周的与下尿路症状相关的膀胱感觉异常（包括疼痛、压力、不适感），并且缺少感染或其他已知疾病的证据”[1-2]。本病在年龄大于40岁的人群中较为常见[3]，男：女患病率约为1∶10[4]。目前病因尚不明确，部分患者既往缺少下腹部疾病史，而少数患者存在泌尿系感染病史，部分研究认为其发病可能与泌尿系感染、遗传因素、神经源性炎症、自身免疫反应或尿路上皮功能障碍相关[5]。本病常合并以下疾病如纤维肌痛、结肠激惹综合征、慢性疲劳综合征、干燥综合征、慢性头痛和外阴痛，而目前难以解释此类情况。部分患者因既往合并腹腔镜手术史或子宫手术史，将其下腹不适诊断为手术并发症而延误治疗[6]。患者的工作状态、心理健康、人际关系、性功能均受到不同程度的影响，生活质量显著下降[7]。

患者主诉主要包括下腹痛、尿频或尿急。特征性下腹痛具体表现为膀胱充盈时耻骨上区疼痛，多数患者疼痛范围为全盆腔，包括尿道、外阴、阴道、直肠或腰骶部[8]，排尿后疼痛可缓解。“尿频”症状诊断价值较小，但是排尿频率可作为评价治疗效果的标准之一[9]。“尿急”原因为排尿可缓解下腹疼痛，而膀胱过度活动征为排尿防止尿失禁，通过详细询问病史可将本病与膀胱过度活动征进行鉴别[10]。患者通常以单一症状起病，逐渐增加至以上各项症状，部分患者因短时间内症状迅速加重而就诊。对于男性患者，很难通过症状将其与慢性前列腺炎鉴别[11]。

2015年AUA指南推荐的临床诊断标准为：下腹痛或盆腔不适感，伴有白天排尿频率大于10次、疼痛诱发的尿急、尿频，不伴有尿失禁，抗生素治疗无效，无激素治疗子宫内膜异位症病史[12]。病史应评价疼痛程度以便之后对评价治疗效果[13]。应进行详细的腹部和盆腔的体格检查。实验室检查应完善尿常规、尿培养，对于吸烟或血尿患者应行尿细胞学检查排除膀胱癌可能[2]。对于诊断不明确的患者，可进一步完善膀胱镜检查和尿动力学检查。Hunner在1918年首次描述了间质性膀胱炎的膀胱镜下改变，急性期表现为黏膜发红、质脆、光滑，慢性期表现为黏膜发白的无血供区，伴有针尖状的点状出血点[14-16]。目前对于间质性膀胱炎的膀胱镜下表现尚未达成统一共识，仍以Hunner标准指导本病诊断。通过镜下活检，可与具有相似膀胱黏膜病变的诸如子宫内膜异位症等疾病鉴别。

间质性膀胱炎的治疗因人而异，治疗方案较为多样：如盆底压力训练、物理按摩治疗，口服阿米替林、西咪替丁、羟嗪，膀胱内灌注肝素、利多卡因、二甲基亚砜，膀胱逼尿肌内注射A型肉毒毒素，神经调控，环孢素A治疗，最终可行切除或保留膀胱的尿流改道术。选择初步治疗方案应结合病情严重程度、医生判断以及患者意愿，从较为保守的方案开始，根据症状缓解程度逐步升级。对于膀胱挛缩、膀胱纤维化的可耐受手术的患者，可行切除或保留膀胱的尿流改道术。并且，疗程中应评估患者疼痛程度以及生活质量，鼓励患者锻炼盆底肌功能以缓解症状。对于疗效不明显的方案应果断放弃，选择进一步较为有效的方案[2]。

间质性膀胱炎是一种严重影响人们生活质量的膀胱疾病，病因尚未明确，应通过病史、体格检查、实验室检查、膀胱镜检等多种方法进行诊断，治疗方案的制定应因人而异，循序渐进，将控制疼痛、改善生活治疗作为主要治疗目标。

参考文献

1. Hsu C, Sandford BA. The Delphi technique: making sense of consensus. Practical Assessment, Research & Evaluation, 2007, 12: 1.
2. Hanno P.M, Burks D.A, et al. Diagnosis and treatment of interstitial cystitis/bladder pain syndrome. J Urol, 2011, 185(6) : 2162-2170.
3. Hanno P, Dmochowski R. Status of international consensus on interstitial cystitis/bladder pain syndrome/painful bladder syndrome: 2008 snapshot. Neurourol Urodyn, 2009, 28: 274.
4. Hand JR. Interstitial cystitis. J Urol, 1949,61:291.
5. 贺大林，李旭东.膀胱疼痛综合征/间质性膀胱炎研究进展.现代泌尿外科杂志, 2009, 14(6), 403-407.
6. Buffington CA. Comorbidity of interstitial cystitis with other unexplained clinical conditions. J Urol, 2004, 172: 1242.
7. Paul M. Kozlowski, Fredrick Mihm, et al. Winfield, Laparoscopic management of bladder pheochromocytoma. Urology, 2001, 57 (2):365.
8. Clemens jq, Link CL, Eggers PW, et al. Prevalence of painful bladder symptoms and effect on quality of life in black, Hispanic and white men and women. J Urol, 2007, 177 : 1390.
9. Warren JW, Brown J, Tracy JK, et al. Evidence-based criteria for pain of interstitial cystitis/painful bladder syndrome in women. Urology, 2008, 71: 444.
10. Tincello DG, Walker AC. Interstitial cystitis in the UK: results of a questionnaire survey of members of the Interstitial Cystitis Support Group. Eur J Obstet Gynecol Reprod Biol, 2005, 118:91.
11. Driscoll A, Teichman JM. How do patients with interstitial cystitis present? J Urol, 2001, 166:2118.
12. Litwin MS, McNaughton-Collins M, Fowler FJ, et al. The

National Institutes of Health Chronic Prostatitis Symptom Index: development and validation of a new outcome measure. J Urol, 1999, 162:369.

13. Berry SH, et al. Prevalence of symptoms of bladder pain syndrome/interstitial cystitis among adult females in the United States. J Urol, 2011, 186:540.
14. Mazurick CA and Landis JR. Evaluation of repeat daily voiding measures in the National Interstitial Cystitis Data Base Study. J Urol, 2000, 163:1208.
15. Hunner G. A rare type of bladder ulcer. Further notes, with a report of eighteen cases. JAMA, 1918, 70:203.
16. Nigro DA, Wein AJ, Foy M, et al. Associations among cystoscopic and urodynamic findings for women enrolled in the Intersti tial Cystitis Data Base (ICDB) Study. Urology, 1997, 49:86.

中英文专业词汇索引

B

C

D

E

F

N

P

Q

R

S

T

W

X

Y

Z